U0397040

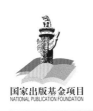

国家出版基金项目
NATIONAL PUBLICATION FOUNDATION

中国壮药原色鉴别图谱

（一）一画至四画

YAWJ SAEKSIENGQ DUENQ ROX YWCUENGH CUNGGUEK

（IT）

IT VEH DAENGZ SEIQ VEH

○○ 总主编　黄瑞松　黄汉儒

○○ 主　编　黄瑞松

○○ 壮文翻译

滕明新　兰小云　黄善华

李炳群　凌　莉　石鹏程

黄锦艳　钟　田　黄娇艳

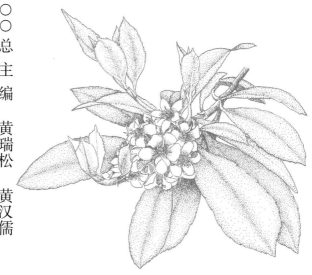

广西科学技术出版社

图书在版编目（CIP）数据

中国壮药原色鉴别图谱．一，一画至四画：汉文、壮文／黄瑞松主编；滕明新等译．—南宁：广西科学技术出版社，2020.11

ISBN 978-7-5551-1500-7

Ⅰ．①中… Ⅱ．①黄… ②滕… Ⅲ．①壮族－民族医学—中药材－图谱 Ⅳ．① R291.808-64

中国版本图书馆 CIP 数据核字（2020）第 221925 号

中国壮药原色鉴别图谱（一）一画至四画

ZHONGGUO ZHUANGYAO YUANSE JIANBIE TUPU (YI) YIHUA ZHI SIHUA

主　　编：黄瑞松

壮文翻译：滕明新　兰小云　黄善华　李炳群　凌　莉

　　　　　石鹏程　黄锦艳　钟　田　黄娇艳

策　　划：罗煜涛　　　　　　　　　责任编辑：罗煜涛　韦文印

助理编辑：李　媛　李宝娟　梁　优　梁佳艳　　特约编辑：唐　龙

壮文审读：覃祥周　　　　　　　　　责任校对：周华宇

装帧设计：韦娇林　　　　　　　　　责任印制：陆　弟

出 版 人：卢培钊　　　　　　　　　出版发行：广西科学技术出版社

社　　址：广西南宁市东葛路 66 号　　邮政编码：530023

网　　址：http://www.gxkjs.com

经　　销：全国各地新华书店

印　　刷：广西民族印刷包装集团有限公司

地　　址：南宁市高新三路 1 号　　　邮政编码：530007

开　　本：889 mm × 1194 mm　1/16

字　　数：950 千字　　　　　　　　印　　张：33

版　　次：2020 年 11 月第 1 版　　　印　　次：2020 年 11 月第 1 次印刷

书　　号：ISBN 978-7-5551-1500-7

定　　价：188.00 元

《中国壮药原色鉴别图谱》

编 委 会

《YAWJ SAEKSIENGQ DUENQ ROX YWCUENGH CUNGGUEK》

Benhveijvei

Cujyin Veijyenz: Vangz Lugiz

Fucujyin Veijyenz: Myau Genvaz   Lij Denjbungz

Cungjcawjbien: Vangz Yuisungh   Vangz Hanyuz

Cawjbien: Vangz Yuisungh

Fucawjbien:

Cuh Yilinz	Lij Veicinh	Vangz Yinzfungh	Vangz Linzyinz
Luz Cwnghlinz	Lij Liz	Liengz Dingyinz	Leiz Beilinz

Yozsuz Guvwn: Cungh Gozyoz

Bienveij:

Danz Lauzhij	Sez Yayinh	Gu Gingvwnz	Yungz Siujsiengz
Vangz Duningz	Dungj Cinghsungh	Vangz Sezyen	Yangz Yungzyinh
Se Gveiswngh	Cungh Siujcingh	Lij Baujgangh	Suh Cingh
Liuz Ganghbingz	Maj Canghvuj	Ouh Gvei	Vangz Yizsungh
Huz Gizminj	Lij Gyah	Liuz Yenz	Banh Hungzbingz
Liuz Veijfungh	Sung Cicauh	Cangh Yinhyinh	Hoz Cunhvanh
Hoz Yencunh	Yinz Cwngcungh	Yinz Yij	Fan Lili
Ganh Yizcwngz	Guz Yingjloz	Cau Cwngzgenh	Mungz Yenyingh
Lungz Li	Veiz Sunghgih	Linz Cinz	

Ingjsiengq: Vangz Yuisungh   Lij Veicinh   Vangz Yinzfungh   Cuh Yilinz

Sawcuengh Fanhoiz:

Dwngz Mingzsinh	Lanz Siujyinz	Vangz Sanvaz	Lij Bingjginz
Lingz Li	Siz Bungzcwngz	Vangz Ginjyen	Cungh Denz
Vangz Gyauhyen			

序

  壮族是我国人口最多的少数民族，主要聚居在广西壮族自治区，部分分布于云南省文山壮族苗族自治州。在长期的实践中，壮族先民由采集食物进而识别百药，并制造了简单的医疗工具。出土文物及有关考古资料表明，壮族先民使用药物防病治病，至今已有两千多年的历史。随着壮族地区社会经济、政治、文化的发展，经过广大壮医药工作者多年的挖掘整理和研究提高，壮医理论体系已经形成并颇具特色，得到了学术界的认可和肯定。正如国家中医药管理局原局长王国强所指出的，壮医药已成为我国缺乏规范文字记载的民族医药中，第一个通过整理形成比较完备的理论体系，进入国家医师资格考试序列和具有医疗、保健、教育、科研、文化等产业体系的民族医药，其在我国中医药和民族医药事业发展中的地位得到迅速提升，有了更加重要的地位。如今，壮医的"三气同步""三道两路""毒虚致病"等理论已在实践中指导人们用药。实践证明，壮医药是我国传统医药的重要组成部分，为壮族地区人们的健康繁衍做出了不可磨灭的贡献。

  广西壮族自治区地处我国南方沿海，北回归线横贯中部，河流众多，地貌特征以丘陵、平地和喀斯特地貌为多见；大陆海岸线漫长，北部湾面积宽广。广西属亚热带季风气候区，大部分地区气候温暖，热量丰富，雨水丰沛，干湿分明，季节变化不明显，日照适中，冬少夏多。由于特殊的地理环境和气候条件，广西蕴藏着丰富的中草药资源。第三次全国中药资源普查结果显示，广西中草药资源品种数位居全国第二；近年第四次全国中药资源普查（广西）的初步结果则表明，广西中草药资源品种数量较第三次全国中药资源普查的结果已有较大提高。据不完全统计，目前广西壮药资源有2000余种，这些壮药大多为野生，部分为栽培品，过去由于缺乏系统的整理，多散见于壮族民间，依靠口耳相传。因此，对壮药资源进行科学和系统的挖掘整理，是壮医药工作者责无旁贷的光荣而又艰巨的任务。

  全国老中医药专家学术经验继承工作指导老师、国家中医药管理局中医药重点学科民族药学（壮药学）学科带头人、广西国际壮医医院（广西壮族自治区民族医药研究院）民族药研究所原所长黄瑞松主任药师，长期从事民族药特别是壮药的挖掘和整理工作。近年来，他带领团队多次深入壮族地区，跋山涉水，调查了丰富的壮药资源，其间拍摄收集了大量壮药原形态照片，并广泛采访壮族民间医，收集了珍贵的第一手资料。在此基础上，他带领团队整理完成的《中国壮药原色鉴别图谱》（5册）即将由广西科学技术出版社出版发行。全书共收录了1091种常用壮药，包括植物药、动物药和矿物药等，占壮药资源总数的半数以上。该书全文采用壮文、汉文两种文字编写，收录的壮药多为壮医临床常用的药物。该书对每种壮药的原植物名（动物名、矿物名）、药材名、别名、来源、形态特征（性状特征）、生境分布、壮医药用等内容加以详细介绍，并附上原植物、动物、矿物的彩色照片，内容丰富，条理分明，图文并茂，充分体现了壮药的特色。该书对常用壮药基原的梳理、形态特征的鉴别、临床的使用均具有重要的指导意义。

　　目前，民族医药园地正值繁花似锦、欣欣向荣的好时节，民族医药迎来了前所未有的大好时机。此时，《中国壮药原色鉴别图谱》的出版，可喜可贺，作为一名多年从事传统中药研究的工作者，我由衷地感到高兴和欣慰，乐为此序。

中国工程院院士 肖培根

中国医学科学院药用植物研究所名誉所长

2020 年 10 月于北京

VAHHAIDAEUZ

Bouxcuengh youq guek raeuz dwg aen siujsoq minzcuz vunz ceiq lai ndeu, lai comz youq Gvangjsih Bouxcuengh Swcigih, mbangj youq Yinznanz Sengj Vwnzsanh Bouxcuengh Myauzcuz Swcicouh. Ciuhgeq Bouxcuengh youq ndaw ndwenngoenz raezranghrangh de, ngoenz doek ngoenz daj ra gwn ra youq cij rox cungj yw neix yw de, caemhcaiq caux ok doengh gaiq hongdawz ywbingh dem. Daj gij vwnzvuz vat okdaeuj caeuq gij swhliu gaujguj raeuz cij rox, ciuhgeq Bouxcuengh yungh yw fuengzbingh ywbingh, daengz seizneix gaenq miz song cien lai bi gvaq. Gij ginghci、cwngci、vwnzva bien dieg Cuengh neix ngoenz doek ngoenz fatmaj, ginggvaq gyoengq guh gaiq hong Ywcuengh de lai bi vataeu、cingjleix caeuq lai ak yenzgiu dem, aen dijhi lijlun Ywcuengh gaenq guh hwnjdaeuj caemhcaiq gag miz daegsaek dem, yozsuzgai hix daengj fwngzmeh haenh naeuz guh ndaej ndei. Cingqlumj boux gizcangj yienzlaiz Vangz Gozgyangz Gozgyah Cunghyihyoz Gvanljigiz gangj yienghde, gij minzcuz yihyoz guek raeuz noix cihsaw geiq, ndaw neix Ywcuengh baenz aen daih'it doenggvaq cingjleix guhbaenz aen lijlun dijhi haemq caezcienz ndeu, gauj gij swhgwz gozgyah yihswh miz Ywcuengh, dwg aen canjyez dijhi miz yihliuz、baujgen、gyauyuz、gohyenz、vwnzva daengj. Ywcuengh youq ndaw cunghyihyoz caeuq minzcuz yihyoz guek raeuz yied lai yied miz yingjyangj, yied daeuj yied youqgaenj. Seizneix, gij lijlun lumj "sam heiq doengzbouh" "sam roen song loh" "doeg haw baenz bingh" ndaw Ywcuengh gaenq dawz bae cijdauj vunzlai yunghyw. Yungh gvaq cij hawj vunz raen daengz, Ywcuengh youq ndaw gij yihyoz conzdungj guek raeuz faenh naek, bien dieg Bouxcuengh ndaej daih dem daih ciep roengzdaeuj, goengrengz Ywcuengh laux dangqmaz.

Gvangjsih Bouxcuengh Swcigih youq henz haij baihnamz guek raeuz, diuz bwzveiz gveihsen con gvaq cungqgyang, dah lai, diegndoi、diegbingz、diegbya lailai; henzhaij raezranghrangh, Bwzbuvanh gvangqmyangmyang. Guengjsae bien dieg neix dwg yayezdai, dingzlai dieg mbwn raeuj, ndat lai fwn lai, sauj cumx faen cing, seiqgeiq mbouj mingzyienj geijlai, nditdak habngamj, seizdoeng noix seizhah lai. Aenvih diegdeih caeuq dienheiq daegbied, yienghneix Guengjsae cix miz daihbaj yw bae. Baez daihsam bujcaz gij swhyenz Ywdoj daengx guek seiz, gij soq binjcungj Guengjsae youq daengx guek baiz daihngeih; guh baez daihseiq bujcaz seiz, daj gij gezgoj cobouh de rox daengz, youh beij baez daihsam lai do lai. Dungjgi caengz ndaej seuq, seizneix Guengjsae miz 2000 lai cungj yw, gij yw neix lai dwg yw gyangdoengh, mbangj dwg ndaem aeu, doenghbaez aenvih noix guh hidungj cingjleix, ndawbiengz lai dwg mwngz gangj gou dingq cienz okbae. Yienghneix, aeu gohyoz、hidungj bae vat bae cingj gij swhyenz Ywcuengh, gyoengq guh gaiq hong Ywcuengh miznaj youh hoj guh neix caen aeu rap hwnjdaeuj.

Boux cujyin yozswh Vangz Yuisungh, yienzlaiz youq Daengx guek boux Ywdoj cien'gya geq cienzswnj yozsuz gingniemh gunghcoz cijdauj lauxsae、Gozgyah Cunghyihyoz Gvanljigiz Cunghyihyoz Cungdenj Yozgoh Minzcuz Yozyoz (Ywcuenghyoz) Yozgoh boux lingxdaeuj、Gvangjsih Gozci Ywcuengh Yihyen (Gvangjsih Bouxcuengh Swcigih Minzcuz Yihyoz Yenzgiuyen) Minzcuz Yenzgiusoj dang sojcangj gvaq, de ciengzgeiz guh gaiq hong ywminzcuz daegbied dwg guh gaiq hong vataeu caeuq cingjleix Ywcuengh. Gaenh bi daeuj, de lai baez daiq doih haeuj dieg Cuengh, bin bya gvaq dah, diucaz le daihbaj yw, hix ingj ndaej daihbaj siengq saeksiengq Ywcuengh, lij lailai bae cunz canghywdoj ndawbiengz Bouxcuengh dem, sou ndaej gij swhliu ceiq moq ceiq dijbauj. Guh le doengh gij hong neix liux, de daiq doih cingjleix sij baenz 《Yawj Saeksiengq Duenq Rox Ywcuengh Cungguek》（5 cek）, bonj saw neix couh yaek youz Gvangjsih Gohyoz Gisuz Cuzbanjse ok saw. Ndaw saw gungh sou gij Ywcuengh ciengz yungh 1091 cungj, gij yw doenghgo、yw doenghduz caeuq yw rin'gvangq hix sou haeuj dem, ciemq gij soq swhyenz Ywcuengh buenq ndeu lai bae. Bonj saw neix yungh Sawcuengh、Sawgun song cungj cihsaw bienraiz, gij Ywcuengh sou haeuj ndaw saw neix lai dwg gij yw seiz ywbingh ciengz yungh. Ndaw saw ciengzsaeq gangj daengz cohgoek、cohyw、coh'wnq、goekgaen、yienghceij daegdiemj、diegmaj faenbouh、giz guhyw moix cungj yw, lij coq gij doz doenghgo（doenghduz、rin'gvangq） miz saek dem, neiyungz lai, gangj youh seuq, miz doz miz cihsaw, cibcuk raen miz daegsaek Ywcuengh. Bonj saw neix doiq cijdauj roiswnh gij goekgaen Ywcuengh、roxmai yienghsiengq、yienghlawz yunghyw gyonj ndei lailai bae.

Dangqnaj, gaiq hong minzcuz yihyoz cingq guh ndaej hoengzhumhum, ceiq hab raeuz cuengq din cuengq fwngz bae guh. Seizneix, okbanj 《Yawj Saeksiengq Duenq Rox Ywcuengh Cungguek》, ndei lai lo, gou yenzgiu conzdungj Ywdoj lai bi gvaq, caen angq raixcaix, hauhneix cix raiz gij cihsaw neix.

Cunghgoz Gunghcwngzyen yensw

Cunghgoz Yihyoz Gohyozyen Yozyung Cizvuz Yenzgiusoj mingzyi sojcangj Siuh Beizgwnh

2020 nienz 10 nyied youq Bwzgingh sij

前 言

　　壮医药是我国医药学的重要组成部分。壮族人民在长期的生活实践和同疾病做斗争的过程中，积累了丰富的医学知识和用药经验，逐渐发展和形成了壮医药学。壮医药在壮族地区为壮族的生存、繁衍、健康和发展做出了重要的贡献。

　　广西壮族自治区地处我国南疆，地理纬度跨越亚热带及热带北缘，北回归线横贯中部。北靠云贵高原和南岭山脉，南临北部湾，地形复杂，河流众多，气候多变，特殊的地理环境和气候条件，使广西蕴藏着大量的中草药资源。据第三次全国中药资源普查统计结果，广西共有中药资源4623种，资源品种数量位居全国第二。近年来，据不完全统计，广西壮药资源有2000余种。这些壮药资源自古以来一直为壮族人民所使用，在其防病治病的过程中发挥着重要的作用。但由于历史的原因，长期以来壮药丰富的资源品种及安全有效的用药经验也只是散见于壮族民间口耳相传，壮医药一直未能得到科学系统的挖掘和整理，以致壮药资源未能得到充分的利用。

　　中华人民共和国成立后，特别是改革开放以来，党和国家高度重视民族医药事业的发展，制定和出台了一系列扶持和促进民族医药事业发展的政策和法规。21世纪以来，国家中医药管理局等13部门联合制定并公布《关于加强新时代少数民族医药工作的若干意见》，《广西壮族自治区人民政府关于加快中医药民族医药发展的决定》《广西壮族自治区人民政府关于印发广西壮族自治区壮瑶医药振兴计划（2011—2020年）的通知》等加快中医药民族医药发展的文件出台，对促进壮医药事业的健康发展具有重要意义。

　　为了弘扬和发展壮医药事业，促进壮药资源的充分利用，我们在野外资源采集、鉴定、拍摄、文献考证和壮族民间用药经验调研的基础上，编写了《中国壮药原色鉴别图谱》。本书采用壮文、汉文两种文字编写，共收录壮族常用壮药1091种，分5册出版。收录的壮药品种主要以植物药为主，也收入部分动物药（包括海洋动物）和矿物药。每种壮药内容包括正名、药材名、别名、来源、形态特征、生境分布、壮医药用，并附上原植物（动物、矿物）形态彩色照片。其中，壮文名主要以武鸣音为主，部分为忻城音、上林音、天等音、靖西音、那坡音；中文名为原植物名（动物名、矿物名）；药材名为流通市场或壮族地区习用的药材名称；别名为广西各地壮族民间对同一植物的不同称呼；来源为植物（动物）的科名、物名和学名，以及矿物的类名、族名、矿石名（或岩石名）、主要成分。书中收录壮药品种多为广西壮族地区野生，部分为栽培品种，这些品种多为广西壮族民间流传使用的药材，具有壮族民间应用基础。每个品种均配一幅高清拍摄、部位最佳的彩色照片，便于读者对照形态特征的描述进行鉴别。在壮医药用方面，以壮医理论为指导，并结合壮医用药经验进行论述，附方均为壮族民间使用的经验方，对人们应用壮药防病治病具有较大的参考作用。本书可供从事壮药生产、流通、科研、教学、检验和监管的工作者及政府决策者参考使用，也可供广大老百姓鉴别使用。

参与本书编写的人员多为从事壮药研究的科技工作者、临床医师、民间壮医师和药师，大家不辞劳苦，勤勤恳恳，努力工作在民族药挖掘整理的第一线，积累了大量壮药的第一手资料，为本书的编写提供了有力的技术支撑。本书的编写和出版得到桂林三金药业股份有限公司、广西仙朱中药科技有限公司、南宁生源中药饮片有限责任公司的大力支持；广西壮族自治区民族医药研究院、中国科学院广西植物研究所、广西壮族自治区中医药研究院在标本查询方面给予了帮助；中国科学院广西植物研究所刘演研究员对本书部分品种做了鉴定；四川省宜宾学院郭鹏教授、中国科学院广西植物研究所李光照研究员、林春蕊研究员，广西药用植物园彭治章老师、吴庆华副研究员，广西壮族自治区科学技术协会吴双老师，广西水果生产技术指导总站樊刚伦同志为本书提供了部分照片；中国工程院院士、中国医学科学院药用植物研究所名誉所长肖培根在百忙中为本书作序。在此，对以上单位和个人一并致以衷心的感谢。

由于我们经验不足，加之水平有限，本书错漏之处在所难免，敬请读者批评指正。

编　者

2020 年 10 月

VAHBAIHNAJ

Ywcuengh youq ndaw eiyw guek raeuz dwg faenh youqgaenj ndeu. Gyoengq Bouxcuengh gvaq saedceij caeuq ywbingh seiz, cix roxmai yw、rox yunghyw lailai bae, yienghneix roengzdaeuj couh guhbaenz le aen yozgoh Bouxcuengh yungh yw ywbingh. Bien dieg Bouxcuengh ndaej daih youh daih sengsanj、ndang cangq、fatmaj, goengrengz Ywcuengh laux raixcaix.

Gvangjsih Bouxcuengh Swcigih youq baihnamz guek raeuz, aen dieg neix youq gwnz yayezdai caeuq nden baek yezdai, diuz sienq bwzveiz gveihsen con gvaq cungqgyang. Baihbaek ap Yinzgvei Gauhyenz caeuq megbya Nanzlingj, baihnamz ap Bwzbuvaih, bya lai、dah lai、ndat lai、fwn lai, yienghneix Guengjsae cij miz daihbaj yw bae. Baez daihsam dungjgi gij swhyenz Ywdoj daengx guek seiz, Guengjsae miz Ywdoj 4623 cungj, gij soq binjcungj youq daengx guek baiz daihngeih. Gaenh bi daeuj dungjgi caengz ndaej seuq, Guengjsae couh miz Ywcuengh 2000 lai cungj. Daj ciuhgeq daeuj lwgminz Bouxcuengh itcig yungh doengh gij yw neix, gij yw neix ak fuengzbingh ywbingh dangqmaz. Hoeng, aenvih noix cihsaw geiq, ciengzgeiz doxdaeuj gij binjcungj Ywcuengh caeuq baenzlawz yungh yw, cij dwg mwngz gangj gou dingq cienz gwnz biengz, Ywcuengh lij caengz ndaej gohyoz hidungj bae vataeu、cingjleix gvaq, yienghneix swhyenz Ywcuengh cix caengz ndaej ndeindei bae yungh.

Cunghvaz Yinzminz Gunghozgoz laebbaenz le, daegbied dwg gaijgwz hailangh doxdaeuj, Dangj caeuq guekgya yawjnaek hangh yihyoz minzcuz lailai bae, ceiqdingh caeuq okdaiz le baenzroix cwngcwz caeuq fazgveih bae fuz bae coi hangh yihyoz minzcuz. 21 sigij doxdaeuj, Gozgyah Cunghyihyoz Gvanjlijgiz daengj 13 aen bumwnz doxcaeuq okdaiz vwnzgen coi cunghyihyoz、minzcuz yihyoz vaiq fat, beijlumj《Geij Aen Yigen Gyarengz Youq Seizdaih Moq Guh Gaiq Hong Siujsoq Minzcuz Yihyoz》,《Gvangjsih Bouxcuengh Swcigih Yinzminz Cwngfuj Gietdingh Gyavaiq Guh Cunghyihyoz Minzcuz Yihyoz》《Yaenqfat Aen Dunghcih Gvangjsih Bouxcuengh Swcigih Yinzminz Cwngfuj Giva Saenqhwng Ywcuengh Ywyauzcuz（2011—2020 nienz）》, doengh gij vwnzgen neix ndeileih gij saehnieb Ywcuengh lailai bae.

Vihliux guhhoengh caeuq fatmaj Ywcuengh, rox yungh Ywcuengh daengz dieg bae, dou bae gyangdoengh ra yw、duenqdingh、ingj doz、caz saw、diuyenz gij ginghyen yunghyw ndawbiengz Bouxcuengh, guh gij hong neix le cij bienraiz bonj saw《Yawj Saeksiengq Duenq Rox Ywcuengh Cungguek》. Bonj saw neix yungh Sawcuengh、Sawgun song cungj cihsaw daeuj bienraiz, gungh sou gij Ywcuengh ciengz yungh 1091 cungj, faen 5 cek ok saw. Gij binjcungj Ywcuengh sou haeuj saw neix, aeu yw doenghgo guhcawj, hix sou di yw doenghduz（gij yw doenghduz ndaw haij hix sou）caeuq yw rin'gvangq. Ndaw neix moix cungj yw geiq miz cohgoek、cohyw、coh'wnq、goekgaen、yienghceij daegdiemj、diegmaj faenbouh、giz guh yw, lij coq gij doz doenghgo（doenghduz、rin'gvangq）miz saek dem. Ndaw neix, coh Cuengh aeu vah Vujmingz guhdaeuz, lij miz di vah Yinhcwngz、vah Sanglinz、vah Denhdwngj、vah Cingsih、vah Nazboh; coh Gun dwg gij coh doenghgo（doenghduz、rin'gvangq）yienzlaiz; cohyw dwg gij coh ndaw haw yungh roxnaeuz dieg Cuengh gvenq yungh; coh'wnq dwg gij coh doengz aen doenghgo gak dieg yienghlawz heuh; goekgaen dwg gohmingz、vuzmingz caeuq yozmingz doenghgo（doenghduz）, caeuq leimingz、cuzmingz、rin'gvangq （roxnaeuz cohrin）、gij cingzfaenh cujyau. Gij binjcungj Ywcuengh ndaw saw lai soq dwg yw ndaw doengh dieg Cuengh, mbangj di ndaem aeu, doengh gij binjcungj neix ndawbiengz Bouxcuengh Guengjsae ciengz yungh, vunzlai yungh gvaq. Moix aen binjcungj gyonq boiq fouq doz miz saek cincangqcangq、ingj gvaileujleuj ndeu, yienghneix fuengbienh bouxdoeg yawj saw yawj doz roxmai yw. Ndaw saw gangj Ywcuengh miz gijmaz yungh, aeu gij lijlun Ywcuengh daeuj vixyinx, youh caez gangj gij ginghyen yunghyw Ywcuengh dem, danyw gyonq ging ndawbiengz Bouxcuengh yungh gvaq, hab vunzlai yawj le goj ndaej yungh daeuj fuengzbingh ywbingh. Bonj saw neix hab doengh boux swnghcanj、siugai、yenzgiu、son saw、genjniemh、gamguenj Ywcuengh de yungh, hab doengh boux cwngfuj guh gitdingh yungh, hix hab gyoengq beksingq roxmai yw yungh.

Doengh boux caez raiz bonj saw neix, lai dwg doengh boux gohgi gunghcozcej yenzgiu Ywcuengh、boux canghyw duenq bingh yw bingh、canghywdoj caeuq yozswh, gyoengq neix mbouj lau dwgrengz, roengzrengz bae vat、bae cingj Ywcuengh, rom ndaej le daihbaj swhliu ceiq moq, yienghneix cix fuengbienh bienraiz bonj saw neix lailai bae. Bienraiz bonj saw neix caeuq ok saw daeuj cix baengh Gveilinz Sanhginh Yozyez Gujfwn Youjhan Gunghswh、Gvangjsih Senhcuh Cunghyoz Gohgi Youjhan Gunghswh、Nanzningz Swnghyenz Cunghyoz Yinjben Youjhan Cwzyin Gunghswh；Gvangjsih Bouxcuengh Swcigih Minzcuz Yihyoz Yenzgiuyen、Cunghgoz Gohyozyen Gvangjsih Cizvuz Yenzgiusoj、Gvangjsih Bouxcuengh Swcigih Cunghyihyoz Yengiuyen coengh ra byauhbwnj；boux yenzgiuyenz Liuz Yenj Cunghgoz Gohyozyen Gohyozyen Gvangjsih Cizvuz Yenzgiusoj bang gamdingh di binjcungj ndaw saw；boux gyausou Goh Bungz Swconh Sengj Yizbinh Yozyen、boux yenzgiuyenz Lij Gvanghcau、Linz Cunhyuij Cunghgoz Gohyozyen Gvangjsih Cizvuz Yenzgiusoj, boux lauxsae Bungz Cicangh、fuyenzgiuyenz Vuz Gingvaz Gvangjsih Yozyung Cizvuzyenz, boux lauxsae Vuz Sangh Gvangjsih Bouxcuengh Swcigih Gohyoz Gisuz Hezvei, Gvangjsih Suijgoj Swnghcanj Gisuz Cidauj Cungjcan Fanz Ganghlunz dungzci bang ok di doz；Cunghgoz Gunghcwngzyen yensw、Cunghgoz Yihyoz Gohyozyen Yozyung Cizvuz Yenzgiusoj mingzyi sojcangj Siuh Beizgwnh, de hong nyaengqnyatnyat lij bang bonj saw neix raiz vahhaidaeuz. Youq giz neix, caensim gyo'mbaiq doengh aen danhvei caeuq doengh boux gwnz neix, gyo'mbaiq sou.

Aenvih ginghyen dou mbouj gaeuq, caiqgya suijbingz mbouj gaeuq sang, lau lij miz loek, muengh gyoengq bouxdoeg gangj dou dingq gaij ndei bae.

Bouxbien

2020 nienz 10 nyied

目 录
Moegloeg

一画

一点红 / Faexcwj ·········· 002 / 003
一品红 / Cangyienzhoengz ·········· 004 / 005
一枝黄花 / Goguthenj ·········· 006 / 007
一把伞南星 / Goliengjfang ·········· 008 / 009

二画

十万错 / Goywsieng ·········· 012 / 013
十字薹草 / Godaizcauj ·········· 014 / 015
丁香茄 / Duhdezdaj ·········· 016 / 017
丁癸草 / Nyadingjgvaej ·········· 018 / 019
丁香罗勒毛叶变种 / Hazdingrang ·········· 020 / 021
七爪龙 / Gaeusanghluz ·········· 022 / 023
七叶一枝花 / Caekdungxvaj ·········· 024 / 025
八角 / Batgak ·········· 026 / 027
八角枫 / Gogingz ·········· 028 / 029
八角莲 / Lienzbatgak ·········· 030 / 031
人面子 / Maexgyiu ·········· 032 / 033
九节 / Godaizgam ·········· 034 / 035
九节龙 / Lienzhajdap ·········· 036 / 037
九里香 / Go'ndukmax ·········· 038 / 039
九管血 / Gosanlwed ·········· 040 / 041
刁海龙 / Duzhaijlungz ·········· 042 / 043
了哥王 / Godeizgoek ·········· 044 / 045
刀豆 / Duhcax ·········· 046 / 047

三画

三七 / Godienzcaet ·········· 050 / 051
三白草 / Govuengzngoh ·········· 052 / 053

三对节 / Samjdouq ·········· 054 / 055
三桠苦 / Gosamnga ·········· 056 / 057
三叶木通 / Gaeumuzdungh ·········· 058 / 059
三脉球兰 / Gaeuhaizcauj ·········· 060 / 061
三叶崖爬藤 / Gaeundoksoiq ·········· 062 / 063
三头水蜈蚣 / Gosamremj ·········· 064 / 065
三角叶风毛菊 / Go'ienndoeng ·········· 066 / 067
干花豆 / Goliengjraemx ·········· 068 / 069
土人参 / Gocaenghnaengh ·········· 070 / 071
土牛膝 / Godauqrod ·········· 072 / 073
土田七 / Hingsamcaet ·········· 074 / 075
土沉香 / Cinzyangjdoq ·········· 076 / 077
土荆芥 / Caebceuj ·········· 078 / 079
土茯苓 / Gaeulanghauh ·········· 080 / 081
土蜜树 / Faexcihmuj ·········· 082 / 083
土垅大白蚁菌圃 / Rongzmoedhau ·········· 084 / 085
大青 / Godaihcing ·········· 086 / 087
大麻 / Lwgrazbag ·········· 088 / 089
大戟 / Godagiz ·········· 090 / 091
大薸 / Biuzhung ·········· 092 / 093
大车前 / Gocehcenz ·········· 094 / 095
大叶藤 / Gaeucijraemx ·········· 096 / 097
大白茅 / Hazdaijhung ·········· 098 / 099
大百合 / Bebhabhung ·········· 100 / 101
大百部 / Maenzraeulaux ·········· 102 / 103
大血藤 / Gaeuhoengz ·········· 104 / 105
大丽花 / Gutdali ·········· 106 / 107
大尾摇 / Va'ndaengciengh ·········· 108 / 109
大果榕 / Reizmakhung ·········· 110 / 111
大叶仙茅 / Hazsienlaux ·········· 112 / 113
大叶钩藤 / Gaeugvaqngaeu ·········· 114 / 115
大叶紫珠 / Ruklaeujhungz ·········· 116 / 117
大猪屎豆 / Longzlingznaemq ·········· 118 / 119

大叶千斤拔 / Saebndengx ┄┄┄┄┄ 120 / 121
大叶石龙尾 / Makgaknaemq ┄┄┄┄┄ 122 / 123
大叶拿身草 / Nyadaijhung ┄┄┄┄┄ 124 / 125
大叶醉鱼草 / Doegbyahung ┄┄┄┄┄ 126 / 127
大花金钱豹 / Dangjcwnhdoj ┄┄┄┄┄ 128 / 129
大苞水竹叶 / Gyapmbawraez ┄┄┄┄┄ 130 / 131
大果油麻藤 / Gaeunoeggouj ┄┄┄┄┄ 132 / 133
大盖球子草 / Hazduzgyau ┄┄┄┄┄ 134 / 135
万寿竹 / Gocuksouh ┄┄┄┄┄ 136 / 137
万寿菊 / Nyagumhvaj ┄┄┄┄┄ 138 / 139
小木通 / Gaeunyangj ┄┄┄┄┄ 140 / 141
小驳骨 / Ciepndokiq ┄┄┄┄┄ 142 / 143
小窃衣 / Nyaba ┄┄┄┄┄ 144 / 145
小槐花 / Govaiziq ┄┄┄┄┄ 146 / 147
小花吊兰 / Diuqlanziq ┄┄┄┄┄ 148 / 149
小蜡树 / Gogaemhgaet ┄┄┄┄┄ 150 / 151
小叶红叶藤 / Gaeunganxlaeh ┄┄┄┄┄ 152 / 153
小叶冷水花 / Go'mbawrongh ┄┄┄┄┄ 154 / 155
小叶海金沙 / Gimsa'iq ┄┄┄┄┄ 156 / 157
小花山小橘 / Golwg'ndo ┄┄┄┄┄ 158 / 159
小花金花茶 / Cazvahenj Va Iq ┄┄┄┄┄ 160 / 161
小花清风藤 / Gaeurumziq ┄┄┄┄┄ 162 / 163
小果叶下珠 / Meixding ┄┄┄┄┄ 164 / 165
小果十大功劳 / Faexgoenglauz ┄┄┄┄┄ 166 / 167
小果微花藤 / Gaeubah ┄┄┄┄┄ 168 / 169
山羊 / Yiengz ┄┄┄┄┄ 170 / 171
山奈 / Hinggaeq ┄┄┄┄┄ 172 / 173
山茶 / Cazvahoengz ┄┄┄┄┄ 174 / 175
山香 / Gobwnguk ┄┄┄┄┄ 176 / 177
山蒟 / Gaeubengqlaeu ┄┄┄┄┄ 178 / 179
山乌桕 / Gogouxhoengz ┄┄┄┄┄ 180 / 181
山石榴 / Makdungxmou ┄┄┄┄┄ 182 / 183
山芝麻 / Lwgrazbya ┄┄┄┄┄ 184 / 185
山牡荆 / Gogingbya ┄┄┄┄┄ 186 / 187
山鸡椒 / Gauginghsaej ┄┄┄┄┄ 188 / 189
山油麻 / Faexcaz ┄┄┄┄┄ 190 / 191
山牵牛 / Gaeuhauh ┄┄┄┄┄ 192 / 193
千日红 / Roemraiqhoengz ┄┄┄┄┄ 194 / 195
千斤拔 / Goragdingh ┄┄┄┄┄ 196 / 197
千年健 / Go'ngaeucah ┄┄┄┄┄ 198 / 199
千里光 / Go'nyaenhhenj ┄┄┄┄┄ 200 / 201
千根草 / Go'gyakiq ┄┄┄┄┄ 202 / 203
千头艾纳香 / Ngaihyouzraemx ┄┄┄┄┄ 204 / 205
及己 / Sisinhdoj ┄┄┄┄┄ 206 / 207
广防风 / Gofangzfungh ┄┄┄┄┄ 208 / 209
广西莪术 / Ginghgvum ┄┄┄┄┄ 210 / 211
广东万年青 / Vannenzcingh ┄┄┄┄┄ 212 / 213
广东金钱草 / Gvangjgimcienz ┄┄┄┄┄ 214 / 215
广东相思子 / Gogukgaeq ┄┄┄┄┄ 216 / 217
广西九里香 / Gocengzbya ┄┄┄┄┄ 218 / 219
广西马兜铃 / Gaemmaenzdaez ┄┄┄┄┄ 220 / 221
广西地不容 / Maengzbaegmbouj ┄┄┄┄┄ 222 / 223
广西美登木 / Niujdozloz ┄┄┄┄┄ 224 / 225
广西芒毛苣苔 / Siendauzrin ┄┄┄┄┄ 226 / 227
女贞 / Gonijcinh ┄┄┄┄┄ 228 / 229
飞扬草 / Go'gyak ┄┄┄┄┄ 230 / 231
飞燕草 / Goroegenq ┄┄┄┄┄ 232 / 233
飞龙掌血 / Oenceu ┄┄┄┄┄ 234 / 235
习见蓼 / Liuzhaeux ┄┄┄┄┄ 236 / 237
马兰 / Govaihag ┄┄┄┄┄ 238 / 239
马桑 / Faexseiqlienz ┄┄┄┄┄ 240 / 241
马蓝 / Gohungh ┄┄┄┄┄ 242 / 243
马甲子 / Gohumxsuen ┄┄┄┄┄ 244 / 245
马利筋 / Go'mbehnaemq ┄┄┄┄┄ 246 / 247
马尾松 / Goge ┄┄┄┄┄ 248 / 249
马齿苋 / Byaekbeiz ┄┄┄┄┄ 250 / 251
马兜铃 / Majdouhlingz ┄┄┄┄┄ 252 / 253
马缨丹 / Hajsaekyok ┄┄┄┄┄ 254 / 255

马蹄金 / Byaekcenzlik ……… 256 / 257
马鞭草 / Gobienmax ……… 258 / 259
马氏珍珠贝 / Caw ……… 260 / 261

四画

井栏凤尾蕨 / Gutriengfungh ……… 264 / 265
开口箭 / Goywgun ……… 266 / 267
天门冬 / Denhdungh ……… 268 / 269
天仙藤 / Gaeuhenj ……… 270 / 271
天名精 / Gohaeuheiq ……… 272 / 273
天胡荽 / Nya'ndaundei ……… 274 / 275
天南星 / Gobiekngwz ……… 276 / 277
元宝草 / Nyadoixmbaw ……… 278 / 279
无根藤 / Gogimsienq ……… 280 / 281
无患子 / Lwgsaeg ……… 282 / 283
无柄果钩藤 / Gaeugvaqngaeu ……… 284 / 285
云实 / Oencaujmwn ……… 286 / 287
云南蓍 / Go'mbawsip ……… 288 / 289
云南山壳骨 / Gogaeuhfaenj ……… 290 / 291
木豆 / Gogukmeiz ……… 292 / 293
木莲 / Faexlienz ……… 294 / 295
木棉 / Gominz ……… 296 / 297
木槿 / Godanhbeiz ……… 298 / 299
木鳖 / Mogbaed ……… 300 / 301
木竹子 / Bizbazca ……… 302 / 303
木防己 / Gaeuheuj ……… 304 / 305
木芙蓉 / Gofaiqfangz ……… 306 / 307
木油桐 / Gyaeuqnyaeuq ……… 308 / 309
木蝴蝶 / Gogoeg ……… 310 / 311
五月艾 / Ngaihvalai ……… 312 / 313
五月茶 / Gocazhaeux ……… 314 / 315
五爪金龙 / Valahbah ……… 316 / 317
犬 / Ma ……… 318 / 319

车前 / Nyadaezmax ……… 320 / 321
车桑子 / Goliuxndoi ……… 322 / 323
少花龙葵 / Go'byaekmengh ……… 324 / 325
日本薯蓣 / Maenzgep ……… 326 / 327
中华鳖 / Duzfw ……… 328 / 329
中华双扇蕨 / Gutbetnyauj ……… 330 / 331
中华青牛胆 / Gaeunginzsoeng ……… 332 / 333
中华猕猴桃 / Dauzlingz ……… 334 / 335
中国无忧花 / Maexlangmax ……… 336 / 337
中越鹤顶兰 / Bwzgizhung ……… 338 / 339
水牛 / Vaiz ……… 340 / 341
水龙 / Golungzraemx ……… 342 / 343
水芹 / Byaekginzraemx ……… 344 / 345
水杉 / Gosaraemx ……… 346 / 347
水茄 / Gwzraemx ……… 348 / 349
水松 / Gocoengzraemx ……… 350 / 351
水烛 / Golabraemx ……… 352 / 353
水麻 / Go'ienhoengz ……… 354 / 355
水蓼 / Gofeq ……… 356 / 357
水东哥 / Makmug ……… 358 / 359
水团花 / Goseqraemx ……… 360 / 361
水红木 / Go'nyodhoengz ……… 362 / 363
水忍冬 / Ngaenzvaraemx ……… 364 / 365
水鬼蕉 / Go'gyoijraemx ……… 366 / 367
水翁蒲桃 / Goraqraemx ……… 368 / 369
牛膝 / Baihdoh ……… 370 / 371
牛白藤 / Gaeumoxgauj ……… 372 / 373
牛皮消 / Siunaengvaiz ……… 374 / 375
牛耳朵 / Gorokmeuz ……… 376 / 377
牛耳枫 / Maexcihmbe ……… 378 / 379
牛角瓜 / Ywhaebgyawh ……… 380 / 381
牛尾草 / Goriengvaiz ……… 382 / 383
牛尾菜 / Caekdakmox ……… 384 / 385
牛轭草 / Go'ekvaiz ……… 386 / 387
牛筋藤 / Gaeuguksa ……… 388 / 389

牛繁缕 / Gosaejhanq ……………… 390 / 391
毛竹 / Go'ndoek ………………………… 392 / 393
毛桐 / Faexgunjgyaeuh …………… 394 / 395
毛葱 / Gonimbwn ……………………… 396 / 397
毛冬青 / Ywhozdoeg ………………… 398 / 399
毛郁金 / Goyiginh ……………………… 400 / 401
毛草龙 / Gvahgyabwn ………………… 402 / 403
毛钩藤 / Gaeugvaqngaeu …………… 404 / 405
毛球兰 / Gaeulanzbwn ……………… 406 / 407
毛葡萄 / Itbwn ………………………… 408 / 409
毛麝香 / Yeyangjdoq ………………… 410 / 411
毛大丁草 / Gobwnhau ……………… 412 / 413
毛鸡矢藤 / Roetmabwn ……………… 414 / 415
毛相思子 / Go'ndokgaeq …………… 416 / 417
毛唇芋兰 / Go'mbawdog ……………… 418 / 419
毛排钱树 / Daebcienzbwn …………… 420 / 421
毛黄肉楠 / Faexbauz …………………… 422 / 423
毛叶两面针 / Caenglojbwn ………… 424 / 425
毛叶雀梅藤 / Makcaenghbwn ……… 426 / 427
毛果算盘子 / Aenmoedgunj ………… 428 / 429
毛瓣金花茶 / Cazvahenj Va Bwn …… 430 / 431
长春花 / Vaciengzcwn ………………… 432 / 433
长叶苎麻 / Gobanhreiz ……………… 434 / 435
长萼堇菜 / Gobakcae ………………… 436 / 437
长叶铁角蕨 / Gutfaz ………………… 438 / 439
长叶阔苞菊 / Ngaihsaej …………… 440 / 441
长茎金耳环 / Gorwzvaiz ……………… 442 / 443
长茎沿阶草 / Gimgyijraez …………… 444 / 445
长裂苦苣菜 / Byaekmiekreiz ……… 446 / 447
长毛华南远志 / Laeng'aeujbwn …… 448 / 449
长波叶山蚂蝗 / Nyadaijraez ……… 450 / 451

月季花 / Vayezgi ……………………… 452 / 453
丹参 / Danhcwnh ……………………… 454 / 455
乌龟 / Duzgvi …………………………… 456 / 457
乌药 / Fwnzcenzdongz ……………… 458 / 459
乌桕 / Faexgou ………………………… 460 / 461
乌榄 / Makmbei ………………………… 462 / 463
乌蕨 / Gutnit …………………………… 464 / 465
乌墨 / Goraqraemx …………………… 466 / 467
乌毛蕨 / Guthoengz …………………… 468 / 469
乌骨鸡 / Gaeqgaem …………………… 470 / 471
乌饭莓 / Gaeumoumeh ……………… 472 / 473
凤梨 / Bohloz ………………………… 474 / 475
凤仙花 / Varibfwngz ………………… 476 / 477
凤眼蓝 / Go'gyouxraemx …………… 478 / 479
六月雪 / Go'ndokmax ………………… 480 / 481
六棱菊 / Gutroeklimq ………………… 482 / 483
文殊兰 / Gogoenx ……………………… 484 / 485
方解石 / Rinhaj ……………………… 486 / 487
火棘 / Makfeiz ………………………… 488 / 489
火殃勒 / Vaetlungz …………………… 490 / 491
火炭母 / Gaeumei ……………………… 492 / 493
火筒树 / Go'mbokfeiz ………………… 494 / 495
火焰兰 / Lanzgunzsai ………………… 496 / 497
巴豆 / Betbaklig ……………………… 498 / 499
巴戟天 / Gaeusaejgaeq ……………… 500 / 501
双齿多刺蚁 / Moedndaem …………… 502 / 503

参考文献 …………………………………… 504

拉丁学名索引 …………………………… 505

壮文名索引 ……………………………… 509

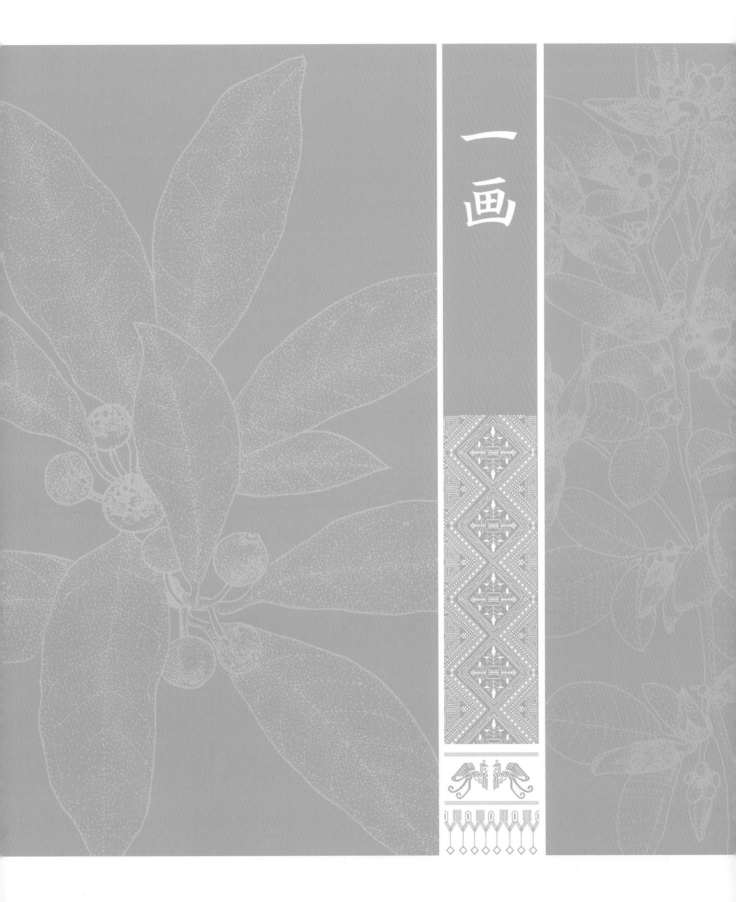

一画

一点红

【药 材 名】一点红。

【别　　名】野芥兰、野芥蓝、红背紫丁、羊蹄草。

【来　　源】菊科植物一点红 *Emilia sonchifolia*（L.）DC.。

【形态特征】一年生草本，高可达 50 cm，折断面具白色乳汁。茎直立或斜升，无毛或被疏毛，时有分枝。单叶互生，下部叶密集，长 5~10 cm，大头羽状分裂，具钝齿，上面深绿色，下面常为紫色，两面被均短卷毛；中部茎叶疏生，较小，卵状披针形或长圆状披针形，无柄，抱茎，全缘或具细齿；上部叶少数，线形。头状花序开花前下垂，花后直立，通常 2~5 枚，在枝端排列成疏伞房状；花序梗长 2.5~5.0 cm；总苞圆柱形，总苞片 1 层，与花冠等长。花全为管状花，红紫色，长约 9 mm，花冠先端 5 齿裂。瘦果圆柱形，长 3~4 mm，具 5 棱，冠毛丰富，白色。花果期 7~10 月。

【生境分布】常生于山坡荒地、田埂、路旁。广西各地均有分布，云南、贵州、四川、湖北、湖南、江苏、浙江、安徽、广东、海南、福建、台湾等省区也有分布。

【壮医药用】

药用部位　全草。

性味　苦，微寒。

功用　调龙路，利谷道，清热毒，凉血，消肿痛。用于急性扁桃体炎，胆囊炎，兵西弓（急性阑尾炎），黄标（黄疸），屙意咪（痢疾），屙泻（泄泻），贫痧（感冒），火眼（急性结膜炎），货烟妈（咽痛），呗叮（疗），呗脓（痈肿），漆过敏，肉裂（尿血），肉扭（淋证），呗虽（肠痈），大叶性肺炎，尿路感染，睾丸炎，睑腺炎。

附方　（1）肉扭（淋证）：一点红、车前草、海金沙各 15 g，金钱草 25 g，狗肝菜 30 g，水煎服。

（2）货烟妈（咽痛）：一点红、生甘草、赤芍、白芍各 10 g，水煎服。

（3）呗虽（肠痈），呗叮（疗）：一点红、野菊花、犁头草、芦根各 15 g，土黄连 10 g，金银花、连翘各 12 g，冬瓜仁、薏苡仁各 20 g，水煎内服外敷。

（4）大叶性肺炎：一点红、岗梅各 50 g，十大功劳 30 g，水煎服。

（5）尿路感染，睾丸炎：一点红、狗肝菜各 60 g，车前草 30 g，水煎服。

（6）睑腺炎：一点红、千里光、野菊花各 10 g，水煎服。

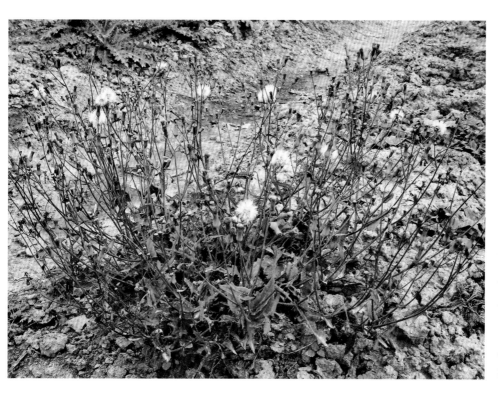

Faexcwj

【 Cohyw 】 Golizlungz.

【 Coh'wnq 】 Gaiqlanzcwx、 cwxgaiqlanz、 swjdinghlaenghoengz、 godaezyiengz.

【 Goekgaen 】 Dwg golizlungz doenghgo gizgoh.

【 Yienghceij Daegdiemj 】 Gorum maj bi ndeu， sang ndaej daengz 50 lizmij， euj gat le miz raemxieng hau. Ganj daengjsoh roxnaeuz mathwnj， mbouj miz bwn roxnaeuz miz mbangj bwn， mbangj miz dok nye. Mbaw dog maj doxcah， mbaw caek laj ndaetndaet， raez 5~10 lizmij， gyaeujhung lumj bwnroeg faenleg， miz heujbumx， baihgwnz heulaep， baihlaj dingzlai dwg aeuj， song mbiengj cungj miz bwngienj dinj；mbaw ganj cungqgyang maj mbang， loq saeq， lumj gyaeq byai menh soem roxnaeuz luenzraez byai menh soem， mbouj miz gaenq， got ganj， bien lawx caez roxnaeuz miz heujsaeq；baihgwnz mbaw noix， baenz diuz. Gyaeujva haiva gaxgonq duix doxroengz， haiva le daengjsoh， dingzlai 2~5 ndaek， youq byai nye baizled baenz fuengzliengj mbang；gaenq gyaeujva raez 2.5~5.0 lizmij；byakmeh saeumwnz， mbaw byaklaux laemh ndeu， caeuq mauhva doengzraez. Va cungj dwg lumj guenj， hoengzaeuj， daihgaiq raez 9 hauzmij， byai mauhva 5 segheuj. Makceh saeumwnz， raez 3~4 hauzmij， miz 5 limqgak， bwn lai， saek hau. 7~10 nyied haiva dawzmak.

【 Diegmaj Faenbouh 】 Dingzlai hwnj gwnz ndoi diegfwz、 hamq naz、 henz roen. Guengjsae gak dieg cungj miz， guek raeuz Yinznanz、 Gveicouh、 Swconh、 Huzbwz、 Huznanz、 Gyanghsuh、 Cezgyangh、 Anhveih、 Guengjdoeng、 Haijnanz、 Fuzgen、 Daizvanh daengj sengj gih neix caemh miz.

【 Gij Guhyw Ywcuengh 】

Giz guhyw　 Daengx go.

Singqfeih　 Haemz， loq hanz.

Goeng'yungh　 Diuz lohlungz， leih roen haeux， siu hujdoeg， liengz lwed， siu foeg in. Ndaej yw gizsing benjdauzdijyenz， danjnangzyenz， binghsaejgungz， vuengzbiu， okhaexmug， oksiq， baenzsa， dahuj， conghhoz in， baezding， baeznong， caet gominj， nyouhlwed， nyouhniuj， baezsaej， dayezsing feiyenz， lohnyouh lahdawz， gyaeqraem gawh， mwzlizcungj.

Danyw　（1）Nyouhniuj：Golizlungz、 godaezmax、 haijginhsah gak 15 gwz， ginhcenzcauj 25 gwz， goujganhcai 30 gwz， cienq raemx gwn.

（2）Conghhoz in：Golizlungz、 gamcauj ndip、 cizsauz、 bwzsauz gak 10 gwz， cienq raemx gwn.

（3）Baezsaej， baezding：Golizlungz、 vagutndoeng、 gobakcae、 luzgwnh gak 15 gwz， mauhvangzlenz 10 gwz， vagimngaenz、 golienzgyauz gak 12 gwz， dunghgvahyinz、 haeuxroeg（haeuxlidlu）20 gak gwz， cienq raemx gwn roxnaeuz sab.

（4）Dayezsing feiyenz：Golizlungz、 ganghmeiz gak 50 gwz， cibdaihgoenglauz 30 gwz， cienq raemx gwn.

（5）Lohnyouh lahdawz， gyaeqraem in：Golizlungz、 goujganhcai gak 60 gwz， godaezmax 30 gwz， cienq raemx gwn.

（6）Mwzlizcungj：Golizlungz、 cenhlijgvangh、 vagutndoeng gak 10 gwz， cienq raemx gwn.

一品红

【药 材 名】一品红。

【别　　名】一片红、猩猩木、老来娇、状元红。

【来　　源】大戟科植物一品红 *Euphorbia pulcherrima* Willd. ex Klotzsch。

【形态特征】常绿灌木，高可达 3 m。茎直立，光滑无毛，嫩枝绿色，老枝深褐色。单叶互生，叶片卵状椭圆形至披针形，长 7~15 cm，宽 4~8 cm，生于下部的叶为绿色，全缘或波状浅裂，叶面被毛或无毛，叶背被柔毛；顶端靠近花序之叶片呈苞片状，开花时朱红色。杯状花序多数，生于枝顶；总苞坛状，边缘齿状分裂，有 1~2 个黄色杯状腺体，无花瓣状附属物；子房 3 室，花柱 3 枚，先端 2 裂。蒴果扁球形。花果期 10 月至翌年 4 月。

【生境分布】栽培。广西各地均有栽培，南、北各省区均有栽培。

【壮医药用】

药用部位　茎、叶。

性味　苦、涩，凉；有毒。

功用　调龙路、火路，止血，消肿痛。用于兵淋勒（崩漏），林得叮相（跌打损伤），夺扼（骨折）。

注　本品有毒，不宜多服、久服，孕妇禁用。

附方　（1）兵淋勒（崩漏）：一品红 6 g，毛葱 10 g，红叶铁树 12 g，水煎服。

（2）林得叮相（跌打损伤）：一品红 6 g，凤仙花、马鞭草各 10 g，水煎服。

（3）夺扼（骨折）：鲜一品红、鲜九节茶各 10 g，鲜大驳骨 15 g，捣烂外敷患处。

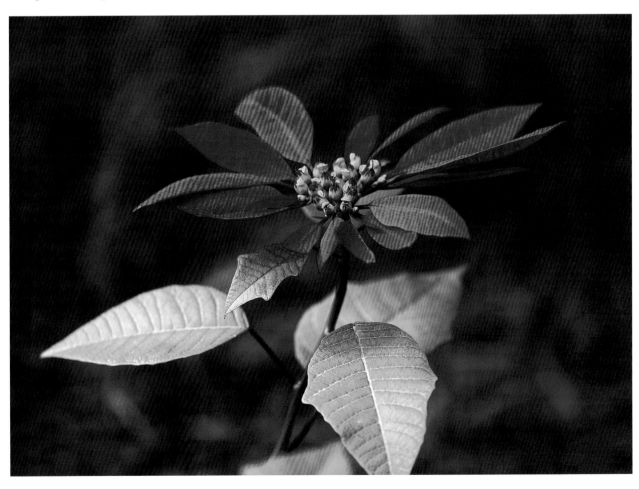

Cangyienzhoengz

【 Cohyw 】 Cangyienzhoengz.

【 Coh'wnq 】 Goyizbenhungz、gosinghsinghmuz、golaujlaizgyauh、cangyienzhungz.

【 Goekgaen 】 Dwg gocangyienzhoengz doenghgo dagizgoh.

【 Yienghceij Daegdiemj 】 Faexcaz ciengz heu，sang ndaej daengz 3 mij. Ganj daengjsoh，ngaeuz mbouj miz bwn，nyeoiq saekheu，nye geq saekhenjgeq. Mbaw dog maj doxca，mbaw luenzbomj lumj gyaeq daengz laj gvangq gwnz gaeb，raez 7~15 lizmij，gvangq 4~8 lizmij，mbaw maj youq baihlaj dwg saekheu，henzbien bingzcingj roxnaeuz miz di leg lumj raemxlangh，mbaw mienhgwnz miz bwn roxnaeuz mbouj miz bwn，mienhlaeng miz bwn'unq；gwnzdingj mbaw dep foengqva lumj byak，seiz haiva saekhoengzgeq. Foengqva lumj aenboi lai，maj youq gwnzdingj nye；byakva lumj aenboemh，henzbien seg lumj heuj，miz 1~2 aen sienq lumj boi saekhenj，mbouj miz saek yiengh lumj limqva nem；fuengzlwg 3 rug，saeuva 3 dug，byai 2 seg. Makhawq luenzbomj. 10 nyied daengz bi daihngeih 4 nyied haiva dawzmak.

【 Diegmaj Faenbouh 】 Ndaem. Guengjsae gak dieg cungj ndaem miz，guek raeuz baihnamz、baihbaek gak sengj gih caemh ndaem miz.

【 Gij Guhyw Ywcuengh 】

Giz guhyw Ganj、mbaw.

Singqfeih Haemz、saep，liengz；miz doeg.

Goeng'yungh Diuz lohlungz、lohhuj，dingz lwed，siu foeg in. Yungh daeuj yw binghloemqlwed，laemx doek deng sieng，ndokraek.

Cawq Cungj neix miz doeg，mbouj hab gwn lai、gwn nanz，mehdaiqndang gimq gwn.

Danyw （1）Binghloemqlwed：Cangyienzhoengz 6 gwz，gonimbwn 10 gwz，faexdietmbawhoengz 12 gwz，cienq raemx gwn.

（2）Laemx doek deng sieng：Cangyienzhoengz 6 gwz，gofungsenhvah、gobienmax gak 10 gwz，cienq raemx gwn.

（3）Ndokraek：Cangyienzhoengz ndip、cazgiujcez ndip gak 10 gwz，gociepndokhung ndip 15 gwz，dug yungz oep giz bingh.

一枝黄花

【药 材 名】一枝黄花。

【别　　名】蛇头王、蛇头黄、黄花草、土细辛。

【来　　源】菊科植物一枝黄花 *Solidago decurrens* Lour.。

【形态特征】多年生草本，高可达 1 m。根须状，丛生。茎直立，不分枝或中部以上分枝。叶互生；下部叶卵状披针形，长 4~7 cm，宽 1~2 cm，先端尖，有具翅的柄，边缘有极小的锯齿，两面、沿脉和叶缘有短柔毛或无毛；上部叶较小而狭，近于全缘。头状花序复组成顶生圆锥花序；头状花序直径 5~8 mm；总苞片 4~6 枚，披针形，内中层长

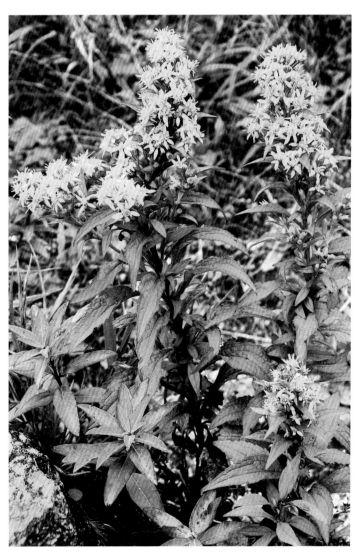

2~5 mm；外围的舌状花黄色，雌性；中央筒状花，两性。瘦果近圆柱形，长约 3 mm，秃净或有柔毛。花期 10 月，果期 11 月。

【生境分布】生于山野路旁草丛中。广西各地均有分布，华东、中南、西南地区及陕西、台湾等省区也有分布。

【壮医药用】

药用部位　全草。

性味　辣、苦，平；有小毒。

功用　调火路，利谷道、水道，清热毒，祛风毒。用于贫疹（感冒），喯疳（疳积），音哑，上呼吸道感染，肺炎，扁桃体炎，狠风（小儿惊风），勒爷埃病（小儿咳嗽），钵痨（肺结核），唉勒（咯血），货烟妈（咽痛），口疮（口腔溃疡），兵白带（带下病），黄标（黄疸），笨浮（水肿），呗脓（痈肿），额哈（毒蛇咬伤），痂（癣），林得叮相（跌打损伤）。

附方　（1）音哑：一枝黄花、玉蝴蝶、赤芍各 15 g，生甘草 10 g，水煎服。

（2）上呼吸道感染，肺炎：一枝黄花 15 g，一点红 10 g，水煎服。

（3）货烟妈（咽痛），呗脓（痈肿）：一枝黄花 30 g，水煎服。

（4）扁桃体炎：一枝黄花、白毛鹿茸草各 50 g，水煎服。

（5）勒爷埃病（小儿咳嗽）：一枝黄花、酢浆草各 40 g，干地龙、枇杷叶各 10 g，水煎服。

（6）钵痨（肺结核），唉勒（咯血）：一枝黄花 100 g，冰糖适量，水煎，分 2 次服。

（7）黄标（黄疸）：一枝黄花 60 g，水丁香 10 g，水煎服。

（8）勒爷狠风（小儿惊风）：鲜一枝黄花 30 g，生姜一片，共捣烂取汁，开水冲服。

Goguthenj

【 Cohyw 】 Goguthenj.

【 Coh'wnq 】 Gogyaeujngwzvuengz、gogyaeujngwzhenj、govahenj、sisinhdoj.

【 Goekgaen 】 Dwg goguthenj doenghgo gizgoh.

【 Yienghceij Daegdiemj 】 Gorum maj geij bi, sang ndaej daengz mij ndeu. Lumj ragmumh, maj baenz cumh. Ganj daengjsoh, mbouj dok nye roxnaeuz cungqgyang doxhwnj dok nye. Mbaw maj doxcah ; mbaw baihlaj lumj gyaeq byai menh soem, raez 4~7 lizmij, gvangq 1~2 lizmij, byai soem, miz gaenq fwed, henzbien miz ngazgawq iqiq, song mbiengj、henzmeg caeuq henzmbaw miz bwn'unq dinj roxnaeuz mbouj miz bwn ; mbaw baihgwnz lai iq cix gaeb, gaenh lawx caez. Gyaeujva baenz gyaeuz daebcomz baenz gyaeujva saeumwnzsoem majbyai ; gyaeujva cizging 5~8 hauzmij ; byakvameh 4~6 diuz, byai menh soem, laemh cungqgyang baihndaw raez 2~5 hauzmij ; va lumj linx gvaengxrog henj, vameh ; va cungqgyang lumj doengz, songsingq. Makceh gaenh saeumwnz, aiq raez 3 hauzmij, ndoq seuq roxnaeuz miz bwn'unq. 10 nyied haiva, 11 nyied dawzmak.

【 Diegmaj Faenbouh 】 Hwnj ndaw rum bangx roen rog ndoi. Guengjsae gak dieg cungj miz, guek raeuz Vazdungh、Cunghnanz、Sihnanz daengj dieg neix dem Sanjsih、Daizvanh daengj sengj gihcaemh miz.

【 Gij Guhyw Ywcuengh 】

Giz guhyw　Daengx go.

Singqfeih　Manh、haemz, bingz ; miz di doeg.

Goeng'yungh　Diuz lohhuj, leih roenhaeux、roenraemx, siu ndatdoeg. Cawz fungdoeg. Ndaej yw baenzsa, baenzgam, hozhep, sanghuhgizdau ganjyenj, feiyenz, benjdauzdijyenz, lwgnye hwnjfung, lwgnye baenzae, bwtlauz, aelwed, conghhoz in, baknengz, binghbegdaiq, vuengzbiu, baenzfouz, baeznong, ngwz haeb, gyak, laemx doek deng sieng.

Danyw　(1) Hozhep : Goguthenj、yihuzdez、cizsauz gak 15 gwz, gamcauj ndip 10 gwz, cienq raemx gwn.

(2) Sanghuhgizdau ganjyenj, feiyenz : Goguthenj 15 gwz, go'iethoh 10 gwz, cienq raemx gwn.

(3) Conghhoz in, baeznong : Goguthenj 30 gwz, cienq raemx gwn.

(4) Benjdauzdijyenz : Goguthenj、goloekyungzbwnhau gak 50 gwz, cienq raemx gwn.

(5) Lwgnye baenzae : Goguthenj、cucienghcauj gak 40 gwz, ganhdilungz、mbawbizbaz gak 10 gwz, cienq raemx gwn.

(6) Bwtlauz, aelwed : Goguthenj 100 gwz, dangzrin habliengh, cienq raemx, guh 2 mbat gwn.

(7) Vuengzbiu : Goguthenj 60 gwz, dinghyanghraemx 10 gwz, cienq raemx gwn.

(8) Lwgnye hwnjfung : Goguthenj ndip 30 gwz, hing ndip gip ndeu, caez dubyungz aeu raemx, raemxgoenj soengq gwn.

一把伞南星

【药　材　名】一把伞南星。

【别　　　名】野魔芋、天南星、虎掌南星、一把伞、七托莲、土南星。

【来　　　源】天南星科植物一把伞南星 *Arisaema erubescens*（Wall.）Schott。

【形态特征】多年生草本。块茎扁球形，直径可达 6 cm，外皮黄色或淡红紫色。叶 1 片，极稀 2 片，中部以下具鞘；叶片辐射状分裂，裂片 3~20 枚，披针形、长圆形至椭圆形，长 6~24 cm，宽 6~35 mm，长渐尖，具线形长尾；无柄。花序

梗比叶柄短，直立；佛焰苞绿色，背面有白色条纹，或淡紫色至深紫色而无条纹，筒部圆筒形；喉部边缘截形或稍外卷，檐部三角状卵形至长圆状卵形，有线形尾尖或无；肉穗花序单性，雄花序长 2.0~2.5 cm，附属器下部光滑或有少数中性花；雌花序长约 2 cm，具多数中性花；各附属器棒状或圆柱形；雄花具短梗，淡绿色、紫色至暗褐色，雄蕊 2~4 枚；雌花子房卵圆形，柱头无柄。浆果红色；种子 1~2 粒。花期 5~7 月，果 9 月成熟。

【生境分布】生于林下、灌木丛、草坡、荒地。广西主要分布于那坡、隆林、田林、乐业、上林、南宁、横县、融水、桂林、资源、全州、兴安、龙胜、富川、容县、上思、北流、象州、金秀等地，除内蒙古、黑龙江、吉林、辽宁、山东、江苏、新疆外，其他各省区也有分布。

【壮医药用】

药用部位　块茎。

性味　苦、辣，温；有毒。

功用　化痰止咳，消肿散结。用于痰饮埃病（咳嗽），发旺（痹病），呗（无名肿毒），呗脓（痈肿），额哈（毒蛇咬伤）。

注　本品有毒，生品内服宜慎；体虚者及孕妇慎用。

附方　（1）痰饮埃病（咳嗽）：一把伞南星 3 g，干姜 6 g，陈皮、桔梗各 15 g，甘草 10 g，水煎服。

（2）发旺（痹病）：鲜一把伞南星、鲜野芋各 10 g，鲜车前草 30 g，共捣烂敷患处。

（3）呗（无名肿毒）：鲜一把伞南星适量，加米醋适量研磨，取汁涂患处。

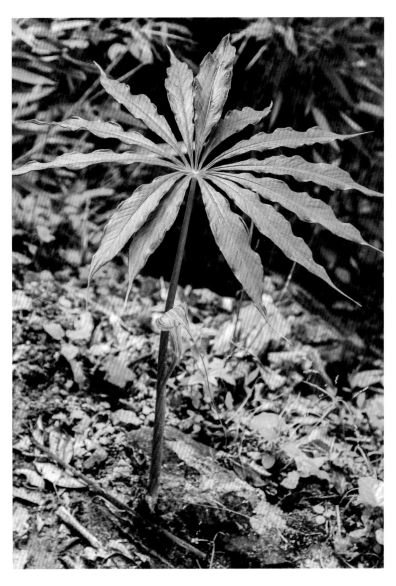

Goliengjfang

一
画

【Cohyw】Goliengjfang.

【Coh'wnq】Ngaeuxreihcwx、gobiekngwz、goveizbouxcaeg、goaenliengj、golienzcaetdak、godujnanzsingh.

【Goekgaen】Dwg goliengjfang doenghgo denhnanzsinghgoh.

【Yienghceij Daegdiemj】Dwg go'nywj maj lai bi. Ndaekrag yiengh lumj aen giuz bej，cizging ndaej daengz 6 lizmij，rognaeng saekhenj roxnaeuz saekhoengzaeuj mong. Mbaw ndeu，haemq noix raen song mbaw，cungqgyang baihlaj miz faek；mbaw veuq lumj yiengh fuzse，limqveuq 3~20 mbaw，yienghlongzcim、yienghluenzraez daengz yienghbomj，raez 6~24 lizmij，gvangq 6~35 hauzmij，raez menhmenh bienq soem，miz riengraez lumj sienq；mbouj miz gaenz. Gaenzvahsi dinj gvaq gaenzmbaw，daengjsoh；lupva lumj feizbaed saekheu，baihlaeng miz diuzraiz saekhau，roxnaeuz saekaeuj mong daengz saekaeujndaem cix mbouj miz diuzraiz，aendoengz yienghdoengzluenz；byaimbaw henz hoz bingz roxnaeuz gienj coh baihrog，yiemh yiengh samgak yiengh luenz daengz yienghluenzraez lumj aen'gyaeq，miz riengsoem lumj sienq roxnaeuz mbouj miz；vahsi bizna dansingq，vahsi boux raez 2.0~2.5 lizmij，baihlaj gij doxgaiq nem vahsi wenj roxnaeuz miz dingznoix va cunghsingq；vahsi meh daihgaiq raez 2 lizmij，miz dingzlai va dwg cungsingq；gij doxgaiq nem vahsi lumj faexgyaengh roxnaeuz yienghsaeuluenz；vaboux miz gaenz dinj，saekheuoiq、saekaeuj daengz saekhenjgeqndaem，simva boux 2~4 diuz；fuengzlwg vameh luenz lumj aen'gyaeq，gyaeujsaeu mbouj miz gaenz. Makieng lumj aen'giuz hoengz；ceh 1~2 naed. 5~7 nyied haiva，9 nyied mak cug.

【Diegmaj Faenbouh】Maj youq laj ndoeng、byoz faexcaz、diegnywj、diegfwz. Guengjsae cujyau faenbouh youq Nazboh、Lungzlinz、Denzlinz、Lozyez、Sanglinz、Nanzningz、Hwngzyen、Yungzsuij、Gveilinz、Swhyenz、Cenzcouh、Hingh'anh、Lungzswng、Fuconh、Yungzyen、Sangswh、Bwzliuz、Siengcouh、Ginhsiu daengj dieg，guek raeuz cawz Neimungzguj、Hwzlungzgyangh、Gizlinz、Liuzningz、Sanhdungh、Gyanghsuh、Sinhgyangh caixvaih，gizyaw gak aen sengj gih hix miz faenbouh.

【Gij Guhyw Ywcuengh】

Giz guhyw　Ndaekrag.

Singqfeih　Haemz、manh、raeuj；miz doeg.

Goeng'yungh　Siu myaiz dingz baenzae，siu foeg sanq cwk. Yungh daeuj yw cwk myaiz baenzae，fatvangh，baez，baeznong，ngwz haeb.

Cawq　Cungj yw neix miz doeg，gwn gij ndip aeu siujsim；bouxndangnyieg caeuq mehdaiqndang siujsim yungh.

Danyw　（1）Cwk myaiz baenzae：Goliengjfang 3 gwz，hinggep hawq 6 gwz，naengmakgam、gizgwngj gak 15 gwz，gamcauj 10 gwz，cienq raemx gwn.

（2）Fatvangh：Goliengjfang ndip、gofaengh ndip gak 10 gwz，gomaxdaez ndip 30 gwz，caez dub yungz oep giz bingh.

（3）Baez：Goliengjfang ndip dingz ndeu，gya dingz meiq ndeu nienj muz，aeu raemx cat giz bingh.

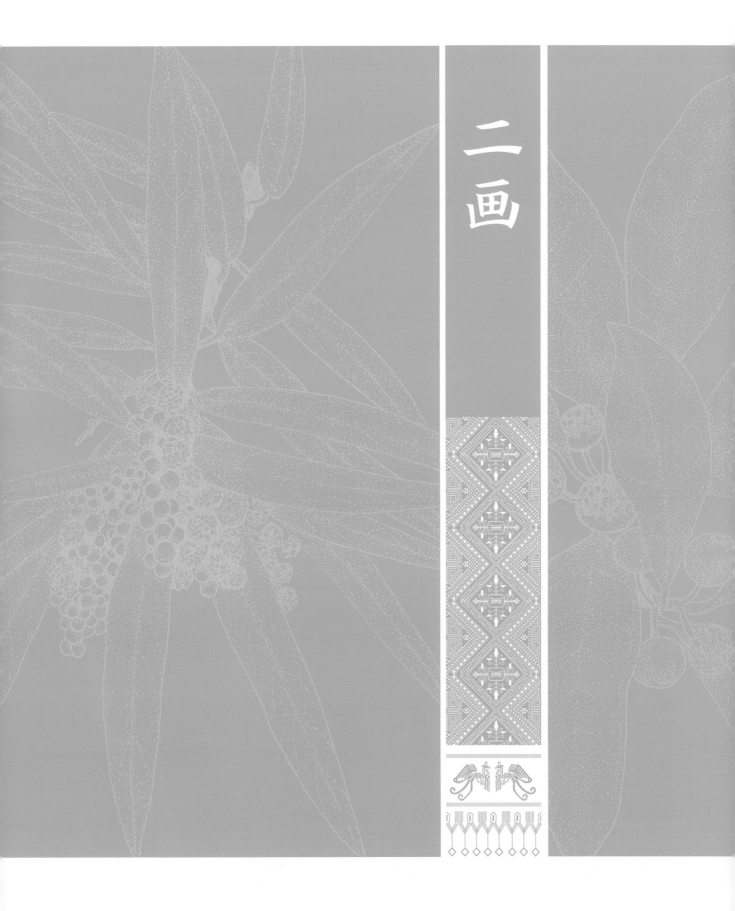

二画

十万错

【药材名】跌打草。

【别　名】盗偷草、跌打佬、细穗爵床。

【来　源】爵床科植物十万错 *Asystasia nemorum* Nees。

【形态特征】多年生草本，高达 1 m。茎二歧分枝，被微柔毛。叶片狭卵形或卵状披针形，长6~18 cm，顶端渐尖或长渐尖，边缘具浅波状圆齿，上面边缘被微柔毛或光滑，钟乳体白色，粗大。总状花序顶生和侧生，花单生或三出而偏向一侧；花梗长 1~2 mm；花萼 5 裂，裂片披针形，与苞片和小苞片均疏生柔毛和腺毛；花冠二唇形，白色带红色或紫色，花冠筒钟形，长约 2.2 cm，外有短柔毛和腺毛，冠檐裂片 5 枚；雄蕊二强，二药室不等高，基部有白色小尖头；子房和花柱下部均有短柔毛。蒴果长 18~22 mm，上部具 4 粒种子，下部实心似细柄状。

【生境分布】生于沟边、灌木丛阴湿处。广西主要分布于南宁、隆安、马山、上思、百色、平果、贺州等地，云南、广东等省也有分布。

【壮医药用】

药用部位　全草。

性味　辣，平。

功用　消肿痛，接骨，止血。用于林得叮相（跌打损伤），夺扼（骨折），外伤出血，呗脓（痈肿），食物中毒，额哈（毒蛇咬伤）。

附方　（1）林得叮相（跌打损伤）：鲜跌打草适量，加食盐少许捣烂敷患处。

（2）外伤出血：跌打草30 g，田七粉 6 g，水煎服。

（3）食物中毒：跌打草10 g，丁香茄子 5 g，水煎服。

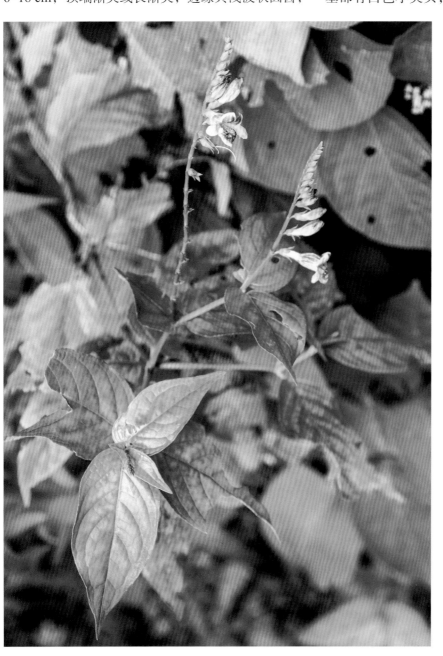

Goywsieng

【 Cohyw 】 Goywsieng.

【 Coh'wnq 】 Goywsieng、goguhcaeg、nywjdezdaj.

【 Goekgaen 】 Dwg goywsieng doenghgo cozcangzgoh.

【 Yienghceij Daegdiemj 】 Dwg Go'nywj maj lai bi, sang daengz 1 mij. Ganj baenz song nye faen nye, miz bwn loq unq. Mbaw yiengh aen'gyaeq geb roxnaeuz lumj aen'gyaeq yienghlongzcim, raez 6~18 lizmij, gwnzdingj menhmenh bienq soem roxnaeuz raez menhmenh bienq soem, bienmbaw miz heujluenz lumj raemxlangh feuh, baihgwnz bienmbaw miz bwn loq unq roxnaeuz wenj, aenrinfong saekhau, cohung. Vahsi mbouj faen nye maj gwnzdingj caeuq maj vang, va gag maj roxnaeuz 3 duj hai coh mbiengj ndeu ; gaenqva raez 1~2 hauzmij ; iemjva 5 limq, mbaw veuq yienghlongzcim, caeuq limqva caeuq limqva iq cungj miz bwn'unq caeuq bwnsen maj caxred ; mauhva baenz yiengh song caengz naengbak, saekhau ndawde miz di hoengz roxnaeuz aeuj, doengzmauhva lumj aencung, raez daihgaiq 2.2 lizmij, baihrog miz bun'unq dinj caeuq bwnsen, limqveuq yiemhmauhva 5 mbaw ; simva boux song diuz lai raez, song diuz lai dinj, song funghyw mbouj doengz sang, lajgoek miz gyaeujsoem iq saekhau ; fuengzlwg caeuq baihlaj saeuva cungj miz bwn'unq dinj. Makdek raez 18~22 hauzmij, baihgwnz miz ceh 4 naed, saedsim baihlaj lumj gaenzsaeq nei.

【 Diegmaj Faenbouh 】 Maj youq gizraemh gizcumx henz mieng、faexcaz. Guengjsae cujyau faenbouh youq Nanzningz、Lungzanh、Majsanh、Sangswh、Bwzswz、Bingzgoj、Hozcouh daengj dieg, guek raeuz Yinznanz、Guengjdoeng daengj sengj hix miz faenbouh.

【 Gij Guhyw Ywcuengh 】

Giz guhyw   Daengx go.

Singqfeih   Manh, bingz.

Goeng'yungh   Siu foeg dingz in, ciepndok, dingz lwed. Yungh daeuj yw laemx doek deng sieng, ndokraek, rog sieng oklwed, baeznong, gwn doxgaiq deng doeg, ngwz haeb.

Danyw （1）Laemx doek deng sieng : Nywjdezdaj ndip dingz ndeu, gya dingz noix gyu dub yungz, oep giz bingh.

（2）Rog sieng oklwed : Goywsieng 30 gwz, mbadienzcaet 6 gwz, cienq raemx gwn.

（3）Gwn doxgaiq deng doeg : Goywsieng 10 gwz, lwggwz dinghyangh 5 gwz, cienq raemx gwn.

十字薹草

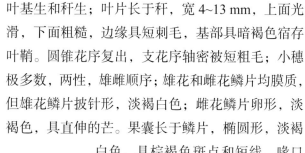

【药 材 名】十字薹草。

【别　　　名】油草、三棱草、三角草。

【来　　　源】莎草科植物十字薹草 Carex cruci-ata Wahlenb.。

【形态特征】多年生草本，高可达 90 cm。根状茎匍匐，粗壮，木质，须根甚密。秆丛生，三棱形。

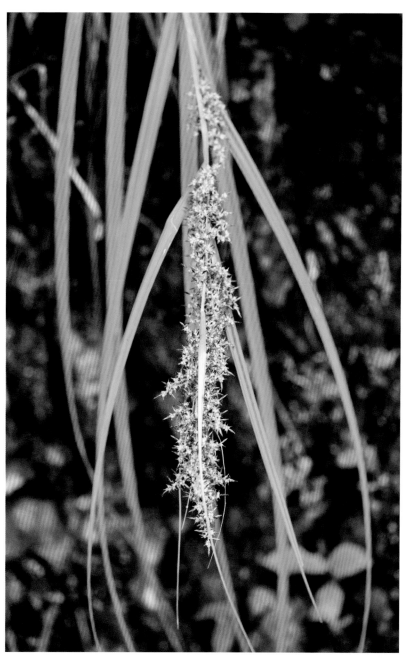

叶基生和秆生；叶片长于秆，宽 4~13 mm，上面光滑，下面粗糙，边缘具短刺毛，基部具暗褐色宿存叶鞘。圆锥花序复出，支花序轴密被短粗毛；小穗极多数，两性，雄雌顺序；雄花和雌花鳞片均膜质，但雄花鳞片披针形，淡褐白色；雌花鳞片卵形，淡褐色，具直伸的芒。果囊长于鳞片，椭圆形，淡褐白色，具棕褐色斑点和短线，喙口 2 齿裂。小坚果卵状椭圆形，有 3 棱，长约 1.8 mm，熟时暗褐色；柱头 3 枚。花果期 5~11 月。

【生境分布】生于林边或沟边草地、路旁、火烧迹地。广西主要分布于桂林、阳朔、龙胜、苍梧、上思、龙州、容县、贺州、凌云、乐业等地，浙江、江西、福建、台湾、湖北、湖南、广东、海南、四川、贵州、云南、西藏等省区也有分布。

【壮医药用】

药用部位　全草。

性味　辣、甜，平。

功用　清热毒，透疹毒，利气道、谷道。用于贫痧（感冒），埃病（咳嗽），血压嗓（高血压），笃麻（麻疹），东郎（食滞）。

附方　（1）笃麻（麻疹）：十字薹草、红枫叶、五指枫枝叶各 20 g，薄荷、金银花各 15 g，水煎洗浴。

（2）东郎（食滞）：十字薹草、饿蚂蝗、鸡内金各 10 g，水煎代茶饮。

（3）埃病（咳嗽）：十字薹草 20 g，水煎服。

（4）血压嗓（高血压）：十字薹草 30 g，水煎服。

Godaizcauj

【Cohyw】 Godaizcauj.

【Coh'wnq】 Megmaxcwx、nywjsamlimq、nywjsamgak.

【Goekgaen】 Dwg godaizcauj doenghgo sahcaujgoh.

【Yienghceij Daegdiemj】 Dwg go'nywj maj lai bi，ndaej sang daengz 90 lizmij. Gij ganj lumj rag bomzbax，cocat，geng lumj faex，ragmumh haemq deih. Ganj maj baenz caz，yienghsamlimq. Mbaw maj lajgoek caeuq maj gwnz ganj；mbaw raez gvaq ganj，gvangq 4~13 hauzmij，baihgwnz wenj，baihlaj cocat，bienmbaw miz bwn'oen dinj，laj goek miz faekmbaw saekhenjndaem lw roengz. Vahsi luenzsoem ok lai aen，sug vahsi faennye miz bwnco dinj deihdub；dingzlai dwg riengz iq，song singq，vameh vaboux swnh gonqlaeng；gyaep vaboux caeuq vameh cungj dwg mbaw unq youh mbang，hoeng gyaep vaboux yienghlongzcim，saekhenjhau mong；gyaep vameh yiengh lumj aen'gyaeq，saekhenjgeq mong，miz hazlimh ietsoh. Daehmak raez gvaq mbawgyaep，yienghbomj，saekhenjhau mong，miz diemjraiz caeuq sienqdinj saekhenjgeq，aenbak 2 heujveuq. Makgeng saeq lumj aen'gyaeq yienghbomj，miz 3 limq，daihgaiq raez 1.8 hauzmij，cug le saekhenjgeq mong；gyaeujsaeu 3 diuz. 5~11 nyied haiva dawzmak.

【Diegmaj Faenbouh】 Maj youq henz ndoeng roxnaeuz diegnywj henz mieng、henz roen、giz dieg feiz coemh gvaq. Guengjsae cujyau faenbouh youq Gveilinz、Yangzsoz、Lungzswng、Canghvuz、Sangswh、Lungzcouh、Yungzyen、Hozcouh、Lingzyinz、Lozyez daengj dieg，guek raeuz Cezgyangh、Gyanghsih、Fuzgen、Daizvanh、Huzbwz、Huznanz、Guengjdoeng、Haijnanz、Swconh、Gveicouh、Yinznanz、Sihcang daengj sengj gih hix miz faenbouh.

【Gij Guhyw Ywcuengh】

Giz guhyw　Daengx go.

Singqfeih　Manh、van，bingz.

Goeng'yungh　Cing doeghuj，hawj gij doegraet okdaeuj，leih roenheiq、roenhaeux. Yungh daeuj yw baenzsa、baenzae、hezyazsang、raet、dungx raeng.

Danyw　（1）Raet：Godaizcauj、mbaw raeuhoengz、mbaw nye foed'aemj gak 20 gwz，gobozhoz、vagimngaenz gak 15 gwz，cienq raemx swiqcaemx.

（2）Dungx raeng：Godaizcauj、govaiziq、naengdawgaeq gak 10 gwz，cienq raemx dangq caz gwn.

（3）Baenzae：Godaizcauj 20 gwz，cienq raemx gwn.

（4）Hezyazsang：Godaizcauj 30 gwz，cienq raemx gwn.

丁香茄

【药 材 名】丁香茄叶、华佗豆。

【别　　名】跌打豆、天茄子。

【来　　源】旋花科植物丁香茄 *Ipomoea turbinata* Lag.。

【形态特征】一年生缠绕草本。茎圆柱形，具侧扁的小瘤突，幼枝绿色，老枝污红色。叶心形，长 7~18 cm，宽 6.5~15.0 cm，先端尖，基部心形；叶柄长 4~12 cm。花紫色或淡紫色，单一或呈腋生少花的卷曲的花序，花序梗长 3~6 cm；花梗长 1~2 cm，果熟时极增粗；萼片卵形，肉质，背面龙骨状突起，边缘苍白色膜质透明，外面 3 枚具长芒，长 5~8 mm（除芒），内面 2 枚较小，芒较短，果熟时萼显著增大；花冠夜间开放，紫色或淡紫色，长 5.0~7.5 cm，管长圆柱形，长 2~3 cm，上部宽展，冠檐漏斗状，裂片三角形；雄蕊 5 枚；子房 2 室。蒴果球状卵形，长 1.8~2.0 cm；种子 4 粒，长 5~9 mm，宽 4~8 mm，平滑，三棱形，暗黑色，无毛。花期 6~9 月，果期 7~10 月。

【生境分布】生于灌木丛中或河漫滩干坝，或栽培。广西主要分布于南宁、柳城、恭城、贵港、桂平、田东、环江、都安、忻城等地，云南、河南、湖北、湖南等省也有分布或栽培。

【壮医药用】

药用部位　叶、种子（华佗豆）。

性味　苦，寒。

功用　利水道，通火路，消肿痛。叶用于发旺（痹病），胴尹（胃痛）；种子用于笨浮（水肿），林得叮相（跌打损伤），额哈（毒蛇咬伤）。

附方　（1）发旺（痹病）：华佗豆、络石藤、丝瓜络、忍冬藤、秦艽各 10 g，加白酒 200 mL 浸泡 1 个月，取药酒适量外搽患处。

（2）林得叮相（跌打损伤）：华佗豆、当归各 30 g，桃仁 10 g，川芎、泽兰各 15 g，加白酒 300 mL 浸泡 1 个月，取药酒外搽患处。

（3）笨浮（水肿）：华佗豆、泽泻各 10 g，猪苓、茯苓、地桃花各 15 g，水煎服。

（4）胴尹（胃痛）：丁香茄叶、荆芥、高良姜各 10 g，水煎服。

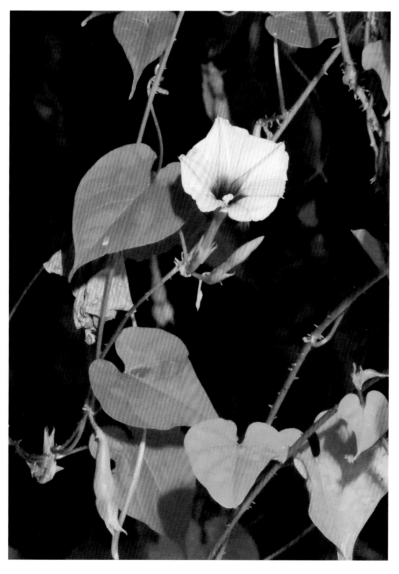

Duhdezdaj

【Cohyw】Mbaw duhdezdaj、ceh duhdezdaj.

【Coh'wnq】Dezdajdouq、denhgezswj.

【Goekgaen】Dwg goduhdezdaj doenghgo senzvahgoh.

【Yienghceij Daegdiemj】Gorum goenjgeuj maj bi ndeu. Ganj saeumwnz, miz rengqdoed iq benjhenz, nyeoiq heu, nyegeq hoengzuq. Mbaw lumj sim, raez 7~18 lizmij, gvangq 6.5~15.0 lizmij, byai soem；gaenqmbaw raez 4~12 lizmij. Va aeuj roxnaeuz aeujdamh, gagdog roxnaeuz baenz gyaeujva gienjgut va oix majeiq, ganj foengqva raez 36 lizmij；gaenqva raez 1~2 lizmij, mak geq le lai hung dangqmaz；mbawiemj lumj gyaeq, noh, baihlaeng lumj lungzgoet doedhwnj, henzbien haumong lumj i saw, rog miz 3 diuz gaiz, raez 5~8 hauzmij（cawz gaiz）, ndaw 2 diuz lai iq, gaiz lai dinj, mak geq le iemj lai hung yienh；mauhva gyanghwnz hailangh, aeuj roxnaeuz aeujdamh, raez 5.0~7.5 lizmij, guenj raezsaeumwnz, raez 2~3 lizmij, baihgwnz mbeg'vangq, yiemhmauhva lumj aenlaeuh, mbawseg samgak；simva boux 5 diuz；rugceh 2 rug. Makceh lumj giuz dangq gyaeq, raez 1.8~2.0 lizmij；ceh 4 naed, raez 5~9 hauzmij, gvangq 4~8 hauzmij, bingzngaeuz, samgak, saekndaemlaep, mbouj miz bwn. 6~9 nyied haiva, 7~10 nyied dawzmak.

【Diegmaj Faenbouh】Hwnj ndaw faexcaz roxnaeuz gwnz raiq, roxnaeuzvunz ndaem aeu. Guengjsae dingzlai hwnj laeng Nanzningz、Liujcwngz、Gunghcwngz、Gveigangj、Gveibingz、Denzdungh、Vanzgyangh、Duhanh、Yinhcwngz doenghdieg neix, guek raeuz Yinznanz、Hoznanz、Huzbwz、Huznanz doengh sengj neix caemh miz.

【Gij Guhyw Ywcuengh】

Giz guhyw　Mbaw、ceh.

Singqfeih　Haemz, hanz.

Goeng'yungh　Leih roenraemx, doeng lohhuj, siu gawh'in. Mbaw ndaej yw fatvangh, dungx in；ceh ndaej yw baenzfouz, laemx doek deng sieng, ngwz haeb.

Danyw （1）Fatvangh：Duhdezdaj、gaeulozsiz、nyaqgveraemx、gaeuyinjdungh、cinzgiuj gak 10 gwz, gya laeujbieg 200 hauzswngh cimq 1 ndwen, aeu laeujyw cat mwnqbingh.

（2）Laemx doek deng sieng：Ceh duhdezdaj、danghgveih gak 30 gwz, cehmakdauz 10 gwz, conhgungh、swzlanz gak 15 gwz, gya laeujbieg 300 hauzswngh cimq 1 ndwen, aeu laeujyw cat mwnqsieng.

（3）Baenzfouz：Ceh duhdezdaj、swzsiq gak 10 gwz, cuhlingz、fuzlingz、didauzvah gak 15 gwz, cienq raemx gwn.

（4）Dungx in：Mbaw duhdezdaj、ginghgaiq、gauhliengzgyangh gak 10 gwz, cienq raemx gwn.

丁葵草

【药 材 名】丁葵草。

【别　　名】铺地草、金线吊虾蟆、乌蝇翼、人字草、斜对叶。

【来　　源】蝶形花科植物丁葵草 *Zornia diphyl-la*（L.）Pers.。

【形态特征】多年生草本，高可达 50 cm。根较粗壮，有分枝。茎纤细，分枝，披散或直立。复叶互生，小叶 2 枚，生于叶柄顶端，呈倒"人"字形张开，小叶卵状长椭圆形至披针形，长 0.8~1.5 cm，先端短尖，基部偏斜，背面具褐色或黑色腺点。总状花序顶，具小花数朵；苞片 2 枚，卵形，长 0.6~1.0 cm，盾状着生，具明显的纵脉纹 5~6 条；萼 5 裂；花冠黄色，旗瓣圆形，翼瓣倒卵形或矩圆形，龙骨瓣内弯，短尖；雄蕊 10 枚，花丝联合成单体，花药二型；子房上位，无柄花柱线形。荚果由 2~6 个荚节组成，每节有种子 1 粒。花期 4~7 月，果期 7~9 月。

【生境分布】生于较干旱的山坡上。广西主要分布于南宁、宾阳、岑溪、玉林、博白、陆川、北流、贺州、钦州、合浦、平南、贵港等地，广东、福建、四川、云南、江西、浙江等省也有分布。

【壮医药用】

药用部位　全草。

性味　甜，凉。

功用　通龙路、火路，调水道、谷道，清热毒，除湿毒，消肿痛。用于贫痧（感冒），发得（发热），屙泻（泄泻），黄标（黄疸），屙意咪（痢疾），唝疳（疳积），货烟妈（咽痛），林得叮相（跌打损伤），呗脓（痈肿），呗叮（疔），呗嘻（乳痈），额哈（毒蛇咬伤）。

附方　（1）黄标（黄疸）：丁葵草、田基黄各 50 g，水煎服。

（2）贫痧（感冒）：丁葵草、桑叶各 15 g，三姐妹 12 g，水煎服。

（3）货烟妈（咽痛）：丁葵草、乌肺叶各 15 g，水煎服。

（4）唝疳（疳积）：丁葵草、布渣叶各 10 g，水煎服。

（5）呗脓（痈肿），呗叮（疔）：鲜丁葵草适量，捣烂外敷患处。

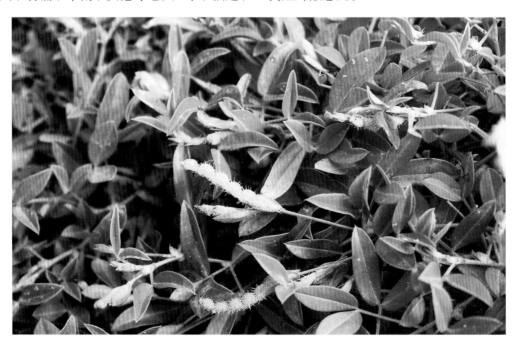

Nyadingjgvaej

【 Cohyw 】 Nyadingjgvaej.

【 Coh'wnq 】 Dwg gonumbudeih、maegim venj duzgoep、fwedvuhyingz、gocihyinz、mbawdoiqmat.

【 Goekgaen 】 Dwg nyadingjgvaej doenghgo dezhingz vahgoh.

【 Yienghceij Daegdiemj 】 Gorum maj geij bi，sang ndaej daengz 50 lizmij. Rag haemq co noengq，miz dok nye. Ganj saeqset，dok nye，mbesanq roxnaeuz daengjsoh. Mbaw fuzyez maj doxcah，mbawlwg 2 mbaw，maj youq byai gaenqmbaw，mbehai lumj cih "人" dauqbyonj，mbawlwg yienghgyaeq luenzraez daengz byai menhsoem，raez 0.8~1.5 lizmij，byai soemdinj，goek benjmat，baihlaeng miz diemjraiz ndaem roxnaeuz moenq. Yumqva maj dingj，miz valwg lai duj；byukva 2 aen，yienghgyaeq，raez 0.6~1.0 lizmij，maj lumj donq，miz 5~6 diuz saivaenx daengj yienhcag；iemj 5 lig；mauhva henj，mbawgeiz luenz，mbawfwed luenzgyaeq dauqbyonj roxnaeuz luenzfueng，mbawlungzgoet ndaw goz，soemdinj；simva boux 10 diuz，seiva doxbe baenz diuz dog，ywva song hingz；rongzva youq gwnz，saeuva mij gaenq raezmae. Faek miz 2~6 hoh hohfaek，it hoh miz ceh 1 naed. 4~7 nyied haiva，7~9 nyied dawzmak.

【 Diegmaj Faenbouh 】 Maj laeng gwnz ndoi loq rengx. Guengjsae dingzlai maj laeng Nanzningz、Binhyangz、Ginzsih、Yilinz、Bozbwz、Luzconh、Bwzliuz、Hocouh、Ginhcouh、Hozbuj、Bingznanz、Gveigangj daengj dieg neix，guek raeuz Guengjdoeng、Fuzgen、Swconh、Yinznanz、Gyanghsih、Cezgyangh daengj sengj neix caemh miz.

【 Gij Guhyw Ywcuengh 】

Giz guhyw　Daengx go.

Singqfeih　Van，liengz.

Goeng'yungh　Doeng lohlungz、lohhuj，diuz roenraemx、roenhaeux，siu ndatdoeg，caw caepdoeg，siu foegin. Ndaej yw baenzsa，fatndat，oksiq，vuengzbiu，okhaexmug，baenzgam，conghhoz in，laemx doek deng sieng，baeznong，baezding，baezcij，ngwz haeb.

Danyw　（1）Vuengzbiu：Nyadingjgvaej、denzgihvangz gak 50 gwz，cienq raemx gwn.

（2）Baenzsa：Nyadingjgvaej、mbaw sangh gak 15 gwz，samcejmei 12 gwz，cienq raemx gwn.

（3）Conghhoz in：Nyadingjgvaej、mbawvuhfeiq gak 15 gwz，cienq raemx gwn.

（4）Baenzgam：Nyadingjgvaej、bucahyez gak 10 gwz，cienq raemx gwn.

（5）Baeznong，baezding：Nyadingjgvaej ndip habliengh，dub yungz oep baez.

019

二画

丁香罗勒毛叶变种

【药材名】毛叶丁香罗勒。

【别　　名】青香罗勒、丁香草、丁香。

【来　　源】唇形科植物丁香罗勒毛叶变种 *Ocimum gratissimum* L. var. *suave*（Willd.）Hook. f.。

【形态特征】直立小灌木，高可达 2 m，全株芳香。茎、叶两面，花序、花萼外面及内面喉部，花冠外面唇片上均被柔毛或茸毛。茎多分枝，四棱形。叶片卵圆状长圆形或长圆形，长 5~12 cm，宽 1.5~6.0 cm，边缘具粗齿，两面被金黄色腺点；叶柄长 1.0~3.5 cm。总状花序顶生及腋生，长10~15 cm，其上的轮伞花序排列稠密；苞片卵圆状菱形至披针形，具腺点；花梗长约 1.5 cm；花萼钟形，外面被腺点，萼呈二唇形，上唇 3 齿，下唇 2齿；花冠白黄色至白色，长约 4.5 mm，外面在唇片上有腺点，冠檐二唇形，上唇宽大且 4 裂，下唇稍长于上唇且全缘；雄蕊 4 枚。小坚果近球状，直径约 1 mm，褐色。花期 10 月，果期 11 月。

【生境分布】栽培。广西主要栽培于南宁、苍梧、岑溪、平南、陆川、博白、灵山、德保、凌云等地，江苏、浙江、福建、台湾、广东、云南等省区也有栽培。

【壮医药用】

药用部位　全株。

性味　辣，温。

功用　利谷道，祛风毒，除湿毒，消肿痛。用于贫痧（感冒），巧尹（头痛），腊胴尹（腹痛），东郎（食滞），屙泻（泄泻），京瑟（闭经），火眼（急性结膜炎），麦蛮（风疹），发旺（痹病），林得叮相（跌打损伤）。

附方　（1）贫痧（感冒）：毛叶丁香罗勒、桂枝、五加皮各 9 g，水煎，药液加红糖适量调服。

（2）腊胴尹（腹痛）：毛叶丁香罗勒、阴香皮、乌药各 10 g，五指毛桃根 15 g，水煎服。

（3）发旺（痹病）：毛叶丁香罗勒、黑老虎根、威灵仙各 15 g，肉桂 9 g，加白酒 500 mL 浸泡 50 天，每次取药酒 30 mL 饮用。

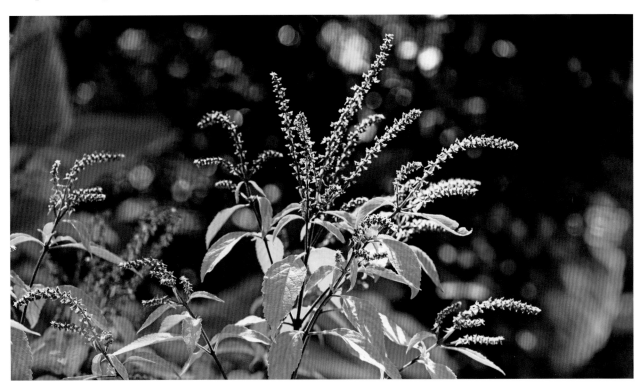

Hazdingrang

【Cohyw】Hazdingrang.

【Coh'wnq】Gocinghyanghlozlwz、hazdingrang、godinghyangh.

【Goekgaen】Dwg gohazdingrang doenghgo cwnzhingzgoh.

【Yienghceij Daegdiemj】Dwg gofaexcaz iq daengjsoh，ndaej sang daengz 2 mij，Daengx go rangfwt. Ganj、song mienh mbaw、vahsi、iemjva baihrog caeuq ndaw hoz、gwnz naengbak baihrog mauhva cungj miz bwn'unq roxnaeuz bwnyungz. Ganj faen nye lai，yiengh seiqlimq. Mbaw yiengh lumj aen'gyaeq yienghluenzraez roxnaeuz yienghluenzraez，raez 5~12 lizmij，gvangq 1.5~6.0 lizmij，bien mbaw miz heujco，song mbiengj cungj miz diemjdu saekhenjgim；gaenzmbaw raez 1.0~3.5 lizmij. Vahsi mbouj faen nye maj gwnzdingj caeuq maj goekmbaw，raez 10~15 lizmij，gij vahsi comzliengj gwnzde baiz lumj aenloek deihdub；limqva yiengh seiqlimq luenz lumj aen'gyaeq daengz yienghlongzcim，miz diemjdu；gaenqva raez daihgaiq 1.5 lizmij；iemjva yiengh lumj aencung，baihrog miz diemjdu，iemj baenz yiengh song naengbak，naengbak gwnz 3 heuj，naengbak laj 2 heuj；mauhva saekhenjhau daengz saekhau，daihgaiq raez 4.5 hauzmij，baihrog youq gwnz naengbak miz diemjdu，yienmh mayhva yiengh song naengbak，naengbak gwnz gvangqhung caemhcaiq 4 veuq，naengbak laj loq raez gvaq naengbak gwnz caemhcaiq bienmbaw bingzraeuz；simva boux 4 diuz. Makgenq iq ca mbouj lai lumj aengiuz，cizging daihgaiq hauzmij ndeu，saekhenjgeq. 10 nyied haiva，11 nyied dawzmak.

【Diegmaj Faenbouh】Ndaem aeu. Guengjsae cujyau ndaem youq Nanzningz、Canghvuz、Cwnzhih、Bingznanz、Luzconh、Bozbwz、Lingzsanh、Dwzbauj、Lingzyinz daengj dieg，guek raeuz Gyanghsuh、Cezgyangh、Fuzgen、Daizvanh、Guengjdoeng、Yinznanz daengj sengj gih hix miz ndaem aeu.

【Gij Guhyw Ywcuengh】

Giz guhyw　Daengx go.

Singqfeih　Manh，raeuj.

Goeng'yungh　Leih roenhaeux，cawz doegfung，cawz doegcumx，siu foeg dingz in. Yungh daeuj yw baenzsa，gyaeujin，laj dungx in，dungx raeng，oksiq，dawzsaeg saek，dahuj，funghcimj，fatvangh，laemx doek deng sieng.

Danyw　（1）Baenzsa：Hazdingrang、go'gviq、gocijcwz gak 9 gwz，cienq raemx，raemxyw gya dingz dangzheng ndeu gyaux gwn.

（2）Laj dungx in：Hazdingrang、naeng faexcungdwnh、fwnzcenzdongz gak 10 gwz，rag gocijcwz 15 gwz，cienq raemx gwn.

（3）Fatvangh：Hazdingrang、rag gaeucuenqhung、raglingzsien gak 15 gwz，gogviq 9 gwz，gya laeujhau 500 hauzswngh cimq 50 ngoenz，moix baez aeu laeujyw 30 hauzswng gwn.

七爪龙

【药 材 名】藤商陆。

【别　　名】山水瓜、野牵牛、苦瓜藤、五爪龙。

【来　　源】旋花科植物七爪龙 Ipomoea mauritiana Jacquin。

【形态特征】多年生大藤本。根粗壮而稍肉质。茎圆柱形，具细棱。单叶互生，叶片长 7~18 cm，宽 7~22 cm，掌状 5~7 裂，裂至中部以下，裂片披针形或椭圆形，全缘或不规则波状，先端渐尖或锐尖，两面无毛或叶面沿中脉疏被短柔毛；叶柄长 3~11 cm。聚伞花序腋生，花序梗通常比叶长，具少花或多花；苞片早落；萼片 5 枚，长圆形或阔卵形，凹陷，钝头，长达 1 cm；花冠淡红色或紫红色；漏斗状，长与宽均为 5~6 cm，花冠管圆筒状；雄蕊 5 枚，花丝基部被毛。蒴果卵球形，高 1.2 cm，4 瓣裂；种子 4 粒，黑褐色，基部被长绢毛。花期 5~9 月，果期 9~11 月。

【生境分布】生于荒山、园边、路边等处。广西主要分布于南宁、防城港、平南、玉林、陆川、博白、北流、扶绥、龙州等地，台湾、广东、海南、云南等省区也有分布。

【壮医药用】

药用部位　全草。

性味　苦，寒；有毒。

功用　通水道，排脓毒，消肿痛。用于水蛊（肝硬化腹水），呗奴（瘰疬），呗嘻（乳痈），呗脓（痈肿）。

注　本品有毒，不宜多服、久服，孕妇禁用。

附方　（1）呗奴（瘰疬）：藤商陆 6 g，了哥王 15 g，水煎服。

（2）呗嘻（乳痈），呗脓（痈肿）：鲜藤商陆适量，捣烂，外敷患处。

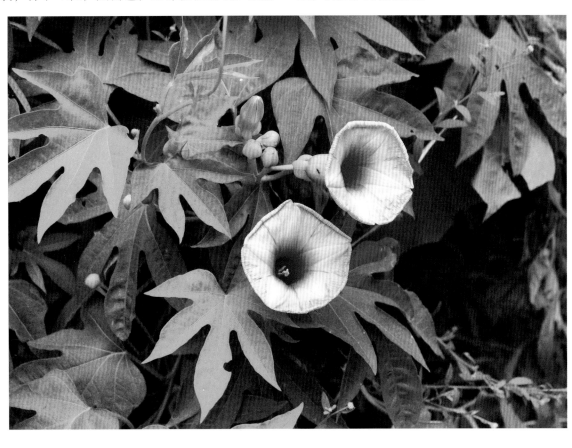

Gaeusanghluz

【 Cohyw 】 Gaeusanghluz.

【 Coh'wnq 】 Gveraemxbya、golahbahcwx、gaeugvendiq、gohajcaujlungz.

【 Goekgaen 】 Dwg gogaeucanghluz doenghgo senzvahgoh.

【 Yienghceij Daegdiemj 】 Gogaeu hung maj geij bi. Rag coloet lij miz di noh. Ganj saeumwnz，miz limqgak saeq. Mbaw gag maj doxcah，mbaw raez 7~18 lizmij，gvangq 7~22 lizmij，lumj fwngz 5~7 leg，leg daengz cungqgyang baihlaj，mbawseg byai menh soem roxnaeuz luenzbenj，bien lawx roxnaeuz lumj bohlangq mbouj doxdaengh，byai menh soem roxnaeuz soemraeh，song mbiengj mij bwn roxnaeuz gwn mbaw ciz meggyang miz bwn'unq dinj mbang；gaenqmbaw raez 3~11 lizmij. Gyaeujva comzliengj majeiq，gaenq gyaeujva dingzlai raez gvaq mbaw，miz va noix roxnaeuz va lai；mbawbyak loenq vaiq；mbawiemj 5 mbaw，luenzraez roxnaeuz lumj gyaeq gvangq，mboeploem，gyaeuj bumx，raez daengz lizmij ndeu；mauhva hoengzdamh roxnaeuz aeujhoengz；lumj louhdouj，raez caeuq gvangq cungj dwg 5~6 lizmij，guenj mauhva lumj doengzluenz；simva boux 5 diuz，seiva goek miz bwn. Makceh lumj giuzgyaeq，sang 1.2 lizmij，4 limqleg；ceh 4 naed，ndaemhenjgeq，goek miz bwngenh raez. 5~9 nyied haiva，9~11 nyied dawzmak.

【 Diegmaj Faenbouh 】 Hwnj youq bya fwz、hamq suen、bangx roen doengh dieg neix. Guengjsae dingzlai hwnj laeng Nanzningz、Fangzcwngzgangj、Bingznanz、Yilinz、Luzconh、Bozbwz、Bwzliuz、Fuzsih、Lungzcouh daengj dieg neix，guek raeuz Daizvanh、Guengjdoeng、Haijnanz、Yinznanz daengj sengj gih neix caemh miz.

【 Gij Guhyw Ywcuengh 】

Giz guhyw　Daengx go.

Singqfeih　Haemz，hanz；miz doeg.

Goeng'yungh　Doeng roenraemx，baiz nongdoeg，siu foegin. Ndaej yw raemxguj，baeznou，baezcij，baeznong.

Cawq　Goyw neix miz doeg，mbouj hab gwn lai、gwn nanz，mehmbwk mizndang gimq gwn.

Danyw　（1）Baeznou：Gaeucanghluz 6 gwz，liujgohvangz 15 gwz，cienq raemx gwn.

（2）Baezcij，baeznong：Gaeucanghluz ndip habliengh，dubyungz，oep mwnqbaez.

023

二画

七叶一枝花

【药 材 名】重楼。

【别　　名】蚤休、七支莲、独脚莲、草河车。

【来　　源】延龄草科植物七叶一枝花 *Paris polyphylla* Smith。

【形态特征】多年生草本，高可达1 m。根状茎粗厚，直径达1~4 cm，外面棕褐色，密生多数环节和须根。茎通常带紫红色，基部有膜质鞘1~3枚。叶5~11（20）片轮生于茎顶，叶片矩圆形或倒卵状披针形，长7~22 cm，宽1.8~6.5 cm，先端短尖或渐尖；叶柄长2~6 cm，带紫红色。花茎由茎顶抽出，长5~30 cm，顶端着花1朵；萼片4~7枚，披针形；花瓣数常与萼片数相等，黄色，丝状，斜伸，下垂，长于萼片；雄蕊8~12枚；子房近球形，具棱。蒴果球形，紫色，直径可达4 cm，3~6瓣裂开；种子多数。花期4~7月，果期8~11月。

【生境分布】生于高山密林下、沟旁阴湿处。广西主要分布于南宁、桂林、百色、贺州等地，西藏、云南、四川、贵州等省区也有分布。

【壮医药用】

药用部位　根茎。

性味　苦，微寒；有小毒。

功用　调龙路、火路，利水道，清热毒，除湿毒，止痛。用于呗叮（疔），呗脓（痈肿），货烟妈（咽痛），呗嘻（乳痈），航靠谋（痄腮），产妇乳房硬结，乳汁不通，水蛊（肝硬化腹水），黄标（黄疸），癌症，额哈（毒蛇咬伤），呗（无名肿毒），呗奴（瘰疬），尊寸（脱肛），仲嘿喀尹（痔疮），林得叮相（跌打损伤），钵痨（肺结核），肺炎，狠风（小儿惊风）。

附方　（1）钵痨（肺结核）：重楼25 g，百合5 g，炖猪肺服。

（2）呗叮（疔），呗奴（瘰疬）：重楼适量，调醋磨汁，外涂患处。

（3）产妇乳房硬结，乳汁不通：重楼15 g，王不留行5 g，水酒各半，炖服。

（4）额哈（毒蛇咬伤）：重楼12 g，研末，冷开水冲服；另取重楼15 g，研末，调酒糟少许敷患处（留伤口不敷）。

（5）呗脓（痈肿）：鲜重楼25 g，鲜猫爪草15 g，共捣烂敷于患处。

（6）货烟妈（咽痛）：重楼6 g，称量木、救必应各12 g，连翘、甘草各10 g，水煎含服慢咽。

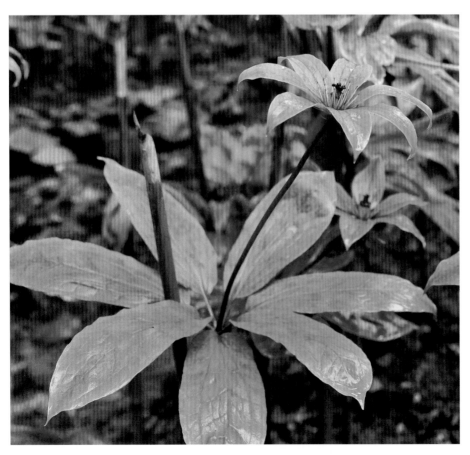

Caekdungxvaj

【Cohyw】Caekdungxvaj.

【Coh'wnq】Caujciu、caetcihlienz、lienzgadog、caujhozceh.

【Goekgaen】Dwg gocaekdungxvaj doenghgo yenzlingzcaujgoh.

【Yienghceij Daegdiemj】Gorum maj lai bi，sang ndaej daengz mij ndeu. Ganj lumj rag co na，cizging daengz 1~4 lizmij，baihrog saekhenjgeq，haujlai duqhoh caeuq ragsei maj yaedyub. Ganj seiqseiz daiq saekhoengzaeuj goek miz byuk yiengh i 1~3 gaiq. Mbaw 5~11（20）mbaw gvaengx maj youq gwnzdingj ganj，mbaw yiengh seiqfieng roxnaeuz yiengh gyaeq dingjbyonj luenzraez gaeb byai menh soem，raez 7~22 lizmij，gvangq 1.8~6.5 lizmij，byai dinj soem roxnaeuz ciemh soem；gaenqmbaw raez 2~6 lizmij，daiq saekhoengzaeuj. Ganjva daj gwnzdingj ganj yot okdaeuj，raez 5~30 lizmij；gwnzdingj haiva 1 duj；iemj 4~7 mbaw，byai menh soem；soq limqva ciengzseiz caeuq soq mbawiemj doxdaengj，saekhenj，lumj sei，mat iet，luep doxroengz，raezgvaq mbawiemj；simva boux 8~12 diuz；ranzceh loq luenz，miz limq. Mak luenluenz，saekaeuj，cizging ndaej daengz 4 lizmij，3~6 limq ceg；ceh lailai. 4~7 nyied haiva，8~11 nyied dawzmak.

【Diegmaj Faenbouh】Maj youq gwnzbyasang ndawndoengfaex、ndaetfwd henzmieng gizraemhcumx. Guengjsae dingzlai maj youq Nanzningz、Gveilinz、bwzswz、Hocouh daeng dieg，guek raeuz Sihcang、Yinznanz、Swconh、Gveicouh daengj sengj gih caemh miz.

【Gij Guhyw Ywcuengh】

Giz guhyw   Ganjrag.

Singqfeih   Haemz，loq hanz；miz di doeg.

Goeng'yungh   Diuz lohlungz、lohhuj，leih roenraemx，cing hujdoeg，cawz caepdoeg，dingzin. Yungh youq baezding，baeznong，conghhoz in，baezcij，hangzgauqmou，mehmbwk senggvaq aennauq gietngauq，raemnauq mbouj doeng，raemxgux，vuengzbiu，aizcwng，ngwz haeb，baezfouz，baeznou，damhangx conh，baezhangx，laemx doek deng sieng，baenzlauz，feiyenz，raenrumz.

Danyw （1）Baenzlauz：Caekdungxvaj 25 gwz，baekhop 5 gwz，aeuq bwtmou gwn.

（2）Baezding，baeznou：Caekdungxvaj habliengh，diuz meiq nu raemx，led giz in.

（3）Mehmbwk senggvaq aennauq gietngauq，raemnauq（raemxcij）mbouj doeng：Caekdungxvaj 15 gwz，vangzbuliuzhingz 5 gwz，raemx buenq laeuj buenq，aeuq gwn.

（4）Ngwz haeb：Caekdungxvaj 12 gwz，nu mienz，raemxgoenj caep cung gwn；lingh aeu caekdungxvaj 15 gwz，nu mienz，gyaux didei laeujai oep baksieng seiqhenz.

（5）Baeznong：Caekdungxvaj ndip 25 gwz，mauhcahcauj ndip 15 gwz，doxgyaux dub yungz oep giz in.

（6）Conghhoz in：Caekdungxvaj 6 gwz，cwnghliengmuz、gouqbizying gak 12 gwz，lienzgyau、gamcauj gak 10 gwz，cienq raem menhmenh hamz ndwnj.

025

二画

八角

【药 材 名】八角茴香。

【别　　名】大茴角、大茴香、大料唛角。

【来　　源】八角科植物八角 *Illicium verum* Hook. f.。

【形态特征】常绿乔木，高达 20 m。全株有香气。树皮深灰色，枝密集。单叶互生，叶片革质，倒卵状椭圆形，长 5~15 cm，宽 2~5 cm，叶先端骤尖或短渐尖；上面有光泽和透明油点，下面生疏柔毛；叶柄长 0.8~2.0 cm。花粉红色至深红色，单生叶腋或近顶生，花梗长 1.5~4.0 cm；花被片 7~12 枚；雄蕊 11~20 枚，排成 1~2 轮；心皮通常 8~9 枚，离生，轮状排列。聚合果放射星芒状，直径 3.5~4 cm，蓇葖多为 8 枚，呈八角形，先端平直，无锐尖头，每一蓇葖含种子 1 粒。正造果 3~5 月开花，9~10 月果熟；春造果 8~10 月开花，翌年 3~4 月果熟。

【生境分布】多栽培。广西各地均有栽培，福建、广东、云南等省也有栽培。

【壮医药用】

药用部位　果。

性味　辣、甜，热。

功用　通火路，调谷道，祛寒毒。用于腹部冷痛，鹿（呕吐），兵嘿细勒（疝气），额哈（毒蛇咬伤），东郎（食滞），霍乱，腊胴尹（腹痛），核尹（腰痛）。

附方　（1）因受寒毒引起的鹿（呕吐），腊胴尹（腹痛）：八角茴香、草果各 6 g，陈皮、当归、生姜各 10 g，沙姜 4 g，藿香 3 g，煲羊肉食。

（2）肾虚核尹（腰痛）：八角茴香 3 g，盐杜仲 10 g，草果 6 g，牛大力 15 g，煲猪脚食。

（3）东郎（食滞）：八角茴香 3 g，虎杖、槟榔、鸡内金、神曲各 10 g，水煎服。

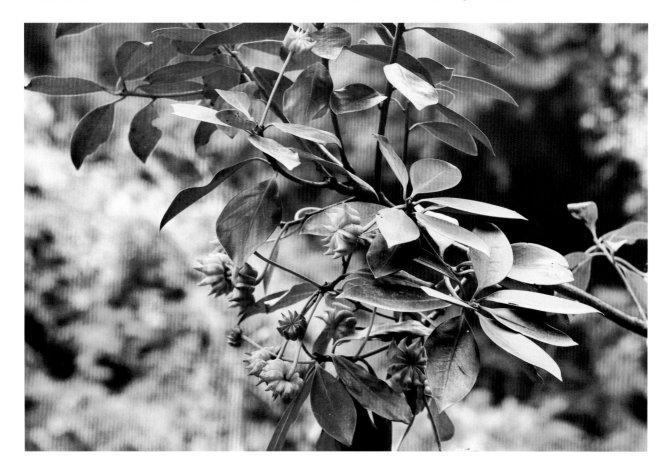

Batgak

【Cohyw】Batgak.

【Coh'wnq】Daveizgoz、daveizyangh、daliumwzgoz.

【Goekgaen】Dwg makbatgak doenghgo bazgozgoh.

【Yienghceij Daegdiemj】Go faexsang ciengzseiz heu de，sang daengz 20 mij. Baenz go cungj miz heiq rang. Gij naeng saek monglaep，nye deih. Mbaw dog doxcah，mbaw gyaj naeng，luenzbomj lumj gyaeq dauqdingq，raez 5~15 lizmij，gvangq 2~5 lizmij，byai mbaw soem gaenj roxnaeuz dinj ciemh soem；baihgwnz ronghndei roxnaeuz mizdiemj youz sawcingx，baihlaj miz di bwnyungz mbang；ganj mbaw raez 0.8~2.0 lizmij. Va hoengzmeiq daengz hoengzgeq，gag maj eiqmbaw roxnaeuz maj gaeh byai，ganj va raez 1.5~4.0 lizmij；iemjva mauhva 7~12 naed，sim vaboux 11~20 naed，baiz baenz 1~2 gvaengx；simnaeng itbuen miz 8~9 naed，gekmaj，baenzgvaengx doxbaiz. Mak doxcomz lumj sakndau seq doxok，cizging 3.5~4 lizmij，gij mak dingzlai dwg 8 limq，baenz betgak，byai sohbingz，gyaeuj mbouj soem raeh，moix aen mak miz ceh naed ndeu. Sauh cingq de 3~5 nyied haiva，9~10 nyied mak cingzsug；sauhcin de 8~10 nyied haiva，binaj 3~4 nyied mak sug.

【Diegmaj Faenbouh】Dingzlai cungj dwg ndaem aeu. Guengisae gak dieg cungj ndaem miz，guek raeuz Fuzgen、Guengjdoeng、Yinznanz daengj gih caemh ndaem miz.

【Gij Guhyw Ywcuengh】

Giz guhyw　Mak.

Singqfeih　Manh、van、huj.

Goeng'yungh　Doeng lohhuj，diuz roenhaeux，cawz doegcumx. Yungh youq dungx liengz in，rueg，raembouz，ngwz haeb，dungx raeng，binghraq，laj dungx in，hwetin.

Danyw　（1）Liengzdoeg ngaizrueg，laj dungx in：Batgak、caujgoj gak 6 gwz，gyamq makdoengj、danghgveih、hing gak 10 gwz，sagieng 4 gwz，hozyangh 3 gwz，aeuq nohyiengz gwn.

（2）Sinhih hwetin：Batgak 3 gwz，ducung gyu 10 gwz，caujgoj 6 gwz，ngaeuxbya 15 gwz，aeuq ga mou gwn.

（3）Dungx raeng：Batgak 3 gwz，godiengangh、binghlangz、i dawgaeq、saenzgiz gak 10 gwz，cienq raemx gwn.

027

二画

八角枫

【药 材 名】八角枫。

【别　　名】白簕条、八角王、百解、美坚、白金条。

【来　　源】八角枫科植物八角枫 *Alangium chinense*（Lour.）Harms。

【形态特征】落叶灌木或小乔木，高可达 5 m，小枝、叶柄和花序上无粗伏毛。小枝略呈"之"字形。单叶互生，近圆形或椭圆形、卵形，长 5~18 cm，宽 4~12 cm，先端长尖，基部偏斜，全缘或 3~9 裂，叶下面脉腋有丛状毛，基出脉 3~7 条，掌状。聚伞花序腋生，有花 7~50 朵，花梗长 5~15 mm；萼广钟形，萼齿和花瓣各 6~8 枚，两者互生，花瓣线形，长 1.0~1.5 cm，白色或黄色，基部黏合，上部开花后反卷；雄蕊与花瓣同数而近等长，药隔无毛；花盘近球形。子房 2 室，柱头 2~4 裂。核果卵圆形，长 5~7 mm，熟时黑色；种子 1 粒。花期 5~10 月，果期 7~11 月。

【生境分布】生于山坡、疏林、灌木林中或村边。广西各地均有分布，华东、中南及甘肃、陕西、四川、贵州、台湾、西藏等省区也有分布。

【壮医药用】

药用部位　根、叶。

性味　苦、辣，温；有小毒。

功用　通龙路、火路，祛风毒，消肿痛。根用于腰肌劳损，发旺（痹病），瘫痪，麻抹（肢体麻木），邦巴尹（肩周炎），心动过速，活邀尹（颈椎病），核尹（腰痛），林得叮相（跌打损伤）；叶用于外伤出血。

附方　（1）腰肌劳损：八角枫根 15 g，牛膝 25 g，用米酒 700 mL 浸泡 7 天，取药酒每次服 15~25 mL。（不能多服，否则致人尿崩；孕妇禁服）

（2）发旺（痹病），瘫痪：八角枫根 15 g，木贼草 30 g，蚂蝗七 10 g，山竹鼠肉 500 g，共炖烂后每日分 3 次服完。

（3）心动过速：八角枫根 50 g，用米酒 1000 mL 浸泡 1 个月，取药酒饭后每次服 10~15 mL。（服药期间如脉搏已降至 70 次 / 分，即停止服用）

（4）发旺（痹病）：八角枫根、白术、茯苓各 20 g，麻黄、附子、赤芍、甘草各 10 g，水煎服。

（5）麻抹（肢体麻木）：八角枫根、红花、苏木、三钱三各 10 g，两面针 30 g，赤芍 12 g，白酒适量，浸泡 30 天。取药酒适量外搽患处。

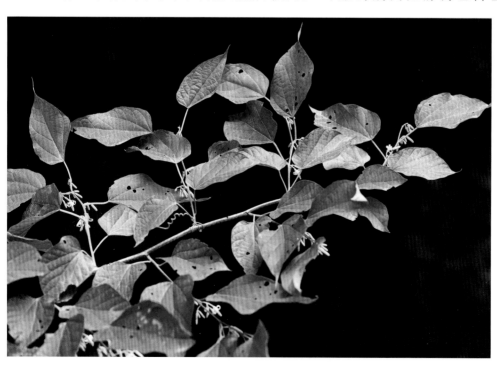

Gogingz

【Cohyw】 Gogingz.

【Coh'wnq】 Bwzlaegdiuz、bazgozvangz、bakgaij、meijgenh、bwzginhdiuz.

【Goekgaen】 Dwg gogingz doenghgo bazgozfunghgoh.

【Yienghceij Daegdiemj】 Go faexsang iq roxnaeuz faexcaz loenq mbaw，sang ndaej daengz 5 mij，gwnz nye iq、gaenqmbaw caeuq foengqva mbouj miz bwnco boemzmaj. Nyelwg loq lumj cih "之". Mbaw dog maj doxcah，gaenh luenz roxnaeuz luenzbenj、yienghgyaeq，raez 5~18 lizmij，gvangq 1~12 lizmij，byai raez soem，goek mbitmbiengj，bien lawx roxnaeuz 3~9 leg，laj mbaw eiqmeg miz bwn baenz cumh，goekokmeg 3~7 diuz，lumj fajfwngz. Gyaeujva comzliengj majeiq，miz 7~50 duj va，gaenqva raez 5~15 hauzmij；iemjva lumj cung gvangq，heujiemj caeuq mbawva gak 6~8 mbaw，songde maj doxcah，mbawva lumj mae，raez 1.0~1.5 lizmij，hau roxnaeuz henj，goek doxnem，baihgwnz haiva le gienj doxdauq；simva boux caeuq mbawva dongz soq caemh gaenh doengz raez，caengzgekyw mbouj miz bwn；buenzva gaenh giuzhingz. Rongzva 2 rug，gyaeujsaeu 2~4 leg. Aenmak luenzgyaeq，raez 5~7 hauzmij，geq le saekndaem；ceh 1 naed. 5~10 nyied haiva，7~11 nyied dawzmak.

【Diegmaj Faenbouh】 Hwnj youq gwnz ndoi、ndoeng faex mbang、ndaw ndoeng faexcaz roxnaeuz bangx mbanj. Guengjsae gak dieg cungj miz，guek raeuz vazbwz、cunghnanz dem Ganhsuz、Sanjsih、Swconh、Gveicouh、Daizvanh、Sihcang daengj sengj gih neix caemh miz.

【Gij Guhyw Ywcuengh】

Giz guhyw   Rag、mbaw.

Singqfeih   Haemz、manh、raeuj；miz di doeg.

Goeng'yungh   Doeng lohlungz、lohhuj，cawz funghdoeg，siu gawh in. Rag ndaej yw hwetin hwet dot，fatvangh，gyad，mazmoed，bangxmbaq in，simdiuq vaiqlai，hozyiu in，hwetin，laemx doek deng sieng；Mbaw ndaej yw rog sieng oklwed.

Danyw （1）Hwetin hwet dot：Rag gogingz 15 gwz，baihdoh 25 gwz，aeu laeujhaeux 700 hauzswng cimq 7 ngoenz，aeu laeujyw mbat gwn 15~25 hauzswng.（Mboujndaej gwn lai，mboujnex ndaej hawj vunz nyouh lai；mehmbwk mizndang gaej gwn.）

（2）Fatvangh，gyad：Rag gogingz 15 gwz，godaebdoengzcauj 30 gwz，maxvangzcaet 10 gwz，noh cuzcijbya 500 gwz，caez aeuq naemz le ngoenz guh 3 can gwn liux.

（3）Simdiuq vaiqlai：Rag gogingz 50 gwz，aeu laeujhaeux 1000 hauzswng cimq ndwen ndeu，gwn haeux sat le gwn laeujyw mbat 10~15 hauzswng.（Mboengq gwn yw danghnaeuz megbyaij gaenq roengz daengz faen cung 70 mbat，cix dingz gwn.）

（4）Fatvangh：Rag gogingz、bwzsuz、fuzlingz gak 20 gwz，mazvangz、fuswj、cizsauz、gamcauj gak 10 gwz，cienq raemx gwn.

（5）Mazmoed：Rag gogingz、hoengzvah、suhmuz、samcienzsam gak 10 gwz，liengjmencinh 30 gwz，laeujbieg habliengh，cimq 30 ngoenz，cisauz 12 gwz，aeu laeujyw habliengh cat mwnqmaz.

八角莲

【药 材 名】八角莲。

【别　　名】红八角莲。

【来　　源】小檗科植物八角莲 Dysosma versipellis (Hance) M. Cheng ex Ying。

【形态特征】多年生草本，高可达150 cm。根状茎粗状，横生，多须根；茎直立，不分枝。茎生叶2枚，盾状，近圆形，直径达30 cm，4~9掌状分裂，背面被柔毛叶脉明显隆起，边缘具细齿；下部叶的叶柄长12~25 cm，上部叶的叶柄长1~3 cm。花梗长3~5 cm，被柔毛；花两性，深红色，5~8朵簇生于离叶基部不远处，下垂；萼6片；花瓣6片，勺状倒卵形；雄蕊6枚；柱头盾状。浆果椭圆形，长约4 cm，直径约3.5 cm。种子多数。花期3~6月，果期5~9月。

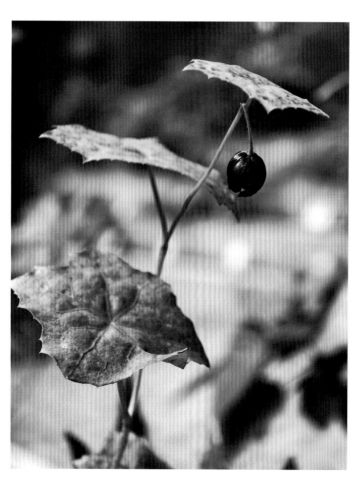

【生境分布】生于山坡林下、灌木丛中、溪旁阴湿处。广西主要分布于桂林、梧州、凌云、乐业、金秀等地，湖南、湖北、浙江、江西、安徽、广东、云南、贵州、四川、河南、陕西等省也有分布。

【壮医药用】

药用部位　根茎。

性味　苦、辣，平。

功用　调龙路、火路，通谷道，除热毒，消肿痛。用于胃肠息肉瘤，呗奴（瘰疬），呗（无名肿毒），航靠谋（痄腮），货烟妈（咽痛），胴尹（胃痛），比耐来（咳痰）；外用于呗脓（痈肿），呗叮（疔），喯呗郎（带状疱疹），仲嘿喯尹（痔疮），林得叮相（跌打损伤），额哈（毒蛇咬伤）。

附方　（1）胃肠息肉瘤：八角莲150 g，紫珠叶、山檀香木各50 g，两面针根皮25 g，共研细末，每次10 g，用粥或米汤空腹送服，每日2~3次。

（2）呗奴（瘰疬）：八角莲300 g，广木香、橘皮各50 g，瓜子金100 g，共研末，饭后半小时以开水冲服，每次6~10 g，每日3次。

（3）仲嘿喯尹（痔疮）：八角莲、米醋各适量磨液，加野花椒粉末2 g，调匀，用脱脂棉或纱布浸药液敷患处。

（4）喯呗郎（带状疱疹）：八角莲研末，以米醋适量调敷患处，每日2次；另取药末5 g，以温开水冲服，每日2次。

（5）比耐来（咳痰）：八角莲30 g，老鸭肉500 g，加水炖熟，调食盐适量，吃肉喝汤。

（6）林得叮相（跌打损伤），额哈（毒蛇咬伤）：八角莲、白酒各适量，磨汁外擦。蛇伤由近端向远端擦，伤口不擦。

（7）呗脓（痈肿），呗叮（疔），呗奴（瘰疬）：八角莲、米醋各适量，磨汁外擦患处。

Lienzbatgak

【 Cohyw 】 Lienzbatgak.

【 Coh'wnq 】 Lienzbatgakhoengz.

【 Goekgaen 】 Dwg golienzbatgak doenghgo siujbogoh.

【 Yienghceij Daegdiemj 】 Gorum maj lai bi de, ndaej sang daengz 150 lizmij. Ganj lumj rag coloet, majvang, ragsei lai ; ganj daengjsoh, mbouj faen nye. Ganj did mbaw 2 mbaw, yiengh lumj dun, gaenh luenz, hung daengz 30 lizmij, 4~9 reg lumj reg gwnzfwngz, baihlaeng miz bwn'unq, megmbaw mojhwnj yienh, henzbien miz heujsaeq ; mbaw baihlaj gaenqmbaw raez 12~25 lizmij, mbaw biahgwnz gaenqmbaw raez 1~3 lizmij. Gaenqva raez 3 lizmij, miz bwn'unq ; va song singq, hoengzndaem, 5~8 duj comzmaj youq liz mwnq goenqmbaw mbouj gyae de, duengh doxroengz ; limqbyak 6 limq ; limqmbaw 6 limq, yiengh lumj aensieg baenz gyaeq dauqdingq ; simva boux 6 naed ; gyaeujsaeu lumj dun. Mak luenzbomj, daihgaiq raez 4 lizmij, hung daihgaiq 3.5 lizmij. Ceh lai. 3~6 nyied haiva, 5~9 nyied dawzmak.

【 Diegmaj Faenbouh 】 Hwnj youq laj gofaex gwnz ndoi、ndaw faexcaz、mwnq raemhcumx henzrij. Guengjsae dingzlai hwnj laeng Gveilinz、Vuzcouh、Lingzyinz、Lozyez、Ginhsiu daengj dieg neix, guek raeuz Huznanz、Huzbwz、Cezgyangh、Gyanghsih、Anhveih、Guengjdoeng、Yinznanz、Gveicouh、Swconh、Hoznanz、Sanjsih daengj sengj neix caemh miz.

【 Gij Guhyw Ywcuengh 】

Giz guhyw　Ganjrag.

Singqfeih　Haemz、manh、bingz.

Goeng'yungh　Diuz lohlungz、lohhuj, doeng roenhaeux, siu ndatdoeg, siu gawh'in. Yungh youq dungxsaej baenzbaez nengq, baeznou, baezfouz, hangzgauqmou, conghhoz in, dungx in, biqnaiz lai ; Rog yungh youq baeznong, baeznengz, baezngwz, baezhangx, laemx doek deng sieng, ngwz haeb.

Danyw　（1）Dungxsaej baenzbaez nengq : Lienzbatgak 150 gwz, mbawswjcuh、danzyanghmuz gak 50 gwz, naeng ragliengjmencinh 25 gwz, itheij mumienz, mbat 10 gwz, mwh dungxiek aeu haeuxcuk roxnaeuz raemxreiz dongj gwn, ngoenz gwn 2~3 mbat.

（2）Baeznou : Lienzbatgak 300 gwz, gvangjyanghmuz、naeng makdoengj gak 50 gwz, gvahswjginh 100 gwz, itheij mumienz, gwnhaeux gvaq buenq diemjcung le aeu raemxgoenj cunggwn, mbat 6~10 gwz, ngoenz gwn 3 mbat.

（3）Baezhangx : Lienzbatgak、meiqhaeux gak aenqliengh muz yungz, gya mba vaciucwx 2 gwz, gyaux yinz, aeu faiqyw roxnaeuz baengzsa cimq raemxyw oep dieg baez.

（4）Baezngwz : Lienzbatgak numienz, gyaux meiqhaeux aenqliengh oep dieg baez, ngoenz 2 mbat ; lingh aeu ywmba 5 gwz, raemxgoenj cung gwn, ngoenz gwn 2 mbat.

（5）Biqaiz lai : Lienzbatgak 30 gwz, noh bitgeq 500 gwz, gya raemx aeuq cug, dwk gyu aenqliengh, gwn noh gwn dang.

（6）Laemx doek deng sieng, ngwz haeb : Lienzbatgak、laeujhau gak aenqliengh, muz yungz daeuj cat. Ngwzsieng daj gaenh daengz gyae bae cat, mwnq diegsieng mbouj cat.

（7）Baeznong, baeznengz, baeznou : Lienzbatgak、meiqhaeux gak aenqliengh, muz yungz daeuj cat dieg baez.

031

二画

人面子

【药材名】人面子。

【别　　名】人面果。

【来　　源】漆树科植物人面子 *Dracontomelon duperreanum* Pierre。

【形态特征】常绿大乔木，高达20 m。幼枝被灰色茸毛。奇数羽状复叶互生，长30~45 cm，有小叶5~7对；小叶互生，长圆形，长5.0~14.5 cm，宽2.5~4.5 cm，先端渐尖，基部常偏斜，两面沿中脉疏被微柔毛，下面脉腋具灰白色髯毛。花两性，圆锥花序顶生或腋生，长10~23 cm，疏被灰色微柔毛；花白色，花梗长2~3 mm，被微柔毛；萼片5枚，阔卵形或椭圆状卵形；花瓣5枚，披针形或狭长圆形，长约6 mm；雄蕊10枚。核果扁球形，直径约2.5 cm，熟时黄色。花期春夏季。

【生境分布】生于丘陵林中。广西主要分布于南宁、藤县、平南、陆川、那坡、宁明、龙州等地，云南、广东等省也有分布。

【壮医药用】

药用部位　果、叶。

性味　酸，凉。

功用　果：调谷道，消食滞，补阴液。用于食欲不振，东郎（食滞），口渴。

叶：清热毒，消肿痛。用于呗脓（痈肿），褥疮，啊肉甜（消渴）。

附方　（1）呗脓（痈肿），褥疮：人面子叶适量，水煎洗患处。

（2）食欲不振：人面子果60 g，水煎，加红糖适量调服。

（3）啊肉甜（消渴）：人面子叶、葫芦茶、解毒草各30 g，石榴皮10 g，山葡萄根15 g，水煎代茶饮。

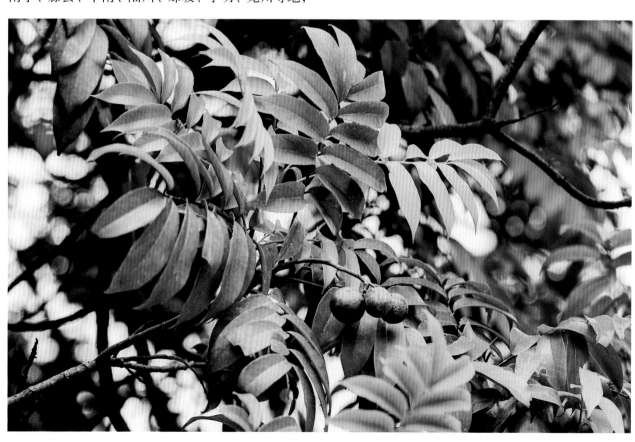

Maexgyiu

【Cohyw】 Maexgyiu.

【Coh'wnq】 Maknajvunz.

【Goekgaen】 Dwg gomaexgyiu doenghgo cihsugoh.

【Yienghceij Daegdiemj】 Go faexsang hung heu gvaq bi，sang ndaej daengz 20 mij. Nyezoiq miz bwnyungz mong. Mbaw fuzyez bwnroeg geizsoq maj doxcah，raez 30~45 lizmij，miz mbawlwg 5~7 doiq； mbawlwg maj doxcah，raezluenz，raez 5.0~14.5 lizmij，gvangq 2.5~4.5 lizmij，byai menh soem，goek ciengz mbitmbieng，song mbiengj ciz meggyang miz bwnunq mbang，baihlaj eiqmeg miz bwncoeng haumong. Va song singq，gyaeujva luenzsoem maj byai roxnaeuz maj eiq，raez 10~23 lizmij，miz bwnunq mong mbang；va hau，gaenqva raez 2~3 hauzmij，miz bwnunq noix；linxva 5 mbaw，lumj gyaeq gvangq roxnaeuz luenzbenj dangq gyaeq；mbawva 5 mbaw，byai menh soem roxnaeuz gaeb raezluenz，raez yaek 6 hauzmij；simva boux 10 diuz. Mak benjgiuz，hung yaek 2.5 lizmij，geq le henj. Seizcin、seizhah haiva.

【Diegmaj Faenbouh】 Hwnj ndaw ndoeng dieg ndoi. Guengjsae dingzlai hwnj laeng Nanzningz、 Dwngzyen、Bingznanz、Luzconh、Nazboh、Ningzmingz、Lungzcouh daengj dieg neix，guek raeuz Yinznanz、Guengjdoeng daengj sengj neix caemh mizz.

【Gij Guhyw Ywcuengh】

Giz guhyw　Mak、mbaw.

Singqfeih　Soemj，liengz.

Goeng'yungh　Mak：Diuz roenhaeux，siu dungxsaej，bouj raemxyaem. Ndaej yw mbouj ngah gwn doxgaiq，dungx raeng，hozhawq.

Mbaw：Siu ndatdoeg，siu gawh in. Ndaej yw baeznong，yuzcangh，oknyouhdiemz.

Danyw （1）Baeznong，yuzcangh：Mbaw maexgyiu aenqliengh，cienq raemx swiq mwnq bingh.

（2）Mbouj ngah gwn doxgaiq：Mak maexgyiu 60 gwz，cienq raemx，dwk hoengzdangz aenqliengh gwn.

（3）Oknyouhdiemz：Mbaw maexgyiu、huzluzcaz、gogaijdoeg gak 30 gwz，naeng siglaeux 10 gwz，rag makitbya 15 gwz，cienq raemx guh caz gwn.

九节

【药材名】大罗伞。

【别　　名】九节木、刀斧伤、刀伤木、山大颜、棵台柑。

【来　　源】茜草科植物九节 *Psychotria asiatica* Wall.。

【形态特征】灌木或小乔木，高可达 5 m。叶对生，长圆形、椭圆状长圆形或倒披针状长圆形，稀长圆状倒卵形，长 5.0~23.5 cm，宽 2~9 cm，叶背被短柔毛或仅脉腋内常具束毛，侧脉 5~15 对，近叶缘处不明显联结；叶柄长 0.7~5.0 cm。聚伞花序顶生及腋生，总花梗极短，近基部三分歧，常呈伞房状或圆锥状；花梗长 1.0~2.5 mm；萼管杯状，檐部扩大，近截平或不明显的 5 齿裂；花冠白色，花冠裂片近三角形，反折。核果球形或宽椭圆形，长 5~8 mm，有纵棱，成熟时红色；果柄长 1.5~10.0 mm。花果期全年。

【生境分布】生于平地、丘陵、山坡、山谷溪边的灌木丛或林中。广西主要分布于横县、桂林、平乐、苍梧、防城港、灵山、贵港、平南、博白、百色、平果、靖西、那坡、凌云、东兰、巴马、都安、金秀、扶绥、宁明、龙州、大新等地，浙江、福建、台湾、湖南、广东、香港、海南、贵州、云南等省区也有分布。

【壮医药用】

药用部位　地上部分。

性味　微苦、涩，凉。

功用　调龙路、火路，清热毒，祛风毒，除湿毒，消肿痛，接骨生肌。用于夺扼（骨折），林得叮相（跌打损伤），发旺（痹病），呗脓（痈肿），贫痧（感冒），发得（发热），货烟妈（咽痛），兵霜火豪（白喉），额哈（毒蛇咬伤），外伤出血，坏死性牙龈炎，断肠草中毒，木薯中毒。

附方　（1）夺扼（骨折），林得叮相（跌打损伤）：鲜大罗伞、小罗伞、大钻叶各适量，捣烂，酒炒热敷患处。

（2）发旺（痹病）：大罗伞、鸟不站、麻骨风、九节风、伸筋草各 50 g，水煎，趁热先熏后洗患处。

（3）货烟妈（咽痛）：大罗伞、称量树根、九节茶、玉叶金花各 10 g，水煎含服。

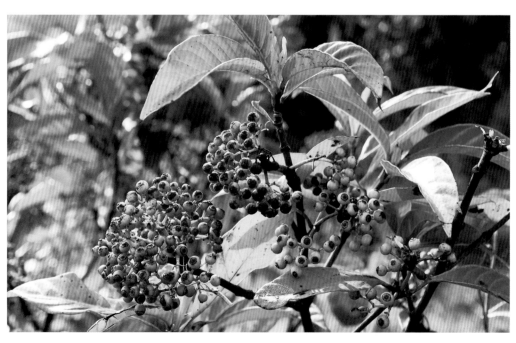

Godaizgam

【 Cohyw 】 Godaizgam.

【 Coh'wnq 】 Faexgoujhoh、siengcaxfouj、faexsiengcax、sanhdayenz、godaizgam.

【 Goekgaen 】 Dwg godaizgam doenghgo sihcaujgoh.

【 Yienghceij Daegdiemj 】 Go faexcaz roxnaeuz faexsang iq，sang 0.5~5.0 mij. Mbaw majdoiq，gyajceij roxnaeuz lumj naeng，raezluenz、lumj luenzbenj raezluenz roxnaeuz byai menh soem luenzraez，niux lumj gyaeq dauqbyonj luenzraez，raez 5.0~23.5 lizmij，gvangq 2~9 lizmij，bien lawx，ndaw megeiq dingzlai miz yup bwn ndeu，meghenz 5~ 15 doiq，vangungj doxhwnj，gaenh bienmbaw le doxgiet mbouj yienh；gaenqmbaw raez 0.7~5.0 lizmij；dakmbaw gyaji，lumj faek dinj，byai mbouj leg，loenqdoek. Gyaeujva comzliengj dingzlai majbyai，va lai，gaenqvahung dingzlai dinjdinj，gaenh goek faen sam nga，dingzlai baenz fuengzliengj roxnaeuz saeumwnzsoem；gaenqva raez 1.0~2.5 hauzmij；guenjiemjva lumj boi，raez yiek 2 hauzmij，yiemh mbegvangq，gaenh gatbingz roxnaeuz mbouj yienh 5 heujleg；mauhva hau，mbawsegva gaenh samgak，hailangh le eujdauq. Makceh luenzgiuz roxnaeuz luenzbenj gvangq，raez 5~8 hauzmij，hung 4~7 hauzmij，miz gakdaengj，geq le hoengz；gaenqmak raez 1.5~10.0 hauzmij. Baenz bi haiva dawzmak.

【 Diegmaj Faenbouh 】 Hwnj diegbingz、diegndoi、gwnz ndoi、ndaw lueg hamq rij ndaw faexcaz roxnaeuz ndaw ndoeng. Guengjsae dingzlai hwnj laeng Hwngzyen、Gveilinz、Bingzloz、Canghvuz、Fangzcwngzgangj、Lingzsanh、Gveigangj、Bingznanz、Bozbwz、Bwzswz、Bingzgoj、Cingsih、Nazboh、Lingzyinz、Dunghlanz、Bahmaj、Duhanh、Ginhsiu、Fuzsih、Ningzmingz、Lungzcouh、Dasinh daengj dieg neix，guek raeuz Cezgyangh、Fuzgen、Daizvanh、Huznanz、Guengjdoeng、Yanghgangj、Haijnanz、Gveicouh、Yinznanz daengj sengj gih neix caemh miz.

【 Gij Guhyw Ywcuengh 】

Giz guhyw　Dingz gwnz dieg.

Singqfeih　Loq haemz、saep、liengz.

Goenghyungh　Diuz lohlungz、lohhuj，siu ndatdoeg，cawz fungdoeg，cawz caepdoeg，siu gawh'in，ciep ndok maj noh. Ndaej yw ndokraek，laemx doek deng sieng，fatvangh，baeznong，baenzsa，fatndat，conghhoz in，binghsieng hozhau，ngwz haeb，rog sieng oklwed，vaiswjsing yazyinzyenz，duencangzcauj dengdoeg，sawzminz deng doeg.

Danyw　（1）Ndokraek，laemx doek deng sieng：Godaizgam、siujlozsanj、daihconq gak habliengh，dubyungz，ceuj laeuj ndat oep mwnqsieng.

（2）Fatvangh：Godaizgam、roeg mbouj daeuh、mazguzfungh、giujcezfungh、sinhginhcauj gak 50 gwz，cienq raemx，swnh ndat oenq gonq sab laeng mwnqmaz.

（3）Conghhoz in：Godaizgam、ragcwnghliengcu、giujcezcaz、gaeubeizhaugak 10 gwz，cienq raemx gwn.

035

二画

九节龙

【药 材 名】五托莲。

【别 名】灯托草、五兄弟。

【来 源】紫金牛科植物九节龙 Ardisia pusil-la A. DC.。

【形态特征】亚灌木状小灌木，长可达 40 cm，蔓生，具匍匐茎，逐节生根。直立茎高不超过10 cm，幼时密被长柔毛。叶对生或近轮生，叶片椭圆形或倒卵形，长 2.5~6.0 cm，宽 1.5~3.5 cm，顶端急尖或钝，基部广楔形或近圆形，边缘具锯齿和细齿，具疏腺点，叶面被糙伏毛，叶柄长 5 mm，被毛。伞形花序，单一侧生，被长硬毛或柔毛；总梗长 1.0~3.5 cm，花梗长约 6 mm；花长 3~4 mm，花萼片线形至圆锥状披针形；花瓣白色或带微红色，长约 4 mm；雄蕊和雌蕊与花瓣近等长，子房卵珠形；胚珠 6 枚。果球形，直径 5 mm，红色，具腺点。花果期 5~7 月。

【生境分布】生于山间密林下，路旁、溪边阴湿的地方，或石上土质肥沃的地方。广西主要分布于融安、融水、阳朔、桂林、兴安、恭城、苍梧等地，四川、贵州、湖南、广东、江西、福建、台湾等省区也有分布。

【壮医药用】

药用部位 全株。

性味 苦、辣，平。

功用 调龙路、火路，清热毒，除湿毒，消肿痛。用于黄标（黄疸），屙意咪（痢疾），腊胴尹（腹痛），京尹（痛经），发旺（痹病），林得叮相（跌打损伤），呗脓（痈肿），额哈（毒蛇咬伤）。

附方 （1）发旺（痹病）：五托莲、小罗伞各20 g，研粉，调撒患处。

（2）京尹（痛经）：五托莲、牛膝各 15 g，水煎服。

（3）黄标（黄疸）：五托莲、马蹄金各 20 g，水煎服。

（4）额哈（毒蛇咬伤）：鲜五托莲 20 g，鲜一枝黄花 30 g，捣烂外敷患处。

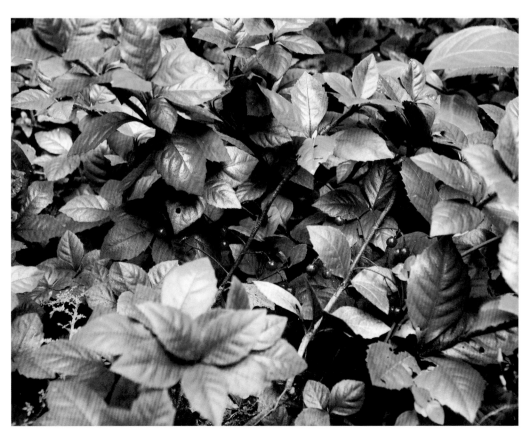

Lienzhajdap

【Cohyw】Lienzhajdap.

【Coh'wnq】Rumdakdaeng、hajbeixnuengx.

【Goekgaen】Dwg golienzhajdap doenghgo swjginhniuzgoh.

【Yienghceij Daegdiemj】Go faexcaz iq lumj yahgvanqmuz，sang ndaej daengz 40 lizmij，maj gaeu，miz ganj bomzbemq，cug hoh maj rag. Ganj daengjsoh mbouj mauhgvaq 10 lizmij，lijoiq miz haujlai bwn'unq raez. Mbaw majdoiq roxnaeuz gaenh majloek，mbaw ndangj gyajceij，luenzraez roxnaeuz lumj gyaeq dauqbyonj，goek gvangq sot roxnaeuz gaenh luenz，raez 2.5~6.0 lizmij，gvangq 1.5~3.5 lizmij，henzbien miz yazgawq caeuq feujsaeq，miz diemjraiz mbang，gwnz mbaw miz bwnbomzcocat，meghenz yiek 7 doiq，mingzyenj. Gyaeujva lumj liengj，gagdog majhenz，miz bwn'unq roxnaeuz bwnndangj raez；gaenqvahung raez 1.0~3.5 lizmij，gaenqva raez yiek 6 hauzmij；va raez 3~4 hauzmij，iemjva caenh goek doxnem，mbawiemj byai menh soem lumj conq；mbawva hau roxnaeuz daz di hoengz；simva boux dem sim vameh caeuq mbaw gaenh doengzraez，rugceh lumj gyaeqcaw；beihcuh 6 naep. Mak luenzgiuz，hung 5 hauzmij，hoeng，miz diemjraiz. 5~7 nyied haiva dawzmak.

【Diegmaj Faenbouh】Hwnj laj faexndaet ndaw bya，hamq roen、bangx rij giz dieg raemhcumx de，roxnaeuz giz dieg namh biz gwnz rin. Guengjsae dingzlai hwnj laeng Yungzanh、Yungzsuij、Yangzsoz、Gveilinz、Hinghanh、Gunghcwngz、Canghvuz daengj dieg neix，guek raeuz Swconh、Gveicouh、Huznanz、Guengjdoeng、Gyanghsih、Fuzgen、Daizvanh daengj sengj gih neix caemh miz.

【Gij Guhyw Ywcuengh】

Giz guhyw　Daengx go.

Singqfeih　Haemz、manh，bingz.

Goeng'yungh　Diuz lohlungz、lohhuj，siu ndatdoeg，cawz caepdoeg，siu gawh in. Ndaej yw vuengzbiu，okhaexmug，laj dungx in，dawzsaeg in，fatvangh，laemx doek deng sieng，baeznong，ngwz haeb.

Danyw　（1）Fatvangh：Lienzhajdap、siujlozsanj gak 20 gwz，nienjmba，diuz vanq mwnqbingh.

（2）Dawzsaeg in：Lienzhajdap、baihdoh gak 15 gwz，cienq raemx gwn.

（3）Vuengzbiu：Lienzhajdap、maxdaezgim gak 20 gwz，cienq raemx gwn.

（4）Ngwz haeb：Lienzhajdap 20 gwz，duj vahenj ndeu 30 gwz，dub yungz oep mwnqsieng.

○37

二画

九里香

【药 材 名】九里香。

【别　　名】不怕打、四季青、七里香。

【来　　源】芸香科植物九里香 *Murraya exotica* L. Mant.。

【形态特征】常绿灌木或小乔木，高可达 8 m。老枝白灰色或淡黄灰色，当年生枝绿色。小叶 3~7 片，倒卵形或倒卵状椭圆形，两侧常不对称，长 1.0~3.5 cm，宽 0.5~2.0 cm，顶端圆或钝，有时微凹，基部短尖，一侧略偏斜；小叶柄甚短。圆锥状聚伞花序顶生，花白色，芳香；萼片卵形；花瓣 5 枚，长椭圆形，长 10~15 mm，盛花时反折；雄蕊 10 枚，比花瓣略短，花丝白色；花柱与子房之间无明显界限，柱头黄色，粗大。浆果橙黄色至朱红色，阔卵形、椭圆形或圆球形，长 8~12 mm，横径 6~10 mm；种子有短的棉质毛。花期 4~8 月或秋后开花，果期 9~12 月。

【生境分布】生于平地、缓坡、小丘的灌木丛中，也有栽培。广西各地均有分布或栽培，台湾、福建、广东、海南等省区也有分布。

【壮医药用】

药用部位　全株。

性味　苦、辣，微温；有小毒。

功用　调龙路、火路，祛风毒，除湿毒，散结。用于胴尹（胃痛），发旺（痹病），腊胴尹（腹痛），奔冉（疥疮），麦蛮（风疹），林得叮相（跌打损伤），能啥能累（湿疹），癌痛。

附方　（1）发旺（痹病）：①九里香、生姜各 20 g，千斤拔、续断各 10 g，水煎服。②九里香根、小钻、藤当归各 10 g，七叶莲、九龙藤各 12 g，水煎服。

（2）腊胴尹（腹痛）：九里香、白芷、川芎、厚朴、三叉苦各 10 g，枳壳 12 g，水煎服。

（3）奔冉（疥疮），麦蛮（风疹）：九里香、千里光各 30 g，山芝麻、五色梅各 20 g，水煎外洗。

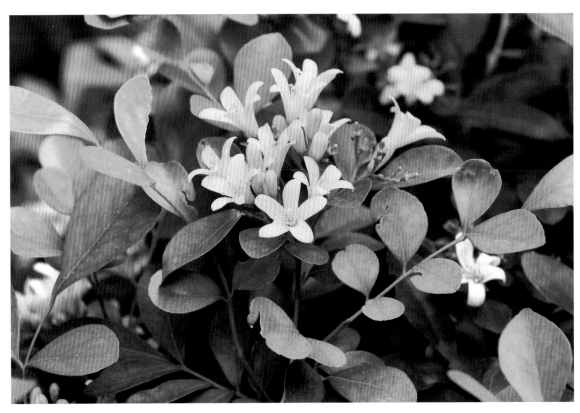

Go'ndukmax

【 Cohyw 】 Go'ndukmax.

【 Coh'wnq 】 Mboujlaudub、seiqgeiqheu、cizlijyangh.

【 Goekgaen 】 Dwg go'ndukmax doenghgo yinzyanghgoh.

【 Yienghceij Daegdiemj 】 Go faexsang iq roxnaeuz faexcaz sikseiq heu，sang ndaej daengz 8 mij. Nye geq haumong roxnaeuz henjmongdamh，maj bi daih'it nye heu. Mbawlwg 3~7 mbaw，lumj gyaeq dauqbyonj roxnaeuz lumj gyaeq dauqbyonj luenzraez，song henz ciengz mbouj doxdaengh，raez 1.0~3.5 lizmij，gvangq 0.5~2.0 lizmij，byai luenz roxnaeuz bumx，mizmbangj miz di mboep，goek dinjsoem，mbiengj ndeu loq mbitmbieng；gaenqmbawlwg dinjdinj. Va comzliengj saeumwnzsoem majdingj，va hau，homhom；iemjva yiengh lumj gyaeq；mbawva 5 diuz，raez luenzbenj，raez 10~15 hauzmij，va hoengh seiz eujdauq；simvaboux 10 diuz，loq dinj gvaq mbawva，seiva hau；saeuva caeuq rugva cungqgyang miz mingzyenh gaiqhanh，gyaeujsaeu henj，culoet. Aenmak henjrongh daengz henjgyaemq，yiengh gvangq gyaeq、luenzbenj roxnaeuz luenzgiuz，raez 8~12 hauzmij，hungvang 6~10 hauzmij；gij ceh miz bwn lumj faiq dinj. 4~8 nyied haiva roxnaeuz daengz cou le haiva，9~12 nyied dawzmak.

【 Diegmaj Faenbouh 】 Maj youq diegbingz、ndoi banz、ndaw faexcaz ndoi daemq，caemh miz vunz ndaem. Guengjsae gak dieg cungj maj miz roxnaeuz miz cvunz ndaem，guek raeuz Daizvanh、Fuzgen、Guengjdoeng、Haijnanz daengj sengj gih neix caemh miz.

【 Gij Guhyw Ywcuengh 】

Giz guhyw　Daengx go.

Singqfeih　Haemz、manh，loq raeuj；miz di doeg.

Goeng'yungh　Diuz lohlungz、lohhuj，siu fungdoeg，cawz caepdoeg，sanqgiet. Ndaej aeu ma yw dungx in，fatvangh，laj dungx in，baenznyan，funghcimj，laemx doek deng sieng，naenghumz naenglot，ngaiz in.

Danyw　（1）Fatvangh：① Go'ndukmax、hingndip gak 20 gwz，cenhginhbaz、cuzduenh gak 10 gwz，cienq raemx gwn.② Rag go'ndukmax、siujconq、gaeudanghgveih gak 10 gwz，giujlungzdwngz、lienzcaetmbaw gak 12 gwz，cienq raemx gwn.

（2）Laj dungx in：go'ndukmax、bwzcij、conhgungh、houbuj、gosamnga gak 10 gwz，cizgwz 12 gwz，cienq raemx gwn.

（3）Baenznyan，funghcimj：Go'ndukmax、cenhlijgvangh gak 30 gwz，lwgrazbya、hajsaekmoiz gak 20 gwz，cienq raemx sab.

039

二画

九管血

【药 材 名】血党。

【别　　名】散血丹、小罗伞、短茎紫金牛、短茎朱砂根、矮茎朱砂根。

【来　　源】紫金牛科植物九管血 *Ardisia brevicaulis* Diels。

【形态特征】矮小灌木，高可达 20 cm。具匍匐生根的根茎。小枝被微柔毛及腺状凸起无分枝或少有分枝。单叶互生，叶片狭卵形、卵状披针形或近长圆形，长 7~18 cm，宽 2.5~6.0 cm，两端均钝尖，具不明显的边缘腺点，背面被细微柔毛，尤以中脉为多，具疏腺点；叶柄长 1~2 cm。伞形花序腋外生，花枝长 2~5 cm；花梗长 1.0~1.5 cm，花长 4~5 mm，5 数；萼片披针形或卵形，具腺点；花瓣粉红色，卵形，长 5~7 mm，顶端急尖，具腺点。果球形，直径约 6 mm，鲜红色，具腺点，宿存萼与果梗通常为紫红色。花期 6~7 月，果期 10~12 月。

【生境分布】生于林下阴处。广西主要分布于融水、阳朔、桂林、全州、兴安、龙胜、恭城、平南、贺州、昭平、金秀等地，江西、湖南、湖北、贵州、四川、云南、福建、台湾、广东等省区也有分布。

【壮医药用】

药用部位　全株。

性味　苦、辣，寒。

功用　调龙路，清热毒，祛风毒，补血。用于货烟妈（咽痛），诺嚎哒（牙周炎），额哈（毒蛇咬伤），勒内（血虚），约经乱（月经不调），林得叮相（跌打损伤），发旺（痹病）。

附方　（1）货烟妈（咽痛）：血党 10 g，蝉蜕 4 g，生地 15 g，水煎当茶饮。

（2）约经乱（月经不调）：血党、月季花根、藤当归、黄花倒水莲各 10 g，益母草 20 g，水煎服。

（3）发旺（痹病）：血党、麻骨风、半枫荷各 10 g，鸡血藤 20 g，牛膝、大钻各 12 g，水煎服。

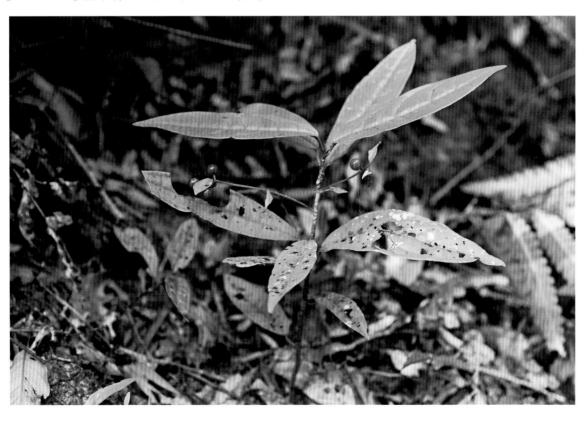

Gosanlwed

【 Cohyw 】 Gosanlwed.

【 Coh'wnq 】 Sanyedanh、siujlozsanj、swjginghniuz ganjdinj、ragcuhsah ganjdinj.

【 Goekgaen 】 Gosanlwed doenghgo swjginhniuzgoh.

【 Yienghceij Daegdiemj 】 Go faexcaz daemq iq，sang ndaej daengz 20 lizmij. Miz ngauq ganjsawz maj rag bomzbemq. Nye miz bwn loq unq caeuq diemjdu doed hwnj，mbouj dok nye roxnaeuz noix miz dok nye. Mbaw dog maj doxcah，mbaw lumj gyaeq gaeb、lumj gyaeq byai menh soem roxnaeuz gaenh luenzraez，raez 7~18 lizmij，gvangq 2.5~6.0 lizmij，song gyaeuj soem mwt，miz diemjdu henzbien mbouj yienhda，baihlaeng hwnj bwn'unq iqsaeq，giz meg cungqgyang daegbied lai，miz diemjdu mbang；gaenqmbaw raez 1~2 lizmij. Gyaeujva lumj liengj maj rog eiq，nyeva raez 2~5 lizmij，gaenqva raez 1.0~1.5 lizmij，va raez 4~5 hauzmij，5 soq；iemjva byai menh soem roxnaeuz luenzgyaeq，miz diemjdu；limqva hoengzmaeq，lumj gyaeq，raez 5~7 hauzmij，dingj byai fwt soem，miz diemjdu. Mak luenzgiuz，cizging daihgaiq 6 hauzmij，hoengzsien，miz diemjdu，iemj mbouj loenq dem gaenqmak dingzlai dwg saekhoengzaeuj. 6~7 nyied haiva，10~12 nyied dawzmak.

【 Diegmaj Faenbouh 】 Hwnj laj faex raemh ndaw ndoeng. Guengjsae dingzlai hwnj laeng Yungzsuij、Yangzsoz、Linzgvei、Cenzcouh、Hinghanh、Lungzswng、Gunghcwngz、Bingznanz、Hocouh、Cauhbingz、Ginhsiu daengj dieg neix，guek raeuz Gyanghsih、Huznanz、Gveicouh、Swconh、Yinznanz、Fuzgwn、Dizvanh、Guengjdoeng daengj sengj gih neix caemh miz.

【 Gij Guhyw Ywcuengh 】

Giz guhyw　Daengx go.

Singqfeih　Haemz、manh、hanz.

Goeng'yungh　Diuz lohlungz，siu ndatdoeg，cawz funghdoeg，bouj lwedhaw. Ndaej yw conghhoz in，heujin，ngwz haeb，lwed noix，dawzsaeg luenh，laemx doek deng sieng，fatvangh.

Danyw　（1）Conghhoz in：Gosanlwed 10 gwz，byuk duzbid 4 gwz，goragndip 15 gwz，cienq raemx guh caz gwn.

（2）Dawzsaeg luenh：Gosanlwed、rag yezgivah、gaeu danghgveih、swnjgyaeujhen gak 10 gwz，ngaihmwnj 20 gwz，cienq raemx gwn.

（3）Fatvangh：Gosanlwed、gaeuhohdu、raeuvaiz gak 10 gwz，gaeulwedgaeq 20 gwz，baihdoh、daihcuenq gak 12 gwz，cienq raemx gwn.

041

二画

刁海龙

【药材名】海龙。

【别　名】海钻、杨枝鱼、钱串子。

【来　源】海龙科动物刁海龙 Solenognathus hardwickii Gray。

【形态特征】体狭长侧扁，全长37~50 cm。体表呈黄白色或灰褐色。头部具管状长吻；口小；无牙；眼大而圆，眼眶突出；鼻孔每侧2个，很小。腹部较突出，躯干部五棱形，腹部七棱形，尾部前方六棱形、后方四棱形，尾端卷曲。背棱两侧各有1列灰黑色斑点状色带。全体被具花纹的骨环及细横纹，各骨环内有突起的粒状棘。胸鳍宽短，背鳍较长，无尾鳍。鳃盖突出，具明显的放射状线纹。

【生境分布】喜栖息于沿海藻类繁茂之处。广西北部湾各地海域均有出产，广东、福建、台湾等省区海域也有出产。

【壮医药用】

药用部位　全体。

性味　甜、咸，温。

功用　补肾阳，散结肿。用于委哟（阳痿），漏精（遗精），林得叮相（跌打损伤），难产，瘿瘤，呗奴（瘰疬），呗脓（痈肿），呗叮（疔），肾虚核尹（腰痛）。

附方　（1）呗奴（瘰疬）：海龙、七叶一枝花各9 g，玄参30 g，水煎服。

（2）难产：海龙1对，鸡蛋2个，用花生油适量煎炸后食用。

（3）肾虚核尹（腰痛）：海龙、海马各1条，杜仲15 g，共研末，每次取药粉1.5 g以温开水送服。

（4）委哟（阳痿），漏精（遗精）：海龙、海马各1条，海螵蛸15 g，共研末，每次取药粉1.5 g以温白酒适量送服。

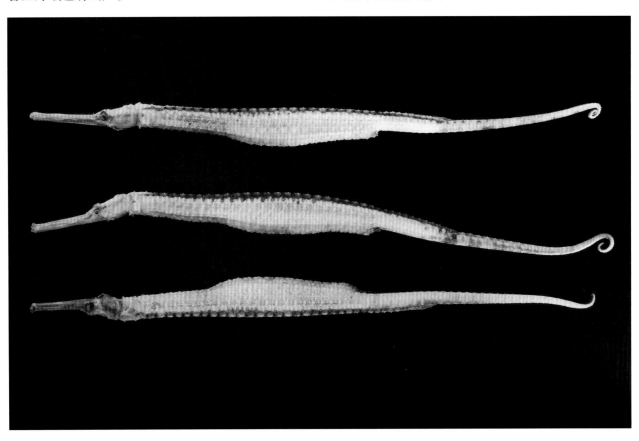

Duzhaijlungz

【Cohyw】Duzhaijlungz.

【Coh'wnq】Haijcon、byayangzcih、cenzconswj.

【Goekgaen】Dwg duzhaijlungz doenghduz haijlungzgoh.

【Yienghceij Daegdiemj】Ndang gaebraez ngeng benj，daengx ndang raez 37~50 lizmij. Rog ndang dwg saekhenjhau roxnaeuz saek henjgeqmong. Gyaeuj miz bak raez lumj guenj nei；bak iq；mbouj miz heuj；lwgda hung youh luenz，gvaengzda doed；conghndaeng moix mbiengj 2 aen，gig iq. Dungx gig doed，ndangdaej haj limq，dungx caet limq，rieng gyaenghgonq roek limq、gyaenghlaeng seiq limq，byairieng gienj hwnjdaeuj. Limq laeng song mbiengj gak miz loh diemjraiz saekmongndaem ndeu. Daengxndang cw ndokgien caeuq raizvang saeq raizgveu，ndaw ndokgien miz naed doed. Geiz aek hung youh dinj，geiz hwet haemq raez，mboujmiz geiz rieng. Fa hwk doed okdaeuj，miz yiengh nyingz lohraiz mingzyenj.

【Diegmaj Faenbouh】Maij youq henzhaij gizdieg gomez mwncup. Guengjsae Bwzbuvanh gak dieg haijyiz cungjmiz，guek raeuz Guengjdoeng、Fuzgen、Daizvanh daengj sengj gih haijyiz hix miz.

【Gij Guhyw Ywcuengh】

Giz guhyw　Daengx ndang.

Singqfeih　Van、hamz、raeuj.

Goeng'yungh　Bouj yiengz mak，sanq foeg. Ndaej yw lumgyaej，laemzok，laemx doek deng sieng，nanzsanj，baezhoz，baeznou，baeznong，baezding，mak haw hwetin.

Danyw　（1）Baeznou：Duzhaijlungz、caekdungxvaj gak 9 gwz，yienzcaem 30 gwz，cienq raemx gwn.

（2）Nanzsanj：Duzhaijlungz 1 doiq，gyaeqgaeq 2 aen，yungh youz duhdoem habliengh cien caq le gwn.

（3）Mak haw hwetin：duzhaijlungz、haijmax gak duz ndeu，iethoux 15 gwz，caez muz baenz mba，moix baez aeu yw mba 1.5 gwz aeu raemxrumh soengq gwn.

（4）Lumgyaej，laemzok：Duzhaijlungz、haijmax gak duz ndeu，haijboz 15 gwz，caez muz baenz mba，moix baez aeu ywmba 1.5 gwz yungh laeujhau rumh habliengh soengq gwn.

043

二画

了哥王

【药 材 名】了哥王。

【别　　名】南岭尧花、地棉皮、岩麻、乌麻、山棉皮、雀儿麻、地谷根。

【来　　源】瑞香科植物了哥王 Wikstroemia indica（L.）C. A. Mey.

【形态特征】半常绿小灌木，全株平滑无毛。根皮和茎皮富含棉状纤维，不易折断。茎直立，多分枝，幼枝红褐色。单叶对生，几无柄；叶片倒卵形至长椭圆形，长 1.5~5.0 cm，宽 0.8~1.5 cm，先端钝或短尖，两面绿色，侧脉向两侧呈弧形上升，与中脉成 30° 角。花黄绿色；花两性，无苞片；花被管状，先端 4 裂；雄蕊 8 枚，呈上下两轮，花丝短；子房倒卵形或长椭圆形，柱头圆头状。核果卵形或椭圆形，熟时鲜红色。花果期均为夏秋季。

【生境分布】生于山坡灌木丛中、路旁和村边。广西主要分布于昭平、蒙山、平南、桂林、北流、都安、金秀、融水、柳州、上思、马山、上林、南宁、隆安、宁明、龙州、那坡等地，浙江、江西、福建、台湾、湖南、广东、贵州、云南等省区也有分布。

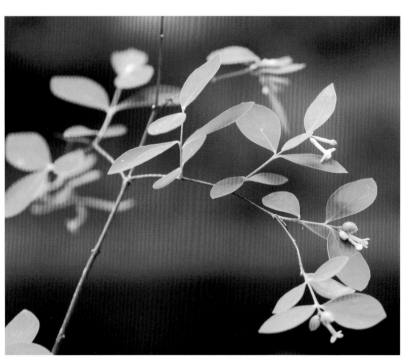

【壮医药用】

药用部位　根、茎、叶。

性味　苦、辣，微寒；有毒。

功用　通水道、气道，调火路，清热毒，消肿痛，散结。用于笨浮（水肿），埃病（咳嗽），贫痧（感冒），水蛊（肝硬化腹水），埃病百银（百日咳），货烟妈（咽痛），呗脓（痈肿），航靠谋（痄腮），呗嘻（乳痈），呗（无名肿毒），发旺（痹病），狠尹（疖肿），呗奴（瘰疬），林得叮相（跌打损伤），额哈（毒蛇咬伤）。

注　本品有毒，内服慎用，不宜久服、多服，孕妇禁用。

附方　（1）发旺（痹病）：了哥王根皮、透骨消、九龙藤各 10 g，八角枫、三块瓦各 5 g，黑老虎 20 g，加白酒 500 mL 浸泡 30 天，取药酒适量外擦患处。

（2）呗奴（瘰疬）：了哥王根皮 15 g，水煎 10 分钟后，加绿壳鸭蛋（带壳）2 个于药水中共煮 1 小时，早、晚各吃鸭蛋 1 个；另用夏枯草 50 g，煎汤服。

（3）水蛊（肝硬化腹水）：了哥王根皮、鸡骨草各 25 g，一支箭、路边黄各 12 g，飞龙掌血、山栀子根、瓜子金各 15 g，水 1000 mL，米酒 500 mL，煎煮 2 次，药汁合并，每次于饭后半小时服 25 mL，每日 3 次，连续服 5 日，停药 3 日后再连续服 5 日。如此循环用药 1~3 个月。

（4）林得叮相（跌打损伤）：鲜了哥王根皮或茎叶适量，捣烂敷患处。

（5）呗脓（痈肿），呗嘻（乳痈）：鲜了哥王叶适量，捣烂敷患处。

Godeizgoek

〖Cohyw〗Deihgoek.

〖Coh'wnq〗Godeizgoek、godimenzbiz、yenzmaz、vuhmaz、sanhmenzbiz、gocozwzmaz、ragdeihgoek.

〖Goekgaen〗Dwg godeizgoek doenghgo yuiyanghgoh.

〖Yienghceij Daegdiemj〗Dwg go faexcaz buenq heuloeg，daengx go bingz raeuz mbouj miz bwn. Naengfaex caeuq naengganj hamz miz senhveiz lumj faiq haemq lai，mbouj heih euj raek. Ganj daengjsoh，lai faen nye，nyeoiq saekhenjgeq hoengz. Mbaw dog maj doxdoiq，ca mbouj lai mbouj miz gaenq；mbaw yiengh aen'gyaeq dauqdingq daengz yiengh luenzgyaeq raez，raez 1.5~5.0 lizmij，gvangq 0.8~1.5 lizmij，byai mbaw mwt roxnaeuz soemdinj，song mbiengj saekheu，megvang coh song mbiengj baenz aen yienghvan，caeuq meggyang baenz aen gok 30°. Va saekheuhenj，gyoebbaenz vahsi baenz foengq dinj；gaenqva hung raez mbouj daengz lizmij ndeu；va dwg song singq，mbouj miz limqva；iemjva caeuq mauhva lumj diuz guenj，byaimbaw 4 vengq；simva boux 8 diuz，baenz gwnzlaj song lunz，seiva dinj；fuengzlwg yiengh aen'gyaeq dauqdingq roxnaeuz yiengh luenzgyaeq raez，gyaeujsaeu gyaeujluenz. Ngveihmak yiengh lumj aen'gyaeq roxnaeuz yiengh luenzgyaeq，cug seiz saekhoengzsien. Geiz haiva caeuq geiz dawzmak cungj dwg seizhah、seizcou.

〖Diegmaj Faenbouh〗Maj youq ndaw faexcaz gwnz bo、henz roen caeuq henz mbanj. Guengjsae cujyau faenbouh youq Caubingz、Mungzsanh、Bingznanz、Gveilinz、Bwzliuz、Duh'anh、Ginhsiu、Yungzsuij、Liujcouh、Sangswh、Majsanh、Sanglinz、Nanzningz、Lungzanh、Ningzmingz、Lungzcouh、Nazboh daengj dieg，guek raeuz Cezgyangh、Gyanghsih、Fuzgen、Daizvanh、Huznanz、Guengjdoeng、Gveicouh、Yinznanz daengj sengj gih hix miz faenbouh.

〖Gij Guhyw Ywcuengh〗

Giz guhyw　Rag、ganj、mbaw.

Singqfeih　Haemz、manh，loq hanz；miz doeg.

Goeng'yungh　Doeng roenraemx、roenheiq，Diuz lohhuj，Cing doeghuj，siu foegin，sanq cwk. Aeu daeuj yw baenzfouz，baenzae，baenzsa，gujraemx，ae bak ngoenz，conghhoz in，baeznong，hangzgauqmou，baezcij，baez，fatvangh，haenzin，baeznou，laemx doek deng sieng，ngwz haeb.

Cawq　Cungj yw neix miz doeg，gwn aeu siujsim，mbouj hab gwn nanz、gwn lai，mehdaiqndang gaej yungh.

Danyw　（1）Fatvangh：Naengrag godeihgoek、gaeulumx、go'byaeknok gak 10 gwz，gosammbaw、gogingz gak 5 gwz，gaeucuenqhung 20 gwz，gya laeujhau 500 hauzswngh cimq laeuj 30 ngoenz，aeu dingz laeuj ndeu cat giz bingh baihrog.

（2）Baeznou：Naengrag godeihgoek 15 gwz，cienq raemx 10 faencung le，gya 2 aen gyaeqbit byakheu（lienz byak）youq ndaw raemxyw caez dumq aen cungdaeuz ndeu，haet、haemh gak gwn aen gyaeqbit ndeu；lingh aeu goyaguhcauj 50 gwz，ciemq raemx gwn.

（3）Gujraemx：Naengrag godeihgoek、gogukgaeq gak 25 gwz，gaemmaenzdaez、gogoluvangz gak 12 gwz，oenceu、rag vuengzgae、gaeuraemxcij gak 15 gwz，raemx 1000 hauzswngh，laeujhaeux 500 hauzswngh，cienq 2 baez，raemxyw gyoeb guhdoih，moix baez gwn ngaiz gvaq buenq diemj cung gwn 25 hauzswngh，moix ngoenz 3 baez，lienz gwn 5 ngoenz，dingz yw 3 ngoenz le caiq lienz gwn 5 ngoenz. Yienghneix laebdaeb gwn yw 1~3 ndwen.

（4）Laemx doek deng sieng：Naengrag ndip godeihgoek roxnaeuz ganj mbaw dingz ndeu，dub yungz oep giz bingh.

（5）Baeznong，baezcij：Mbaw deizgoek ndip dingz ndeu，dub yungz oep giz bingh.

○45

二画

刀豆

【药材名】刀豆。

【别　　名】刀豆角。

【来　　源】蝶形花科植物刀豆 *Canavalia gladiata*（Jacq.）DC.。

【形态特征】缠绕草本，长达数米。茎无毛或稍被毛。叶为三出复叶互生，叶柄长 8~15 cm，小叶柄长约 1 cm；小叶卵形，长 8~20 cm，宽 5~16 cm，先端渐尖，侧生小叶偏斜，两面被微柔毛或近无毛。总状花序腋生，花着生于花序轴隆起的节上；花萼稍被毛，上唇大且 2 裂，下唇 3 裂；花冠白色或粉红色，旗瓣近圆形，大于其余各瓣；雄蕊 10 枚，二体；子房线形，被毛。荚果带状，略弯曲，长 15~35 cm，宽 3.5 cm 以上，边缘有明显突出的龙脊。种子椭圆形或长椭圆形，红色或褐色，长约 3.5 cm。花期 7~9 月，果期 10 月。

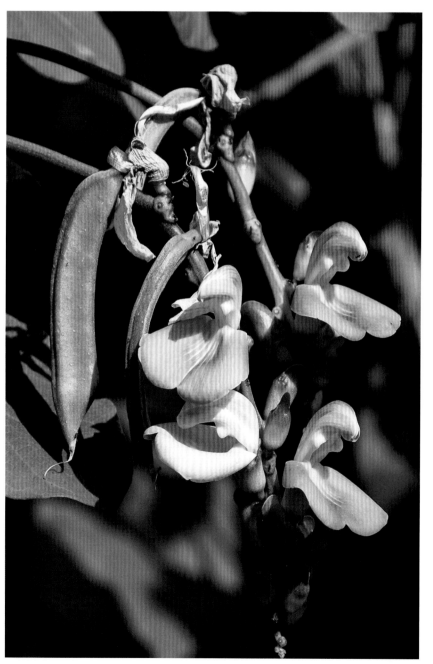

【生境分布】栽培。广西南部地区有栽培，长江以南其他省区也有栽培。

【壮医药用】

药用部位　果壳、种子。

性味　甜，温。

功用　果壳：通龙路，利谷道，止泻。用于核尹（腰痛），屙意咪（痢疾），京瑟（闭经）。

种子：温脾胃，止吐泻，益肾。用于胃寒呃逆，鹿（呕吐），屙泻（泄泻），核尹（腰痛）。

附方　（1）肾虚核尹（腰痛）：刀豆、红杜仲、牛大力各 15 g，猪脚 250 g，水炖，食肉喝汤。

（2）屙泻（泄泻）：炒刀豆 15 g，山苍根 10 g，阳春砂 6 g，肉桂 9 g，猪脚 250 g，水炖，食肉喝汤。

Duhcax

【 Cohyw 】 Duhcax.

【 Coh'wnq 】 Duhfaekyangj.

【 Goekgaen 】 Dwg duhcax doenghgo dezhingzvahgoh.

【 Yienghceij Daegdiemj 】 Gorum heuxduengx， raez baenz geij mij. Ganj mbouj miz bwn roxnaeuz hwnj di bwn. Mbaw dwg mbaw doxdaeb samok maj doxcah， gaenzmbaw raez 8~15 lizmij， gaenzmbaw'iq aiq raez lizmij ndeu ； mbaw'iq yienghgyaeq， raez 8~20 lizmij， gvangq 5~16 lizmij， byai ciemh soem， mbaw'iq maj henz bienmat， song mbiengj hwnj bwn loq unq roxnaeuz gaenh mboujmiz bwn. Gyaeujva baenzroix maj eiq， va maj youq gwnzhoh suggyaeujva giz doed de ； iemjva hwnj di bwn， fwijbak baihgwnz hung caemhcaiq 2 seg， fwijbak baihlaj 3 seg ； mauhva saekhau roxnaeuz hoengzmaeq， limqgeiz gaenh luenz， hunggvaq gak limq lw ； simva boux 10 diuz， song dij ； fuengzlwg lumj sienq， hwnj bwn. Faekduh lumj cag， loq ngaeujngemj， raez 15~35 lizmij， gvangq 3.5 lizmij doxhwnj， henzbien miz gizlungz doed okdaeuj yienhda. Ceh mwnzgyaeq roxnaeuz mwnzgyaeq raez， saekhoengz roxnaeuz saekhenjgeq， aiq raez 3.5 lizmij. 7~9 nyied haiva， 10 nyied dawzmak.

【 Diegmaj Faenbouh 】 Vunz ndaem. Guengjsae baihnamz digih miz vunz ndaem， guek raeuz daj Dahcangzgyangh baihnamz sengj gih wnq caemh miz vunz ndaem.

【 Gij Guhyw Ywcuengh 】

Giz guhyw　Byak faekduh、ceh.

Singqfeih　Van， raeuj.

Goeng'yungh　Byak faekduh：Doeng lohlungz， leih roenhaeux， dingzsiq. Yungh youq hwetin， okhaexmug， dawzsaeg gaz.

Ceh：Raeuj mamxdungx， dingz rug siq， ik mak. Yungh youq dungxnit wijheiq， rug， oksiq， hwetin.

Danyw　（1）Mak haw hwetin：Duhcaz、ducunghoengz、gaeumong gak 15 gwz， gamou 250 gwz， cienq raemx， gwn noh gwn dang.

（2）Oksiq：Duhcaz ceuj 15 gwz， rag sanhcangh 10 gwz， sayangzcinh 6 gwz， nohmaknganx 9 gwz， gamou 250 gwz， cienq raemx， gwn noh gwn dang.

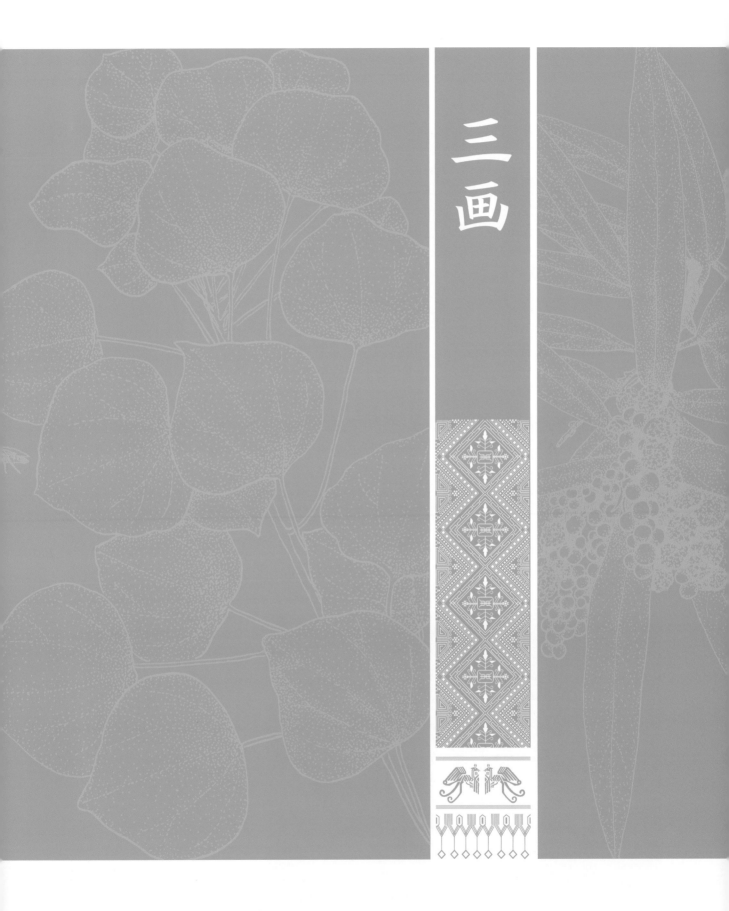

三画

三七

【药　材　名】田七。

【别　　　名】田三七、田漆。

【来　　　源】五加科植物三七 *Panax notoginseng* （Burkill）F. H. Chen ex C. Chow & W. G. Huang。

【形态特征】多年生草本，高可达 60 cm。根茎短；主根粗壮肉质，倒圆锥形或纺锤形，长 2~5 cm，直径 1~3 cm，须根多数。茎直立，光滑无毛。掌状复叶 3~6 片轮生于茎顶；叶柄长 5~12 cm；小叶 5~7 片，长圆形至倒卵状长圆形，长 3.5~13.0 cm，宽 1~5 cm，两面脉上均具刚毛，边缘具锯齿，两齿间具刺毛。伞形花序顶生，花序梗从茎顶中央抽出，长 20~30 cm，伞形花序具花可达 100 朵或更多，花梗被微柔毛。花小，黄绿色；花萼 5 裂；花瓣、雄蕊皆为 5 枚。核果浆果状，近肾形，直径约 1 cm，熟时红色。种子 1~3 粒。花期 6~8 月，果期 8~10 月。

【生境分布】生于森林下或山坡上人工荫棚下。广西西部、西北部有栽培，云南省也有栽培。

【壮医药用】

药用部位　根及根茎、叶、花。

性味　根及根茎：甜，热。叶：甜、微苦，温。花：甜、微苦，微热。

功用　根及根茎：通龙路、火路，补血，止血，消肿痛。用于产呱耐（产后虚弱），陆裂（咳血），渗裂（血证），屙意勒（便血），兵淋勒（崩漏），阿闷（胸痛），胴尹（胃痛），内伤出血，鹿勒（呕血），林得叮相（跌打损伤），京尹（痛经），产后腊胴尹（产后腹痛），外伤出血。

叶：通龙路、火路，活血止血，消肿痛。用于陆裂（咳血），渗裂（血证），屙意勒（便血），兵淋勒（崩漏），阿闷（胸痛），胴尹（胃痛），林得叮相（跌打损伤），京尹（痛经），产后腊胴尹（产后腹痛）。

花：通龙路、火路，补血虚，止血，消肿痛。用于产呱耐（产后虚弱），陆裂（咳血），渗裂（血证），屙意勒（便血），兵淋勒（崩漏），阿闷（胸痛），胴尹（胃痛），林得叮相（跌打损伤），京尹（痛经），产后腊胴尹（产后腹痛）。

注　孕妇慎用。

附方　（1）外伤出血：田七根及根茎适量，研末敷于伤口处。

（2）内伤出血，鹿勒（呕血），陆裂（咳血）：田七根及根茎 3 g，大叶紫珠 10 g，旱莲草 20 g，水煎服。

（3）林得叮相（跌打损伤）：①田七根及根茎适量，研末，加白酒调匀，外涂患处。②田七根及根茎、木鳖子各 6 g，山霸王 10 g，飞龙掌血、九节风各 15 g，用白酒适量浸泡 30 天。取药酒适量外敷患处。

（4）产呱耐（产后虚弱）：田七根及根茎 5 g，打碎，油炸炖鸡食。

Godienzcaet

【 Cohyw 】 Godienzcaet.

【 Coh'wnq 】 Dienzsamcaet、denzciz.

【 Goekgaen 】 Dwg godienzcaet doenghgo vujgyahgoh.

【 Yienghceij Daegdiemj 】 Gorum maj geij bi，sang ndaej daengz 60 lizmij. Rag ganj dinj；ragmeh coloet nohnup，saeumwnzsoem daujdingq roxnaeuz lumj aenraeuq，raez 2~5 lizmij，cizging 1~3 lizmij，ragsei lai. Ganj daengjsoh，wenqngaeuz mij bwn. Mbaw fuzyez lumj fajfwngz，3~6 mbaw gvaengx maj youq gwnz byai ganj；mbawlwg 5~7 mbaw，luenzraez daengz luenzraez lumj gyaeq dauqbyonj，raez 3.5~13.0 lizmij，gvangq 1~5 lizmij，song mbiengj gwnz saimeg miz bwnndangj，henzbien miz yazgawq，gyang song heuj miz ben'oen. Gyaeujva lumj liengj majbyai，gaenq gyaeujva daj cungqgyang byai ganj yotok，raez 20~30 lizmij，foengqva lumj liengj miz va ndaej daengz 100 duj roxnaeuz engq lai，gaenqva miz bwn'unq noix. Va iq，henjheu；iemjva 5 leg；mbawva、simva boux cungj dwg 5 mbaw. Mak lumj makraemx，gaenh lumj cinq，cizging daihgaiq lizmij ndeu，geq le saekhoengz. Ceh 1~3 naed. 6~8 nyied haiva，8~9 nyied dawzmak.

【 Diegmaj Faenbouh 】 Hwnj ndaw diengz vunz dap gwnz ndoi roxnaeuz ndaw ndoeng. Guengjsae gveisih、gveisihbwz miz vunz ndaem，guek raeuz Yinznanz Sengj caemh miz vunz ndaem.

【 Gij Guhyw Ywcuengh 】

Giz guhyw　Rag dem ganjrag、mbaw、va.

Singqfeih　Rag dem ganjrag：Van，huj. Mbaw：Van、loq haemz，raeuj. Va：Van、loq haemz，loq huj.

Goeng'yungh　Rag demz ganjrag：Doeng lohlungz、lohhuj，bouj lwed，dingz lwed，siu gawh in. Ndaej yw mizlwg le naiq，gaglwed，yezcwng，okexlwed，binghloemqlwed，aekmwnh，dungx in，ndaw sieng oklwed，rueglwed，laemx doek deng sieng，dawzsaeg in，miz lwg le laj dungx in，rog sieng oklwed.

Mbaw：Doeng lohlungz、lohhuj，byaij lwed dingz lwed，siu gawh in. Ndaej yw rueglwed，yezcwngq，okexlwed，binghloemqlwed，aekmwnh，dungx in，laemx doek deng sieng，dawzsaeg in，mizlwg le laj dungx in.

Va：Doeng lohlungz、lohhuj，bouj lwedhaw，dingz lwed，siu gawh in. Ndaej yw mizlwg le naiq，rueglwed，yezcwng，okexlwed，binghloemqlwed，aekmwnh，dungx in，laemx doek deng sieng，dawzsaeg in，miz lwg le laj dungx in.

Cawq　Mehmbwk mizndang haeujsim noix yungh.

Danyw　（1）Rog sieng oklwed：Rag dem ganjrag godienzcaet habliengh，nienj mienz oep mwnqsieng.

（2）Ndaw sieng oklwed，rueglwed，gaglwed：Rag dem ganjrag godienzcaet 3 gwz，swjcih mbaw hung 10 gwz，hanlenzcauj 20 gwz，cienq raemx gwn.

（3）Laemx doek deng sieng：① Rag demz ganjrag godienzcaet habliengh，nienj mba，dwk laeujbieg diuz yinz，duz mwnqsieng. ② Rag demz ganjrag godienzcaet、muzbehswj gak 6 gwz，sanhbavangz 10 gwz，giujcezfungh、oenceu gak 15 gwz，cimq laeuj，laeujbieg habliengh cimq 30 ngoenz. Aeu laeujyw habliengh oep mwnqsieng.

（4）Miz lwg le naiq：Rag demz ganjrag godienzcaet 5 gwz，dub soiq，caqyouz aeuq gaeq gwn.

051

三画

三白草

【药 材 名】三白草。

【别　　名】过塘藕、田鸡土、二叶白草、塘边藕、百面骨、苯水、侧八念、棵汗亥、美根罢、笋笔草。

【来　　源】三白草科植物三白草 *Saururus chinensis*（Lour.）Baill.。

【形态特征】多年生草本，高约 1 m，全株有香气。根状茎肉质，有须根。茎粗壮，有纵长粗棱和沟槽，下部伏地，上部直立。单叶互生，叶纸质，密生腺点，阔卵形至卵状披针形，长 10~20 cm，宽 5~10 cm，顶端短尖或渐尖，基部心形或斜心形，茎顶端的 2~3 片叶于花期常为白色，呈花瓣状；叶脉 5~7 条，均自基部发出；叶柄长 1~3 cm，基部与托叶合生成鞘状，略抱茎。花序白色，长 12~20 cm；总花梗长 3.0~4.5 cm，花序轴密被短柔毛；苞片近匙形；雄蕊 6 枚。果近球形，直径约 0.3 cm，表面多疣状凸起。花期 4~6 月。

【生境分布】生于低湿沟边、塘边和溪旁。广西各地均有分布，河北、山东、河南和长江流域及其以南各省区也有分布。

【壮医药用】

药用部位　根、全草。

性味　甜、辣、寒；有小毒。

功用　通水道、谷道，清热毒，除湿毒。用于唭疳（疳积），夺扼（骨折），额哈（毒蛇咬伤），兵白带（带下病），黄标（黄疸），肉扭（淋证），笨浮（水肿），幽堆（前列腺炎），呗脓（痈肿），痂（癣）。

附方　（1）兵白带（带下病）：①三白草、地桃花根、掌叶榕根、棉花根各 15 g，朝天罐 10 g，水煎服。②三白草根 50 g，一匹绸 15 g，水煎，空腹服。③三白草、鸡肉花根各 15 g，鸡冠花 10 g，白背桐 12 g，水煎服。

（2）肉扭（淋证）：三白草根 50 g，芦根 25 g，水煎服。

（3）痂（癣）：鲜三白草 250 g，捣烂，加硼砂 5 g 调匀，用布包擦患处。

（4）笨浮（水肿）：三白草、五指毛桃各 20 g，茯苓、雷公根、车前草各 15 g，山药、泽泻各 12 g，泽兰 10 g，水煎服。

（5）黄标（黄疸）：三白草、雷公根各 12 g，满天星、溪黄草各 10 g，水煎服。

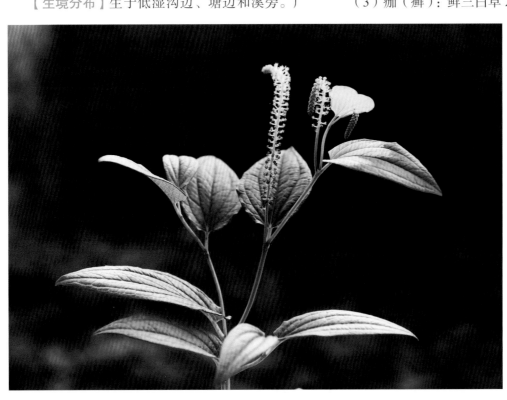

Govuengzngoh

【Cohyw 】 Govuengzngoh.

【Coh'wnq 】 Godangzngouj、denzgihduj、nywjhau song mbaw、ngaeuxhenzdaemz、bwzmenguz、gobwnjsuij、gocwzbaznen、gojhanhwz、meijgwnhba、swnjbizcauj.

【Goekgaen 】 Dwg govuengzngoh doenghgo sanhbwzcaujgoh.

【Yienghceij Daegdiemj 】 Dwg go'nywj maj lai bi， daihgaiq sang mij ndeu， daengx go miz heiqrang. Ganjrag na youh unq， miz ragmumh. Ganj cocat， miz limqco sohraez caeuq cauz， duenhlaj bomz youq gwnzdeih， duenhgwnz daengjsoh. Mbaw dog maj doxciep， mbaw mbang youh oiq， deihdub dwk maj miz diemjdu， lumj aengyaeq youh gvangq daengz lumj aengyaeq yienghlongzcim， raez 10~20 lizmij， gvangq 5~10 lizmij， gwnzdingj soemdinj roxnaeuz menhmenh bienq soem， goekyw baenz yiengh aensim roxnaeuz aensim ngeng， 2~3 mbaw gij mbaw dingj ganj youq geiz haiva ciengz dwg saekhau， baenz yiengh limqva ； megmbaw 5~7 diuz， cungj daj lajgoek majok ； gaenqmbaw raez 1~3 lizmij， goekyw caeuq mbawdak gyoebmaj baenz yiengh faekcax， loq umj ganj. Vahsi dwg saekhau， raez 12~20 lizmij ； gaenqva hung raez 3.0~4.5 lizmij， sugvahsi miz bwn'unq dinj deihdub ； limqva ca mbouj lai lumj aen beuzgeng， simva boux 6 diuz. Mak ca mbouj lai lumj aen giuz， cizging daihgaiq 0.3 lizmij， najmak lai doed hwnj baenz naed gyak. 4~6 nyied haiva.

【Diegmaj Faenbouh 】 Maj youq henz mieng diegdaemq diegcumx， henzdaemz caeuq henz rij. Guengjsae gak dieg cungj miz faenbouh， guek raeuz Hozbwz、Sanhdungh、Hoznanz caeuq baihnamz gak sengj gih hix miz faenbouh.

【Gij Guhyw Ywcuengh 】

Giz guhyw　Rag、daengx go.

Singqfeih　Van、manh、hanz ； miz di doeg.

Goeng'yungh　Doeng roenraemx、roenhaeux， Cing doeghuj， cawz doegcumx. Aeu daeuj yw baenzgam， ndokraek、ngwz haeb、binghbegdaiq、vuengzbiu、nyouhniuj、baenzfouz、nyouhdeih、baeznong、gyak.

Danyw　（1） Binghbegdaiq : ① Govuengzngoh、rag vaetdauz、rag gocijcwz、rag gofaiq gak 15 gwz， swnjgyaeujhen 10 gwz， cienq raemx gwn. ② Rag govuengzngoh 50 gwz， godahau 15 gwz， cienq raemx， seiz dungxiek gwn. ③ Govuengzngoh、rag gomuzginj gak 15 gwz， varoujgaeq 10 gwz， godungzhau 12 gwz， cienq raemx gwn.

（2） Nyouhniuj : Rag govuengzngoh 50 gwz， ganjgo'ngoz 25 gwz， cienq raemx gwn.

（3） Gyak : Govuengzngoh ndip 250 gwz， dub yungz， gya 5 gwz baengzsa gyaux yinz， aeu baengz bau cat giz bingh.

（4） Baenzfouz : Govuengzngoh、gocijcwz 20 gwz， fuzlingz、byaeknok、daezmbe gak 15 gwz， maenzbya、gocagseq gak 12 gwz， gocaglamz 10 gwz， cienq raemx gwn.

（5） Vuengzbiu : Govuengzngoh、byaeknok gak 12 gwz， goloedcaemj、gobaidoq gak 10 gwz， cienq raemx gwn.

053

三画

三对节

【药 材 名】三对节。

【别　　名】三多、接骨草、山利桐、齿叶贞桐。

【来　　源】马鞭草科植物三对节 *Clerodendrum serratum*（L.）Moon。

【形态特征】灌木，高可达 4 m。小枝四棱形，幼枝密被土黄色短柔毛，老枝暗褐色或灰黄色，具皮孔。叶 2~4 枚轮生或对生，倒卵状长圆形或长椭圆形，长 6~30 cm，宽 2.5~11.0 cm，边缘具锯齿，两面疏生短柔毛；叶柄长 0.5~1.0 cm 或近无柄。聚伞花序组成直立、展开的圆锥花序，顶生，密被黄褐色柔毛；苞片叶状宿存，花序主轴上的苞片 2~3 枚轮生，无柄；小苞片较小；花萼钟状，被柔毛，顶端平截或 5 钝齿；花冠淡紫色、蓝色或白色，近二唇形，5 裂，裂片倒卵形至长圆形，长 0.6~1.2 cm；雄蕊 4 枚，花柱 2 浅裂，与花丝均伸出花冠外。核果近球形，包于宿萼内，绿色或黑色，分裂为 1~4 个分核。花果期 6~12 月。

【生境分布】生于山坡疏林和谷地沟边灌木丛中。广西主要分布于河池、百色、崇左等地，贵州、云南、西藏等省区也有分布。

【壮医药用】

药用部位　全株。

性味　微苦、微涩，凉。

功用　调龙路、火路，清热毒，除湿毒，消肿痛。用于屙意咪（痢疾），肉扭（淋证），发旺（痹病），黄标（黄疸），林得叮相（跌打损伤），夺扼（骨折），外伤出血，呗（无名肿毒），呗脓（痈肿），蜈蚣咬伤。

注　孕妇慎服。

附方　（1）肉扭（淋证）：三对节、无根藤各 12 g，水煎服。

（2）林得叮相（跌打损伤），夺扼（骨折）：鲜三对节适量，捣烂酒炒，外敷患处。

（3）蜈蚣咬伤：鲜三对节叶、鲜一支箭各适量，捣烂，外敷患处。

（4）黄标（黄疸）：三对节 15 g，天名精 12 g，水煎服。

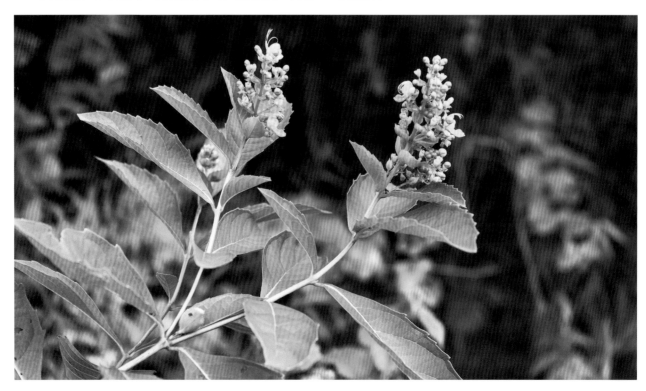

Samjdouq

【Cohyw】Samjdouq.

【Coh'wnq】Sanhdoh、gociepndok、sanhlidungz、cijyezcinhdungz.

【Goekgaen】Dwg gosamjdouq doenghgo majbenhcaujgoh.

【Yienghceij Daegdiemj】Faexca，sang ndaej daengz 4 mij. Nye iq seiq limq，nyeoiq saekhenjgeq laep roxnaeuz saekhenj mong，miz congh naeng. Mbaw 2~4 ben gvaengx maj roxnaeuz doxdoiq maj，yiengh luenzraez lumj gyaeq dingjbyonj，raez 6~30 lizmij，gvangq 2.5~11.0 lizmij，henzbien miz heujgawq，song mbiengj hwnj bwn'unq dinj mbangbyagbyag；gaenqmbaw raez 0.5~1.0 lizmij roxnaeuz gaenh mbouj miz gaenq. Gyaeujva comzliengj cujbaenz gyaeujva luenzsoem daengjsoh mhehai，maj gwnzdingj，hwnj bwn'unq saekhenjgeq yaedyub；liemqlup lumj mbaw louzdaengz bi daihngeih，mbawlup gwnz sug gyaeujva 2~3 mbaw gvaengx maj，mbouj miz gaenq；mbawlup lwg haemq iq；iemjva lumj cung，miz bwn'unq，dingjbyai bingz gat roxnaeuz 5 heuj bumj；mauhva saekaeujoiq、saeklamz roxnaeuz saekhau，gaenh yiengh song gak naengbak，5 dek，mbawseg lumj gyaeq dingjbyonj daengz luenzraez，raez 0.6~1.2 lizmij；simva boux 4 diuz，saeuva 2 dek feuz，caeuq seiva cungj iek ok rog mauhva. Cehmak gaenh yiengh giuz，duk youq ndaw iemj gaeuq，saekheu roxnaeuz saekndaem，dek baenz 1~4 aen cehfaen. 6~12 nyied haiva dawzmak.

【Diegmaj Faenbouh】Maj youq gwnz bo ndawn doeng faexmbang caeuq gwnz lug henz mieng ndaw cazcah. Guengjsae dingzlai maj youq Hozciz、Bwzswz、Cungzcoj daengj dieg，guek raeuz Gveicouh、Yinznanz、Sihcang daengj sengj gih caemh miz.

【Gij Guhyw Ywcuengh】

Giz guhyw　Daengx go.

Singqfeih　Loq haemz、loq saep，liengz.

Goeng'yungh　Diuz lohlongz、lohhuj，cing hujdoeg，cawz caepdoeg，siu foegin. Yungh youq okhaexmug，nyouhniuj，fatvangh，vuengzbiu，laemx doek deng sieng，ndokraek，rog sieng oklwed，baeznong，sipndang haebsieng.

Cawq　Mehmbwk daiqndang re gwn.

Danyw　（1）Nyouhniuj：Samjdouq、vuzgwnhdwngz gak 12 gwz，cienq raemx gwn.

（2）Laemx doek deng sieng，ndokraek：Samjdouq ndip aen liengh，doek yungz aeu laeuj cauj，oep giz in.

（3）Sipndangj haeb sieng：Mbaw samjdouq ndip、yizcihgyen ndip gak habliengh，doek yungz，oep gizsieng.

（4）Vuengzbiu：Samjdouq q 5 gwz，denhmingzcingh 12 gwz，cienq raemx gwn.

055

三画

三桠苦

【药 材 名】三叉苦。

【别　　名】三叉虎、跌打木、石蛤骨。

【来　　源】芸香科植物三桠苦 *Melicope pteleifolia* (Champ. ex Benth.) Hartley。

【形态特征】常绿灌木或小乔木，高可达 3 m，枝和叶有类似柑橘叶香气。树皮灰白色或灰绿色，光滑，有淡黄色皮孔，嫩枝的节部常呈压扁状，小枝的髓部大。三出复叶，小叶长椭圆形，两端尖，或短圆状披针形，长 6~20 cm，宽 2~8 cm，油点多；小叶柄甚短。圆锥花序腋生，长 4~12 cm，花甚多；萼片及花瓣均 4 片；花瓣淡黄色或白色，长 1.5~2.0 mm，有透明油点，雄花退化雌蕊细垫状凸起，密被短毛；雌花不育雄蕊有花药而无花粉。蓇果，分果瓣淡黄色或茶褐色，散生透明油点，每分果瓣有种子 1 粒；种子蓝黑色。花期 4~6 月，果期 7~10 月。

【生境分布】生于较荫蔽的山谷湿润地方或阳坡灌木丛中。广西各地均有分布，台湾、福建、江西、广东、海南、贵州、云南等省区也有分布。

【壮医药用】

药用部位　根、叶。

性味　苦，寒。

功用　调龙路、火路，清热毒，祛风毒，除瘴毒。用于贫痧（感冒），发得（发热），笃瘴（疟疾），流行性脑脊髓膜炎，流行性乙型脑炎，坐骨神经痛，林得叮相（跌打损伤），仲嘿唧尹（痔疮），货烟妈（咽痛），发旺（痹病），能啥能累（湿疹），皮炎，外耳道狠尹（疖肿），黄蜂蜇伤。

附方　（1）贫痧（感冒）：三叉苦、金银花、路边菊、兰香草各 15 g，水煎服。

（2）发得（发热）：三叉苦叶 50 g，牛筋草、生石膏各 100 g，桃仁 4 粒（冲碎），水煎服。

（3）林得叮相（跌打损伤）：三叉苦根、一箭球全草各 100 g，小榕树须根 50 g，水煎服，药渣布包熨敷伤痛处。

（4）外耳道狠尹（疖肿）：鲜三叉苦叶适量，捣烂绞取汁滴入耳内。

（5）仲嘿唧尹（痔疮）：鲜三叉苦叶适量，捣烂用纱布包，夜间塞患处。或水煎洗患处。

（6）货烟妈（咽痛）：三叉苦根 12 g，称量树根 15 g，玉叶金花 20 g，虫蜕 6 g，板蓝根 10 g，水煎服。

（7）发旺（痹病）：三叉苦叶、土黄连各 12 g，九节风、大钻、吹风藤各 10 g，水煎服。

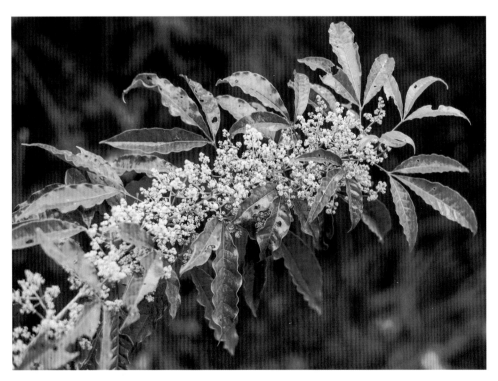

Gosamnga

【Cohyw】 Gosamnga.

【Coh'wnq】 Samngaguk、dezdajmuz、sizhahguj.

【Goekgaen】 Dwg gosamnga doenghgo yinzyanghgoh.

【Yienghceij Daegdiemj】 Go faexsang iq roxnaeuz faexcaz ciengzseiz heu，sang ndaej daengz 3 mij，nye caeuq mbaw miz gij heiqrang lumj mbaw makgam. Naengfaex haumong roxnaeuz heumong，ngaeuzngub，miz conghnaeng saek henjoiq，nyeoiq da'hoh benjbet，nyelwg giz ngviz hung. Mbaw fuzyez samok，mbawlwg raez mwnzgyaeq，song gyaeuj soem，roxnaeuz lumj luenz seiqfung byai menh soem raez 6~20 lizmij，gvangq 2~8 lizmij，diemjyouz lai；gaenqmbawlwg dinjdinj. Gyaeujva saeumwnzsoem majeiq，raez 4~12 lizmij，va loq lai；iemjva dem mbawva cungj miz 4 mbaw；mbawva henjdamh roxnaeuz hau，raez 1.5~2.0 hauzmij，diemjyouz ronghcingx，vaboux doiqvaq sim vameh lumj aendemh doed hwnjdaeuj，miz bwn dij yaedyubyub；vameh maen simva boux miz ywva hoeng mbouj miz faenjva. Aenmak，faen limqmak henjoiq roxnaeuz henjgeqcaz，sanq maj youzdiemj ronghcingx，limqlimq mak miz naedceh ndeu；ceh ndaemlamz. 4~6 nyied haiva，7~10 nyied dawzmak.

【Diegmaj Faenbouh】 Maj youq giz dieg cumxyinh ndaw lueg haemq beihraemh de roxnaeuz ndaw faexcaz mbiengj ndoi coh ndit. Guengjsae gak dieg cungj miz，guek raeuz Daizvanh、Fuzgen、Gyanghsih、Guengjdoeng、Haijnanz、Gveicouh、Yinznanz daengj sengj gih neix caemh miz.

【Gij Guhyw Ywcuengh】

Giz guhyw Rag、mbaw.

Singqfeih Haemz、hanz.

Goeng'yungh Diuz lohlungz、lohhuj，siu fungdoeg，cawz ciengdoeg. Ndaej aeu ma yw baenzsa，nohndat，dawzcieng，liuzhingzsing naujcizcuihmozyenz，liuzhingzsing yezhingznaujyenz，ndokhangx in，laemx doek deng sieng，baezhangx，conghhoz in，fatvangh，naenghumz naenglot，bizyenz，cezcungj，dinz ndat.

Danyw （1）Baenzsa：Gosamnga、vagimngaenz、lubenhgiz、lanzyanghcauj gak 15 gwz，cienq raemx gwn.

（2）Nohndat：Mbaw gosamnga 50 gwz，niuzginhcauj、siggaundip gak 100 gwz，cehmakdauz 4 naed（daem soiq），cienq raemx gwn.

（3）Laemx doek deng sieng：Rag gosamnga、yizcengiuz daengx go gak 100 gwz，ragsei goreiz 50 gwz，cienq raemx gwn.

（4）Cezcungj：Mbaw gosamnga ndip habliengh，doek yungz giux aeu raemxyw ndik haeuj ndaw rwz.

（5）Baezhangx：Mbaw gosamnga ndip habliengh，doek yungz aeu baengzsa duk，banhaemh oet mwnqbaez. Roxnaeuz cienq raemx swiq mwnqbaez.

（6）Conghhoz in：Rag gosamnga 12 gwz，rag faexcaenghlieng 15 gwz，gaeubeizhau 20 gwz，cungzdui 6 gwz，banjlangwnh 10 gwz，cienq raemx gwn.

（7）Fatvangh：Mbaw gosamnga、mauhvangzlenz gak 12 gwz，giujcezfungh、daihconq、cuihfunghdwngz gak 10 gwz，cienq raemx gwn.

057

三画

三叶木通

【药 材 名】三叶木通。

【别　　名】三叶藤、甜果木通、八月瓜藤、八月炸。

【来　　源】木通科植物三叶木通 *Akebia trifoliata*（Thunb.）Koidz.。

【形态特征】落叶木质藤本。茎皮灰褐色，有稀疏的皮孔及小疣点。掌状复叶互生或在短枝上簇生；小叶3片，纸质或薄革质，卵形至阔卵形，长4.0~7.5 cm，宽2~6 cm，先端钝或略凹入，具小凸尖，边缘具波状齿或浅裂；中央小叶柄较侧生小叶柄短。总状花序自短枝上簇生叶中抽出，花序下部有雌花1~2朵，上部有雄花15~30朵。雄花萼片3枚，淡紫色；雄蕊6枚，离生，排列为杯状，退化心皮3枚或4枚。雌花较大，萼片3枚，紫褐色；退化雄蕊6枚或更多，无花丝；心皮3~9枚，离生。果长圆形，长6~8 cm，直径2~4 cm，成熟时灰白略带淡紫色，沿腹缝线开裂；种子多数，扁卵形。花期4~5月，果期7~8月。

【生境分布】生于山地灌木丛中。广西主要分布于西北部、东北部等地，河北、山西、山东、河南、甘肃至长江流域各省区也有分布。

【壮医药用】

药用部位　根、藤茎、果实。

性味　苦，寒。

功用　通水道，调龙路、火路，除湿毒。用于笨浮（水肿），肉扭（淋证），胴尹（胃痛），睾丸炎，乳汁不通，京尹（痛经），京瑟（闭经），发旺（痹病），林得叮相（跌打损伤），骨痛（附骨疽），急性关节炎。

附方　（1）肉扭（淋证）：三叶木通根（或老藤茎）15 g，黄柏、薏苡仁、土茯苓各10 g，苍术3 g，水煎服。

（2）京瑟（闭经）：三叶木通果6 g，郁金、月季花各15 g，红花10 g，益母草20 g，水煎服。

（3）急性关节炎：三叶木通根、小毛蓼各10 g，牛膝、青风藤各15 g，枫木寄生12 g，水煎服。

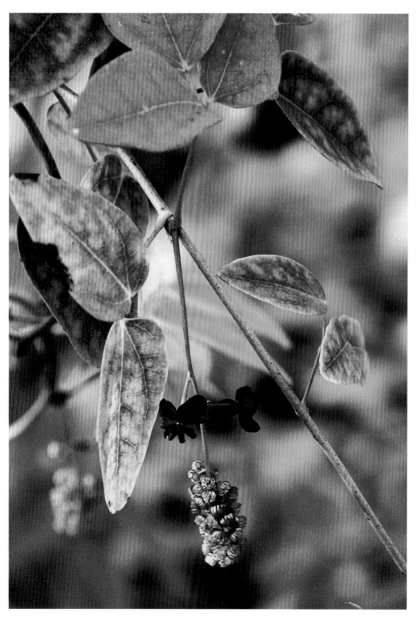

Gaeumuzdungh

【 Cohyw 】 Gaeumuzdungh.

【 Coh'wnq 】 Gaeusammbaw、makdiemz muzdungh、gaeu gvebatnyied、batnyied caq.

【 Goekgaen 】 Dwg gogaeumuzdungh doenghgo muzdunghgoh.

【 Yienghceij Daegdiemj 】 Cungj gaeu baenzfaex loenq mbaw de. Naengganj henjgeqmong, miz gij conghnaeng mbangbyag caeuq diemjrengq iq. Mbaw lumj angjfwngz maj doxcah roxnaeuz baenznyumq did gwnz nyedinjde；mbaw iq 3 mbaw, gyajceij roxnaeuz gyajnaeng mbang, lumj gyaeq daengz gyaeqhung, raez 4.0~7.5 lizmij, gvangq 2~6 lizmij, byai bumx roxnaeuz loq miz di mboep, miz di doedsoem, bien miz gij nyaz baenz bohlangq roxnaeuz baenz regfeuh；gaenq mbawlwg cungqgyang dinj gvaq gaenq mbawlwg majhenz. Gyaeujva daj ndaw mbaw comzmaj gwnz nyedinj yotok, baihlaj gyaeujva miz sim vameh 1~2 duj, baihgwnz miz simva boux 15~30 duj. Mbawlinx vaboux 3 mbaw, aeujdamh；simva boux 6 diuz, maj gek, baizlied baenz boi, simnaeng doiqvaq 3 naep roxnaeuz 4 naep. Vameh lai hung, mbawlinx 3 mbaw, henjgeqaeuj；simva boux doiqvaq 6 diuz roxnaeuz engq lai, mij seiva；simnaeng 3~9 naep, maj gek. Mak luenz, raez 6~8 lizmij, hung 2~4 lizmij, geq le begmong cix daiq di aeujdamh, ciz luengdungx reghai；ceh lai, baenz gyaeqbenj. 4~5 nyied haiva, 7~8 nyied dawzmak.

【 Diegmaj Faenbouh 】 Hwnj ndaw faexcaz ndaw bya. Guengjsae dingzlai hwnj laeng gveisihbwz、gveidunghbwz daengj dieg neix, guek raeuz Hozbwz、Sanhsih、Sanhdungh、Hoznanz、Ganhsuz daengz rangh dieg Cangzgyangh gak sengj gih caemh miz.

【 Gij guhw ywcuengh 】

Giz guhyw　Rag、ganjgaeu、mak.

Singqfeih　Haemz, hanz.

Goeng'yungh　Doeng roenraemx, diuz lohlungz、lohhuj, cawz doegcumx. Yungh youq baenzfouz, nyouhniuj, dungx in, cehraem in, raemxcij mbou doeng, dawsaeg in, dawsaeg gaz, fatvangh, laemx doek deng sieng, guzyungh, gizsing gvanhcezyenz.

Danyw　（1）Nyoujniuj：Rag gaeumuzdungh（roxnaeuz ganjgaeu geq）15 gwz, vuengzbek、yiyijyinz、dojfuzlingz gak 10 gwz, canghsuz 3 gwz, cienq raemx gwn.

（2）Dawzsaeg gaz：Mak gaeumuzdungh 6 gwz, yuzginh、vayezgi gak 15 gwz, govahoengz 10 gwz, yimujcauj 20 gwz, cienq raemx gwn.

（3）Gizsing gvanhcezyenz：Rag gaeumuzdungh、gaeubengqlaeu gak 10 gwz, baihdoh、cinghfunghdwngz gak 15 gwz, gosiengzraeu 12 gwz, cienq raemx gwn.

059

三画

三脉球兰

【药 材 名】铁草鞋。

【来　　源】萝藦科植物三脉球兰 *Hoya pottsii* Traill。

【形态特征】附生攀缘灌木。植株除花冠内面外其余均无毛。叶片肉质，卵圆形至卵圆状长圆形，先端急尖，基部圆形至近心形，长 6.5~12.0 cm，宽 3.5~5.5 cm；基出脉 3 条；叶柄肉质，顶端具小腺体。聚伞花序伞形状腋生；花冠白色，心红色，直径约 1 cm，花冠裂片宽卵形，内面具长柔毛。蓇葖线状长圆形，向顶端渐尖，长约 11 cm，直径约 8 mm，外果皮有黑色斑点；种子线状长圆形，具白色绢质种毛。花期 4~5 月，果期 8~10 月。

【生境分布】生于密林中，附生于大树上。广西主要分布于灵山、陆川、博白等地，云南、广东、台湾等省区也有分布。

【壮医药用】

药用部位　全株。

性味　苦、辣，平。

功用　通龙路，化瘀毒，消肿痛。用于林得叮相（跌打损伤），夺扼（骨折），呗脓（痈肿），贫痧（感冒），外伤，埃病（咳嗽）。

附方　（1）呗脓（痈肿）：铁草鞋、虎杖各 15 g，水煎服。

（2）贫痧（感冒）：铁草鞋、三姐妹、马鞭草、罗勒各 15 g，水煎服。

（3）埃病（咳嗽）：铁草鞋 15 g，陈皮、射干、龙脷叶各 10 g，水煎服。

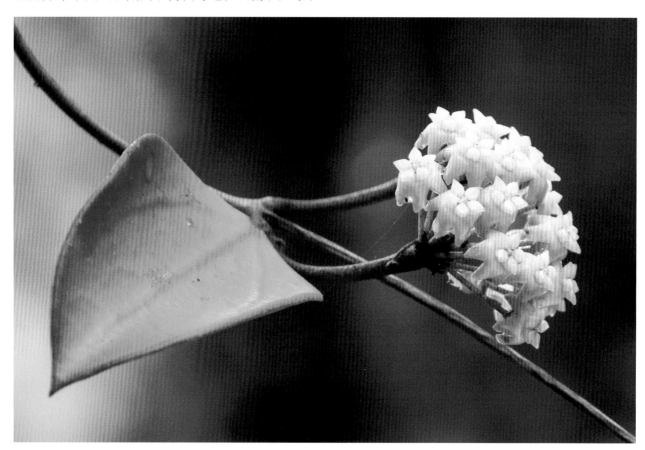

Gaeuhaizcauj

【 Cohyw 】 Gaeuhaizcauj.

【 Goekgaen 】 Dwg gogaeuhaizcauj doenghgo lozmozgoh.

【 Yienghceij Daegdiemj 】 Dwg gofaexcaz nangq maj. Daengx go cawz baihndaw mauhva gijwnq cungj mbouj miz bwn. Mbaw nohna raemx lai，yiengh luenzgyaeq daengz yiengh lumj aen'gyaeq yienghluenzraez，byai mbaw fwt soem，goek luenz daengz ca mbouj lai lumj aensim，raez 6.5~12.0 lizmij，gvangq 3.5~5.5 lizmij；lajgoek ok 3 diuz meg；gaenzmbaw nohna raemx lai，gwnzdingj miz lwgsaq. Gyaeujva comzliengj lumj aenliengj maj goekmbaw；mauhva saekhau，sim saekhoengz，cizging daihgaiq lizmijndeu，limqveuq mauhva lumj gyaeq gvangq，mbiengj baihndaw miz bwn'unq raez. Makveuq yienghsienq yienghluenzraez，coh gwnzdingj menhmenh bienq soem，daihgaiq raez 11 lizmij，cizging daihgaiq 8 hauzmij，rog naengmak miz diemjraiz saekndaem；ceh yienghsienq yienghluenzraez，miz bwnceh saekhau lumj baengzcouz. 4~5 nyied haiva，8~10 nyied dawzmak.

【 Diegmaj Faenbouh 】 Maj youq ndaw ndoeng deih，nem maj youq gwnz faexhung. Guengjsae cujyau faenbouh youq Lingzsanh、Luzconh、Bozbwz daengj dieg，guek raeuz Yinznanz、Guengjdoeng、Daizvanh daengj sengj gihhix miz faenbouh.

【 Gij Guhyw Ywcuengh 】

Giz guhyw　Daengx go.

Singqfeih　Haemz、manh、bingz.

Goeng'yungh　Diuz lohlungz，siu doegcwk，siu foeg dingz in. Yungh daeuj yw Laemx doek deng sieng，ndokraek，baeznong，baenzsa，rog sieng，baenzae.

Danyw　（1）Baeznong：Gaeuhaizcauj、godiengangh gak 15 gwz，cienq raemx gwn.

（2）Baenzsa：Gaeuhaizcauj、goriengvaiz、gobienmax、goroixlanz gak 15 gwz，cienq raemx gwn.

（3）Baenzae：Gaeuhaizcauj 15 gwz，naengmakgam、goriengbyaleix、mbawlinxlungz gak 10 gwz，cienq raemx gwn.

061

三画

三叶崖爬藤

【药 材 名】三叶青。

【别　　名】乌蜂药、小扁藤、三叶扁藤、骨碎藤、血见愁。

【来　　源】葡萄科植物三叶崖爬藤 *Tetrastigma hemsleyanum* Diels et Gilg。

【形态特征】多年生草质攀缘藤本，长可超过10 m。块根卵圆形或椭圆形，外表黑褐色。小枝纤细，无毛或被疏柔毛。卷须不分枝，相隔两节间断与叶对生。掌状复叶，小叶 3 片，草质，小叶披针形、长椭圆状披针形和卵状披针形，长 3~10 cm，宽 1.5~3.0 cm，顶端渐尖，侧生小叶基部不对称，边缘具疏锯齿；叶柄长 2~7 cm，中央小叶柄长 0.5~1.8 cm，侧生小叶柄长 0.3~0.5 cm。聚伞花序腋生，花小，黄绿色；花序梗和花梗均被短柔毛；萼碟形，萼齿卵状三角形；花瓣 4 片，卵圆形，高 1.3~1.8 mm，顶端具小角无毛；雄蕊 4 枚；花盘和柱头 4 裂。浆果近球形或倒卵球形，直径约 0.6 cm；种子 1 粒，腹面洼穴呈沟状从下向上斜展。花期4~6 月，果期 8~11 月。

【生境分布】生于山坡灌木丛、山谷、溪边林下岩石缝中。广西主要分布于全州、上思、德保、乐业、隆林、钟山、南丹、龙州等地，江苏、浙江、江西、福建、台湾、广东、湖北、湖南、四川、贵州、云南、西藏等省区也有分布。

【壮医药用】

药用部位　根、全株。

性味　苦，凉。

功用　清热毒，消肿痛。用于林得叮相（跌打损伤），笨埃（甲状腺肿大），外伤出血，毒蜂蜇伤。

附方　（1）林得叮相（跌打损伤）：三叶青根、小罗伞各 12 g，水蜈蚣 15 g，三块瓦 6 g，水、酒各半煎服。

（2）外伤出血：三叶青藤、柱果铁线莲各 15 g，水煎服。

（3）毒蜂蜇伤：三叶青藤、望江南各 15 g，水煎服。

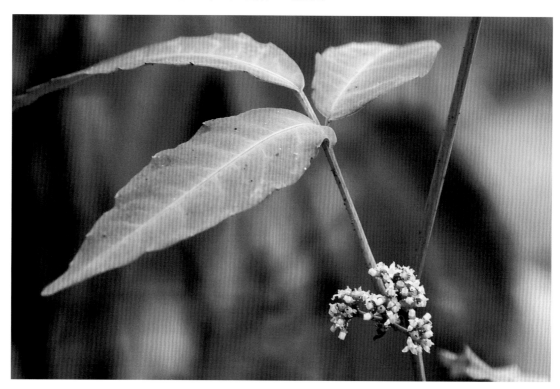

Gaeundoksoiq

【Cohyw】Gaeundoksoiq.

【Coh'wnq】Vuhfunghyoz、gaeubenjlwg、gaeubenj sam mbaw、guzsuidwngz、hezgencouz.

【Goekgaen】Dwg gogaeundoksoiq doenghgo buzdauzgoh.

【Yienghceij Daegdiemj】Gogaeu benzruenz lumj rum maj geij bi，raez ndaej daengz 10 lai mij. Ndaekrag luenzgyaeq roxnaeuz mwnzgyaeq，baihrog naeng ndaemmoenq. Nyelwg saeqset，mij bwn roxnaeuz miz bwn'unq mbang. Mumh gienj mbouj dok nye，doxgek song hoh gatduenh maj doxdoiq. Mbaw fuzyez lumj fwngz，mbawlwg 3 mbaw，unqrum，mbawlwg byai menh soem、luenzbenjraez byai menh soem caeuq lumj gyaeq byai menh soem，raez 3~10 lizmij，gvangq 1.5~3.0 lizmij，byai ciemh soem，mbawlwg song henz giz goek mbouj doxdaengh，henzbien miz ngazgawq mbang；gaenqmbaw raez 2~7 lizmij，cungqgyang gaenqmbaw'iq raez 0.5~1.8 lizmij，gaenqmbaw'iq maj henz raez 0.3~0.5 lizmij. Gij va comzliengj majeiq，va iq，henjheu；ganj foengqva caeuq gaenqva cungj miz bwn'unq dinj；iemjva lumj deb，heujiemj lumj gyaeq yiengj samgak；limqva 4 mbaw，lumj gyaeq，sang 1.3~1.8 hauzmij，byai miz gok iq，mbouj miz bwn；simva boux 4 naep；buenzva caeuq gyaeujsaeu cungj 4 lig. Aenmak gaenh loq luenz roxnaeuz lumj gyaeqluenz dauqbyonj，cizging daihgaiq 0.6 lizmij；ceh naed ndeu，mbiengj dungx dokgumz lumj mieng daj baihlaj doxhwnj mbat mbe. 4~6 nyied haiva，8~11 nyied dawzmak.

【Diegmaj Faenbouh】Maj youq ndaw cazfaex gwnz ndoi、ndaw lueg、henz rij laj faex ndaw luengq rin. Guengjsae dingzlai maj youq Cenzcouh、Sangswh、Dwzbauj、Lozyez、Lungzlinz、Cunghsanh、Nanzdanh、Lungzcouh daengj dieg neix，guek raeuz Gyanghsuh、Gyanghsih、Cezgyangh、Fuzgen、Daizvanh、Guengjdoeng、Huzbwz、Huznanz、Swconh、Gveicouh、Yinznanz、Sihcang daengj sengj gih neix caemh miz.

【Gij Guhyw Ywcuengh】

Giz guhyw　Rag、daengx go.

Singqfeih　Haemz，liengz.

Goeng'yungh　Siu ndatdoeg，siu gaeh in. Ndaej yw laemx doek deng sieng，baenzai，rog sieng oklwed，dinzdoq ndatsieng.

Danyw （1）Laemx doek deng sieng：Rag gaeundoksoiq、siujlozsanj 12 gwz，sipndamjraemx 15 gwz，samgipvax 6 gwz，laeuj raemx gag dingz cienq gwn.

（2）Rog sieng oklwed：Gaeundoksoiq、cu'goj dezsenlenz gak 15 gwz，cienq raemx gwn.

（3）Dinzdoq ndatsieng：Gaeundoksoiq、vanggyanghnanz gak 15 gwz，cienq raemx gwn.

063

三画

三头水蜈蚣

【药 材 名】三头水蜈蚣。

【别　　名】金扭子、护心草、五粒关草。

【来　　源】莎草科植物三头水蜈蚣 *Kyllinga bulbosa* P. Beauvois。

【形态特征】草本植物，高可达 25 cm。根状茎短。秆丛生，扁三棱形，基部呈鳞茎状膨大。叶短于秆，宽 2~3 mm，柔弱，折合或平张，边缘具疏刺。叶状苞片 2~3 枚，长于花序，极展开，后期常向下反折；穗状花序 3 个（偶尔 1 个或 4~5 个）排列紧密呈团聚状，居中者宽圆卵形，较大，长 5~6 mm，侧生者球形，直径 3~4 mm，均具极多数小穗。小穗排列极密，长圆形，长 2.0~2.5 mm，具 1 朵花；鳞片膜质，卵形或卵状椭圆形，长 2.0~2.5 mm，淡绿黄色，具红褐色树脂状斑点，背面具龙骨状突起，脉 7 条；雄蕊 1~3 枚；柱头 2 个，长于花柱。小坚果长圆形，扁平凸状，长为鳞片的 2/3~3/4，淡棕黄色。

【生境分布】生于水边、路旁、水田及旷野湿地。广西主要分布于融水、柳州、龙胜、金秀、岑溪等地，广东、海南、福建、台湾、云南等省区也有分布。

【壮医药用】

药用部位　全草。

性味　微苦、辣，平。

功用　调龙路、火路，祛风毒，除湿毒，止痛。用于胴尹（胃痛），京尹（痛经），发旺（痹病），林得叮相（跌打损伤）。

附方　（1）胴尹（胃痛）：三头水蜈蚣 10 g，大叶风沙藤 20 g，水煎服。

（2）发旺（痹病）：三头水蜈蚣 30 g，水煎服。

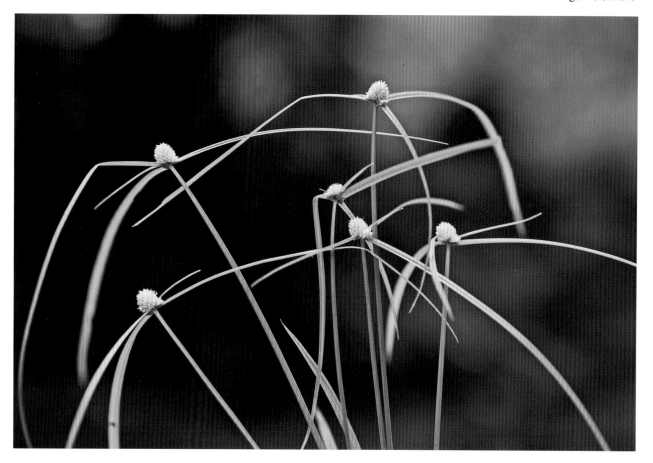

Gosamremj

【Cohyw】Gosamremj.

【Coh'wnq】Ginhniujswj、husinhcauj、vujlizgvanhcauj.

【Goekgaen】Dwg gosamremj doenghgo sahcaujgoh.

【Yienghceij Daegdiemj】Gorum, sang ndaej daengz 25 lizmij. Ganj dinj yienghrag. Ganj maj baenz byoz, mban sam gak, goek baenz gyaepganj bongqhung. Mbaw dinj gvaq ganj, gvangq 2~3 hauzmij, unqnyieg, dajdoeb roxnaeuz mbebingz, henzbien miz lengq diuz bwngaiz. Mbawlup 2~3 mbaw, raez gvaq gyaeujva, iet raezrangrang, maj daengz doeklaeng ciengzseiz euj byonj doxroengz; gyaeujva baenzriengz 3 aen （mizseiz aen ndeu roxnaeuz 4~5 aen）baiz ndaetndwt doxcomz youq itheij, gyaeujva cungqgyang gvangqluenz lumj gyaeq, haemq hung, raez 5~6 hauzmij, maj henz baenz luenz, cizging 3~4 hauzmij, cungj miz haujlai riengiq. Riengiq baiz ndaetndwt, luenzraez, raez 2.0~2.5 hauzmij, miz mauhva ndeu; gyaep unq mbang lumj i, lumj gyaeq roxnaeuz lumj gyaeqraez, raez 2.0~2.5 hauzmij, heuhenj oiq, miz diemjraiz hoengzhenjgeq lumj iengfaex, baihlaeng miz duqdoed lumj ndoklungz, meg 7 diuz; simva boux 1~3 diuz; gyaeujsaeu 2 aen, raez gvaq saeuva. Makndangj iq luenzraez, yiengh mban doed, raez daihgaiq dwg 2/3~3/4 limqgyaep, daephenjoiq.

065

三画

【Diegmaj Faenbouh】Maj youq henz raemx、henz loh、ndaw naz roxnaeuz diegfwz cumxyinh. Guengjsae dingzlai maj youq Yungzsuij、Liujcouh、Lungzswng、Ginhsiu、Cwnzhih daeng dieg, guek raeuz Guengjdoeng、Haijnanz、Fuzgen、Daizvanh、Yinnanz daengj sengj gih caemh miz.

【Gij Guhyw Ywcuengh】

Giz guhyw　Daengx go.

Singqfeih　Loq haemz、manh, bingz.

Goeng'yungh　Diuz lohlungz、lohhuj, cawz fungdoeg, cawz doegcaep, dingz in. Yungh youq dungx in, dawzsaeg in, fatvangh, laemx doek deng sieng.

Danyw　（1）Dungx in：Gosamremj 10 gwz, dayez funghsahdwngz 20 gwz, cienq raemx gwn.

（2）Fatvangh：Gosamremj 30 gwz, cienq raemx gwn.

三角叶风毛菊

【药材名】三角叶风毛菊。

【别 名】野烟。

【来 源】菊科植物三角叶风毛菊 *Saussurea deltoidea*（DC.）Sch.-Bip.。

【形态特征】二年生草本，高可达 2 m。茎、叶片两面、果均被毛。茎直立，有棱。中下部茎叶叶柄长 3~6 cm，被毛，叶片大头羽状全裂，顶裂片大，三角形或三角状戟形，长约 20 cm，宽达 15 cm，侧裂片小，1~2 对，对生或互生，长椭圆形、椭圆形或三角形，羽轴有狭翼；上部茎叶有短柄，叶小，不分裂，三角形、三角状卵形或三角状戟形；最上部茎叶有短柄或几无柄，叶更小，披针形或长椭圆形；全部叶边缘具齿或最上部叶全缘，下面灰白色。头状花序大，下垂或歪斜，有长花梗，单生于茎端或枝端或在茎枝顶排列成圆锥花序。总苞半球形或宽钟状，总苞片 5~7 层；小花淡紫红色或白色，长约 11.5 mm，外面有淡黄色的小腺点。瘦果倒圆锥状，长 5 mm，黑色，有横皱纹和具锯齿的小冠；白色冠毛 1 层，羽毛状。花果期 5~11 月。

【生境分布】生于山坡、草地、林下、灌木丛、荒地、牧场、杂木林中及河谷林缘。广西主要分布于融安、全州、兴安、资源、那坡、田林、隆林、贺州、富川、天峨、金秀等地，陕西、浙江、福建、江西、广东、湖北、湖南、四川、云南、贵州、西藏等省区也有分布。

【壮医药用】

药用部位 根、叶。

性味 甜、微苦，温。

功用 利谷道，催乳，祛风毒，除湿毒。用于产后乳少，隆白呆（带下），东郎（食滞），腹胀，尊寸（脱肛），啵疳（疳积），胴尹（胃痛），夺扼（骨折），发旺（痹病）。

附方 （1）产后乳少：三角叶风毛菊根 15 g，五指毛桃、王不留行各 30 g，花生 25 g，猪蹄 250 g，水炖，食肉喝汤。

（2）胴尹（胃痛）：三角叶风毛菊根、金不换各 10 g，姜黄 15 g，水煎服。

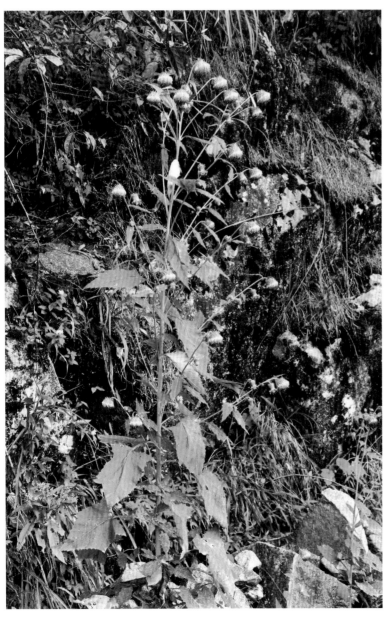

Go'ienndoeng

【Cohyw】Go'ienndoeng.

【Coh'wnq】Goiencwx.

【Goekgaen】Dwg Go'ienndoeng doenghgo gizgoh.

【Yienghceij Daegdiemj】Dwg go'nywj maj song bi，ndaej sang daengz 2 mij. Ganj、song mbiengj mbaw、mak cungj miz bwn. Ganj daengjsoh，miz limq. Gaenzmbaw gij mbaw duenhg yang duenh laj raez 3~6 lizmij，miz bwn，gij mbaw gyaeujhung lumj fwed veuq daengz laj，mbawveuq gwnzdingj hung，yienghsamgak roxnaeuz yienghsamgak lumj fag lem，daihgaiq raez 20 lizmij，gvangq daengz 15 lizmij，mbawveuq vang iq，1~2 doiq，maj doxdoiq roxnaeuz maj doxciep，raez yienghbomj、yienghbomj roxnaeuz yienghsamgak，sugfwed miz fwedgeb；ganjmbaw baihgwnz miz gaenzdinj，mbawsaeq，mbouj faenveuq yienghsamgak、yiengh samgak yiengh luenz roxnaeuz yienghsamgak lumj fag lem；ganjmbaw ceiq baihgwnz miz gaenzdinj roxnaeuz ca mbouj lai mbouj miz gaenz，mbaw engq iq，yienghlongzcim roxnaeuz yienghbomj raez；Gij bienmbaw cungj miz heuj roxnaeuz gij bienmbaw ceiq gwnz bingzraeuz，baihlaj saekhaumong. Vahsi lumj aen'gyaeuj hung，duengq roxnaeuz ngeng，miz gaenzva raez，dan maj youq gwnzdingj nye roxnaeuz byainye baiz baenz vahsi luenzsoem. Dujlup lumj buenq aen'giuz roxnaeuz aencung gvangq，mbawvalup 5~7 caengz；va'iq saekaeujhoengz mong roxnaeuz saekhau，daihgaiq raez 11.5 hauzmij，baihrog miz diemjdu saeq saekhenjoiq. Makhaep yiengh luenzsoem dauqdingq，raez 5 hauzmij，saekndaem，miz raiznyaeuq bang caeuq mauh'iq miz heujgawq；bwnmauhva saekhau caengz ndeu，lumj fwed nei. 5~11 nyied haiva dawzmak.

【Diegmaj Faenbouh】Maj youq gwnz bo、diegnywj、laj ndoeng、faexcaz、diegfwz、dieglanghvaiz、ndaw ndoeng faexcab caeuq henz ndoeng raiq dah. Guengjsae cujyau faenbouh youq Yungzanh、Cenzcouh、Hingh'anh、Swhyenz、Nazboh、Denzlinz、Lungzlinz、Hozcouh、Fuconh、Denhngoz、Ginhsiu daengj dieg，guek raeuz Sanjsih、Cezgyangh、Fuzgen、Gyanghsih、Guengjdoeng、Huzbwz、Huznanz、Swconh、Yinznanz、Gveicouh、Sihcang daengj sengj gih hix miz.

【Gij Guhyw Ywcuengh】

Giz guhyw Rag、mbaw.

Singqfeih Van、loq haemz，raeuj.

Goeng'yungh Leih roenhaeux，coicij，cawz doegfung，cawz doegcumx. Yungh daeuj yw canj gvaq cij noix，roengzbegdaiq，dungx raeng，gyoenjconh，baenzgam，dungx in，ndokraek，fatvangh.

Danyw （1）Canj gvaq cij noix：Rag go'ienndoeng 15 gwz，gocijcwz、makfob gak 30 gwz，duhdoem 25 gwz，vemou 250 gwz，dumq aeu，gwn noh gwn dang.

（2）Dungx in：Rag go'ienndoeng、golaeng'aeuj gak 10 gwz，hinghenj 15 gwz，cienq raemx gwn.

067

三画

干花豆

【药 材 名】水罗伞。

【别 名】虾须草、土甘草、玉郎伞、福特木、野京豆。

【来 源】蝶形花科植物干花豆 *Fordia cauliflora* Hemsl.。

【形态特征】直立灌木，高可达 2 m。茎粗壮，散生皮孔；幼枝密被短柔毛。羽状复叶长可达 50 cm；托叶钻形，长 2.0~2.5 cm，宿存；小叶达 12 对，长圆形，中部叶较大，最下部 1~2 对叶较小，长 4~12 cm，宽 2.5~3.0 cm，先端长渐尖，下面密被平伏细毛；小托叶丝状，长 8~10 mm，宿存。总状花序长 15~40 cm，着生于侧枝基部或老茎上，有时 2~3 枝簇生于花节上，球形，簇生 3~10 朵花；花萼钟状，萼齿浅三角形；花冠紫红色，旗瓣圆形，具瓣柄；子房被柔毛，无柄，胚珠 2 枚。荚果棍棒状，扁平，长 7~10 cm，宽 2.0~2.5 cm，被毛或无毛；种子 1~2 粒。花期 5~9 月，果期 6~11 月。

【生境分布】生于山地灌木林中。广西主要分布于容县、百色、田东、那坡、凌云、昭平、天峨、崇左、扶绥、宁明、龙州等地，广东省也有分布。

【壮医药用】

药用部位　根。

性味　甜、微酸，平。

功用　通龙路，调谷道、气道，清热毒，除湿毒。用于发旺（痹病），林得叮相（跌打损伤），夺扼（骨折），肾内核尹（肾虚腰痛），喯疳（疳积），胴尹（胃痛），埃病（咳嗽），呗叮（疔）。

附方　（1）肺虚埃病（咳嗽）：水罗伞、乌肺叶、玉叶金花各 15 g，水煎服。

（2）胴尹（胃痛）：水罗伞、五指毛桃各 12 g，牛大力、黑老虎各 15 g，水煎服。

（3）发旺（痹病）：水罗伞、千斤拔各 12 g，过山龙 15 g，水煎服。

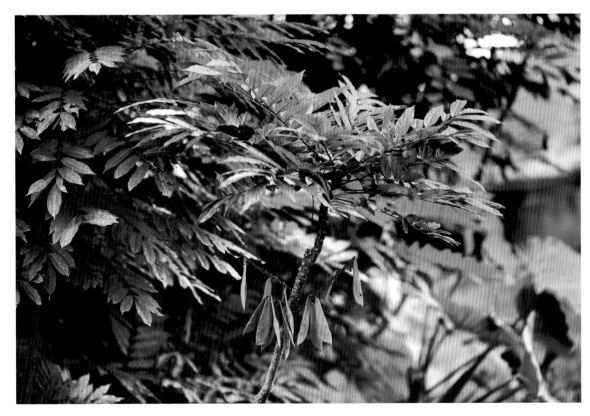

Goliengjraemx

【Cohyw】Goliengjraemx.

【Coh'wnq】Nywjmumhgungq、gamcaujdoj、goyilangzsanj、gofuzdwzmuz、goyejginghdou.

【Goekgaen】Dwg goliengjraemx doenghgo dezhingzvahgoh.

【Yienghceij Daegdiemj】Go faexcaz daengjsoh，sang ndaej daengz 2 mij. Ganj cocat，miz naengcongh sanq maj；nyeoiq miz bwn'unq dinj deihdub. Lai mbaw lumj fwed，raez ndaej daengz 50 lizmij；mbawdak yiengh lumj consiz，raez 2.0~2.5 lizmij，ce louz；mbawsaeq daengz 12 doiq，yiengh luenzraez，gij mbaw cungqgyang haemq hung，ceiq baihlaj 1~2 doiq mbaw loq saeq，raez 4~12 lizmij，gvangq 2.5~3.0 lizmij，byaimbaw raez menhmenh bienq soem，baihlaj deihdub dwk maj miz bwnsaeq bingzbub；mbawdak saeq lumj sei，raez 8~10 hauzmij，lw louz. Vahsi baenz foengq raez 15~40 lizmij，maj youq goek nyevang roxnaeuz gwnz ganjgeq，mizseiz 2~3 nye maj baenz caz maj youq gwnz hohva，luenz lumj aen'giuz，baenz caz maj 3~10 duj va；iemjva yiengh lumj aencung，heujiemj yienghsamgak feuh；mauhva saekaeujhoengz，limqva gwnz luenz，miz gaenqlimq；fuengzlwg miz bwn'unq，mbouj mizgaenq，cawzngaz 2 naed. Duhfaek lumj faexgyaengh benjbingz，raez 7~10 lizmij，gvangq 2.0~2.5 lizmij，miz bwn roxnaeuz mbouj miz bwn，miz 1~2 naed ceh. 5~9 nyied haiva，6~11 nyied dawzmak.

【Diegmaj Faenbouh】Maj youq diegbya ndaw faexcaz. Guengjsae cujyau faenbouh youq Yungzzyen、Bwzswz、Denzdungh、Nazboh、Lingzyinz、Caubingz、Denhngoz、Cungzcoj、Fuzsuih、Ningzmingz、Lungzcouh daengj dieg，guek raeuz Guengjdoeng Sengj hix miz.

【Gij Guhyw Ywcuengh】

Giz guhyw　Rag.

Singqfeih　Van、loq soemj，bingz.

Goeng'yungh　Doeng lohlungz，diuz roenhaeux、roenheiq，siu doeghuj，cawz doegcumx. Yungh daeuj yw fatvangh，laemx doek deng sieng，ndokraek，mak haw hwetin，baenzgam，dungx in，baenzae，baez.

Danyw（1）Bwt haw baenzae：Goliengjraemx、go'maksoemjrumz、gobeizhau gak 15 gwz，cienq raemx gwn.

（2）Dungx in：Goliengjraemx、gocijcwz gak 12 gwz，ngaeuxbya、gaeucuenqhung gak 15 gwz，cienq raemx gwn.

（3）Fatvangh：Goliengjraemx、goragdingh gak 12 gwz，gosanhlungz 15 gwz，cienq raemx gwn.

069

三画

土人参

【药 材 名】土人参。

【别　　名】申时花、飞来参、棵红燕。

【来　　源】马齿苋科植物土人参 *Talinum paniculatum*（Jacq.）Gaertn.。

【形态特征】一年生或多年生草本，全株无毛，高可达 1 m。主根粗壮，圆锥形，有少数分枝，皮黑褐色，断面乳白色。茎直立，肉质，基部近木质。叶互生或近对生，近无柄，叶片稍肉质，倒卵形或倒卵状长椭圆形，长 5~10 cm，宽 2.5~5.0 cm，顶端急尖，有时微凹，具短尖头。圆锥花序顶生或腋生，较大形，常二叉状分枝，具长花序梗；花小，直径约 6 mm；花梗长 5~10 mm；萼片 2 枚，卵形，紫红色，早落；花瓣粉红色或淡紫红色，长椭圆形，长 6~12 mm；雄蕊 10~20 枚，比花瓣短，子房球形。蒴果近球形，直径约 0.4 cm，3 瓣裂，坚纸质；种子多数。花期 6~8 月，果期 9~11 月。

【生境分布】生于阴湿地。广西各地均有分布，国内中部和南部均有栽培。

【壮医药用】

药用部位　根。

性味　甜，平。

功用　调龙路，通气道，补气虚。用于钵痨（肺结核），脾虚劳倦，约经乱（月经不调），埃病（咳嗽），陆裂（咳血），勒爷濑幽（小儿遗尿），产呱耐（产后虚弱），寝汗（盗汗），兰喯（眩晕）。

附方　（1）钵痨（肺结核），陆裂（咳血）：土人参 15 g，沙参、铁包金各 12 g，麦冬、竹叶、不出林各 10 g，水煎服。

（2）脾虚劳倦：土人参、五指毛桃各 15 g，倒水莲、牛大力、茯苓各 10 g，白术 12 g，升麻 6 g，水煎服。

（3）兰喯（眩晕）：土人参、沙参、麦冬、天竺黄、土黄连、竹叶、牡丹皮各 10 g，黄花倒水莲、生地黄各 12 g，水煎服。

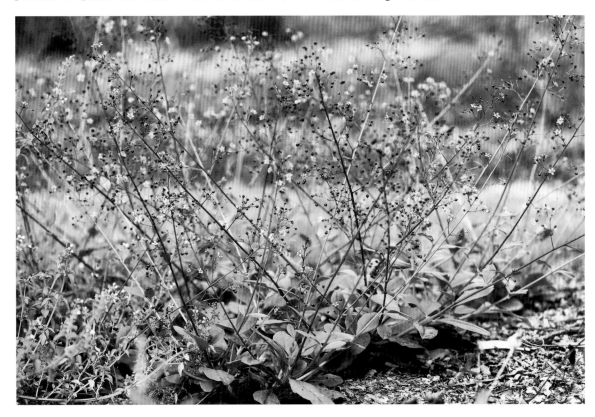

Gocaenghnaengh

【Cohyw】Gocaenghnaengh.

【Coh'wnq】Gosinhsizvah、gofeihlaizsinh、gogohhungzyen.

【Goekgaen】Dwg gocaenghnaengh doenghgo majcijgengoh.

【Yienghceij Daegdiemj】Dwg go'nywj maj bi ndeu roxnaeuz maj lai bi，Daengx go mbouj miz bwn，sang ndaej daengz 1 mij. Rag cocat，yienghhluenzsoem，miz dingz noix faen nye，naeng saekhenjgeq ndaem，mienhgat saekhaucij. Ganj daengjsoh，na youh unq，goek ca mbouj lai dwg faex. Mbaw doxciep maj roxnaeuz ca mbouj lai doxdoiq maj，ca mbouj lai mbouj miz gaenq，mbaw loq na youh unq，yiengh aen'gyaeq dauqdingq roxnaeuz yiengh aen'gyaeq dauqdingq yiengh luenzgyaeq raez，raez 5~10 lizmij，gvangq 2.5~5.0 lizmij，byai mbaw fwt soem，miz seiz loq mboep，miz gyaeujsoem dinj. Vahsi yenzcuih maj gwnzdingj roxnaeuz maj lajgoek mbaw，haemq hung，ciengz baenz song ca faen nye，miz ganj vahsi raez；va iq，cizging daihgaiq 6 hauzmij；gaenqva raez 5~10 hauzmij；iemjva 2 mbaw，yiengh lumj aen'gyaeq，saekaeujhoengz，doek ndaej caeux；limqva saekhoengzmaeq roxnaeuz saekaeujhoengz mong，yiengh luenzgyaeq raez，raez 6~12 hauzmij；simva boux 10~20 diuz，dinj gvaq limqva fuengzlwg lumj aengiuz. Duhfaek ca mbouj lai luenz lumj aen'giuz，cizging daihgaiq 0.4 lizmij，3 limq veuq，lumj ceijgeng；dingzlai dwg ceh. 6~8 nyied haiva，9~11 nyied dawzmak.

【Diegmaj Faenbouh】Maj youq diegcumx diegraemh. Guengjsae gak dieg cungj miz faenbouh，guek raeuz cunghbu caeuq nanzbu cungj miz ndaem.

【Gij Guhyw Ywcuengh】

Giz guhyw　Rag.

Singqfeih　Van，bingz.

Goeng'yungh　Diuz lohlungz，doeng roenheiq，bouj heiqnoix. Aeu daeuj yw bwtlauz，mamx haw ndang naiq，dawzsaeg luenh，baenzae，rueglwed，lwgnyez raixnyouh，canj gvaq naiq，ok hanhheu，ranzbaenq.

Danyw　（1）Bwtlauz，rueglwed：Gocaenghnaengh 15 gwz，gosacaem、goganggaeuj gak 12 gwz，megdoeng、mbawfaexcuk、cazdeih gak 10 gwz，cienq raemx gwn.

（2）Mamx haw ndang naiq：Gocaenghnaengh、gocijcwz gak 15 gwz，swnjgyaeujhen、ngaeuxbya、fuzlingz gak 10 gwz，begsaed 12 gwz，goswngmaz 6 gwz，cienq raemx gwn.

（3）Ranzbaenq：Gocaenghnaengh、gosacaem、megdoeng、denhcuzvangz、govuengzlienz ndoi、mbawfaexcuk naengmauxdan gak 10 gwz，swnjgyaeujhen、goragndip gak 12 gwz，cienq raemx gwn.

071

三画

土牛膝

【药 材 名】土牛膝。

【别　　名】土牛七、倒扣草、倒钩草、倒刺草、白牛膝、白马鞭草。

【来　　源】苋科植物土牛膝 *Achyranthes aspera* L.。

【形态特征】一年生或两年生草本，高 20~120 cm。茎四棱形，被柔毛，有分枝。单叶对生，叶片纸质，宽卵状倒卵形或椭圆状矩圆形，长 1.5~7.0 cm，宽 0.4~4.0 cm，先端尖，两面均被疏毛；叶柄长 0.5~1.5 cm。穗状花序顶生，直立，长 10~30 cm，花期后反折；总花梗具棱角，密生白色伏贴或开展柔毛；花长 3~4 mm；苞片披针形；小苞片刺状，常带紫色，基部两侧各有 1 枚翅；花冠向下贴近花轴，花被片 5 枚，披针形，长 3.5~5.0 mm；雄蕊长 2.5~3.5 mm；退化雄蕊顶端，有具分枝流苏状长缘毛。胞果卵形，长 2.5~3.0 mm；种子 1 颗，卵形，棕色。花期 6~8 月，果期 10 月。

【生境分布】生于山坡疏林或村庄附近空旷地。广西各地均有分布，湖南、江西、福建、台湾、广东、四川、云南、贵州等省区也有分布。

【壮医药用】

药用部位　全草。

性味　苦、酸，寒。

功用　通水道，调火路，清热毒，除湿毒，驱瘴毒。用于关节痛，血蛊（癥瘕），贫痧（感冒），货烟妈（咽痛），胴尹（胃痛），小儿肺炎，丹毒，口疮（口腔溃疡），屙意咪（痢疾），笃瘴（疟疾），发旺（痹病），林得叮相（跌打损伤），诺嚎尹（牙痛），脚气，产后腊胴尹（产后腹痛），京瑟（闭经），笨浮（水肿），肉扭（淋证）。

附方　（1）关节痛：土牛膝 20 g，甘草、赤芍、茯苓、麻黄、苍术、薏苡仁各 10 g，白术 15 g，水煎服。

（2）血蛊（癥瘕），京瑟（闭经）：土牛膝、黄花倒水莲、月季花根、藤当归各 12 g，益母草、鸡血藤各 15 g，桃仁 10 g，红花 6 g，赤芍 10 g，水煎服。

（3）发旺（痹病）：土牛膝、肿节风、麻骨风、槟榔钻各 12 g，大钻 10 g，水煎服。

（4）肉扭（淋证）：土牛膝、车前草、泽泻各 12 g，笔筒草 15 g，土茯苓 30 g，水煎服。

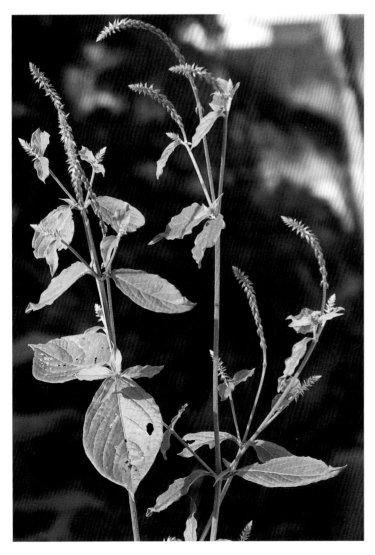

Godauqrod

【Cohyw】Godauqrod.

【Coh'wnq】Niuzciz doj、go dauqngaeu、godaujngaeu、nywjoendauq、gobwzniuzciz、gobienmaxhau.

【Goekgaen】Dwg govaetdauq doenghgo gengoh.

【Yienghceij Daegdiemj】Dwg go'nywj maj bi ndeu roxnaeuz song bi，sang 20~120 lizmij. Ganj baenz yiengh seiqlimq，miz bwn'unq，miz faennye. Mbaw dog maj doxdoiq，mbaw mbang lumj ceij，lumj aen'gyaeq gvangq yiengh aen'gyaeq dauqdingq roxnaeuz yiengh luenzgyaeq luenz seiqcingq，raez 1.5~7.0 lizmij，gvangq 0.4~4.0 lizmij，byai mbaw soem，song mbiengj cungj miz bwncax；gaenqmbaw raez 0.5~1.5 lizmij. Vahsi rienghaeuxmaj gwnzdingj，daengjsoh，raez 10~30 lizmij，geiz haiva le baeb doxdauq；diuz gaenqva miz goklimq，miz bwn'unq hau nem dwk roxnaeuz buhai；va raez 3~4 hauzmij；limqva yienghlongzcim；limqva iq lumj oen，ciengz dwg saekaeuj，gizgoek song henz gak miz diuz fwed ndeu；mauhva coh baihlaj nem gyawj sugva，iemjva caeuq mauhva 5 diuz，yienghlongzcim，raez 3.5~5.0 hauzmij；simva boux raez 2.5~3.5 hauzmij；gwnzdingj simva boux doiqvaq，miz bwn bienmbaw faennye lumj foh. Cehbauhgoj yiengh lumj aen'gyaeq，raez 2.5~3.0 hauzmij；miz naed ceh ndeu，yiengh lumj aen'gyaeq，saekhenjnamh. 6~8 nyied haiva，10 nyied dawzmak.

【Diegmaj Faenbouh】Maj youq ndaw ndoeng cax gwnz bo roxnaeuz dieghoengq henz mbanj. Guengjsae gak dieg cungj miz faenbouh，guek raeuz Huznanz、Gyanghsih、Fuzgen、Daizvanh、Guengjdoeng、Swconh、Yinznanz、Gveicouh daengj sengj gih hix miz faenbouh.

【Gij Guhyw Ywcuengh】

Giz guhyw　Daengx go.

Singqfeih　Haemz、soemj、hanz.

Goeng'yungh　Doeng roenraemx，diuz lohhuj，cing doeghuj，cawz doegcumx，boenq doegcieng. Aeu daeuj yw hoh'in，gujlwed，baenzsa，conghhoz in，dungx in，binghfeiyenz lwgnyez，binghdandoeg，baezbak，okhaexmug，fatnit，fatvangh，laemx doek deng sieng，heujin，binghgyakga，canj gvaq laj dungx in，dawzsaeg gaz，baenzfouz，nyouhniuj.

Danyw　（1）Hoh'in：Godauqrod 20 gwz，gamcauj、gosizsoz、fuzlingz、gomazvangz、gocangsaed、haeuxroeg gak 10 gwz，begsaed 15 gwz，cienq raemx gwn.

（2）Gujlwed，dawzsaeg gaz：Ngaihmwnj、gaeulwedgaeq gak 15 gwz，godauqrod、godwngzdanghgveih、swnjgyaeujhen、rag goyezgi gak 12 gwz，ngveihmakdauz、gocizsoz gak 10 gwz，govahoengz 6 gwz，cienq raemx gwn.

（3）Fatvangh：Godauqrod、goloemq、gaeuhohdu、gobinhlangzcon gak 12 gwz，gaeucuenqhung 10 gwz，cienq raemx gwn.

（4）Nyouhniuj：Godauqrod、daezmbe、gocagseq gak 12 gwz，godaebdoengz 15 gwz，dojfuklingz 30 gwz，cienq raemx gwn.

073

土田七

【药 材 名】土田七。

【别　　名】三七姜、姜三七、姜田七、小田七、竹田七、毛七、贼佬姜。

【来　　源】姜科植物土田七 *Stahlianthus involucratus*（King ex Baker）R. M. Smith。

【形态特征】多年生草本，高可达 30 cm。根末端膨大近球形；根茎块状，表面棕褐色，具环纹，内面棕黄色，粉质，芳香而有辣味。叶 2~4 片基生，叶柄长 6~18 cm；叶片倒卵状长圆形或披针形，长 8~27 cm，宽 2~4 cm。头状花序直根茎抽出，有花 10~15 朵，花聚生于钟状总苞中；总苞和花的各部分具棕色透明的小腺点，总苞长 3~5 cm，顶端 2~3 裂；小苞片线形，长约 1 cm；花白色，花萼管长 1 cm，先端浅 3 裂；花冠管长约 2.6 cm，侧裂片长 1 cm；侧生退化雄蕊披针形，长 1.6 cm；唇瓣圆形，长 1.7 cm，顶端 2 裂，白色，中央有杏黄色斑；子房无毛，柱头具缘毛。花期 5~6 月。

【生境分布】生于荒坡、林下或栽培。广西主要分布于隆林、那坡等地，福建、广东、海南、云南等省也有分布。

【壮医药用】

药用部位　根、根茎。

性味　辣，温。

功用　通龙路、火路，散瘀肿，止痛。用于林得叮相（跌打损伤），外伤出血，发旺（痹病），渗裂（血证），约经乱（月经不调），额哈（毒蛇咬伤）。

附方　（1）林得叮相（跌打损伤）：土田七适量，磨酒外搽患处。

（2）外伤出血：土田七适量，研细末，撒在伤口处。

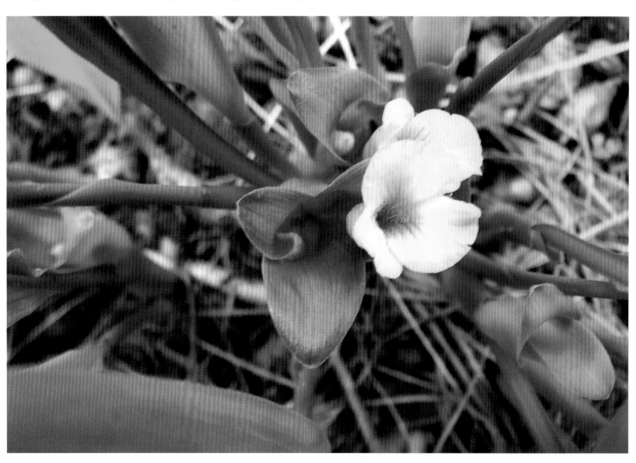

Hingsamcaet

【Cohyw】Hingsamcaet.

【Coh'wnq】Hingsamcaet、samcaething hingdienzcaet、dienzcaet iq、cukdiencaet、mauzcaet、hingceizlauj.

【Goekgaen】Dwg gohingsamcaet doenghgo gyanghgoh.

【Yienghceij Daegdiemj】Gorum maj lai bi，sang ndaej daengz 30 lizmij. Byai rag bongqhung gaenh guiz；sawz baenzngauq，baihrog saekdaep henjgeq，miz raizgvaengx，baihndaw saekdaephenj，lumj faenj，rangrang lij miz feihmanh. Mbaw 2~4 maj goek，gaenqmbaw raez 6~18 lizmij；mbaw lumj gyaeq dingjbyonj luenzraez roxnaeuz luenzraez gaeb byai menh soem，raez 8~27 lizmij，gvangq 2~4 lizmij. Gyaeujva baenzgyaeuz miz，miz sawz yot kok，miz va 10~15 duj，va comz maj youq ndaw mbawlupmeh lumj cung，lupmeh caeuq gak bouhfaenh va miz conghbwnhanh iq saekdaep ronghcingx，mbawlup meh raez 3~5 lizmij，dingjbyai 2~3 dek；Mbawlup iq baenzdiuz，raez daihgaiq lizmij ndeu；va saekhau，guenj iemjva raez hauzmijndeu，byai 3 dek dinj；guenj mauhva aiq raez 2.6 lizmij，limqseg henz raez lizmij ndeu；gij simvabouq doiqvaq maj henz byai menh some，raez 1.6 lizmij；limq naengbak luenzluenz，raez 1.7 lizmij，byai 2 dek，saekhau，cungqgyang miz raiz saekhenjgingq；ranzceh mbouj miz bwn，gyaeujsaeu miz bwn. 5~6 nyied haiva.

【Diegmaj Faenbouh】Maj youq bofwz、lajfaex roxnaeuz dajndaem. Guengjsae dingzlai maj youq Lungzlinz、Nazboh daengj dieg，guek raeuz Fuzgen、Guengjdoeng、Haijnanz、Yinznanz daengj sengj caemh miz.

【Gij Guhyw Ywcuengh】

Giz guhyw   Rag、ganjrag.

Singqfeih   Manh，raeuj.

Goeng'yungh   Doeng lohlungz、lohhuj，siu foegin. Yungh youq laemx doek deng sieng，rog sieng oklwed，fatvangh，iemqlwed，dawzsaeg luenh，ngwz haeb.

Danyw　（1）Laemx doek deng sieng：Hingsamcaet habliengh，gyauq laeuj led giz in.

（2）Rog sieng oklwed：Hingsamcaet nu mienzmwdmwd，beuq youq giz baksieng.

三画

土沉香

【药 材 名】土沉香。

【别　　名】白木香、芫香、六麻树、女儿香、芽香树。

【来　　源】瑞香科植物土沉香 *Aquilaria sinensis* (Lour.) Spreng.。

【形态特征】常绿乔木，高达 15 m，小枝、叶柄、花序枝、花萼、花瓣、子房、果实及种子均被毛。树皮暗灰色，平滑。叶互生，卵形至长椭圆形，长 5~11 cm，宽 2.8~6.0 cm，先端短渐尖；叶柄长 5~7 mm。伞形花序腋生或顶生，花芳香，黄绿色；萼筒浅钟状，5 裂；花瓣 10 枚，鳞片状；雄蕊 10 枚，排成 1 轮；子房 2 室卵形，花柱极短或无，柱头头状。蒴果卵球形，幼时绿色，长 2~3 cm，直径约 2 cm，2 瓣裂，2 室，每室具种子 1 粒；种子 1~2 粒，褐色，卵球形。花期春、夏季，果期夏、秋季。

【生境分布】生于山地、丘陵以及路边向阳处疏林中。广西主要分布于南宁、合浦、防城港、东兴、灵山、浦北、桂平、陆川、博白、北流、崇左、大新等地，广东、海南、福建等省也有分布。

【壮医药用】

药用部位　含树脂的木材、根。

性味　微辣、甜、苦，微温。

功用　调气道、谷道、温中、暖肾。用于肾虚墨病（气喘），肾阳不足，腰膝冷痛，脘腹冷痛，沙呃（打嗝），鹿（呕吐），东郎（食滞），脾阳虚弱，腊胴尹（腹痛）。

附方　（1）肾虚墨病（气喘）：土沉香（后下）、牡丹皮各 10 g，熟地、山茱萸、山药、茯苓各 12 g，蛤蚧 15 g，五味子 6 g，水煎服。

（2）肾阳不足，腰膝冷痛：土沉香（后下）、山茱萸、牛膝、红杜仲各 10 g，淫羊藿、熟地各 12 g，熟附片 6 g，肉桂 3 g，水煲猪脚，食肉喝汤。

（3）鹿（呕吐），沙呃（打嗝）：土沉香 6 g（后下），法半夏 12 g，天竺黄、姜竹茹各 10 g，水煎服。

（4）脾阳虚弱，腊胴尹（腹痛）：土沉香 6 g（后下），砂仁 5 g，红参 10 g，白术、香附、丹参各 12 g，茯苓 15 g，甘草 10 g，水煎服。

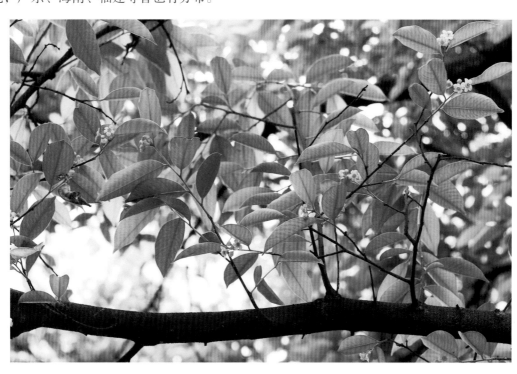

Cinzyangjdoq

【Cohyw】Cinzyangjdoq.

【Coh'wnq】Gobwzmuzyangh、goyenzyangh、goluzmazsu、gonijwzyangh、goyazyanghsu.

【Goekgaen】Dwg gocinzyanghdoq doenghgo yuiyanghgoh.

【Yienghceij Daegdiemj】Gofaex sang heu baenz bi, sang daengz 15 mij, nyesaeq、gaenqmbaw、iemjva、limqva、fuengzlwg、mak caeuq ceh cungj miz bwn. Naengfaex saek mong, bingz raeuz. Mbaw doxciep maj, yiengh lumj aen'gyaeq daengz yiengh luenzgyaeq raez, raez 5~11 lizmij, gvangq 2.8~6.0 lizmij, gyaeujmbaw dinj soem；gaenqmbaw raez 5~7 hauzmij. Vahsi yiengh aenliengj maj goek mbaw roxnaeuz maj gwnzdingj, va rangfwt, saekheuhenj；doengziemj yiengh lumj aencung feuh, 5 dip；limqva 10 diuz, yiengh gyaepbya；simva boux 10 diuz, baiz baenz aenloek；2 aen fuengzlwg lumj yiengh aen'gyaeq, mbouj miz saeuva roxnaeuz saeuva haemq dinj, gyaeujsaeu lumj aen'gyaeuj. Duhfaek yiengh lumj aen'gyaeq aengiuz, seiz oiq saekheu, raez 2~3 lizmij, cizging daihgaiq 2 lizmij, veuq baenz 2 dip, 2 faek, moix faek miz naed ceh naed；ceh 1~2 naed saekhenjgeq, yiengh lumj aen'gyaeq aengiuz. Seizcin、seizhah haiva, seizhah、seizcou dawzmak.

【Diegmaj Faenbouh】Maj youq diegbya、gwnz ndoi caeuq ndaw ndoeng cax henz roen giz miz ndit dak. Guengjsae cujyau faenbouh youq Nanzningz、Hozbuj、Fangzcwngzgangj、Dunghhingh、Lingzsanh、Bujbwz、Gveibingz、Luzconh、Bozbwz、Bwzliuz、Cungzcoj、Dasinh daengj dieg, guek raeuz Guengjdoeng、Haijnanz、Fuzgen daengj sengj hix miz.

【Gij Guhyw Ywcuengh】

Giz guhyw　Gij faex、rag.

Singqfeih　Loq manh、van、haemz, loq raeuj.

Goeng'yungh　Diuz roenheiq、roenhaeux, hawj mamx dungx raeuj, hawj mak raeuj. Aeu daeuj yw mak haw ngaebheiq, mak mbouj gaeuq rengz, hwet ga caep in, laj dungx caep in, dajsaekwk, lueg, dungx raeng, mamx haw hanz ndang haw, laj dungx in.

Danyw　（1）Mak haw ngaebheiq：Cinzyangh（doeklaeng caiq dwk）、gosanhcuhyiz、naengmauxdan gak 10 gwz, suzdi、maenzbya、fuzlingz gak 12 gwz, aekex 15 gwz, gaeucuenqiq 6 gwz, cienq raemx gwn.

（2）Mak mbouj gaeuq rengz, hwet ga caep in：Cinzyangh（doeklaeng caiq dwk）、gosanhcuhyiz、godauqrod、gaeuseigyau gak 10 gwz, goyinzyangzho、suzdi gak 12 gwz, fuben cug 6 gwz, go'gviq 3 gwz, aeu raemx bau dinmou, gwn noh gwn raemxdang.

（3）Lueg, dajsaekwk：Cinzyangh 6 gwz（doeklaeng caiq dwk）, buenqhah cimq gvaq yw 12 gwz, denhcuzvangz、hing cauj naengfaexcuk gak 10 gwz, cienq raemx gwn.

（4）Mamx haw hanz ndang haw, laj dungx in：Cinzyangh（doeklaeng caiq dwk）6 gwz, gosahyinz 5 gwz, caemnaengj、gamcauj gak、begsaed、rumcid、dancaem gak 12 gwz, fuzlingz 15 gwz, cienq raemx gwn.

077

三画

土荆芥

【药 材 名】土荆芥。

【别　　名】火油草、钩虫草、臭藜藿。

【来　　源】藜科植物土荆芥 *Dysphania ambrosioides*（Linnaeus）Mosyakin & Clemants。

【形态特征】一年生或多年生草本，高可达80 cm。全株揉之有强烈刺鼻气味。茎直立，具棱，多分枝，被柔毛或近于无毛。单叶互生；茎下部叶长圆形至长圆状披针形，长可达16 cm，宽达5 cm，先端急尖或渐尖，边缘具大锯齿或呈波状，下面有散生油点并沿叶脉稍有毛；茎上部叶逐渐狭小而近全缘。花两性及雌性，穗状花序腋生，常3~5朵簇生于苞腋内；花被片5裂，花被裂片三角状卵形；雄蕊5枚；柱头3枚。胞果扁球形，完全包于花被内；种子黑色或暗红色。花期8~9月，果期9~10月。

【生境分布】喜生于村旁、路边、河岸等处。广西各地均有分布，广东、福建、台湾、江苏、浙江、江西、湖南、四川等省区也有分布。

【壮医药用】

药用部位　全草。

性味　辣，温；有毒。

功用　祛风毒，除湿毒，杀虫，止痒。用于发旺（痹病），能啥能累（湿疹），妇女阴痒，胴西咪暖（肠道寄生虫病），呗脓（痈肿），呗脓显（黄水疮），外伤出血，毒虫咬伤。

注　本品有毒，内服慎用；孕妇及有心、肝、肾功能不良或贫血者忌服。

附方　（1）能啥能累（湿疹），呗脓显（黄水疮）：鲜土荆芥适量，水煎洗患处。

（2）妇女阴痒：土荆芥50 g，苦参、蛇床子各30 g，水煎洗患处。

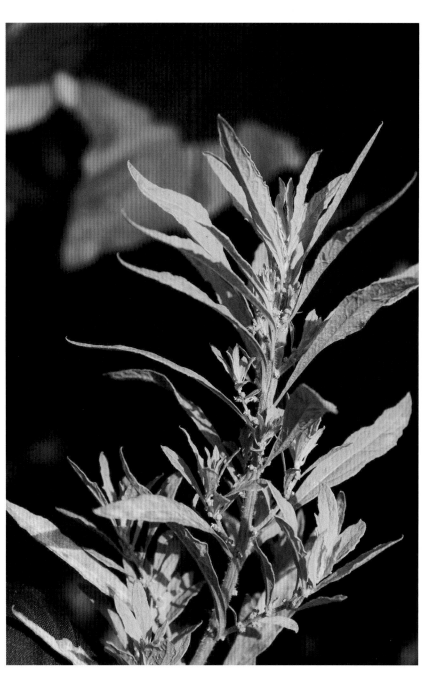

Caebceuj

【 Cohyw 】 Caebceuj.

【 Coh'wnq 】 Gohojyouz、gogouhcungz、lizhozhaeu.

【 Goekgaen 】 Dwg gocaebceuj doenghgo lizgoh.

【 Yienghceij Daegdiemj 】 Gorum maj geij bi roxnaeuz maj bi ndeu，sang ndaej daengz 80 lizmij. Daengx go nu le miz gij heiq cadcad he. Ganj daengjsoh，miz gak，faen nyez lai，miz bwn'unq roxnaeuz gaenh mij bwn. Mbaw dog maj doxcah；mbaw baihlaj ganj raezluenz daengz raezluenzz byai menh soem，raez ndaej daengz 16 lizmij，gvangq daengz 5 lizmij，byai soem gaenj roxnaeuz menh soem，henzbien miz heujgawq hung roxnaeuz lumj bohlangq，baihlaj miz diemjyouz mbangsanq lij ciz megmbaw miz di bwn；mbaw baihgwnz ganj menhmenh gaeb iq daengz gaenh bien lawx. Va song singq dem meh，gyaeujva baenz riengz majeiq，dingzlai 3~5 duj comzmaj youq ndaw eiqbyak；dujva 5 leg，mbawvaleg samgak lumj gyaeq；simva boux 5 diuz；gyaeujsaeu 3 diuz. Cehmak luenzbenj，haemzbaengzlaengz duk youq ndaw dujva；ceh ndaem roxnaeuz hoengzlaep. 8~9 nyied haiva，9~10 nyied dawzmak.

【 Diegmaj Faenbouh 】 Haengj hwnj bangx mbanj、hamq roen、hamq dah daengj giz neix. Guengjsae gak dieg cungj miz，guek raeuz Guengjdoeng、Fuzgen、Daizvanh、Gyanghsuh、Gyanghsih、Cezgyangh、Huznanz、Swconh daengj sengj gihneix caemh miz.

【 Gij Guhyw Ywcuengh 】

Giz guhyw　Daengx go.

Singqfeih　Manh，raeuj；miz doeg.

Goeng'yungh　Cawz fungdoeg，cawz caepdoeg，gaj non，dingz humz. Ndaej yw fatvangh，naenghumz naenglot，mehmbwk yahyaem humz，dungxsaej miz non，baeznong，baeznonghenj，rog sieng oklwed，nondoeg haeb sieng.

Cawq　Goyw neix miz doeg，yaekre gwn；mehmbwk mizndang dem boux sim、daep、mak mbouj ndei roxnaeuz lwed noix de mbouj ndaej gwn.

Danyw　（1）Naenghumz naenglot，baeznonghenj：Caebceuj ndip aenqliengh，cienq raemx swiq mwnq bingh.

（2）Mehmbwk yahyaem humz：Caebceuj 50 gwz，caemhgumh、sezcangzswj gak 30 gwz，cienq raemx swiq mwnq humz.

079

三画

土茯苓

【药 材 名】土茯苓。

【别　　名】饭团根、久老薯、光叶菝葜。

【来　　源】菝葜科植物土茯苓 *Smilax glabra* Roxb.。

【形态特征】多年生攀缘灌木。根状茎横生于土中，呈不规则结节状，肥厚，直径2~5 cm。茎枝光滑无刺，茎长可达4 m。单叶互生；叶片狭椭圆状披针形至狭卵状披针形，长5~15 cm，宽1~7 cm，边缘全缘；基出脉3条，全缘；叶柄长5~20 mm，具狭鞘，有卷须。花单性，雌雄异株，伞形花序腋生，花序梗长1~5 mm，明显短于叶柄；花梗长1.0~1.7 cm；花绿白色，呈方棱状球形，直径约3 mm；花被裂片6枚，排成2轮；雄蕊6枚，花丝较花药短；子房上位，3室，柱头3裂。浆果球形，直径7~10 mm，熟时紫黑色，具粉霜。花期7~11月，果期11月至翌年4月。

【生境分布】生于山坡、林下、路旁、丛林及山谷向阳处。广西各地均有分布，甘肃及长江流域以南各省区也有分布。

【壮医药用】

药用部位　根茎。

性味　甜、淡，平。

功用　除湿毒，消肿痛，利水道、谷道。用于肉扭（淋证），呗脓（痈肿），多囊卵巢综合征，呗奴（瘰疬），小儿烂头疮，发旺（痹病），林得叮相（跌打损伤），钩端螺旋体病，屙泻（泄泻），笨浮（水肿），肉扭（淋证），啊肉甜（消渴），隆芡（痛风），兵花留（梅毒），脚癣。

附方　（1）兵花留（梅毒）：土茯苓、黄花倒水莲各30 g，白点秤25 g，水煎服。

（2）脚癣：土茯苓、土川太、火炭母各30 g，棒椿皮10 g，水煎服。

（3）隆芡（痛风）：①土茯苓、忍冬藤各30 g，威灵仙15 g，鸡矢藤60 g，水煎服。②土茯苓20 g，黄芪、麻黄各15 g，附子、赤芍、白术、苍术、薏苡仁各10 g，水煎服。

（4）多囊卵巢综合征：土茯苓、金刚藤、蒲公英各30 g，王不留行15 g，皂角刺、夏枯草10 g，水煎服。

（5）发旺（痹病），林得叮相（跌打损伤）：土茯苓50 g，加白酒250 mL浸泡30天，每次取药酒50 mL饮用。

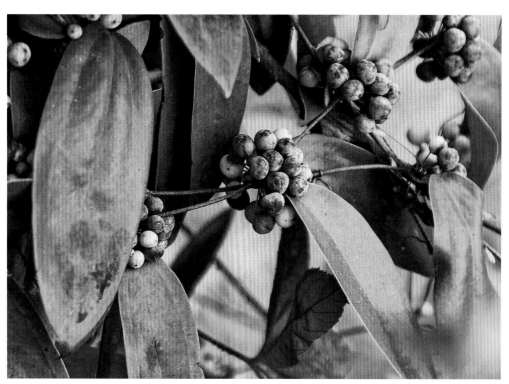

Gaeulanghauh

【Cohyw】Gaeulanghauh.

【Coh'wnq】Raghaeuxngaiz、dojfuglingz、gaeuginhgangh.

【Goekgaen】Dwg gogaeulanghauh doenghgo bazgyahgoh.

【Yienghceij Daegdiemj】Dwg gofaexcaz binbenz maj lai bi. Gij ganj lumj rag maj vang youq ndaw namh，giet du mbouj miz gveihcwz，bizna，cizging 2~5 lizmij. Nye wenj mbouj miz oen，ganj raez ndaej daengz 4 mij. Mbaw dog maj doxciep；mbaw yienghbomj geb yienghlongzcim daengz lumj aen'gyaeq geb yienghlongzcim，raez 5~15 lizmij，gvangq 1~7 lizmij，bienmbaw bingzraeuz；lajgoek ok 3 diuz meg，bienmbaw bingz raeuz；gaenzmbaw raez 5~20 hauzmij，miz faekgeb，miz mumhgienj. Va dwg dansingq，vaboux vameh maj mbouj doengz nye，vahsi yienghliengj maj goekmbaw，gaenz vahsi raez 1~5 hauzmij，lai dinj gvaq gaenzmbaw；gaenqva raez 1.0~1.7 lizmij；va saekhauloeg，baenz limqfueng lumj aen'giuz cizging daihgaiq 3 hauzmij；va miz mbawveuq 6 mbaw，baiz baenz 2 lunz；simva boux 6 diuz，seiva loq dinj gvaq ywva；fuengzlwg youq baihgwnz，3 aen，gyaeujsaeu 3 veuq. Makieng lumj aengiuz，cizging 7~10 hauzmij，cug le saekndaem'aeuj，miz mbamwi. 7~11 nyied haiva，11 nyied daengz bi daihngeih 4 nyied dawzmak.

【Diegmaj Faenbouh】Maj youq gwnz bo、laj ndoeng、henz roen、ndaw ndoeng caeuq giz raen ndit dak ndaw lueg. Guengjsae gak dieg cungj miz faenbouh，guek raeuz Ganhsuz caeuq baihnamz song henz Dahcangzgyangh gak sengj gih hix miz.

【Gij Guhyw Ywcuengh】

Giz guhyw　　Ganjrag.

Singqfeih　　Van、damh，bingz.

Goeng'yungh　　Cawz doegcumx，siu foeg dingz in，leih roenraemx、roenhaeux. Yungh daeuj yw nyouhniuj，baeznong，binghcab rongzva，baeznou，lwgnding gyaeuj baenz nyan，fatvangh，laemx doek deng sieng，binghnengzndangngaeu，oksiq，baenzfouz，nyouhniuj，oknyouhdiemz，dungfungh，binghvahliuj，gyakdin.

Danyw　（1）Binghvahliuj：Gaeulanghauh、swnjgyaeujhen gak 30 gwz，goganghmeiz 25 gwz，cienq raemx gwn.

（2）Gyakdin：Gaeulanghauh、gaeusamcaet、gaeumei gak 30 gwz，naengbangcunh 10 gwz，cienq raemx gwn.

（3）Dungfungh：① gaeulanghauh、gaeuvagimngaenz gak 30 gwz，raglingzsien 15 gwz，gaeuroetma 60 gwz，cienq raemx gwn. ② gaeulanghauh 20 gwz，vangzgiz、gomazvangz gak 15 gwz，ragvuhdouz、gocizsoz、gobegsaed、gocangsaed、haeuxroeg gak 10 gwz，cienq raemx gwn.

（4）Binghcab rongzva：Gaeulanghauh、gaeuginhgangh、golinxgaeq gak 30 gwz，makfob 15 gwz，oenceugoeg、nyayazgyae 10 gwz，cienq raemx gwn.

（5）Fatvangh，laemx doek deng sieng：Gaeulanghauh 50 gwz，gya laeujhau 250 hauzswngh cimq 30 ngoenz，moix baez aeu laeujyw 50 hauzswngh gwn.

081

土蜜树

【药 材 名】土蜜树。

【别　　名】土知母、补脑根、逼迫子、猪牙木。

【来　　源】大戟科植物土蜜树 *Bridelia tomentosa* Bl.。

【形态特征】常绿直立灌木或小乔木，高可达 5 m。除幼枝、叶背、叶柄、托叶和雌花的萼片外面被柔毛外，其余均无毛。树皮深灰色；枝条细长。叶片长圆形、长椭圆形和倒卵状长圆形，长 3~9 cm，宽 1.5~4.0 cm，顶端锐尖至钝，叶面粗涩；叶柄长 3~5 mm；托叶线状披针形，长约 7 mm。花雌雄同株或异株，簇生于叶腋；雄花萼片三角形，花瓣倒卵形，顶端 3~5 齿裂，退化雌蕊倒圆锥形；雌花 3~5 朵簇生，萼片三角形，花瓣倒卵形或匙形，花柱 2 深裂。核果近圆球形，直径 4~7 mm；种子褐红色，长卵形。花果期几乎全年。

【生境分布】生于山谷、溪边、林中和村旁。广西主要分布于南宁、梧州、苍梧、藤县、钦州、贵港、平南、容县、陆川、博白、北流、田东、隆林、扶绥、宁明、龙州等地，福建、台湾、广东、海南、云南等省区也有分布。

【壮医药用】

药用部位　全株。

性味　淡、微苦，平。

功用　调巧坞，调龙路、火路，调月经，消肿痛。根用于神经衰弱，约经乱（月经不调）；茎和叶用于贫痧（感冒），夺扼（骨折），林得叮相（跌打损伤），狂犬咬伤，呗叮（疔）。

附方　（1）约经乱（月经不调）：土蜜树根 15 g，五月艾 12 g，水煎服。

（2）呗叮（疔）：土蜜树 15 g，八角莲 12 g，水煎服；鲜土蜜树叶适量，捣烂调醋外敷患处。

（3）贫痧（感冒）：土蜜树、大青各 15 g，大沙叶 12 g，水煎服。

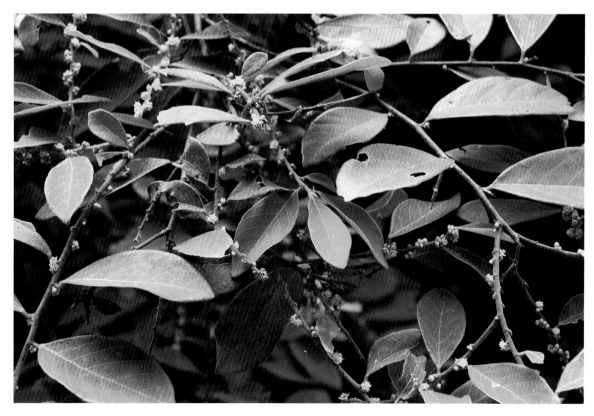

Faexcihmuj

【Cohyw】 Faexcihmuj.

【Coh'wnq】 Cihmujdoj、ragboujuk、lwgbizbwz、faexheujmou.

【Goekgaen】 Dwg go faexcihmuj doenghgo dagizgoh.

【Yienghceij Daegdiemj】 Faexgvanmuz daengjsoh ciengz heu roxnaeuz faexgyauzmuz iq，sang ndaej daengz 5 mij. Cawz nyeoiq、laeng mbaw、gaenqmbaw、dakmbaw caeuq vameh dakva baihrog miz bwnyungz le，gizyawz cungj mbouj miz bwn. Naengfaex saek monglaeg；diuznye saeq raez. Dip mbaw yiengh luenz raez、luenz gyaeq raez caeuq luenz raez lumj gyaeq daujdingj，raez 3~9 lizmij，gvangq 1.5~4.0 lizmij，gizdingj soemset daengz bumx，gwnz mbaw cocad；gaenqmbaw raez 3~5 hauzmij；dakmbaw yiengh lumj sienq longzcim，raez daihgaiq 7 hauzmij. Vaboux vameh doengz nye roxnaeuz mbouj doengz nye，baenz cumh hai youq geh nye mbaw；vaboux dakva yiengh samgak，dipva lumj gyaeq daujdingj，giz dingj miz 3~5 yaz dek，vameh simva doiqvaq yiengh lumj yenzcuih daujdingj；vameh baenz cumh hai 3~5 duj，dakva yiengh samgak，dipva yiengh lumj gyaeq daujdingj roxnaeuz lumj fagseiz. Simva miz 2 luengq dek laeg. Ngvaehmak loq lumj giuz luenz，cizging 4~7 hauzmij；naedceh saek hoengzhenjgeq，yiengh lumj gyaeq raez. Ca mbouj geijlai daengx bi haiva dawzmak.

【Diegmaj Faenbouh】 Hwnj youq ndaw lueg、henz rij、ndaw ndoeng caeuq henz mbanj. Guengjsae cujyau faenbouh youq Nanzningz、Vuzcouh、Canghvuz、Dwngzyen、Ginhcouh、Gveigangj、Bingznamz、Yungzyen、Luzconh、Bozbwz、Bwzliuz、Denzdungh、Lungzlinz、Fuzsuij、Ningzmingz、Lungzcouh daengj dieg，guek raeuz Fuzgen、Daizvanh、Guengjdoeng、Haijnamz、Yinznanz daengj sengjgih hix miz faenbouh.

【Gij Guhyw Ywcuengh】

Giz guhyw　Daengx go.

Singqfeih　Damh、loq haemz，bingz.

Goeng'yungh　Diuz gyaeujuk，diuz lohlungz、lohhuj，diuz dawzsaeg，siu foegin. Rag yungh youq saenzging nyieg，dawzsaeg luenh；ganj caeuq mbaw yungh youq baenzsa，ndokraek，laemx doek deng sieng，mabag haeb sieng，baezding.

Danyw　（1）Dawzsaeg luenh：Rag faexcihmuj 15 gwz，ngaih nguxnyied 12 gwz，cienq raemx gwn.

（2）Baezding：Faexcihmuj 15 gwz，lienzbatgak 12 gwz，cienq raemx gwn；mbaw faexcihmuj sien habliengh，dub yungz gyaux meiq rog oem giz in.

（3）Baenzsa：Faexcihmuj、gorimh gak 15 gwz，mbawdasah 12 gwz，cienq raemx gwn.

083

三画

土垃大白蚁菌圃

【药 材 名】白蚁巢。

【别　　名】白蚁窝。

【来　　源】白蚁科动物土垃大白蚁 *Macrotermes annandalei* Silvestri 的菌圃。

【形态特征】表面呈蜂窝状，馒头形、扁圆形或不规则团块状，大小不等。土黄色至棕黄色，表面粗糙，颗粒状，密布类圆形孔，孔径3~8 mm。质轻，稍硬，易折断，断面粉性，凹凸不平，呈半圆形槽状或类圆形孔状，土黄色或棕黄色。气微，味微酸涩。

【生境分布】土垃大白蚁常在桉、松、杉、枫香、木麻黄、板栗树等林下土壤中筑起似坟墓状隆起的小山包的巢，土垃大白蚁菌圃与鸡枞菌共生。广西主要出产于巴马、南宁、大新、扶绥、龙州、钦州、百色等地，云南等省也有分布。

【壮医药用】

药用部位　菌圃。

性味　甜，微温。

功用　通气道，补肺肾，止咳喘。用于埃病（咳嗽），墨病（气喘），发旺（痹病）。

附方　（1）墨病（气喘）：白蚁巢30 g，僵蚕、四方藤各15 g，水煎服。

（2）发旺（痹病）：白蚁巢30 g，土牛膝、车前草、扛板归各15 g，水煎服。

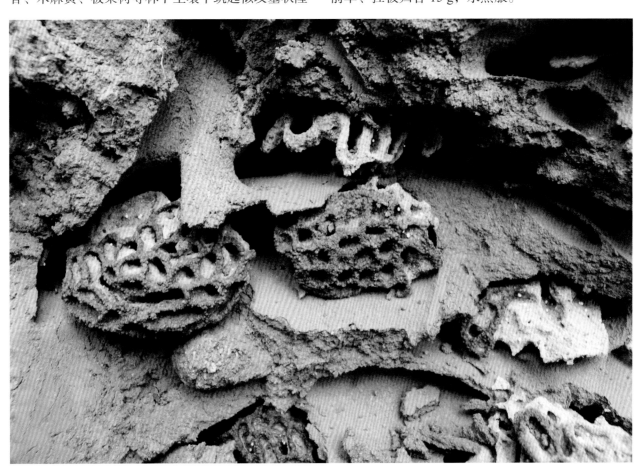

Rongzmoedhau

【Cohyw】Rongzmoedhau.

【Coh'wnq】Rongzmoedhau.

【Goekgaen】Dwg rongzmoedhau doenghduz bwzyijgoh.

【Yienghceij Daegdiemj】Baihrog lumj rongzrwi, yienghceij lumj mandouz、luenzbenj roxnaeuz baenzndaek mboujmiz gveihcwz, hung iq mbouj doxdoengz. Saekhenjnamh daengz saekhenjgeq, baihrog cocad, baenznaed, miz haujlai congh luenz deihfwdfwd, congh hung 3~8 hauzmij. Mbaeu, loq geng, yungzheih euj raek, mienh buq hai baenz mba, mboep doed mbouj bingz, yienghceij dwg cauz buenq luenz roxnaeuz congh luenz, saekhenjnamh roxnaeuz saekhenjgeq. Heiqnoix, feih loq saemj saep.

【Diegmaj Faenbouh】Moedhau ciengz youq lajnamh ndoengfaex faexan、faexcoengz、faexsa、goraeu、mumazvangz、gomaklaeq daengj cauh rongz lumj dongmuh nei, rongzmoedhau caeuq gihcungzgin caezseng. Guengjsae cujyau youq Bahmaj、Nanzningz、Dasinh、Fuzsuih、Lungzcouh、Ginhcouh、Bwzswz daengj dieg miz, guek raeuz Yinznanz daengj sengj hix miz faenbouh.

【Gij Guhyw Ywcuengh】

Giz baenzyw　Rongz.

Singqfeih　Van, loq raeuj.

Goeng'yungh　Doeng roenheiq, bouj bwt mak, dingz aebaeg. Ndaej yw baenzae, ngaebheiq, fatvangh.

Danyw　（1）Ngaebheiq：Rongzmoedhau 30 gwz, nonseigyaengj、swfanghdwngz gak 15 gwz, cienq raemx gwn.

（2）Fatvangh：Rongzmoedhau 30 gwz, godauqrod、gomaxdaez、gangzngwd gak 15 gwz, cienq raemx gwn.

085

三画

大青

【药 材 名】大青。

【别　　名】路边青、大青叶、臭大青、羊咪青、羊屎青、鸡屎青、鬼点灯。

【来　　源】马鞭草科植物大青 *Clerodendrum cyrtophyllum* Turcz.。

【形态特征】灌木或小乔木，高可达 10 m。幼枝黄褐色，被短柔毛。单叶对生，叶片椭圆形至披针状长椭圆形，长 6~20 cm，宽 3~9 cm，先端渐尖或急尖，全缘，两面无毛或沿叶脉疏生短柔毛，背面常具腺点；叶柄长 1.5~8.0 cm。圆锥花序顶生或腋生；苞片线形，长 3~7 mm；花小，有橘香味；花萼杯状，长 3~4 mm，先端 5 裂，裂片三角状卵形，粉红色，外面被短绒毛和不明显的腺点；花冠白色，花冠管长约 1 cm，先端 5 裂，裂片卵形；雄蕊 4 枚，与花柱同伸出花冠外。核果球形，直径 5~10 mm，绿色，成熟时蓝紫色，宿萼红色。花果期 6 月至翌年 2 月。

【生境分布】生于平原、路旁、丘陵、山地林下和溪谷旁。广西主要分布于昭平、全州、阳朔、桂林、梧州、上思、马山、上林、南宁、隆安、宁明、龙州等地，华东各省以及湖南、湖北、广东、贵州、云南等省也有分布。

【壮医药用】

药用部位　全株。

性味　苦，凉。

功用　调气道、谷道，清热毒，除湿毒。用于贫痧（感冒），发得（高热），巧尹（头痛），屙意咪（痢疾），皮肤过敏溃烂，黄标（黄疸），埃病（咳嗽），奔墨（哮病），奄寸（子宫脱垂），兵淋勒（崩漏），货烟妈（咽痛），航靠谋（痄腮），诺嚎哒（牙周炎），火眼（急性结膜炎），发旺（痹病），麦蛮（风疹），呗脓（痈肿），呗虽（肠痈），丹毒。

附方　（1）黄标（黄疸）：大青叶 100 g，毛算盘根、夹竹菜全草各 50 g，水煎服，药渣敷脐部。

（2）发得（发热）：大青叶 50 g，穿心草、千斤拔各 25 g，虎杖 15 g，水煎服。

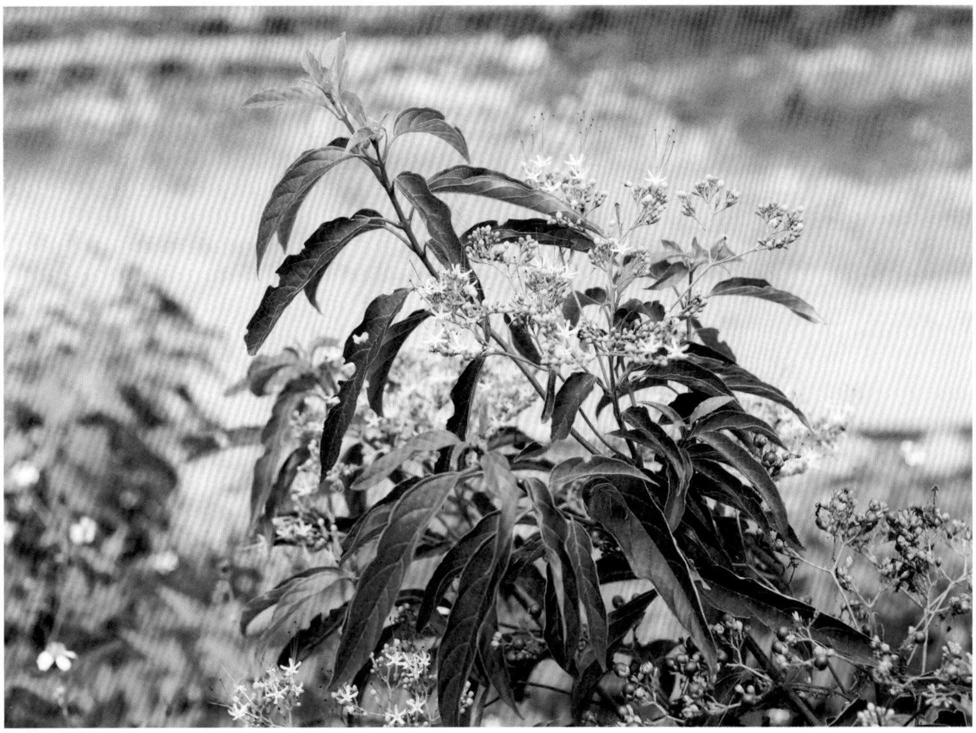

（3）呗虽（肠痈）：大青叶、木槿花根、鬼针草、刺苋菜各 50 g，水煎服。

（4）蜘蛛、虫蛾粉毒引起的皮肤过敏溃烂：鲜大青叶适量，捣烂外敷患处。

（5）货烟妈（咽痛）：大青叶、路边菊各 10 g，金银花、野菊花、称量树根各 15 g，连翘 12 g，水煎当茶饮。

Godaihcing

【Cohyw】Godaihcing.

【Coh'wnq】Lubenhcingh、dahcinghyez、dacingh haeu、yangzmihcingh、yangzcijcingh、gomen、fangzdiemjdaeng.

【Goekgaen】Dwg godaihcing doenghgo majbenhcaujgoh.

【Yienghceij Daegdiemj】Faexcaz roxnaeuz gofaex iq，sang 1~10 mij. Nyeoiq saekhenjgeq，hwnj bwn'unq dinj. Mbaw gag dog maj doxdoiq；gaenqmbaw raez 1.5~8.0 lizmij；mbaw lumj ceij，yiengh luenzmban daengz yiengh luenzmban byai menh soem，raez 6~20 lizmij，gvangq 3~9 lizmij，byai ciemh soem roxnaeuz gaenj soem，goek loqluenz roxnaeuz lumj ciem gvangq，bien lawx，song mbiengj mbouj miz bwn roxnaeuz ndij megmbaw maj bwn'unq dinj mbang，baihlaeng seiqseiz miz diemjcen. Gyaeujva luenzsoem maj gwnzdingj roxnaeuz maj eiq；mbawlup yiengh mae，raez 3~7 lizmij；iemjva lumj cenj，byai 5 seg，mbawseg lungj samgak yiengh gyaeq，hoengzmaeq，baihrog hwnj bwnnyungz dinj caeuq diemjcen mbouj yienhda；mauhva saekhau，guenj mauhva aiq raez lizmij ndeu，byai 5 seg，mbawseg yiengh gyaeq；simva boux 4 diuz，caeuq saeuva doengz iet ok mauhva daeuj. Ngeihmak luenzluenz，cizging 5~10 hauzmij，saekheu，cingzsug le saeklamzaeuj，iemjgaeuq saekhoengz. 6 nyied daengz bi daihngeih 2 nyied haiva dawzmak.

【Diegmaj Faenbouh】Maj youq diegbingz、henzroen、ndoilueg、gwnzbya ndawndoeng lajfaex caeuq henzrij henzcauzlak. Guengjsae dingzlai maj youq Cauhbingz、Cenzcouh、Yangzsoz、Gveilinz、Vuzcouh、Sangswh、Majsanh、Sanglinz、Nanzningz、Lungzanh、Ningzmingz、Lungzcouh daengj dieg，guek raeuz vazdungh gak sengj caeuq Huznanz、Huzbwz、Guengjdoeng、Gveicouh、Yinznanz daengj sengj caemh miz.

【Gij Guhyw Ywcuengh】

Giz guhyw　Daengx go.

Singqfeih　Haemz，liengz.

Goeng'yungh　Diuz roenheiq、roenhaeux，cing hujdoeg，cawz caepdoeg. Yungh youq baenzsa、fatndat、gyaeujin、okhaexmug、naengnoh goqminj naeuhned、vuengzbiu、baenzae、baenzngab、rongzva doekduengq、binghloemqlwed、conghhoz in、hangzgauqmou、nohheujdot、dahuj、fatvangh、funghcimj、baeznong、baezsaej、danhduz.

Danyw　（1）Vuengzbiu：Godaihcing 100 gwz，rag mauzsuenqbwnz 50 gwz，cienq raemx gwn，yaqyw oep saejndw.

（2）Fatndat：Godaihcing 50 gwz，cenhsimhcauj、godaemxcae gak 25 gwz，hujcang 15 gwz，cienq raemx gwn.

（3）Baesaej：Godaihcing、rag muzginjvah、gogimzgungq、byaekromoen gak 50 gwz，cienq raemx gwn.

（4）Duzgyau、doegfaenj mbajnon yinxhwnj gij naengnoh goqminj naeuhned：Godaihcing ndip habliengh，dub yungz oep giz in.

（5）Conghhoz in：Godaihcing、lubenhgiz gak 10 gwz，gaenzva、cwxguetva、rag caenghliengcu gak 15 gwz，lenzgyau 12 gwz，cienq raemx dang caz ndoet.

087

三画

大麻

【药 材 名】火麻仁。

【别　　名】火麻、麻仁。

【来　　源】大麻科植物大麻 *Cannabis sativa* L.。

【形态特征】一年生草本，高可达 3 m。茎直立，基部木质，上部草质，表面具纵沟，密生短柔毛。叶互生或下部对生，掌状深裂，裂片 3~11 片，披针形或线状披针形，先端长尖，边缘具粗锯齿，上面深绿色，粗糙，下面密被灰白色毡毛。花单性，雌雄异株；雄花为疏生的圆锥花序，黄绿色，花被 5 片，长卵形，覆瓦状排列，雄蕊 5 枚；雌花丛生于叶腋，绿色，每朵花外被一卵形苞片，花被 1 片，雌蕊 1 枚。瘦果扁卵形，长约 5 mm，直径 3~4 mm，果皮坚硬，具细网纹，外被黄褐色的苞片。花期 5~7 月，果期 6~9 月。

【生境分布】栽培。广西主要产于巴马、凤山、马山、南宁、宁明、扶绥、龙州、百色、凌云、乐业、隆林、天峨、忻城、金秀、桂林、全州、恭城、平乐、钟山、昭平、贺州等地，国内东北、华北、华东、中南等地也有栽培。

【壮医药用】

药用部位　种仁。

性味　甜，平。

功用　利谷道、气道，补血虚。用于勒内（血虚），屙意囊（便秘），埃病（咳嗽），奔墨（哮病）。

附方　（1）屙意囊（便秘）：火麻仁 15 g，捣烂水煎服。

（2）勒内（血虚）：火麻仁、郁李仁、杏仁各 10 g，土党参 15 g，五指毛桃 20 g，水煎服。

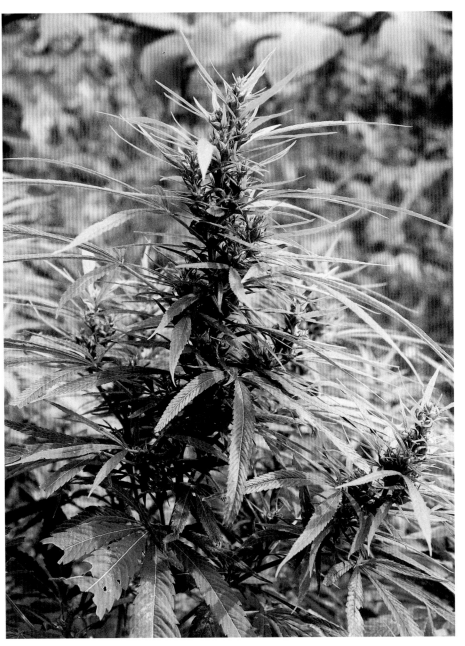

Lwgrazbag

【Cohyw】 Lwgrazbag.

【Coh'wnq】 Hojmaz、mazyinz.

【Goekgaen】 Dwg lwgrazbag doenghgo daihmazgoh.

【Yiengjceij Daegdiemj】 Gorum maj bi ndeu，sang ndaej daengz 3 mij. Ganj daengjsoh，goek lumj faex，baihgwnz lumj rum，rog miz rizluengq daengj，miz bwn'unq dinj. Mbaw maj doxcah roxnaeuz baihlaj maj doxdoiq，lumj fajfwngz seg laeglumx，mbawseg 3~11 mbaw，byai menh soem roxnaeuz byai menh soem raezmae，byai soemraez，henzbien miz yazgawq cu，baihgwnz heulaep，cucab，baihlaj miz haujlai bwncien haumong. Va singq dog，bouxmeh gag go；vaboux baenz gyaeujva luenzsoem maj mbang，henjheu，limqva 5 mbaw，luenzgyaeqraez，baizled lumj goemqvax，simva boux 5 diuz；vameh comzmaj youq laj eiq mbaw，heu，baihrog miz byukva luenzgyaeq gyuj，limqva mbaw ndeu，sim vameh diuz ndeu. Cehmak luenzgyaeqbenj，raez yaek 5 hauzmij，hung 3~4 hauzmij，naengceh ndangj，miz saimuengx saeq，rog miz byuk henjmoenq. 5~7 nyied haiva，6~9 nyied dawzmak.

【Diegmaj Faenbouh】 Vunz ndaem. Guengjsae dingzlai ndaem laeng Bahmaj、Fungsanh、Majsanh、Nanzningz、Ningzmingz、Fuzsih、Lungzcouh、Bwzswz、Lingzyinz、Lozyez、Lungzlinz、Denhngoz、Yinhcwngz、Ginhsiu、Gveilinz、Cenzcouh、Gunghcwngz、Bingzloz、Cunghsanh、Cauhbingz、Hocouh daengj dieg neix，guek raeuz Dunghbwz、Vazbwz、Vazdungh、Cunghnanz daengj dieg neix caemh ndaem.

【Gij Guhyw Ywcuengh】

Giz guhyw Gijceh.

Singqfeih Van，bingz.

Goeng'yungh Leih roenhaeux、roenheiq，bouj lwedhaw. Ndaej yw lwedhaw，okhaexndangj，baenzae，baenzngab.

Danyw （1）Okhaexndangj：Lwgrazbag 15 gwz，dub yungz，cienq raemx gwn.

（2）Lwedhaw：Lwgrazbag、yuzlijyinz、makgingq（makbaeng）gak 10 gwz，dangjcinhdoj 15 gwz，gocijcwz 20 gwz，cienq raemx gwn.

089

大戟

【药材名】京大戟。

【别　名】空心塔、上莲下柳。

【来　源】大戟科植物大戟 Euphorbia pekinensis Rupr.。

【形态特征】多年生草本，高可达 90 cm，全株含白色乳汁。主根粗壮，圆锥形，具侧根。茎单一或上部分枝，被白色短柔毛。单叶互生，长椭圆形或披针形，长 3~8 cm，宽 0.6~1.2 cm，先端钝或尖，基部渐狭，中脉明显，下面在中脉上具毛；几无柄。杯状聚伞花序顶生或腋生；顶生者通常 5 枝，排列呈复伞形，花单性同株，基部具叶状苞片 5 枚，每枝再分为 3~4 分枝，分枝处着生近圆形的苞叶 4 枚或 2 枚；腋生者伞梗单生，苞叶卵状长圆形，杯状聚伞花序的总苞钟形或陀螺形，4~5 裂，腺体 4~5枚；雌雄花均无花被；雄花多数；雌花 1 枚。蒴果三棱状球形，密被刺疣。种子卵形光滑。花期 6~9月，果期 7~10 月。

【生境分布】生于路边、沟旁、山脚下。广西主要分布于南宁、柳州、融水、鹿寨、桂林、全州、龙胜、资源、平果等地，除台湾、云南、西藏和新疆外，其他省区也有分布。

【壮医药用】

药用部位　根、叶。

性味　苦，寒；有毒。

功用　通水道，清热毒，消肿痛。用于笨浮（水肿），胸膜积水，水蛊（肝硬化腹水），晚期血吸虫病，林得叮相（跌打损伤），呗脓（痈肿），呗（无名肿毒）。

注　本品有毒，不宜多服、久服，孕妇禁用；不宜与甘草同用。

附方　（1）肾炎笨浮（水肿）：京大戟 3 g，石韦 15 g，水煎服。

（2）水蛊（肝硬化腹水）：京大戟、牵牛子各 12 g，研末，调淘米水敷肚脐 6 小时。

（3）林得叮相（跌打损伤）：京大戟适量，研粉，早、晚各服 1 g，以甜酒送服；另取鲜京大戟适量，捣烂外敷患处。

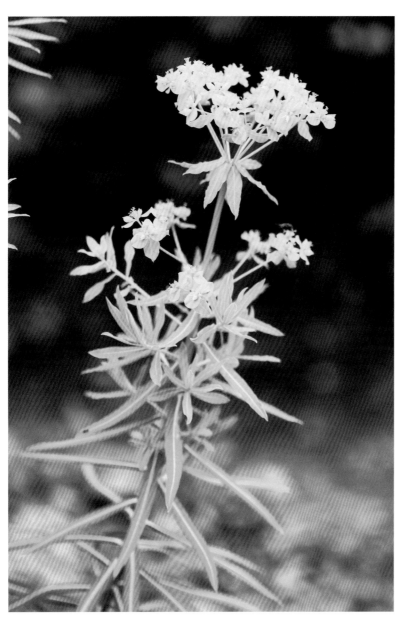

Godagiz

【Cohyw】 Godagiz.

【Coh'wnq】 Godapsimgyoeng、gosanglenzyaliuj.

【Goekgaen】 Dwg godagiz doenghgo dagizgoh.

【Yienghceij Daegdiemj】 Go'nywj maj lai bi，sang ndaej daengz 90 lizmij，daengx go hamz ieng hau. Goekcawj hungco，yiengh luenzsoem，henz miz rag. Ganj dandog roxnaeuz daj baihgwnz faen nye，miz bwn'unq dinj saekhau. Mbaw dandog maj doxca，yiengh luenzbomj raez roxnaeuz laj gvangq gwnz gaeb，raez 3~8 lizmij，gvangq 0.6~1.2 lizmij，byai maeuz roxnaeuz soem，gizgoek cugciemh bienq gaeb，nyinzgyang yienh，baihlaj youq gwnz nyinzgyang miz bwn；ca mbouj geijlai mbouj miz gaenq. Foengqva lumj comzliengj youh lumj aenboi hai gwnzdingj roxnaeuz lajeiq；hai youq gwnzdingj ciengz dwg 5 nye，baiz lumj lai aenliengj nei，va singq dog caemh duj，gizgoek miz byak lumj mbaw 5 diuz，moix nye caiq faen guh 3~4 nye，giz faen nye maj miz byak loq luenz 4 diuz roxnaeuz 2 diuz；dujva maj lajeiq haenx lumj sejliengj dandog maj，byakva luenzraez lumj gyaeq，aenbyak foengqva yiengh comzliengj lumj aencung roxnaeuz aenrangq，seg 4~5 limq，aensienq 4~5 diuz；vameh vaboux cungj mbouj miz byak；vaboux lai；vameh duj dog. Makhawq luenz lumj giuz miz sam limq，miz oen doed lai. Ceh luenz lumj gyaeq，ngaeuz. 6~9 nyied haiva，7~10 nyied dawzmak.

【Diegmaj Faenbouh】 Maj youq henzroen、henzmieng、lajbya. Guengjsae cujyau youq Nanzningz、Liujcouh、Yungzsuij、Luzcai、Gveilinz、Cenzcouh、Lungzswng、Swhyenz、Bingzgoj doengh dieg neix maj miz，guek raeuz cawz Daizvanh、Yinznanz、Sihcang caeuq Sinhgyangh le，gizyawq sengj gih caemh miz.

【Gij Guhyw Ywcuengh】

Giz guhyw　Rag、mbaw.

Singqfeih　Haemz，hanz；miz doeg.

Goeng'yungh　Doeng roenraemx，siu doeghuj，siu foegin. Yungh daeuj yw baenzfouz，i aek cwkraemx，binghhduzdeh，binghnengzsuplwed geizlaeng，laemx doek deng sieng，baeznong，baez.

Cawq　Cungj yw neix miz doeg，mbouj hab gwn lai、gwn nanz，mehdaiqndang mbouj gimq gwn；mbouj hab caeuq gamcauj doengz yungh.

Danyw　（1）Aenmak bingh baenzfouz：Godagiz 3 gwz，fouxdinh 15 gwz，cienq raemx gwn.

（2）Binghhduzdeh：Godagiz、gogenhniuzswj gak 12 gwz，nu mienz，aeu raemxcathaeux gyaux ndei le oep saejndw 6 diemj cung.

（3）Laemx doek deng sieng：Godagiz aeu habliengh，nu mienz，haethaemh gak gwn gwz ndeu，aeu laeujdiemz soengq gwn；linghvaih aeu godagiz ndip habliengh，dub yungz le oep gizsieng.

091

三画

大藻

【药 材 名】大浮萍。

【别　　名】水乳莲、水浮萍、大藻、浮藻、浮萍、莲花藻。

【来　　源】天南星科植物大藻 *Pistia stratiotes* L.。

【形态特征】浮水草本。具多数长而悬垂的根，须根羽状，密集。叶簇生成莲座状；叶片倒卵状楔形，长 1.3~10.0 cm，宽 1.5~6.0 cm，先端截头形或浑圆，基部厚，两面被毛；叶脉扇状伸展，背面明显隆起呈折皱状。佛焰苞白色，长 0.5~1.2 cm，管部卵圆形，檐部卵形，锐尖，近兜状；肉穗花序生于叶丛中央，短于佛焰苞，花单性；上部雄花序，轮生，雄蕊极短，彼此合生成柱；下部雌花序，雌花单生。浆果卵圆形；种子多数。花期 5~11 月。

【生境分布】生于池塘或水田中。广西主要分布于钟山、贺州、昭平、藤县、平南、北流、岑溪、南宁、合浦等地，长江流域以南地区有栽培，福建、台湾、广东、海南、云南等省区也有分布。

【壮医药用】

药用部位　全草。

性味　咸，凉。

功用　调龙路、火路，通水道，解痧毒，除湿毒。用于贫痧（感冒），丹毒，水蛊（肝硬化腹水），肉扭（淋证），林得叮相（跌打损伤），能啥能累（湿疹）。

附方　（1）能啥能累（湿疹）：①大浮萍 250 g，忍冬叶 200 g，荆芥 50 g，千里光 100 g，水煎外洗。②大浮萍适量，水煎洗浴。

（2）水蛊（肝硬化腹水）：大浮萍、黄糖各 250 g，水煎服。

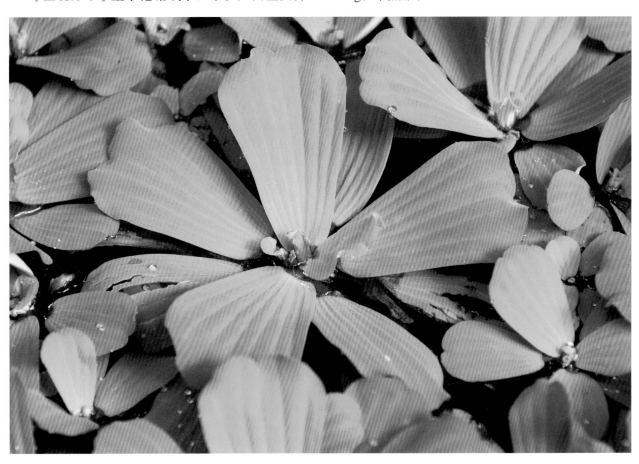

Biuzhung

〖 Cohyw 〗 Biuzhung.

〖 Coh'wnq 〗 Gobopraih、gobiuzraemx、mezhung、fuzbiuz、gobiuz、biuzlenzvah.

〖 Goekgaen 〗 Dwg gobiuzhung doenghgo denhnanzsinghgoh.

〖 Yienghceij Daegdiemj 〗 Gorum fouz raemx. Miz haujlai rag raez cix baiq doxroengz，ragsei lumj bwnroeg，yaedyub. Mbaw comz maj baenz lumj aen naenghlienzbwngz ; mbaw lumj gyaeq dingjbyonj lumj ciem，raez 1.3~10.0 lizmij，gvangq 1.5~6.0 lizmij，byai bingzbwb roxnaeuz luenzlumj，goek nanwt，song mbiengj hwnj bwn ; megmbaw lumj beiz mbe'gvangq，baihlaeng yiengh riznyaeuq doed hwnjdaeuj yienhda. Feizbaedlup saekhau，raez 0.5~1.2 lizmij，gizguenj lumj gyaeq luenz，gizyiemh lumj gyaeq，soemset，loq lumj daeh ; gyaeujva riengz nohnwd maj youq cumh mbaw cuengqgyang，dinj gvaq feizbaeblup，vaboux vameh gag maj ; baihgwnz gyaeujvaboux，gvaengx maj，simva boux dinjdet，itdoxcaeuq gyoeb maj baenz saeu，simva boux goek saeu gvangq，ywva 2 fuengz，doix maj，cingq seg ; baihlaj gyaeujvameh，vameh gag maj. Makgiengh yiengh luenz gyaeq ; ceh lai，yiengh saeumwnz. 5~11 haiva.

〖 Diegmaj Faenbouh 〗 Maj youq henzdaemz roxnaeuz ndawnaz. Guengjsae dingzlai maj youq Cunghsanh、Hocouh、Cauhbingz、Dwngzyen、Bingznanz、Bwzliuz、Cwnzhih、Nanzningz、Hozbuj daengj dieg，ranghdieg Cangzgyangh yiengq baihnamz doxbae miz vunz dajndaem，Fuzgen、Daizvanh、Guengjdoeng、Haijnanz、Yinznanz daengj sengjgih caemh miz.

〖 Gij Guhyw Ywcuengh 〗

Giz guhyw　　Daengx go.

Singqfeih　　Hamz，liengz.

Goeng'yungh　　Diuz lohlungz、lohhuj，doeng roenraemx，gaij sadoeg，cawz caepdoeg. Yungh youq baenzsa，dandoeg，raemxgux，nyouhniuj，laemx doek deng sieng，naenghumz naenglot.

Danyw （1）Naenghumz naenglot : ① Biuzhung 250 gwz，mbaw vagimngaenz 200 gwz，ginghgaiq 50 gwz，cenhlijgvangh 100 gwz，cienq raemx swiq ndang. ② Biuzhung aenliengh cienq raemx swiq ndang.

（2）Raemxgux : Biuzhung、dangznding gak 250 gwz，cienq raemx gwn.

093

三画

大车前

【药 材 名】大车前草、大车前子。

【别　　名】前贯草、车前草。

【来　　源】车前科植物大车前 *Plantago major* L.。

【形态特征】二年生或多年生草本。根茎粗短，着生多数须根。叶基生呈莲座状；叶片宽卵形至宽椭圆形，长 3~30 cm，宽 2~21 cm，先端钝尖或急尖，近全缘或疏生锯齿，两面疏生短柔毛；叶柄基部鞘状，常被毛。穗状花序细圆柱状，被柔毛；苞片宽卵状三角形，与花萼不分离；花无梗；花萼片先端圆形，龙骨突不达顶端。花冠白色，冠筒裂片披针形至卵圆形。雄蕊与花柱明显外伸。胚珠 12~40 枚。蒴果近球形或卵形，于中部或稍低处开裂；种子多且较小，黄褐色。花期 6~8 月，果期 7~9 月。

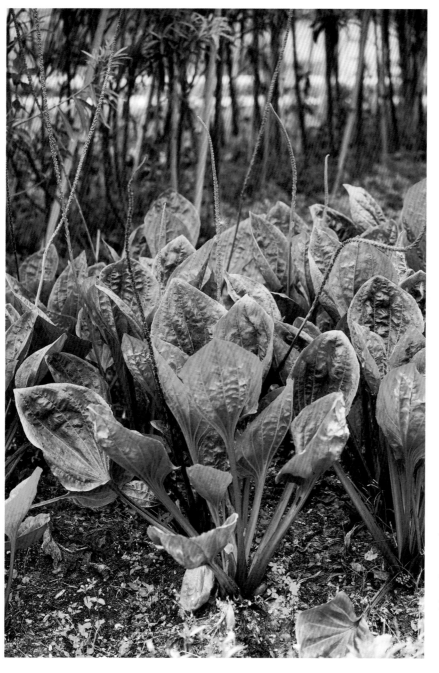

【生境分布】生于村边、草地或荒地上。广西各地均有分布，黑龙江、吉林、辽宁、内蒙古、河北、山西、陕西、甘肃、青海、新疆、山东、江苏、福建、台湾、海南、四川、云南、西藏等省区也有分布。

【壮医药用】

药用部位　全草、种子。

性味　甜，寒。

功用　通水道、谷道、气道，清热毒，化痰毒，止咳嗽。用于肉扭（淋证），屙泻（泄泻），埃病（咳嗽），火眼（急性结膜炎），航靠谋（痄腮），血压嗓（高血压）。

附方　（1）肉扭（淋证）：大车前草 30 g，竹叶、桃仁各 10 g，生地黄 20 g，牛膝、滑石各 15 g，水煎服。

（2）屙泻（泄泻）：大车前草 30 g，凤尾草 50 g，黄糖 20 g，水煎服。

Gocehcenz

【Cohyw】Gocehcenz.

【Coh'wnq】Cenzguenqcauj、rumcehcenz.

【Goekgaen】Dwg gocehcenz doenghgo cehcenzgoh.

【Yienghceij Daegdiemj】Gorum maj song bi roxnaeuz maj geij bi. Ganjrag co dinj, doekseng haujlai ragsei. Mbaw majdoek lumj yiengh va'mbu ; mbaw gvangqgyaeq daengz gvangq luenzbenj, raez 3~30 lizmij, gvangq 2~21 lizmij, byai bumxsoem roxnaeuz gaenjsoem, gaenh lawx caez roxnaeuz miz heujgawq mbang, song mbiengj miz bwn'unq dinj mbang ; gaenqmbaw goek lumj faek, dingzlai miz bwn. Gyaeujva baenz riengz saeq saeumwnz, miz bwn'unq ; mbawbyak gvangqgyaeq samgak, caeuq iemjva mbouj doxfaen ; va mbouj miz gaenq ; iemjva byai luenz, lungzgoet doed mbouj daengz byai. Mauhva hau, doengzva mbawseg byai menh soem daengz luenzgyaeq, haiva le eujdauq. Simva boux caeuq saeuva mingzyenj ietok. Beihcuh 12~40 naed. Makceh gaenh giuz roxnaeuz lumj gyaeq, youq cungqgyang roxnaeuz haemq daemq gizde haileg ; ceh lai lij haemq iq henjgeq. 6~8 nyied haiva, 7~9 nyied dawzmak.

【Diegmaj Faenbouh】Hwnj laeng bangx mbanj、diegrum roxnaeuz diegfwz. Guengjsae gak dieg cungj miz, guek raeuz Hwzlungzgyangh、Gizlinz、LIuzningz、Neimungzguj、Hozbwz、Sanhsih、Sanjsih、Ganhsuz、Cinghhaij、Sinhgyangh、Sanhdungh、Gyanghsuh、Fuzgen、Daizvanh、Haijnanz、Swconh、Yinznanz、Sihcang daengj sengj gih neix caemh miz.

【Gij Guhyw Ywcuengh】

Giz guhyw　Daengx go、ceh.

Singqfeih　Van, hanz.

Goeng'yungh　Doeng roenraemx、roenhaeux、roenheiq, siu ndatdoeg, vaq myaizdoeg, dingz baenzae. Ndaej yw nyouhniuj, oksiq, baenzae, dahuj, hangzgauqmou, hezyazsang.

Danyw　（1）Nyouhniuj : Gocehcenz 30 gwz, mbawcuk、cehmakdauz gak 10 gwz, swnghdi 20 gwz, baihdoh、vazsiz gak 15 gwz, cienq raemx gwn.

（2）Oksiq : Gocehcenz 30 gwz, fungveijcauj 50 gwz, vangzdangz 20 gwz, cienq raemx gwn.

095

三画

大叶藤

【药 材 名】大叶藤。

【别　　名】奶汁藤、假黄藤、犸骝能、黄藤、藤黄连。

【来　　源】防己科植物大叶藤 *Tinomiscium petiolare* Hook. f. et Thoms.。

【形态特征】木质藤本，有乳状汁液。茎具啮蚀状开裂的树皮。小枝和叶柄均有直线纹，折断均有胶丝相连，嫩枝被紫红色茸毛。叶互生，阔卵形，长 9~20 cm，宽 6~14 cm，先端短尖，基部圆形，边缘全缘或具不整齐细圆齿；叶柄长 5~12 cm。总状花序自老枝上生出，多个簇生，常下垂，被紫红色茸毛或柔毛；雄花外轮萼片微小，内轮萼片 6~8 枚，边缘被小乳突状缘毛；花瓣 6 枚，倒卵状椭圆形至椭圆形，先端深凹，长 2.0~3.5 mm；雄蕊 6 枚。核果长圆柱形，两侧甚扁，长达 4 cm，宽 1.7~2.0 cm，厚 1.3~1.5 cm。花期春夏季，果期秋季。

【生境分布】生于深山密林中。广西主要分布于南宁、靖西、扶绥、龙州等地，云南等省也有分布。

【壮医药用】

药用部位　藤茎。

性味　辣、微苦、微温。

功用　祛风湿，壮筋骨，通龙路、火路。用于发旺（痹病），核尹（腰痛），林得叮相（跌打损伤），夺扼（骨折），勒爷顽瓦（小儿麻痹后遗症），肥大性脊椎炎，火眼（急性结膜炎）。

附方　（1）核尹（腰痛）：大叶藤、千斤拔、土茯苓、丢了棒、海风藤、透骨草、透骨消各 30 g，水煎熏洗。

（2）肥大性脊椎炎：大叶藤、清风藤、战骨各 15 g，黄根 25 g，菝葜 20 g，水煎服，并用药渣外敷。

（3）火眼（急性结膜炎）：大叶藤、野菊花各 30 g，决明子 10 g，水煎服。

（4）夺扼（骨折）：大叶藤 15 g，接骨木 20 g，水煎服。

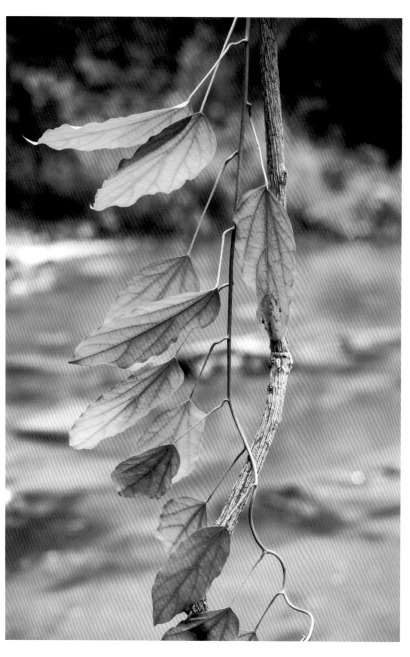

Gaeucijraemx

【Cohyw】Gaeucijraemx.

【Coh'wnq】Gaeuraemxcij、gaeuhenjgyaj、maxlaeuznaeng、gaeuhenj、vangzlienzgaeu.

【Goekgaen】Dwg gogaeucijraemx doenghgo fangzgijgoh.

【Yienghceij Daegdiemj】Gogaeu baenz faex，miz raemxieng lumj cij. Ganj miz naengfaex ceg lumj heuj gaet. Nyezlwg caeuq gaenqmbaw cungj miz vaenxsoh，euj gat cungj miz sei doxriengh，nyezoiq miz bwnyungz aeujhoengz. Mbaw maj doxcah，gvangqgyaeq，raez 9~20 lizmij，gvangq 6~14 lizmij，byai soem dinj，goek luenz，henzbien lawx roxnaeuz miz heujluenz mbouj caezcingj；gaenqmbaw raez 5~12 lizmij. Gyaeujva baenz gyaeuz daj nyezgeq majok，geij ndaek comzmaj，dingzlai duengqroengz，miz bwnyungz hoengzaeuj roxnaeuz bwn'unq；linxva gvaengxrog vaboux iqiq，linxva gvaengxndaw 6~8 mbaw，henzbien miz bwnhenz lumj cij doed；mbawva 6 mbaw，luenzbenj lumj gyaeq dauqbyonj daengz luenzbenj，byai mdoep laeg，raez 2.0~3.5 hauzmij；simva boux 6 diuz. Makceh raezluenzsaeu，song henz haemq benj，raez daengz 4 lizmij，gvangq 1.7~2.0 lizmij，na 1.3~1.5 lizmij. Seizcin seizhah haiva，seizcou dawzmak.

【Diegmaj Faenbouh】Hwnj ndaw ndoengfaex ndaet ndaw bya laeg. Guengjsae dingzlai hwnj laeng Nanzningz、Cingsih、Fuzsih、Lungzcouh daengj dieg neix，guek raeuz Yinznanz daengj sengj neix caemh miz.

【Gij Guhyw Ywcuengh】

Giz guhyw　Ganjgaeu.

Singqfeih　Manh、loq haemz，loq raeuj.

Goeng'yungh　Cawz fungcaep，genq nyinzndok，doeng lohlungz、lohhuj. Aeu daeuj yw fatvangh，hwet. in，laemx doek deng sieng，ndokraek，lwgnye vanzvax，bizhung cizcuihyenz，dahuj.

Danyw　（1）Hwetin：Gaeucijraemx、cenhginhbaz、dujfuzlingz、diujliujbangq、haijfunghdaengz、douqguzcauj、douqguzsiuh gak 30 gwz，goen raem roemzswiq.

（2）Bizhung cizcuihyenz：Gaeucijraemx、cinghfunghdaengz、cenqguz gak 15 gwz，raghenj 25 gwz，bazciq 20 gwz，cienq raemx gwn，lij aeu nyaqyw oep rog.

（3）Dahuj：Gaeucijraemx、va'gutndoi gak 30 gwz，gezmingzswj 10 gwz，cienq raemx gwn.

（4）Ndokraek：Gaeucijraemx 15 gwz，cezguzmuz 20 gwz，cienq raemx gwn.

097

三画

大白茅

【药 材 名】白茅。

【别　　名】茅根、龙狗尾。

【来　　源】禾本科植物大白茅 *Imperata cylindrica* var. *major*（Nees）C. E. Hubbard.。

【形态特征】多年生草本，高可达 90 cm。根状茎白色，横走，多节，被鳞片，有甜味。秆高 25~90 cm，节具白色柔毛。叶集于基部，条形或条状披针形，长 10~40 cm，宽 2~8 cm，先端渐尖，边缘及背面较粗糙；主脉明显。圆锥花序圆柱状，长 5~15 cm；小穗披针形，长 2.5~4.0 mm，具柄，基部的白色丝状柔毛长 12~15 cm；雄蕊 2 枚，花药黄色；柱头 2 枚。花期夏季。

【生境分布】生于路旁、山坡和草地。广西各地均有分布，其他省区也有分布。

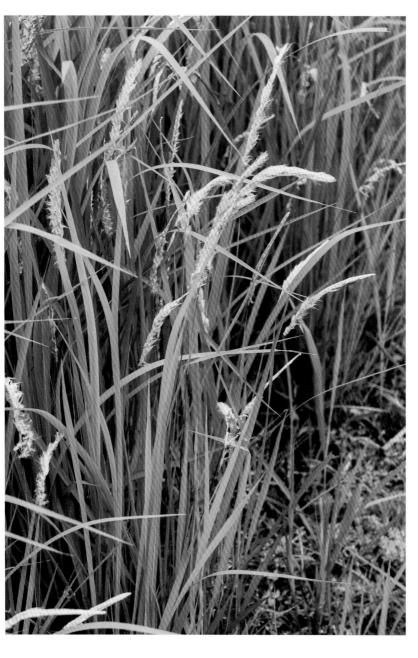

【壮医药用】

药用部位　根茎（白茅根）、花序（白茅花）。

性味　白茅根：甜，寒。白茅花：甜，温。

功用　白茅根：清热毒，补阴液，调龙路，止血，通水道。用于热病烦渴，唉勒（咯血），鹿勒（呕血），楞屙勒（鼻出血），肉裂（尿血），笨浮（水肿），年闹诺（失眠）。

白茅花：止血。用于唉勒（咯血），鹿勒（呕血），楞屙勒（鼻出血），外伤出血。

附方　（1）唉勒（咯血），鹿勒（呕血），楞屙勒（鼻出血）：白茅花 20 g，地榆 15 g，水煎服。

（2）笨浮（水肿）：白茅根 15 g，黄柏、地肤子各 10 g，水煎服。

（3）热病烦渴：白茅根、百解根各 15 g，地骨皮 10 g，水煎服。

（4）肉裂（尿血）：白茅根 30 g，海金沙藤、草鞋根、木贼各 20 g，水煎服。

（5）年闹诺（失眠）：白茅根 20 g，水煎服。

Hazdaijhung

【Cohyw】Hazranz.

【Coh'wnq】Raghazranz、goriengma.

【Goekgaen】Dwg gohazdaijhung doenghgo hozbwnjgoh.

【Yienghceij Daegdiemj】Dwg go'nywj maj lai bi，ndaej sang daengz 90 lizmij. Ganjrag saekhau，raih vang，lai hoh，miz gyaep，feih van. Ganj sang 25~90 lizmij，hoh miz bwn'unq saekhau. Mbaw comz youq laj goek，baenz diuz roxnaeuz baenz diuz yienghlongzcim，raez 10~40 lizmij，gvangq 2~8 lizmij，byaimbaw menhmenh bienq soem，bien mbaw caeuq laeng mbaw haemq co；meg haemq cingcuj. Vahsi luenzsoem yienghsaeuluenz，raez 5~15 lizmij；riengz iq yienghlongzcim，raez 2.5~4.0 hauzmij，miz gaenz，bwn'unq lumj seihau lajgoek raez 12~15 lizmij；simva boux 2 diuz，ywva saekhenj；gyaeujsaeu 2 aen. Seizhah haiva.

【Diegmaj Faenbouh】Maj youq henz roen、ndoi caeuq diegnywj. Guengjsae gak dieg cungj miz faenbouh，guek raeuz gij sengj gih wnq hix miz faenbouh.

【Gij Guhyw Ywcuengh】

Giz guhyw　Ganjrag（rag hazranz）、vahsi（va hazranz）.

Singqfeih　Rag hazranz：Van，hanz. Va hazranz：Van，raeuj.

Goeng'yungh　Rag hazranz：Cing doeghuj，bouj raemxyaem，diuz lohlungz，dingz lwed，doeng roenraemx. Yungh daeuj yw binghhhuj hozhawq，aelwed，rueglwed，ndaeng oklwed，nyouhlwed，baenzfouz，ninz mbouj ndaek.

Va hazranz：Dingz lwed. Yungh daeuj yw aelwed，rueglwed，ndaeng oklwed，rog sieng oklwed.

Danyw　（1）Aelwed，rueglwed，ndaeng oklwed：Va hazranz 20 gwz，maxlienzan 15 gwz，cienq raemx gwn.

（2）Baenzfouz：Rag go'em 15 gwz，faexvuengzlienz、gosauqbaet gak 10 gwz，cienq raemx gwn.

（3）Binghhhuj hozhawq：Rag go'em、rag gaeugidaengz gak 15 gwz，naenggaeujgij 10 gwz，cienq raemx gwn.

（4）Nyouhlwed：Rag go'em 30 gwz，gaeugutgeuj、gobudeih、godaebdoengz gak 20 gwz，cienq raemx gwn.

（5）Ninz mbouj ndaek：Rag go'em 20 gwz，cienq raemx gwn.

099

三画

大百合

【药 材 名】大百合。

【别　　名】大叶百合、心叶百合。

【来　　源】百合科植物大百合 *Cardiocrinum giganteum*（Wall.）Makino。

【形态特征】多年生高大草本，高可达 3 m。小鳞茎卵形。茎直立，中空。基生叶卵状心形或近宽矩圆状心形，长约 50 cm，宽可达 40 cm，具长柄；茎生叶卵状心形，下面的较大，向上渐小。总状花序有花 8~14 朵；苞片长圆状匙形；花被狭喇叭形，长约 15 cm，白色，内侧具淡紫红色条纹，外侧为绿色，花被片条状倒披针形；雄蕊长约为花被片的1/2；子房圆柱形，柱头微 3 裂。蒴果近球形，长约 7 cm，红褐色，具 6 钝棱和多数细横纹，3 瓣裂；种子呈扁钝三角形，红棕色，周围具膜质翅。花期6~7 月，果期 9~10 月。

【生境分布】生于林下草丛中。广西主要分布于融水、全州、兴安、龙胜、资源、凤山、乐业、凌云、隆林、田林、金秀等地，西藏、四川、陕西、湖南等省区也有分布。

【壮医药用】

药用部位　鳞茎。

性味　甜、淡，凉。

功用　清热毒，利气道，止咳。用于钵痨（肺结核），唉勒（咯血），埃病（咳嗽），鼻窦炎，惹脓（中耳炎）。

附方　（1）钵痨（肺结核），唉勒（咯血）：大百合、桔梗、大叶紫珠、前胡各 10 g，铁包金、鱼腥草各 15 g，百部 20 g，水煎服。

（2）埃病（咳嗽）：大百合10 g，猪肺 1 个，隔水炖，食肉喝汤。

（3）鼻窦炎：大百合、黄花倒水莲、连翘各 15 g，黄芩、五指毛桃各 10 g，香薷 5 g，水煎代茶饮。

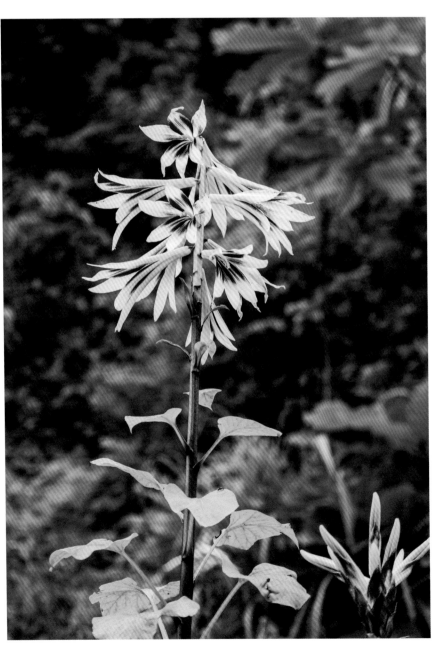

Bebhabhung

【Cohyw】Bebhabhung.

【Coh'wnq】Beghab mbaw hung、beghab mbaw yiengh sim.

【Goekgaen】Dwg gobeb beghabhung doenghgo bwzhozgoh.

【Yienghceij Daegdiemj】Dwg go'nywj sang maj lai bi，ndaej sang daengz 3 mij. Gyaeuj ceh luenz. Ganj daengjsoh，ndaw gyoeng. Gij mbaw maj lajgoek luenz lumj aensim roxnaeuz ca mbouj lai luenzfueng gvangq lumj aensim，raez daihgaiq 50 lizmij，gvangq ndaej daengz 40 lizmij，miz gaenzraez；gij mbaw maj gwnz ganj luenz lumj aensim，gij baihlaj haemq hung，coh gwnz menhmenh bienq iq. Vahsi baenz foengq miz va 8~14 duj；limqva yienghluenzraez lumj beuzgeng；mbawva lumj aen lahbah geb，raez daihgaiq 15 lizmij，saekhau，baihndaw miz diuz raiz saekaeujhoengz mong，baihrog dwg saekheu，dipva baenz diuz yienghlongzcim dauqdingq；simva boux raez daihgaiq dwg gij dipva 1/2；fuengzlwg yienghsaeuluenz，gyaeujsaeu loq miz 3 veuq. Makhawq ca mbouj lai lumj aen'giuz，daihgaiq raez 7 lizmij，saekhoengzndaem，miz 6 diuz limqmwt caeuq dingzlai raizvang saeq，3 limq veuq；ceh baenz benjmwt yienghsamgak，saekhenjgeqhoengz，seiq henz miz fwed mbang. 6~7 nyied haiva，9~10 nyied dawzmak.

【Diegmaj Faenbouh】Maj youq ndaw byoz nywj laj ndoeng. Guengjsae cujyau faenbouh youq Yungzsuij、Cenzcouh、Hingh'anh、Lungzswng、Swhyenz、Fungsanh、Lozyez、Lingzyinz、Lungzlinz、Denzlinz、Ginhsiu daengj dieg，guek raeuz Sihcang、Swconh、Sanjsih、Huznanz daengj sengj gih hix miz faenbouh.

【Gij Guhyw Ywcuengh】

Giz guhyw　Ganjgyaep.

Singqfeih　Van、damh、liengz.

Goeng'yungh　Cing doeghuj，leih roenheiq，dingz baenzae. Yungh daeuj yw bwtlauz，aelwed，baenzae，binghbizdouyenz，rwznong.

Danyw（1）Bwtlauz，aelwed：Bebhabhung、gizgwnj、ruklaeujhungz、cienhhu'o gak 10 gwz，goganggaeuj、goraez gak 15 gwz，maenzraeulaux 20 gwz，cienq raemx gwn.

（2）Baenzae：Bebhabhung 10 gwz，bwtmou aen ndeu，gek raemx dumq aeu，gwn noh gwn dang.

（3）Binghbizdouyenz：Bebhabhung、swnjgyaeujhen、golenzgyauz gak 15 gwz，govangzginz、gocijcwz gak 10 gwz，cigluengj 5 gwz，cienq raemx dangq caz gwn.

101

三画

大百部

【药 材 名】百部。

【别 名】大叶百部、对叶百部。

【来 源】百部科植物大百部 Stemona tuberosa Lour.。

【形态特征】多年生攀缘草质藤本，高达 5 m。块根簇生，肉质，纺锤状，长达 30 cm。茎下部木质化。叶对生或轮生；叶片卵状披针形、卵形或宽卵形，长 6~24 cm，宽 2~17 cm，顶端渐尖至短尖，基部心形，边缘稍波状；叶柄长 3~10 cm。花单生或 2（3）朵排成总状花序，腋生，花梗或花序梗长 2.5~12.0 cm；花被片 2 轮，黄绿色带紫色脉纹，长 3.5~7.5 cm；雄蕊 4 枚，紫红色，顶端具短钻状附属物；子房小，花柱近无。蒴果倒卵状球形，光滑，长 3.5~4.5 cm；种子多数。花期 4~7 月，果期 5~8 月。

【生境分布】生于山坡丛林下、溪边、路旁及山谷和阴湿岩石中。广西主要分布于桂林、梧州、上思、容县、靖西、凌云、乐业、田林、隆林、南丹、天峨等地，长江流域以南各省区均有分布。

【壮医药用】

药用部位 块根。

性味 苦、甜，微温；有小毒。

功用 通气道，补肺阴，止咳嗽，杀虫，止痒。用于钵痨（肺结核），慢性气管炎，埃病百银（百日咳），贫痧（感冒），胴西咪暖（肠道寄生虫病），蛲虫病，阴道炎，痂（癣），体虱。

注 本品有小毒，内服不可过量。

附方 （1）慢性气管炎：百部 9 g，百合 30 g，白果 12 g，罗汉果 1 个，甘草 6 g，水煎服。

（2）贫痧（感冒）：百部、地桃花根、山栀子根、梅叶冬青各 9 g，白背叶根、华山矾各 6 g，路边菊 15 g，水煎服。

（3）阴道炎：百部、艾叶、火炭母各 30 g，水煎洗患处。

（4）痂（癣）：百部 20 g，救必应、牛耳枫各 30 g，水煎洗患处。

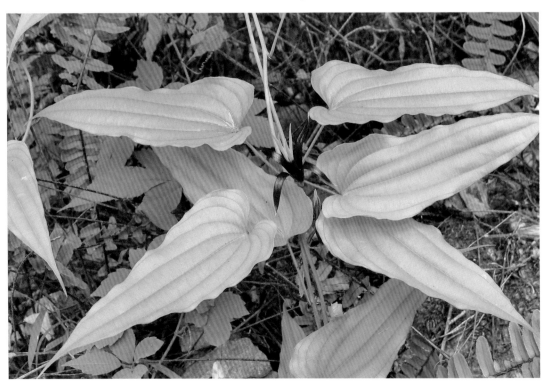

Maenzraeulaux

【Cohyw】 Maenzraeulaux.

【Coh'wnq】 Maenzraeulaux、maenzraeu.

【Goekgaen】 Dwg gomaenzraeulaux doenghgo bwzbugoh.

【Yienghceij Daegdiemj】 Dwg gogaeu unq mbang youh co rox benz maj lai bi, sang daengz 5 mij. Ndaekrag maj baenz byoz, noh na raemx lai, lumj lwgrok, raez daengz 30 lizmij. Baihlaj ganj geng lumj faex. Mbaw maj doxdoiq roxnaeuz doxlwnz maj；mbaw lumj aen'gyaeq yienghlongzcim、lumj aen'gyaeq roxnaeuz lumj gyaeq gvangq, raez 6~24 lizmij, gvangq 2~17 lizmij, gwnzdingj menhmenh bienq soem daengz dinjsoem, goekmbaw yiengh aensim, bienmbaw loq yienghraemxlangh；gaenzmbaw raez 3~10 lizmij. Va dan maj roxnaeuz 2（3）duj baiz baenz vahsi baenz foengq, maj goekmbaw, gaenzva roxnaeuz gaenz vahsi raez 2.5~12.0 lizmij；dipva 2 lunz, saekhenjloeg daiq raizmeg saekaeuj, raez 3.5~7.5 lizmij；simva boux 4 diuz, saekaeujhoengz, gwnzdingj miz gij doxgaiq doxnem yiengh cuenqdinj；fuengzlwg iq, ca mbouj lai mbouj miz saeuva. Makhawq yiengh lumj aen'gyaeq dauqdingq yiengh lumj aen'giuz, wenj, raez 3.5~4.5 lizmij；ceh lai. 4~7 nyied haiva, 5~8 nyied dawzmak.

【Diegmaj Faenbouh】 Maj youq laj ndoeng caz gwnz bo、henz rij、henz roen caeuq ndaw lueg caeuq ndaw rin cumx. Guengjsae cujyau faenbouh youq Gveilinz、Vuzcouh、Sangswh、Yungzyen、Cingsih、Lingzyinz、Lozyez、Denzlinz、Lungzlinz、Nanzdanh、Denhngoz daengj dieg, guek raeuz song hamq Dahcangzgyangh baihnamz gak aen sengj gih hix miz faenbouh.

【Gij Guhyw Ywcuengh】

Giz guhyw Ganjrag.

Singqfeih Haemz、van, loq raeuj；miz di doeg.

Goeng'yungh Doeng roenheiq, bouj bwt yaem, dingz baenzae, gaj non, dingz humz. Yungh daeuj yw bwtlauz, binghhozgyawh menhnumq, baenzae bakngoenz, baenzsa, dungxsaej miz non, binghhnengznauzcungz, yinhdauyenz, gyak, naenz gwnz ndang.

Cawq Cungj yw neix miz di doeg, mbouj ndaej gwn lai.

Danyw （1）Binghhozgyawh menhnumq：Maenzraeulaux 9 gwz, beghab 30 gwz, yinzhing 12 gwz, maklozhan aen ndeu, gamcauj 6 gwz, cienq raemx gwn.

（2）Baenzsa：Maenzraeulaux、ragvadauznamh、rag vuengzgae、goganghmeiz gak 9 gwz, rag godungzhau、Godanzhau gak 6 gwz, govaihag 15 gwz, cienq raemx gwn.

（3）Yinhdauyenz：Maenzraeulaux、mbawngaih、gaeumei gak 30 gwz, cienq raemx swiq giz bingh.

（4）Gyak：Maenzraeulaux 20 gwz, maexndeihmeij、maexcihmbe gak 30 gwz, cienq raemx swiq giz bingh.

103

三画

大血藤

【药　材　名】大血藤。

【别　　　名】红藤、大红藤、槟榔钻、大活血、血藤。

【来　　　源】大血藤科植物大血藤 *Sargentodoxa cuneata*（Oliv.）Rehd. et Wils.。

【形态特征】落叶木质大藤本，长可超过 10 m。藤径粗达 9 cm，折断时有红色液汁渗出；当年生枝条暗红色。三出复叶互生，或兼具单叶，稀全部为单叶；叶柄长 3~12 cm。顶生小叶近菱状倒圆形，长 4.0~12.5 cm，宽 3~9 cm，基部渐狭成 6~15 mm 的短柄；侧生小叶略大，斜卵形，两侧极不对称，叶脉红色，无小叶柄。总状花序腋生，长 6~12 cm，雄花与雌花同序或异序；萼片 6 枚，花瓣状，长圆形；花瓣 6 枚，圆形，长约 1 mm；雄花有雄蕊 6 枚，与花瓣对生；雌花有退化雄蕊 6 枚，心皮多数，螺旋排列。浆果近球形，直径约 1 cm，熟时黑蓝色，果梗长 0.6~1.2 cm；种子卵球形，黑色，光亮。花期 4~5 月，果期 6~9 月。

【生境分布】生于山坡灌木丛、疏林或林缘中。广西主要分布于西部、西北部、北部等地区，陕西、四川、贵州、湖北、湖南、云南、广东、海南、江西、浙江、安徽等省也有分布。

【壮医药用】

药用部位　根、藤茎。

性味　苦、涩，平。

功用　祛风毒，除湿毒，通龙路、火路，养气血。用于林得叮相（跌打损伤），发旺（痹病），筋骨疼痛，麻抹（肢体麻木），勒内（血虚），麦蛮（风疹），京瑟（闭经），腊胴尹（腹痛），兵西弓（急性阑尾炎）。

附方　（1）发旺（痹病）：扛板归、四方藤、钻地风各 15 g，大血藤 30 g，水煎服。

（2）筋骨疼痛：大血藤、伸筋草各 30 g，走马胎 15 g，水煎服。

（3）京瑟（闭经）：大血藤、金刚藤、土茯苓、蒲公英、五指毛桃各 30 g，益母草、飞龙掌血、小钻各 15 g，泽兰 10 g，水煎服。

（4）勒内（血虚）：大血藤 20 g，水煎服。

（5）兵西弓（急性阑尾炎）：大血藤 20 g，九节风 30 g，白花蛇舌草 15 g，水煎服。

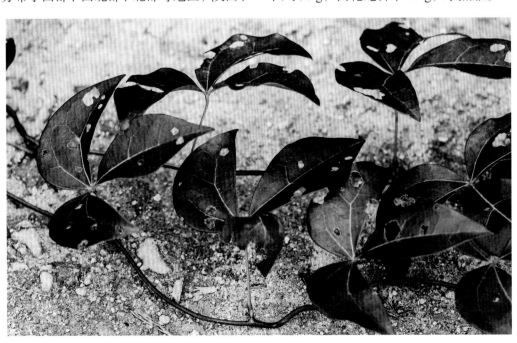

Gaeuhoengz

【Cohyw 】 Gaeuhoengz.

【Coh'wnq 】 Gaeunding、gaeuhoengzhung、binhlangzconq、daihhozyez、gaeulwed.

【Goekgaen 】 Dwg gogaeuhoengz doenghgo dayezdwngzgoh.

【Yienghceij Daegdiemj 】 Gogaeu hung baenz faex loenq mbaw, raez ndaej mauhgvaq 10 mij. Gaeu loethung daengz 9 lizmij, euj gat le miz raemxhoengz iemq okdaeuj；doengh nyez bi de maj hoengzlaep. Sam cwt fuzyez maj doxcah, roxnaeuz giem miz mbaw dog, noix haemzbaengzlaengz dwg mbaw dog；gaenqmbaw raez 3~12 lizmij. Mbawlwg majbyai gaenh luenz gyaeq dauqbyonj gakdaengj, raez 4.0~12.5 lizmj, gvangq 3~9 lizmij, goek ciemh gaeb baenz 6~15 hauzmij gaenq dinj；mbawlwg majbien loq hung, lumj gyaeq mat, song mbiengj mbouj doxdaengh saek di, megmbaw hoengz, mij gaenq mbawlwg. Gyaeujva baenz gyaeuz majeiq, raez 6~12 lizmij, vaboux caeuq vameh caemh gyaeuj roxnaeuz gag gyaeuj；linxva 6 mbaw, caeuq mbawva mahdoiq；vameh simvabouxdoiqvaq 6 duj, sinhbiz lai, baizlied lumj luzsae. Makraemx gaenh luenzgiuz, hung daihgaiq 1 lizmij, geq le ndaem'o, gaenqmak raez 0.6~1.2 lizmij；ceh luenz gyaeqgiuz, ndaem, ronghwenq. 4~5 nyied haiva, 6~9 nyied dawzmak.

【Diegmaj Faenbouh 】 Hwnj youq ndaw faexcaz gwnz ndoi、henz ndoeng roxnaeuz ndaw ndoeng faex mbang. Guengjsae dingzlai hwnj laeng baihsae、baihsaebaek、baihbaek daengj dieg neix, guek raeuz Sanjsih、Swconh、Gveicouh、Huzbwz、Huznanz、Yinznanz、Guengjdoeng、Haijnanz、Gyanghsih、Cezgyangh、Anveih daengj sengj neix caemh miz.

【Gij Guhyw Ywcuengh 】

Giz guhyw   Rag、ganjgaeu.

Singqfeih   Haemz、saep、bingz.

Goeng'yungh   Cawz fungdoeg, cawz caepdoeg, doeng lohlungz、lohhuj, ciengx heiqlwed. Aeu daeuj yw laemx doek deng sieng, fatvangh, nyinzndok in'dot, mazmwnh, lwedhaw, funghcimj, dawzsaeg gaz, laj dungx in, binghsaejgungz.

Danyw   （1）Fatvangh：Gwedbenjdauq、gaeuseiqfueng、conhdiqfungh gak 15 gwz, gaeuhoengz 30 gwz, cienq raemx gwn.

（2）Nyinzndok in'dot：Gaeuhoengz、rumnyinziet gak 30 gwz, coujmajdaih 15 gwz, cienq raemx gwn.

（3）Dawzsaeg gaz：Gaeuhoengz、gaeuginhgangh、dujfuzlingz、goiethoh、gocijcwz gak 30 gwz, rumikmeh、feihlungzcangjlwed、siujconq gak 15 gwz, swzlanz 10 gwz, cienq raemx gwn.

（4）Lwedhaw：Gaeuhoengz 20 gwz, cienq raemx gwn.

（5）Binghsaejgungz：Gaeuhoengz 20 gwz, giujcezfungh 30 gwz, go linxngwz vabieg 15 gwz, cienq raemx gwn.

三画

大丽花

【药 材 名】大丽花根。

【别　　名】大丽菊、芍药。

【来　　源】菊科植物大丽花 *Dahlia pinnata* Cav.。

【形态特征】多年生草本，高可达 2 m，有巨大棒状块根。茎直立，多分枝。叶一至三回羽状全裂，上部叶有时不分裂，裂片卵形或长圆状卵形，两面均无毛。头状花序大，有长花序梗，常下垂，宽 6~12 cm；总苞片外层约 5 枚；舌状花 1 层，白色、红色或紫色，卵形，顶端具不明显的 3 齿或全缘；管状花黄色，栽培种有时均为舌状花。瘦果长圆柱形，长 0.9~1.2 cm，黑色，扁平。花期 6~12 月，果期 9~10 月。

【生境分布】栽培。广西各地均有栽培，其他省区也有栽培。

【壮医药用】

药用部位　根。

性味　辣、甜，平。

功用　调火路、龙路，消肿痛。用于林得叮相（跌打损伤），能啥能累（湿疹），啊肉甜（消渴）。

附方　（1）林得叮相（跌打损伤）：鲜大丽花根适量，捣烂敷患处。

（2）能啥能累（湿疹）：大丽花根、凤尾草各 30 g，水煎洗患处。

（3）啊肉甜（消渴）：大丽花根、葛根、百合、白芍、野葡萄根各 15 g，水煎服。

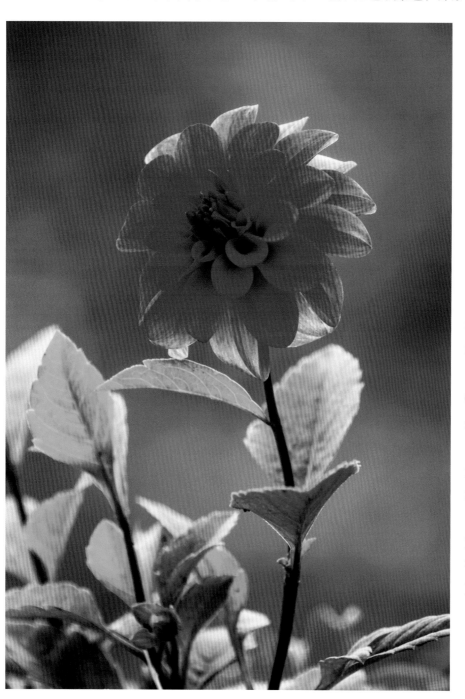

Gutdali

【Cohyw】Rag gutdali.

【Coh'wnq】Gutdali、gocozyoz.

【Goekgaen】Dwg gogutdali doenghgo gizgoh.

【Yienghceij Daegdiemj】Dwg go'nywj maj lai bi，ndaej sang daengz 2 mij，miz ndaek rag lumj faexgyaengh hung. Ganj daengj soh，faen nye lai. Gij mbaw ok mbaw ndeu daengz sam mbaw lumj fwed veuq caez，gij mbaw baihgwnz mizseiz mbouj veuq，limqveuq lumj aen'gyaeq roxnaeuz yienghluenzraez lumj aen'gyaeq，song mbiengj cungj mbouj miz bwn. Vahsi lumj aen'gyaeuj hung，miz gaenzvahsi raez，ciengz duengh doxroengz，gvangq 6~12 lizmij；mbawvalup caengz baihrog daihgaiq 5 mbaw；gij va yiengh linx miz caengz ndeu，saekhau、saekhoengz roxnaeuz saekaeuj，lumj aen'gyaeq，gwnzdingj miz 3 veuq mbouj cingcuj roxnaeuz bienmbaw bingzraeuz；va lumj guenj saekhenj，cungj ndaem aeu gij va mizseiz cungj dwg lumj diuz linx. Makhaep yienghsaeuluenz raez，raez 0.9~1.2 lizmij，saekndaem，benjbingz. 6~12 nyied haiva，9~10 nyied dawzmak.

【Diegmaj Faenbouh】Ndaem aeu. Guengjsae gak dieg cungj miz ndaem，guek raeuz gij sengj gih wnq hix mizvunz ndaem.

【Gij Guhyw Ywcuengh】

Giz guhyw　Rag.

Singqfeih　Manh、van，bingz.

Goeng'yungh　diuz lohhuj、lohlungz，siu foeg dingz in. Yungh daeuj yw laemx doek deng sieng，naenghumz naenglot，oknyouhdiemz.

Danyw　（1）Laemx doek deng sieng：Rag gutdali ndip dingz ndeu，dub yungz oep giz bingh.

（2）Naenghumz naenglot：Rag gutdali、byaekmaxdaez gak 30 gwz，cienq raemx swiq giz bingh.

（3）Oknyouhdiemz：Rag gutdali、gogat、beghab、gobwzsoz、rag makitroeg gak 15 gwz，cienq raemx gwn.

107

三画

大尾摇

【药 材 名】大尾摇。

【别　　名】象鼻花、猫尾草、大狗尾、勾头蛇。

【来　　源】紫草科植物大尾摇 *Heliotropium indicum* L.。

【形态特征】一年生直立草本，高可达 50 cm，全株被粗毛。叶对生或互生，卵形至卵状矩圆形，长 3~9 cm，宽 2~4 cm，先端短尖或渐尖，基部下延至叶柄上，边缘有波状钝齿，两面均被毛；叶柄长 2~5 cm。穗状花序顶生或与叶对生，长 5~15 cm，弯曲，花全部 2 列生于总轴的一面；萼披针形，5 裂；花冠长约 5 mm，浅蓝色或近白色，管状，裂片 5 枚；雄蕊 5 枚，内藏；花柱顶生，顶端具一扁圆锥状的盘。核果长 4~5 mm，由 2 个卵形小坚果组成。花期 4~7 月，果期 8~10 月。

【生境分布】生于丘陵山坡旷野、田边、路旁荒草地和溪流边。广西主要分布于龙州、宁明、扶绥、南宁、横县、钦州、北流、平南、博白、梧州、北海等地，福建、广东、海南、云南、台湾等省区也有分布。

【壮医药用】

药用部位　全草。

性味　苦，寒。

功用　通水道，清热毒，消肿痛。用于钵农（肺痈），肉扭（淋证），膀胱结石，呗脓（痈肿）。

附方　（1）钵农（肺痈）：鲜大尾摇 100 g，捣烂绞取汁，加入蜜糖适量调匀，每日分 2 次服。

（2）肉扭（淋证），膀胱结石：大尾摇 12 g，海金沙藤 30 g，张公钓 10 g，猪肚菜 20 g，笔筒草 15 g，水煎代茶饮。

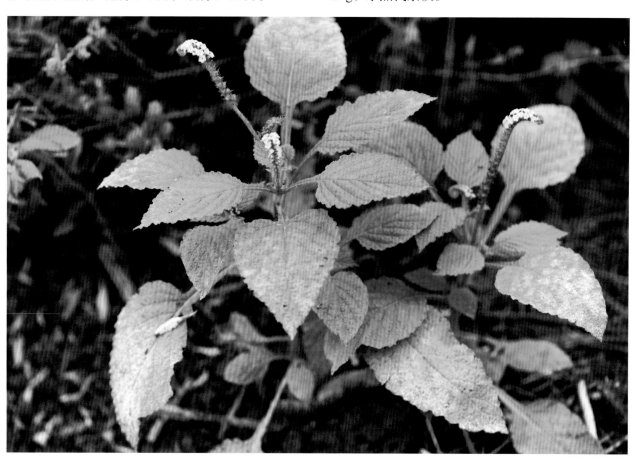

Va'ndaengciengh

【Cohyw】Va'ndaengciengh.

【Coh'wnq】Siengbizvah、goriengmeuz、goriengma、ngwzgyaeujngaeu.

【Goekgaen】Dwg gova'ndaengciengh doenghgo swjcaujgoh.

【Yienghceij Daegdiemj】Gorum daengjsoh maj bi ndeu，sang ndaej daengz 50 lizmij，daengx go miz bwnco. Mbaw maj doxdoiq roxnaeuz maj doxcah，lumj gyaeq daengz lumj gyaeq luenzgak，raez 3~9 lizmij，gvangq 2~4 lizmij，byai soem dinj roxnaeuz menh soem，goek iet doxroengz daengz gwnz gaenqmbaw，henzbien miz heujbumx lumj bohlangq，song mbiengj cungj miz bwn；gaenq mbaw raez 2~5 lizmij. Gyaeujva baenz riengz majbyai roxnaeuz caeuq mbaw maj doxdoiq，raez 5~15 lizmij，utvan，va cungj 2 coij maj youq mbiengj sugcawj ndeu；iemj byai menh soem，5 leg；mauhva raez 5 hauzmij，odamh roxnaeuz gaenh hau，lumj guenj，mbawseg 5 mbaw，；simva boux 5 diuz，yondaw；saeuva majbyai，byai miz aen buenz luenzsoembenj ndeu. Makceh raez 4~5 hauzmij，dwg 2 aen makndangj iq caeuqbaenzz. 4~7 nyied haiva，8~10 nyied dawzmak.

【Diegmaj Faenbouh】Hwnj rog doengh gwnz ndoi diegndoi、hamq naz、hamq roen diegrumfwz caeuq hamq rij. Guengjsae dingzlai maj laeng Lungzcouh、Ningzmingz、Fuzsuij、Nanzningz、Hwngzyen、Ginhcouh、Bwzliuz、Bingznanz、Bozbwz、Vuzcouh、Bwzhaij daeng dieg，guek raeuz Fuzgen、Guengjdoeng、Haijnanz、Yinznanz、Daizvanh daengj sengj gih neix caemh miz.

【Gij Guhyw Ywcuengh】

Giz guhyw　Daengx go.

Singqfeih　Haemz，hanz.

Goeng'yungh　Doeng roenraemx，siu ndatdoeg，siu gawh'in. Ndaej yw bwtnong，nyouhniuj，rongnyouh gietrin，baeznong.

Danyw　（1）Bwtnong：Va'ndaengciengh ndip 100 gwz，dubyungz giux aeu raemx，dwk di dangzrwi habliengh gyaux yinz，ngoenz faen 2 mbat gwn.

（2）Nyouhniuj，rongnyouh gietrin：Va'ndaengciengh 12 gwz，haijginhsahdwngz 30 gwz，canghgunghdiu 10 gwz，byaekdungxmou 20 gwz，godoengzbit 15 gwz，cienq raemx guh caz gwn.

109

三画

大果榕

【药　材　名】大果榕子。

【别　　　名】馒头果、大无花果。

【来　　　源】桑科植物大果榕 *Ficus auriculata* Lour.。

【形态特征】乔木或小乔木，高可达 10 m。树皮灰褐色，粗糙。叶互生；叶片厚纸质，广卵状心形，长 15~55 cm，宽 13~27 cm，先端钝或短渐尖，基部心形，边缘具细锯齿；叶柄长 5~8 cm。榕果簇生于树干基部或老茎短枝上，梨形或扁球形至陀螺形，直径 3~5 cm，具明显的纵棱 8~12 条，红褐色，幼果被短柔毛，顶生苞片 4 轮或 5 轮排列或莲座状。总花梗长 4~6 cm；雄花无梗，花被 3 枚，雄蕊 2 枚或 3 枚；雌花生于另一植株榕果内，有梗或无梗，花被 3 裂；瘦果有黏液。花期 8 月至翌年 3 月，果期 5~8 月。

【生境分布】生于低山沟谷潮湿雨林中。广西主要分布于隆安、靖西、那坡、凤山、都安、龙州、大新等地，海南、云南、贵州、四川等省也有分布。

【壮医药用】

药用部位　种子。

性味　甜，平。

功用　利谷道，补阴液。用于东郎（食滞），尊寸（脱肛），渗裆相（烧烫伤），外伤。

附方　（1）东郎（食滞）：大果榕子、葛根各 15 g，百合 20 g，水煎服。

（2）渗裆相（烧烫伤），外伤：大果榕子 3 个，捣烂敷患处。

（3）尊寸（脱肛）：大果榕子 3 个，鱼腥草、大血藤各 30 g，水煎洗患处。

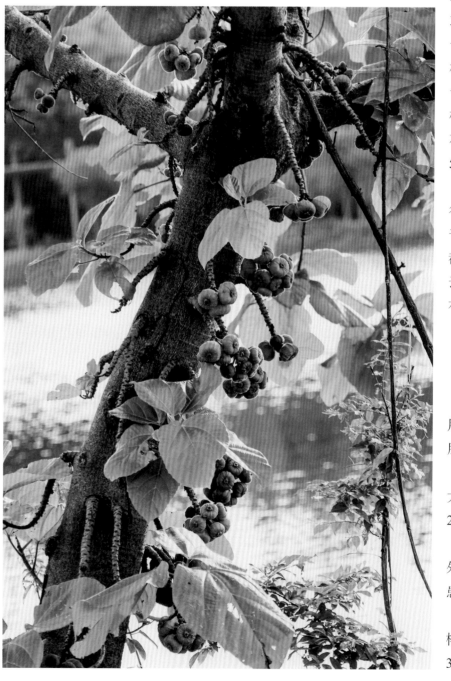

Reizmakhung

【Cohyw】 Reizmakhung.

【Coh'wnq】 Gomandouzgoj、godavuzvahgoj.

【Goekgaen】 Dwg cehreizmakhung doenghgo sanghgoh.

【Yienghceij Daegdiemj】 Gofaex roxnaeuz gofaex iq, sang ndaej daengz 10 mij. Naengfaex saekmonghenj, cocatcat. Mbaw maj doxca；mbaw lumj ceij na, yiengh lumj simdaeuz youh lumj gyaeq gvangq, raez 15~55 lizmij, gvangq 13~27 lizmij, byai maeuz roxnaeuz ciemh soem dinj, goek lumj simdaeuz, henzbien miz heujgawq saeq；gaenqmbaw raez 5~8 lizmij. Mak baenz nyup maj youq goek ganjfaex roxnaeuz gwnz nye dinj geq, yiengh lumj makleiz roxnaeuz giuzbomj daengz aenrangq, cizging 3~5 lizmij, miz 8~12 diuz limqdaengj doed yienh, saekhoengzgeq, maknomj miz bwn'unq dinj, gwnzdingj maj mbawgyaj 4 vaenx roxnaeuz baiz 5 vaenx, roxnaeuz yiengh lumj va'mbu hai. Ganjva gyonj raez 4~6 lizmij；vaboux mbouj miz ganj, dujva seg 3 limq, simva boux 2 dug roxnaeuz 3 dug；vameh maj youq ndaw mak lingh nye, miz ganj roxnaeuz mbouj miz, dujva seg 3 limq；makhawq miz ieng. 8 nyied daengz bi daihngeih 3 nyied haiva, 5~8 nyied dawzmak.

【Diegmaj Faenbouh】 Maj youq ndaw ndoeng fwnraemx lai diegcumx lueg daemq. Guengjsae cujyau youq Lungzanh、Cingsih、Nazboh、Fungsanh、Duh'anh、Lungzcouh、Dasinh daengj dieg neix miz, guek raeuz Haijnanz、Yinznanz、Gveicouh、Swconh daengj sengj caemh miz.

【Gij Guhyw Ywcuengh】

Giz guhyw Ceh.

Singqfeih Van, bingz.

Goeng'yungh Lieh roenhaeux, bouj yaemraemx. Aeu daeuj yw dungx raeng, gyoenjconh, coemh log sieng, rog sieng.

Danyw （1）Dungx raeng：Ceh reizmakhung、maenzgat gak 15 gwz, bwzhoz 20 gwz, cienq raemx gwn.

（2）Coemh log sieng, baihrog deng sieng：Ceh reizmakhung 3 naed, dub yungz oep giz bingh.

（3）Gyoenjconh：Ceh reizmakhung 3 naed, byaekvaeh、gogaeunuem gak 30 gwz, cienq raemx le sab giz bingh.

III

大叶仙茅

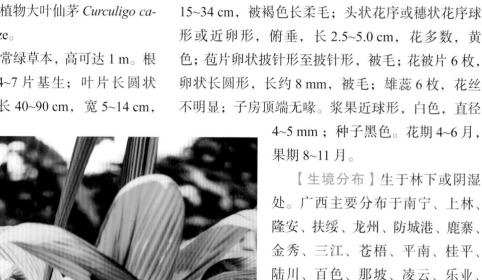

【药 材 名】大叶仙茅。

【别　　名】撑船草、独脚莲。

【来　　源】仙茅科植物大叶仙茅 *Curculigo ca-pitulata*（Lour.）O. Kuntze。

【形态特征】多年生常绿草本，高可达 1 m。根状茎块状而粗厚。叶 4~7 片基生；叶片长圆状披针形或近长圆形，长 40~90 cm，宽 5~14 cm，具折扇状脉，两面无毛或下面被疏毛；叶柄长 30~80 cm，有槽，侧背面密被短柔毛。花茎长（10）15~34 cm，被褐色长柔毛；头状花序或穗状花序球形或近卵形，俯垂，长 2.5~5.0 cm，花多数，黄色；苞片卵状披针形至披针形，被毛；花被片 6 枚，卵状长圆形，长约 8 mm，被毛；雄蕊 6 枚，花丝不明显；子房顶端无喙。浆果近球形，白色，直径 4~5 mm；种子黑色。花期 4~6 月，果期 8~11 月。

【生境分布】生于林下或阴湿处。广西主要分布于南宁、上林、隆安、扶绥、龙州、防城港、鹿寨、金秀、三江、苍梧、平南、桂平、陆川、百色、那坡、凌云、乐业、田林、隆林、贺州、天峨等地，福建、台湾、广东、海南、四川、贵州、云南、西藏等省区也有分布。

【壮医药用】

药用部位　根茎。

性味　辣、微苦，温。

功用　消肿痛，祛风湿，通调气道、水道。用于发旺（痹病），委哟（阳痿），埃病（咳嗽），笨浮（水肿），呗奴（瘰病），额哈（毒蛇咬伤），呗脓（痈肿）。

附方　（1）发旺（痹病）：大叶仙茅 10 g，鸡矢藤 15 g，煎水服。

（2）委哟（阳痿）：大叶仙茅、淫羊藿、千斤拔、蛇床子、韭菜子、威灵仙各 15 g，加米酒 1000 mL 浸泡 30 天，每次取药酒 50 mL 饮用。

（3）埃病（咳嗽）：大叶仙茅、射干、陈皮 10 g，枇杷叶 12 g，水煎服。

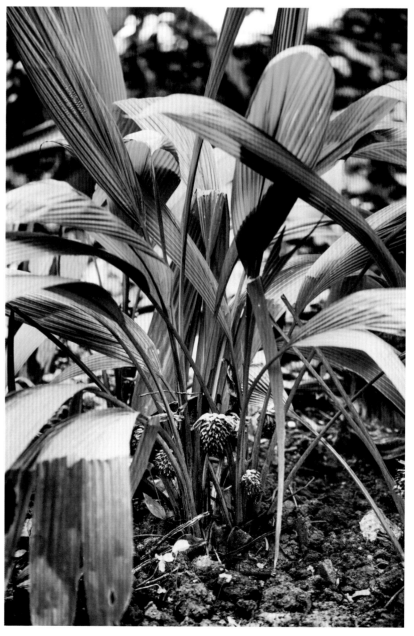

Hazsienlaux

【Cohyw】 Hazsienlaux.

【Coh'wnq】 Hazvadruz、goduzgyozlienz.

【Goekgaen】 Dwg goazsienlaux doenghgo senhmauzgoh.

【Yienghceij Daegdiemj】 Dwg Go'nywj ciengz heu maj lai bi, ndaej sang daengz 1 mij. Ganj lumj rag baenz ndaek caemhcaiq cona. Mbaw 4~7 mbaw maj laj goek；mbaw yienghluenzraez yienghlongzcim roxnaeuz ca mbouj lai dwg yienghluenzraez, raez 40~90 lizmij, gvangq 5~14 lizmij, miz gij meg lumj baeb gaiq beiz nei, song mbiengj mbouj miz bwn roxnaeuz baihlaj miz bwn cax；gaenzmbaw raez 30~80 lizmij, miz cauz, mbiengj baihlaeng miz bwn'unq dinj deih. Ganjva raez（10）15~34 lizmij, miz bwn'unq raez saekhenjgeq；Vahsi lumj aen'gyaeuj roxnaeuz vahsi yiengh riengz lumj aen'giuz roxnaeuz ca mbouj lai lumj aen'gyaeq, ngaem duengq, raez 2.5~5.0 lizmij, va dingzlai, saekhenj；limqva lumj aen'gyaeq yienghlongzcim daengz yienghlongzcim, miz bwn；iemjva caeuq mauhva 6 mbaw, yiengh lumj aen'gyaeq yienghluenzraez, raez daihgaiq 8 hauzmij, miz bwn；simva boux 6 diuz, seiva mbouj cingcuj；gwnzdingj fuengzlwg mbouj miz bak. makieng lumj aen'giuz ca mbouj lai lumj aen'giuz, saekhau, cizging 4~5 hauzmij；ceh saekndaem. 4~6 nyied haiva，8~11 nyied dawzmak.

【Diegmaj Faenbouh】 Maj youq laj ndoeng roxnaeuz giz raemhcumx. Guengjsae cujyau faenbouh youq Nanzningz、Sanglinz、Lungzanh、Fuzsuih、Lungzcouh、Fangzcwngzgangj、Luzcai、Ginhsiu、Sanhgyangh、Canghvuz、Bingznanz、Gveibingz、Luzconh、Bwzswz、Nazboh、Lingzyinz、Lozyez、Denzlinz、Lungzlinz、Hozcouh、Denhngoz daengj dieg, guek raeuz Fuzgen、Daizvanh、Guengjdoeng、Haijnanz、Swconh、Gveicouh、Yinznanz、Sihcang daengj sengj gih hix miz faenbouh.

【Gij Guhyw Ywcuengh】

Giz guhyw　　Ganjrag.

Singqfeih　　Manh、loq haemz、raeuj.

Goeng'yungh　　siu foeg dingz in, cawz fungcaep, diuz doeng roenheiq、roenraemx. Yungh daeuj yw fatvangh、vizyoq、baenzae、baenzfouz、baeznou、ngwz haeb、baeznong.

Danyw　（1）Fatvangh：Hazsienlaux 10 gwz, gaeuroetma 15 gwz, cienq raemx gwn.

（2）Vizyoq：Hazsienlaux、goyinzyangzhoz、saebndengx、gofaxndaeng、cehcoenggep、raglingzsien gak 15 gwz, gya laeujhaeux 1000 hauzswngh cimq 30 ngoenz, moixbaez aeu laeujyw 50 hauzswngh gwn.

（3）Baenzae：Hazsienlaux、goriengbyaleix、naengmakgam 10 gwz, mbawbizbaz 12 gwz, cienq raemx gwn.

113

三画

大叶钩藤

【药 材 名】钩藤。

【别 名】水泡木、大钩丁、挂勾藤、钓钩藤、单钩藤、双钩藤、裸华贯。

【来 源】茜草科植物大叶钩藤 Uncaria macrophylla Wall.。

【形态特征】常绿攀缘状大藤本，长可达 15 m。老茎四棱柱形，嫩枝疏被硬毛，叶腋具对生的两钩。叶对生，近革质，卵形或阔椭圆形，长 10~16 cm，宽 6~12 cm，先端锐尖，下面具褐黄色粗毛，脉上毛更甚；叶柄长 3~10 mm；托叶卵形，深 2 裂，裂片狭卵形。头状花序圆球形，总花梗腋生，长 3~7 cm；头状花序不计花冠直径 15~20 mm，无小苞片；花梗长 2~5 mm；花萼管漏斗状，裂片线状长圆形，被短柔毛；花冠淡黄色，长约 15 mm，裂片长圆形，长 2 mm，被短柔毛；柱头长圆形。蒴果具明显的柄，纺锤形，长 10~15 mm，被毛。花期几乎为全年。

【生境分布】生于山谷疏林下、溪边或灌木丛中。广西主要分布于防城港、上思、浦北、南宁、上林、隆安、崇左、大新、宁明、凭祥、龙州、巴马、百色、靖西、那坡、平果、田林、凌云、博白等地，陕西、甘肃、安徽、浙江、江西、福建、台湾、湖北、湖南、广东、四川、贵州、云南等省区也有分布。

【壮医药用】

药用部位 根、带钩茎枝、地上部分。

性味 微甜，寒。

功用 调龙路、火路，利谷道，清热毒，祛风毒，除湿毒。根用于坐骨神经痛，发旺（痹病），林得叮相（跌打损伤）；带钩茎枝用于兰喷（眩晕），血压嗓（高血压），巧尹（头痛），贫痧（感冒），狠风（小儿惊风），喯疳（疳积），胴尹（胃痛），林得叮相（跌打损伤），发旺（痹病），麻邦（偏瘫）；地上部分用于坐骨神经痛，发旺（痹病），林得叮相（跌打损伤），巧尹（头痛），狠风（小儿惊风）。

附方 （1）兰喷（眩晕），血压嗓（高血压）：钩藤、夏枯草各 12 g，香附子 6 g，千斤拔 15 g，水煎服。

（2）狠风（小儿惊风）：钩藤 12 g，灯心草、生姜各 6 g，生石膏、葱叶各 30 g，水煎服。

（3）发旺（痹病）：钩藤根或茎叶适量，水煎外洗患处。

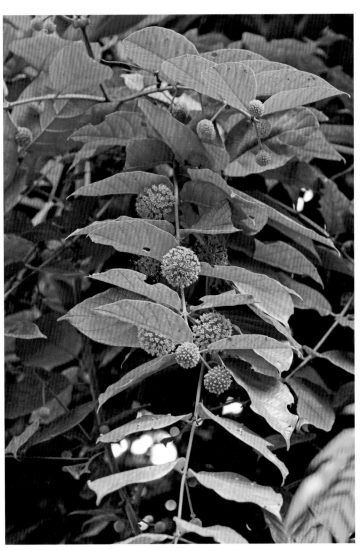

Gaeugvaqngaeu

【Cohyw】Gaeugvaqngaeu.

【Coh'wnq】Suijbaumuz、daihngaeuding、gaeugvaqngaeu、gaeungaeusep、gaeungaeudog、gaeusongngaeu、lojvazgvan.

【Goekgaen】Dwg gogaeugvaqngaeu doenghgo sihcaujgoh.

【Yienghceij Daegdiemj】Gogaeu hung duenghbenz sikseiq heu，raez ndaej daengz 15 mij. Ganjgeq seiqlimq gak，nyeoiq miz bwnndangj mbang，eiqmbaw miz song ngaeu majdoiq. Mbaw majdoiq，gaenh lumj naeng ndangj，lumj gyaeq roxnaeuz gvangq luenzraez，raez 10~16 lizmij，gvangq 6~12 lizmij，byai soemraeh，goek luenz roxnaeuz lumj sim，baigwnz gaenh ngaeuznlwenj，baihlaj miz bwnco henjmoenq，bwn gwnz meg lai lai；gaenqmbaw raez 3~10 hauzmij；dakmbaw lumj gyaeq，laeg 2 leg，mbaeleg gaeb luenzgyaeq. Gyaeujva baenz gyaeuz dangq giuz，gaenqvahung majeiq，raez 3~7 lizmij；gyaeujva mbouj suenq mauhva hung 15~20 hauzmij，mij byaklwg；gaenqva raez 2~5 hauzmij；guenjiemjva lumj louhdouj，mbawseg baenz diuz raezluenz，raez 3~4 hauzmij，miz bwn'unq dinjl mauhva henjdamh，raez yiek 15 hauzmij，mbawseg raezluenz，raez 2 hauzmij，miz bwn'unq dinj. Saeuva raez 6 hauzmij，gyaeujsaeu raezluenz；makceh miz gaenq yienh，lumj aenraeuq，raez 10~15 hauzmij，miz bwn. Baenz bi cengmboujgeij cungj haiva.

【Diegmaj Faenbouh】Hwnj ndaw ndoeng faex mbang ndaw lueg、hamq rij roxnaeuz ndaw faexcaz. Guengjsae dingzlai hwnj laeng Fangzcwngzgangj、Sangswh、Bujbwz、Nanzningz、Sanglinz、Lungzanh、Cungzcuj、Dasinh、Ningzmingz、Bingzsiengz、Lungzcouh、Bahmaj、Bwzswz、Cingsih、Nazboh、Bingzgoj、Denzlinz、Lingzyinz、Bozbwz daengj dieg neix，guek raeuz Sanjsih、Ganhsuz、Anhveih、Cezgyangh、Gyanghsih、Fuzgen、Daizvanh、Huzbwz、Huznanz、Guengjdoeng、Swconh、Gveicouh、Yinznanz daengj sengj gih neix caemh miz.

【Gij Guhyw Ywcuengh】

Giz guhyw　Rag、ganjnye daiq ngaeu、dingz gwnz dieg.

Singqfeih　Loq van，hanz.

Goeng'yungh　Diuz lohlungz、lohhuj，leih roenhaeux，siu ndatdoeg，cawz fungdoeg，cawz caepdoeg. Rag ndaej yw coguz sinzgingh in，fatvangh，laemx doek deng sieng；ganjnye daiq ngaeu ndaej yw ranzbaenz，hezyazsang，gyaeujin，baenzsa，hwnjfung，baenzgam，dungx in，laemx doek deng sieng，fatvangh，mazmbangj；dingz gwnz dieg ndaej yw coguz sinzgingh in，fatvangh，laemx doek deng sieng，gyaeujin，hwnjfung.

Danyw　（1）Ranzbaenq，hezyazsang：Gaeugvaqngaeu、yaguhcauj gak 12 gwz，yanghfuswj 6 gwz，cenhginhbaz 15 gwz，cienq raemx gwn.

（2）Hwnjfung：Gaeugvaqngaeu 12 gwz，dwnghsinhcauj、hingndip gak 6 gwz，siggaundip、mbawcoeng gak 30 gwz，cienq raemx gwn.

（3）Fatvangh：Rag dem ganjmbaw gaeugvaqngaeu habliengh，cienq raemx sab mwnqmaz.

115

大叶紫珠

【药 材 名】大叶紫珠。

【别　　名】白骨风、大风叶、大蚂蚁、郎陆、大叶白叶草、贼子叶、美木、美素劳、撒哈宁楼、白饭木。

【来　　源】马鞭草科植物大叶紫珠 *Callicarpa macrophylla* Vahl。

【形态特征】灌木至小乔木，高可达 5 m，全株被灰白色茸毛。小枝近四方形，稍具臭味。叶片长椭圆形、卵状椭圆形或长椭圆状披针形，长 10~23 cm，宽 5~11 cm，顶端短渐尖，边缘具细锯齿；叶柄长 1~3 cm。聚伞花序腋生，宽 4~8 cm，5~7 歧分枝，花序梗长 2~3 cm；苞片线形；萼杯状，被灰白色星状毛和黄色腺点，萼齿不明显或钝三角形；花冠紫色，疏生星状毛；雄蕊 4 枚，花丝长约 5 mm，花药卵形，药隔具黄色腺点；子房被微柔毛，花柱长 6 mm。果实球形，直径约 1.5 mm，具腺点和微毛，成熟时紫红色。花期 4~7 月，果期 7~12 月。

【生境分布】生于疏林下和灌木丛中。广西各地均有分布，广东、贵州、云南等省也有分布。

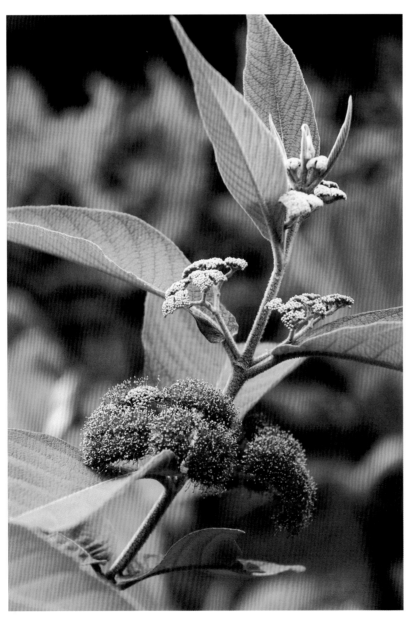

【壮医药用】

药用部位　全株。

性味　微辣、苦，平。

功用　调龙路、火路，止血，生肌，消肿痛。用于唉勒（咯血），鹿勒（呕血），楞屙勒（鼻出血），屙意勒（便血），外伤出血，林得叮相（跌打损伤），发旺（痹病）。

附方　（1）鹿勒（呕血），唉勒（咯血）：大叶紫珠、九里香、白芷各 10 g，田七 6 g，白及、海螵蛸各 12 g，研末冲服，每次 6 g。

（2）外伤出血：大叶紫珠、血竭、红花各 10 g，田七 6 g，研末，调敷患处。

（3）林得叮相（跌打损伤），发旺（痹病）：大叶紫珠、肿节风、麻骨风、大钻、小钻各 10 g，水泽兰 15 g，水煎服。

Ruklaeujhungz

【Cohyw】 Ruklaeujhungz.

【Coh'wnq】 Bwzguzfungh、dafunghyez、damajyij、langjluz、rummbawhau mbawhung、ceizswjyez、meijmuz、meijsulauz、behhahningzlouz、bwzfanmuz.

【Goekgaen】 Dwg goruklaeujhungz doenghgo majbenhcaujgoh.

【Yienghceij Daegdiemj】 Faexcaz roxnaeuz gofaex iq, sang ndaej daengz 5 mij, daengxgo miz bwnyungz raez saekhaumong. Nye iq gaenh seiqfueng, loq haeu. Mbaw yiengh raez bomj、yiengh gyaeq bomj roxnaeuz raez bomj byai menh soem, raez 10~23 lizmij, gvangq 5~11 lizmij, dingjbyai dinj ciemh soem, henzbien miz heujgawq saeq；gaenqmbaw raez 1~3 lizmij. Gyaeujva comzliengj maj eiq, gvangq 4~8 lizmij, 5~7 baez faen leg, gaenq gyaeujva raez 2~3 lizmij；mbawlup yiengh mae；iemj lumj cenj, hwnj bwn saekhau mong lumj ndaundeiq caeuq conghbwnhanh saekhenj, heujiemj mbouj yienhda roxnaeuz yiengh samgak bumj；mauhva saekaeuj, bwn lumj ndaundeiq；simva boux 4 diuz, saeva aiq raez 5 hauzmij, ywva yiengh gyaeq, gij gek yw miz conghbwnhanh saekhenj；ranzceh hwnj bwn'unq mbang, saeuva raez 6 hauzmij. Mak luenzluenz, cizging aiqmiz 1.5 hauzmij, miz conghbwnhanh caeuq bwn mbang, cingzsug le saekhoengzaeuj. 4~7 nyied haiva, 7~12 nyied dawzmak.

【Diegmaj Faenbouh】 Maj youq lajfaex ndoengfaex mbang caeuq ndaw cazcah. Guengjsae gak dieg cungj miz, guek raeuz、Guengjdoeng、Gveicouh、Yinznanz daengj sengj caemh miz.

【Gij Guhyw Ywcuengh】

Giz guhyw　Daengx go.

Singqfeih　Loq manh、haemz, bingz.

Goeng'yungh　Diuz lohlungz、lohhuj, dingz lwed, maj noh, siu foegin. Yungh youq aelwed, rueglwed, ndaengoklwed, okhaexlwed, rog sieng oklwed, laemx doek deng sieng, fatvangh.

Danyw 　（1）Rueglwed, aelwed：Ruklaeujhungz、giujlijyangh、bwzcij gak 10 gwz, dienzcaet、、it mbat gak 6 gwz, bwzgiz、haijbiuhsiuh gak 12 gwz, nu mienz gyaux raemx gwn.

（2）Rog sieng oklwed：Ruklaeujhungz、hezgez、govahoengz gak 10 gwz, dienzcaet 6 gwz, nu mienz, diuz oep giz in.

（3）Laemx doek deng sieng, fatvangh：Ruklaeujhungz、goloemq、gaeuhohdu、gaeucuenqhung、gaeucuenqiq gak 10 gwz, caglamz 5 gwz, cienq raemx gwn.

117

三画

大猪屎豆

【药 材 名】自消容。

【别　　名】猪铃豆、响铃豆、凸顶野百合、水龙零。

【来　　源】蝶形花科植物大猪屎豆 *Crotalaria assamica* Benth.。

【形态特征】亚灌木状草本，高达 1.5 m。茎枝粗状，被锈色柔毛。托叶细小，锥状，长 1~3 mm；单叶，叶片倒披针形或长椭圆形，长 5~15 cm，宽 2~4 cm，先端钝圆，具细小短尖，下面被锈色短柔毛；叶柄长 0.2~0.3 cm。总状花序顶生或腋生，具花 20~30 朵；苞片线形，长 0.2~0.3 cm，小苞片与苞片的形状相似，通常稍短；花萼二唇形，萼齿披针状三角形，约与萼筒等长；花冠黄色，旗瓣椭圆形，长 1.5~2.0 cm，翼瓣长圆形，长 1.5~1.8 cm，龙骨瓣弯曲，几达 90°，中部以上变狭形成长喙，伸出萼外；子房无毛。荚果长圆形，长 4~6 cm，直径约 1.5 cm，果颈长约 0.5 cm；种子 20~30 粒。花果期 5~12 月。

【生境分布】生于山坡路边及山谷草丛中。广西主要分布于南宁、平乐、苍梧、藤县、岑溪、防城港、上思、平南、博白、北流、百色、平果、德保、靖西、那坡、凌云、隆林、天峨、金秀、龙州、天等等地，台湾、广东、海南、贵州、云南等省区也有分布。

【壮医药用】

药用部位　根、叶、种子、全草。

性味　淡，凉。

功用　调龙路、火路，利谷道，祛风毒，除湿毒，消肿痛。全草用于肾炎，心力衰竭，黄标（黄疸），喯疳（疳积），肿瘤；外用于林得叮相（跌打损伤），发旺（痹病），刀伤；种子用于肾虚惹茸（耳鸣）。

附方　（1）心力衰竭：自消容叶 12 g，瘦猪肉 100 g，食盐少许，水煎，饭后食肉喝汤。

（2）喯疳（疳积）：自消容根 12 g，葫芦茶 10 g，水煎服。

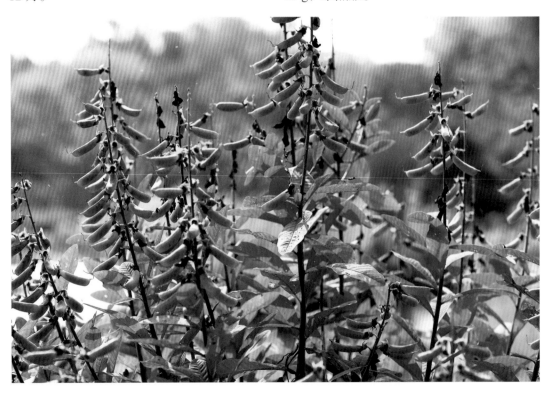

Longzlingznaemq

【 Cohyw 】 Longzlingznaemq.

【 Coh'wnq 】 Gocuhlingzdou、goyangjlingzdou、goduzdingj yejbwhoz、gosuijlungzlingz.

【 Goekgaen 】 Dwg golongzlingznaemq doenghgo dezhingzvahgoh.

【 Yienghceij Daegdiemj 】 Dwg go'nywj lumj go faexcaz，sang daengz 1.5 mij. Ganj nye cocat，miz bwn'unq saek lumj myaex. Mbawdak saeqset，lumj cuenq，raez 1~3 hauzmij；mbaw dog，yienghlongzcim dauqdingq roxnaeuz yiengh luenzgyaeq raez，raez 5~15 lizmij，gvangq 2~4 lizmij，byaimbaw mwtluenz，miz soem dinj saeqset，baihlaj miz bwn'unq dinj saek lumj myaex；gaenqmbaw raez 0.2~0.3 lizmij. Vahsi baenz foengq maj youq gwnzdingj roxnaeuz maj goek mbaw，miz va 20~30 duj；limqva lumj diuzsienq nei，raez 0.2~0.3 lizmij，limqva saeq caeuq limqva yiengh doxlumj，ciengz loq dinj；iemjvayiengh lumj song gaiq naengbak，heujiemj yienghlongzcim yienghsamgak，daihgaiq caeuq doengziemj doengz raez；mauhva saekhenj，limqva gwnz yiengh luenzgyaeq，raez 1.5~2.0 lizmij，limqva baihgwnz yiengh luenzraez，raez 1.5~1.8 lizmij，limqva ndokaekroeg van，ca mbouj lai daengz 90°，duenh gyang doxhwnj bienq geb baenz baksoem，ietok rog iemj；simva mbouj miz bwn. Duhfaek yiengh luenzraez，raez 4~6 lizmij，cizging daihgaiq 1.5 lizmij，ganjmak raez daihgaiq 0.5 lizmij；ceh 20~30 naed. 5~12 nyied haiva dawzmak.

【 Diegmaj Faenbouh 】 Maj youq gwnz bo henz roen caeuq ndaw nywj ndaw lueg. Guengjsae cujyau faenbouh youq Nanzningz、Bingzloz、Canghvuz、Dwngzyen、Cinzhih、Fangzcwngzgangj、Sangswh、Bingznanz、Bozbwz、Bwzliuz、Bwzswz、Bingzgoj、Dwzbauj、Cinghsih、Nazboh、Lingzyinz、Lungzlinz、Denhngoz、Ginhsiu、Lungzcouh、Denhdwngj daengj dieg，guek raeuz Daizvanh、Guengjdoeng、Haijnanz、Gveicouh、Yinznanz daengj sengj gih cungj miz faenbouh.

【 Gij Guhyw Ywcuengh 】

Giz guhyw　Rag、mbaw、ceh、daengx go.

Singqfeih　Damh、liengz.

Goeng'yungh　Diuz lohlungz、lohhuj，leih roenhaeux，cawz doegfung，cawx doegcumx，siu foegin. Daengx go yungh daeuj yw makin，simlig doekbaih，vuengzbiu，baenzgam，baenzfouz；baihrog yungh daeuj yw laemx doek deng sieng，fatvangh，cax heh sieng；ceh yungh daeuj yw mak haw rwzokrumz.

Danyw　（1）Simlig doekbaih：Mbaw longzlingznaemq 12 gwz，nohcing 100 gwz，gyu dingznoix，cienq raemx，gwn haeux gvaq caiq gwn noh gwn raemxdang.

（2）Baenzgam：Rag longzlingznaemq 12 gwz，gocazso 10 gwz，cienq raemx gwn.

119

三画

大叶千斤拔

【药材名】千斤拔。

【别　名】大猪尾、千斤力、掏马桩、钻地风、棵代准对龙、棵索里、棵要批尔。

【来　源】蝶形花科植物大叶千斤拔 *Flemingia macrophylla*（Willd.）Kuntze ex Prain。

【形态特征】直立灌木，高可达 2.5 m。幼枝具明显纵棱，密被紧贴绢毛。三出复叶互生；叶柄长 3~6 cm，具狭翅，被毛；顶生小叶椭圆形，长 8~15 cm，宽 4~7 cm，基出脉 3 条，下面被黑褐色小腺点；侧生小叶稍小，偏斜，基出脉 2~3 条；两面沿脉被短柔毛。总状花序常数个聚生于叶腋，长 3~8 cm，无总梗；花多而密集，花序轴、苞片、花梗均密被灰色柔毛；花萼钟状，裂齿线状披针形，较萼管长 1 倍；花冠紫红色，稍长于萼，旗瓣、龙骨瓣长椭圆形，翼瓣狭椭圆形，三者基部都具瓣柄。荚果椭圆形，长 1.0~1.6 cm，宽 0.7~0.9 cm，褐色，先端具小尖喙；种子 1~2 粒。花期 6~9 月，果期 10~12 月。

【生境分布】生于旷野草地上、灌木丛中、山谷路旁和疏林向阳处。广西各地均有分布，云南、贵州、四川、江西、福建、台湾、广东、海南等省区也有分布。

【壮医药用】

药用部位　根。

性味　甜，平。

功用　通龙路，祛风毒，除湿毒，补虚强筋骨。用于肾内核尹（肾虚腰痛），麻邦（偏瘫），委哟（阳痿），发旺（痹病），病汗（自汗）。

附方　（1）发旺（痹病）：千斤拔、大钻、九龙藤、七叶莲各 15 g，小钻、了刁竹各 10 g，水煎服。

（2）肾内核尹（肾虚腰痛），委哟（阳痿）：千斤拔、黄花倒水莲各 15 g，小钻、狐狸尾、顶天柱各 10 g，牛大力 20 g，煲猪骨头食。

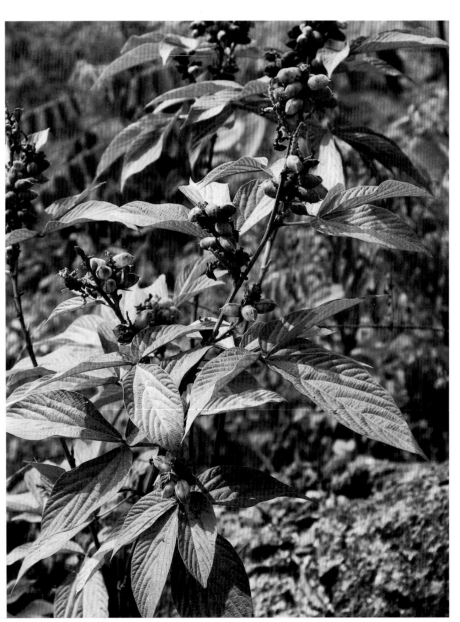

Saebndengx

【Cohyw】Goragdingh.

【Coh'wnq】Riengmouhung、gocenhginhliz、godauzmajcangh、byaeknu、godaicunjduilungz、gosozlij、goaeubijwj.

【Goekgaen】Dwg gosaebndengx doenghgo dezhingzvahgoh.

【Yienghceij Daegdiemj】Go faexcaz daengjsoh，sang ndaej daengz 2.5 mij. Nyeoiq miz gij limqsoh haemq cingcuj，deihdub dwk maj miz bwnsei gaenjdwt. Sam mbaw lai mbaw maj doxciep；gaenqmbaw raez 3~6 lizmij，miz fwedgeb，miz bwn；gwnzdingj maj miz mbawsaeq yiengh luenzgyaeq，raez 8~15 lizmij，gvangq 4~7 lizmij；goek ok 3 diuz meg，baihlaj miz diemjdu iq saekhenjgeq ndaem；mbawsaeq majvang loq saeq，ngeng，daj goek ok meg 2~3 diuz；song mbiengj riengz meg miz bwn'unq dinj. Vahsi baenz foengq ciengz lai aen comzmaj youq goek mbaw，raez 3~8 lizmij，mbouj miz ganjhung；va lai youh comz deihdub，sug vahsi、limqva、gaenqva cungj deihdub dwk maj miz bwn'unq saekmong；iemjva yiengh lumj aencung，heujveuq lumj diuz mae yiengh longzcim，raez gvaq guenjiemj 1 boix；mauhva saekaeujhoengz，loq raez gvaq iemjva；limqva gwnz、limqva ndokaekroeg yiengh luenzgyaeq raez，limqva baihgwnz yiengh luenzgyaeq geb，goek sam yiengh gwnz neix cungj miz gaenqmbaw. Duhfaek yiengh luenzgyaeq，raez 1.0~1.6 lizmij，gvangq 0.7~0.9 lizmij，saekhenjgeq，byaimbaw miz baksoem iq；ceh 1~2 naed. 6~9 nyied haiva，10~12 nyied dawzmak.

【Diegmaj Faenbouh】Maj youq rogdoengh diegnywj、ndaw faexcaz、ndaw lueg henz loh caeuq ndoeng cax ndaej ndit dak. Guengjsae gak dieg cungj miz faenbouh，guek raeuz Yinznanz、Gveicouh、Swconh、Gyanghsih、Fuzgen、Daizvanh、Guengjdoeng、Haijnanz daengj sengj gih cungj miz faenbouh.

【Gij Guhyw Ywcuengh】

Giz guhyw　　Rag.

Singqfeih　　Van，bingz.

Goeng'yungh　　Doeng lohlungz，cawz doegfung，cawx doegcumx，bouj ndanghaw hawj nyinz ndok cangq. Yungh daeuj yw mak haw hwetin，mazmbangj，viznyoj，fatvangh，binghokhanh.

Danyw　（1）Fatvangh：Goragdingh、gaeucuenqhung、gaeulumx、caetdoq gak 15 gwz，baklaghomj、siujcuenq gak 10 gwz，cienq raemx gwn.

（2）Mak haw hwetin，viznyoj：Goragdingh、swnjgyaeujhen gak 15 gwz，siujcuenq、goriengdoq、gosaeudinjmbwn gak 10 gwz，ngaeuxbya 20 gwz，dumq ndokmou gwn.

大叶石龙尾

【药 材 名】水八角。

【别　　名】水茴香。

【来　　源】玄参科植物大叶石龙尾 *Limnophila rugosa*（Roth）Merr.。

【形态特征】多年生草本，高可达 50 cm。根茎横走，多须根。茎粗壮，无毛，通常不分枝，略呈四方形。叶对生，叶片卵形、菱状卵形或椭圆形，长 3~9 cm，宽 1~5 cm，先端短渐尖，两面粗糙，有透明腺点，边缘具圆齿，脉羽状。花无梗，无小苞片，通常多朵聚集成头状或单生叶腋；萼长约 7 mm，外面有腺点，齿边缘毛；花冠紫红色或蓝色，长可达 16 mm，被柔毛，上唇顶端凹陷，下唇 3 裂。蒴果卵珠形，长约 5 mm，浅褐色。花果期 8~11 月。

【生境分布】生于水旁、山谷、草地。广西主要分布于南宁、柳州、桂林、玉林、东兰、凤山等地，广东、福建、台湾、湖南、云南等省区也有分布。

【壮医药用】

药用部位　全草。

性味　辣、甜，温。

功用　调谷道、水道、气道，除湿毒，化痰毒。用于口疮（口腔溃疡），楞涩（鼻炎），惹脓（中耳炎），兵嘿细勒（疝气），笨浮（水肿），胴尹（胃痛），屙泻（泄泻），埃病（咳嗽），林得叮相（跌打损伤），唠哈（毒蛇咬伤），毒虫咬伤，蜈蚣咬伤。

附方　（1）林得叮相（跌打损伤），发旺（痹病）：水八角、钻骨风、九节风、小钻各 10 g，水泽兰 12 g，水煎内服兼外洗。

（2）笨浮（水肿）：水八角 6 g，泽兰、泽泻、猪苓各 10 g，枳壳 12 g，茯苓皮 20 g，水煎服。

（3）楞涩（鼻炎），惹脓（中耳炎）：鲜水八田适量，捣烂取汁滴患处。

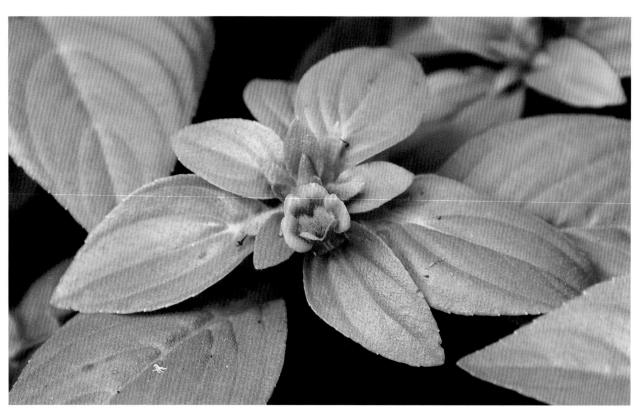

Makgaknaemq

【 Cohyw 】 Makgaknaemq.

【 Coh'wnq 】 Veizyanghraemx.

【 Goekgaen 】 Dwg gomakgaknaemq doenghgo senzcinhgoh.

【 Yienghceij Daegdiemj 】 Gorum maj geij bi，sang ndaej daengz 50 lizmij. Ganjrag byaivang，ragsei lai. Ganj conoengq，mbouj miz bwn，dingzlai mbouj dok nye，loq baenz seiqfueng. Mbaw majdoiq，mbaw lumj gyaeq、lumj gak dangq gyaeq roxnaeuz luenzbenj，raez 3~9 lizmij，gvangq 1~5 lizmij，byai dinj menh soem，song mbiengj cocat，miz diemjraiz saw，henzbien miz heujluenz，meg lumj bwnroeg. Va mij gaenq，mij byaklwg，dingzlai geij duj comzbaenz gyaeuj roxnaeuz gag maj eiqmbaw；mbaw iemjraez daihgaiq 7 hauzmij，baihrog miz diemjraiz，yazgawq miz bwnyungz；mauhva aeujhoengz roxnaeuz o，raez ndaej daengz 16 hauzmij，miz bwn'unq，naengbak baihgwnz mboep vauq，naengbak baihlaj 3 seg. Makceh lumj gyaeqcaw，raez daihgaiq 5 hauzmij，henjgeqdamh. 8~11 nyied haiva dawzmak.

【 Diegmaj Faenbouh 】 Hwnj bangx raemx、ndaw lueg、diegrum. Guengjsae dingzlai hwnj laeng Nanzningz、Liuhcouh、Gveilinz、Yilinz、Dunghlanz daengj dieg neix，guek raeuz Guengjdoeng、Fuzgen、Daizvanh、Huznanz、Yinznanz、Fungsanh daengj sengj gih neix caemh miz.

【 Gij Guhyw Ywcuengh 】

Giz guhyw　Daengx go.

Singqfeih　Manh、van、raeuj.

Goeng'yungh　Diuz roenhaeux、roenraemx、roenheiq，cawz caepdoeg，vaq myaizdoeg. Ndaej yw baknengz，ndaengsaek，rwzveiq，raembouz，baenzfouz，dungx in，oksiq，baenzae，laemx doek deng sieng，baenzgam，baeznong，fatvangh，ngwz haeb，nondoeg haebsieng，sipndangj haebsieng.

Danyw　（1）Laemx doek deng sieng，fatvangh：Makgaknaemq、conhguzfungh、giujcezfungh、siujconq gak 10 gwz，suijswzlanz 12 gwz，cienq raemx gwn dem sab.

（2）Baenzfouz：Makgaknaemq 6 gwz，swzlanz、swzseq、cuhlingz gak 10 gwz，cizgwz 12 gwz，naengfuzlingz 20 gwz，cienq raemx gwn.

（3）Ndaengsaek，rwzveiq：Makgaknaemq ndip habliengh，dubyungz aeu raemx ndik giz in.

123

三画

大叶拿身草

【药 材 名】大叶拿身草。

【别　　名】羊带归、白花饿蚂蟥。

【来　　源】蝶形花科植物大叶拿身草 *Desmodium laxiflorum* DC.。

【形态特征】灌木或亚灌木，高可达 1.2 m。茎被贴伏毛和小钩状毛。羽状三出复叶；顶生小叶卵形或椭圆形，长 4.5~10.0 cm，宽 3~6 cm，侧生小叶略小，上面散生贴伏毛或近无毛，下面密被丝状毛；叶柄长 1.5~4.0 cm。总状花序腋生或顶生，顶生者具少数分枝呈圆锥状，长达 28 cm；总轴被柔毛和小钩状毛；花 2~7 朵簇生于每一节上；花萼漏斗形；花冠紫堇色或白色，长 4~7 mm；雄蕊 10 枚，二体；子房疏生柔毛。荚果线形，长 2~6 cm，有荚节 4~12 个，密被钩状小毛。花期 8~10 月，果期 10~11 月。

【生境分布】生于次生林林缘、灌木丛或草坡上。广西主要分布于岑溪、防城港、平南、百色、凌云、隆林、贺州、昭平等地，江西、湖北、湖南、广东、四川、贵州、云南、台湾等省区也有分布。

【壮医药用】

药用部位　根、全株。

性味　甜，平。

功用　除湿毒，通龙路，利谷道。用于黄标（黄疸），屙泻（泄泻），屙意咪（痢疾），林得叮相（跌打损伤）。

附方　（1）黄标（黄疸）：大叶拿身草全株 10 g，山栀子、三棵针各 15 g，水煎服。

（2）屙泻（泄泻）：大叶拿身草全株、鬼针草、车前草各 15 g，水煎服。

（3）林得叮相（跌打损伤）：鲜大叶拿身草全株 30 g，鲜白花丹 15 g，共捣烂敷患处。

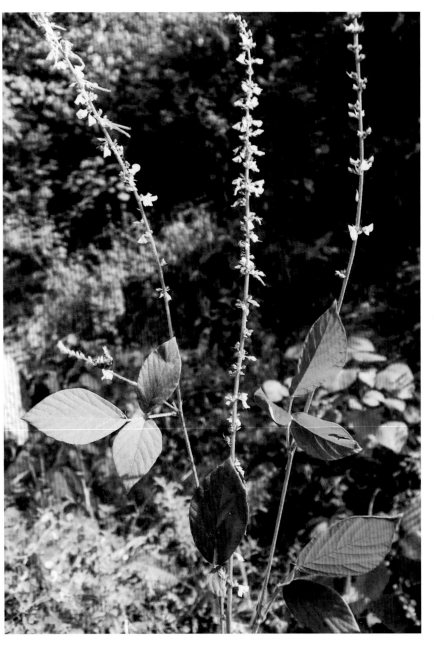

Nyadaijhung

【Cohyw】 Nyadaijhung.

【Coh'wnq】 Goyiengzdaiqma、nyadaijvahau.

【Goekgaen】 Dwg gonyadaijhung doenghgo dezhingzvahgoh.

【Yienghceij Daegdiemj】 Faexcaz roxnaeuz faexcaz iq，sang ndaej daengz 1.2 mij. Ganj hwnj bwn nemboemz caeuq bwn lumj ngaeu'iq. Mbaw doxdaeb samok lumj bwnroeg；gwnzdingj maj mbaw'iq yienghgyaeq roxnaeuz yienghmwnzgyaeq，raez 4.5~10.0 lizmij，gvangq 3~6 lizmij，henz maj mbaw'iq haemq iq，baihgwnz sanq hwnj bwn nemboemz roxnaeuz gaenh mbouj miz bwn，baihlaj hwnj rim bwnsei；gaenqmbaw raez 1.5~4.0 lizmij. Gaeujva baenzroix maj eiq roxnaeuz maj dingj，gij maj dingj de mizdi doknye baenz luenzsaeusoem，raez daengz 28 lizmij；sugmeh hwnj bwn'unq caeuq bwn lumj ngaeu'iq；va 2~7 duj comz maj youq moix it hoh gwnz de；iemjva yienghaenlaeuh；mauhva saekaeujoiq roxnaeuz saekhau，raez 4~7 hauzmij；simva boux 10 diuz，song dij；fuengzlwg hwnj bwn'unq mbangbyag. Faekmak yienghsienq，raez 2~6 lizmij，miz hohfaek 4~12 aen，hwnj rim bwn'iq lumj ngaeu'iq. 8~10 nyied haiva，10~11 nyied dawzmak.

【Diegmaj Faenbouh】 Maj youq henzndoeng ndoeng hwnj baezdaihngeih、cumhcaz gwnz diegnywj. Guengjsae dingzlai hwnj laeng Cinzhih、Fangzcwngz、Bingznanz、Bwzswz、Lingzyinz、Lungzlinz、Hocouh、Cauhbingz daengj dieg，guek raeuz Gyanghsih、Huzbwz、Huznanz、Guengjdoeng、Swconh、Gveicouh、Yinznanz、Daizvanh daengj sengj gih caemh hwnj miz.

【Gij Guhyw Ywcuengh】

Giz guhyw　　Rag、daengx go.

Singqfeih　　Van，bingz.

Goeng'yungh　　Cawz caepdoeg，doeng lohlungz，leih roenhaeux. Yungh youq vuengzbiu、oksiq、okhaexmug，laemx doek deng sieng.

Danyw　（1）Vuengzbiu：Daengx go nyadaijhung 10 gwz，vuengzgae、samgocim gak 15 gwz，cienq raemx gwn.

（2）Oksiq：Daengx go nyadaijhung、gogimzgungq（gocemqngemh）、godaezmax gak 15 gwz，cienq raemx gwn.

（3）Laemx doek deng sieng：Daengx go nyadaijhung ndip 30 gwz，godonhhau ndip 15 gwz，doxgyaux dub yungz oep giz in.

125

三画

大叶醉鱼草

【药 材 名】大叶醉鱼草。

【别 名】炉墨草。

【来 源】马钱科植物大叶醉鱼草 Buddleja davidii Franch.。

【形态特征】灌木，高可达 5 m。幼枝、叶片下面、叶柄及花萼和花冠外均密被白色星状茸毛。小枝外展而下弯，略呈四棱形。单叶对生，叶柄短；叶片披针形，长 8~25 cm，宽 1.0~2.5 cm，顶端渐尖，基部宽楔形至钝，边缘具细锯齿；托叶介于两叶柄之间，2 裂呈耳状。总状或圆锥状聚伞花序顶生，稍下垂，长 20~50 cm；花萼 4 裂，裂片披针形；花冠长 6~12 mm，淡紫色、黄白色至白色，喉部橙黄色，芳香；雄蕊 4 枚；子房 2 室，无毛。蒴果条状圆形，长 6~9 mm；种子多数，两端具长尖翅。花期 5~10 月，果期 9~12 月。

【生境分布】生于山坡、沟边灌木丛中。广西主要分布于融水、龙胜、资源、凌云、乐业、隆林、南丹等地，陕西、甘肃、江苏、浙江、江西、湖北、湖南、广东、四川、贵州、云南、西藏等省区也有分布。

【壮医药用】

药用部位 根皮、枝叶。

性味 辣、微苦，温；有毒。

功用 祛风散寒，活血止痛。用于发旺（痹病），林得叮相（跌打损伤），夺扼（骨折），麦蛮（风疹），痂怀（牛皮癣），脚癣。

注 本品有毒，内服慎用；孕妇忌服。

附方 （1）麦蛮（风疹）：大叶醉鱼草枝叶、黄皮果叶、柚子叶、黄精草各适量，水煎外洗。

（2）脚癣：大叶醉鱼草枝叶 60 g，水煎泡足。

（3）痂怀（牛皮癣）：大叶醉鱼草根皮、蛇床子、棒根皮各 15 g，断肠草 10 g，水煎洗患处。

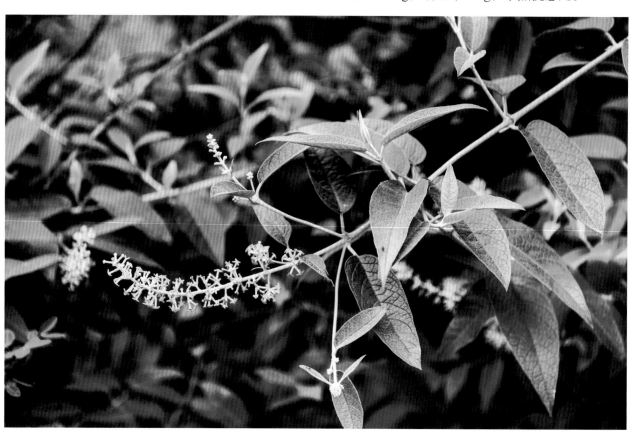

Doegbyahung

【Cohyw】 Doegbyahung.

【Coh'wnq】 Goluzmwzcauj.

【Goekgaen】 Dwg godoegbyahung doenghgo majcenzgoh.

【Yienghceij Daegdiemj】 Faexcaz, ndaej sang daengz 5 mij. Nyeoiq、laj mbaw、gaenzmbaw caeuq rog mauhva cungj miz bwnyungz lumj ndaundeiq saekhau deihdub. Nye iet ok rog caemhcaiq goz coh baihlaj, loq baenz yiengh seiqlimq. Mbaw dog doxdoiq maj, gaenzmbaw dinj; mbaw yienghlongzcim, raez 8~25 lizmij, gvangq 1.0~2.5 lizmij, gwnzdingj menhmenh bienq soem, goek dwg yienghseb gvangq daengz mwt, bien mbaw miz heujgawq saeq; mbawdak youq gyang song diuz gaenzmbaw, song veuq baenz yiengh dujrwz. Vahsi baenz foengq roxnaeuz vahsi comzliengj yiengh luenzsoem maj gwnzdingj, loq duengh doxroengz, raez 20~50 lizmij; iemjva veuq guh seiq limq, mbawveuq yienghlongzcim; mauhva raez 6~12 hauzmij, saekaeuj mong、saekhenjhau daengz saekhau, giz hoz saek henj lumj mongdoengj, rangfwt; simva boux 4 diuz; song aen fuengzlwg, mbouj miz bwn. Makdek baenz diuz yienghhluenz, raez 6~9 hauzmij; ceh lai, song gyaeuj miz fwedsoem raez. 5~10 nyied haiva, 9~12 nyied dawzmak.

【Diegmaj Faenbouh】 Maj youq ndaw faexcaz gwnz bo、henz mieng. Guengjsae cujyau faenbouh youq Yungzsuij、Lungzswng、Swhyenz、Lingzyinz、Lozyez、Lungzlinz、Nanzdanh daengj dieg, guek raeuz Sanjsih、Ganhsuz、Gyanghsuh、Cezgyangh、Gyanghsih、Huzbwz、Huznanz、Guengjdoeng、Swconh、Gveicouh、Yinznanz、Sihcang daengj sengj gih hix miz faenbouh.

【Gij Guhyw Ywcuengh】

Giz guhyw　Naengrag、nyembaw.

Singqfeih　Manh、loq haemz, raeuj；miz doeg.

Goeng'yungh　Cawz fung sanq hanz, dingz in hawj lwed byaij. Yungh daeuj yw fatvangh, laemx doek deng sieng, ndokraek, funghcimj, gyakvaiz, gyakdin.

Cawq　Cungj yw neix miz doeg, gwn aeu siujsim；mehdaiqndang gaej gwn.

Danyw　（1）Funghcimj：Mbaw nye godoegbyahung、mbaw makmoed、mbaw makbug、vangzcinghcauj gak dingz ndeu, cienq raemx swiq baihrog.

（2）Gyakdin：Mbaw nye godoegbyahung 60 gwz, cienq raemx aeu daeuj cimq din.

（3）Gyakvaiz：Naeng rag godoegbyahung、gofaxndaeng、naenggocin gak 15 gwz, gaeugei 10 gwz, cienq raemx swiq giz bingh.

127

三画

大花金钱豹

【药材名】桂党参。

【别　　名】土党参、金钱豹。

【来　　源】桔梗科植物大花金钱豹 *Campanumoea javanica* Blume。

【形态特征】多年生草质缠绕藤本，被白粉，具乳汁，全株无毛。根肉质，胡萝卜状，似党参。茎多分枝。叶对生，具长柄，叶片心形或心状卵形，长 3~11 cm，宽 2~9 cm，先端渐尖，基部耳状心形，边缘有浅锯齿。花单朵生于叶腋，无毛；花萼与子房分离，5 裂，裂片卵状披针形或披针形；花冠上位，白色或黄绿色，内面紫色，钟状，裂至中部，长 1.5~3.0 cm；雄蕊 5 枚；柱头 4~5 裂。浆果球状，黑紫色或紫红色，直径 15~20 mm。种子短柱状，表面有网状纹饰。花期 8~9 月。

【生境分布】生于灌木丛及疏林中。广西各地均有分布，云南、贵州、广东等省也有分布。

【壮医药用】

药用部位　根。

性味　甘，平。

功用　调谷道，补气，止咳嗽，通乳。用于勒内（血虚），嘘内（气虚），心跳（心悸），多汗，虚劳内伤，气虚乏力，脾虚屙泻（泄泻），兵白带（带下病），埃病（咳嗽），产呱嘻馁（产后乳汁缺少），喯疳（疳积），勒爷濑幽（小儿遗尿），肺虚埃病（咳嗽）。

附方　（1）勒内（血虚）：桂党参、鸡血藤、黄花倒水莲、翼核果各 30 g，水煎服。

（2）脾虚屙泻（泄泻）：桂党参、五指毛桃、倒水莲各 15 g，茯苓 20 g，淫羊藿 10 g，水煎服。

（3）虚劳内伤：桂党参、倒水莲各 15 g，沙参、麦门冬各 10 g，红参 6 g，水煎服。

（4）产呱嘻馁（产后乳汁缺少）：桂党参、山海螺、倒水莲、王不留行各 15 g，山药 20 g，猪脚半只，水煲，食肉。

（5）埃病（咳嗽）：桂党参、枇杷寄生各 15 g，不出林 20 g，桔梗 10 g，水煎服。

（6）气虚乏力，脾虚屙泻（泄泻）：桂党参 30 g，山药、大枣各 15 g，水煎服。

（7）肺虚埃病（咳嗽）：鲜桂党参 50 g，百部 15 g，水煎服。

（8）勒爷濑幽（小儿遗尿）：桂党参 100 g，瘦猪肉 50 g，水炖煮，喝汤食肉。

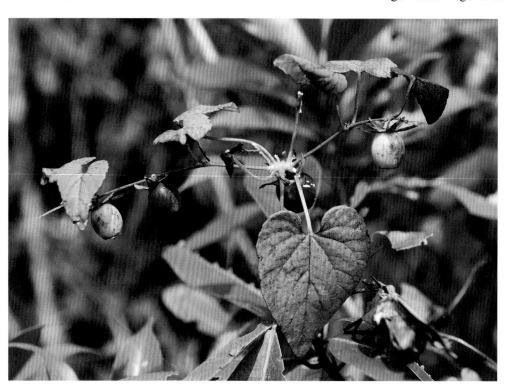

Dangjcwnhdoj

【 Cohyw 】 Dangjcwnhdoj.

【 Coh'wnq 】 Dujdangjcwnh、ginhcenzbau.

【 Goekgaen 】 Dwg ragdangjcwnhdoj doenghgo gizgwnghgoh.

【 Yienghceij Daegdiemj 】 Gogaeu goenjgeuj lumj rum maj geij bi，miz mbahau，miz raemxieng，daengx go mij bwn. Rag noh，yienghdangq huzlozboz，lumj dangjcwnh. Ganj lai dok nye. Mbaw maj doxdoiq，miz gaenq raez，mbaw lumj sim roxnaeuz lumj sim dangq gyaeq，raez 3~11 lizmij，gvangq 2~9 lizmij，byai menh soem，goek lumj rwz dangq sim，henzbien miz heujgawq dinj. Va dog maj eiqmbaw，mij bwn；iemjva caeuq rugceh faenliz，5 leg，mbawseg lumj gyaeq byai menh soem roxnaeuz byai menh soem；mauhva caek gwnz，hau roxnaeuz henjheu，baihndaw aeuj，lumj cung，leg daengz cungqgyang，raez 1.5~3.0 lizmij；simva boux 5 diuz；gyaeujsaeu 4~5 leg. Makraemx luenzgiuz，aeujndaem roxnaeuz aeujhoengz，cizging 15~20 hauzmij. Ceh lumj saeu dinj，gwnz miz saivaenx lumj muengx. 8~9 nyied haiva.

【 Diegmaj Faenbouh 】 Hwnj ndaw faexcaz dem ndaw ndoeng faex mbang. Guengjsae gak dieg cungj miz，guek raeuz Yinznanz、Gveicouh、Guengjdoeng daengj sengj neix caemh miz.

【 Gij Guhyw Ywcuengh 】

Giz guhyw　Rag.

Singqfeih　Gam，bingz.

Goeng'yungh　Diuz roenhaeux，bouj heiq，dingz baenzae，doeng cij. Ndaej yw lwednoix，heiqnoix，simdiuq，hanhlai，hawnaiq ndawsieng，heiqnoix mijrengz，mamxhaw oksiq，binghbegdaiq baenzae，mizlwg le cij noix，baenzgam，lwgnye radnyouh，bwthaw baenzae.

Danyw　（1）Lwednoix：Dangjcwnhdoj、gaeulwedgaeq、swnjgyaeujhen vahenj，yihwzgoj gak 30 gwz，cienq raemx gwn.

（2）Mamxhaw oksiq：Dangjcwnhdoj、gocijcwz、swnjgyaeujhen gak 15 gwz，fuzlingz 20 gwz，yinzyangzhoz 10 gwz，cienq raemx gwn.

（3）Hawnaiq ndawsieng：Dangjcwnhdoj、swnjgyaeujhen gak 15 gwz，sahcinh 10 gwz，hungzcinh 6 gwz，mwzmonzdungh 10 gwz，cienq raemx gwn.

（4）Mizlwg le cij noix：Dangjcwnhdoj、haijlozbya、swnjgyaeujhen、vangzbuliuzhangz gak 15 gwz，sawzcienz 20 gwz，buenq cik gamou，cienq raemx，gwn noh gwn dang.

（5）Baenzae：Dangjcwnh doj、gosiengzbizbaz gak 15 gwz，mboujokndoeng 20 gwz，gitgaengq 10 gwz，cienq raemx gwn.

（6）Heiqhaw mijrengz，mamxhaw oksiq：Dangjcwnhdoj 30 gwz，sawzcienz、dacauj gak 15 gwz，cienq raemx gwn.

（7）Bwthaw baenzae：Dangjcwnhdoj ndip 50 gwz，begboiq 15 gwz，cienq raemx gwn.

（8）Lwgnye radnyouh：Dangjcwnhdoj 100 gwz，nomoucing 50 gwz，raemx aeuqcawj，gwn dang gwn noh.

129

三画

大苞水竹叶

【药 材 名】痰火草。

【别　　名】青鸭跖草、青竹壳菜。

【来　　源】鸭跖草科植物大苞水竹叶 Murdannia bracteata（C. B. Clarke）J. K. Morton ex D. Y. Hong。

【形态特征】多年生肉质小草本。根须状，细而多。茎有毛，基部斜卧。叶片两面均无毛或下面有毛；基生叶莲座状，剑形，长 20~30 cm，宽 1.2~1.8 cm；茎生叶互生，无明显的叶柄，基部鞘状抱茎，被密毛，叶片卵状披针形至披针形，长 3~12 cm，宽 1.0~1.5 cm。花密集成长圆柱形或球形头状花序，直径 8~12 mm，总花序梗长 2~5 cm；苞片圆形；萼片和花瓣各 3 枚，花瓣蓝色。蒴果宽椭圆状三棱形，长约 4 mm；种子黄棕色。花果期 5~11 月。

【生境分布】生于沟边、山谷溪边或林中。广西主要分布于南宁、隆安、梧州、藤县、防城港、东兴、平南、容县、平果、贺州、东兰、金秀、扶绥、宁明、龙州、大新等地，广东、海南、云南等省也有分布。

【壮医药用】

药用部位　全草。

性味　甜、淡，凉。

功用　清热毒，消结肿，通水道气道。用于呗奴（瘰疬），笨埃（甲状腺肿大），肉扭（淋证），埃病（咳嗽），陆裂（咳血），奔寸（子宫脱垂），尊寸（脱肛）。

附方　（1）呗奴（瘰疬）：痰火草、猫爪草各 15 g，火炭母 30 g，水煎服；药渣复煎洗患处。

（2）肉扭（淋证）：痰火草 30 g，水煎代茶饮。

（3）陆裂（咳血）：痰火草、瓜蒌仁、百合各 15 g，罗汉果 1 个，水煎服。

（4）奔寸（子宫脱垂），尊寸（肛脱）：痰火草 30 g，猪大肠 50 g，水炖，食肉喝汤。

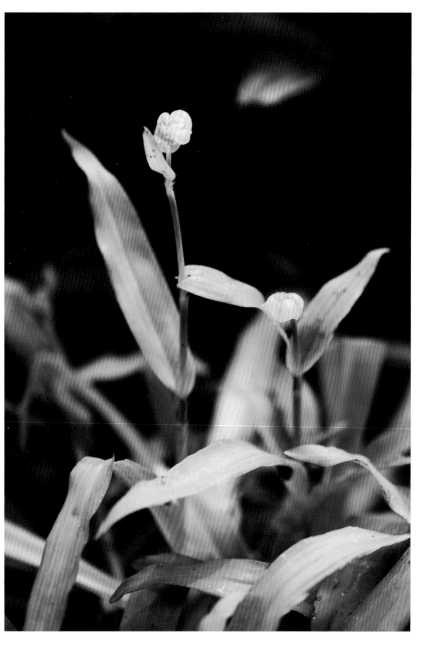

Gyapmbawraez

【Cohyw】Gyapmbawraez.

【Coh'wnq】Gyapmbawraez、byaekronggya.

【Goekgaen】Dwg gogyapmbawraez doenghgo yazcizcaujgoh.

【Yienghceij Daegdiemj】Go'nywjiq nohna maj lai bi. Rag lumj mumh，saeq youh lai. Ganj miz bwn，goek ngeng raih. Mbaw song mbiengj cungj mbouj miz bwn roxnaeuz baihlaj miz bwn；mbaw lajgoek yiengh lumj dakva'mbu，lumj faggiemq，raez 20~30 lizmij，gvangq 1.2~1.8 lizmij；mbaw gwnz ganj maj doxciep，gaenzmbaw mbouj yienhda，goekmbaw lumj faek umj ganj，miz bwn deih，mbaw lumj aen'gyaeq yienghlongzcim daengz yienghlongzcim，raez 3~12 lizmij，gvangq 1.0~1.5 lizmij. Va haemq deih baenz yienghsaeuluenz raez roxnaeuz vahsi lumj giuz lumj aen'gyaeuj，cizging 8~12 hauzmij，gaenz vahsi raez 2~5 lizmij；limqva yienghluenz；mbawiemj caeuq limqva gak 3 mbaw，limqva saeko. Makdek yienghbomj gvangq yienghsamlimq，daihgaiq raez 4 hauzmij；ceh saekhenjgeq. 5~11 nyied haiva dawzmak.

【Diegmaj Faenbouh】Maj youq henz mieng、henz rij ndaw lueg roxnaeuz ndaw ndoeng. Guengjsae cujyau faenbouh youq Nanzningz、Lungzanh、Vuzcouh、Dwngzyen、Fangzcwngzgangj、Dunghhingh、Bingznanz、Yungzyen、Bingzgoj、Hocouh、Dunghlanz、Ginhsiu、Fuzsuih、Ningzmingz、Lungzcouh、Dasinh daengj dieg，guek raeuz Guengjdoeng、Haijnanz、Yinznanz daengj sengj hix miz faenbouh.

【Gij Guhyw Ywcuengh】

Giz guhyw　Daengx go.

Singqfeih　Van、damh、liengz.

Goeng'yungh　Cing doeghuj，siu foeg，doeng roenraemx roenheiq. Yungh daeuj yw baeznou，hozbongz，nyouhniuj，baenzae，rueglwed，dakconh，gyoenjconh.

Danyw　（1）Baeznou：Gyapmbawraez、nya'nyaujmeuz gak 15 gwz，gaeumei 30 gwz，cienq raemx gwn；nyaqyw caiq cienq swiq giz bingh.

（2）Nyouhniuj：Gyapmbawraez 30 gwz，cienq raemx dangq caz gwn.

（3）Rueglwed：Gyapmbawraez、cehgvefangz、beghab gak 15 gwz，maklozhan aen ndeu，cienq raemx gwn.

（4）Dakconh，gyoenjconh：Gyapmbawraez 30 gwz，saejlauxmou 50 gwz，dumq aeu，gwn noh gwn dang.

131

三画

大果油麻藤

【药 材 名】黑血藤。

【别　　名】大血藤、嘿良龙、褐毛黎豆、老鸦花藤。

【来　　源】蝶形花科植物大果油麻藤 *Mucuna macrocarpa* Wall.。

【形态特征】大型木质藤本，幼枝、叶柄、小叶柄、叶背均密被茸毛。茎具纵棱脊和褐色皮孔。羽状复叶具 3 小叶，叶长 25~33 cm；叶柄长 8~15 cm；顶生小叶椭圆形、卵状椭圆形、卵形或稍倒卵形，长 10~19 cm，宽 5~10 cm，先端急尖或圆，具短尖头；侧生小叶极偏斜，长 10.5~17.0 cm。花序通常生于老茎上，花多聚生于顶部，每节具花 2~3 朵，常具恶臭；花梗长 0.8~1.0 cm，密被伏贴短毛和稀疏细刚毛；花萼宽杯形，密被短毛和刚毛；花冠暗紫色，旗瓣带绿白色，长 3.0~3.5 cm，翼瓣长 4.0~5.2 cm，龙骨瓣长 5.0~6.3 cm。荚果，带形，木质，长 26~45 cm，宽 3~5 cm，厚 0.7~1.0 cm，近念珠状，密被红褐色细短毛，部分近于无毛；种子 6~12 粒，黑色。花期 3~5 月，果期 4~7 月。

【生境分布】生于山地、河边常绿林和落叶林中。广西主要分布于金秀、防城港、南宁、宁明、龙州、田林、隆林、大新、梧州、田阳、融水等地，台湾、广东、海南、贵州、云南等省区也有分布。

【壮医药用】

药用部位　茎藤。

性味　苦、涩、凉。

功用　调龙路、火路，补血，活血，祛风毒，除湿毒。用于勒内（血虚），约经乱（月经不调），埃病（咳嗽），陆裂（咳血），发旺（痹病），邦巴尹（肩周炎），麻抹（肢体麻木），麻邦（偏瘫）。

附方　（1）邦巴尹（肩周炎）：黑血藤 20 g，桂枝、赤芍、柴胡、黄芩、忍冬藤各 10 g，络石藤 15 g，水煎服。

（2）勒内（血虚），约经乱（月经不调）：黑血藤 30 g，川芎、白芍、党参各 15 g，当归 10 g，水煎服。

（3）埃病（咳嗽），陆裂（咳血）：黑血藤 20 g，麦门冬、沙参、紫草各 10 g，鱼腥草 15 g，水煎服。

（4）麻抹（肢体麻木），麻邦（偏瘫）：黑血藤 30 g，葛根、九节风、当归、黄花倒水莲各 15 g，桂枝 12 g，走马胎 10 g，水煎服。

（5）发旺（痹病）：黑血藤 30 g，麻骨风、四方钻、槟榔钻、九节风各 15 g，五指毛桃 20 g，水煎服或外洗。

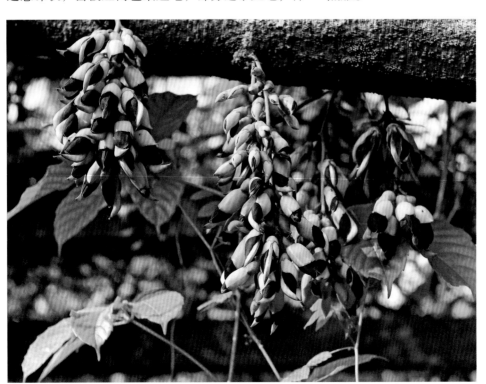

Gaeunoeggouj

【Cohyw】Gaeunoeggouj.

【Coh'wnq】Godahezdwngz、goheihliengzlungz、golizdou bwnhenjgeq、gaeulaujyahvah.

【Goekgaen】Dwg go gaeunoeggouj doenghgo dezhingzvahgoh.

【Yienghceij Daegdiemj】Dwg gogaeu baenz go faexhung, nyeoiq、gaenqmbaw、gaenqmbaw saeq、 laeng mbaw cungj miz bwnyungz deihdub. Ganj miz limqsoh caeuq naengcongh saekhenjgeq. Lai mbaw lumj fwed miz mbawsaeq 3 mbaw, raez 25~33 lizmij；gaenqmbaw raez 8~15 lizmij；gwnzdingj maj miz mbawsaeq yiengh luenzgyaeq、lumj aen'gyaeq yiengh luenzgyaeq、luenz roxnaeuz loq lumj aen'gyaeq dauqdingq, raez 10~19 lizmij, gvangq 5~10 lizmij, byaimbaw soemset roxnaeuz luenz, miz gyaeujsoem dinj；baihhenz maj mbawsaeq haemq ngeng, raez 10.5~17.0 lizmij. Vahsi ciengzciengz maj youq gwnz ganjgeq, va lai comz maj youq gwnzdingj, moix hoh miz 2~3 duj va, ciengz haeungau；gaenqva raez 0.8~1.0 lizmij, deihdub dwk maj miz bwndinj caeuq bwngeng saeq；iemjva yiengh lumj aen cenj gvangq, deihdub dwk maj miz bwndinj caeuq bwngeng；mauhva saekaeujndaem, limqva gwnz saekhauloeg, raez 3.0~3.5 lizmij, limqfwed raez 4.0~5.2 lizmij, limqndoklungz raez 5.0~6.3 lizmij. Duhfaek lumj diuzsai, geng lumj faex, raez 26~45 lizmij, gvangq 3~5 lizmij, na 0.7~1.0 lizmij, yiengh lumj cawbaed ca mbouj lai, deihdub dwk maj miz bwndinj saeq saekhenjgeq hoengz, miz dingz ca mbouj lai mbouj miz bwn, ceh 6~12 naed, saekndaem. 3~5 nyied haiva, 4~7 nyied dawzmak.

【Diegmaj Faenbouh】Maj youq ndaw ndoengheu roxnaeuz ndoeng doek mbaw diegbya、henz dah. Guengjsae cujyau faenbouh youq Ginhsiu、Fangzcwngzgangj、Vujmingz、Nanzningz、Lungzcouh、Denzlinz、 Lungzlinz、Dasinh、Vuzcouh、Denzyangz、Yungzsuij daengj dieg, guek raeuz Daizvanh、Guengjdoeng、 Haijnanz、Gveicouh、Yinznanz daengj sengj gih cungj miz faenbouh.

【Gij Guhyw Ywcuengh】

Giz guhyw Ganj caeuq gaeu.

Singqfeih Haemz、saep、liengz.

Goeng'yungh Diuz lohlungz、lohhuj, bouj lwed, hawj lwed byaij, cawz doegfung, cawz doegcumx. Yungh daeuj yw lwedhaw, dawzsaeg luenh, baenzae, rueglwed, fatvangh, bangxmbaq in, mazmwnh, mazmbangj.

Danyw （1）Bangxmbaq in：Gaeunoeggouj 20 gwz, go'gviq、gocizsoz、caizhuz、vangzginz、gaeu ngaenzva'bya gak 10 gwz, gaeundaux 15 gwz, cienq raemx gwn.

（2）Lwedhaw, dawzsaeg luenh：Gaeunoeggouj 30 gwz, gociengoeng、gobwzsoz、godangjcaem gak 15 gwz, danghgveih 10 gwz, cienq raemx gwn.

（3）Baenzae, rueglwed：Gaeunoeggouj 20 gwz, megdoeng、gosacaem、goswjcauj gak 10 gwz, caekvaeh 15 gwz, cienq raemx gwn.

（4）Mazmwnh, mazmbangj：Gaeunoeggouj 30 gwz, gogat、goloemq、danghgveih、swnjgyaeujhen gak 15 gwz, go'gviq 12 gwz, gofunghlwed 10 gwz, cienq raemx gwn.

（5）Fatvangh：Gaeunoeggouj 30 gwz, gaeuhohdu、gaeundonj、gobinhlangzcon、goloemq gak 15 gwz, gocijcwz 20 gwz, cienq raemx cawj gwn roxnaeuz swiq baihrog.

133

三画

大盖球子草

【药 材 名】山百足。

【别　　名】蜘蛛草、毛标七、入地蜈蚣。

【来　　源】百合科植物大盖球子草 *Peliosanthes macrostegia* Hance。

【形态特征】多年生草本。茎短，长约 2 cm。叶 2~5 片基生；叶片披针状狭椭圆形，长 15~25 cm，宽 5~6 cm；叶柄长 20~30 cm。花葶长 15~35 cm；总状花序 9~25 cm，每一苞片内着生 1 朵花；苞片膜质，披针形或卵状披针形，长 0.6~1.5 cm；小苞片 1 枚，长 3~5 cm；花梗长 5~6 mm；花紫色，直径 5.5~12.0 mm；花被筒长 2 mm，部分与子房合生，裂片三角状卵形；花药长 0.5~1.0 mm；子房每室有胚珠 3 颗或 4 颗，柱头 3 裂。种子近球形，长约 1 cm，蓝绿色。花期 4~6 月，果期 7~9 月。

【生境分布】生于灌木丛中和竹林下。广西主要分布于马山、三江、荔浦、凌云、凤山、象州、龙州等地，广东、贵州、湖南、台湾、四川、云南等省区也有分布。

【壮医药用】

药用部位　根及根茎。

性味　苦，寒。

功用　清热毒，解蛇毒。用于额哈（毒蛇咬伤），蜂蝎刺蜇，呗叮（疔），呗脓（痈肿），仲嘿喯尹（痔疮）。

附方　（1）额哈（毒蛇咬伤）：山百足 30 g，水煎服。

（2）呗叮（疔）：山百足 30 g，救必应、蒲公英各 15 g，水煎服。

（3）仲嘿喯尹（痔疮）：山百足、僵蚕各 15 g，大黄 3 g，蜈蚣 1 条，水煎服。

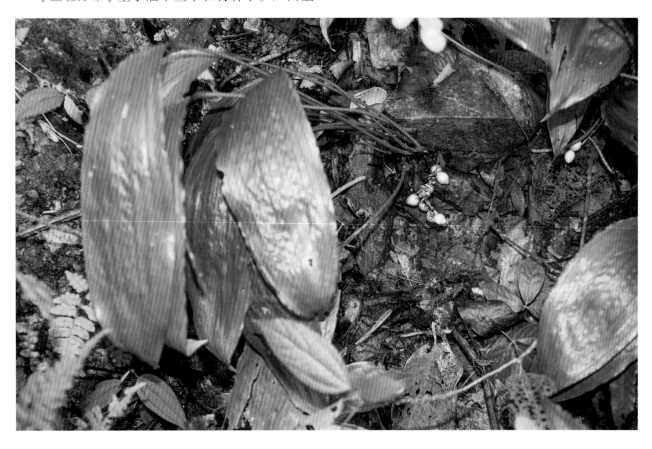

Hazduzgyau

【Cohyw】 Hazduzgyau.

【Coh'wnq】 Hazduzgyau、gogutcaetmbaw、gutngwzdoi.

【Goekgaen】 Dwg gohazduzgyau doenghgo bwzhozgoh.

【Yienghceij Daegdiemj】 Dwg go'nywj maj lai bi. Ganj dinj，raez daihgaiq 2 lizmij. Miz 2~5 mbaw maj lajgoek；mbaw yienghlongzcim yienghbomj geb，raez 15~25 lizmij，gvangq 5~6 lizmij；gaenzmbaw raez 20~30 lizmij. Gaenzva raez 15~35 lizmij；vahsi baenz foengq 9~25 lizmij，ndaw moix limqva maj miz duj va ndeu；limqva mbaw unq youh mbang，yienghlongzcim roxnaeuz lumj aen'gyaeq yienghlongzcim，raez 0.6~1.5 lizmij；mbaw limqva iq ndeu，raez 3~5 lizmij；gaenqva raez 5~6 hauzmij；va saekaeuj，cizging 5.5~12.0 hauzmij；doengzmbawva raez 2 hauzmij，miz dingz ndeu caeuq fuengzlwg gyoebmaj，limqveuq yienghsamgak yiengh luenz；ywva raez 0.5~1.0 hauzmij；moix aen fuengzlwg baihndaw miz 3 daengz 4 naed cawngaz，gyaeujsaeu 3 veuq. Ceh ca mbouj lai lumj aen'giuz，daihgaiq raez lizmij ndeu，saekheuo. 4~6 nyied haiva，7~9 nyied dawzmak.

【Diegmaj Faenbouh】 Maj youq ndaw faexcaz caeuq laj ndoeng faexcuk. Guengjsae cujyau faenbouh youq Majsanh、Sanhgyangh、Libuj、Lingzyinz、Fungsanh、Siengcouh、Lungzcouh daengj dieg，guek raeuz Guengjdoeng、Gveicouh、Huznanz、Daizvanh、Swconh、Yinznanz daengj sengj gih hix miz faenbouh.

【Gij Guhyw Ywcuengh】

Giz guhyw　Rag caeuq ganjrag.

Singqfeih　Haemz，hanz.

Goeng'yungh　Cing doeghuj，gaij gij doegngwz. Yungh daeuj yw ngwz haeb，dinz ndat sipgimz ndat，baezding，baeznong，baezhangx.

Danyw （1）Ngwz haeb：Hazduzgyau 30 gwz，cienq raemx gwn.

（2）Baezding：Hazduzgyau 30 gwz，maexndeihmeij、golinxgaeq gak 15 gwz，cienq raemx gwn.

（3）Baezhangx：Hazduzgyau、nengznuengx daigeng gak 15 gwz，godavangz 3 gwz，duz sipndangj ndeu，cienq raemx gwn.

万寿竹

【药材名】竹节参。

【别　名】万寿草、山竹花、甲竹花。

【来　源】百合科植物万寿竹 Disporum cantoniense（Lour.）Merr.。

【形态特征】多年生草本，高可达 1.5 m。根肉质，粗壮，多数；根状茎横出，质地硬，呈结节状。茎上部有分枝。叶互生，叶片纸质，披针形至狭椭圆状披针形，长 5~12 cm，宽 1~5 cm，先端渐尖至长渐尖，基部近圆形；有明显的脉 3~7 条；叶柄短。伞形花序与叶对生或假腋生，有花 3~10 朵；花梗长 2~4 cm；花下垂，花被近钟状，花被片 6 枚，淡紫色或稀白色，长 1.5~2.8 cm，宽 4~5 mm，基部具长 2~3 mm 的距；雄蕊内藏。浆果球形，黑色，直径 8~10 mm；有种子 2 粒或 3 粒。花期 5~7 月，果期 8~10 月。

【生境分布】生于灌木丛中或林下。广西主要分布于融水、桂林、灵川、全州、兴安、龙胜、恭城、百色、平果、靖西、那坡、凌云、乐业、田林、隆林、天峨、金秀等地，台湾、福建、安徽、湖北、湖南、广东、贵州、云南、四川、陕西、西藏等省区也有分布。

【壮医药用】

药用部位　根及根茎。

性味　甜、淡，平。

功用　补肾精，补肺阴，止咳嗽，舒筋络。用于肾虚惹茸（耳鸣），劳伤核尹（腰痛），埃病（咳嗽），胸腹胀满，渗裆相（烧烫伤）。

附方　（1）肺热埃病（咳嗽）：竹节参 30 g，水煎服。

（2）肾虚惹茸（耳鸣）：竹节参、骨碎补、磨盘草、桑寄生各 30 g，石菖蒲 10 g，续断 15 g，水煎服。

（3）劳伤核尹（腰痛）：竹节参、千斤拔、牛大力各 30 g，姜黄 20 g，水煎服。

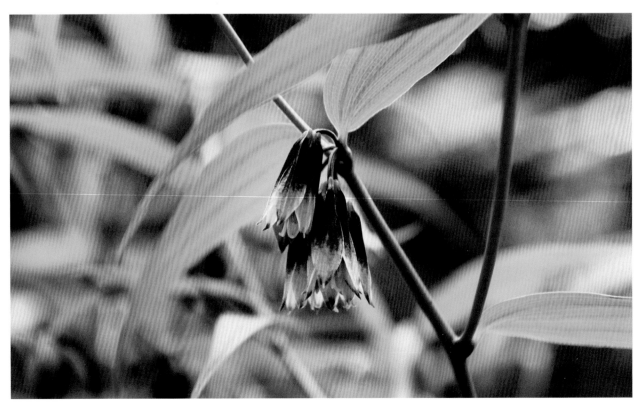

Gocuksouh

【Cohyw】Gocuksouh.

【Coh'wnq】Go'nywjsouh、gosanhcuzvah、gogyazcuzvah.

【Goekgaen】Dwg gocuksouh doenghgo bwzhozgoh.

【Yienghceij Daegdiemj】Dwg go'nywj maj lai bi, ndaej sang daengz 1.5 mij. Rag nohna raemx lai, cocat, soqgiek lai; ganj lumj rag maj vang, haemq geng, baenz yiengh gietdu. Gwnz ganj miz faennye. Mbaw maj doxciep, mbaw mbang youh oiq, yienghlongzcim daengz yienghbomj geb yienghlongzcim, raez 5~12 lizmij, gvangq 1~5 lizmij, byaimbaw menhmenh bienq soem daengz raez menhmenh bienq soem, goek ca mbouj lai dwg luenz; miz 3~7 diuz meg cingcuj; gaenzmbaw dinj. Vahsi yienghliengj caeuq mbaw maj doxdoiq roxnaeuz gyaj maj goekmbaw, miz 3~10 duj va; gaenqva raez 2~4 lizmij; va duengq, mbawva ca mbouj lai lumj aencung, iemjva caeuq mauhva 6 mbaw, saekaeuj mong roxnaeuz saekhaumong, raez 1.5~2.8 lizmij, gvangq 4~5 hauzmij, lajgoek miz nda raez 2~3 hauzmij; simva boux yo youq baihndaw. Makieng lumj aengiuz, saekndaem, cizging 8~10 hauzmij; miz ceh 2 naed roxnaeuz 3 naed. 5~7 nyied haiva, 8~10 nyied dawzmak.

【Diegmaj Faenbouh】Maj youq ndaw faexcaz roxnaeuz laj ndoeng. Guengjsae cujyau faenbouh youq Yungzsuij、Gveilinz、Lingzconh、Cenzcouh、Hingh'anh、Lungzswng、Gunghcwngz、Bwzswz、Bingzgoj、Cingsih、Nazboh、Lingzyinz、Lozyez、Denzlinz、Lungzlinz、Denhngoz、Ginhsiu daengj dieg, guek raeuz Daizvanh、Fuzgen、Anhveih、Huzbwz、Huznanz、Guengjdoeng、Gveicouh、Yinznanz、Swconh、Sanjsih、Sihcang daengj sengj gih hix miz faenbouh.

【Gij Guhyw Ywcuengh】

Giz guhyw　　Rag caeuq ganjrag.

Singqfeih　　Van、damh、bingz.

Goeng'yungh　　Bouj mak, bouj bwt yaem, dingz baenzae, soeng nyinz meg. Yungh daeuj yw Makhaw rwzokrumz, deng sieng hwetin, baenzae, dungx raeng aek ciengq, coemh log sieng.

Danyw　（1）Bwt hwngq baenzae: Gocuksouh 30 gwz, cienq raemx gwn.

（2）Makhaw rwzokrumz: Gocuksouh、gofwngzmaxlaeuz、gomakmuh、gosiengz gak 30 gwz, goyiengzfuz 10 gwz, gociepndok 15 gwz, cienq raemx gwn.

（3）Deng sieng hwetin: Gocuksouh、saebndengx、ngaeuxbya gak 30 gwz, hinghenj 20 gwz, cienq raemx gwn.

137

三画

万寿菊

【药 材 名】万寿菊。

【别　　名】里苦艾、蜂窝菊。

【来　　源】菊科植物万寿菊 *Tagetes erecta* L.。

【形态特征】一年生草本，高可达120 cm。茎直立，具纵细条棱，有分枝。叶片羽状分裂，长5~10 cm，宽4~8 cm，裂片长椭圆形或披针形，边缘具锐锯齿，沿叶缘有少数腺体。头状花序单生，直径5~8 cm，花序梗长6~12 cm，顶端棍棒状膨大；总苞长1.8~2.0 cm，宽1.0~1.5 cm，杯状，顶端具齿尖；舌状花雌性，黄色或暗橙色，舌片倒卵形，长1.4 cm，基部有长爪；管状花两性，花冠黄色，长约9 mm，顶端具5齿裂。瘦果线形，黑色或褐色，长8~11 mm，被短微毛；冠毛具1~2个长芒或2~3个短而钝的鳞片。花期7~9月。

【生境分布】于庭院中栽培。广西各地均有栽培，各省区均有栽培。

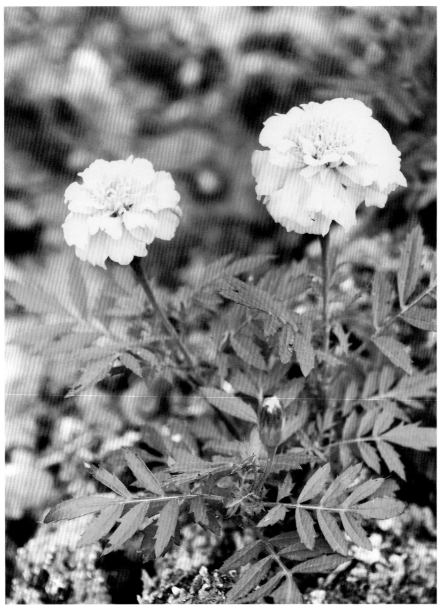

【壮医药用】

药用部位　叶、花。

性味　苦、微辣，凉。

功用　调龙路、火路，通气道，清热毒，化痰毒。用于兰喯（眩晕），埃病百银（百日咳），埃病（咳嗽），火眼（急性结膜炎），诺嚎尹（牙痛），贫痧（感冒），发得（发热），勒内（血虚），约经乱（月经不调），京尹（痛经），发旺（痹病）。

附方　（1）兰喯（眩晕），火眼（急性结膜炎）：万寿菊、青葙子、天麻、钩藤各10 g，生龙骨、牛膝各12 g，水煎服；药渣再煎第二次，泡脚。

（2）贫痧（感冒），埃病（咳嗽），埃病百银（百日咳）：万寿菊、鱼腥草、薄荷各10 g，金银花、连翘、不出林各12 g，玉叶金花20 g，水煎服。

（3）约经乱（月经不调）：万寿菊10 g，鸡蛋1个，水煎煮，吃蛋喝汤。

Nyagumhvaj

【Cohyw】Nyagumhvaj.

【Coh'wnq】Lijgujngaih、gutroengzrwi.

【Goekgaen】Dwg gonyagumhvaj doenghgo gizgoh.

【Yienghceij Daegdiemj】Gorum maj bi ndeu，sang ndaej daengz 120 lizmij. Ganj daengjsoh，miz diuz gak saeq daengj，miz dok nye. Mbaw lumj bwnroeg faenleg，raez 5~10 lizmij，gvangq 4~8 lizmij，mbawseg raezluenzbenj roxnaeuz byai menh soem，henzbien miz heujgawq raeh，ciz bien mbaw miz mbangj diemjraiz. Gyaeujva gag maj，cizging 5~8 lizmij，gaenq gyaeujva raez 6~12 lizmij gwnz byai lumj diuz faexgyaengh bongzhung；byakvahung raez 1.8~2.0 lizmij，gvangq 1.0~1.5 lizmij，lumj boi，byai miz heujsoem；vameh lumj linx henj roxnaeuz hoengzhenjlaep；mbawiemj lumj gyaeq dauqbyonj，raez 1.4 lizmij，goek miz cauj raez；va lumj guenj mauhva henj，daihgaiq raez 9 hauzmij，byai miz 5 heujleg. Makceh roz baenz diuz，ndaem roxnaeuz henjgeq，raez 8~11 hauzmij，miz di bwn dinj；bwnmauh miz 1~2 diuz gaiz raez roxnaeuz 2~3 mbaw gyaep dinj cix bumx. 7~9 nyied haiva.

【Diegmaj Faenbouh】Ndaem ndaw daxhongh. Guengjsae gak dieg cungj ndaem miz，guek raeuz gak sengj gih si caemh ndaem miz.

【Gij Guhyw Ywcuengh】

Giz guhyw　Mbaw、va.

Singqfeih　Haemz、loq manh，liengz.

Goeng'yungh　Diuz lohlungz、lohhuj，doeng roenheiq，siu ndatdoeg，vaq myaizdoeg. Ndaej yw ranzbaenz，baenzae bakngoenz，baenzae，dahuj，heujin，baenzsa，fatndat，lwednoix，dawzsaeg luenh，dawzsaeg in，fatvangh.

Danyw　（1）Ranzbaenq，dahuj：Nyagumhvaj、cinghsienghswj、denhmaz、gaeungaeu gak 10 gwz，lungzgoet ndip、baihdoh gak 12 gwz，cienq raemx gwn；nyaqyw dauq cienq song mbat，cimq din.

（2）Baenzsa，baenzae，baenzae bakngoenz：Nyagumhvaj、gosinghaux、bozhoh gak 10 gwz，vagimngaenz、golienzgyauz、mboujokndoeng gak 12 gwz，gaeubeizhau 20 gwz，cienq raemx gwn.

（3）Dawzsaeg luenh：Nyagumhvaj 10 gwz，gyaeqgaeq 1 aen，cawjraemx，gwn gyaeq gwn dang.

139

三画

小木通

【药材名】山木通。

【别　名】木通、土木通、三叶木通。

【来　源】毛茛科植物小木通 *Clematis armandii* Franch.。

【形态特征】常绿攀缘木质藤本，高可达 6 m。茎圆柱形，有纵条纹。小枝有棱，有毛或无毛。叶对生，三出复叶；小叶片革质，卵状披针形，长 4~16 cm，宽 2~8 cm，先端渐尖，基部心形；基出脉 3 条。聚伞花序或圆锥状聚伞花序腋生或顶生，腋生花序基部有多数鳞片；萼片 4 枚或 5 枚，白色，长约 2.5 cm，外面边缘有短茸毛；无花瓣；雄蕊多数，无毛。瘦果扁，卵形至椭圆形，长 4~7 mm，疏生柔毛；宿存花柱长达 5 cm，有白色长柔毛。花期 3~4 月，果期 4~7 月。

【生境分布】生于山坡、山谷、路边灌木丛中。广西主要分布于南宁、隆安、上林、融安、阳朔、靖西、那坡、隆林、崇左、扶绥等地，云南、贵州、四川、甘肃、陕西、湖北、湖南、广东、福建等省也有分布。

【壮医药用】

药用部位　藤茎。

性味　淡、微苦，寒。

功用　通水道，清热毒，除湿毒，催乳。用于笨浮（水肿），肉扭（淋证），发旺（痹病），乳汁不通，足癣，黄标（黄疸）。

附方　（1）乳汁不通：山木通、通草各 10 g，路路通、王不留行各 15 g，五指毛桃 50 g，水煎服。

（2）肉扭（淋证）：山木通、淡竹叶各 10 g，车前草、葫芦茶各 30 g，猪苓、桑白皮各 15 g，水煎代茶饮。

（3）足癣：山木通、艾叶、野菊花、香茅、鹅不食草各 30 g，水煎，药液泡足。

（4）黄标（黄疸）：山木通 15 g，水煎服。

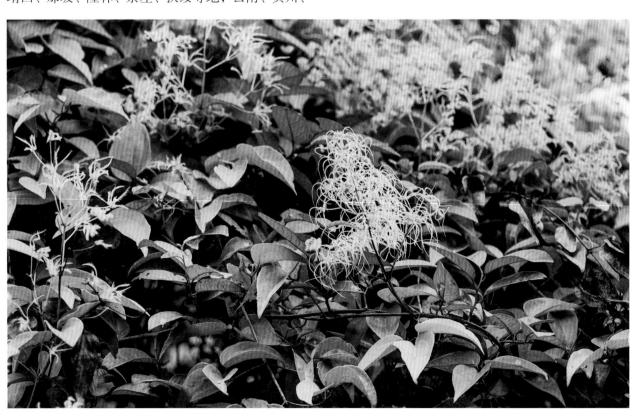

Gaeunyangj

【Cohyw】 Gaeunyangj.

【Coh'wnq】 Gomuzdungh、muzdunghdoj、muzdungh sam mbaw.

【Goekgaen】 Dwg gogaeunyangj doenghgo mauzgwnjgoh.

【Yienghceij Daegdiemj】 Go gaeufaex duenghbenz heu seiqgeiq，sang ndaej daengz 6 mij. Ganj luenzsaeu，miz saivaenx daengj. Nyez iq miz gak，miz bwn roxnaeuz mij bwn. Mbaw maj doxdoiq，sam cut fuzyez；mbaw iq gyajgywt，byai menh soem lumj gyaeq，raez 4~16 lizmij，gvangq 2~8 lizmij，byai ciemh soem，goek lumj mbi；meggoek 3 diuz. Gyaeujva comzliengj roxnaeuz gyaeujva comzliengj lumj luenzsoem majeiq roxnaeuz majbyai，goek gyaeujva majeiq miz haujlai gyaep；linxva 4 mbaw roxnaeuz 5 mbaw，saekhau，raez yaek 2.5 lizmij，henz bien baihrog miz bwnyungz；mij mbawva；simva boux miz lai，mij bwn. Makceh ndangj benj，lumj gyaeq daengz luenzbenj，raez 4~7 hauzmij，miz bwn'unq mbang；saeuva supsunz raez daengz 5 lizmij，miz bwn'unq raez saekhau. 3~4 nyied haiva，4~7 nyied dawzmak.

【Diegmaj Faenbouh】 Hwnj youq ndaw faexcaz gwnz ndoi、ndaw lueg、henz roen. Guengjsae dingzlai hwnj laeng Nanzningz、Lungzanh、Sanglinz、Yungzanh、Yangzsoz、Cingsih、Nazboh、Lungzlinz、Cungzcoj、Fuzsih daengj dieg neix，guek raeuz Yinznanz、Gveicouh、Swconh、Ganhsuz、Sanjsih、Huzbwz、Huznanz、Guengjdoeng、Fuzgen daengj sengj neix caemh miz.

【Gij Guhyw Ywcuengh】

Giz guhyw　　Ganjgaeu.

Singqfeih　　Damh、loq haemz，hanz.

Goeng'yungh　　Doeng roenraemx，siu doeghuj，cawz doegcumx，coi cij. Aeu daeuj yw baenzfouz，nyouhniuj，fatvangh，raemxcij mbouj doeng，gyakdin，vuengzbiu.

Danyw　（1）Raemxcij mbouj doeng：Gaeunyangj、rumdunghcauj gak 10 gwz，makraeu、go vangzmboujlouz gak 15 gwz，go cijcwz 20 gwz，cienq raemx gwn.

（2）Nyouhniuj：Gaennyangj、go danqcuzyez gak 10 gwz，cehcenzcauj、huzluzcaz gak 30 gwz，cuhlingz、sanghbwzbiz gak 15 gwz，cienq raemx guh caz gwn.

（3）Gyakdin：Gaeunyangj、mbaw ngaih、vagutndoi、yanghmauz、go moeggyej gak 30 gwz，cienq raemx，raemxyw cimq din.

（4）Vuengzbiu：Gaeunyangj 15 gwz，cienq raemx gwn.

小驳骨

【药 材 名】小驳骨。

【别　　名】小接骨、驳骨消、长生木。

【来　　源】爵床科植物小驳骨 *Justicia gendarussa* N. L Burman。

【形态特征】多年生草本或亚灌木，高可达

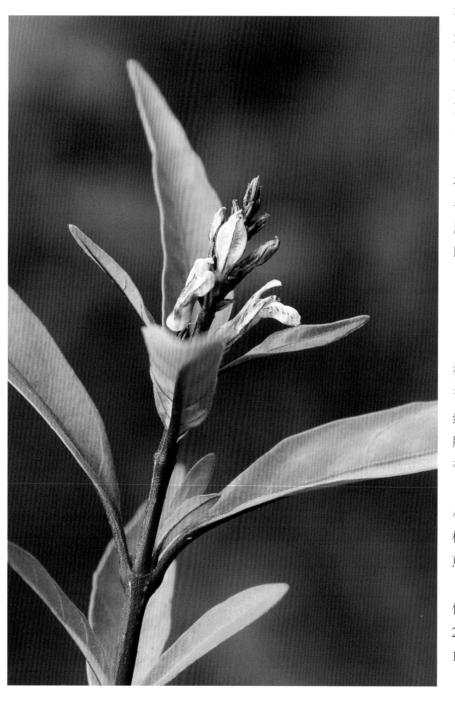

1.5 m。茎圆柱形，直立，节膨大，多分枝。叶对生，狭披针形至披针状线形，长 6~11 cm，宽 1~2 cm，先端渐尖。穗状花序顶生或腋生，下部间断，上部密生花；苞片对生，花序基部的苞片长于花萼，上部的苞片短于花萼；小苞片 2 枚，条形；萼 5 裂，裂片披针状线形，长约 4 mm；花冠白色或粉红色，长 1.2~1.4 cm，基部圆筒状，上部二唇形；雄蕊 2 枚；柱头顶端 2 浅裂。蒴果狭棒状，长 1.2 cm。花期春季。

【生境分布】生于沟谷、山坡林荫湿处，也有栽培。广西各地均有分布，台湾、福建、广东、香港、海南、云南等省区也有分布。

【壮医药用】

药用部位　地上部分。

性味　辣、苦，平。

功用　通调龙路、火路，祛风毒，除湿毒，续筋骨。用于发旺（痹病），约经乱（月经不调），产呱腊胴尹（产后腹痛），林得叮相（跌打损伤），夺扼（骨折）。

附方　（1）发旺（痹病）：小驳骨、麻骨风、七叶莲、半枫荷各 20 g，九节风 15 g，水煎，先熏后洗。

（2）林得叮相（跌打损伤）：鲜小驳骨、鲜肿节风各 20 g，鲜当归、鲜土田七各 15 g，捣烂外敷患处。

Ciepndokiq

【 Cohyw 】 Ciepndokiq.

【 Coh'wnq 】 Gociepndok saeq、bozguzsiuh、cangzswnghmuz.

【 Goekgaen 】 Dwg godoeghgo ciepndokiq gezcangzgoh.

【 Yienghceij Daegdiemj 】 Gorum roxnaeuz faexcaz iq maj lai bi，sang ndaej daengz 1.5 mij. Ganj saeumwnz，daengjsoh，hoh bongzhung，dingzlai dok nga. Mbaw doxdoiq maj，luenzraez gaeb byai menh soem daengz luenzraez byai menh soem，raez 6~11 lizmij，gvangq 1~2 lizmij，byai ciemh soem. Riengz gyaeujva maj gwnzdingj roxnaeuz maj eiq，baihlaj gatduenh，baihgwnz va yaedyub；mbawlup dox doiq maj，foengqva mbawlup gizgoek raezgvaq iemjva，mbawlup baihgwnz dinjgvaq iemjva；mbawlup iq 2 limq，baenzdiuz；iemj 5 dek，mbawseg byai menh soem baenz diuzsienq，raez aiq miz 4 hauzmij；mauhva saekhau roxnaeuz saekhoengzmaeq，raez 1.2~1.4 lizmij，goek lumj doengzluenz，baihgwnz lumj song gaiq naengbak；simva boux 2 diuz；gwnzdingj gyaeujsaeu 2 dek feuz. Aenmak lumj faexmbaenq gaeb，raez 1.2 lizmij. Seizcin haiva.

【 Diegmaj Faenbouh 】 Maj youq ndaw lueg、gwnzbo lajfaexraemh gizcumx de. Guengjsae gak dieg cungj miz，guek raeuz Daizvanh、Fuzgen、Guengjdoeng、Yanghgangj、Haijnanz、Yinznanz daengj sengj gih caemh maj miz.

【 Gij Guhyw Ywcuengh 】

Giz guhyw　Dingz gwnz dieg.

Singqfeih　Manh、haemz，bingz.

Goeng'yungh　Doengdiuz lohlungz、lohhuj，cawz rumzdoeg，ciep nginzndok. Yungh youq fatvangh，dawzsaeg luenh，seng gvq laj dungx in，laemx doek deng sieng，ndokraek.

Danyw　（1）Fatvangh：Ciepndokiq、gaeuhohdu、lienzgadog、raeuvaiz gak 20 gwz，goloemq 15 gwz，cienq raemx，oenq le cij swiq.

（2）Laemx doek deng sieng：Ciepndokiq ndip、goloemq ndip gak 20 gwz，danghgveih ndip、dienzcaet doj ndip gak 15 gwz，dub yungz oep giz in.

143

三画

小窃衣

【药 材 名】小窃衣。

【别　　名】破子草、假芹菜。

【来　　源】伞形科植物小窃衣 *Torilis japonica* (Houtt.) DC.。

【形态特征】一年生或多年生草本，高可达 1.2 m。主根细长，圆锥形，棕黄色，支根多数。茎有纵条纹及刺毛。叶柄长 2~7 cm，下部有窄膜质的叶鞘；叶片长卵形，一回或二回羽状分裂，两面疏生粗毛，第一回羽片卵状披针形，长 2~6 cm，宽 1.0~2.5 cm，边缘羽状深裂至全缘，有 0.5~2.0 cm 长的短柄，末回裂片披针形至长圆形，边缘具条裂状的粗齿至缺刻或分裂。复伞形花序顶生或腋生；总花梗长 4~20 cm，有倒生的刺毛；总苞片 3~7 枚；伞辐 4~12 条，长 1~3 cm，有向上的刺毛；小伞形花序有花 4~12 朵；花梗长 1~4 mm；萼齿三角形或三角状披针形；花瓣白色、紫红色或蓝紫色，倒圆卵形，长与宽均 0.8~1.2 mm，外面中部至基部有粗毛。双悬果圆卵形，长 1~3 mm，宽 1.5~4.5 mm，有内弯或呈钩状的皮刺。花果期 4~10 月。

【生境分布】生于杂木林下、林缘、路旁、河沟边及溪边草丛。广西主要分布于南宁、桂林、全州、灌阳、那坡、乐业、田林、西林、隆林、昭平、武宣、金秀、龙州等地，大部分省区也有分布。

【壮医药用】

药用部位　全草、果。

性味　苦、辣，平。

功用　杀虫，止痒。全草用于痂怀（牛皮癣），呗脓（痈肿）；果用于委哟（阳痿），能啥能累（湿疹），胴西咪暖（肠道寄生虫病）。

附方　（1）痂怀（牛皮癣）：小窃衣全草、扛板归、马缨丹、菝葜、广防风、水菖蒲各 30 g，水煎服；部分药液洗患处。

（2）委哟（阳痿）：小窃衣果 2 g，余甘子 30 g，金樱子 20 g，蜈蚣 3 条，加白酒（约 50°）2000 mL 浸泡 60 天，每晚取药酒 30 mL 饮用。

（3）胴西咪暖（肠道寄生虫病）：小窃衣全草、雷丸、南瓜子各等量，研末，加蜂蜜制蜜丸（每丸 5 g）内服，每日 2 次，每次 1 丸。

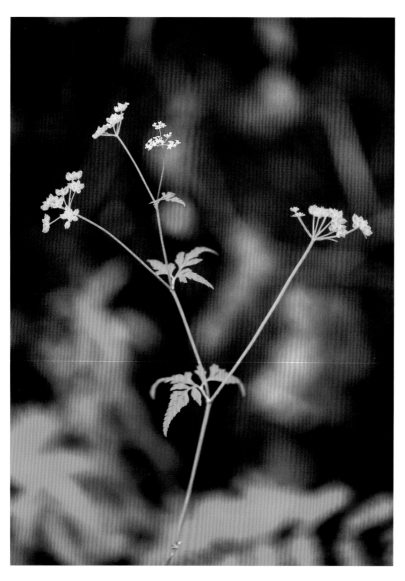

Nyaba

【 Cohyw 】 Nyaba.

【 Coh'wnq 】 Boswjcauj、gyajginzcai.

【 Goekgaen 】 Dwg gonyaba doenghgo sanjhingzgoh.

【 Yienghceij Daegdiemj 】 Gorum maj bi ndeu roxnaeuz lai bi，sang ndaej daengz 1.2 mij. Ragmeh saeqraez，luenzsoem，henjgeq，raglwg lai. Ganj miz diuzvaenx daengj dem bwnoen. Gaenqmbaw raez 2~7 lizmij，baihlaj miz faekmbaw mbang i gaeb；mbaw raezgyaeq，it hoiz roxnaeuz song hoiz lumj bwnroeg faenleg，song mbiengj miz bwnco mbang，mbaw bwnroeg daih'it hoiz lumj gyaeq byai menh soem，raez 2~6 lizmij，gvangq 1.0~2.5 lizmij，henzbien lumj bwnroeg leg laeg daengz lawz liux，miz 0.5~2.0 lizmij raez gaenq dinj，hoizrieng mbawleg byai menh soem daengz raezluenz，henzbien miz diuz heujco lumj diuzleg daengz gaekvauq roxnaeuz faenleg. Gyaeujva lumj liengjdaeb maj byai roxnaeuz maj eiq；gaenqva goek raez 4~20 lizmij，miz bwnoen maj dauqyangz；mbaw byakmeh 3~7 mbaw；sejliengj 4~12 diuz，raez 1~3 lizmij， miz bwnoen daengj；gyaeujva lumj liengjlwg miz va 4~12 duj；gaenqva raez 1~4 hauzmij；linxheuj samgak roxnaeuz samgak byai menh soem；mbawva hau、aeujhoengz roxnaeuz aeujo，lumj gyaeqluenz dauqbyonj， raez caeuq gvangq cungj 0.8~1.2 hauzmij，baihrog cungqgyang daengz goek miz bwnco. Song mak venj luenzgyaeq，raez 1~3 hauzmij，gvangq 1.5~4.5 hauzmij，miz oennaeng lumj ngaeu roxnaeuz van dauqndaw. 4~10 nyied haiva dawzmak.

【 Diegmaj Faenbouh 】 Hwnj laj faex ndaw ndoeng faexcab、henz ndoeng、bangx roen、hamq mieng dem bangx rij ndaw rum. Guengjsae dingzlai hwnj laeng Nanzningz、Gveilinz、Cenzcouh、Gvanyangz、Nazboh、 Lozyez、Denzlinz、Sihlinz、Lungzlinz、Cauhbingz、Vujsenh、Ginhsiu、Lungzcouh doengh dieg neix， guek raeuz dingzlai sengj gih caemh miz.

【 Gij Guhyw Ywcuengh 】

Giz guhyw　Daengx go、mak.

Singqfeih　Haemz、manh、bingz.

Goeng'yungh　Gaj non，dingz humz. Daengx go ndaej yw gyakvaiz，baeznong；mak ndaej yw vizyup， naenghumz naenglot，dungxsaej miz non.

Danyw　（1）Gyakvaiz：Nyaba daengx go、gwedbenjdauq、majyinghdanh、bazgya、gvangjfangzfungh、 canghbuzraemx gak 30 gwz，cienq raemx gwn；mbangj raemxyw swiq mwnq gyak.

（2）Vizyup：Mak nyaba 2 gwz，makyid 30 gwz，makvengj 20 gwz，sipndangj 3 duz，dwk laeujbieg（iek 50 doh）2000 hauzswng cimq 60 ngoenz，haemhhaemh aeu laeujyw 30 hauswng gwn.

（3）Dungxsaej miz non：Nyaba baenz go、leizvanz、cehnamzgva gak daengjliengh，nienj mienz，dwk dangzrwi guh yienzdangz（naednaed 5 gwz）gwn，ngoenz 2 mbat，mbat 1 naed.

145

小槐花

【药 材 名】小槐花。

【别　　名】山蚂蝗、拿耳草、小饿蚂蝗、胃痛草、饿蚂蝗。

【来　　源】蝶形花科植物小槐花 Ohwia caudata（Thunb.）Ohashi。

【形态特征】小灌木，高可达 4 m，全株无毛。茎直立，分枝多。三出复叶，互生，叶柄长 1.6~2.8 cm，两侧具狭支；托叶披针状条形，长约 7 mm；小叶片长椭圆形或披针形，长 4~9 cm，宽 1.5~4.0 cm，先端尖，两面疏被短柔毛。穗式总状花序顶生或腋生；苞片条状披针形；花梗长约 3 mm；花萼近二唇形；花冠蝶形，绿白色或黄白色，长约 5 mm，具明显脉纹，旗瓣矩圆形，翼瓣窄小，龙骨瓣近矩形；二体雄蕊。荚果条形，长 4.5~7.5 cm，被钩状短毛，具 4~6 个荚节，每节具 1 粒椭圆形种子。花期 7~9 月。

【生境分布】生于山谷、河旁和村边。广西各地均有分布，安徽、浙江、江西、福建、台湾、湖北、湖南、广东、四川、贵州、云南、西藏等省区也有分布。

【壮医药用】

药用部位　根、叶、花、全株。

性味　甜、苦，平。

功用　调龙路、火路，利谷道，清热毒，祛风毒，透疹毒。根、叶外用于呗嘻（乳痈），呗脓（痈肿），林得叮相（跌打损伤），发旺（痹病），额哈（毒蛇咬伤）；花用于约经乱（月经不调）；全株用于胴尹（胃痛），屙泻（泄泻），屙意咪（痢疾），嘧疳（疳积），贫痧（感冒），东郎（食滞）。

附方　（1）贫痧（感冒）：小槐花全株、葫芦茶各 15 g，木棉花 6 g，水煎服。

（2）发旺（痹病）：小槐花根、白芍、土茯苓各 15 g，羌活、独活、桂枝、木瓜、苍术各 10 g，水煎服。

（3）嘧疳（疳积）：小槐花 10 g，鸡内金、独脚疳各 6 g，水煎服。

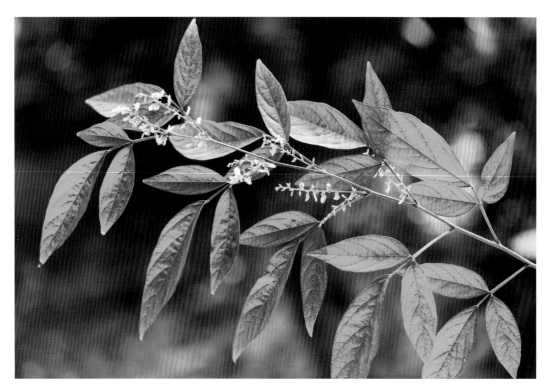

Govaiziq

【 Cohyw 】 Govaiziq.

【 Coh'wnq 】 Gosanhmajvangz、go'nywjdawzrwz、go'ngomajvangz iq、goywdungxin、go'ngomajvangz.

【 Goekgaen 】 Dwg govaiziq doenghgo dezhingzvahgoh.

【 Yienghceij Daegdiemj 】 Faexcaz iq，sang ndaej daengz 4 mij，daengx go mbouj miz bwn. Ganj daengj soh，faen nye lai. Lai mbaw ok baenz sam mbaw，maj doxciep，gaenqmbaw raez 1.6~2.8 lizmij；mbawdak baenz diuz yienghlongzcim，daihgaiq raez 7 hauzmij；mbawsaeq yiengh luenzgyaeq raez roxnaeuz yienghlongzcim，raez 4~9 lizmij，gvangq 1.5~4.0 lizmij，byaimbaw soem，song mbiengj miz bwn'unq dinj cax. Yiengh rienghaeux vahsi baenz foengq maj youq gwnzdingj roxnaeuz maj goek mbaw；limqva baenz diuz yienghlongzcim；gaenqva daihgaiq raez 3 hauzmij；iemjva ca mbouj lai yienghlumj song gaiq naengbak；mauhva lumj duzmbaj，saekhauloeg roxnaeuz saekhenjhau，daihgaiq raez 5 hauzmij，miz raizmeg cingcuj，limqva gwnz luenz seiqcingq，limqva baihgwnz gaeb youh saeq，limqva ndokaekroeg ca mbouj lai dwg yienghseiqcingq；dwg song dijvaboux. Duhfaek baenz diuz，raez 4.5~7.5 lizmij，miz bwndinj lumj ngaeu，miz 4~6 aen hoh faek，moix hoh miz naed ceh yiengh luenzgyaeq ndeu. 7~9 nyied haiva.

147

三画

【 Diegmaj Faenbouh 】 Hwnj youq ndaw lueg，henz dah caeuq henz mbanj. Guengjsae gak dieg cungj miz faenbouh，guek raeuz Anhveih、Cezgyangh、Gyanghsih、Fuzgen、Daizvanh、Huzbwz、Huznanz、Guengjdoeng、Swconh、Gveicouh、Yinznanz、Sihcang daengj sengj（gih）hix miz faenbouh.

【 Gij Guhyw Ywcuengh 】

Giz guhyw　Rag、mbaw、va、daengx go.

Singqfeih　Van、haemz、bingz.

Goeng'yungh　Diuz lohlungz、lohhuj，leih roenhaeux，siu doeghuj，cawz doegfung，doeng doegcimj. Rag、mbaw baihrog yungh daeuj yw baezcij，baeznong，laemx doek deng sieng，fatvangh，ngwz haeb；va aeu daeuj yw dawzsaeg luenh；daengx go yungh daeuj yw dungx in，oksiq，okhaexmug，baenzgam，baenzsa，dungx raeng.

Danyw　（1）Baenzsa：Govaiziq daengx go、gocazso gak 15 gwz，vagoleux 6 gwz，cienq raemx gwn.

（2）Fatvangh：Rag govaiziq、gobwzsoz、dojfuklingz gak 15 gwz，go'gyanghhoz、goduzhoz、go'gviq、moeggva、gocangsaed gak 10 gwz，cienq raemx gwn.

（3）Baenzgam：Govaiziq 10 gwz，dawgaeq、gogamnyap gak 6 gwz，cienq raemx gwn.

小花吊兰

【药 材 名】小花吊兰。

【别 名】山韭菜。

【来 源】百合科植物小花吊兰 Chlorophytum laxum R. Br.。

【形态特征】多年生草本。叶近 2 列着生；叶片禾叶状，常弧曲，长 10~20 cm，宽 3~5 mm。花葶从叶腋抽出，常 2 个或 3 个，直立或弯曲，纤细，有时分叉；花梗长 2~5 mm，关节位于下部；花单生或成对着生，绿白色，很小；花被片长约 2 mm；雄蕊短于花被片，花丝比花药长 2~3 倍。蒴果三棱状扁球形，长约 3 mm，宽约 5 mm；每室具种子 1 粒。花果期 10 月至翌年 4 月。

【生境分布】生于低海拔地区山坡荫蔽处或岩石边。广西主要分布于南宁、博白、龙州等地，广东省也有分布。

【壮医药用】

药用部位 全草。

性味 微苦，凉；有毒。

功用 清热毒，解蛇毒，消肿痛。用于额哈（毒蛇咬伤），林得叮相（跌打损伤）。

注 本品有毒，内服慎用；孕妇禁服。

附方 （1）额哈（毒蛇咬伤）：鲜小花吊兰、鲜老虎芋各适量，共捣烂敷伤口周围（留伤口）。

（2）林得叮相（跌打损伤）：鲜小花吊兰适量，捣烂敷患处。

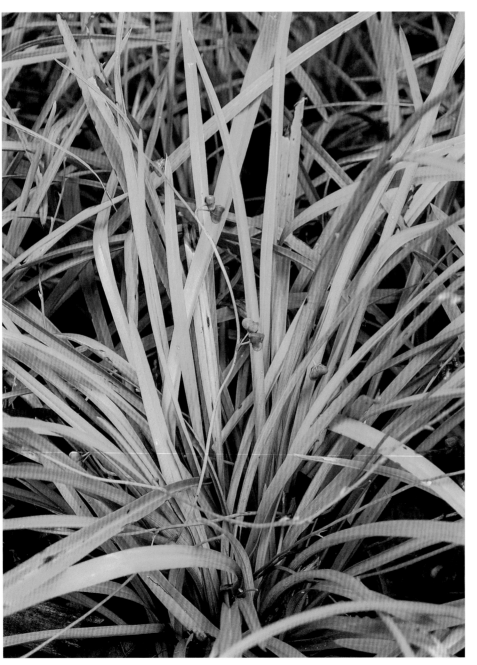

Diuqlanziq

【 Cohyw 】 Diuqlanziq.

【 Coh'wnq 】 Coenggep cwx.

【 Goekgaen 】 Dwg godiuqlanziq doenghgo bwzhozgoh.

【 Yienghceij Daegdiemj 】 Dwg go'nywj maj lai bi. Mbaw ca mbouj lai dwg maj baenz 2 hangz；mbaw lumj mbawhaeux，ciengz goz，raez 10~20 lizmij，gvangq 3~5 hauzmij. Gaenzva da lajeiq mbaw did ok，ciengz dwg 2 aen roxnaeuz 3 aen，daengjsoh roxnaeuz goz，saeqset，mizseiz faennye；gaenqva raez 2~5 hauzmij，hoh youq baihlaj；va dan maj roxnaeuz maj baenz doiq，saekhauloeg，haemq iq；dipva daihgaiq raez 2 hauzmij；simva boux dinj gvaq dipva，seiva raez gvaq ywva 2~3 boix. Makdek yienghsamlimq yiengh lumj aen giuz bej，raez daihgaiq 3 hauzmij，gvangq daihgaiq 5 hauzmij；moix aen miz naed ceh ndeu. 10 nyied daengz bi daihngeih 4 nyied haiva dawzmak.

【 Diegmaj Faenbouh 】 Maj youq giz raemh roxnaeuz gwnz rin diegbo doengh dieg haijbaz haemq daemq. Guengjsae cujyau faenbouh youq Nanzningz、Bozbwz、Lungzcouh daengj dieg，guek raeuz Guengjdoeng sengj hix miz faenbouh.

【 Gij Guhyw Ywcuengh 】

Giz guhyw　Daengx go.

Singqfeih　Loq haemz，liengz；miz doeg.

Goeng'yungh　Cing doeghuj，gaij gij doegngwz，siu foeg dingz in. Yungh daeuj yw ngwz haeb，laemx doek deng sieng.

Cawq　Cungj yw neix miz doeg，gwn aeu siujsim；mehdaiqndang gimq gwn.

Danyw　（1）Ngwz haeb：Diuqlanziq ndip、gofaengzndiengh ndip gak dingz ndeu，caez doek yungz oep seiqhenz baksieng（louz baksieng）.

（2）Laemx doek deng sieng：Diuqlanziq ndip dingz ndeu，doek yungz oep giz bingh.

149

小蜡树

【药材名】小蜡树。

【别　名】皱叶小蜡、小蜡、山指甲、蚊子花、冬青、小刀伤。

【来　源】木犀科植物小蜡树 *Ligustrum sinense* Lour.。

【形态特征】落叶灌木或小乔木，高可达 7 m。小枝幼时被淡黄色柔毛。单叶对生；叶片卵形、椭圆形、椭圆状长圆形、披针形，长 1.6~7.0 cm，宽 1~3 cm，先端尖或钝；叶柄长 2~8 mm，被短柔毛。圆锥状花序顶生或腋生，花白色，花序轴被短柔毛或近无毛；花梗长 1~3 mm，被短柔毛或无毛；花萼先端呈截形或呈浅波状齿；花冠漏斗状，花冠筒长 1.5~2.5 mm，花冠裂片 4 枚，裂片长 2~4 mm，长圆状椭圆形或卵状椭圆形；雄蕊 2 枚；子房 2 室；每室有胚珠 2 颗。核果近球形，直径 5~8 mm。花期 3~6 月，果期 9~12 月。

【生境分布】生于山坡、山谷、溪边、河边、路边，也有栽培。广西各地均有分布，江苏、浙江、安徽、江西、福建、台湾、湖北、湖南、广东、贵州、四川、云南等省区也有分布。

【壮医药用】

药用部位　枝叶。

性味　苦，寒。

功用　清热解毒，消肿止痛，止痒。用于黄标（黄疸），口疮（口腔溃疡），慢性咽炎，能啥能累（湿疹），林得叮相（跌打损伤），呗脓（痈肿），渗裆相（烧烫伤），产后会阴水肿。

附方　（1）黄标（黄疸）：小蜡树叶、田基黄、黑毛草、溪黄草各 15 g，水煎服。

（2）口疮（口腔溃疡）：鲜小蜡树叶适量，捣烂敷肚脐。

（3）产后会阴水肿：小蜡树叶、滇白珠各 60 g，大叶紫珠、香茅草各 30 g，翻白草 15 g，水煎洗浴。

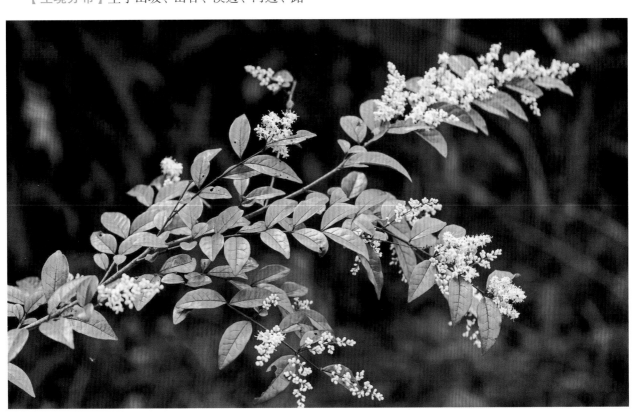

Gogaemhgaet

【Cohyw】Gogaemhgaet.

【Coh'wnq】Gogaemhgaet mbaw nyaeuq、gogaemhgaet iq、goribfwngzbya、gova'nyungz、godunghcingh、gomidsieng.

【Goekgaen】Dwg gogaemhgaet doenghgo muzsihgoh.

【Yienghceij Daegdiemj】Dwg go faexcaz roxnaeuz faexiq mbaw loenq，ndaej sang daengz 7 mij. Nyesaeq seiz oiq miz bwn'unq saekhenjoi. Mbaw dog doxdoiq maj；mbaw yiengh lumj aen'gyaeq、yienghbomj、yienghbomj yienghluenzraez、yienghlongzcim，raez 1.6~7.0 lizmij，gvangq 1~3 lizmij，byaimbaw soem roxnaeuz mwt；gaenqmbaw raez 2~8 hauzmij，miz bwn'unq dinj. Vahsi luenzsoem maj gwnzdingj roxnaeuz maj goekmbaw，va saekhau，sug vahsi miz bwn'unq dinj roxnaeuz ca mbouj lai mbouj miz bwn；gaenqva raez 1~3 hauzmij，miz bwn'unq dinj roxnaeuz mbouj miz bwn；byaiiemjva bingz roxnaeuz baenz heuj yienghraemxlangh feuhfed；mauhva lumj aenlaeuh，doengz mauhva raez 1.5~2.5 hauzmij，limqveuq mauhva 4 mbaw，limqveuq raez 2~4 hauzmij，yienghluenzraez yienghbomj roxnaeuz yienghbomj lumj aen'gyaeq；simva boux 2 diuz；fuengzlwg 2 aen；moix fuengz miz 2 aen cawngaz Ngveihmak ca mbouj lai luenz baenz aengiuz，cizging 5~8 hauzmij. 3~6 nyied haiva，9~12 nyied dawzmak.

【Diegmaj Faenbouh】Maj youq gwnz bo、ndaw lueg、henz rij、henz dah、henz roen，hix miz ndaem aeu. Guengjsae gak dieg cungj miz faenbouh，guek raeuz Gyanghsuh、Cezgyangh、Anhveih、Gyanghsih、Fuzgen、Daizvanh、Huzbwz、Huznanz、Guengjdoeng、Gveicouh、Swconh、Yinznanz daengj sengj gih hix miz faenbouh.

【Gij Guhyw Ywcuengh】

Giz guhyw　Nyembaw.

Singqfeih　Haemz，hanz.

Goeng'yungh　Siu huj gaij doeg，siu foeg dingz in，dingz humz. Yungh daeuj yw vuengzbiu，baknengz，conghhoz in menhnumq，naenghumz naenglot，laemx doek deng sieng，baeznong，coemh log sieng，canj gvaq yaxyaem foeg.

Danyw （1）Vuengzbiu：Mbaw gogaemhgaet、go'iemgaeq、nywjbwnndaem、goloedcaemj gak 15 gwz，cienq raemx gwn.

（2）Baknengz：Mbaw gogaemhgaet ndip dingz ndeu，dub yungz oep saejndw.

（3）Canj gvaq yaxyaem foeg：Mbaw gogaemhgaet、godenhbwzcuh gak 60 gwz，ruklaeujhungz、gohazhom gak 30 gwz，gofanhbwzcauj 15 gwz，cienq raemx swiqcaemx.

151

三画

小叶红叶藤

【药材名】红叶藤。

【别　名】铁藤、牛栓藤、牛见愁、荔枝藤、红顶藤。

【来　源】牛栓藤科植物小叶红叶藤 Rourea microphylla（Hook. et Arn.）Planch.。

【形态特征】攀缘灌木，高可达 4 m。茎多分枝。奇数羽状复叶，小叶常 9~11 片；小叶卵形、披针形或长圆状披针形，长 1.2~4.5 cm，宽 0.8~2.0 cm，先端渐尖而钝，基部圆而偏斜，上面光亮；小叶柄长约 2 mm。圆锥状花序腋生；花芳香，直径 4~5 mm；萼片卵圆形，边缘被短缘毛；花瓣 5 枚，白色、淡黄色或淡红色，椭圆形，长 3.5~5.0 mm，有纵脉纹；雄蕊 10 枚；雌蕊离生。菁葵果椭圆形或斜卵形，长 1.2~1.5 cm，宽约 0.5 cm，成熟时红色，顶端急尖，有纵条纹，沿腹缝线开裂，基部有宿萼。花期 3~9 月，果期 5 月至翌年 3 月。

【生境分布】生于山坡或疏林中。广西主要分布于南宁、梧州、岑溪、平南、陆川、合浦、防城港、上思、钦州、玉林、百色等地，福建、海南、广东、云南等省也有分布。

【壮医药用】

药用部位　根、茎、叶。

性味　根：甜、微辣，温。茎、叶：苦、涩，凉。

功用　根：通调龙路，调经，消肿痛。用于京瑟（闭经），林得叮相（跌打损伤），外伤出血。

茎、叶：调龙路，清热毒，消肿痛，止血。用于呗脓（痈肿），林得叮相（跌打损伤），外伤出血，京瑟（闭经），美容。

附方　（1）京瑟（闭经）：红叶藤茎叶、小钻各 15 g，飞龙掌血 30 g，姜黄 20 g，水煎服。

（2）外伤出血：鲜红叶藤茎叶适量，捣烂敷患处。

（3）美容：红叶藤茎叶、葫芦茶各 15 g，五指毛桃 30 g，水煎代茶饮。

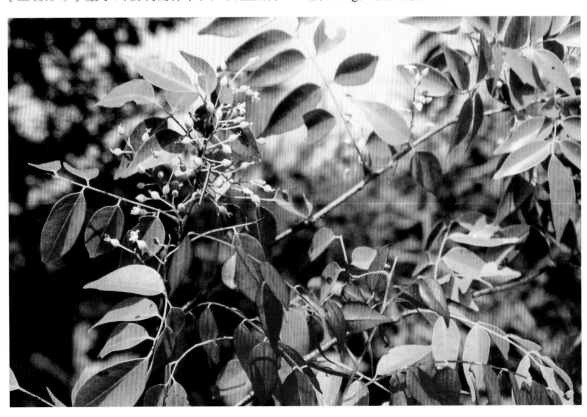

Gaeunganxlaeh

【 Cohyw 】 Gaeunganxlaeh.

【 Coh'wnq 】 Gaeudiet、gaeulamhvaiz、vaizraenyou、gaeulaehcei、gaeubyaihoengz.

【 Goekgaen 】 Dwg gogaeunganxlaeh doenghgo niuzsonhdwngzgoh.

【 Yienghceij Daegdiemj 】 Faexcaz duenghbenz，sang ndaej daengz 4 mij. Ganj faen nyez lai. Mbaw fuzyez bwnroeg geiqsoq，mbawlwg dingzlai 9~11 mbaw；mbawlwg lumj gyaeq、byai menh soem roxnaeuz raezluenz byai menh soem，raez 1.2~4.5 lizmj，gvangq 0.8~2.0 lizmij，byai menh soem cix bumx，goek luenz lij mbitmbieng，baihgwnz ngaeuzlwenq；gaenq mbawlwg daihgaiq raez 2 hauzmij. Gyaeujva luenzsoem maj eiq；va homrang，cizging 4~5 hauzmij；linxva luenzgyaeq，henzbien miz bwnhenz dinj；mbawva 5 mbaw，hau、henjdamh roxnaeuz hoengzdamh，luenzbenj，raez 3.5~5.0 hauzmij，miz vaenxmeg daengj；simva boux 10 diuz；sim vameh gek maj. Mak guhdoed luenzbenj roxnaeuz lumj gyaeq mat，raez 1.2~1.5 lizmij；daihgaiq gvangq 0.5 lizmij，geq le hoengz，byai soem gaenj，miz diuzvaenx daengj，ciz riz dungx nyibmae aqhai，goek miz linxsup. 3~9 nyied haiva，5 nyied daengz bi daihngeih 3 nyied dawzmak.

【 Diegmaj Faenbouh 】 Hwnj gwnz ndoi roxnaeuz ndaw ndoeng faex mbang. Guengjsae dingzlai hwnj laeng Nanzningz、Vuzcouh、Ginzhih、Bingznanz、Luzconh、Hozbuj、Fangzcwngzgangj、Sangswh、Ginhcouh、Yilinz、Bwzswz daeugj dieg neix，guek raeuz Fuzgen、Haijnanz、Guengjdoeng、Yinznanz daeugj sengj gih neix caemh miz.

【 Gij Guhyw Ywcuengh 】

Giz guhyw　　Rag、ganj、mbaw.

Singqfeih　　Rag：Van、loq manh，raeuj. Ganj、mbaw：Haemz、saep，liengz.

Goeng'yungh　　Rag：Doeng diuz lohlungz，diuz gingh，siu gawh in. Ndaej yw dawzsaeg gaz，laemx doek deng sieng，rog sieng oklwed.

Ganj、mbaw：Diuz lohlungz，siu ndatdoeg，siu gawh in，dingz lwed. Ndaej yw baeznong，laemx doek deng sieng，rog sieng oklwed，dawzsaeg gaz，meijyungz.

Danyw　（1）Dawzsaeg gaz：Gnjmbaw gaeunganxlaeh、siujconq gak 15 gwz，lwedfeihlungzcangj 30 gwz，gienghenj 20 gwz，cienq raemx gwn.

（2）Rog sieng oklwed：Ganjmbaw gaeunganxlaeh ndip aenqliengh，doek yungz oep mwnqsien.

（3）Meijyungz：Ganjmbaw gaeunganxlaeh、huzluzcaz gak 15 gwz，gocijcwz 30 gwz，cienq raemx guh caz gwn.

153

三画

小叶冷水花

【药 材 名】透明草。

【别　　名】小叶冷水麻、玻璃草。

【来　　源】荨麻科植物小叶冷水花 *Pilea microphylla*（L.）Liebm.。

【形态特征】纤细小草本，高可达 17 cm，无毛，铺散或直立。茎肉质，多分枝，密布条形钟乳体。叶很小，倒卵形至匙形，长 3~7 mm，宽 1.5~3.0 mm，先端钝，干时呈细蜂巢状，钟乳体条形；叶柄长 1~4 mm。花雌雄同株，有时同序，聚伞花序密集呈近头状，腋生，几乎节节有花，具梗；雄花具梗，芽时长约 0.7 mm，花被片 4 枚，卵形，雄蕊 4 枚，退化雌蕊不明显；雌花更小，花被片 3 枚，退化雄蕊不明显。瘦果卵形，长约 0.4 mm，熟时褐色。花期夏、秋季，果期秋季。

【生境分布】生于路边石缝和墙上阴湿处。广西主要分布于南宁、桂林、梧州、百色等地，广东、福建、江西、浙江、台湾等省区也有分布。

【壮医药用】

药用部位　全草。

性味　淡、涩，凉。

功用　清热毒，安胎气。用于咪裆噜（胎动不安）；外用治呗脓（痈肿），丹毒，渗裆相（烧烫伤），额哈（毒蛇咬伤）。

附方　（1）呗脓（痈肿）：鲜透明草、鲜木芙蓉各 25 g，捣烂敷患处。

（2）额哈（毒蛇咬伤）：鲜透明草、鲜八角莲各 25 g，捣烂敷伤口周围（留伤口）。

（3）渗裆相（烧烫伤）：透明草、刺黄连、入地金牛各 25 g，研细末，涂患处。

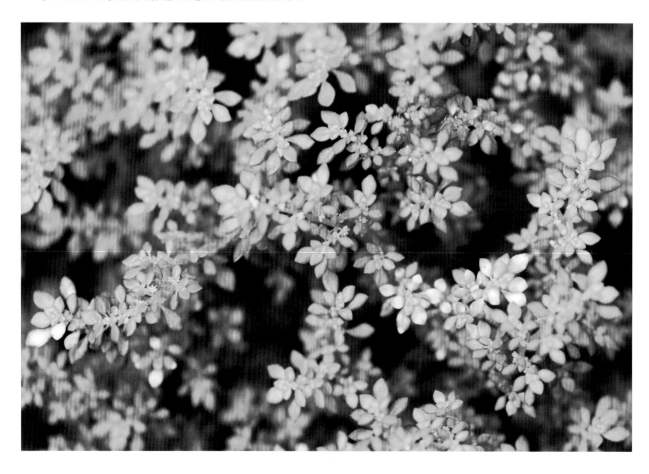

Go'mbawrongh

【Cohyw】Go'mbawrongh.

【Coh'wnq】Laengjsuijmaz mbaw saeq、rumbohlingz.

【Goekgaen】Dwg go'mbawrongh doenghgo cimzmazgoh.

【Yienghceij Daegdiemj】Gorum saeqset，sang ndaej daengz 17 lizmij，mbouj miz bwn，busanq roxnaeuz daengjsoh. Ganjnoh，dok nye lai，miz haujlai cunghrujdij baenz diuz. Mbaw iqiq，luenzgyaeq daujdingq daengz lumj beuzgeng，raez 3~7 hauzmij，gvangq 1.5~3.0 hauzmij，byai buemx，hawq le lumj rongzrwi saeq，cunghrujdij baenz diuz；gaenqmbaw raez 1~4 hauzmij. Vaboux vameh caemh go，mizseiz caemh duj，gij va comz liengj maedcaed baenz gyaeuz，maj eiq，ceng di hohhoh miz va，miz gaenz；seiz nyod raez yaek 0.7 hauzmij，naengva 4 diuz，lumj gyaeq，simva boux 4 diuz，sim vameh doiqvaq mbouj yienhda. Vameh lai iq；naengva 3 diuz；simva boux doiqvaq mbouj okda. Cehmak luenzgyaeq，daihgaiq raez 0.4 hauzmij，geq le moenq. Seizhah、seizcou haiva，seizcou dawzmak.

【Diegmaj Faenbouh】Hwnj youq hamq roen luengq rin caeuq gwnz ciengz raemhcumx de. Guengjsae dingzlai hwnj laeng Nanzningz、Gveilinz、Vuzcouh、Bwzswz daengj dieg neix，guek raeuz Guengjdoeng、Fuzgen、Gyanghsih、Cezgyangh、Daizvanh daengj sengj gih neix caemh hwnj miz.

【Gij Guhyw Ywcuengh】

Giz guhyw　Daengx go.

Singqfeih　Damh、saep、liengz.

Goeng'yungh　Siu ndatdoeg，onj daihgiq. Ndaej yw mizndanglou；rog yungh yw baeznong，dandoeg，coemh log sieng，ngwz haeb.

Danyw　（1）Baeznong：Go'mbawrongh ndip、fuzyungzfaex ndip gak 25 gwz，doek yungz oep mwnq baez.

（2）Ngwz haeb：Go'mbawrongh ndip、batgak ndip gak 25 gw，doek yungz oep henz sieng（louz baksieng）.

（3）Coemh log sieng：Go'mbawrongh、vangzlienzoen、ginhniuz haeujdoem gak 25 gwz，nienj mwnz，duz mwnqsien.

155

三画

小叶海金沙

【药 材 名】小叶海金沙。

【别　　名】海金沙。

【来　　源】海金沙科植物小叶海金沙 *Lygodium scandens*（L.）Sw.。

【形态特征】多年生攀缘草本，长可达 7 m。叶轴纤细如铜丝，二回羽状；羽片多数，对生于叶轴的距上。不育羽片生于叶轴下部，长圆形，长 7~8 cm，宽 4~7 cm，柄长 1.0~1.2 cm，奇数羽状，或顶生小羽片有时二叉状；小羽片 4 对，互生，有 2~4 mm 长的小柄，卵状三角形、阔披针形或长圆形，边缘有短钝齿或锯齿不甚明显；能育羽片长圆形，长 8~10 cm，宽 4~6 cm，奇数羽状；小羽片 9~11 枚，互生，柄长 2~4 mm，三角形或卵状三角形，长 1.5~3.0 cm，宽 1.5~2.0 cm。孢子囊穗排列于叶缘，到达先端，5~8 对，线形，长 3~10 mm，黄褐色。

【生境分布】生于溪边灌木丛中。广西各地均有分布，福建、台湾、广东、香港、海南、云南等省区也有分布。

【壮医药用】

药用部位　全草。

性味　甜，寒。

功用　止血，止痢，利尿。用于屙泻（泄泻），屙意勒（便血），肝硬化。

附方　（1）屙意勒（便血）：小叶海金沙 20 g，槐米、小蓟各 15 g，大黄炭 5 g，水煎服。

（2）肝硬化：小叶海金沙 15 g，华泽兰 50 g，水煎服。

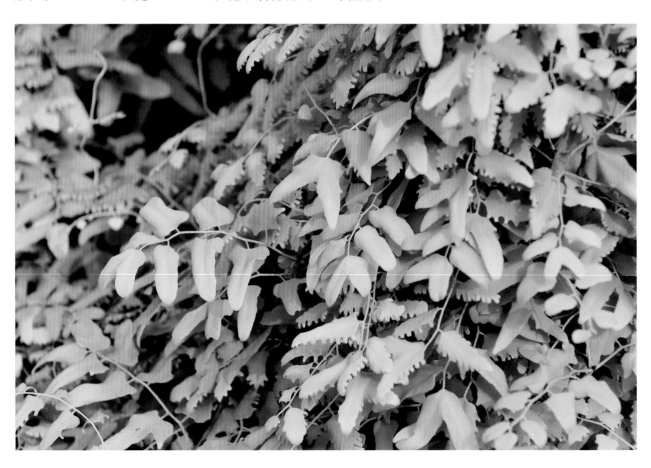

Gimsa'iq

〖Cohyw 〗Gimsa'iq.

〖Coh'wnq 〗Gogimsa.

〖Goekgaen 〗Dwg gogimsa'iq doenghgo haijginhsahgoh.

〖Yienghceij Daegdiemj 〗Go'nywj rox benz maj lai bi, raez ndaej daengz 7 mij. Sugmbaw saeq lumj seidoengz, song mbaw lumj fwed ; mbaw dwg dingzlai, youq gij nda gwnz sugmbaw maj doxdoiq. Doengh mbaw mbawfwed maj youq laj sugmbaw, yienghluenzraez, raez 7~8 lizmij, gvangq 4~7 lizmij, gaenz raez 1.0~1.2 lizmij, gij mbawfwed maj dansoq, roxnaeuz gij mbawfwed saeq maj gwnzdingj miz seiz hai song nye ; mbawfwed saeq 4 doiq, maj doxciep, miz gaenzsaeq raez 2~4 hauzmij, yienghluenz yienghsamgak、 yienghlongzcim gvangq roxnaeuz yienghluenzraez, bienmbaw miz heujmwt daemq roxnaeuz heujgawq mbouj yienhda geijlai ; doengh mbawfwed ndaej maj yienghluenzraez, raez 8~10 lizmij, gvangq 4~6 lizmij, gij mbawfwed maj dansoq ; mbawfwed saeq 9~11 mbaw, maj doxciep, gaenz raez 2~4 hauzmij, yienghsamgak roxnaeuz yienghluenz yienghsamgak, raez 1.5~3.0 lizmij, gvangq 1.5~2.0 lizmij. Rieng daehlwgsaq baiz youq bienmbaw, baiz daengz byaimbaw, 5~8 doiq, yiengh lumj sienq, raez 3~10 hauzmij, saekhenjgeq.

〖Diegmaj Faenbouh 〗Maj youq ndaw faexcaz henz rij. Guengjsae gak dieg cungj miz faenbouh, guek raeuz Fuzgen、Daizvanh、Guengjdoeng、Yanghgangj、Haijnanz、Yinznanz daengj sengj gih hix miz faenbouh.

〖Gij Guhyw Ywcuengh 〗

Giz guhyw   Daengx go.

Singqfeih   Van, hanz.

Goeng'yungh   Dingz lwed, dingz siq, leih nyouh. Yungh daeuj yw oksiq, okhaexlwed, daepgeng.

Danyw （1）Okhaexlwed : Gimsa'iq 20 gwz, valup hawq vaizvah、nyienghvamaeq gak 15 gwz, godavangz cauj remj 5 gwz, cienq raemx gwn.

（2）Daepgeng : Gimsa'iq 15 gwz, niuzcaetdoj 50 gwz, cienq raemx gwn.

157

小花山小橘

【药 材 名】山小橘。

【别　　名】水禾木、沙圹木、山小桔、山桔、山柑子、酒饼木、沙柑木。

【来　　源】芸香科植物小花山小橘 *Glycosmis parviflora*（Sims）Kurz。

【形态特征】常绿灌木，高可达 3 m。全株无毛。茎多分枝。小叶 2~4 片；小叶椭圆形、长圆形或披针形，长 5~19 cm，宽 2.5~8.0 cm；小叶柄长 1~5 mm。圆锥状花序腋生及顶生；花萼裂片卵形；花瓣白色，长椭圆形；雄蕊 10 枚；子房阔卵形至圆球形，花柱极短。浆果球形或椭圆形，直径 1.0~1.5 cm，淡黄白色转淡红色或暗朱红色，半透明，油点明显；种子 2 粒或 3 粒。花期 3~5 月，果期 7~9 月。

【生境分布】生于缓坡、山地杂木林或路旁树下的灌木丛中。广西主要分布于南宁、柳城、上思、百色、龙州等地，台湾、福建、广东、贵州、云南、海南等省区也有分布。

【壮医药用】

药用部位　根、叶。

性味　苦，平。

功用　根：调气道、谷道，化痰毒，止咳嗽，消积滞。用于贫痧（感冒），埃病（咳嗽），东郎（食滞），腊胴尹（腹痛），肉扭（淋证），荨麻疹，麦蛮（风疹），稻田皮炎，胴尹（胃痛）。

叶：消肿痛。用于林得叮相（跌打损伤）。

附方　（1）贫痧（感冒）：山小橘根、三姐妹各 15 g，水煎服。

（2）肉扭（淋证）：山小橘根、车前草各 15 g，排钱草 30 g，水煎服。

（3）麦蛮（风疹）：山小橘根、鹅不食草、飞扬草各适量，水煎洗患处。

（4）荨麻疹：山小橘根、大风艾、三角泡各适量，水煎洗患处。

（5）稻田皮炎：山小橘根、飞扬草、九里明各适量，水煎洗患处。

（6）胴尹（胃痛）：山小橘根 15 g，香附 10 g，水煎服。

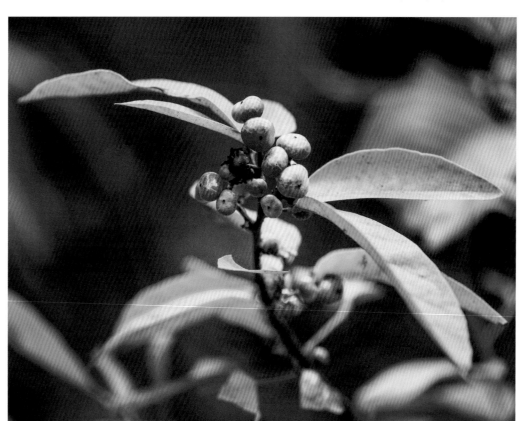

Golwg'ndo

【Cohyw】 Golwg'ndo.

【Coh'wnq】 Suijmuzhoz、sahdangzmuz、gaetlwgbya、gaetbya、lwggambya、faexndo、faexsagam.

【Goekgaen】 Dwg golwg'ndo doenghgo yinzyanghgoh.

【Yienghceij Daegdiemj】 Faexcaz heu gvaq bi，sang ndaej daengz 3 mij. Daengx go mij bwn. Ganj faen nyez lai. Mbawlwg 2~4 mbaw；mbawlwg luenzraez、luenzbenj roxnaeuz byai menh soem，raez 5~19 lizmij，gvangq 2.5~8.0 lizmij；gaenq mbawlwg raez 1~5 hauzmij. Gyaeujva luenzsoem maj eiq dem maj byai；mbawleg linxva lumj gyaeq；mbawva hau，raezluenzbenj；simva boux 10 diuz；rugva lumj gyaeq daengz luenzgiuz，saeuva dinjdinj. Makraemx luenzgiuz roxnaeuz luenzraez，hung 1.0~1.5 lizmij，henjhaudamh bienq hoengzdamh roxnaeuz hoengzlaep，buenq saw，diemjyouz yienhcag；ceh 2 naed roxnaeuz 3 naed. 3~5 nyied haiva，7~9 nyied dawzmak.

【Diegmaj Faenbouh】 Hwnj gwnz ndoi banz、ndaw ndoeng faex cab ndaw bya roxnaeuz laj faex hamq roen ndaw faexcaz. Guengjsae dingzlai hwnj laeng Nanzningz、Liujcwngz、Sangswh、Bwzswz、Lungzcouh daengj dieg neix，guek raeuz Daizvanh、Fuzgen、Guengjdoeng、Gveicouh、Yinznanz、Haijnanz daengj sengj gih neix caemh miz.

【Gij Guhyw Ywcuengh】

Giz guhyw   Rag、mbaw.

Singqfeih   Haemz，bingz.

Goeng'yungh   Rag：Diuz roenheiq、roenhaeux，siu myaizdoeg，dingz baenzae，siu dungxsaej. Ndaej yw baenzsa，baenzae，dungx raeng，laj dungx in，nyouhniuj，cimzmazcimj，funghcimj，daudenz bizyenz，dungx in.

Mbaw：Siu gawh in. Ndaej yw Laemx doek deng sieng.

Danyw   （1）Baenzsa：Rag golwg'ndo、samcejnuengx gak 15 gwz，cienq raemx gwn.

（2）Nyouhniuj：Rag golwg'ndo、cehcenzcauj gak 15 gwz，baizcenzcauj 30 gwz，cienq raemx gwn.

（3）Funghcimj：Rag golwg'ndo、gomoeggyej、go'gyak gak aenqliengh，cienq raemx swiq mwnq bingh.

（4）Cizmazcimj：Rag golwgndo、gongaihhung、samgokbop gak aenqliengh，cienq raemx swiq mwnq bingh.

（5）Daudenz bizyenz：Rag golwg'ndo、go'gyak、go'nyaenhhenj gak aenqliengh，cienq raemx swiq mwnq bingh.

（6）Dungx in：Rag golwg'ndo 15 gwz，rumcid 10 gwz，cienq raemx gwn.

159

三画

小花金花茶

【药材名】金花茶。

【别　　名】金茶花。

【来　　源】山茶科植物小花金花茶 *Camellia micrantha* S. Y. Liang et Y. C. Zhong。

【形态特征】常绿灌木，高可达 3 m。嫩枝圆柱形。叶革质，椭圆形或倒卵形，长 10~17 cm，宽 4~12 cm，先端锐尖，上面深绿色，干后黄绿色，下面浅绿色，干后灰黄绿色，侧脉 6~9 对，边缘具锯齿，叶柄长 6~10 mm；花 1~3 朵腋生至顶生，直径 1.5~2.5 cm，淡黄色；苞片 5~7 枚，半圆形，长 2~3 mm；萼片近圆形，长 3~4 mm；花瓣 6~8枚，长 7~20 mm；雄蕊多数，外轮花丝基部连生；子房被白色柔毛，花柱 3 枚。蒴果扁球形，直径 3.0~3.5 cm，具宿存苞片及萼片。花期 10~12 月。

【生境分布】生于土山山谷常绿阔叶林中。广西主要分布于宁明、凭祥。

【壮医药用】

药用部位　叶、花。

性味　叶：微苦、涩，平。花：涩，平。

功用　叶：调龙路，调谷道、水道，清热毒，除湿毒。用于货烟妈（咽痛），屙意咪（痢疾），笨浮（水肿），肉扭（淋证），黄标（黄疸），血压嗓（高血压），高脂血，呗脓（痈肿），水蛊（肝硬化腹水），预防癌症。

花：调龙路，止血。用于血压嗓（高血压），高脂血，屙意勒（便血），兵淋勒（崩漏）。

附方　（1）月经过多：金花茶花、元宝草、牛膝各 10 g，水煎服。

（2）屙意勒（便血）：金花茶花 10 g，五月艾、毛葱各 15 g，水煎服。

（3）高脂血：金花茶叶（或花）、大果山楂叶各 6 g，热开水泡当茶饮。

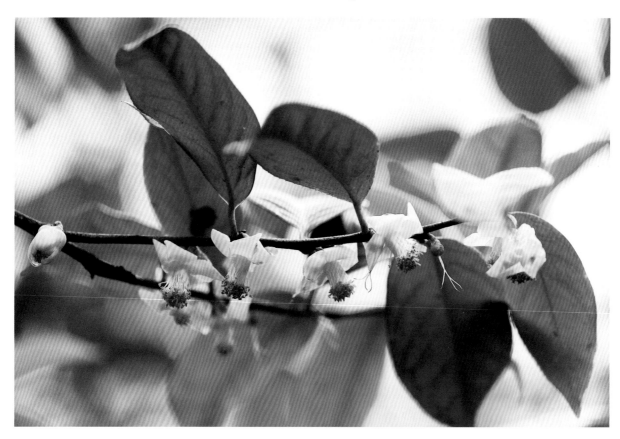

Cazvahenj Va Iq

【Cohyw】 Cazvahenj.

【Coh'wnq】 Cazvahenj.

【Goekgaen】 Dwg go cazvahenj va iq doenghgo cazvahgoh.

【Yienghceij Daegdiemj】 Dwg faexgvanmuz ciengz heu, sang ndaej daengz 3 mij. Nyeoiq luenz lumj donghfaex. Gij mbaw na wenq, yiengh luenzgyaeq roxnaeuz luenzgyaeq daujdingj, raez 10~17 lizmij, gvangq 4~12 lizmij, gizbyai soemset, baihgwnz saek heulaeg, hawq le saek henjheu, baihlaj saek heumyox, hawq le saek heuhenj mong, nyinz henz 6~9 doiq, henzbien miz yazgawq；gaenqmbaw raez 6~10 lizmij；va 1~3 duj hai youq geh mbaw nye daengz dingj, cizging 1.5~2.5 lizmij, saek henjmyox；dipbau 5~7 dip, yiengh dwg buenq mbiengj luenz, raez 2~3 hauzmij；dakva yiengh lumj buenq mbiengj luenz, raez 3~4 hauzmij；dipva 6~8 dip, raez 7~20 hauzmij；dingzlai dwg vaboux, hop rog vasei giz goek lienzseng；ranzceh miz bwnyungz saek hau, simva 3 dip. Gij mak yiengh lumj giuz bej, cizging 3.0~3.5 lizmij, miz dip bauva caeuq dakva mbouj loenq. 10~12 nyied haiva.

【Diegmaj Faenbouh】 Hwnj youq ndaw lueg gwnz ndoi ndaw ndoeng faex mbawgvangq. Guengjsae cujyau faenbouh youq Ningzmingz、Bingzsiengz.

【Gij Guhyw Ywcuengh】

Giz guhyw　Mbaw、va.

Singqfeih　Mbaw：Loq haemz, saep, bingz. Va：Saep, bingz.

Goeng'yungh　Mbaw：Diuz lohlungz, diuz roenhaeux、roenraemx, siu ndatdoeg, cawz cumxdoeg. Yungh youq conghhoz in, okhaexmug, baenzfouz, nyouhniuj, vuengzbiu, hezyazsang, hezcihsang, baeznong, dungxraengx, yawhfuengz binghngaiz.

Va：Diuz lohlungz, dingz lwed. Yungh youq hezyazsang, hezcihsang, okhaexlwed, binghhloemqlwed.

Danyw　（1）Dawzsaeg daiq lai：Va cazvahenj、nyadoixmbawx、govaetdauq gak 10 gwz, cienq raemx gwn.

（2）Okhaexlwed：Va cazvahenj 10 gwz、ngaih nguxnyied、gonap gak 15 gwz, cienq raemx gwn.

（3）Hezyazsang：Mbaw cazvahenj（roxnaeuz va）、mbaw sanhcah mak hung gak 6 gwz, aeu raemxgoenj cimq dang caz gwn.

161

三画

小花清风藤

【药 材 名】小花清风藤。

【别　　名】小花清藤。

【来　　源】清风藤科植物小花清风藤 Sabia parviflora Wall. ex Roxb.。

【形态特征】常绿木质攀缘藤本。小枝细长，嫩时被短柔毛，老时无毛。叶片纸质或近薄革质，卵状披针形或狭长圆形，长 5~12 cm，宽 1~3 cm，先端渐尖，基部圆形或宽楔形，上面深绿色或橄榄绿色，下面灰绿色；叶柄长 0.5~2.0 cm。聚伞花序集成圆锥状花序，有花 10~25 朵；花梗长 3~6 mm；花绿色或黄绿色；萼片 5 枚，卵形或长圆状卵形，先端尖，具缘毛；花瓣 5 枚，长圆形或长圆状披针形，长 2~3 mm，具红色脉纹；雄蕊 5 枚；花盘杯状，边缘具 5 深裂。分果瓣近球形，直径 5~7 mm；核中肋不明显，两侧面有不明显的蜂窝状凹穴，腹部圆。花期 3~5 月，果期 7~9 月。

【生境分布】生于山沟、溪边林中或山坡灌木林中。广西主要分布于隆林、田林、西林、凤山等地，云南、贵州等省也有分布。

【壮医药用】

药用部位　根、茎、叶。

性味　根：苦，平。茎、叶：苦，微寒。

功用　茎、叶：清热毒，除湿毒，止血。用于黄标（黄疸），外伤出血。

根：祛风毒，除湿毒，消肿痛。用于发旺（痹病），林得叮相（跌打损伤）。

附方　（1）发旺（痹病）：小花清风藤根 60 g，山鸡椒 30 g，爬山虎、战骨各 15 g，加米酒 600 mL 浸泡 30 天，每天取药酒 50 mL 内服。

（2）林得叮相（跌打损伤）：小花清风藤叶 100 g，水煎洗患处。

（3）黄标（黄疸）：小花清风藤茎叶、十大功劳各 60 g，透骨草 30 g，水煎洗浴。

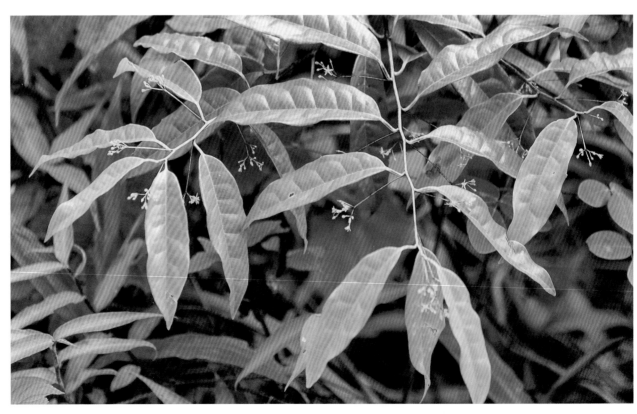

Gaeurumziq

【Cohyw】Gaeurumziq.

【Coh'wnq】Gaeurumzvasaeq.

【Goekgaen】Dwg gogaeurumziq doenghgo cinghfunghdwngzgoh.

【Yienghceij Daegdiemj】Gogaeu duenghbenz baenz faex heu gvaq bi. Nyezlwg saeqraez, mwh oiq miz bwnunq dinj, geq le mij bwn. Mbaw mbang ceij roxnaeuz gaenh ndangngaeuz mbang, lumj gyaeq byai menh soem roxnaeuz gaeb raezluenz, raez 5~12 lizmij, gvangq 1~3 lizmij, byai menh soem, goek luenz roxnaeuz gvangq sot, baihgwnz heu roxnaeuz heumakgyamj, baihlaj heumong; gaenqmbaw raez 0.5~2.0 lizmij. Gyaeujva comzliengj comz baenz gyaeujva luenzsoem, miz va 10~25 duj; gaenqva raez 3~6 hauzmij; va heu roxnaeux henjheu; linxva 5 mbaw, lumj gyaeq roxnaeuz raezluenz lumj gyaeq, byai soem, miz bwnhenz; mbawva 5 mbaw, raezluenz roxnaeuz raezluenzz byai menh soem, raez 2~3 hauzmij, miz vaenxmeg hoengz; simva boux 5 diuz; buenzva lumj boi, henzbien miz 5 leglaeg. Limq makaq gaenh luenzgiuz, hung 5~7 hauzmij; sej gyang ceh mbouj yienh, song henz miz conghmboep lumj rongzdoq mbouj yienh, dungx luenz. 3~5 nyied haiva, 7~9 nyied dawzmak.

【Diegmaj Faenbouh】Hwnj ndaw ndoeng ndaw lueg、hamq rij roxnaeuz ndaw faexcaz gwnz ndoi. Guengjsae dingzlai hwnj laeng Lungzlinz、Denzlinz、Sihlinz、Fungsanh daengj dieg neix, guek raeuz Yinznanz、Gveicouh daengj sengj neix caemh miz.

【Gij Guhyw Ywcuengh】

Giz guhyw　Rag、ganj、mbaw.

Singqfeih　Rag：Haemz, bingz. Ganj、mbaw：Haemz, loq hanz.

Goeng'yungh　Ganj、mbaw：Siu ndatdoeg, cawz doegcumx, dingz lwed. Ndaej yw vuengzbiu, rog sieng oklwed.

Rag：Cawz fungdoeg, cawz doegcumx. Ndaej yw fatvangh, laemx doek deng sieng.

Danyw　（1）Fatvangh：Rag gaeurumziq 60 gwz, ceugaeqbya 30 gwz, gukbenzbya、canqguz gak 15 gwz, dwk laeujhaeux 600 hauzswng cimq 30 ngoenz, ngoenz aeu laeujyw 50 hauzswng gwn.

（2）Laemx doek deng sieng：Mbaw gaeurumziq 100 gwz, cienq raemx swiq mwnqsien.

（3）Vuengzbiu：Ganjmbaw gaeurumziq、cibdaihgoenglauz gak 60 gwz, douqguzcauj 30 gwz, cienq raemx swiq ndang.

163

三画

小果叶下珠

【药 材 名】红鱼眼。

【别　　名】龙眼睛、光叶龙眼睛、通城虎、烂头钵。

【来　　源】大戟科植物小果叶下珠 *Phyllanthus reticulatus* Poir.。

【形态特征】直立或蔓状灌木，高可达 4 m，幼枝、叶和花梗均被短柔毛或微毛。枝条淡褐色。叶片椭圆形至长卵形，长 2~6 cm，宽 1~3 cm，顶端急尖、钝至圆，基部钝至圆，下面被毛或无毛；叶柄长 2~5 mm；托叶钻状三角形，干后变硬呈刺状。花雌雄同株，通常 2~10 朵雄花和 1 朵雌花簇生于叶腋，萼片 5~6 片，2 轮；雄花花梗长 5~10 mm，雄蕊 5 枚，其中 3 枚较长的花丝合生，2 枚较短的，花丝离生；雌花花梗长 4~8 mm，外面基部被微柔毛。蒴果呈浆果状，球形，直径约 6 mm，红色，干后灰黑色，4~12 室，每室具种子 2 粒。花期 3~6月，果期 6~10 月。

【生境分布】生于丘陵地的山坡、山沟及路旁。广西主要分布于南宁、宁明、龙州、北海等地，江西、福建、台湾、湖南、广东、海南、四川、贵州、云南等省区也有分布。

【壮医药用】

药用部位　全株。

性味　涩，平；有小毒。

功用　通龙路、火路，祛风毒，除湿毒，消肿痛。用于黄标（黄疸），发旺（痹病），林得叮相（跌打损伤）。

附方　（1）黄标（黄疸）：红鱼眼 15 g，石见穿、黄芩、茵陈、马蹄金、泽泻各 10 g，水煎服。

（2）发旺（痹病）：红鱼眼 50 g，两面针、麻骨风各 30 g，八角枫 20 g，水煎外洗患处。

（3）林得叮相（跌打损伤）：鲜红鱼眼 100 g，松针、韭菜根各 50 g，捣烂炒热外敷患处。

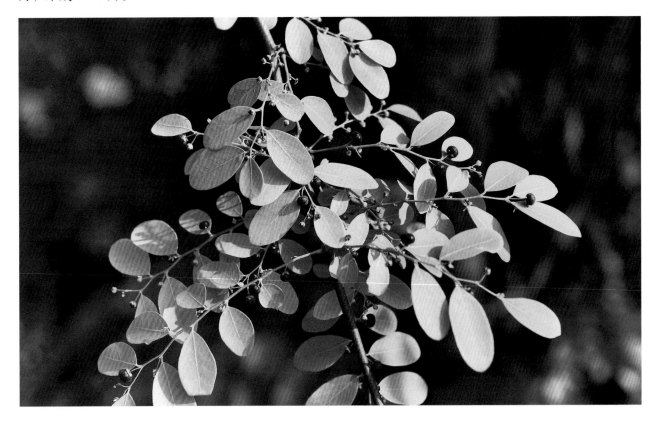

Meixding

【 Cohyw 】 Meixding.

【 Coh'wnq 】 Golungzzyenjcingh、go'gvanghyezlungzzyenjcingh、godunghcwngzhuj、golandouzboz.

【 Goekgaen 】 Dwg gomeixding doenghgo dagizgoh.

【 Yienghceij Daegdiemj 】 Faexcaz daengjsoh roxnaeuz lumj raih, sang ndaej daengz 4 mij, nyeoiq、mbaw caeuq ganjva cungj miz bwn'unq dinj roxnaeuz loq bwn, nye saekhenjgeq damh. Mbaw luenzbomj daengz luenz lumj gyaeq raez, raez 2~6 lizmij, gvangq 1~3 lizmij, byai doq soem、bumj daengz luenz, gizgoek bumj daengz luenz, baihlaj miz bwn roxnaeuz mbouj miz bwn ; gaenqmbaw raez 2~5 hauzmij ; mbawdak lumj fagcuenq yiengh samgak, hawq le bienq geng lumj oen nei. Vaboux vameh caemh duj, baeznaengz 2~10 duj vaboux caeuq duj vameh ndeu comzmaj youq lajeiq mbaw, iemj miz 5~6 limq, 2 vaenx ; ganj vaboux raez 5~10 hauzmij, simboux 5 dug, ndawde miz 3 dug haemq raez seiva maj doxnem, 2 dug haemq dinj seiva maj doxliz ; ganj vameh raez 4~8 hauzmij, gizgoek baihrog miz di bwn'unq. Aenmak baenz makraemx, yiengh luenz lumj giuz, cizging daihgaiq 6 hauzmij, saekhoengz, hawq le saekngvaix, simmak miz 4~12 rug, moix rug miz 2 naed ceh. 3~6 nyied haiva, 6~10 nyied dawzmak.

【 Diegmaj Faenbouh 】 Maj youq gwnz ndoi dieggiuhlingz、cauzlueg caeuq henz roen. Guengjsae cujyau youq Nanzningz、Ningzmingz、Lungzcouh、Bwzhaij doengh dieg neix maj miz, guek raeuz Gyanghsih、Fuzgen、Daizvanh、Huznanz、Guengjdoeng、Haijnanz、Swconh、Gveicouh、Yinznanz daengj sengj gih caemh maj miz.

【 Gij Guhyw Ywcuengh 】

Giz guhyw　Daengx go.

Singqfeih　Saep, bingz ; miz di doeg.

Goeng'yungh　Doeng lohlungz、lohhuj, siu fungdoeg, cawz doegcumx, siu foeg in. Aeu daeuj yw vuengzbiu, fatvangh, laemx doek deng sieng.

Danyw　（1）Vuengzbiu : Meixding 15 gwz, sizgenconh、vangzcinz、yinhcinz、byaekcenzlik、cwzse gak 10 gwz, cienq raemx gwn.

（2）Fatvangh : Meixding 50 gwz, oenceu、gomazguzfungh gak 30 gwz, goging 20 gwz, cienq raemx sab giz bingh.

（3）Laemx doek deng sieng : Meixding ndip 100 gwz, mbawcoengz、rag byaekgep gak 50 gwz, dub yungz cauj ndat oep gizsieng.

165

三画

小果十大功劳

【药 材 名】功劳木。

【别 　 名】十大功劳。

【来 　 源】小檗科植物小果十大功劳 *Mahonia bodinieri* Gagnep.。

【形态特征】灌木或小乔木，高可达 4 m。叶倒卵状长圆形，长 20~50 cm，宽 10~25 cm，具小叶 8~13 对，小叶长 2.5~17.0 cm，宽 1.5~5.5 cm，侧生小叶无叶柄，顶生小叶具柄，最下一对小叶近圆形，其他小叶长圆形至阔披针形，基部偏斜、叶缘具 3~10 粗大刺锯齿。花序为 5~11 个总状花序簇生，长 10~25 cm；花梗长 1.5~5.0 mm；花黄色；外萼片卵形，中萼片椭圆形，内萼片狭椭圆形；花瓣长圆形，长 4.5~5.0 mm；雄蕊长 2.2~3.0 mm，子房长约 2 mm，胚珠 2 颗。浆果球形或梨形，直径 4~6 mm，紫黑色，被白霜。花期 6~9 月，果期 8~12 月。

【生境分布】生于常绿阔叶林、常绿落叶阔叶混交林和针叶林下、灌木丛中、林缘或溪旁。广西主要分布于桂林、兴安等地，贵州、四川、湖南、广东、浙江等省也有分布。

【壮医药用】

药用部位 根、茎。

性味 苦，寒。

功用 通气道，调火路，清热毒，除湿毒。用于埃病（咳嗽），奔墨（哮病），黄标（黄疸），屙泻（泄泻），屙尿甜（糖尿病），贫痧（感冒），屙意咪（痢疾），发旺（痹病），诺嚎尹（牙痛），能啥能累（湿疹），渗裆相（烧烫伤）。

附方 （1）黄标（黄疸）：功劳木根或茎、不出林各 15 g，板蓝根、三姐妹各 10 g，水煎服。

（2）埃病（咳嗽）：功劳木、枇杷叶各 10 g，百部 15 g，甘草 5 g，水煎服。

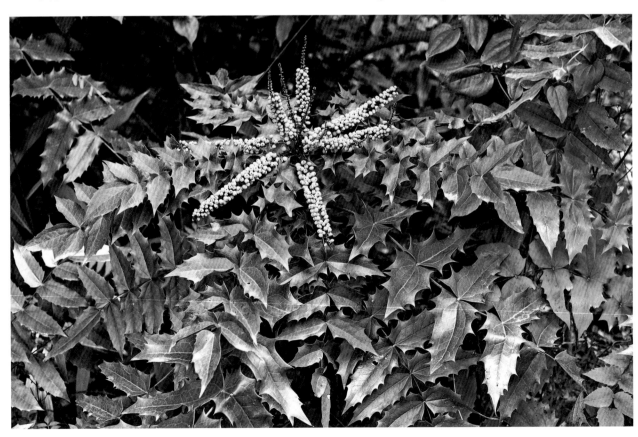

Faexgoenglauz

【Cohyw】Faexgoenglauz.

【Coh'wnq】Cibdaih goenglauz.

【Goekgaen】Dwg gofaexgoenglauz doenghgo siujbo goh.

【Yienghceij Daegdiemj】Go faexcaz roxnaeuz faex iq， ndaej sang daengz 4 mij. Mbaw lumj gyaeq dauqdingq luenzraez， raez 20~50 lizmij， gvangq 10~25 lizmij， miz mbaw iq 8~13 doiq， mbaw iq raez 2.5~17.0 lizmij， gvangq 1.5~5.5 lizmij， mbaw iq did henzbien de mij gaenq， mbaw iq did byai de miz gaenq， doiq mbaw iq ceiq dauqlaj de gaenh luenz， gizyawz doengh mbaw iq luenz raez daengz byai gvangq ciemh soem， goek ngeng mbieng， bien mbaw miz 3~10 nya nyezoen co hung. Foengqva dwg 5~11 nyumq baenznyumq maj， raez 10~25 lizmij；gaenqva raez 1.5~5.0 lizmij；va henj；mbawbyak dauqrog lumj gyaeq， mbawbyak cungqgyang luenz bomj， mbawbyak dauqndaw luenzbomj gaeb；limqva luenz raez， raez 4.5~5.0 hauzmij； simva boux raez 2.2~3.0 hauzmij；rugceh daihgaiq raez 2 hauzmij， naedngaz 2 naed. Mak lumj giuz roxnaeuz lumj leiz， cizging 4~6 hauzmij， aeujndaem， miz biegmwi. 6~9 nyied haiva， 8~12 nyied dawzmak.

【Diegmaj Faenbouh】Hwnj ndaw ndoeng faex mbaw hung sikseiq heu、ndaw ndoeng faex cablab mbaw hung loenq mbaw sikseiq heu caeuq laj faex mbawcim、ndaw faexcaz、henz ndoeng roxnaeuz bangx rij. Guengjsae dingzlai hwnj laeng Gveilinz、Hinghanh daengj dieg neix， guek raeuz Gveicouh、Swconh、 Huznanz、Guengjdoeng、Cezgyangh daengj sengj neix caemh miz.

【Gij Guhyw Ywcuengh】

Giz guhyw　Rag、ganj.

Singqfeih　Haemz, hanz.

Goeng'yungh　Doeng roenheiq， diuz lohhuj， siu ndatdoeg， cawz doegcumx. Yungh youqyw baenzae， baenzngab， vuengzbiu， oksiq， oknyouhdiemz， baenzsa， okhaexmug， fatvangh， heujin， naenghumz naenglot， coemh log sieng.

Danyw　（1）Vuengzbiu：Rag roxnaeuz ganj faexgoenglauz、cazdeih gak 15 gwz， banjlanzgwnh、 samcejnuengx gak 10 gwz， cienq raemx gwn.

（2）Baenzae：Faexgoenglauz、mbawbizbaz gak 10 gwz， bakbouh 15 gwz， gamcauj 5 gwz， cienq raemx gwn.

167

三画

小果微花藤

【药材名】吹风藤。

【别　名】构芭、双飞蝴蝶。

【来　源】茶茱萸科植物小果微花藤 *Iodes vitiginea*（Hance）Hemsl.。

【形态特征】木质藤本。小枝微扁而具纵棱，被淡黄色硬伏毛，卷须腋生或生于叶柄的一侧。叶薄纸质，长卵形至卵形，长 6~15 cm，宽 3~9 cm，叶背面被硬伏毛；叶柄长 1.0~1.5 cm，被硬伏毛。伞房圆锥状花序腋生，雌雄异株，密被黄褐色至锈色茸毛。花黄绿色（雄花）或绿色（雌花），花萼 5 枚，花瓣 5（6）枚，于中部以下（雄花）或近基部（雌花）联合，萼片和花瓣外面均被柔毛；雄花序长 8~20 cm，雄蕊 5 枚，子房不发育；雌花序较短，无退化雄蕊，柱头浅 3 裂。核果卵形或阔卵形，长 1.3~2.2 cm，幼时绿色，熟时红色，具多角形陷穴，密被黄色茸毛。花期 12 月至翌年 6 月，果期 5~8 月。

【生境分布】生于沟谷季雨林及次生灌木丛中。广西主要分布于南宁、百色、平果、那坡、凌云、田林、隆林、河池、龙州、大新等地，海南、贵州、云南等省也有分布。

【壮医药用】

药用部位　根、茎、全株。

性味　辣，微温。

功用　调龙路、火路，祛风湿，消肿痛，下乳。根皮、茎用于发旺（痹病），劳伤，火眼（急性结膜炎），乳汁不通；外用治目赤，林得叮相（跌打损伤），刀伤。全株外用治仲嘿哗尹（痔疮）。

附方　（1）发旺（痹病）：吹风藤、土茯苓各 15 g，土牛膝、青风藤各 10 g，水煎服。

（2）火眼（急性结膜炎）：吹风藤 15 g，水黄连 20 g，水煎服。

（3）林得叮相（跌打损伤）：吹风藤、小驳骨各 25 g，大驳骨 15 g，豆豉姜、小罗伞各 10 g，水煎服。

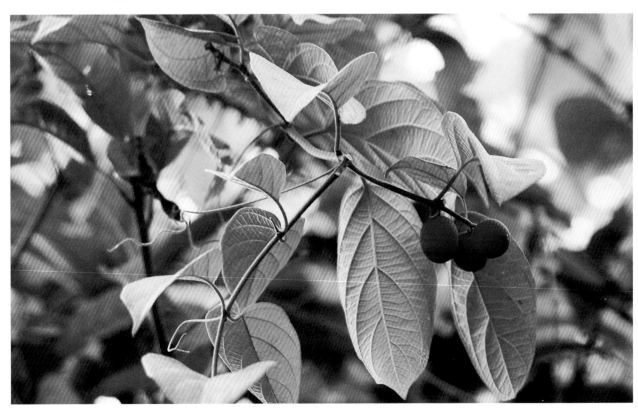

Gaeubah

【 Cohyw 】 Gaeubah.

【 Coh'wnq 】 Gouhbah、sanghfeih huzdez.

【 Goekgaen 】 Dwg gogaeubah doenghgo cazcuhyizgoh.

【 Yienghceij Daegdiemj 】 Gogaeuz baenz faex. Nyelwg loq benj lij miz limq cingq，miz bwn laemx ndangj henjdamh，mumhgienj majeiq roxnaeuz maj laeng mbiengj gaenqmbaw he. Mbaw mbang gyajceij, luenzgyaeqraez daengz luenzgyaeq，raez 6~15 lizmij，gvangq 3~9 lizmij，mbaw mbiengj laeng miz bwn laemx ndangj ; gaenqmbaw raez 1.0~1.5 lizmij，miz bwn laemx ndangj. Mauhva comzliengj luenzsoem majeiq, bouxmeh gag go，miz bwnyungz henjgeq roxnaeuz henjmoenq. Va henjheu （ vaboux ） roxnaeuz saekheu （ vameh ） iemjva 5 limq，limqva 5 （ 6 ） mbaw，daj cuengqgyang doxroengz （ vaboux ） roxnaeuz gaenh goek （ vaboux ） doxlienz，limqiemj caeuq limqva baihrog cungj maj bwn'unq ; foengq vaboux raez 8~20 lizmij，simva boux 5 limq，fuengzlwg maen ; foengq vameh haemq dinj，fouz doiqvaq simva boux，gyaeujsou dinj 3 seg. Cehmak luenzgyaeq roxnaeuz luenzgyaeq gvangq，raez 1.3~2.2 lizmij，lij oiq heu，geq le hoengz，miz umboep lai gak，miz haujlai bwnyungz henj. 12 nyied daengz bilaeng 6 nyied haiva，5~8 nyied dawzmak.

【 Diegmaj Faenbouh 】 Hwnj laeng ndaw ndoengfaex ndaw lueg caeuq ndaw faexcaz dauqhwnj. Guengjsae dingzlai hwnj laeng Yunghningz、Bwzswz、Bingzgoj、Nazboh、Lingzyinz、Denzlinz、Lungzlinz、Hozciz、Lungzcouh、Dasinh daengj dieg neix，guek raeuz Haijnanz、Gveicouh、Yinznanz daengj sengj neix caemh hwnj miz.

【 Gij Guhyw Ywcuengh 】

Giz guhyw　　Rag、ganj、daengx go.

Singqfeih　　Manh，loq raeuj.

Goeng'yungh　　Diuz lohlungz、lohhuj，siu fungdoeg，siu gawh in，roengzcij. Naengrag、ganj ndaej yw fatvangh，lauzsangh，dahuj，raemxcij mbouj doeng ; rog yungh dahoengznding，laemx doek deng sieng, caxsieng. Daengx go rog yungh yw baezhangx.

Danyw　（ 1 ） Fatvangh：Gaeubah、dujfuzlingz gak 15 gwz，godauqrod、cinghfungh gak 10 gwz，cienq raemx gwn.

（ 2 ） Dahuj：Gaeubah 15 gwz，vangzlenzraemx 20 gwz，cienq raemx gwn.

（ 3 ） Laemx doek deng sieng：gaeubah、ciemqndokiq gak 25 gwz，ciepndokhung 15 gwz，doucijgyangh、siujlozsanj gak 10 gwz，cienq raemx gwn.

169

三画

山羊

【药材名】山羊。

【别　名】羊、家羊。

【来　源】牛科动物山羊 *Capra hircus* L.。

【形态特征】体较窄长，四肢高，头长，颈短。额有角1对，角大，公羊角更大，角基略呈三角锥形，角尖向后，表面有环纹，中空。耳大。上颌无门齿和犬齿；公羊下颌有须。毛粗直，有白、黑、灰和黑白相间等色。

【生境分布】生活于山区、平原、沿海、土山、石山等地，饲养。广西各地均有出产，其他省区也有出产。

【壮医药用】

药用部位　血、角、肾、胆汁、肝、乳汁、肉。

性味　羊血：咸，平。羊角：咸，寒。羊肾：咸，温。羊胆汁：苦，寒。羊肝：甜、苦，凉。羊乳汁：甜，温。羊肉：甜，热。

功用　羊血：行血，止血，解毒。用于产后血瘀，腹部刺痛，屙意勒（便血），鹿勒（呕血）。

羊角：清热毒，定惊，明目。用于勒爷发得（小儿发热），惊痫，巧尹（头痛），鹿勒（呕血），产呱腊胴尹（产后腹痛），京尹（痛经）。

羊肾：补肾阳。用于委哟（阳痿），啊肉甜（消渴），小便频繁，核尹（腰痛）。

羊胆汁：清热毒，退目翳。用于夜盲，眼生翳障，货烟妈（咽痛），黄标（黄疸）。

羊肝：补肝血，清热毒，明目。用于肝虚视力减弱，目赤肿痛，肌肤萎黄。

羊乳汁：滋润补虚。用于虚劳羸弱，啊肉甜（消渴），口疮（口腔溃疡）。

羊肉：暖脾胃，补气血。用于产后或病后体虚，产呱嘻内（产后缺乳），兵淋勒（崩漏），虚寒腹痛，麻邦（偏瘫）。

附方　（1）麻邦（偏瘫）：羊蹄2只，黄花倒水莲、千斤拔、穿破石各30g，水炖，食肉喝汤。

（2）小便频繁：羊肾1个，海螵蛸5个，猪骨头250g，水炖，食肉喝汤。

（3）肾虚委哟（阳痿）：羊肾1个，鲜河虾7只，水炖，汤液兑入蜈蚣粉1g调匀服。

（4）肾虚核尹（腰痛）：羊肾1个，杜仲50g，猪骨头适量，水炖，食肉喝汤。

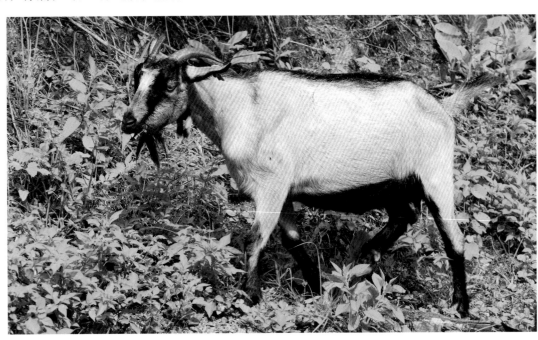

Yiengz

【 Cohyw 】 Yiengz.

【 Coh'wnq 】 Mbej，gyahyangz.

【 Goekgaen 】 Dwg duzyiengz doenghduz niuzgoh.

【 Yienghceij Daegdiemj 】 Ndang haemq gaeb raez，seiq ga sang，gyaeuj raez，hoz dinj. Najbyak miz doiq gaeundeu，gaeu hung，yiengz boux gaeu engq hung，goekgaeu loq baenz yiengh samgaksom，gaeu soem yiengq baihlaeng，baihrog miz rizgien，cungqgyang gon. Rwz hung. Hwk gwnz mboujmiz heujnaj caeuq heujma ； yiengz boux hwk laj miz mumh. Bwn co soh，miz hau、ndaem、mong caeuq hau ndaem doxgek daengj.

【 Diegmaj Faenbouh 】 Maj youq ndawbya、bingzyenz、henzhaij、ndoi、byarin daengj dieg，guengcingx. Guengjsae gak dieg cungj miz，guekraeuz gizyawz sengj wnqgih hix miz.

【 Gij Guhyw Ywcuengh 】

Giz guhyw   Lwed、gaeu、mak、mbei、daep、cij、noh.

Singqfeih   Lwedyiengz ： Hamz，bingz. Gaeuyiengz ： Hamz，hanz. Makyiengz ： Hamz，raeuj. Mbeiyiengz ： Haemz，hanz. Daepyiengz ： Van、haemz，liengz. Cijyiengz ： Van，raeuj. Nohyiengz ： Van，huj.

Goeng'yungh   Lwedyiengz ： Hawj lwed byaij，dingz lwed，gaij doeg. Ndaej yw mizlwq gvaqlaeng lwed cwk，dungxndaemq，okhaexlwed，rueglwed.

Gaeuyiengz ： Cing ndatdoeg，dinghging，rongh da. Ndaej yw lwgnyez fatndat leklau，gyaeujin，rueglwed，mizluq gvaqlaeng laj dungx in，dawzsaeg in.

Makyiengz ： bouj yiengz mak. Ndaej yw lumgyaej，hozhat，nyouhdeih，hwetin.

Mbeiyiengz ： cing ndatdoeg，doiq damueg. Ndaej yw damonggaeq，lwgda miz mueg，conghhoz in，vuengzbiu.

Daepyiengz ： Bouj daep lwed，cing ndatdoeg，rongh da. Ndaej yw daep haw siliz gemj nyieg，da nding foeg in，naengnoh reuq henj.

Cijyiengz ： Nyinh bouj haw. Ndaej yw haw nyieg，hozhat，baknengz.

Nohyiengz ： raeuj dungx mamx，bouj heiq lwed. Ndaej yw mizlwg gvaqlaeng roxnaeuz bingh gvaqlaeng ndang haw，mizlwg gvaqlaeng cij noix，binghloemqlwed，hawliengz dungx in，mazmbangj.

Danyw （1）Mazmbangj ： Viyiengz 2 ga，swnjgyaeujhen、goragdingh、gooenciq gak 30 gwz，aeuq，gwn noh gwn dang.

（2）Nyouhdeih ： Makyiengz aenndeu，haijboz 5 aen，ndok mou 250 gwz，aeuq，gwn noh gwn dang.

（3）Mak haw lumgyaej ： Makyiengz aenndeu，duzgungq ndip 7 duz，aeuq，raemxdang bungq haeuj mbasipndangj 1 gwz gyaux yinz gwn.

（4）Mak haw hwetin ： Makyiengz aenndeu，iethoux 50 gwz，ndokmou habliengh，aeuq，gwn noh gwn dang.

171

三画

山柰

【药 材 名】沙姜。

【别　　名】山辣。

【来　　源】姜科植物山柰 *Kaempferia galanga* L.。

【形态特征】多年生宿根草本。根茎块状，单生或数个连接，淡绿色或绿白色，芳香。叶常 2 片贴近地面生长，近圆形，长 7~13 cm，宽 4~9 cm，先端急尖或近钝形，基部圆形或心形，下延成鞘；叶鞘长 2~3 cm；几无柄。穗状花序从两叶间生出，花 4~12 朵，白色，半藏于叶鞘中，有香味，易凋谢；每朵花有披针形苞片 1 枚，长约 2.5 cm；花萼约与苞片等长；花冠筒长 2.0~2.5 cm，裂片线形，长约 1.2 cm。蒴果。花期 8~9 月。

【生境分布】栽培。广西各地均有栽培，台湾、广东、云南等省区也有栽培。

【壮医药用】

药用部位　根茎。

性味　辣，温。

功用　散寒毒，祛湿毒，利谷道，止痛。用于胸膈胀满，阿闷（胸痹），胴尹（胃痛），腊胴尹（腹痛），屙泻（泄泻），诺嚎尹（牙痛），新生儿马牙，东郎（食滞），埃病百银（百日咳），破伤风，骨鲠喉。

附方　（1）胴尹（胃痛）：沙姜、香附、郁金各 10 g，水田七 3 g，水煎服。

（2）屙泻（泄泻）：沙姜 10 g，鬼针草 20 g，车前草、大血藤各 30 g，水煎服。

（3）埃病百银（百日咳）：沙姜、凹叶红景天各 15 g，鸡内金 10 g，水煎服。

（4）阿闷（胸痹）：沙姜、细辛、丁香各 2 份，制乳香、制没药、冰片各 1 份，共研末，每次取药粉 1.5 g，以温开水送服（孕妇忌服）。

（5）新生儿马牙：沙姜适量，水磨取汁涂患处。

（6）破伤风：沙姜 2 g，捣烂，调鲤鱼胆汁适量敷患处。

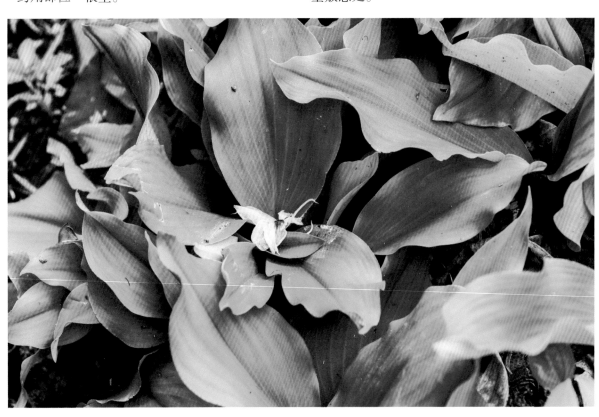

Hinggaeq

【 Cohyw 】 Sagieng.

【 Coh'wnq 】 Gosanhlaz.

【 Goekgaen 】 Dwg gosagieng doenghgo gyanghgoh.

【 Yienghceij Daegdiemj 】 Go'nywj lw rag maj lai bi. Ganjrag baenz ndaek，gag maj roxnaeuz lai aen doxlienz，saekheuoiq roxnaeuz saekhauloeg，rangfwt. Mbaw ciengz dwg 2 mbaw maj nem gwnz deih，ca mbouj lai yienghluenz，raez 7~13 lizmij，gvangq 4~9 lizmij，byai mbaw fwt soem roxnaeuz ca mbouj lai yienghmwt，goek luenz roxnaeuz lumj aensim，iet doxroengz baenz faek；mbawfaek raez 2~3 lizmij；ca mbouj lai mbouj miz gaenz. Vahsi yienghrieng daj ndaw song mbaw maj ok，va 4~12 duj，saekhau，miz dingz ndeu yo youq ndaw faekmbaw，miz heiqrang，heih reuq；moix duj va miz mbaw limqva yienghlongzcim ndeu，daihgaiq raez 2.5 lizmij；iemjva daihgaiq caeuq limqva doengz raez；doengz mauhva raez 2.0~2.5 lizmij，limqveuq lumj sienq，raez daihgaiq 1.2 lizmij. Makdek. 8~9 nyied haiva.

【 Diegmaj Faenbouh 】 Ndaem aeu. Guengjsae gak dieg cungj miz ndaem，guek raeuz Daizvanh、Guengjdoeng、Yinznanz daengj sengj gih hix ndaem miz.

【 Gij Guhyw Ywcuengh 】

Giz guhyw　Ganjrag.

Singqfeih　Manh，raeuj.

Goeng'yungh　Sanq doeghanz，cawz doegcumx，leih roenhaeux，dingz in. Yungh daeuj yw aek ciengq，aekmwnh，dungx in，laj dungx in，oksiq，heujin，lwgnding ok heujcij，dungx raeng，baenzae bakngoenz，fatfung，ndokgazhoz.

Danyw　（1）Dungx in：Sagieng、rumcid、hinghenj gak 10 gwz，lauxbaegraemx 3 gwz，cienq raemx gwn.

（2）Oksiq：Sagieng 10 gwz，gogemzgungq 20 gwz，gomaxdaez、gaeuhoengz gak 30 gwz，cienq raemx gwn.

（3）Baenzae bakngoenz：Sagieng、linxroeglaej gak 15 gwz，naengdawgaeq 10 gwz，cienq raemx gwn.

（4）Aekmwnh：Sagieng、gosisinh、dingrang gak 2 faenh，ieng'yujyangh cauj gvaq、iengmozyoz cauj gvaq、binghben gak faenh ndeu，caez nienj baenz mba，moix baez aeu mbawyw 1.5 gwz，aeu raemxgoenj raeuj soengq gwn（mehdaiqndang gaej gwn）.

（5）Lwgnding ok heujcij：Sagieng dingz ndeu，aeu raemx muz ok raemx cat giz bingh.

（6）Fatfung：Sagieng 2 gwz，dub yungz，gyaux dingz raemx mbeibyaleix ndeu oep giz bingh.

173

三画

山茶

【药 材 名】山茶花。

【别　　名】红山茶、茶花。

【来　　源】山茶科植物山茶 *Camellia japonica* L.。

【形态特征】灌木或小乔木，高可达 15 m。树皮灰褐色；幼枝无毛。单叶互生；叶片倒卵形或椭圆形，长 5~10 cm，宽 2.5~6.0 cm，先端渐尖，基部楔形，边缘有细锯齿；叶柄长 8~15 mm。花两性，单生或对生于叶腋或枝顶；萼片 5 枚，宽卵圆形，外被柔毛；花瓣 5~7 枚或多重瓣，红色、淡红色或白色，近圆形，先端有凹缺，基部稍连合；雄蕊多数，外轮的花丝基部连合，内轮的花丝基部离生；子房 3 室，花柱 3 裂。蒴果近球形，直径 2~3 cm；每室有种子 1 粒或 2 粒；种子近球形，暗褐色。花期 1~4 月，果期 9~10 月。

【生境分布】多为栽培。广西各地均有栽培，其他省区也有栽培。

【壮医药用】

药用部位　花。

性味　苦、微辣，寒。

功用　通龙路、火路，凉血、止血，散瘀消肿。用于吐血，衄血，陆裂（咳血），屙意勒（便血），仲嘿唷尹（痔疮）出血，兵淋勒（崩漏），隆白呆（带下），渗裆相（烧烫伤），林得叮相（跌打损伤）。

附方　（1）屙意勒（便血）：山茶花 5 g，茜草、地榆各 10 g，地荼 20 g，墨旱莲 30 g，一点红 15 g，水煎代茶饮。

（2）林得叮相（跌打损伤）：山茶花 5 g，桔梗、枳壳、苎麻根各 10 g，水煎服。

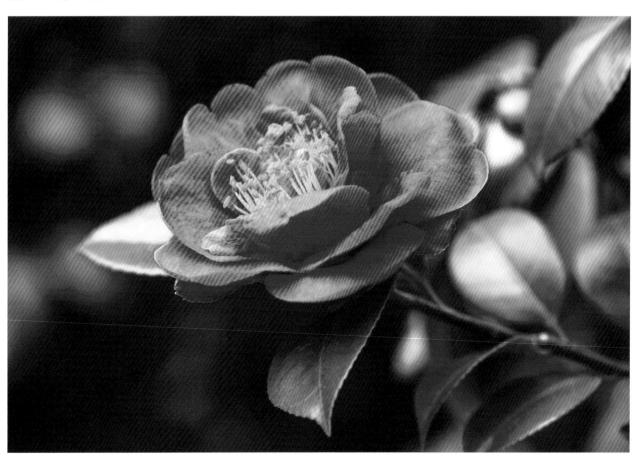

Cazvahoengz

【 Cohyw 】 Cazvahoengz.

【 Coh'wnq 】 Hungzsanhcaz、cazvah.

【 Goekgaen 】 Dwg cazvahoengz doenghgo sanhcazgoh.

【 Yienghceij Daegdiemj 】 Go faexcaz roxnaeuz faexsang iq，sang ndaej daengz 15 mij. Naengfaex henjgeqmong ; nyezoiq mij bwn. Mbaw dog maj doxcah ; mbaw lumj gyaeq dauqbyonj roxnaeuz luenzbenj，raez 5~10 lizmij，gvangq 2.5~6.0 lizmij，byai menh soem，goeksot，henzbien miz heujgawq saeq ; gaenqmbaw raez 8~15 hauzmij. Va song singq，gag maj roxnaeuz doiq maj youq eiqmbaw roxnaeuz byai nyez ; linxva 5 mbaw，gvangq gyaeqluenz，rog miz bwn'unq ; mbawva 5~7 mbaw roxnaeuz mbaw doxdaeb lai，hoengz、hoengzdamh roxnaeuz hau，gaenh luenz，byai miz mboepveuq，goek miz di doxnem ; simva boux lai，gvaengxrog vasei goek doxnemz，gvaengxndaw maj doxgek ; rugva 3 rug，saeuva 3 leg. Makceh gaenh luenzgiuz，cizging 2~3 lizmij ; rugrug miz naed ceh ndeu roxnaeuz 2 naed ; ceh gaenh luenzgiuz，henjgeqlaep. 1~4 nyied haiva，9~10 nyied dawzmak.

【 Diegmaj Faenbouh 】 Dingzlai ndaem aeu. Guengjsae gak dieg cungj miz vunz ndaem，guek raeuz sengj gih wnq caemh miz vunz ndaem.

【 Gij Guhyw Ywcuengh 】

Giz guhyw　Va.

Singqfeih　Haemz、loq manh，hanz.

Goeng'yungh　Doeng lohlungz、lohhuj，liengz lwed、dingz lwed，sanq cwk siu gawh. Ndaej yw rueglwed，ndaenglwed，aelwed，okhaexlwed，baezhangx oklwed，binghloemqlwed，roengzbegdaiq，coemh log sieng，laemx doek deng sieng.

Danyw　（1）Okhaexlwed：Cazvahoengz 5 gwz，gohungzcen、maxlienzan gak 10 gwz，natdeih 20 gwz，gomijrek 30 gwz，go iethoh 15 gwz，cienq raemx guh caz gwn.

（2）Laemx doek deng sieng：Cazvahoengz 5 gwz，gizgwngj、makdoengjhaemz、ragndaij gak 10 gwz，cienq raemx gwn.

175

三画

山香

【药 材 名】山香。

【别　　名】毛老虎、逼死蛇。

【来　　源】唇形科植物山香 *Hyptis suaveolens*（L.）Poit.。

【形态特征】一年生直立草本，高可达 1.6 m。全株被毛，揉之有香气。茎四棱形，多分枝。叶对生；叶片卵形至宽卵形，长 1.4~11.0 cm，宽 1.2~9.0 cm，先端近锐尖至钝形，基部圆形或浅心形，常稍偏斜，边缘波状且具小齿；叶柄长 0.5~6.0 cm。聚伞花序有花 2~5 朵，腋生，成总状或圆锥状花序；花萼有脉 10 条，5 齿裂，裂片短三角形；花冠蓝色，冠檐二唇形；雄蕊 4 枚，下倾；花柱先端 2 浅裂。小坚果扁平，矩圆形，暗褐色。花果期全年。

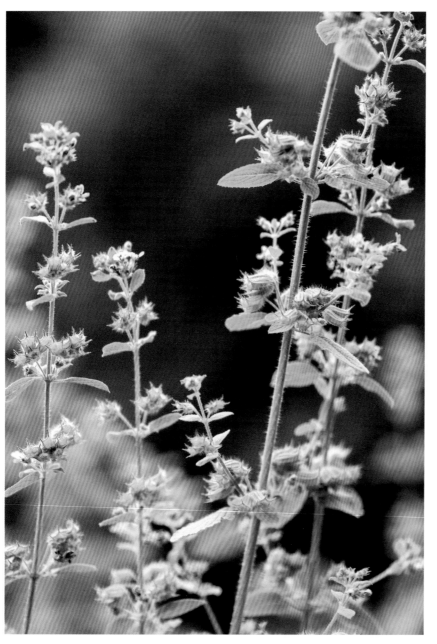

【生境分布】生于空旷荒地。广西主要分布于桂林、梧州、苍梧、北海、贵港、平南、桂平、玉林、陆川、北流、百色等地，广东、福建、台湾等省区也有分布。

【壮医药用】

药用部位　全草。

性味　辣、微苦，平。

功用　调火路，疏风毒，化瘀毒，止疼痛。用于贫痧（感冒），巧尹（头痛），林得叮相（跌打损伤），外伤出血，呗脓（痈肿），虫蛇咬伤，能啥能累（湿疹）。

附方　（1）贫痧（感冒）：山香、大叶桉叶各 15 g，水煎服。

（2）巧尹（头痛）：山香、郁金、爬山虎各 15 g，水煎服。

（3）能啥能累（湿疹）：山香 15 g，大叶桉叶、石南藤各 30 g，水煎洗患处。

（4）额哈（毒蛇咬伤）：鲜山香叶适量，捣烂，敷伤口周围（留伤口）。

Gobwnguk

【 Cohyw 】 Gobwnguk.

【 Coh'wnq 】 Gobwnguk、gobikngwzdai.

【 Goekgaen 】 Dwg gobwnguk doenghgo cwnzhingzgoh.

【 Yienghceij Daegdiemj 】 Dwg go'nywj daengjsoh maj bi ndeu，ndaej sang daengz 1.6 mij. Daengx go miz bwn，nu de miz heiqrang. Ganj yiengh seiqlimq，faen nye lai. Mbaw maj doxdoiq；mbaw yiengh lumj aen'gyaeq daengz lumj gyaeq gvangq，raez 1.4~11.0 lizmij，gvangq 1.2~9.0 lizmij，byaimbaw ca mbouj lai soemset daengz yienghmwt，goek luenz roxnaeuz lumj aensim feuz，loq ngeng，bienmbaw yiengh raemxlangh caemhcaiq miz heuj saeq；gaenzmbaw raez 0.5~6.0 lizmij. Vahsi comzliengj miz 2~5 duj va，maj goekmbaw，baenz vahsi baenz foengq roxnaeuz vahsi luenzsoem；iemjva miz meg 10 diuz，5 diuz heujveuq，limqveuq yienghsamgak dinj；mauhva saeko，yiemh mauhva yiengh song naengbak；simva boux 4 diuz，ngeng coh laj；saeuva byaimbaw 2 veuqfeuz. Makgenq iq benjbingz，yienghseiqcingq，saekhenjgeq mong. Daengx bi cungj ndaej haiva dawzmak.

【 Diegmaj Faenbouh 】 Maj youq baihrog diegfwz hoengqvangvang. Guengjsae cujyau faenbouh youq Gveilinz、Vuzcouh、Canghvuz、Bwzhaij、Gveigangj、Bingznanz、Gveibingz、Yilinz、Luzconh、Bwzliuz、Bwzswz daengj dieg，guek raeuz Guengjdoeng、Fuzgen、Daizvanh daengj sengj gih hix miz faenbouh.

【 Gij Guhyw Ywcuengh 】

Giz guhyw　Daengx go.

Singqfeih　Manh、loq haemz，bingz.

Goeng'yungh　Diuz lohhuj，siu doegfung，siu doegcwk，dingz in. Yungh daeuj yw baenzsa，gyaeujin，laemx doek deng sieng，rog sieng oklwed，baeznong，non ngwz haeb sieng，naenghumz naenglot.

Danyw　（1）Baenzsa：Gobwnguk、mbaw gofaexan mbawhung gak 15 gwz，cienq raemx gwn.

（2）Gyaeujin：Gobwnguk、hinghenj、goitmou gak 15 gwz，cienq raemx gwn.

（3）Naenghumz naenglot：Gobwnguk 15 gwz，mbaw gofaexan mbawhung、gaeubengqlaeu gak 30 gwz，cienq raemx swiq giz bingh.

（4）Non ngwz haeb sieng：Mbaw gobwnguk ndip dingz ndeu，dub yungz，oep seiqhenz baksieng（louz baksieng）.

177

三画

山蒟

【药材名】山蒟。

【别　　名】石蒟、辣椒姜。

【来　　源】胡椒科植物山蒟 *Piper hancei* Maxim.。

【形态特征】常绿木质藤本。除花序轴和苞片柄外，其余均无毛；全株有香气。茎、枝具细纵纹，节上生根。叶互生，卵状披针形或椭圆形，长6~12 cm，宽 2.5~4.5 cm，顶端短尖或渐尖，基部楔形，叶脉 5~7 条；叶柄长 5~12 mm。花雌雄异株，穗状花序与叶对生；雄花序长 6~10 cm，总花梗与叶柄等长或略长，花序轴被毛，苞片近圆形，近无柄或具短柄，盾状，雄蕊 2 枚；雌花序长约 3 cm，于果期延长，苞片与雄花序的相同但柄略长，子房近球形，离生，柱头 4 枚或 3 枚。浆果球形，黄色，直径 2.5~3.0 mm。花期 3~8 月。

【生境分布】生于林下沟谷中，常攀缘于树上或石壁上。广西主要分布于桂林、容县、博白、昭平等地，浙江、福建、江西、湖南、广东、贵州（南部）、云南等省也有分布。

【壮医药用】

药用部位　根、茎、全株。

性味　辣，温。

功用　祛风湿，强腰膝，调气道，止喘咳。用于发旺（痹病），腰膝无力，手足麻痹，肌肉萎缩，瘫痪，委哟（阳痿），胴尹（胃痛），腊胴尹（腹痛），埃病（咳嗽），风寒贫痧（感冒），额哈（毒蛇咬伤），肾结石疼痛。

附方　（1）肌肉萎缩：山蒟全株、黄根各 20 g，走马胎 15 g，扶芳藤 30 g，水煎服。

（2）发旺（痹病）：鲜山蒟全株 30 g，水煎，药液加米酒少许调服。

（3）胴尹（胃痛）：山蒟根、高良姜各 30 g，香附 10 g，两面针 15 g，水煎服。

（4）腊胴尹（腹痛）：山蒟全株 30 g，水煎服。

（5）肾结石疼痛：山蒟根和茎 20 g，水煎服。

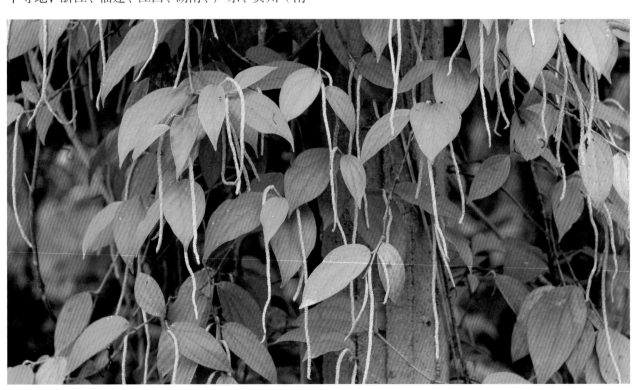

Gaeubengqlaeu

【 Cohyw 】 Gaeubengqlaeu.

【 Coh'wnq 】 Sizgouj、lwgmanhgieng.

【 Goekgaen 】 Dwg gobengqlaeu doenghgo huzciuhgoh.

【 Yienghceij Daegdiemj 】 Gogaeu baenz faex seiqgeiq heu. Cawz diuz sim gyaeujva caeuq gaenq mbawbyak le，gizyawz cungj mij bwn；daengx go miz heiqrang. Ganj、nyez miz vaenxdaengj saeq，gwnz dahoh miz rag. Mbaw maj doxcah，lumj gyaeq byai menh soem roxnaeuz luenzbenj，raez 6~12 lizmij，gvangq 2.5~4.5 lizmij，byai soem dinj roxnaeuz ciemh soe，goek sot，megmbaw 5~7 diuz；gaenqmbaw raez 5~12 hauzmij. Va bouxmeh gag go，gyaeujva baenz riengz caeuq mbaw maj doxdoiq；gyaeujvaboux raez 6~10 lizmij，gaenqgoek gyaeujva caeuq gaenqmbaw raez doxdoengz roxnaeuz lai raez di，sim gyaeujva miz bwn，byakva gaenh luenz，gaenh mij gaenq roxnaeuz miz gaenq dinj，lumj dunqbaiz，simva boux 2 diuz；gyaeujvameh daihgaiq raez 3 lizmij，mwh dawzmak de ietraez，mbawbyak caeuq gyaeujvaboux doxdoengz hoeng loq raez di，rugva gaenh luenzgiuz，gekmaj，gyaeujsaeu 4 ndaek roxnaeuz 3 ndaek. Makraemx luenzgiuz，henj，hungvang 2.5~3.0 hauzmij. 3~8 nyied haiva.

【 Diegmaj Faenbouh 】 Hwnj laj faex ndaw lueg，dingzlai duenghbenz gwnz faex roxnaeuz gwnz rin. Guengjsae dingzlai hwnj laeng Gveilinz、Yungzyen、Bozbwz、Cauhbingz daengj dieg neix，guek raeuz Cezgyangh、Fuzgen、Gyanghsih、Huznanz、Guengjdoeng、Gveicouh （baihnamz）、Yinznanz daengj sengj neix caemh miz.

【 Gij Guhyw Ywcuengh 】

Giz guhyw Rag、ganj、daengx go.

Singqfeih Manh，raeuj.

Goeng'yungh Cawz fungcaep，genq hwet guengq，diuz roenheiq，dingz baenzae. Aeu daeuj yw fatvangh，hwet guengq mij rengz，dinfwngz maz，ndangnoh supsou，gyad，vizyoj，dungx in，laj dungx in，baenzae，fatsa，ngwz haeb，mak gietrin in.

Danyw （1）Ndangnoh supsou：Gaeubengqlaeu （daengx go）、goraghenj gak 20 gwz，coujmajdaih 15 gwz，gaeufuzfangh 30 gwz，cienq raemx gwn.

（2）fatvangh：Gaeubengqlaeu ndip （daengx go）30 gwz，cienq raemx，raemxyw gya laeujhaeux aiq noix bungq gwn.

（3）Dungx in：Rag gaeubengqlaeu、gauhliengzgyangh gak 30 gwz，yangfuq 10 gwz，liengjmencinh 15 gwz，cienq raemx gwn.

（4）Laj dungx in：Gaeubengqlaeu daengx go 30 gwz，cienq raemx gwn.

（5）Mak gietrin in：Rag caeuq ganj gaeubengqlaeu 20 gwz，cienq raemx gwn.

179

三画

山乌柏

【药 材 名】山乌柏。

【别　　名】红乌柏。

【来　　源】大戟科植物山乌柏 *Sapium discolor*（Champ. ex Benth.）Müll. Arg.。

【形态特征】落叶乔木或灌木，高 3~12 m。植株各部均无毛。小枝灰褐色，具皮孔。单叶互生；叶片椭圆形或长卵形，长 4~10 cm，宽 2.5~5.0 cm；叶柄长 2.0~7.5 cm，顶端具 2 枚腺体。花单性，雌雄同株，总状花序顶生，雌花生于花序轴下部，雄花生于花序轴上部或有时整个花序全为雄花，无花瓣及花盘。雄花花梗丝状，长 1~3 mm，花萼杯状，具不整齐的裂齿；雄蕊 2~3 枚。雌花花梗粗壮，长约 5 mm，花萼 3 深裂，子房 3 室，柱头上部 3 深裂。蒴果球形，黑色，直径 1.0~1.5 cm，具 3 棱；种子近球形，外被蜡层。花期 4~6 月。

【生境分布】生于山谷或山坡杂木林中。广西各地均有分布，云南、四川、贵州、湖南、广东、江西、安徽、福建、浙江、台湾等省区也有分布。

【壮医药用】

药用部位　根、根皮、叶、山乌柏寄生。

性味　苦、涩、寒；有小毒。

功用　调龙路，消肿痛，解蛇毒，通水道，止痒。根用于林得叮相（跌打损伤），额哈（毒蛇咬伤），能啥能累（湿疹），屙意囊（便秘），水蛊（肝硬化腹水）；叶用于过敏性皮炎，能啥能累（湿疹），唪呗郎（带状疱疹），额哈（毒蛇咬伤）；山乌柏寄生用于钵痨（肺结核），呗脓（痈肿）。

注　本品有小毒；孕妇和体弱者禁服。

附方　（1）水蛊（肝硬化腹水）：山乌柏根、凤尾草各 15 g，三姐妹、鹰不扑各 30 g，水煎服。

（2）笨浮（水肿）：山乌柏根皮、大黄各 10 g，益母草、黄芪、茯苓皮、葫芦茶各 30 g，石韦 20 g，肿节风 15 g，淡竹叶 6 g，水煎服。

（3）过敏性皮炎：山乌柏叶 60 g，仙鹤草、牛耳枫各 30 g，水煎洗患处。

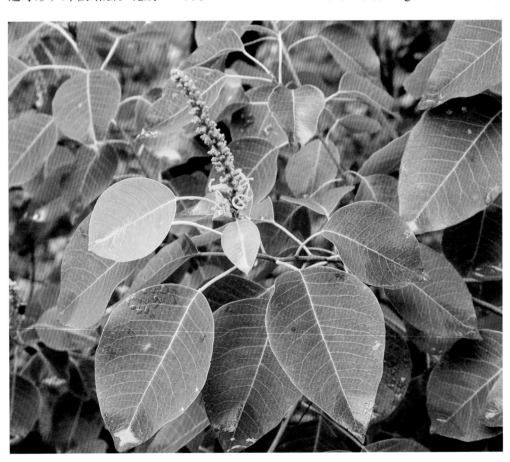

Gogouxhoengz

【Cohyw】 Gogouxhoengz.

【Coh'wnq】 Gouxhoengz.

【Goekgaen】 Dwg gogouxhoengz doenghgo dagijgoh.

【Yienghceij Daegdiemj】 Gofaex mbaw loenq roxnaeuz faexcaz, sang 3~12 mij. Daengxgofaex cungj mbouj miz bwn. Nye iq saekhenjgeqmong, miz conghnaeng. Mbaw dog maj doxcah; mbaw mwnzgyaeq roxnaeuz yienghgyaeqraez, raez 4~10 lizmij, gvangq 2.5~5.0 lizmij; gaenzmbaw raez 2.0~7.5 lizmij, dingjbyai miz 2 congh sienqdij. Va dansingq, meh boux doengz go, baenzfoengq gyaeujva maj gwnzdingj, vameh maj youq suggyaeujva baihlaj, vaboux maj youq baihgwnz roxnaeuz mbangjbaez baenzfoengq cungj dwg vaboux, mboujmiz limqva caeuq buenzva. Gaenzva vaboux lumj sei, raez 1~3 hauzmij, iemjva lumj cenj, miz heujseg mbouj cingjcaez; simva boux 2~3 diuz. Gaenzva vaboux conoengx, aiq raez 5 hauzmij, iemjva 3 seg laeg, fuengzlwg 3 fungh, gyaeujsaeu baihgwnz 3 seg laeg. Mak luenzluenz, saekndaem, cizging 1.0~1.5 lizmij, miz 3 limq; ceh loq luenz, baihrog gyuem caengz lab. 4~6 nyied haiva.

【Diegmaj Faenbouh】 Maj youq ndawndoeng faexcab ndaw lueg roxnaeuz ndoibya. Guengjsae gak dieg cungj hwnj miz, guek raeuz Yinznanz、Swconh、Gveicouh、Huznanz、Guengjdoeng、Gyanghsih、Anhveih、Fuzgen、Cezgyangh、Daizvanh daengj sengj gih caemh hwnj miz.

【Gij Guhyw Ywcuengh】

Giz guhyw Rag、naengrag、mbaw、siengz gogouxhoengz.

Singqfeih Haemz、saep、hanz; miz di doeg.

Goeng'yungh Diuz lohlungz, siu foegin, gaij ngwzdoeg, doeng roenraemx, dingz humz. Rag yungh youq laemx doek deng sieng, ngwz haeb, naenghumz naenglot, okhaexndangj, raemxdeh, baenzfouz; mbaw yungh youq gominjsing bizyenz, naengumz naenglot, baezngwz, ngwz haeb; siengz gogouxhoengz yungh youq bwtlauz, baeznong.

Cawq Cungh yw neix mi di doeg; mehdaiqndang couq bouxndangnyied gimq gwn.

Danyw （1）Raemxdeh：Rag gogouxhoengz、rumriengfungh gak 15 gwz, gosamcejnuengx、goyiuhmboujcoemj gak 30 gwz, cienq raemx gwn.

（2）Baenzfouz：Ragnaeng gogouxhoengz、daihvuengz gak 10 gwz, ngaihmwnj、vuengzgiz、naeng fuzlingz、cazbou gak 30 gwz, fouxdinh 20 gwz, cungjcezfungh 15 gwz, gogaekboux 6 gwz, cienq raemx gwn.

（3）Gominjsing bizyenz：Mbaw gogouxhoengz 60 gwz, senhhocauj、maexcihmbe gak 30 gwz, cienq raemx swiq giz in.

三画

山石榴

【药 材 名】山石榴。

【别　　名】猪肚果、猪肚簕、假石榴、猪头果。

【来　　源】茜草科植物山石榴 *Catunaregam spinosa*（Thunb.）Tirveng.。

【形态特征】灌木或小乔木，高可达10 m。多分枝，刺腋生，长1~5 cm。叶对生或簇生于短枝上，倒卵形或长网状倒卵形，长1.8~11.5 cm，宽1~5.7 cm，先端短尖，基部狭而成短柄，两面无毛或被糙柔毛，或沿中脉和侧脉疏被硬毛，叶背脉腋常有短簇毛；叶柄长2~8 mm，有毛或无毛。花单生或2~3朵簇生于短枝顶部；花梗长2~5 mm，被长柔毛；花初时白色，后变为淡黄色，钟状，花冠裂片5枚。浆果球形，直径2~4 cm，顶冠以宿存的萼裂片，果皮厚；种子多数。花期3~6月，果期5月至翌年1月。

【生境分布】生于旷野、丘陵、山坡、山谷沟边的林中或灌木丛中。广西主要分布于南宁、马山、上林、横县、柳州、苍梧、东兴、钦州、容县、北流、百色、德保、靖西、那坡、罗城、宁明、龙州、大新、凭祥等地，台湾、广东、香港、澳门、海南、云南等省区也有分布。

【壮医药用】

药用部位　根、叶、果实。

性味　苦、涩、凉；有毒。

功用　调龙路、火路，清热毒，消肿痛。用于林得叮相（跌打损伤），外伤出血，奔冉（疔疮），尊寸（脱肛）。

注　本品有毒，内服慎用，不宜多服、久服，孕妇禁用。

附方　（1）尊寸（脱肛）：山石榴根、茶籽壳各50 g，水煎先熏后洗。

（2）奔冉（疔疮）：鲜山石榴果适量，捣烂放入热水中持续搅拌，待泛出白色泡沫，洗皮肤患处。

（3）林得叮相（跌打损伤）：鲜山石榴根适量，捣烂酒炒外敷。

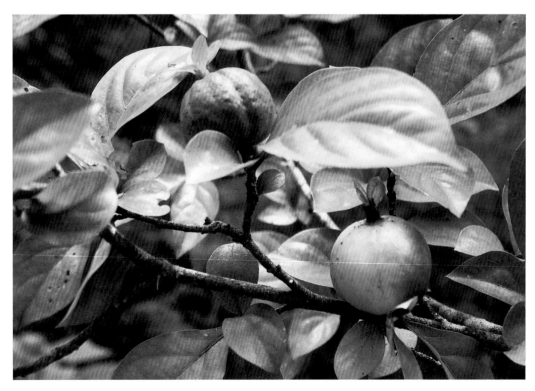

Makdungxmou

【Cohyw】Makdungxmou.

【Coh'wnq】Cuhdugoj、cuhdulaeg、gyajsiglaeux、makgyaeujmou.

【Goekgaen】Dwg gomakdungxmou doenghgo sihcaujgoh.

【Yiengjceij daegdiemj】Go faexsang iq roxnaeuz faexcaz， sang 1~10 mij；dok nye lai， oen majeiq， raez 1~5 lizmij. Mbaw majdoiq roxnaeuz majcomz gwnz nye dinj， lumj gyaeq dauqbyonj roxnaeuz gyaeq dauqbyonj lumj muengxraez，raez 1.8~11.5 lizmij，gvangq 1~5.7 lizmij Song mbiengj mbouj miz bwn roxnaeuz miz bwn'unq co， roxnaeuz？ riengz meggyang roxnaeuz megvang miz bwngeng cax， laeng mbaw meggoek miz bwnnyumq dinj；gaenqmbaw raez 2~8 hauzmij，miz bwn roxnaeuz mbouj miz bwn. byai dinj soem， goek gaeb baenz gaenqdinj；gaenqmbaw raez 2~8 hauzmij. Va majdog roxnaeuz 2~3 duj majcomz gwnz byai nye dinj； gaenqva raez 2~5 hauzmij， miz bwn'unq raez；va ngamq hai hau， doeklaeng bienzbaenz henjdamh， lumj cung， mbawseg mauhva 5 mbaw. Makraemx lumj giuz， cizging 2~4 lizmij， byai miz supyouq legmbawlinx， naengmak na；ceh lai. 3~6 nyied haiva， 5 nyied daengz bi daihngeih 1 nyied dawzmak.

【Diegmaj Faenbouh】Hwnj ndaw ndoeng roxnaeuz ndaw faexcaz rog doengh、dieg ndoi、gwnz ndoi、ndaw lueg. Guengjsae dingzlai hwnj laeng Nanzningz、Majsanh、Sanglinz、Hwngzyen、Liujcouh、Canghvuz、Dunghhingh、Ginhcouh、Yungzyen、Bwzliuz、Bwzswz、Dwzbauj、Cingsih、Nazboh、Lozcwngz、Ningzmingz、Lungzcouh、Dasinh、Bingzsiengz daengj dieg neix， guek raeuz Daizvanh、Guengjdoeng、Yanghgangj、Aumwnz、Haijnanz、Yinznanz daengj sengj gih neix caemh miz.

【Gij Guhyw Ywcuengh】

Giz guhyw　Rag、mbaw、mak.

Singqfeih　Haemz、saep、liengz；miz doeg.

Goeng'yungh　Diuz lohlungz、lohhuj, cawz ndatdoeg、siu gawh'in. Ndaej yw laemx doek deng sieng, rog sieng oklwed、baenznyan、gyaenjconh.

Cawq　Goyw neix miz doeg， rox re noix gwn， mboujhab lai gwn、gwn nanz， mehmbwk mizndang gaej gwn.

Danyw （1）Gyaenjconh：Rag makdungxmou、byakcehcaz gak 50 gwz， cienq raemx le oenq gonq menh swiq.

（2）Baenznyan：Mak ndip makdungxmou habliengh， dubyungz dwk roengz raemxgoenj bae deihdeih ndau， deq ok fwdfauzhau le， sab nyan.

（3）Laemx doek deng sieng：Rag ndip makdungxmou habliengh， dubyungz， ceuj laeuj oep.

三画

山芝麻

【药 材 名】山芝麻。

【别　　　名】假芝麻、山油麻、坡油麻、野芝麻。

【来　　　源】梧桐科植物山芝麻 *Helicteres angustifolia* L.。

【形态特征】小灌木，高达 1 m。小枝被灰绿色短柔毛。根长而横起，黑褐色。单叶互生，叶狭矩圆形或条状披针形，长 3.5~5.0 cm，宽 1.5~2.5 cm，先端钝或急尖，下面被灰白色或淡黄色星状毛，全缘；叶柄长 5~7 mm。聚伞花序具二至数朵花；花梗通常具锥尖状的小苞片 4 枚；萼管状，被星状短柔毛，5 裂，裂片三角形；花瓣 5 枚，淡红色或紫红色，比萼略长，基部具 2 个耳状附属体；雄蕊 10 枚，退化雄蕊 5 枚；子房 5 室，被毛，每室具胚珠约 10 个。蒴果卵状矩圆形，长 1.2~2.0 cm，顶端急尖，密被星状毛及长茸毛；种子褐色，具椭圆形小斑点。花期全年。

【生境分布】生于山地和丘陵地草坡。广西主要分布于宁明、南宁、贵港、陆川、平南、梧州、桂林等地，湖南、江西、广东、云南、福建、台湾等省区也有分布。

【壮医药用】

药用部位　全株。

性味　微苦、辣，寒。

功用　调气道、谷道，通火路，清热毒，除湿毒，祛风毒。用于贫痧（感冒），发得（发热），巧尹（头痛），笃麻（麻疹），发旺（痹病），屙泻（泄泻），屙意咪（痢疾）；外用于航靠谋（痄腮），呗脓（痈肿），呗叮（疔），能唅能累（湿疹），额哈（毒蛇咬伤）。

附方　（1）贫痧（感冒），发得（发热），巧尹（头痛）：山芝麻、淡竹叶各 10 g，金银花 15 g，连翘、称量木各 12 g，水煎服。

（2）能唅能累（湿疹）：山芝麻 30 g，千里光、穿心莲各 20 g，水浓煎取汁外洗。

（3）航靠谋（痄腮），呗脓（痈肿）：山芝麻 6 g，金银花、连翘、七叶一枝花、甘草各 10 g，野菊花 12 g，煎水内服兼外洗。

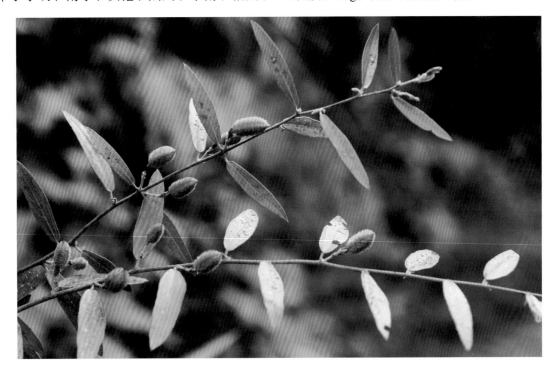

Lwgrazbya

【Cohyw】Lwgrazbya.

【Coh'wnq】Lwgrazgyaj、youzmazbya、youzmazndoi、lwgrazcwx.

【Goekgaen】Dwg go lwgrazbya doenghgo vuzdungzgoh.

【Yienghceij Daegdiemj】Faexcaz iq，sang daengz mij ndeu. Nye iq miz bwnyungz dinj saek heu mong. Rag raez did bae vang，saek henjndaem. Mbaw dog camca did，mbaw gaeb yiengh lumj luenz fueng roxnaeuz yiengh lumj longzcim baenz diuz，raez 3.5~5.0 lizmij，gvangq 1.5~2.5 lizmij，giz byai bumx roxnaeuz fwt soemset，baihlaj miz bwn baenz diemj saek henjoiq roxnaeuz saek haumong，cienz bien；gaenqmbaw raez 5~7 hauzmij. Vahsi comzliengj miz song daengz lai duj；gaenqva bingzciengz miz bauva iq 4 dip，yiengh lumj cuenq soem；dakva lumj mbok，miz bwnyungz dinj baenz diemj，5 dip，dip dek yiengh samgak；dipva 5 dip，saek hoengz oiq roxnaeuz hoengzaeuj，beij dakva loq raez，giz goek miz 2 gaiq lumj dujrwz nei；vaboux 10 duj，doiqvaq vaboux 5 duj；ranzceh 5 aen，miz bwn，moix aen ranz daihgaiq miz ceh oiq 10 naed. Aenmak yiengh luenz fueng lumj gyaeq，raez 1.2~2.0 lizmij，giz dingj fwt soemset，miz bwn maed baenz diemj caeuq bwnyungz raez；ceh saek henjgeq，miz diemj raiz yiengh luenz raez. Daengx bi cungj haiva.

【Diegmaj Faenbouh】Hwnj youq diegbya caeuq dieg ndoi nywj. Guengjsae cujyau faenbouh youq Ningzmingz、Nanzningz、Gveigangj、Luzconh、Bingznamz、Vuzcouh、Gveilinz daengj dieg，guek raeuz Huznanz、Gyanghsih、Guengjdoeng、Yinznanz、Fuzgen、Daizvanh daengj sengj gih hix miz faenbouh.

【Gij Guhyw Ywcuengh】

Giz guhyw Daengx go.

Singqfeih Loq haemz、manh，hanz.

Goeng'yungh Diuz diuzheiq、diuzhaeux，doeng lohhuj，siu doegndat，cawz doegcumx，siu doegrumz. Yungh youq baenzsa，fatndat，gyaeujin，dokmaz，fatvangh，oksiq，okhaexmug；rog yungh youq hangzgauqmou，baeznong，baezding，naenghumz naenglot，ngwz haeb.

Danyw （1）Baenzsa，fatndat，gyaeujin：Lwgrazbya、mbaw faexdanq gak 10 gwz，va'ngaenz 15 gwz，lenzgyau、faexcaengh gak 12 gwz，cienq raemx gwn.

（2）Naenghumz naenglot：Lwgrazbya 30 gwz，gocengzbya、gohaemz gak 20 gwz，cienq raemx cienq noengz yungh raemxyw swiq rog.

（3）Hangzgauqmou，baeznong：Daehmazyouz 6 gwz，va'ngaenz、lenzgyau、caekdungxvaj、nywjgam gak 10 gwz，vagutcwx 12 gwz，cienq raemx gwn giem rog swiq.

185

三画

山牡荆

【药 材 名】山牡荆。

【别　　名】五指疳。

【来　　源】马鞭草科植物山牡荆 *Vitex quinata* (Lour.) Will.。

【形态特征】常绿乔木，高可达12 m。树皮灰褐色至深褐色；小枝四棱形，具微柔毛和腺点，老枝逐渐转为圆柱形。掌状复叶，对生，具小叶3~5枚，小叶片倒卵形至倒卵状椭圆形，中间小叶片长5~9 cm，宽2~4 cm，两侧小叶较小，先端渐尖至短尾状，表面常具灰白色小窝点，背面具金黄色腺点。聚伞花序对生于主轴上，排成顶生圆锥状花序，密被棕黄色微柔毛；花萼钟状，有钝齿5枚，外面密生柔毛和腺点，内面上部稍具毛；花冠淡黄色，长6~8 mm，顶端5裂，二唇形，下唇中间裂片较大，外面具柔毛和腺点；雄蕊4枚，伸出花冠外；子房顶端具腺点。核果球形或倒卵形，无毛，成熟后呈黑色，宿萼呈圆盘状，顶端近截形。花期5~7月，果期8~9月。

【生境分布】生于山坡林中。广西主要分布于南宁、桂林、永福、梧州、藤县、贵港、平南、容县、北流、昭平、河池、罗城、金秀、龙州等地，浙江、江西、福建、台湾、湖南、广东等省区也有分布。

【壮医药用】

药用部位　根、茎、叶、种子。

性味　淡，平。

功用　通水道、谷道，祛湿毒。根和茎用于笨浮（水肿），肉扭（淋证），发旺（痹病）；叶用于喯疳（疳积），能啥能累（湿疹）；种子用于喯疳（疳积）。

附方　（1）笨浮（水肿）：山牡荆根、五加皮根、桑树皮各100 g，三叉苦50 g，水煎，先熏后洗。

（2）肉扭（淋证）：山牡荆根、枳壳、土防风各10 g，海金沙藤20 g，雷公根15 g，水煎服。

（3）喯疳（疳积）：山牡荆种子15 g，炒香研末，每次3 g，蒸鸡蛋食。

（4）能啥能累（湿疹）：鲜山牡荆叶50 g，鲜女贞子叶、鲜旱莲草各30 g，共捣烂，以淘米水调匀洗患处。

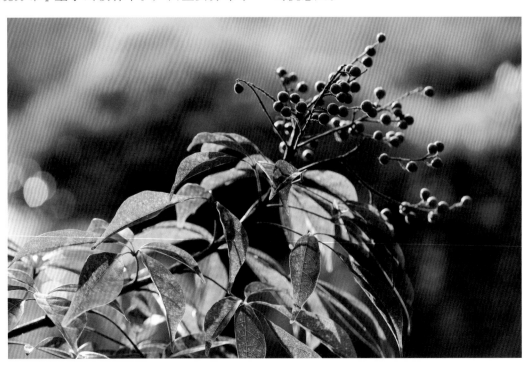

Gogingbya

【Cohyw】Gogingbya.

【Coh'wnq】Vujcijganh.

【Goekgaen】Dwg gogingbya doenghgo majbenhcaujgoh.

【Yienghceij Daegdiemj】Gofaex seiqseiz heu，sang ndaej daengz 12 mij. Naengfaex saekhenjgeq mong daengz saekhenjgeq laep；nye iq seiq limq，miz di bwn'unq caeuq diemjcen，nye geq cugciemh cienjbaenz yiengh saeumwnz. Fuzyez lumj fajfwngz，maj doxdoiq，miz mbaw iq 3~5 mbaw，mbaw iq lumj gyaeq dingjbyonj daengz gyaeq dingjbyonj luenzmban，cuengqgyang mbaw iq raez 5~9 lizmij，gvangq 2~4 lizmij，song mbiengj mbaw iq haemq iq，byai ciemh soem daengz yiengh rieng dinj，goek lumj ciem，bien lawx，baihrog ciengzseiz miz gumziq saekhaumong，baihlaeng miz diemjcen saekhenjgim. Gyaeujva comzliengj youq gwnz sughung maj doxdoiq，baiz baenz gyaeujva luenzsoem maj youq gwnzdingj，hwnj bwn'unq saekhenjdaep yaedyub；iemjva lumj cung，miz 5 diuz heujbumj，baihrog hwnj bwn'unq caeuq diemjcen yaedyub，mbiengj ndaw baihgwnz hwnj di bwn；mauhva saekhenjoiq，raez 6~8 hauzmij dingjbyai 5 seg，yiengh lumj song fwijbak，fwijbak baihlaj cuengqgyang seg'aq haemq hung，baihrog miz bwn'unq caeuq diemjcen；simva boux 4 diuz，iet ok baihrog mauhva daeuj；gwnzdingj ranzceh miz diemjcen. Cehmak luenzluenz roxnaeuz yiengh gyaeq dingjbyonj，mwh oiq saekheu，cingzsug le baenz saekndaem，iemjgaeuq baenz buenz luenzluenz，dingjbyai loq lumj yiengh gat. 5~7 nyied haiva，8~9 nyied dawzmak.

【Diegmaj Faenbouh】Maj youq gwnzbo ndawndoeng. Guengjsae dingzlai maj youq Nanzningz、Gveilinz、Yungjfuz、Vuzcouh、Dwngzyen、Gveizgangj、Bingznanz、Yungzyen、Bwzliuz、Cauhbingz、Hozciz、Lozcwngz、Ginhsiu、Lungzcouh daengj dieg，guek raeuz Cezgyangh、Gyanghsih、Fuzgen、Daizvanh、Huznanz、Guengjdoeng daengj sengj gih caemh maj miz.

【Gij Guhyw Ywcuengh】

Giz guhyw　Rag、ganj、mbaw、ceh.

Singqfeih　Damh，bingz.

Goeng'yungh　Doeng roenraemx、roenhaeux，cawz doegcumx. Rag caeuq ganj yungh youq baenzfouz，nyouhniuj，fatvangh；mbaw yungh youq baenzgam，naenghumz naenglot；ceh yungh youq baenzgam.

Danyw　（1）Baenzfouz：Rag gogingbya 100 gwz，rag gocijcwz 100 gwz，naeng faexsangh 100 gwz，samvengq 50 gwz，cienq raemx，oenq le cij swiq.

（2）Nyouhniuj：Rag gogingbya、gihgwz、dujfangzfungh gak 10 gwz，gaeu haijgimhsah 20 gwz，byaeknok 15 gw，cienq raemx gwn.

（3）Baenzgam：Ceh gingbya 15 gwz，ceuj rang nu mienz，it mbat 3 gwz，naengj gyaeqgaeq gwn.

（4）Naenghumz naenglot：Mbaw gingbya 50 gwz，mbaw nijcinhswj ndip、gomijrek ndip gak 30 gwz，doxgyaux dub mienz，aeu raemx cat haeux gyauqz yinz swiq giz in.

山鸡椒

【药 材 名】豆豉姜。

【别 名】山苍子、山苍树、木姜子、土澄茄。

【来 源】樟科植物山鸡椒 *Litsea cubeba* (Lour.) Pers.。

【形态特征】落叶灌木或小乔木，高可达 10 m，全体无毛，有豆豉和姜气味。根圆锥形，灰白色。树皮绿色，有皮孔。单叶互生，叶纸质，披针形或长椭圆形，长 4~11 cm，宽 1.2~2.5 cm，先端渐尖，上面深绿色，下面苍白绿色。花先于叶开放，雌雄异株；伞形花序单生或簇生，总花梗长 0.5~1.0 cm；有 4~6 朵小花，淡黄色；花被裂片 6 枚，倒卵圆形；能育雄蕊 9 枚，排成 3 轮；雌花中退化雄蕊多数，子房卵形，柱头头状。浆果状核果近球形，直径 4~5 mm，幼时绿色，成熟时黑色。花期 2~4 月，果期 6~8 月。

【生境分布】生于向阳山坡、林缘灌木丛、丘陵和疏林中。广西各地均有分布，国内西南、华南以及浙江、江苏、安徽、江西、福建、台湾、西藏等省区也有分布。

【壮医药用】

药用部位 全株、果实。

性味 辣，温。

功用 全株：通龙路、火路，祛风毒，除湿毒，祛寒毒，止痛。用于贫痧（感冒），东郎（食滞），发旺（痹病），胴尹（胃痛），约经乱（月经不调），经期腊胴尹（腹痛），产呱腊胴尹（产后腹痛）。

果实：通龙路，调谷道、水道，止痛。用于约经乱（月经不调），经期腊胴尹（腹痛），产呱腊胴尹（产后腹痛），胴尹（胃痛），反胃鹿（呕吐），中暑屙泻（泄泻）。

附方 （1）经期腊胴尹（腹痛）：豆豉姜、淫羊藿、白术、苍术、饿蚂蝗各 10 g，土人参 12 g，土茯苓 15 g，木香、砂仁各 6 g，水煎服。

（2）东郎（食滞）：豆豉姜、苍术、枳壳、木香、槟榔各 10 g，砂仁 6 g，厚朴 12 g，水煎服。

（3）中暑屙泻（泄泻）：豆豉姜子、法半夏各 12 g，藿香、姜竹茹 10 g，车前草、葫芦茶各 15 g，野六谷根、凤尾草各 20 g，水煎服。

（4）发旺（痹病）：豆豉姜、飞龙掌血、骨碎补各 50 g，田七 10 g，加白酒 2500 mL 浸泡 40 天，取药酒适量搽患处。

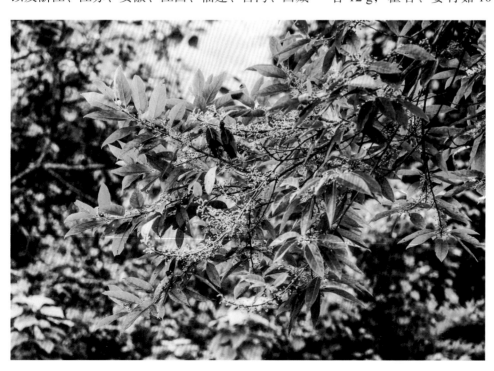

Gauginghsaej

【Cohyw】Gauginghsaej.

【Coh'wnq】Lwgrang、golwgrang、cehhozlad、hozceudoj.

【Goekgaen】Dwg gogauginghsaej doenghgo canghgoh.

【Yienghceij Daegdiemj】Go faexcaz loenq mbaw roxnaeuz gofaex saeq，sang ndaej daengz 10 mij，daengx go mij bwn，miz heiq daeuhseih caeuq hing. Rag luenzsaeusoem，haumong. Naengfaex heu，miz conghnaeng. Mbaw dog maj doxcah，mbaw mbang youh oiq，byai ciemh soem roxnaeuz luenz raezbenj，raez 4~11 lizmij，gvangq 1.2~2.5 lizmij，byai ciemh soem，baihgwnz heulaep，baihlaj heumong. Va hai gonq mbaw，bouxmeh gag go；gyaeujva lumj liengj gag maj roxnaeuz comzmaj，gaenqvahung raez 0.5~1.0 lizmij；miz 4~6 duj valwg，henjdamh；va miz mbawreg 6 mbaw，luenz gyaeq dauqdingq；miz simva boux 9 iuz，baiz baenz 3 gvaengx；ndaw sim vameh doiqvaq simva boux lai，rugceh lumj gyaeq，gyaeujsaeu lumj gyaeuj. Makceh lumj mak gaenh luenzgiuz，hung 4~5 hauzmij，lij oiq heu，geq le ndaem. 2~4 nyied haiva，6~8 nyied dawzmak.

【Diegmaj Faenbouh】Hwnj gwnz ndoi coh ndit、ndaw faexcaz henz ndoeng、diegndoi dem ndaw ndoeng faex mbang. Guengjsae gak dieg cungj miz，guek raeuz sihnanz、vaznanz dem Cezgyangh、Gyanghsuh、Anhveih、Gyanghsih、Fuzgen、Daizvanh、Sihcang daengj sengj gih neix caemh miz.

【Gij Guhyw Ywcuengh】

Giz guhyw　Daengx go、mak.

Singqfeih　Manh，raeuj.

Goeng'yungh　Daengx go：Doeng lohlungz、lohhuj，siu fungdoeg，cawz doegcumx，siu doeg liengz，dingz in. Yungh youq baenzsa，dungx raeng，fatvangh，dungx in，dawzsaeg luenh，dawzsaeg laj dungx in，mizlwg le laj dungx in.

Mak：Doeng lohlungz，diuz roenhaeux、roenraemx，dingz in. Yungh youq dawzsaeg luenh，dawzsaeg laj dungx in，mizlwg le laj dungx in，dungx in，ywndungx rueg，dengndit oksiq.

Danyw　（1）Dawzsaeg laj dungx in：Gauginghsaej、yinzyangzhoz、begsaed、canghsuz、nyadaij gak 10 gwz，caemdoj 12 gwz，dojfuklingz 15 gwz，moegyieng、sahyinz gak 6 gwz，cienq raemx gwn.

（2）Dungx raeng：Gauginghsaej、canghsuz、makdoengjhaemz、muzyangh、binhlangz gak 10 gwz，sahyinz 6 gwz，houbuj 12 gwz，cienq raemx gwn.

（3）Dengndit oksiq：Gauginghsaej、fazbuenqyaq gak 12 gwz，hozyangh、hing cauj naeng faexcuk gak 10 gwz，godaezmax、gocazso gak 15 gwz，yejluzguzgwnh、goriengroeggaeq gak 20 gwz，cienq raemx gwn.

（4）Fatvangh：Gauginghsaej、oenceu、gofwngzmaxlaeuz gak 50 gwz，dienzcaet 10 gwz，gya laeujhau 2500 hauzswng cimq 40 ngoenz，aeu laeujyw aqliengh cat diegmaz.

189

三画

山油麻

【药 材 名】山油麻。

【别　　名】榔草、山脚麻。

【来　　源】榆科植物山油麻 *Trema cannabina* Lour. var. *dielsiana*（Hand.-Mazz.）C. J. Chen。

【形态特征】灌木或小乔木。小枝密被粗毛。单叶互生；叶片纸质，卵形、卵状披针形或椭圆状披针形，长 1.5~10.0 cm，叶上面被糙毛、粗糙，下面密被柔毛，脉上有粗毛，边缘具细锯齿；具三出脉；叶柄长 3~9 mm，被粗毛。花单性，雌雄同株，或雌雄同序，聚伞花序稍长于叶柄；雄花花被片卵形，外面被细糙毛和具紫色斑点。果近球形或阔卵圆形，微压扁状，直径 2~3 mm，橘红色。花期3~6 月，果期 9~10 月。

【生境分布】生于河边、旷野或山坡疏林、灌木丛中较向阳的湿润土地。广西主要分布于贺州等地，浙江、江西、福建、台湾、湖南、贵州、广东、海南、四川等省区也有分布。

【壮医药用】

药用部位　根、嫩叶。

性味　甜、微苦，微寒。

功用　清热毒，消肿痛，止血。用于呗脓（痈肿），外伤出血，贫痧（感冒），巧尹（头痛），月经过多。

附方　（1）贫痧（感冒），巧尹（头痛）：山油麻嫩叶、三叉苦、葫芦茶各 15 g，水煎服。

（2）月经过多：山油麻根 10 g，五指毛桃 50 g，水煎服。

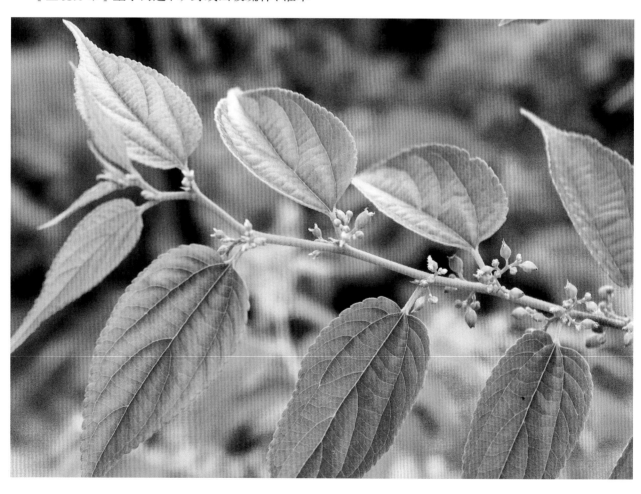

Faexcaz

【Cohyw】 Faexcaz.

【Coh'wnq】 Golangzcauj、gosanhgyozmaz.

【Goekgaen】 Dwg gofaexcaz doenghgo yizgoh.

【Yienghceij Daegdiemj】 Faexcaz roxnaeuz gofaex iq. Nye iq miz bwnco lai. Mbaw dog maj doxca；mbaw mbang lumj ceij，yiengh luenz lumj gyaeq、luenz lumj gyaeq byai soem roxnaeuz luenzbomj byai soem，raez 1.5~10.0 lizmij，mienh gwnz mbaw miz bwnco、cocat，mienh laj miz bwn'unq lai，youq gwnz nyinz miz bwnco，henzbien miz heujgawq saeq；cungj miz sam diuz nyinz；gaenqmbaw raez 3~9 hauzmij，miz bwnco. Va singq dog，vaboux vameh caemh duj，roxnaeuz vaboux vameh caemh foengq，foengqva lumj comzliengj loq raez gvaq gaenqmbaw；byak vaboux luenz lumj gyaeq，baihrog miz bwnco iq caeuq diemjraiz saekaeuj. Mak loq luenz lumj aengiuz roxnaeuz luenz lumj gyaeqhung，yiengh loq lumj yazbenj，cizging 2~3 hauzmij，saekhoengzhenj. 3~6 nyied haiva，9~10 nyied dawzmak.

【Diegmaj Faenbouh】 Maj youq henz dah、rog doengh roxnaeuz ndaw ndoi faex mbang、diegcumx haemq yiengq daengngoenz ndaw faexcaz. Guengjsae cujyau maj youq Hocouh daengj dieg，guek raeuz Cezgyangh、Gyanghsih、Fuzgen、Daizvanh、Huznanz、Gveicouh、Guengjdoeng、Haijnanz、Swconh daengj sengj gih caemh miz.

【Gij Guhyw Ywcuengh】

Giz guhyw　Rag、mbaw oiq.

Singqfeih　Van、loq haemz，loq hanz.

Goeng'yungh　Siu doeghuj，siu foegin，dingzlwed. Aeu daeuj yw baeznong，rog sieng oklwed，baenzsa，gyaeujin，dawzsaeg gaiq lai.

Danyw　（1）Baenzsa，gyaeujin：Mbaw oiq faexcaz、gosamvengq、gocazso gak 15 gwz，cienq raemx gwn.

（2）Dawzsaeg gaiq lai：Rag faexcaz 10 gwz，gocijcwz 50 gwz，cienq raemx gwn.

191

三画

山牵牛

【药 材 名】老鸦嘴。

【别　　名】大花老鸦嘴、白狗肠、假山苦瓜、葫芦藤、飞念、抠蒿、鸭嘴参、透骨消、通骨消。

【来　　源】爵床科植物山牵牛 *Thunbergia grandiflora*（Rottl. ex Willd.）Roxb.。

【形态特征】粗壮攀缘灌木；长可达 10 m。根圆柱形，肉质。茎分枝多，被柔毛。叶对生，叶片宽卵形，长 4~15 cm，宽 3.0~7.5 cm，先端渐尖，基部耳状心形，边缘有角或浅裂，两面粗糙，被毛；叶柄长达 8 cm，被柔毛。花单生或 2 朵并生于叶腋，或组成顶生、多花、下垂的总状花序；花梗长 2~4 cm，被短柔毛；小苞片 2 枚，长圆卵形，长 1.5~3.0 cm，外面及内面先端被短柔毛，边缘甚密，内面无毛；花萼退化；花冠管长 5~7 mm，冠檐蓝紫色，直径 4~6 cm，裂片宽卵形；雄蕊 4 枚；柱头 2 裂。蒴果球形，被短柔毛，带种子部分直径 13 mm，喙长可达 35 mm。花期夏秋季。

【生境分布】生于山地灌木丛中，也有栽培。广西各地均有分布，广东、海南、福建等省也有分布。

【壮医药用】

药用部位　根、叶、花、种子。

性味　微甘、苦，平。

功用　补阴，调龙路、火路，消肿痛。用于腰肌劳损，肾虚核尹（腰痛），委哟（阳痿），勒爷顽瓦（小儿麻痹后遗症），林得叮相（跌打损伤），夺扼（骨折），外伤出血，发旺（痹病），京尹（痛经），呗脓（痈肿）。

附方　（1）京尹（痛经）：老鸦嘴叶、赤芍各 12 g，香附 10 g，红花 5 g，水煎服。

（2）腰肌劳损，肾虚核尹（腰痛）：老鸦嘴根 10 g，千斤拔、金毛狗脊各 12 g，水煎服。

（3）勒爷顽瓦（小儿麻痹后遗症）：老鸦嘴根 50 g，水煎服。

（4）林得叮相（跌打损伤），夺扼（骨折），外伤出血：鲜老鸦嘴根和叶适量，捣烂外敷患处。

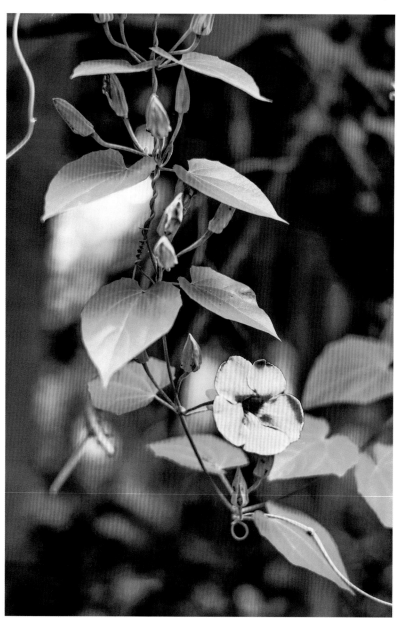

Gaeuhauh

【Cohyw】Gaeuhauh.

【Coh'wnq】Golaujyahcuij vahung、bwzgoujcangz、gyajsanhgujgvah、gaeuhuzluz、feihnen、gaeuhauh、yahcuijsinh、douqguzsiuh、dunghguzsiuh.

【Goekgaen】Dwg gogaeuhauh doenghgo gezcangzgoh.

【Yienghceij Daegdiemj】Faexcaz benzduengh cohung，raez ndaej daengz 10 mij. Rag saeumwnz，nohnwdnwd. Ganj dok nye lai，miz bwn'unq. Mbaw doiq maj，mbaw yiengh gyaeq gvangq，raez 4~15 lizmij，gvangq 3.0~7.5 lizmj，byai ciemh soem，goek yiengh sim lumj rwz，henzbien miz gok roxnaeuz dek sienq，song mienh cocatcat，hwnj bwn；gaenqmbaw raez daengz 8 lizmij，hwnj bwn'unq. Va gag maj roxnaeuz 2 duj gyob maj youq eiq mbaw，roxnaeuz cujbaenz maj dingj、va lai、gyaujvameh duengq doxroengz；gaenqva raez 2~4 lizmij，hwnj bwn'unq dinj；mbawlup iq 2 limq，yiengh gyaeq raezluenz，raez 1.5~3.0 lizmij，baihrog caeuq baihndaw byai hwnj bwn'unq dinj，henzbien yaedyubyub，baihndaw mbouj miz bwn；iemjva doiqvaq；gunj mauhva raez 5~7 hauzmij；linxmauh saekaeuj，cizging 4~6 lizmij，limqseg yiengh gyaeq gvangq；simva boux 4 diuz；gyaeujsaeu 2 dek. Mak luenzluenz，hwnj bwn'unq dinj，gizdaiq ceh cizging 13 hauzmij，bakroeg raez ndaej daengz 35 hauzmij. Seizhah、seizcou haiva.

【Diegmaj Faenbouh】Maj youq ndaw cazcah gwnzbya，caemh miz vunz ndaem. Guengjsae gak dieg cungj miz，guek raeuz Guengdoeng、Haijnanz、Fuzgen daengj sengj caemh maj miz.

【Gij Guhyw Ywcuengh】

Giz guhyw　Rag、mbaw、va、ceh.

Singqfeih　Loq gam、haemz、bingz.

Goeng'yungh　Bouj yaem，diuz lohlungz、lohhuj，siu foegin. Yungh youq hwetin hwet dot，mak haw hwetin，vixnyouh，lwgnye gvanhgvax，laemx doek deng sieng，ndokraek，rog sieng oklwed，fatvangh，dawzsaeg in，baeznong.

Danyw （1）Dawzsaeg in：Mbaw gaeuhauh、gocizsoz gak 12 gwz，yanghfu 10 gwz，govahoengz 5 gwz，cienq raemx gwm.

（2）Hwetin hwet dot、mak haw hwetin：Rag gaeuhauh 10 gwz，godaemxcae、gut hwetma gak 12 gwz，cienq raemx gwn.

（3）Lwgnye gvanhgvax：Rag gaeuhauh 50 gwz，cienq raemx gwn.

（4）Laemx doek deng sieng，ndokraek，rog sieng oklwed：Rag caeuq mbaw gaeuhauh ndip habliengh，dub yungz oep giz in.

193

三画

千日红

【药 材 名】千日红。

【别　　名】百日红、淡水花、沸水菊。

【来　　源】苋科植物千日红 *Gomphrena globosa* L.。

【形态特征】一年生直立草本，高可达 60 cm，全株被白色粗毛。茎枝近 4 棱，节部常膨大。单叶对生，椭圆形至倒卵形，长 5~10 cm，宽 2~5 cm，先端尖或钝，两面被粗毛，边缘具纤毛；具短柄。头状花序顶生，球形，淡紫色、深红色或白色；总苞片 2 枚，叶状；每朵花具干膜质卵形苞片 1 枚，三角状披针形小苞片 2 枚，小苞片紫红色，边缘有浅锯齿；花被片 5 枚，披针形，外面密被长白毛；雄蕊 5 枚，花丝合生成管状，先端 5 浅裂。胞果近球形。花期 7~10 月。

【生境分布】栽培。广西各地均有栽培，大部分省区也有栽培。

【壮医药用】

药用部位　花序。

性味　甜、淡，平。

功用　调气道、谷道，清热毒。用于呗（无名肿毒），火眼（急性结膜炎），屙意咪（痢疾），奔墨（哮病），埃病（咳嗽），埃病百银（百日咳），钵痨（肺结核）。

附方　（1）呗（无名肿毒）：鲜千日红、食盐各适量，捣烂外敷患处。

（2）埃病（咳嗽）：千日红 10 g，陈皮 6 g，红糖适量，水煎服。

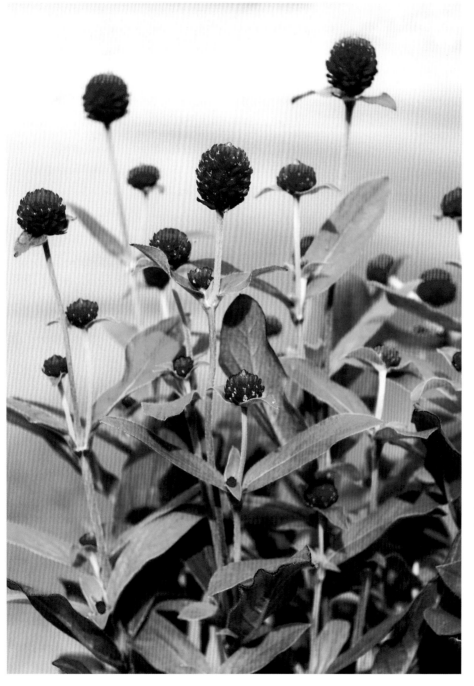

Roemraiqhoengz

【Cohyw】 Roemraiqhoengz.

【Coh'wnq】 Gohoengzbakngoenz、godansuijvah、gofeisuijgiz.

【Goekgaen】 Dwg goroemraiqhoengz doenghgo gengoh.

【Yienghceij Daegdiemj】 Dwg go'nywj daengjsoh maj bi ndeu，sang ndaej daengz 60 lizmij，Daengx goyw miz bwnco hau. Ganj nye ca mbouj lai dwg 4 limq，hoh ciengz bongzhung. Mbaw dog maj doxdoiq，yiengh luenzgyaeq daengz yiengh aen'gyaeq dauqdingq，raez 5~10 lizmij，gvangq 2~5 lizmij，byaimbaw soem roxnaeuz mwt，song mbiengj miz bwnco，bienmbaw miz bwnsaeq；miz gaenqdinj. Vahsi lumj aengyaeuj maj gwnzdingj，luenz lumj aengiuz，saekaeujmong、saekhoengzndaem roxnaeuz saekhau；cungj limqva 2 diuz，lumj mbaw；moix duj va miz limqva mbawmbang youh unq yiengh lumj aen'gyaeq 1 diuz，yienghsamgak yienghlongzcim limqva saeq 2 diuz，limqva saeq saekaeujhoengz，bienmbaw miz heujgawq feuz；iemjva caeuq mauhva 5 dip，yienghlongzcim，baihrog miz bwnhau raez deihdub；simva boux 5 diuz，seiva gyoebmaj lumj diuz guenj，byaimbaw 5 veuq feuz. Mak ca mbouj lai lumj aengiuz. 7~10 nyied haiva.

【Diegmaj Faenbouh】 Ndaem aeu. Guengjsae gak dieg cungj ndaem aeu，guek raeuz dingzlai sengj gih hix ndaem miz.

【Gij Guhyw Ywcuengh】

Giz guhyw　Vahsi.

Singqfeih　Van、damh、bingz.

Goeng'yungh　Diuz roenheiq、roenhaeux，cing doeghuj. Aeu daeuj yw baez，dahuj，okhaexmug，baenzngab，baenzae，baenzae bakngoenz，bwtlauz.

Danyw　（1）Baez：Roemraiqhoengz ndip、gyu gak dingz ndeu，dub yungz oep giz bingh baihrog.

（2）Baenzae：Roemraiqhoengz 10 gwz，naengmakgam 6 gwz，dangznding dingz ndeu，cienq raemx gwn.

195

千斤拔

【药材名】千斤拔。

【别　　名】蔓性千斤拔、老鼠尾、棵拉丁、棵千根、钻地龙。

【来　　源】蝶形花科植物千斤拔 *Flemingia prostrata* Roxb. f. ex Roxb.。

【形态特征】直立或披散亚灌木，高可达 2 m。根粗锥形，鼠尾状，长 40~80 cm，外皮浅红褐色。幼枝三棱柱状，密被灰褐色短柔毛。叶柄长 2.0~2.5 cm；小叶 3 片，长椭圆形，偏斜，长 4~9 cm，宽 1.7~3.0 cm，先端钝，两面均被毛；基出脉 3 条，侧生小叶略小；小叶柄极短，密被短柔毛。总状花序腋生，各部密被灰褐色柔毛；苞片狭卵状披针形；花密生，具短梗花萼 5 裂，萼裂片披针形，远较萼管长，被灰白色长伏毛；花冠紫红色，约与花萼等长；旗瓣长圆形，翼瓣镰状，龙骨瓣椭圆状，三者基部均具瓣柄；雄蕊二体。荚果椭圆状，长 7~8 mm，宽约 5 mm，被短柔毛；种子 2 粒，近圆球形，黑色。花果期夏、秋季。

【生境分布】生于平地旷野或山坡路旁草地上。广西各地均有分布，云南、四川、贵州、湖北、湖南、广东、海南、江西、福建、台湾等省区也有分布。

【壮医药用】

药用部位　根、全草。

性味　甜，平。

功用　根：通龙路，祛风毒，除湿毒，补虚强筋骨。用于肾内核尹（肾虚腰痛），发旺（痹病），麻邦（偏瘫），委哟（阳痿），黄标（黄疸），病汗（自汗），呗嘻（乳痈），林得叮相（跌打损伤），夺扼（骨折），陈旧性伤痛。

全草：清热毒。用于屙意咪（痢疾），林得叮相（跌打损伤）。

附方　（1）发旺（痹病）：千斤拔根、大钻、九龙藤、七叶莲各 15 g，小钻、了刁竹各 10 g，水煎服。

（2）肾内核尹（肾虚腰痛），委哟（阳痿）：千斤拔根、倒水莲各 15 g，小钻、狐狸尾、顶天柱 10 g，牛大力 20 g，煲猪骨头食。

（3）陈旧性伤痛：千斤拔 30 g，骨碎补、一线球、苏木各 20 g，绿姜、鸡血藤各 15 g，加低度白酒 1500 mL，隔水蒸，每次服 50 mL。

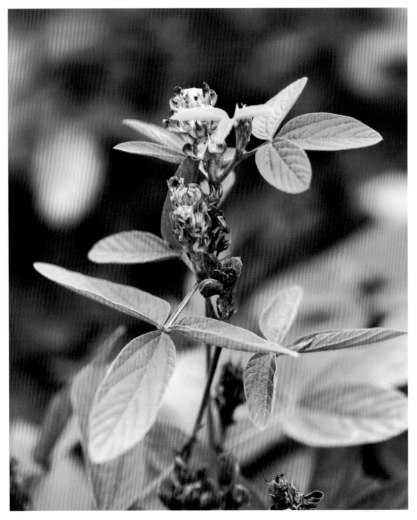

Goragdingh

【 Cohyw 】 Goragdingh.

【 Coh'wnq 】 Goragdingh banqraih、goriengnou、goragdingh、gociengaen、goconhdilungz.

【 Goekgaen 】 Dwg goragdingh doenghgo dezhingzvahgoh.

【 Yienghceij Daegdiemj 】 Dwg go faexcaz daengjsoh roxnaeuz nyungqnyangq，sang ndaej daengz 2 mij. Rag co lumj cuenq，lumj riengnou，raez 40~80 lizmij，rognaeng saekhenjgeq hoengzmong. Nyeoiq yiengh saeu samlimq，deihdub dwk maj miz bwn'unq dinj saekhenjgeq mong. Gaenqmbaw raez 2.0~2.5 lizmij；mbawsaeq 3 mbaw，yiengh luenzgyaeq raez，ngeng，raez 4~9 lizmij，gvangq 1.7~3.0 lizmij，byaimbaw mwt，song mbiengj cungj miz bwn；goek ok 3 diuz meg，henz maj mbawsaeq loq saeq；gaenz mbawsaeq haemq dinj，deihdub dwk maj miz bwn'unq dinj. Vahsi baenz foengq maj goek mbaw，gak giz deihdub dwk maj miz bwn'unq saekhenjgeq mong；limqva lumj aen'gyaeq geb yienghlongzcim；va maj deihdub，miziemjva gaenq dinj 5 veuq，mbawveuq yienghlongzcim，lai raez gvaq iemjguenj lai，miz bwnndumj raez saekhaumong；mauhva saekaeujhoengz，daihgaiq caeuq iemjva doengz raez；limqva gwnz yiengh luenzraez，limqva baihgwnz lumj fagliemz，limqva ndokaekroeg yiengh luenzgyaeq，sam yiengh neix goek cungj miz limqgaenq；vaboux dwg song dij. Duhfaek yiengh luenzgyaeq，raez 7~8 hauzmij，daihgaiq gvangq 5 hauzmij，miz bwn'unq dinj；ceh 2 naed，ca mbouj lai luenz lumj aengiuz，saekndaem. seizhah、seizcou haiva dawzmak.

【 Diegmaj Faenbouh 】 Maj youq diegbingz rogdoengh gvangqlangh roxnaeuz diegnywj gwnz bo henz roen. Guengjsae gak dieg cungj miz faenbouh，guek raeuz Yinznanz、Swconh、Gveicouh、Huzbwz、Huznanz、Guengjdoeng、Haijnanz、Gyanghsih、Fuzgen、Daizvanh daengj sengj gih cungj miz faenbouh.

【 Gij Guhyw Ywcuengh 】

Giz guhyw Rag、daengx go.

Singqfeih Van，bingz.

Goeng'yungh Rag：Doeng lohlungz，cawz doegfung，cawx doegcumx，bouj ndanghaw hawj nyinz ndok cangq. Yungh daeuj yw mak haw hwetin，fatvangh，mazmbangj，viznyoj，vuengzbiu，binghokhanh，baezcij，laemx doek deng sieng，ndokraek，gij sieng gij in gaeuq.

Daengx go：Siu doeghuj. Yungh daeuj yw okhaexmug，laemx doek deng sieng.

Danyw （1）Fatvangh：Rag goragdingh、gaeucuenqhung、gaeulumx、caetdoq gak 15 gwz，baklaghomj、siujcuenq gak 10 gwz，cienq raemx gwn.

（2）Mak haw hwetin，viznyoj：Rag goragdingh、swnjgyaeujhen gak 15 gwz，ngaeuxbya 20 gwz，goriengdoq、gosaeudinjmbwn、siujcuenq gak 10 gwz，dumq ndokmou gwn.

（3）Gij sieng gij in gaeuq：Goragdingh 30 gwz，gofwngzmaxlaeuz、goyizsengiuz、gosoqmoeg gak 20 gwz，hingndaem、gaeulwedgaeq gak 15 gwz，laeujhau dohdaemq 1500 hauzswngh，gek raemx naengj，moix baez gwn 50 hauzswngh.

197

三画

千年健

【药 材 名】千年健。

【别　　名】一包针、山藕。

【来　　源】天南星科植物千年健 *Homalomena occulta*（Lour.）Schott。

【形态特征】多年生常绿草本，高可达 60 cm。根茎匍匐；肉质根圆柱形，密被淡褐色短绒毛，长可达 50 cm，直径 1~2 cm，折断面淡黄色，具针状纤维，芳香。茎直立或斜立。鳞叶线状披针形。叶互生，叶片箭状心形至心形，长 15~30 cm，宽 15~28 cm，先端骤狭渐尖，基部心形、箭状心形；叶柄长 25~40 cm，下部具宽 3~5 mm 的鞘。花序 1~3 个，生于鳞叶的叶，序柄长 10~15 cm。佛焰苞绿白色，长圆形至椭圆形，长 5.0~6.5 cm，花前席卷成纺锤形，粗 3.0~3.2 cm，盛花时上部略展开成短舟状，具长约 1 cm 的喙。肉穗花序具短梗或无梗，长 3~5 cm，直径 4~5 mm。浆果。花期 7~9 月。

【生境分布】生于沟谷密林下、竹林和山坡灌木丛中。广西主要分布于苍梧、防城港、上思、灵山、玉林、陆川、博白、靖西、龙州等地，海南、云南省也有分布。

【壮医药用】

药用部位　根茎。

性味　苦、辣，温。

功用　调龙路、火路，祛风毒，除湿毒，止疼痛。用于发旺（痹病），腰膝冷痛，麻抹（肢体麻木），脾胃虚寒。

附方　（1）发旺（痹病），麻抹（肢体麻木）：千年健、买麻藤、扁担藤、红鱼眼、丢了棒、红花青藤各 15 g，两面针 10 g，水煎服。

（2）发旺（痹病）：千年健、九节风各 10 g，山苍根 12 g，煲猪脚食。

（3）脾胃虚寒：千年健、山药、黄芪各 10 g，大茴香、当归各 5 g，桂皮 4 g，煲羊肉食。

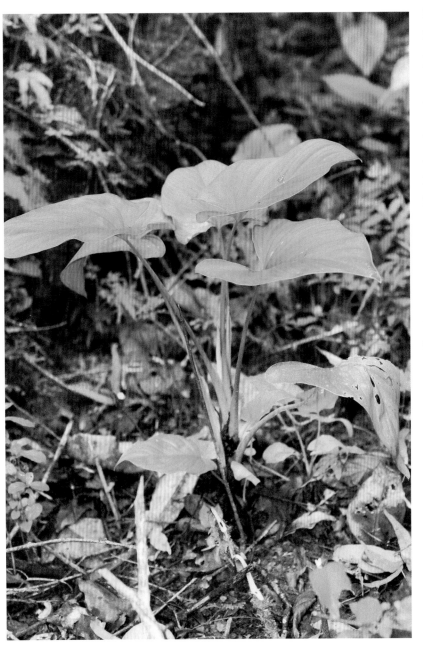

Go'ngaeucah

【Cohyw】Go'ngaeucah.

【Coh'wnq】Yizbauhcinh、ngaeuxbya.

【Goekgaen】Dwg go'ngaeucah doenghgo denhnanzsinghgoh.

【Yienghceij Daegdiemj】Gorum maj lai bi baenzbi cungj heu，sang ndaej daengz 60 lizmij. Rag ganj boemzbamq；rag nohnwd yiengh saeumwnz，hwnj bwnnyungz dinj saekhenjgeq mong yaedyub，raez ndaej daengz 50 lizmij，cizging 1~2 lizmij，mienh euj raek henjoiq，miz yiengh nyaq cim，rangfwt. Ganj daengjsoh roxnaeuz hwnj ngeng. Mbawgyaep yiengh mae luenzraez gaeb byai menh soem. Mbaw maj doxcah，limqmbaw yiengh sim lumj giemq roxnaeuz yiengh sim，raez 15~30 lizmij，gvangq 15~28 lizmij，byai gaenj gaeb ciemh soem，gizgoek yiengh sim、yiengh sim luemj naq；gaenqmbaw raez 25~40 lzimij，baihlaj miz byuk gvangq 3~5 lizmij. Gyaeujva 1~3 aen，maj youq gizeiq gyaepmbaw，gaenq gyaeuzva raez 10~15 lizmij. Lup feizbaed saekheuhau，raezluenz daengz bomj，raez 5.0~6.5 lizmij，va dangqnaj lamxgienj baenz yiengh lwgrok，co 3.0~3.2 lizmij，mwh yaek haiva baihgwnz loq aj baenz yiengh ruz dinj，miz bakroeg daihgaiq raez lizmijndeu. Gyaeujva nohnwd miz gaenq dinj roxnaeuz mbouj miz，raez 3~5 lizmij，cizging 4~5 hauzmij. Makraemx. 7~9 nyied haiva.

【Diegmaj Faenbouh】Maj youq henzmieng cauzlak ndoengfaex ndaet lajfaex、ndoengfaexcuk caeuq gwnzbo ndaw cazcah. Guengjsae dingzlai maj youq Canghvuz、Fangzcwngzgangj、Sangswh、Lingzsanh、Yilinz、Luzconh、Bozbwz、Gingsih、Lungzcouh daengj dieg，guek raeuz Haijnanz、Yinznanz sengj caemh maj miz.

【Gij Guhyw Ywcuengh】

Giz guhyw　　Ganjrag.

Singqfeih　　Haemz、manh、raeuj.

Goeng'yungh　　Diuz lohlungz、lohhuj，cawz doegfung，cawz doegcaep，dingz indot. Yungh youq fatvangh，hwet gyaeujhoq nitin，mazmwnh，mamx dungx haw nit.

Danyw　（1）Fatvangh，dinfwngz mazmwnh：Go'ngaeucah、gaeuhohdu、gaeubanz、meixding、maexgyaeuqvaiz、gaeusammbaw gak 15 gwz，gocaengloj 10 gwz，cienq raemx gwn.

（2）Fatvangh：Go'ngaeucah、goloemq gak 10 gwz，sanhcanghgwnh 12 gwz，aeuq gamou gwn.

（3）Mamxdungx haw nit：Go'ngaeucah、sawzcienz、vangzgiz gak 10 gwz，batgak、danghgveih gak 5 gwz，naenggogviq 4 gwz，aeuq nohyiengz gwn.

199

三画

千里光

【药材名】千里光。

【别　　名】九里明、黄花九里明。

【来　　源】菊科植物千里光 *Senecio scandens* Buch. -Ham. ex D. Don。

【形态特征】多年生攀缘草本，长可达 5 m。茎多分枝，初被柔毛，老时无毛且变木质。单叶互生，叶片卵状披针形至长三角形，长 2.5~12.0 cm，宽 2.0~4.5 cm，边缘有锯齿，有时稍有深裂，两面均被短柔毛；叶柄长 0.5~2.0 cm；上部叶变小。头状花序顶生，排列成复聚伞圆锥花序；总苞片 1 层，基部具小苞片 1 层，总苞片线状披针形；边花舌状，舌片黄色，长 9 mm，先端 3 齿裂；中央花管状，花冠黄色，长约 7.5 mm，先端 5 裂。瘦果圆柱形，长 3 mm，被柔毛；冠毛白色，长 7.5 mm。花期秋季至翌年春季。

【生境分布】生于森林、灌木丛或田边、路旁。广西各地均有分布，西藏、陕西、湖北、四川、贵州、云南、安徽、浙江、江西、福建、湖南、广东、台湾等省区也有分布。

【壮医药用】

药用部位　全草。

性味　苦，凉。

功用　调火路，利谷道，清热毒，祛湿毒，除瘴毒。用于笃瘴（疟疾），上呼吸道感染，大叶性肺炎，货烟妈（咽痛），航靠谋（痄腮），屙泻（泄泻），屙意咪（痢疾），黄标（黄疸），胆囊炎，肉扭（淋证），火眼（急性结膜炎），翳障，呗脓（痈肿），丹毒，能啥能累（湿疹），痂（癣），麦蛮（风疹），滴虫性阴道炎，渗裆相（烧烫伤）。

附方　（1）麦蛮（风疹）：①千里光、熊胆木叶、杨桃木叶、龙眼木叶、蛇床子全草各适量，水煎外洗。②千里光 20 g，五色花、了刁竹、赤芍、甘草、熟地各 10 g，水煎服。

（2）火眼（急性结膜炎）：千里光 20 g，木贼、珍珠、丹皮、野菊花各 10 g，生地黄、玄参各 12 g，水煎服。

（3）大叶性肺炎：千里光 20 g，鱼腥草、桑皮、杏仁、七叶一枝花各 10 g，生石膏 15 g，芦根 12 g，水煎服。

（4）能啥能累（湿疹）：千里光 30 g，山芝麻 20 g，五色梅、黄檗各 10 g，苦参 12 g，水煎外洗。

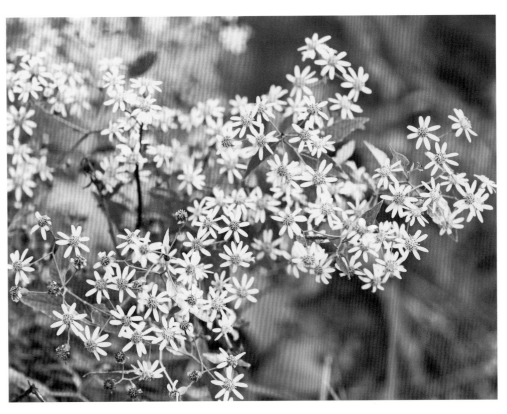

Go'nyaenhhenj

【 Cohyw 】 Go'nyaenhhenj.

【 Coh'wnq 】 Giujlijmingz、giujlijmingz vahenj.

【 Goekgaen 】 Dwg go'nyaenhhenj doenghgo gizgoh.

【 Yienghceij Daegdiemj 】 Gorum duenghbenz maj geij bi，raez ndaej daengz 5 mij. Ganj lai dok nye，lak dinh miz bwn'unq，geq le mbouj miz bwn lij fat faex. Mbaw dog maj doxcah，mbawrong lumj gyaeq byai menh soem daengz raezsamgak，raez 2.5~12.0 lizmij，gvangq 2.0~4.5 lizmij，henzbien miz heuj，mizseiz miz seg laeg，song mbiengj cungj miz bwn'unq dinj；gaenqmbaw raez 0.5~2.0 lizmij；mbaw baihgwnz bienq iq. Gyaeujva majbyai，baizled baenz gyaeujva saeumwnzsoem comzliengj；byaklaux laemh ndeu，goek miz byaklwg laemh ndeu，byaklaux baenz diuz byai menh soem；vahenz lumj linx，mbawlinx saekhenj，raez 9 hauzmij，byai 3 heujleg；va cungqgyang lumj guenj，mauhva saekhenj，raez daihgaiq 7.5 hauzmij，byai 5 leg. Makceh saeumwnz，raez 3 hauzmij，miz bwn'unq；bwnmauh hau，raez 7.5 hauzmij. Seizcou daengz bi daihngeih seizcin haiva.

【 Diegmaj Faenbouh 】 Hwnj ndaw ndoeng、faexcaz roxnaeuz hamq suen、bangx roen. Guengjsae gak dieg cungj miz，guek raeuz Sihcang、Sanjsih、Huzbwz、Swconh、Gveicouh、Yinznanz、Anhveih、Cezgyangh、Gyanghsih、Fuzgen、Huznanz、Guengjdoeng、Daizvanh daengj sengj gih neix caemh miz.

【 Gij Guhyw Ywcuengh 】

Giz guhyw　Daengx go.

Singqfeih　Haemz，liengz.

Goeng'yungh　Diuz lohhuj，leih roenhaeux，siu doeg ndat，cawz doegcumx，cawz ciengdoeg. Ndaej yw fatnit，sanghuzgizdau ganjyenj，dayezsing feiyenz，conghhoz in，hangzgauqmou，oksiq，okhaexmug，vuengzbiu，danjnangzyenz，nyouhniuj，dahuj，damueg，baeznong，dandoeg，naenghumz naenglot，gyak，funghcimj，dizcungzsing yinhdauyenz，coemh log sieng.

Danyw　（1）Funghcimj：① Go'nyaenhhenj、mbaw faexyungzdanj、mbaw yangzdauzmuz、mbawnganx、sezcangzswj daengxgo gak habliengh，cienq raemx sab.　② Go'nyaenhhenj 20 gwz，hajsaekva、liujdiuhcuz、cizsauz、ganhcauj、suzdi gak 10 gwz，cienq raemx gwn.

（2）Dahuj：Go'nyaenhhenj 20 gwz，godaebdoengz、caw、naengmauxdan、vagutndoeng gak 10 gwz，goragndip、caemh mbaemx gak 12 gwz，cienq raemx gwn.

（3）Dayezsing feiyenz：Go'nyaenhhenj 20 gwz，gosinghaux、naengnengznueugx、makgingq（makbaeng）、caekdungxvaj gak 10 gwz，siggau ndip 15 gwz，ganjgo'ngoz 12 gwz，cienq raemx gwn.

（4）Naenghumz naenglot：Go'nyaenhhenj 30 gwz，lwgrazbya 20 gwz，gomajyinghdanh、vangzbiz gak 10 gwz，caemhgumh 12 gwz，cienq raemx gwn.

三画

千根草

【药 材 名】小飞扬。

【别　　名】地锦、小飞扬草、小乳汁草。

【来　　源】大戟科植物千根草 *Euphorbia thymifolia* L.。

【形态特征】一年生草本，长可达 20 cm。植株折断有白色乳汁。根和茎均纤细；茎匍匐，多分枝，被稀疏柔毛。叶对生；叶片椭圆形至矩圆形，长 4~8 mm，宽 2~5 mm，两面被稀疏柔毛；叶柄极短。花序单生或数个簇生于叶腋；总苞陀螺状，外被柔毛，顶端 5 裂；腺体 4 枚，漏斗状，被白色附属物；雄花少数，微伸出总苞边缘；雌花 1 枚，子房柄极短，花柱 3 枚，柱头 2 裂。蒴果卵状三棱形，成熟时分裂为 3 个分果瓣，具短柔毛。花果期 6~11 月。

【生境分布】生于路旁、屋旁或较湿润的草地上。广西主要分布于南宁、桂林、梧州、钦州、天峨、凌云、陆川、桂平、平南、岑溪、钟山等地，湖南、江苏、浙江、台湾、江西、福建、广东、海南和云南等省区也有分布。

【壮医药用】

药用部位　全草。

性味　微酸、涩，微寒。

功用　清热毒，止泻痢，止痒。用于屙意咪（痢疾），屙泻（泄泻），胴尹（胃痛），漏精（遗精），口疮（口腔溃疡），喯呗郎（带状疱疹），能啥能累（湿疹），麦蛮（风疹），呗脓（痈肿），呗嘻（乳痈）。

附方　（1）能啥能累（湿疹），麦蛮（风疹）：小飞扬、九里明各适量，水煎洗患处。

（2）呗嘻（乳痈）：鲜小飞扬、鲜野麻根各适量，共捣烂敷患处。

（3）喯呗郎（带状疱疹）：鲜小飞扬、鲜南板蓝全草各适量，共捣烂敷患处。

（4）屙意咪（痢疾）：小飞扬、狗尾草各 10 g，凤尾草 15 g，水煎服。

（5）胴尹（胃痛）：小飞扬 15 g，水煎服。

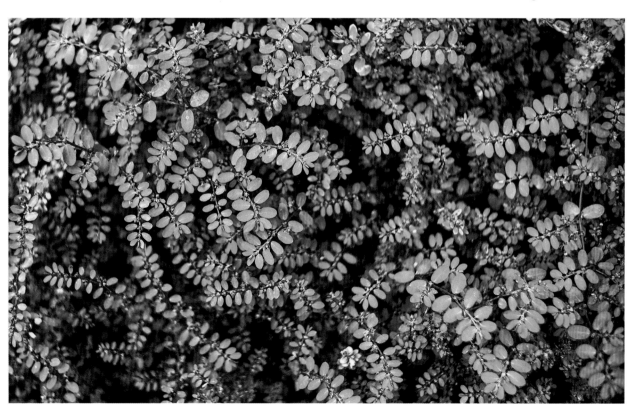

Go'gyakiq

【Cohyw】Go'gyakiq.

【Coh'wnq】Godiginj、rum gyakiq、rumcijiq.

【Goekgaen】Dwg go'gyakiq doenghgo dagijgoh.

【Yienghceij Daegdiemj】Gorum maj bi ndeu，raez ndaej daengz 20 lizmij. Gorum eujgat le miz cij hau. Rag caeuq ganj cungj saeqsetset；ganj bomzbax，dingzlai dok nye，hwnj bwn'unq mbangbyakbyak. Mbaw maj doxcah；mbaw mwnzgyaeq daengz seiqfueng，raez 4~8 hauzmij，gvangq 2~5 hauzmij，song mbiengj hwnj bwn'unq；gaenzmbaw gig dinj. Gyaeujva dan maj roxnaeuz lai aen comzmaj youq eiqmbaw；mbawlup hung lumj aen rangq，baihrog hwnj bwn'unq，dingjbyai 5 seg；sienqdij 4 aen，lumj aenlaeuh，hwnj huqbengx saekhau；vaboux noixnetnet，iet ok mbawlup hung henzbien di ndeu；vameh diuz ndeu，fuengzlwg gaenz dinjdetdet，saeuva 3 diuz，gyaeujsaeu 2 seg. Mak lumj gyaeq yiengh samlimq，mwh cingzsug faen seg baenz 3 aen limqmak doxfaen，miz bwn'unq dinj. 6~11 nyied langhva dawzmak.

【Diegmaj Faenbouh】Hwnj youq henzroen、henzranz roxnaeuz gwnz diegnywj haemq cumx. Guengjsae dingzlai hwnj laeng Nanzningz、Gveilinz、Vuzcouh、Ginhcouh、Denhngoz、Lingzyinz、Luzconh、Gveibingz、Bingznanz、Cinzhih、Cunghsanh daeng dieg，geuk raeuz Huznanz、Gyanghsuh、Cezgyangh、Daizvanh、Gyanghsih、Fuzgen、Guengjdoeng、Haijnanz caeuq Yinznanz daengj sengj gih caemh hwnj miz.

【Gij Guhyw Ywcuengh】

Giz guhyw   Daengx go.

Singqfeih   Loq soemj、saep，loq hanz.

Goeng'yungh   Cing hujdoeg，dingz siq leih，dingz humz. Yungh youq okhaexmug，oksiq，dungx in，louhcing，baknengz，baezngwz，naenghumz naenglot，funghcimj，baeznong，baezcij.

Danyw （1）Naenghumz naenglot，funghcimj：Go'gyakiq、giujlijmingz gak aenqliengh，cienq raemx swnq gizhumz.

（2）Baezcij：Go'gyakiq ndip、rag mazcwx ndip gak aenqliengh，doxgyaux dub yungz oep giz in.

（3）Baezngwz：Go'gyakiq ndip、daengx go nanzbanjlanz ndip gak aenqliengh，doxgyaux dub yungz oep giz in.

（4）Okhaexmug：Go'gyak iq、rumriengma gak 10 gwz，rumriengfungh 15 gwz，cienq raemx gwn.

（5）Dungx in：Go'gyak iq 15 gwz，cienq raemx gwn.

203

三画

千头艾纳香

【药 材 名】火油草。

【别　　名】走马风。

【来　　源】菊科植物千头艾纳香 *Blumea lan-ceolaria*（Roxb.）Druce。

【形态特征】多年生高大草本或亚灌木，高可达 2 m。幼嫩部分被柔毛。全株搓烂有火油气味。

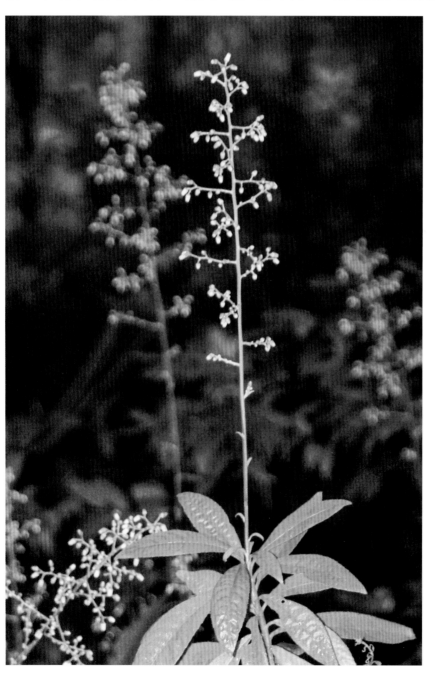

茎直立。单叶互生；叶柄明显或不明显；叶片长圆状披针形或长椭圆形，长 10~30 cm，宽 2.5~6.0 cm，先端渐尖，基部渐狭，边缘具疏锯齿。头状花序排成顶生圆锥状花序，总苞圆柱形或近钟形；总苞片 5 层或 6 层，外层苞片卵状披针形，中层苞片狭披针形或线状披针形，内层线形，被疏毛；花黄色，雌花多数，檐部 3 齿裂；两性花少数，檐部 5 浅裂，裂片被疏毛。瘦果圆柱形，有 5 条棱，具黄色冠毛。花期 1~4 月。

【生境分布】生于山沟阴湿处，也有栽培。广西主要分布于南宁、宾阳、上林、隆安、扶绥、那坡、隆林等地，云南、贵州、广东、台湾等省区也有分布。

【壮医药用】

药用部位　叶或全草。

性味　辣，平。

功用　调龙路、火路，祛风毒，除湿毒，消肿痛。用于产后关节痛，产呱巧尹（产后头痛），发旺（痹病），林得叮相（跌打损伤），埃病（咳嗽），鹅口疮。

附方　（1）产呱巧尹（产后头痛）：火油草、血党各 10 g，黄花倒水莲、五指毛桃各 15 g，鸡血花 20 g，水煎服。

（2）发旺（痹病）：火油草 10 g，四方钻、钩藤根、九节风、两面针、木满天星根各 15 g，扁担藤、当归藤各 20 g，水煎洗患处。

Ngaihyouzraemx

【Cohyw】 Ngaihyouzraemx.

【Coh'wnq】 Nyayouzfanj.

【Goekgaen】 Dwg go'ngaihyouzraemx doenghgo gizgoh.

【Yienghceij Daegdiemj】 Dwg gonywj hungsang roxnaeuz ca mbouj lai dwg faexcaz maj lai bi，ndaej sang daengz 2 mij. Dingz oiq miz bwn'unq. Daengx go nu yungz le miz heiqyouzhaeu. Ganj daengj soh. Mbaw dog maj doxciep；gaenzmbaw cingcuj roxnaeuz mbouj cingcuj；mbaw yienghluenzraez yienghlongzcim roxnaeuz yienghbomj raez，raez 10~30 lizmij，gvangq 2.5~6.0 lizmij，byaimbaw menhmenh bienq soem，goek menhmenh bienq gaeb，bienmbaw miz heujgawq cax. Vahsi lumj aen'gyaeuj baizbaenz vahsi luenzsoem maj gwnzdingj，dujlup yienghsaeuluenz roxnaeuz ca mbouj lai lumj aencung；mbawvalup 5 caengz roxnaeuz 6 caengz，caengz baihrog lumj aen'gyaeq yienghlongzcim，caengz cungqgyang yienghlongzcim gaeb roxnaeuz yiengh sienq yienghlongzcim，caengz baihndaw lumj sienq，miz bwncax；va saekhenj，dingzlai dwg vameh，yiemh dwg 3 veuqheuj；va dingznoix dwg song singq，yiemh 5 veuqfeuz，limqveuq miz bwncax. Makhaep yienghsaeuluenz，miz 5 diuz limq，miz bwnmauh saekhenj. 1~4 nyied haiva.

【Diegmaj Faenbouh】 Maj youq ndaw lueg giz raemh cumx，hix miz ndaem aeu. Guengjsae cujyau faenbouh youq Nanzningz、Binhyangz、Sanglinz、Lungzanh、Fuzsuih、Nazboh、Lungzlinz daengj dieg，guek raeuz Yinznanz、Gveicouh、Guengjdoeng、Daizvanh daengj sengj gih hix miz faenbouh.

【Gij Guhyw Ywcuengh】

Giz guhyw　Mbaw roxnaeuz daengx go.

Singqfeih　Manh，bingz.

Goeng'yungh　Diuz lohlungz、lohhuj，cawz doegfung，cawz doegcumx，siu foeg dingz in. Yungh daeuj yw mizlwg gvaq laeng hoh'in，canj gvaq gyaeujin，fatvangh，laemx doek deng sieng，baenzae，baezbak.

Danyw （1）mizlwg gvaqlaeng gyaeujin：Ngaihyouzraemx、gosanlwed gak 10 gwz，swnjgyaeujhen、gocijcwz gak 15 gwz，gaeulwedgaeq 20 gwz，cienq raemx gwn.

（2）Fatvangh：Ngaihyouzraemx 10 gwz，gaeundonj、rag gaeugvaqngaeu、goloemq、gocaengloj、rag godungjcanz gak 15 gwz，gaeubanz、gaeudanghgveih gak 20 gwz，cienq raemx swiq giz bingh.

205

三画

及已

【药 材 名】及已。

【别　　名】四块瓦、四大金刚、四叶对、土细辛。

【来　　源】金粟兰科植物及已 *Chloranthus serratus*（Thunb.）Roem. et Schult.。

【形态特征】多年生草本，高可达 50 cm。根状茎横生，粗短，生多数土黄色须根。茎直立，单生或数个丛生，具明显的节。叶对生，4~6 片生于茎上部，椭圆形、倒卵形或卵状披针形，长 7~15 cm，宽 3~6 cm，边缘具锐而密的锯齿，齿尖有一腺体；叶柄长 0.8~2.0 cm；鳞状叶膜质，三角形。穗状花序顶生，偶有腋生，单一或 2（3）分枝；总花梗长 1.0~3.5 cm；苞片三角形或近半圆形，通常顶端数齿裂；花白色；雄蕊 3 枚，药隔下部合生，着生于子房上部外侧，3 枚药隔相抱，药室在药隔中部或中部以上；子房卵形，无花柱，柱头粗短。核果近球形或梨形，绿色。花期 4~5 月，果期 6~8 月。

【生境分布】生于山地林下湿润处和山谷溪边草丛中。广西主要分布于南宁、上林、马山、柳州、鹿寨、龙胜、全州、恭城、平乐、贺州、昭平、玉林等地，安徽、江苏、浙江、江西、福建、广东、湖南、湖北、四川等省也有分布。

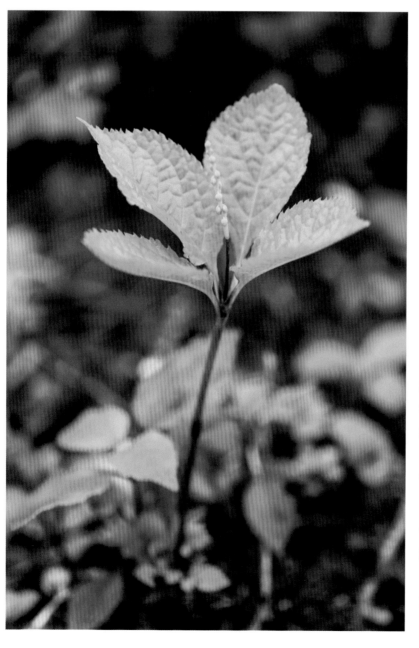

【壮医药用】

药用部位　全草。

性味　辣，温；有毒。

功用　祛风毒，消肿痛。用于林得叮相（跌打损伤），夺扼（骨折），呗脓（痈肿），风寒埃病（咳嗽）。

注　本品有毒，内服慎用，不可过量；孕妇禁服。

附方　（1）林得叮相（跌打损伤），夺扼（骨折），呗脓（痈肿）：鲜及已适量，捣烂敷患处。

（2）风寒埃病（咳嗽）：及已 15 g，水煎服。

Sisinhdoj

【 Cohyw 】 Sisinhdoj.

【 Coh'wnq 】 Seiqdipvax、seiqdaihgimgang、seiqmbawdoiq、dujsisinh.

【 Goekgaen 】 Dwg gosisindoj doenghgo ginhsulanzgoh.

【 Yienghceij Daegdiemj 】 Gorum maj geij bi，sang ndaej daengz 50 lizmij. Ganj lumj rag majvang，co dinj，miz haujlai ragsei henjnamh. Ganj daengjsoh，gag maj roxnaeuz geij diuz comz maj，miz dahoh yienhda. Mbaw maj doxdoiq，4~6 mbaw maj gwnz ganj baihgwnz，luenzbenj、lumj gyaeq dauqbyonj roxnaeuz lumj gyaeq byai menh soem，raez 7~15 lizmij，gvangq 3~6 lizmij，henzbien miz yazgawq soem cix maed，byai heuj miz diemjhanh；gaenqmbaw raez 0.8~2.0 lizmij；mbaw lumj gyaep mbang，yiengh samgak. Gyaeujva baenz rieng maj byai，laemhmboujseiz caemh miz majeiq，gagdog roxnaeuz 2（3）faen nyez；gaenqvagoek raez 1.0~3.5 lizmij；mbawbyak samgak roxnaeuz gaenh luenzmbiengj，dingzlai byai miz heujleg geij leg；va hau；simva boux 3 diuz，gekyw baihlaj doxnem，maj gwnz rugva baihgwnz henzbien，3 gekyw doxgot，rugyw youq ndaw gekyw cungqgyang roxnaeuz cungqgyang doxhwnj；rugva lumj gyaeq，mij saeuva，gyaeujsaeu co dinj. Makceh gaenh luenzgiuz roxnaeuz lum makleiz，heu. 4~5 nyied haiva，6~8 nyied dawzmak.

【 Diegmaj Faenbouh 】 Hwnj ndaw bya laj faex dieg cumx caeuq ndaw lueg henz rij ndaw caz rum. Guengjsae dingzlai hwnj laeng Nanzningz、Sanglinz、Majsanh、Liujcouh、Luzcai、Lungzswng、Cenzcouh、Gunghcwngz、Bingzloz、Hocouh、Cauhbingz、Yilinz daengj dieg neix，guek raeuz Anhveih、Gyanghsuh、Cezgyangh、Gyanghsih、Fuzgen、Guengjdoeng、Huznanz、Huzbwz、Swconh daengj sengj neix caemh miz.

【 Gij Guhyw Ywcuengh 】

Giz guhyw　Daengx go.

Singqfeih　Manh，huj；miz doeg.

Goeng'yungh　Cawz fungdoeg，siu gawh in. Aeu daeuj yw laemx doek deng sieng，ndokraek，baeznong，deng nit baenzae.

Cawq　Go yw neix miz doeg，haeujsim noix gwn，mbouj ndaej gvaqbouh；mehmizndang gaej gwn.

Danyw　（1）Laemx doek deng sieng，ndokraek，baeznong：Sisinhdoj ndip aenqliengh，doek yungz oep mwnqsien.

（2）Deng nit baenzae：Sisinhdoj 15 gwz，cienq raemx gwn.

广防风

【药材名】广防风。

【别　名】防风草、九层楼、土防风、七草、秽草、大羊胡臊、假藿香、臭秽草、假豨莶、豨莶草。

【来　源】唇形科植物广防风 *Anisomeles indica*（L.）Kuntze。

【形态特征】一年生直立草本，高可达 2 m，全株具灰白色毛。茎直立，四棱形，具浅槽。单叶对生或轮生，草质，叶阔卵圆形，长 4~9 cm，宽2.5~6.5 cm，无端尖或短渐尖，边缘有重锯齿，两面被毛；叶柄长 1.0~4.5 cm。穗状花序腋生或轮伞状；花萼钟形，长约 6 mm，被毛，萼齿 5 枚；花冠淡紫色，长约 1.3 cm，冠檐二唇形，上唇直伸，长4.5~5.0 mm，全缘，下唇几乎水平扩展，长 9 mm，3 裂，中裂片倒心形，内面中部具髯毛；雄蕊伸出，近等长；花柱丝状，先端 2 浅裂。小坚果亮黑色，近圆球形，直径约 1.5 mm。花期 8~9 月，果期 9~11 月。

【生境分布】生于林缘或路旁荒地上。广西各地均有分布，广东、贵州、云南、西藏、四川、湖南、江西、浙江、福建、台湾等省区也有分布。

【壮医药用】

药用部位　全草。

性味　苦、辣，微温。

功用　祛风毒，调气机，止疼痛。用于贫痧（感冒），屙泻（泄泻），胴尹（胃痛），发旺（痹病），巧尹（头痛），骨节酸痛，四肢挛急，笃麻（麻疹），麦蛮（风疹），蜈蚣咬伤。

附方　（1）贫痧（感冒）：广防风、三姐妹各 10 g，十八症 12 g，水煎服。

（2）屙泻（泄泻）：广防风 10 g，铁苋菜、马蹄金、火炭母各 12 g，水煎服。

（3）麦蛮（风疹）：广防风 10 g，玉叶金花 15 g，升麻 8 g，水煎服。

（4）外感风毒寒毒引起的巧尹（头痛）：广防风、荆芥、薄荷、生姜各10 g，桂枝、黄芩各 12 g，水煎服。

（5）发旺（痹病），骨节酸痛，四肢挛急：广防风、独活、苍术、小钻各10 g，白术、羌活各 12 g，水煎服。

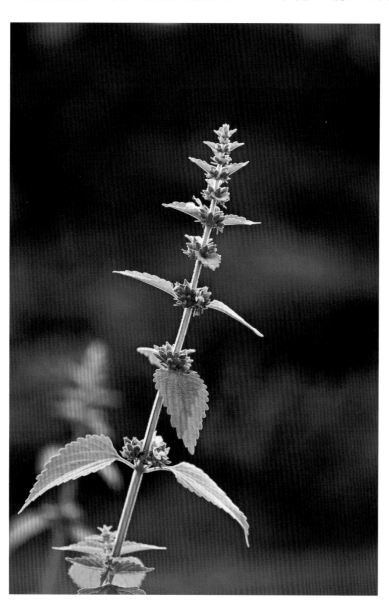

Gofangzfungh

【Cohyw】Gofangzfungh.

【Coh'wnq】Rumfangzfungh、goujcaengzlouz、fangzfunghdoj、rum'uq、dayangzhuzsau、gyajhihciem、rumhihciem.

【Goekgaen】Dwg gofangzfungh doenghgo cunzhingzgoh.

【Yienghceij Daegdiemj】Gorum daengjsoh maj bi ndeu, sang ndaej daengz 2 mij, daengx go hwnj bwn saekhaumong. Ganj daengjsoh, yiengh seiq limq, miz cauz cienj. Mbaw dog maj doxdoiq roxnaeuz maj baenzgvaengx, lumj rum, mbaw yiengh gyaeqluenz gvangq, raez 4~9 lizmij, gvangq 2.5~6.5 lizmij, byai some roxnaeuz dinj ciemh some, henzbien miz heujgawq doxcungz, song mbiengj miz bwn; gaenqmbaw raez 1.0~4.5 lizmij. Foengqva lumj riengz maj eiq roxnaeuz lumj gvaengxliengj; iemjva lumj cung, aiq raez 6 hauzmij, miz bwn, heujiemj 5 limq; mauhva saekaeujoiq, aiq raez 1.3 lizmij, yiemhmauh lumj song gaiq naengbak, naengbak baihgwnz iet soh, raez 4.5~5.0 hauzmij, naengbak baihlaj cengdi mbe dwk bingzbwdbwd, raez 9 hauzmij, 3 dek, mbawseg cungqgyang lumj sim dingjbyonj, baihndaw cungqgyang miz bwnmumh; simva boux iet ok, ceng de raez doxdoengz; saeuva lumj sei, byai 2 dek feuz. Makndangj iq rog saekndaem, loq luenz, cizging daihgaiq 1.5 hauzmij. 8~9 nyied haiva, 9~11 dawzmak.

【Diegmaj Faenbouh】Maj youq henz ndoeng roxnaeuz henzroen gwnz diegfwz. Guengjsae gak dieg cungj miz, guek raeuz Guengjdoeng、Gveicouh、Yinznanz、Sihcang、Swconh、Huznanz、Gyanghsih、Cezgyangh、Fuzgen、Daizvanh daengj sengj gih caemh maj miz.

【Gij Guhyw Ywcuengh】

Giz guhyw　Daengx go.

Singqfeih　Haemz、manh, loq raeuj.

Goeng'yungh　Cawz rumzdoeg, diuz heiq, dingz indot. Yungh youq baenzsa, oksiq, dungx in, fatvangh, gyaeujin, hohndok innaet, ga fwngz caeugaen gip, mazcimj, funghcimj, sipndangj haebsieng.

Danyw　（1）Baenzsa：Gofangzfungh、goriengvaiz gak 10 gwz, cizbazcwng 12 gwz, cienq raemx gwn.

（2）Oksiq：Gofangzfungh 10 gwz, byaekromdiet、byaekcenzlik、gaeumei gak 12 gwz, cienq raemx gwn.

（3）Funghcimj：Gofangzfungh 10 gwz, gaeubeizhau 15 gwz swnghmaz 8 gwz cienq raemx gwn.

（4）Cungj gyaeujin deng rumz doeg nit doeg yinxhwnj：Gofangzfungh、goheiqvaiz、bohoz、hing ndip gak 10 gwz, vangzcwnz、go'gviq gak 12 gwz, cienq raemx gwn.

（5）Fatvangh, hohndok innaet, ga fwngz caeugaen gip：Gofangzfungh、duzhoz、cangsaed、siujcuenq gak 10 gwz, begsaed、gyanghhoz gak 12 gwz, cienq raemx gwn.

209

三画

广西莪术

【药材名】郁金、莪术。

【别　　名】毛莪术、桂莪术。

【来　　源】姜科植物广西莪术 Curcuma kwang-siensis S. G. Lee et C. F. Liang。

【形态特征】多年生草本，株高可达 110 cm。块根纺锤形，断面白色；根茎断面白色或微黄色。叶基生，2~5 片，椭圆状披针形，长 15~35 cm，宽 5~7 cm，先端渐尖，两面被柔毛，腹面中央有时具紫色带；叶柄长 2~11 cm。穗状花序圆柱状，先于叶或与叶同时从根茎或叶鞘中央抽出，长 9~15 cm；上部苞片白色，先端粉红色，腋内无花；中下部苞片，淡绿色，腋内有花 2 至数朵；花冠粉红色或淡黄色，侧裂片卵形或宽披针形，长 0.8~1.5 cm；侧生退化雄蕊，淡黄色；唇瓣近圆形，淡黄色，直径约 1.4 cm。花期 4~9 月。

【生境分布】生于山间或村边林下草地，也有栽培。广西主要分布于南宁、横县、永福、上思、贵港、桂平、凌云、宁明等地，福建、广东、浙江、台湾、云南、四川等省区也有分布。

【壮医药用】

药用部位　块根（郁金）、根茎（莪术）。

性味　苦、辣，微温。

功用　块根：通龙路、火路，除湿毒，止痛。用于胴尹（胃痛），京瑟（闭经），产呱腊胴尹（产后腹痛），林得叮相（跌打损伤），呗脓（痈肿）。

根茎：通龙路、火路，调气道，破瘀散结。用于肝脾肿大，埃病（咳嗽），血蛊（癥瘕），京瑟（闭经），胴尹（胃痛），癌肿，林得叮相（跌打损伤），邦巴尹（肩周炎），活邀尹（颈椎痛），妇女产呱巧尹（妇女产后头痛）。

附方　（1）林得叮相（跌打损伤）：莪术、桃仁、虎杖、生栀子各 10 g，九节风 12 g，红花 6 g，生大黄 5 g，研末，酒炒外敷。

（2）血蛊（癥瘕）：莪术、三棱、桂枝、虎杖、昆布、牡丹皮各 10 g，生牡蛎、鳖甲、夏枯草各 15 g，茯苓 12 g，水煎服。

（3）胴尹（胃痛）：郁金 12 g，研末，加糯米粉 12 g 调匀，制成汤圆，水煮内服。

（4）京瑟（闭经）：郁金、川芎各 15 g，桃仁、红花各 10 g，月季花 12 朵，益母草、当归藤各 30 g，水煎服。

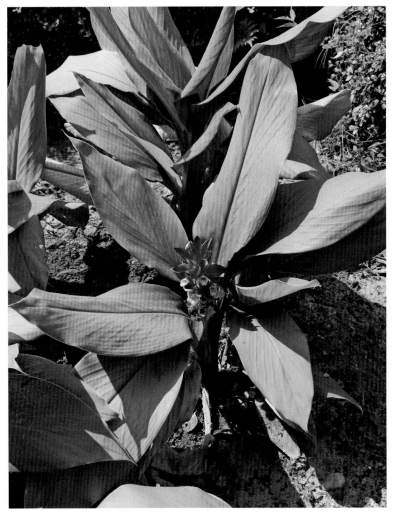

Ginghgvum

【Cohyw】Yiginh、ginghgvum.

【Coh'wnq】Mauzginghgvum、gveiginghgvum.

【Goekgaen】Dwg goginghgvum doenghgo gyanghgoh.

【Yienghceij Daegdiemj】Gorum maj lai bi，gorum sang ndaej daengz 110 lizmij. Ngauqragmeh lumj loekfaiq，mienhgat saekhau；ganjrag mienhgat saekhau roxnaeuz loq henj. Mbaw maj goek，2~5 mbaw，bomj byai menh soem，raez 15~35 lizmij，gvangq 5~7 lizmij，byai ciemh seom，song mbiengj hwnj bwn，mbiengj dungx cungqgyang mizseiz miz raiz saekaeuj；gaenqmbaw raez 2~11 lizmij. Riengz gyaeujva saeumwnz，mbaw yot gonq roxnaeuz caeuq mbaw doengzseiz daj gizragganj roxnaeuz daj byukmbaw cungqgyang yot okdaeuj，raez 9~15 lizmij；mbawlup baihgwnz saekhau，byai saekhoengzmaeq，ndaweiq mbouj miz va；mbawlup cuengqygang baihlaj saekheuoiq，ndaweiq miz va 2 daengz lai duj；mauhva saekhoengzmaeq roxnaeuz saekhenjoiq，mbawseg henz lumj gyaeq gvangq byai menh some，raez 0.8~1.5 lizmij；simva boux doiqva maj song henz，henjoiq；limq naengbak loq luenz，henjoiq，cizging daihgaiq 1.4 lizmij. ；ranzceh youq baihlaj. 4~9 haiva.

【Diegmaj Faenbouh】Maj youq ndawbya roxnaeuz henzmbanj lajfaex diegnywj，caemh miz vunz ndaem. Guengjsae dingzlai maj youq Nanzningz、Hwngzyen、Yungjfuz、Sangswh、Gveigangj、Gveibingz、Lingzyinz、Ningzmingz daengj dieg，guek raeuz Fuzgen、Guengjdoeng、Cezgyangh、Daizvanh、Yinznanz、Swconh daengj sengj gih caemh maj miz.

【Gij Guhyw Ywcuengh】

Giz guhyw　Ngauqrag（goyiginh）、Ganjrag（ginghgvum）.

Singqfeih　Haemz、manh，loq raeuj.

Goeng'yungh　Ngauqrag：Doeng lohlungz、lohhuj，cawz doegcumx，dingz in. Yungh youq dungx in，dawzsaegz gaz，senggvaq laj dungx in，laemx doek deng sieng，baeznong.

Ganjrag：Doeng lohlungz、lohhuj，diuz roenheiq，siu lwedgux sanq duxdengq. Yungh youq bwet mamx gawhung，baenzae，lwedgux，dawzsaeg gaz，dungx in，aizfouz，laemx doek deng sieng，bangxmbaqin，hozyiuin，vunzmeh senggvaq gyaeujin.

Danyw　（1）Laemx doek deng sieng：Ginghgvum、gveihmakdauz、hujcang、vuengzgae ndip gak 10 gwz，goloemq 12 gwz，hoengzvah 6 gwz，nu mienz，daihvungz ndip 5 gwz，gyaux laeuj cauj oep giz in.

（2）Lwedgux：Ginghgvum、gosamlimq、gogviq、hujcangq、guenhbu、naengmauxdan gak 10 gwz，mujli seng、buengzfw、yaguhcauj gak 15 gwz，fuzlingz 12 gwz，cienq raemx gwn.

（3）Dungx in：Ginghgvum 12 gwz，nu mienz，dwk mba haeuxcid 12 gwz gyauxyinz，baenjbaenz ceizsaeq（ceizraemxrouh），cawj raemx gwn.

（4）Dawzsaeg gaz：Ginghgvum、conhyungh gak 15 gwz，ngveihmakdauz、vahoengz gak 10 gwz，vayezgi 12 duj，ngaihmwnj 30 gwz，gaeudanghgveih 30 gwz，cienq raemx gwn.

211

三画

广东万年青

【药 材 名】万年青。

【别　　名】亮丝草。

【来　　源】天南星科植物广东万年青 *Aglaonema modestum* Schott ex Engl.。

【形态特征】多年生常绿草本，高可达 70 cm。茎直立或上升。叶柄长 5~20 cm；叶片深绿色，卵形或卵状披针形，长 15~25 cm，宽 10~13 cm，不等侧，先端渐尖。肉穗花序腋生，花序柄长 10.0~12.5 cm，佛焰苞长 6~7 cm，长圆披针形，肉穗花序长为佛焰苞的 2/3，具长 1 cm 的梗；雄花生于花序上部，花序圆柱形，长 2~3 cm，直径 3~4 mm；雌花紧接雄花之下，每朵花具 1 子房。浆果长圆形，绿色至黄红色，长 2 cm，宽 8 mm；种子 1 粒。花期 5 月，果期 10~11 月。

【生境分布】栽培，或生于石山密林湿地上。广西主要分布于崇左、宁明、龙州、大新、隆安等地，广东、云南等省也有分布。

【壮医药用】

药用部位　根、全草。

性味　微苦，寒。

功用　调龙路、火路，清热毒，消肿痛。用于腰肌劳损，货烟妈（咽痛），兵霜火豪（白喉），埃病（咳嗽），心肌炎，鹿勒（呕血），屙意勒（便血），尊寸（脱肛），呗脓（痈肿），狂犬咬伤，肺心病；外用于额哈（毒蛇咬伤）。

附方　（1）货烟妈（咽痛）：万年青全草、草龙各 15 g，水煎服。

（2）额哈（毒蛇咬伤）：鲜万年青全草、鲜乌桕各 12 g，捣烂敷患处。

（3）肺热埃病（咳嗽）：万年青全草、蒲公英各 12 g，千日红 15 g，水煎服。

（4）腰肌劳损：万年青全草、大叶山桂、杜仲、牛膝各 12 g，水煎服。

（5）心肌炎：万年青根、犁头草各 12 g，夹竹桃叶 2 g，水煎服。

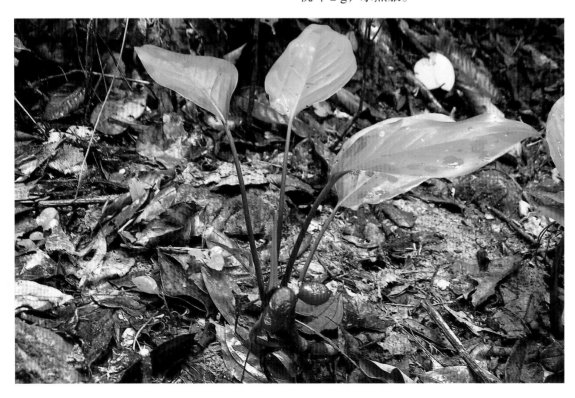

Vannenzcingh

【 Cohyw 】 Vannenzcingh.

【 Coh'wnq 】 Rumronghsei.

【 Goekgaen 】 Dwg govannenzcingh doenggo denhnanzsinghgoh.

【 Yienghceij Daegdiemj 】 Gorum maj lai bi baenzbi cungj heuswdswd，sang ndaej daengz 70 lizmij. Ganj daengjsoh roxnaeuz doxhwnj. Gaenq mbaw raez 5~20 lizmij ; mbaw saekheugeq，yiengh gyaeq roxnaeuz yiengh gyaeqluenzsoem byai menh soem，raez 15~25 lizmij，gvangq 10~13 lizmij，soeng mbiengj mbouj doengz hung，byai ciemh soem. Gyaeujva nohnwd maj laj eiq，gaenq gyaeujva raez 10.0~12.5 lizmij，limqmbaw lumj feizbaed raez 6~7 lizmij，luenzraez gaeb byai menh soem，gyaeujva nohnwd raez dwg 2/3 mbawlup lumj feizbaed，miz gaenq raez 1 lizmij ; vaboux maj youq gwnzdingj gyaeujva，gyajva saeumenz，raez 2~3 lizmij，cizging 3~4 hauzmij ; vameh gaenjciep youq baihlaj vaboux，it duj va miz 1 aen ranzceh. Makraemx raez luenz，saekheu daengz saekhenjhoengz，raez 2 lizmij，gvangq 8 hauzmij ; ceh naedndeu. 5 nyied haiva，10~11 nyied dawzmak.

【 Diegmaj Faenbouh 】 Dajndaem，roxnaeuz maj youq gwnzrin ndoengfaex ndaetfwd gwnz diegcumxj. Guengjsae dingzlai maj youq Cungzcoj、Ningzminz、Lungzcouh、Dasinh、Lungzanh daengj dieg，guek raeuz Guengjdoeng、Yinznanz daengj sengj caemh maj miz.

【 Gij Guhyw Ywcuengh 】

Giz guhyw　Rag、daengx go.

Singqfeih　Loq haemz，hanz.

Goeng'yungh　Diuz lohlungz、lohhuj，cing doeghuj，siu foegin. Yungh youq hwetin hwetdot，baenzngoz，baenzae，sinhgihyenz，rueglwed，okhaexlwed，damhangx conh，baeznong mabag haebsieng，binghbwtsim ; baihrog yungh youq ngwz haeb.

Danyw　（1）Conghhoz in : Daengxgo vannenzcingh、caujlungz gak 15 gwz，cienq raemx gwn.

（2）Ngwz haeb : Daengxgo vannenzcingh ndip，gogoux ndip 12 gwz，dub yungz oep giz in.

（3）Bwthuj baenzae : Daengxgo vannenzcingh 12 gwz，golinzgaeq 12 gwz，cenhyizhungz 15 gwz，cienq raemx gwn.

（4）hwetin hwetdot : Daengxgo vannenzcingh、gvibya mbaw hung、ducung、baihdoh gak 12 gwz，cienq raemx gwn.

（5）Sinhgihyenz : Rag vannenzcingh、gobakcae gak 12 gwz，mbaw gyazcuzdauz 2 gwz，cienq raemx gwn.

213

三画

广东金钱草

【药 材 名】广金钱草。

【别 名】金钱草、假花生、铜钱草，鱼钱草。

【来 源】蝶形花科植物广东金钱草 *Desmodium styracifolium*（Osbeck）Merr.。

【形态特征】亚灌木状草本，高可达 1 m，全株密被黄色柔毛。茎倾斜或平铺于地面，多分枝。叶互生，小叶 1 片或有时 3 片；叶柄长 1~2 cm；有 3 小叶时，中间小叶较大，圆形至宽倒卵形，长与宽均为 2.0~4.5 cm，侧生小叶较小，矩圆形，小叶柄长 0.5~0.8 cm。总状花序顶生或腋生，长约 2.5 cm，每 2 朵生于一个节上；花梗长 2~3 mm；花萼长约 3.5 mm，萼筒顶端 4 裂；花冠紫红色，长约 4 mm，旗瓣倒卵形或近圆形，翼瓣倒卵形，龙骨瓣较翼瓣长，极弯曲；雄蕊二体；子房线形，被毛。荚果长 10~20 mm，宽约 2.5 mm，被短柔毛和小钩状毛，具荚节 3~6 个。花果期 6~9 月。

【生境分布】生于山坡、草地和灌木丛中。广西主要分布于南宁、宾阳、岑溪、玉林、龙州等地，广东、海南、云南等省也有分布。

【壮医药用】

药用部位 全草。

性味 甜、淡，寒。

功用 利水道、谷道，清热毒，除湿毒。用于肉扭（淋证），笨浮（水肿），胆囊结石，黄标（黄疸），喯疳（疳积），石淋，荨麻疹，呗脓（痈肿）。

附方 （1）肾炎：①广金钱草、车前草、苍耳草各 12 g，榄核莲 3 g，白茅根 6 g，水煎服。②广金钱草 20 g，荷莲荳、车前草、连翘各 10 g，金银花 12 g，水煎服。

（2）黄标（黄疸）：广金钱草、排钱草各 20 g，白马骨、小叶田基黄、茵陈各 10 g，水牙郎 16 g，水煎服。

（3）石淋：广金钱草 25 g，木贼、海金沙、鸡内金各 10 g，水煎代茶饮。

（4）肉扭（淋证）：广金钱草 30 g，海金沙藤 15 g，金银花、桃仁、赤芍各 10 g，野菊花 12 g，水煎服。

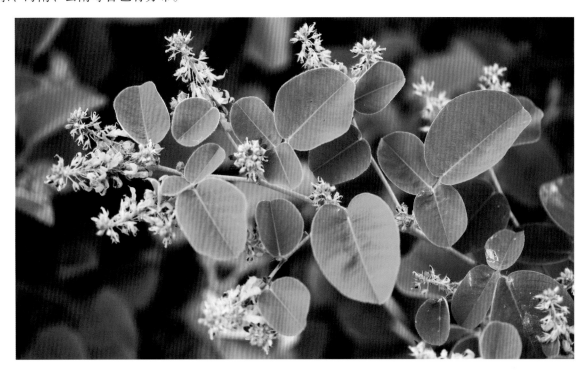

Gvangjgimcienz

【 Cohyw 】 Gvangjgimcienz.

【 Coh'wnq 】 Duhnamhfangz、duhdoemgyaj、nywjdoengzleij、gvangjgimcienz.

【 Goekgaen 】 Dwg goduhnamhfangz Guengjdoeng doenghgo dezhingzvahgoh.

【 Yienghceij Daegdiemj 】 Dwg go'nywj maj lumj faexcaz，sang ndaej daengz mijndeu，daengx go deihdub dwk maj miz bwn'unq saekhenj. Ganj ngeng roxnaeuz bu bingz youq gwnz deih，lai faen nye. Mbaw maj doxciep，mbawsaeq mbaw ndeu roxnaeuz mizseiz 3 mbaw；gaenqmbaw raez 1~2 lizmij；3 mbawsaeq seiz mbawsaeq cungqgyang haemq hung，luenz daengz gvangq lumj aen'gyaeq dauqdingq，raez caeuq gvangq cungj dwg 2.0~4.5 lizmij，mbawsaeq majvang haemq iq，yienghluenz seiqcingq，gaenqmbawsaeq raez 0.5~0.8 lizmij. Vahsi baenz foengq maj youq gwnzdingj roxnaeuz maj goek mbaw，raez daihgaiq 2.5 lizmij，moix 2 duj va maj youq gwnz hoh；gaenqva raez 2~3 hauzmij；iemjva raez daihgaiq 3.5 hauzmij，doengziemj gwnzdingj 4 veuq；mauhva saekaeujhoengz，raez daihgaiq 4 hauzmij，limqva gwnz lumj aen'gyaeq dauqdingq roxnaeuz ca mbouj lai luenz，limqva baihgwnz lumj aen'gyaeq dauqdingq，limqva ndokaekroeg raez gvaq limqva baihgwnz，haemq goz；vaboux dwg song dij；fuengzlwg yiengh sienq，miz bwn'unq dinj caeuq bwn lumj ngaeusaeq. Duhfaek raez 10~20 hauzmij，gvangq daihgaiq 2.5 hauzmij，miz bwn'unq dinj caeuq bwn lumj ngaeu，miz hohfaek 3~6 aen. 6~9 nyied haiva dawzmak.

【 Diegmaj Faenbouh 】 Maj youq gwnz bo、diegnywj caeuq ndaw faexcaz. Guengjsae cujyau faenbouh youq Nanzningz、Binhyangz、Cinzhih、Yilinz、Lungzcouh daengj dieg，guek raeuz Guengjdoeng、Haijnanz、Yinznanz daengj sengj cungj miz faenbouh.

【 Gij Guhyw Ywcuengh 】

Giz guhyw　Daengx go.

Singqfeih　Van、damh、hanz.

Goeng'yungh　Leih roenraemx、roenhaeux，siu doeghuj，cawz doegcumx. Yungh daeuj yw nyouhniuj，baenzfouz，mbei gietrin，vuengzbiu，baenzgam，oknyouh'in，sinzmazcimj，baeznong.

Danyw　（1）Makin：① Gvangjgimcienz、daezmbe、gofaetvaiz gak 12 gwz，nyafaenzlenz 3 gwz，raghazranz 6 gwz，cienq raemx gwn. ② Gvangjgimcienz 20 gwz，rumliengz、daezmbe、golenzgyauz gak 10 gwz，vagimngaenz 12 gwz，cienq raemx gwn.

（2）Vuengzbiu：Gvangjgimcienz、godaebcienz gak 20 gwz，go'ndokmax、mbawsaeq goiemgaeq、go'ngaihndingj gak 10 gwz，gosuijyazlangz 16 gwz，cienq raemx gwn.

（3）Oknyouh'in：Gvangjgimcienz 25 gwz，godaebdoengz、rumseidiet、dawgaeq gak 10 gwz，aeu raemx cawj dangq caz gwn.

（4）Nyouhniuj：Gvangjgimcienz 30 gwz，gaeu rumseidiet 15 gwz，vagimngaenz、ngveihmakdauz、gocizsoz gak 10 gwz，vagutndoeng 12 gwz，cienq raemx gwn.

215

三画

广东相思子

【药 材 名】鸡骨草。

【别　　　名】广州相思子、石门坎、山鸡窝草、母鸡草。

【来　　　源】蝶形花科植物广东相思子 *Abrus cantoniensis* Hance。

【形态特征】披散状灌木，高可达 2 m。根条状，具分枝，土棕色。茎从根部开始分枝，小枝，被糙伏毛。羽状复叶互生；小叶 6~11 对，长圆形或倒卵状长圆形，长 0.5~1.5 cm，宽 0.3~0.5 cm，先端截形或稍凹缺，具细尖，两面被毛，小脉两面均隆起；小叶柄短。总状花序腋生；花小，长约 0.6 cm，花梗短；蝶形花冠紫红色或淡紫色，长约 0.8 cm，旗瓣宽椭圆形。荚果长圆形，扁平，长 2~3 cm，宽 0.6~1.0 cm，顶端具喙，被白色糙伏毛，成熟时浅褐色；种子 4~5 粒，黑褐色。花期 7~8 月，果期 10~11 月。

【生境分布】生于疏林、灌木丛和山坡。广西主要分布于南宁、梧州、平南、桂平、玉林、陆川、博白、钟山、宁明、龙州等地，湖南、广东等省也有分布。

【壮医药用】

药用部位　全株。

性味　甜、微苦，微寒。

功用　调龙路、火路，清热毒，除湿毒，消肿痛。用于鹿（呕吐），黄标（黄疸），肝硬化，胴尹（胃痛），林得叮相（跌打损伤），发旺（痹病），呗脓（痈肿），呗嘻（乳痈），火眼（急性结膜炎）。

附方　（1）黄标（黄疸）：鸡骨草 100 g，千斤拔根 50 g，水煎服。

（2）鹿（呕吐）：鸡骨草 50 g，香附子、姜黄各 10 g，芦根 20 g，水煎服。

（3）呗脓（痈肿）：鸡骨草 100 g，败酱草 30 g，猫须草 15 g，共研末，调适量淘米水，外敷患处。

（4）呗嘻（乳痈）：①鸡骨草、橙叶各 50 g，共研末，外敷患处。②鸡骨草、夏枯草、柴胡、野菊花各 10 g，蒲公英、犁头草、金银花各 15 g，连翘 12 g，水煎服。

（5）黄标（黄疸）：鸡骨草、柴胡、半边莲、薄荷、满天星各 10 g，田基黄、路边菊各 15 g，野菊花 12 g，水煎服。

（6）胴尹（胃痛）：鸡骨草、饿蚂蝗、小钻、山苍根各 10 g，砂仁 6 g，九里香 15 g，水煎服。

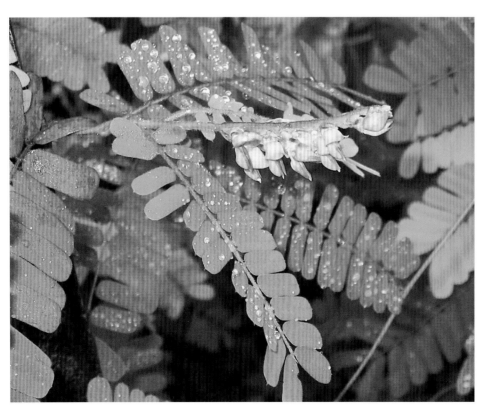

Gogukgaeq

【Cohyw】Gogukgaeq.

【Coh'wnq】Gogukgaeq、gosizmwnzganj、nywjrongzroeggaeq、nywjmehgaeq.

【Goekgaen】Dwg gogukgaeq doenghgo dezhingzvahgoh.

【Yienghceij Daegdiemj】Go faexcaz nyungqnyangq，sang ndaej daengz 2 mij. Rag baenz diuz，miz faennye，saekhenjnamh. Ganj daj lajgeok hainduj faen nye，nye iq miz bwnndumj co. Yiengh fwed lai mbaw maj doxciep；mbawsaeq 6~11 doiq，yiengh luenzraez roxnaeuz lumj aen'gyaeq dauqdingq yiengh luenzraez，raez 0.5~1.5 lizmij，gvangq 0.3~0.5 lizmij，byaimbaw bingz roxnaeuz loq mboep vengq，miz mbaw soemset，song mbiengj miz bwn，meg iq song mbiengj cungj gungj hwnj；mbawsaeq gaenq dinj. Vahsi baenz foengq maj mbaw lajeiq；va iq，daihgaiq raez 0.6 lizmij；gaenqva dinj；mauhva lumj duzmbaj saekaeujhoengz roxnaeuz saekaeujmong，daihgaiq raez 0.8 lizmij，limqva gwnz gvangq yiengh luenzgyaeq. Duhfaek yiengh luenzraez，benjbingz，raez 2~3 lizmij，gvangq daihgaiq 0.6~1 lizmij，byai faek soemraeh，miz bwnndumj co hau，cug seiz saekhenjgeq mong；ceh 4~5 naed，saekhenjgeq ndaem. 7~8 nyied haiva，10~11 nyied dawzmak.

【Diegmaj Faenbouh】Maj youq ndoeng cax、faexcaz caeuq gwnz bo. Guengjsae cujyau faenbouh youq Nanzningz、Vuzcouh、Bingznanz、Gveibingz、Yilinz、Luzconh、Bozbwz、Cunghsanh、Ningzmingz、Lungzcouh daengj dieg，guek raeuz Huznanz、Guengjdoeng daengj sengj cungj miz faenbouh.

【Gij Guhyw Ywcuengh】

Giz guhyw　Daengx go.

Singqfeih　Van、loq haemz，loq hanz.

Goeng'yungh　Diuz lohlungz、lohhuj，siu doeghuj，cawx doegcumx，siu foegin. Yungh daeuj yw rueg，vuengzbiu，daep bienq geng，dungx in，laemx doek deng sieng，fatvangh，baeznong，baezcij，dahuj.

Danyw （1）Vuengzbiu：Gogukgaeq 100 gwz，rag goragdingh 50 gwz，cienq raemx gwn.

（2）Rueg：Gogukgaeq 50 gwz，rumcid、hinghenj gak 10 gwz，ganjgo'ngoz 20 gwz，cienq raemx gwn.

（3）Baeznong：Gogukgaeq 100 gwz，gohaeunaeuh 30 gwz，hazmumhmeuz 15 gwz，caez nienj baenz mba，diuz dingz raemxdauzhaeux，oep baihrog giz bingh.

（4）Baezcij：① Gogukgaeq、mbawmakdoengj gak 50 gwz，caez nienj baenz mba，oep baihrog giz bingh. ② Gogukgaeq、goyaguhcauj、caizhuz、vagutndoeng gak 10 gwz，golinxgaeq、gobakcae、vagimngaenz gak 15 gwz，golenzgyauz 12 gwz，cienq raemx gwn.

（5）Vuengzbiu：Gogukgaeq、caizhuz、yw'ngwzhaeb、yiengcimz、gobaidoq gak 10 gwz，goiemgaeq、govaihag gak 15 gwz，vagutndoeng 12 gwz，cienq raemx gwn.

（6）dungx in：Gogukgaeq、govaiziq、siujcuenq、gauginghsaej gak 10 gwz，gosahyinz 6 gwz，go'ndukmax 15 gwz，cienq raemx gwn.

217

三画

广西九里香

【药 材 名】广西九里香。

【别 名】山柠檬。

【来 源】芸香科植物广西九里香 *Murraya kwangsiensis*（Huang）Huang。

【形态特征】灌木，高可达 2 m。嫩枝、叶轴、小叶柄及小叶背面均密被短柔毛。叶有小叶 3~11 片，有时为偶数复叶，小叶互生，生于叶轴上部的较大，卵状长圆形或斜四边形，长 7~10 cm，宽 3.0~6.5 cm，顶端钝或圆，有时甚短尖，有时凹头，生于叶轴下部的较小，长 3~5 cm，革质，叶面有光泽，油点甚多，干后变黑褐色，叶缘有细钝裂齿；小叶柄长 2~3 mm。花蕾椭圆形，为近平顶的伞房花序；萼片及花瓣均为 5 枚；萼片阔卵形，边缘被短毛；花瓣长约 4 mm，有油点；雄蕊 10 枚，花丝宽而扁，顶端钻尖。果圆球形，直径约 1 cm，熟透时由红色转为暗紫黑色。花期 5 月，果期 10 月。

【生境分布】生于石灰岩谷地灌木丛或疏林中。

广西主要分布于南宁、大新、宁明、龙州、百色、田阳，云南省也有分布。

【壮医药用】

药用部位 地上部分。

性味 辣、苦，微温。

功用 调气机，祛风毒，除湿毒，消肿痛。用于发旺（痹病），林得叮相（跌打损伤），胴尹（胃痛），贫痧（感冒），角膜炎。

附方 （1）发旺（痹病）：广西九里香 10 g，千斤拔 12 g，两面针 15 g，水煎服。

（2）林得叮相（跌打损伤）：广西九里香、鹰不扑各 10 g，田七 3 g，水煎服。

（3）胴尹（胃痛）：广西九里香、香附、佛手各 10 g，水煎服。

（4）贫痧（感冒）：广西九里香 10 g，藿香、三姐妹、地桃花各 12 g，水煎服。

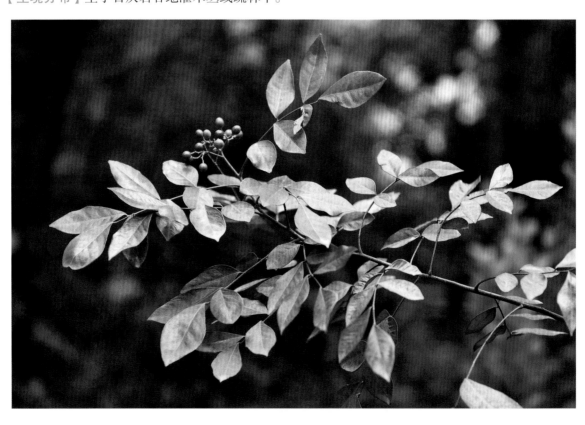

Gocengzbya

【 Cohyw 】 Gocengzbya.

【 Coh'wnq 】 Gomakcengz.

【 Goekgaen 】 Dwg gocengzbya doenghgo yinzyanghgoh.

【 Yienghceij Daegdiemj 】 Faexcaz， sang ndaej daengz 2 mij. Nyeoiq、ndokmbaw、gaenqmbawlwg caeuq baihlaeng mbawlwg cungj miz haujlai bwn'unq dinj. Mbaw miz mbawlwg 3~11 mbaw， mizmbangj dwg fuzyez sueng， mbawlwg maj doxcah， maj laeng ndokmbaw baihgwnz de lai hung， lumj gyaeq luenzraez roxnaeuz aengak mat， raez 7~10 lizmij， gvangq 3.0~6.5 lizmij， byai bumx roxnaeuz luenz， mizmbangj dinjsoem dangqmaz， mizmbangj gyaeujmboep， maj youq ndokmbaw baihlaj de lai iq， raez 3~5 lizmij， gyajgywt， laengz mbaw wenqupup， diemjyouz loq lai， hawq le ndaemmoenq， henz mbaw miz heujlig bumjsaeq； gaenqmbawlwg raez 2~3 hauzmij. Valup mwnzgyaeq， foengqva lumj liengj baihgwnz cengj mbouj lai bingzbwnh， iemjva dem mbawva cungj dwg 5 mbaw； mbawiemj yiengh gyaeq gvangq； henzbien miz bwn dinj； mbawva daihgaiq yaek 4 hauzmij， miz diemjyouz； simva boux 10 diuz， seiva gvangq cix benj， byai soemsot. Mak luenzgiuz， hunggvangq daihgaiq lizmijndeu， gaeuq geq le daj hoengz bienqbaenz aeujndaemlaep. 5 nyied haiva， 10 nyied dawzmak.

【 Diegmaj Faenbouh 】 Maj youq ndaw ndoeng faex mbang roxnaeuz ndaw cumh faexcaz ndaw rungh. Guengjsae dingzlai hwnj laeng Nanzningz、Dasinh、Ningzmingz、Lungzcouh、Bwzswz、Denzyangz， guek raeuz Yinznanz Sengj caemh miz.

【 Gij Guhyw Ywcuengh 】

Giz guhyw　Dingz gwnz dieg.

Singqfeih　Manh、haemz， loq raeuj.

Goeng'yungh　Diuz gigih， siu fungdoeg， cawz caepdoeg， siu gawh in. Ndaej aeu ma yw fatvangh， laemx doek deng sieng， dungx in， baenzsa， gozmozyenz.

Danyw　（1）Fatvangh：Gocengzbya 10 gwz， cenhginhbaz 12 gwz， liengjmencinh 15 gwz， cienq raemx gwn.

（2）Laemx doek dengsieng：Gocengzbya、yiuhmbouj coemj gak 10 gwz， samcaet 3 gwz， cienq raemx gwn.

（3）Dungx in：Gocengzbya、yanghfu、fuzsouj gak 10 gwz， cienq raemx gwn.

（4）Baenzsa：Gocengzbya 10 gwz， hozyangh、samcejnuengx gak 12 gwz， didauzvah 12 gwz， cienq raemx gwn.

219

三画

广西马兜铃

【药材名】大白解薯。

【别　　名】大总管、大青木香、大叶马兜铃。

【来　　源】马兜铃科植物广西马兜铃 *Aristolochia kwangsiensis* Chun et F. C. How ex C. F. Liang。

【形态特征】木质大藤本。嫩枝、叶柄和叶背、花密被污黄色或淡棕色长硬毛。叶厚纸质至革质，卵状心形或圆形，宽可达 30 cm，顶端钝或短尖，基部宽心形，总状花序腋生，有花 2~3 朵；花梗弯垂；花被管中部急遽弯曲，外面淡绿色；檐部盘状，近圆三角形，直径 3.5~4.5 cm，上面蓝紫色并有暗红色棘状凸起，边缘具 3 浅裂，常外反折。喉部近圆形，黄色，稍突出呈领状。蒴果长圆柱形，暗黄色，长 8~10 cm，直径约 2 cm，具 6 棱，成熟时 6 瓣开裂；种子卵形，栗褐色。花期 4~5 月，果期 8~9 月。

【生境分布】生于山谷林中。广西主要分布于桂西南地区，云南、四川、贵州、湖南、浙江、广东、福建等省也有分布。

【壮医药用】

药用部位　根。

性味　苦，寒。

功用　调龙路、火路，清热毒，消肿痛。用于胴尹（胃痛），腊胴尹（腹痛），屙泻（泄泻），货烟妈（咽痛），屙意咪（痢疾），林得叮相（跌打损伤），呗脓（痈肿），外伤出血，额哈（毒蛇咬伤），骨结核。

注　本品儿童及老年人慎用，孕妇、婴幼儿及肾功能不全者禁用。

附方　（1）胴尹（胃痛）：大百解薯 6 g，水煎服。

（2）屙意咪（痢疾）：大百解薯 6 g，九层风 15 g，水煎服。

（3）外伤出血：大百解薯 6 g，剑叶龙血树 15 g，水煎服。

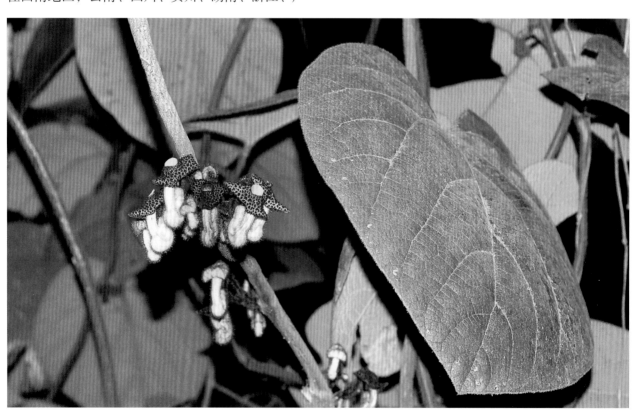

Gaemmaenzdaez

【 Cohyw 】 Gaemmaenzdaez.

【 Coh'wnq 】 Dacungjgvanj、dacinghmuzyangh、majdouhlingz mbawhung.

【 Goekgaen 】 Dwg gogaemmaenzdaez doenghgo majdouhlingzgoh.

【 Yienghceij Daegdiemj 】 Dwg go baenz diuz gaeu geng lumj faex. gaenqmbaw caeuq laeng mbaw、va cungj miz bwngeng raez henjmong roxnaeuz saekhenjgeq mong. Mbaw na lumj ceij youh nyangq youh rongh, lumj aen gyaeq baenz yiengh simdaeuz roxnaeuz luenz, gvangq ndaej daengz 30 lizmij, gwnzdingj mwt roxnaeuz soem youh dinj, goek goyw yienghsimdaeuz gvangq. Vahsi baenz foengq maj youq goekmbaw, miz 2~3 duj va ; ganj va van duengh ; duenhgyang doengzva fwt van, baihrog saek heuoiq ; yiemhva lumj aen buenz, ca mbouj lai yiengh samgak luenz, cizging 3.5~4.5 lizmij, baihgwnz saek aeujlamz caemhcaiq miz gij oen hoengzndaem doed ok, bienmbaw 3 gehveuq feuh, ciengz baeb ok rog. Hozva ca mbouj lai yiengh luenz, saekhenj, loq doed ok baenz yiengh hozbuh. Duhfaek yienghsaeuluenz raez, saekhenjmong, raez 8~10 lizmij, cizging daihgaiq 2 lizmij, miz 6 limq, faek cug le veuq baenz 6 limq ; ceh baenz yiengh gyaeq, saekhenjgeq. 4~5 nyied haiva, 8~9 nyied dawzmak.

【 Diegmaj Faenbouh 】 Maj youq ndoeng ndaw lueg. Guengjsae cujyau faenbouh youq Guengjsae raeuz baihsaenamz, guek raeuz Yinznanz、Swconh、Gveicouh、Huznanz、Cezgyangh、Guengjdoeng、Fuzgen daengj sengj hix miz faenbouh.

【 Gij Guhyw Ywcuengh 】

Giz guhyw Rag.

Singqfeih Haemz, hanz.

Goeng'yungh Diuz lohlungz、lohhuj, siu doeghuj, siu foegin. Aeu daeuj yw dungx in, laj dungx in, oksiq, conghhoz in, okhaexmug, laemx doek deng sieng, baeznong, rog sieng oklwed, ngwz haeb, ndok baenz gezhwz.

Cawq Cungj yw neix lwgnyez caeuq bouxlaux siujsim yungh, mehdaiqndang、lwgnding caeuq doengh boux mak goengnaengz mbouj caezcienz gimq yungh.

Danyw （1）Dungx in : Gaemmaenzdaez 6 gwz, cienq raemx gwn.

（2）Okhaexmug : Gaemmaenzdaez 6 gwz, gaeulwedgaeq 15 gwz, cienq raemx gwn.

（3）Rog sieng oklwed : Gaemmaenzdaez 6 gwz, faexlwedlungz 15 gwz, cienq raemx gwn.

221

三画

广西地不容

【药 材 名】山乌龟。

【别　　名】金不换、蛤蟆藤、蟾蜍藤。

【来　　源】防己科植物广西地不容 *Stephania kwangsiensis* H. S. Lo.。

【形态特征】多年生草质藤本，有时基部有稍木质化的老茎，全株无毛，块根肥大，呈不规则球形，表面褐色。枝有直线纹。叶纸质，三角状圆形至近圆形，宽 5~12 cm，全缘或有时有角状粗齿，掌状脉 10~11 条，脉上密覆小乳凸，脉向上的粗大，常二叉分枝，向下的纤细，常不分枝，网脉稍明显；叶柄长 4~9 cm，基部扭曲。复伞形聚伞花序腋生，雄花萼片 6 枚，排成 2 轮，外轮匙状倒披针形或倒卵形，内轮阔倒卵形；花瓣 3 枚，淡黄色，肉质，贝壳状。雌花花瓣 2 枚或 3 枚，阔卵形。核果红色。花期 5 月。

【生境分布】生于石灰岩地区的石山上。广西主要分布于南宁、百色、靖西、那坡、凌云及桂西南、桂西北等地区，云南省也有分布。

【壮医药用】

药用部位　块根。

性味　苦，寒。

功用　调气道、谷道，通龙路、火路，清热毒，消肿痛。用于屙泻（泄泻），屙意咪（痢疾），胴尹（胃痛），埃病（咳嗽），货烟妈（咽痛），诺嚎尹（牙痛），发旺（痹病），林得叮相（跌打损伤），产后腊胴尹（产后腹痛），约经乱（月经不调），呗脓（痈肿），呗嘻（乳痈），口疮（口腔溃疡），额哈（毒蛇咬伤）。

附方　（1）呗脓（痈肿）：山乌龟、七叶一枝花各 10 g，龙胆草 4 g，研末，以开水冲服或外敷。

（2）胴尹（胃痛）：山乌龟、小钻各 10 g，九龙胆 5 g，两面针、五指毛桃、九里香各 15 g，土人参 12 g，水煎服。

（3）林得叮相（跌打损伤）：山乌龟、田七、水泽兰各 10 g，麻骨风、小钻各 15 g，加白酒 500 mL 浸泡 30 天，取药酒 50 mL 内服，另取药酒适量外擦。

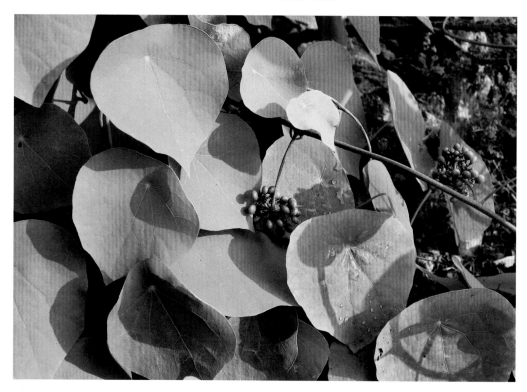

Maengzbaegmbouj

【Cohyw】 Maengzbaegmbouj.

【Coh'wnq】 Gimmboujvuenh、gaeugoepsou、gaeugungqsou.

【Goekgaen】 Dwg gomaengzbaegmbouj doenghgo fangzgijgoh.

【Yienghceij Daegdiemj】 Dwg go nywj lumj gaeu maj lai bi de, mizseiz laj goek miz ganjgeq geng lumj faex, daengx go mij bwn, ndaekrag bizhung, yiengh lumj giuz mbouj baenz giuz, baihrog henjgeq. Nye miz doengh diuz riz sienq soh. Mbaw mbang youh oiq, luenz samgak daengz gaenh luenz, gvangq 5~12 lizmij, bien lawx roxnaeuz mizmbaez mizgij nyaz co baenzgak, miz 10~11 diuz lumj gij meg angjfwngz, gwnz meg miz haulai di doed lumj bakcij, meg yiengq doxhwnj de co hung, ciengzseiz song nga faen nye, diuz yiengq baihlaj de saeqset, dingzlai mbouj faen nye, megmuengx miz di mbouj yienh；gaenqmbaw raez 4~9 lizmij, goek utniuj. Gyaeujva comzliengj lumj liengj doxdaeb majeiq, mbawlinx vaboux 6 mbaw, baizbaenz 2 gvaengx, gvaengxrog lumj beuzgeng byai ciemh soem roxnaeuz lumj gyaeq dauqdingq, gvaengxndaw gvangqgyaeq dauqdingq；mbawva 3 mbaw, henjdamh, noh, lumj gyapbangx. Mbawva vameh 2 naed roxnaeuz 3 naed, gvangqgyaeq. Makceh hoengz. 5 nyied haiva.

【Diegmaj Faenbouh】 Hwnj youq gwnz bya dieg bya rinhoi. Guengjsae dingzlai hwnj laeng Nanzningz、Bwzswz、Cingsih、Nazboh、Lingzyinz、gveisihnanz、gveisihbwz daengj dieg neix, guek raeuz Yinznanz Sengj caemh miz.

【Gij Guhyw Ywcuengh】

Giz guhyw　Ndaekrag.

Singqfeih　Haemz, hanz.

Goeng'yungh　Diuz roenheiq、roenhaeux, doeng lohlungz、lohhuj, siu ndatdoeg, siu gawh'in. Yungh youq oksiq, okhaexmug, dungx in, baenzae, conghhoz in, heujin, fatvangh, laemx doek deng sieng, mizlwg le laj dungx in, dawzsaeg luenh, baeznong, baezcij, baknengz, ngwz haeb.

Danyw　（1）Baeznong：Maengzbaegmbouj、hingndoeng gak 10 gwz, lungzdanjcauj 4 gwz, numienz, aeu raemxgoenj cung gwn roxnaeuz oep aeu.

（2）Dungx in：Maengzbaegmbouj、siujcon gak 10 gwz, giujlungzdanj 5 gwz, liengjmencinh、gocijcwz、gocengzbya gak 15 gwz, dojyinzcinh 12 gwz, cienq raemx gwn.

（3）Laemx doek deng sieng：Maengzbaegmbouj、dienzcaet、caglamz gak 10 gwz, mazguzfungh、siujcon gak 15 gwz, gya laeujhau 500 hauzswngh cimq 30 ngoenz, aeu 50 hauzswng laeujyw daeuj gwn, lingh aenqliengh aeu laeujyw daeuj cat.

223

三画

广西美登木

【药 材 名】美登木。

【别　　名】陀螺钮。

【来　　源】卫矛科植物广西美登木 *Maytenus guangsiensis* C. Y. Cheng et W. L. Sha。

【形态特征】灌木。小枝具粗壮刺。叶互生；叶柄长 8~12 mm；叶片卵圆形或卵状椭圆形，长 7~20 cm，宽 3.5~10.0 cm，先端急尖或钝，基部宽圆形或近圆形。聚伞花序 2~4 回分枝，具花 7~25 朵；花小，白色，花梗长 3~8 mm；萼裂片 5 枚，卵形；花瓣 5 片，长圆形，长 3~4 mm；雄蕊 5 枚；柱头 3 裂。蒴果倒卵状，长 1.4~1.8 cm；种子棕红色，椭圆形或卵球形。花期 9~10 月，果期 10~11 月。

【生境分布】生于石山。广西主要分布于隆安、百色、东兰、扶绥等地。

【壮医药用】

药用部位　根、茎、叶。

性味　微苦，微寒。

功用　调火路，清热毒，祛风毒，抗癌。用于发旺（痹病），癌肿，呗脓（痈肿）。

附方　（1）呗脓（痈肿）：鲜美登木嫩叶适量，捣烂，加糯米水适量，拌浆敷患处。

（2）鼻咽癌：美登木根 25 g，见肿消、猕猴桃藤各 15 g，三颗针、皂角刺各 12 g，天南星 3 g，水煎服。

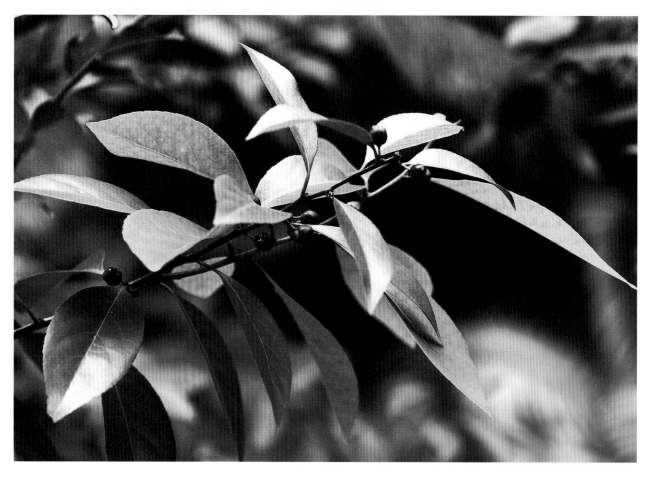

Niujdozloz

【Cohyw】 Niujdozloz.

【Coh'wnq】 Dozlozniuj.

【Goekgaen】 Dwg goniujdozloz doenghgo veimauzgoh.

【Yienghceij Daegdiemj】 Faexcaz. Nyelwg oen co noengq. Mbaw maj doxcah ; gaenqmbaw raez 8~12 hauzmij ; mbaw luenzgyaeq roxnaeuz lumj gyaeq yiengh mwnzgyaeq, raez 7~20 lizmij, gvangq 3.5~10.0 lizmij, byai soemgaenj roxnaeuz buemx, goek gvangqluenz roxnaeuz gaenh luenz. Mauhva comzliengj 2~4 hoiz dok nye, miz va 7~25 duj ; va iq saekhau, gaenqva raez 3~8 hauzmij, iemjlig 5 limq, luenzgyaeq ; limqva 5 mbaw, luenz raez, raez 3~4 hauzmij ; simva boux 5 naed ; gyaeujsaeu 3 seg. Makndangj yiengh gyaeq dingjbyonj, raez 1.4~1.8 lizmij, 3 rug ; ceh saekhoengzgeq, luenzbenj roxnaeuz luenzgiuzgyaeq. 9~10 nyied haiva, 10~11 nyied dawzmak.

【Diegmaj Faenbouh】 Hwnj youq dieg byarin. Guengjsae dingzlai hwnj laeng Lungnganh、Bwzswz、Dunghlanz、Fuzsuih daengj dieg neix.

【Gij Guhyw Ywcuengh】

Giz guhyw　Rag、ganj、mbaw.

Singqfeih　Loq haemz, loq hanz.

Goeng'yungh　Diuz lohhuj, siu ndatdoeg, cawz fungdoeg, gangqngaiz. Ndaej yw fatvangh, ngaizgawh, baeznong.

Danyw　（1）Baeznong：Niujdozloz mbawoiq ndip habliengh, dub yungz, dwk raemxhaeuxcid habliengh, hoed giengh oep mwnq baeznong.

（2）Bizyenhngaiz：Rag niujdozloz 25 gwz, raengawhsiu、gaeu mizhouzdauz gak 15 gwz, oensauqgok、samnaepcim gak 12 gwz, denhnanzsingh 3 gwz, cienq raemx gwn.

225

三画

广西芒毛苣苔

【药材名】下山虎。

【别　　名】小叶石仙桃。

【来　　源】苦苣苔科植物广西芒毛苣苔 *Aeschynanthus austroyunnanensis* W. T. Wang var. *guangxiensis*（Chun ex W. T. Wang）W. T. Wang。

【形态特征】攀缘小灌木。茎不分枝或有少数分枝。叶对生，椭圆形或狭椭圆形，长 2.2~5.0 cm，宽 1.4~2.4 cm，顶端急尖或微钝，基部宽楔形或楔状圆形；叶柄粗。花 1 条或 2 朵簇生于腋生的短枝上；花梗疏被柔毛。花萼和花冠外面无毛或近无毛，花萼 5 裂，裂片线状披针形；花冠长 2.0~2.3 cm，筒细筒状，红色，上唇 2 裂且裂片狭卵形，下唇 3 深裂且裂片宽卵形；雄蕊稍伸出；子房线形，柱头近球形。蒴果近线形，长 18~26 cm；种子狭长圆形，每端各具 1 根毛。花期 10 月。

【生境分布】生于石灰岩山林中树上、石上或悬崖上。广西西部地区有分布，贵州等省也有分布。

【壮医药用】

药用部位　全株。

性味　甜、淡，平。

功用　通气道，止咳，调火路，止痛。用于埃病（咳嗽），腰腿痛，坐骨神经痛，发旺（痹病）。

附方　（1）埃病（咳嗽）：下山虎 15 g，扛板归 30 g，水煎服。

（2）发旺（痹病）：下山虎、扛板归、车前草、土牛膝各 15 g，伸筋草、仙鹤草、威灵仙各 10 g，水煎服。

（3）腰腿痛：下山虎、姜黄各 15 g，大罗伞、小罗伞、大驳骨、小驳骨各 10 g，水煎服。

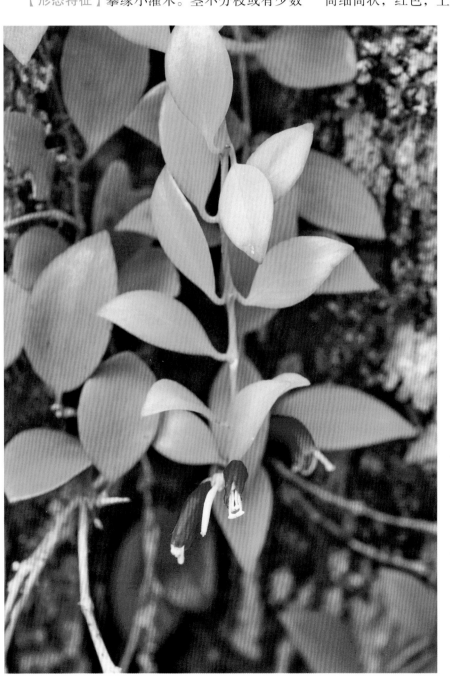

Siendauzrin

【 Cohyw 】 Siendauzrin.

【 Coh'wnq 】 Siendauzrin mbawsaeq.

【 Goekgaen 】 Dwg gosiendauzrin doenghgo gujgidaizgoh.

【 Yienghceij Daegdiemj 】 Dwg gofaexcaz rox bin faex. Ganj mbouj faen nye roxnaeuz miz dingznoix faennye. Mbaw maj doxdoiq, yienghbomj roxnaeuz yienghbomj geb, raez 2.2~5.0 lizmij, gvangq 1.4~2.4 lizmij, gwnzdingj fwt soem roxnaeuz loq mwt, goek dwg yienghseb gvangq roxnaeuz yienghseb yienghluenz ; gaenzmbaw co. Va deg diuz ndeu roxnaeuz song duj baenz caz maj youq goekmbaw gwnz nyedinj ; ganjva miz bwn'unq cax. Baihrog iemjva caeuq mauhva mbouj miz bwn roxnaeuz ca mbouj lai mbouj miz bwn, iemjva 5 limq, mbawveuq yiengh lumj sienq yienghlongzcim ; mauhva raez 2.0~2.3 lizmij, doengz dwg yienghdoengzsaeq, saekhoengz, naengbak gwnz veuq guh song caemhcaiq limqveuq yiengh lumj aen'gyaeq geb, lajnaengbak 3 veuqlaeg caemhcaiq limqveuq lumj gyaeq gvangq ; simva boux loq iet ok ; fuengzlwg yienghsienq, gyaeujsaeu ca mbouj lai lumj aen giuz. Makhawq ca mbouj lai dwg yienghsienq, raez 18~26 lizmij ; ceh yienghluenzraez geb, moix gyaeuj gak miz diuz bwn ndeu. 10 nyied haiva.

【 Diegmaj Faenbouh 】 Maj youq gwnz faex ndaw ndoeng sizveihnganz roxnaeuz gwnz bangxdat. Baihsae Guengjsae miz faenbouh, guek raeuz Gveicouh daengj sengj hix miz faenbouh.

【 Gij Guhyw Ywcuengh 】

Giz guhyw　Daengx go.

Singqfeih　Van、damh、bingz.

Goeng'yungh　Doeng roenheiq, dingz baenzae, diuz lohhuj, dingz in. Yungh daeuj yw baenzae, hwet ga in, sinzgingh ndokbuenz in, fatvangh.

Danyw （1） Baenzae：Siendauzrin 15 gwz, gangzngwd 30 gwz, cienq raemx gwn.

（2） Fatvangh：Siendauzrin、gangzngwd、gomaxdaez、vaetdauq gak 15 gwz, gutnyungq、nyacaijmaj、raglingzsien gak 10 gwz, cienq raemx gwn.

（3） Hwet ga in：Siendauzrin、hinghenj gak 15 gwz, goyahsang、goyahdaemq、gociepndokhung、ciepndokiq gak 10 gwz, cienq raemx gwn.

227

女贞

【药 材 名】女贞子。

【别　　名】水蜡树、鼠梓子、大叶女贞。

【来　　源】木犀科植物女贞 *Ligustrum lucidum* Ait.。

【形态特征】常绿乔木，高可达 10 m。树皮灰褐色，光滑不开裂，枝条有明显斑点。单叶对生，叶片革质，卵形至卵状披针形，长 7~14 cm，宽 3~6 cm，先端渐尖至锐尖，上面深绿色，有光泽，下面淡绿色，密布细小的透明腺点；叶柄长 1~2 cm。圆锥状花序顶生，小花密集，芳香；花萼和花冠均呈钟状，4 裂；花萼长 1 mm；花冠白色，长 3 mm；雄蕊 2 枚；子房上位，花柱细长，柱头 2 浅裂。浆果状核果长圆形，一侧稍凸，长约 1 cm，熟时蓝黑色。花期 6~7 月，果期 8~12 月。

【生境分布】栽培，或生于山坡向阳处。广西主要分布于贺州、富川、蒙山、恭城、桂林、兴安、全州、资源、金秀、柳城、三江、罗城、南丹、东兰、那坡、凌云、隆林等地，华东、华南、西南及华中地区也有分布。

【壮医药用】

药用部位　树皮、叶、成熟果实。

性味　甘、苦，平。

功用　成熟果实：调龙路，补肝肾。用于阴内（阴虚），阳内（阳虚），兰喷（眩晕），惹茸（耳鸣），漏精（遗精），约经乱（月经不调），慢性苯中毒白细胞减少。

树皮、叶：调气道，清热毒，消瘀肿。用于埃病（咳嗽），口疮（口腔溃疡），货烟妈（咽痛），呗脓（痈肿），林得叮相（跌打损伤），渗裆相（烧烫伤）。

附方 （1）阴内（阴虚）：女贞子、山萸肉、黄精、顶天柱、红牛膝各 10 g，土杜仲、熟地、倒水莲各 15 g，煲猪脚服。

（2）阳内（阳虚）引起的腰膝冷痛：女贞子、山萸肉、淫羊藿各 10 g，桂皮、熟附子各 6 g，千斤拔 15 g，五指毛桃、狐狸尾各 20 g，水煎服。

（3）呗脓（痈肿），林得叮相（跌打损伤）：鲜女贞叶适量，捣烂外敷患处。

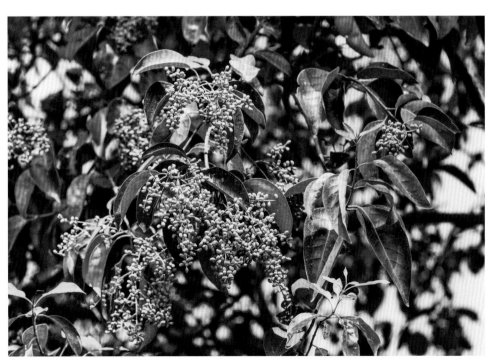

Gonijcinh

【 Cohyw 】 Gonijcinh.

【 Coh'wnq 】 Faexlabraemx、Nousinhswj、Gonijcinh mbawhung.

【 Goekgaen 】 Dwg gonijcinh doenghgo muzcihgoh.

【 Yienghceij Daegdiemj 】 Go faexsang sikseiq heu，sang ndaej daengz 10 mij. Naengfaex moenqmong，ngaeuz mbouj leg，nye miz diemjraiz. Mbaw dog majdoiq，mbaw ndangj lumj naeng，lumj gyaeq daengz lumj gyaeq byai menh soem，raez 7~14 lizmij，gvangq 3~6 lizmij，byai ciemh soem daengz soemqvaiq，baihgwnz heulaep，wenjlwenq，baihlaj heudamh，miz haujlai diemjraizsaw saeqiq；gaenqmbaw raez 1~2 lizmij. Gyaeujva saeumwnzsoem majbyai，val maedcaed，homrang；iemjva dem mauhva cungj lumj cung，4 leg；iemjva raez hauzmij ndeu；mauhvah hau，raez 3 hanzmj simva boux 2 diuz；rugceh youqgwnz，saeuva saeqraez，gyaeujsaeu 2 legfeuz. Makceh lumj makraemx luenzraez，mbiengj ndeu loq doed，daihgaiq raez lizmij ndeu，geq le o'ndaem. 6~7 nyied haiva，8~12 nyied dawzmak.

【 Diegmaj Faenbouh 】 Vunz ndaem aeu，roxnaeuz hwnj gwnz ndoi coh ndit. Guengjsae dingzlai maj laeng Hocouh、Fuconh、Gunghcwngz、Gveilinz、Hinghanh、Cenzcouh、Swhyenz、Ginhsiu、Liujcwngz、Sanhgyangh、Lozcwngz、Nanzdanh、Dunghlanz、Nazboh、Lingzyinz、Lungzlinz daengj dieg neix，guek raeuz Vazdungh、Vaznanz、Sihnanz dem vazcungh daengj dieg neix caemh miz.

【 Gij Guhyw Ywcuengh 】

Giz guhyw　makgeq、Naengfaex、mbaw.

Singqfeih　Gam、haemz、bingz.

Goeng'yungh　Makgeq：Diuz lohlungz，bouj daepmak. Ndaej yw yaemnoix，yiengznoix，ranzbaenq，rwzrungz，louhcing，dawzsaeg luenh，mansing bwnj dengdoeg bwzsibauh gemjnoix.

Naengfaex、mbaw：Diuz roenheiq，siu ndatdoeg，siu gawhcwk. Ndaej yw baenzae，baknengz，conghhoz in，baeznong，laemx doek deng sieng，coemh log sieng.

Danyw　（1）Yaemznoix：Gonijcinh、nohsanhyiz、dingjdenhcu、vangzcingh、hungzbaihdoh gak 10 gwz，suzdi、swnjgyaeujhen、dujducung gak 15 gwz，aeuq gamou gwn.

（2）Yangznoix hwet guengq caepin：Gonijcinh、nohsanhyiz、yinzyangzhoz gak 10 gwz，gveibiz、fujswjcug gak 6 gwz，cenhginhbaz 15 gwz，gocijcwz、riengnyaenma gak 20 gwz，cienq raemx gwn.

（3）Baeznong，laemx doek deng sieng：Mbaw gonijcinh ndip habliengh，dubyungz oep mwnq baez.

229

三画

飞扬草

【药材名】飞扬草。

【别　名】毛飞扬、大飞扬、奶母草、奶汁草、大奶汁草、乳汁草。

【来　源】大戟科植物飞扬草 Euphorbia hirta L.。

【形态特征】一年生草本，高可达 50 cm，全株有乳汁。茎直立或倾斜，被硬毛。单叶对生；托叶小，线形；叶片披针状长圆形至卵形或卵状披针形，长 1~4 cm，宽 0.5~1.5 cm，先端急尖而钝，基部圆而偏斜，边缘具细锯齿，两面被短柔毛，下面沿脉的毛较密。杯状花序多数密集腋生呈头状花序；花单性；总苞呈宽钟状，外面密被短柔毛，顶端 4 裂；腺体 4 个，漏斗状，具短柄及花瓣状附属物；雄蕊 1 枚；雌花子房 3 室。蒴果卵状三棱形，长与宽均 1.0~1.5 mm，被短柔毛。花期全年。

【生境分布】生于山坡、村边、路旁、山谷和灌木丛下。广西各地均有分布，浙江、江西、福建、台湾、湖南、广东、海南、四川、贵州、云南等省区也有分布。

【壮医药用】

药用部位　全草。

性味　辣、酸，凉；有小毒。

功用　调水道、谷道，清热毒，祛湿毒，止痒。用于笨浮（水肿），肉扭（淋证），诺嚎哒（牙痛），喯疳（疳积），小儿肺炎，屙泻（泄泻），屙意咪（痢疾），漏精（遗精），能啥能累（湿疹），痂（癣），喯呗郎（带状疱疹），口疮（口腔溃疡），渗裆相（烧烫伤），呗嘻（乳痈），呗脓（痈肿）。

附方　（1）痂（癣）：鲜飞扬草适量，捣烂榨汁，调茶油外擦患处。

（2）屙泻（泄泻）：飞扬草 10 g，狗尾巴草 15 g，土茯苓 20 g，水煎服。

（3）小儿肺炎：飞扬草 15 g，生石膏 30 g，百合 12 g，甘草、瓜蒌壳各 6 g，水煎服。

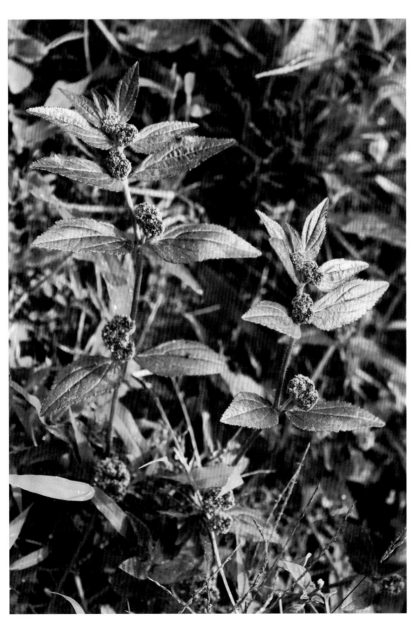

Go'gyak

【 Cohyw 】 Go'gyak.

【 Coh'wnq 】 Gogyakbwn、gogaykhung、gocijmeh、goraemxcij、goraemxcijhung、nywjraemxcij.

【 Goekgaen 】 Dwg gogyak doenghgo dagizgoh.

【 Yienghceij Daegdiemj 】 Go'nywj daengx bi hwnj，sang ndaej daengz 50 lizmij，daengx go ndang miz raemxcij. Ganj daengjsoh roxnaeuz ngeng，gwnz naeng miz bwngeng. Mbaw dan doxdoiq did；dakmbaw iq，yiengh lumj sienq；dipmbaw yiengh luenz raez lumj longzcim daengz lumj gyaeq roxnaeuz yiengh longzcim lumj gyaeq，raez 1~4 lizmij，gvangq 0.5~1.5 lizmij，gizbyai soemset youh bumx，gizgoek luenz youh ngeng，henzbien miz yazgawq saeq，song mbiengj miz bwnyungz dinj，baihlaj henz nyinz miz bwn haemq maed. Vahsi lumj aenboi，dingzlai maedcomz，vahsi yiengh lumj aengyaeuj hai youq geh nye mbaw；va dwg dansingq；cumh bauva gvangq lumj aencung，baihrog miz bwnyungz dinj maed，giz dingj miz 4 lip dek；miz 4 aen doed，yiengh lumj aenlaeuh，miz gaenq dinj caeuq doenghyiengh lumj dipva；vaboux duj ndeu；ranzceh vameh 3 aen. Aenmak yiengh lumj gyaeq sam limq，raez caeuq gvangq cungj dwg daihgaiq 1.0~1.5 hauzmij，miz bwnyungz dinj. daengx bi haiva.

【 Diegmaj Faenbouh 】 Hwnj youq gwnz ndoi、henz mbanj、henz roen、ndaw lueg caeuq laj cumh faexgvanmuz. Guengjsae gak dieg cungj miz faenbouh，guek raeuz Cezgyangh、Gyanghsih、Fuzgen、Daizvanh、Huznanz、Guengjdoeng、Haijnamz、Swconh、Gviqcou、Yinznanz daengj sengj gih hix miz faenbouh.

【 Gij Guhyw Ywcuengh 】

Giz guhyw　　Dangx go.

Singqfeih　　Manh、soemj、liengz；miz di doeg.

Goeng'yungh　　Diuz diuzraemx、diuzhaeux，siu ndatdoeg，cawz cumxdoeg，dingz humz. Yungh youq baenzfouz，nyouhniuj，nohheujndat，baenzgam，lwgnyez bwthuj，oksijq，okhaexmug，laeuhcing，naenghumz naenglot，gyak，baezngwz，baknyaix，coemh log sieng，baezcij，baeznong.

Danyw　（1）Gyak：Go'gyak sienndip habliengh，dub yungz yaz aeu raemxyw，gyaux cazyouz rog cat giz in.

（2）Oksiq：Go'gyak 10 gwz，goriengma 15 gwz，faeglingzdoj 20 gwz，cienq raemx gwn.

（3）Lwgnyez bwthuj：Go'gyak 15 gwz，siggau ndip 30 gwz，gocaemjcaej 12 gwz，nywjgam、byak gvendoeng gak 6 gwz，cienq raemx gwn.

231

三画

飞燕草

【药 材 名】飞燕草。

【来　　源】毛茛科植物飞燕草 Consolida ajacis（L.）Schur。

【形态特征】一年生草本，高可达 60 cm。茎与花序均被短柔毛，中部以上分枝。茎下部叶有长柄，在开花时多枯萎，中部以上叶具短柄；叶片长约 3 cm，掌状细裂，狭线形小裂片宽 0.4~1.0 mm，有短柔毛。总状花序顶生，花两性；下部苞片叶状，上部苞片小，不分裂；花梗长 0.7~2.8 cm；小苞片生于花梗中部，条形；萼片 5 枚，紫色、粉红色或白色，宽卵形，外面疏被短柔毛；花瓣片 3 裂，中裂片长约 5 mm，先端 2 浅裂。蓇葖长达 1.8 cm，密被短柔毛。花期 6~9 月，果期 7~10 月。

【生境分布】栽培。广西南宁、桂林等地有栽培，其他部分省区也有栽培。

【壮医药用】

药用部位　根、种子。

性味　辣、苦，温；有毒。

功用　通龙路，消肿痛。根外用于林得叮相（跌打损伤）；种子外用于痂（癣）。

注　本品有毒，种子毒性最大，禁内服；孕妇禁用。

附方　（1）林得叮相（跌打损伤）：鲜飞燕草根适量，捣烂敷患处。

（2）痂（癣）：飞燕草种子适量，捣烂敷患处。

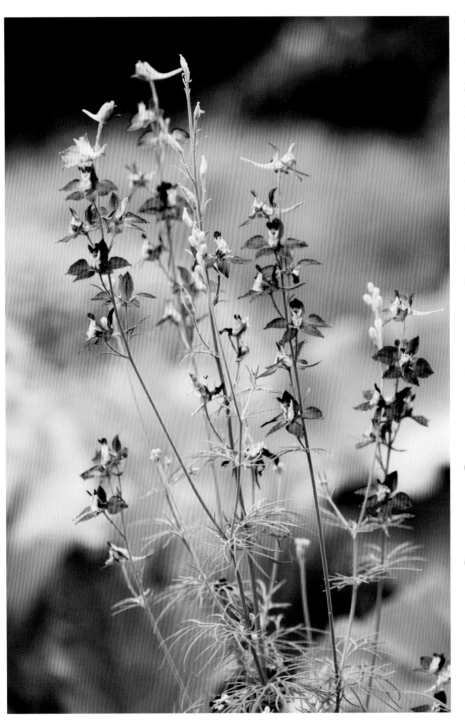

Goroegenq

【 Cohyw 】 Goroegenq.

【 Goekgaen 】 Dwg goroegenq doenghgo mauzgwnjgoh.

【 Yienghceij Daegdiemj 】 Gorumz maj bi ndeu，sang ndaej daengz 60 lizmij. Ganj caeuq gyaeujva cungj miz bwn'unq dinj，cungqgyang doxhwnj faen nga. Mbaw baihlaj ganj miz gaenq raez，haiva le dingzlai reuqroz，mbaw cungqgyang doxhwnj miz gaenq dinj；mbawrong daihgaiq raez 3 lizmij，leg saeq lumj baj fwngz，mbaw legbenq saeq lumj mae gaeb gvangq 0.4~1.0 hauzmij，miz bwnnunq dinj. Gyaeujva majbyai，va faen bouxmeh；mbawbyak baihlaj lumj mbaw，mbawbyak baihgwnz iq，mbouj lig；gaenqva raez 0.7~2.8 lizmij；mbawbyak iq maj laeng cungqgyang gaenqva，baenz diuz；linxva 5 mbaw，saekaeuj、hoengzmaeq roxnaeuz saekhau，lumj gyaeq gvangq，baihrog miz bwn'unq mbang；mbawva 3 leg，mbawleg gyang daihgaiq raez 5 hauzmij，byai 2 legcienj. Makceh raez daengz 1.8 lizmij，miz haujlai bwn'unq dinj. 6~9 nyied haiva，7~10 nyied dawzmak.

【 Diegmaj Faenbouh 】 Ndaem aeu. Guengjsae Nanzningz、Gveilinz doengh dieg neix ndaem miz，guek raeuz mbangj sengj gih caemh ndaem miz.

【 Gij Guhyw Ywcuengh 】

Giz guhyw　Rag、ceh.

Singqfeih　Manh、haemz，raeuj；miz doeg.

Goeng'yungh　Doeng lohlungz，siu gawh in. Rag rogyungh aeu daeuj yw laemx doek deng sieng；ceh rogyungh yw gyak.

Cawq　Goyw neix miz doeg，gij ceh de ceiq doeg，mbouj ndaej gwn；mehmbwk miz ndang mbouj ndaej gwn.

Danyw　（1）Laemx doek deng sieng：Rag goroegenq ndip aenqliengh，dub yungz oep mwnqsien.

（2）Gyak：Gij ceh goroegenq aenqliengh，dub yungz ap mwnq gyak.

233

飞龙掌血

【药 材 名】飞龙掌血。

【别　　名】散血飞、散血丹、山胡椒、见血散、猫爪簕、烧酒钩。

【来　　源】芸香科植物飞龙掌血 *Toddalia asiatica*（L.）Lam.。

【形态特征】常绿木质半藤本，高可达 10 m。根粗壮，外皮褐黄色，断面黄色。茎枝及叶轴有甚多向下弯钩的锐刺，当年生嫩枝的顶部有褐色或红锈色甚短的细毛，或密被灰白色短毛。叶互生，三出复叶；小叶无柄，对光透视可见密生的透明油点，揉之有类似柑橘叶的香气，卵形、倒卵形、椭圆形或倒卵状椭圆形。长 3~9 cm，宽 2~4 cm，先端渐尖，叶缘有细裂齿。圆锥状花序腋生或顶生，花淡黄白色，花梗甚短；萼片和花瓣均为 4~5 枚，萼片长不及 1 mm；花瓣长 2.0~3.5 mm。浆果扁球形，橙黄色或朱红色，直径 8~10 mm。花期几乎全年，果期多在秋冬季。

【生境分布】生于山坡阳光充足的小树丛中或深山疏林下。广西全区各地均有分布，湖南、湖北、陕西、福建、台湾、浙江、四川、云南、贵州等省区也有分布。

【壮医药用】

药用部位　全株。

性味　辣、微苦，温。

功用　调龙路、火路，祛风毒，消肿痛，止血。用于发旺（痹病），核尹（腰痛），胴尹（胃痛），林得叮相（跌打损伤），渗裂（血证），京瑟（闭经），京尹（痛经）。

附方　（1）发旺（痹病）：①飞龙掌血、威灵仙、羌活、独活各 10 g，细辛 3 g，鸡血藤 20 g，水煎服。②飞龙掌血、大罗伞各 12 g，了哥王 10 g，走马胎、扛板归各 15 g，水煎服。

（2）京尹（痛经），京瑟（闭经）：飞龙掌血、地瓜藤、牛大力、岗稔各 15 g，黄花倒水莲 12 g，水煎服。

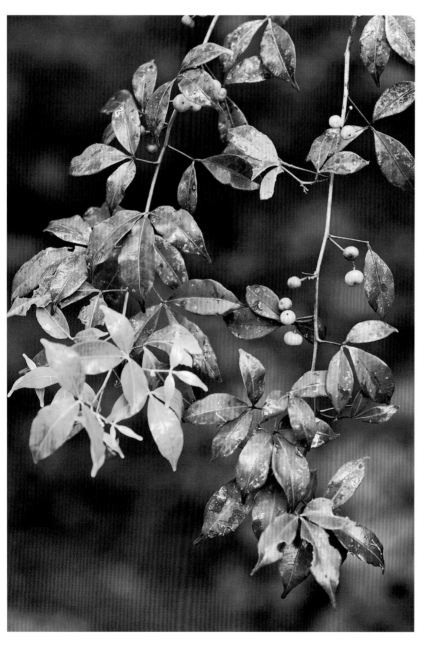

Oenceu

【Cohyw】Oenceu.

【Coh'wnq】Sanqyezfeih、sanqyezdanh、hozciubya、genyesanq、oencaujmeuz、ngaeulaeujxiu.

【Goekgaen】Dwg gooenceu doenghgo yinzyanghgoh.

【Yienghceij Daegdiemj】Go gaeu mbouj faex ciengz heu，sang ndaej daengz 10 mij. Rag coekcangq，naeng caengzrog henjmoenq，mienhgat saekhenj. Ganjnye dem ndokmbaw miz haujlai oensoem ngaeu doxroengz，byai nyeoiq ngamq maj miz bwnsaeq dinjdinj saekhoengzmyaex roxnaeuz saekmoenq，roxnaeuz miz haujlai bwndinj haumong. Mbaw maj doxcah，baenz sem mbaw maj doxok；mbawlwg mij gaenq，ngig rongh yawj raen miz haujlai youzdiemjsaw，nu le miz gij heiqhom lumj mbawgam nei，lumj gyaeq rox naeuz lumj gyaeq dauqbyonj、luenzbenj roxnaeuz luenzbenj gyaeq dauqbyonj. Raez 3~9 lizmij，gvangq 2~4 lizmij，byai ciemh soem，bienmbaw miz heujlig saeq. Va saeumwnzsoem maj eiq roxnaeuz maj byai，va henjhaudamh，gaenqva dinjdinj；limqiemj caeuq limqva cungj dwg 4~5 mbaw，iemjva raez mbouj daengz hauzmij ndeu；mbawva raez 2.0~3.5 hauzmij. Mak benjgiuz，henjrongh roxnaeuz henjgyaemq，hung 8~10 hauzmij. Ceng mbouj geijlai baenz bi haiva，dingzlai youq seiz cou doeng dawzmak.

【Diegmaj Faenbouh】Hwnj laeng laj fex mbang ndaw bya laeg roxnaeuz ndaw caz faexlwg gwnz ndoi ndit gaeuq de. Guengjsae daengx gih gak dieg cungj hwnj miz，guek raeuz Huznanz、Huzbwz、Sanjsih、Fuzgen、Daizvanh、Cezgyangh、Swconh、Yinznanz、Gveicouh daengj sengj gih neix caemh hwnj miz.

【Gij Guhyw Ywcuengh】

Giz guhyw Daengx go.

Singqfeih Manh、loq haemz，raeuj.

Goeng'yungh Diuz lohlungz、lohhuj，siu fungdoeg，siu gawh in，dingz lwed. Ndaej aeu ma yw fatvangh，hwetin，dungx in，laemx doek deng sieng，iemqlwed，dawzsaeg gaz，dawzsaeg in.

Danyw （1）Fatvangh：① Oenceu、gaeunyengj、gyanghhoz、duzhoz gak 10 gwz，siqsinh 3 gwz，gaeulwedgaeq 20 gwz，cienq raemx gwn. ② Oenceu、goyahsang gak 12 gwz，deizgoek 10 gwz，gofunghlwed、gogangzngwd gak 15 gwz，cienq raemx gwn.

（2）Dawzsaeg in，dawzsaeg gaz：Oenceu、gaeubyaeksawz、niuzdaliz、maknim gak 15 gwz，swnjgyaeujhen vahenj 12 gwz，cienq raemx gwn.

习见蓼

【药材名】小扁蓄。

【别　　名】萹蓄、地茜、米子蓼。

【来　　源】蓼科植物习见蓼 *Polygonum plebeium* R. Br.。

【形态特征】一年生草本，长可达 40 cm。茎平卧，自基部分枝，小枝的节间比叶片短。单叶互生，狭椭圆形或倒披针形，长 5~15 mm，宽 2~4 mm，顶端钝或急尖，基部狭楔形；叶柄极短或近无柄；托叶鞘膜质，白色，无脉纹。花 3~6 朵簇生于叶腋；花被片具 5 深裂，花被裂片长椭圆形，绿色，边缘白色或淡红色，长 1.0~1.5 mm；雄蕊 5 枚；花柱 3 枚。瘦果宽卵形，具 3 锐棱或双凸镜状，长 1.5~2.0 mm，黑褐色，有光泽，包于宿存花被片内。花期 5~8 月，果期 6~9 月。

【生境分布】生于田边、路旁、水边湿地。广西各地均有分布，除西藏外其他省区均有分布。

【壮医药用】

药用部位　全草。

性味　苦，凉。

功用　通水道，清热毒，除湿毒，杀虫，止痒。用于肉扭（淋证），黄标（黄疸），屙意咪（痢疾），呗脓（痈肿），痂（癣），外阴湿痒，胴西咪暖（肠道寄生虫病）。

附方　（1）肉扭（淋证）：小扁蓄 15 g，葫芦茶、白茅根各 30 g，水煎服。

（2）蛔虫病：小扁蓄 20 g，水煎，取药液加白醋适量调服。

（3）外阴湿痒：小扁蓄、火炭母、透骨消各 30 g，水煎洗患处。

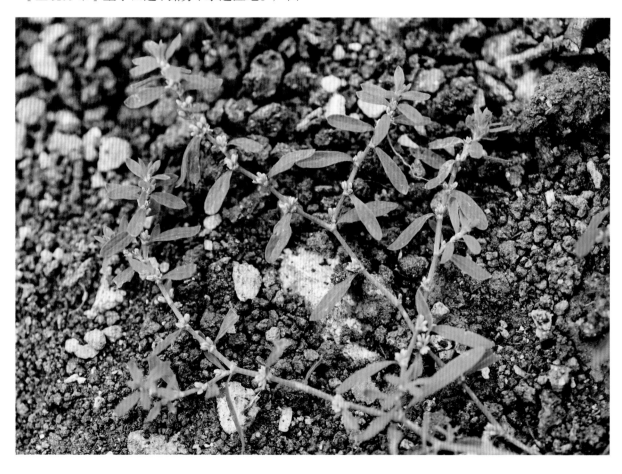

Liuzhaeux

【 Cohyw 】 Liuzhaeux.

【 Coh'wnq 】 Benjcuz、disih、liuqhaeux.

【 Goekgaen 】 Dwg goliuzhaeux doenghgo liugoh.

【 Yienghceij Daegdiemj 】 Gorum maj bi ndeu，raez ndaej daengz 40 lizmij. Ganj ninzbingz，daj laj goek faen nyez，nyeziq gyang hoh dinj gvaq mbaw. Mbaw dog maj doxcah，gaeb luenzbenj roxnaeuz byai menh soem dauqbyonj，raez 5~15 hauzmij，gvangq 2~4 hauzmij，byai bumx roxnaeuz gaenj soem，goek sot gaeb；gaenqmbaw dinjdinj roxnaeuz gaenj mij gaenq；dakmbaw baenz faek mbang，hau，mij saimeg. Va 3~6 duj comzmaj laj eiq mbaw；dujva 5 leglaeg，mbawleg raezluenzbenj，heu，henzbien hau roxnaeuz hoengzdamh，raez 1.0~1.5 hauzmij；simva boux 5 diuz；saeuva 3 diuz. Makceh gvangq gyaeq，miz 3 gaksoem roxnaeuz song gingqdoed，raez 1.5~2.0 hauzmij，henjgeqqndaem，ngaeuzrongh，duk laeng ndaw dujva supyouq. 5~8 nyied haiva，6~9 nyied dawzmak.

【 Diegmaj Faenbouh 】 Hwnj hamq naz、bangx roen、bangx raemx diegcumx. Guengjsae gak dieg cungj miz，guek raeuz caw Sihcang le，gizyawz sengj gih wnq caemh miz.

【 Gij Guhyw Ywcuengh 】

Giz guhyw　Daengx go.

Singqfeih　Haemz，liengz.

Goeng'yungh　Doeng roenraemx，siu doeghuj，cawz caepdoeg，gaj non，dingz humz. Ndaej yw nyouhniuj，vuengzbiu，okhaexmug，baeznong，gyak，yahyaem humz，dungxsaej miz non.

Danyw　（1）Nyouhniuj：Liuzhaeux 15 gwz，gocazso、raghazranz gak 30 gwz，cienq raemx gwn.

（2）Dungxsaej miz non：Liuzhaeux 20 gwz，cienq raemx，raemxyw gyaux meiqhau aenqliengh gwn.

（3）Yahyaem humz：Liuzhaeux、go donghmeiq、gobyaeknok gak 30 gwz，cienq raemx swiq mwnq humz.

237

三画

马兰

【药 材 名】路边菊。

【别　　名】路边青、田边菊、脾草、马兰丹。

【来　　源】菊科植物马兰 *Aster indicus* L.。

【形态特征】多年生草本，高可达 80 cm。根状茎匍匐平卧。茎直立，有分枝。单叶互生，叶片倒披针形或倒卵状矩圆形，长 3~10 cm，宽 0.8~5.0 cm，顶端钝或尖，基部渐狭成具翅的长柄，边缘从中部以上具小尖头的钝或尖齿；上部叶小，全缘。头状花序单生于枝端，直径约 2.5 cm。总苞半球形，苞片 2~3 层，覆瓦状排列；花托圆锥状；边为 1 层舌状花，15~20 枚，舌片浅紫色，长达 10 mm；中部为管状花，长 3.5 mm，黄色，被短密毛。瘦果扁平倒卵状，长 1.5~2.0 mm，褐色，冠毛易脱落。花期 5~9 月，果期 8~10 月。

【生境分布】生于低山区、平坝、丘陵潮湿地带。广西各地均有分布，国内南方其他省区也有分布。

【壮医药用】

药用部位　全草。

性味　辣、苦，寒。

功用　调火路，通气道，清热毒，除湿毒，消食积。用于贫痧(感冒)，发得(发热)，埃病(咳嗽)，口腔炎，货烟妈(咽痛)，航靠谋(痄腮)，黄标(黄疸)，胴尹(胃痛)，腊胴尹(腹痛)，东郎(食滞)，渗裂(血证)，约经乱(月经不调)，呗叮(疔)，笃瘴(疟疾)，流脑。

附方　（1）贫痧(感冒)，发得(发热)：路边菊、铁苋菜、千里光、山芝麻各 15 g，水煎服。

（2）货烟妈(咽痛)：路边菊 12 g，桔梗 9 g，射干 6 g，金果榄 15 g，水煎服。

（3）航靠谋(痄腮)：路边菊、板蓝根、玉叶金花、千里光、贯众各 15 g，水煎服。

（4）黄标(黄疸)：①路边菊、绵茵陈、白术、山栀根、土茯苓、夏枯草各 10 g，水煎服。②路边菊、田基黄、鸡骨草、土茯苓各 15 g，水煎服。

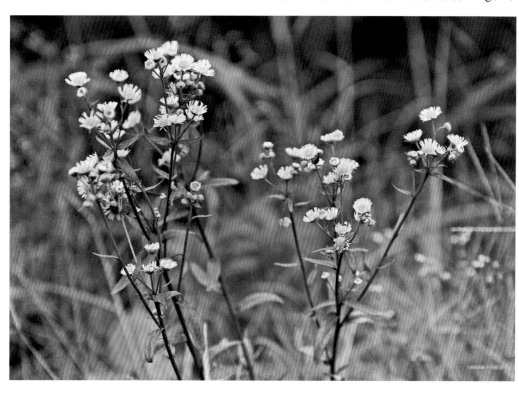

Govaihag

【Cohyw】Govaihag.

【Coh'wnq】Heuhenzroen、vaguthamqnaz、bizcauj、majlanzdanh.

【Goekgaen】Dwg govaihag doenghgo gizgoh.

【Yienghceij Daegdiemj】Gorum maj geij bi，sang ndaej daengz 80 lizmij. Ganj lumj rag bomzbemq ninzbingz. Ganj daengjsoh，dok nye. Mbaw dog maj doxcah，mbaw byai menh soem roxnaeuz lumj gyaeq dauqbyonj luenzgak，raez 3~10 lizmij，gvangq 0.8~5.0 lizmij，byai bumx roxnaeuz soem，goek menh gaeb baenz gaenq raez miz fwed，henzbien daj cungqgyang doxhwnj miz heujsoem roxnaeuz bumx miz gyaeuj soem iq；mbaw baihgwnz iq，bien lawx. Gyaeujva baenz gyaeuz gag maj gwnz byai nye，cizging daihgaiq 2.5 lizmij. Byaklaux buenzgiuz，mbawbyak 2~3 laemh，lumj goemqvax baizled；dakva luenzsoem；henzbien miz laemh va ndeu lumj linx，15~20 diuz，diuzlinx aeujdamh，raez daengz 10 hauzmij；cungqgyang dwg va lumj guenj，raez 3.5 hauzmij，henj，miz bwn dinj maed. Makceh benjbingz lumj gyaeq dauqbyonj，raez 1.5~2.0 hauzmij，henjgeq. Bwnmauh heih loenqdoek. 5~9 nyied haiva，8~10 nyied dawzmak.

【Diegmaj Faenbouh】Hwnj dieg bya daemq、dieg bingz、dieg ndoi mwnq wtcumx de. Guengjsae gak dieg cungj miz，guek raeuz baihnamz gizyawz sengj gih caemh miz.

【Gij Guhyw Ywcuengh】

Giz guhyw　Daengx go.

Singqfeih　Manh、haemz、hanz.

Goeng'yungh　Diuz lohhuj，deng roenheiq，siu ndatdoeg，cawz caepdoeg，siu dungxsaej. Ndaej yw baenzsa，fatndat，baenzae，baknengzin，conghhoz in，hangzgauqmou，vuengzbiu，dungx in，laj dungx in，duengx raeng，iemqlwed，dawzsaeg luenh，baezding，fatnit，liuznauj.

Danyw　（1）Baenzsa，fatndat：Govaihag、nyadameuz、go'nyaenhhenj、lwgrazbya gak 15 gwz，cienq raemx gwn.

（2）Conghhoz in：Govaihag 12 gwz，gitgaengq 9 gwz，goriengbyaleix 6 gwz，gimjlamz 15 gwz，cienq raemx gwn.

（3）Hangzgauqmou：Govaihag、gohungh、gaeubeizhau、go'nyaenhhenj、gutgvaj gak 15 gwz，cienq raemx gwn.

（4）Vuengzbiu：① Govaihag、go'ngaihndingj、begsaed、rag gonungxnenghbya、dujfuzlingz、yaguhcaujgak 10 gwz，cienq raemx gwn. ② Govaihag、go'iemgaeq、gondokgaeq、dujfuzlingz gak 15 gwz，cienq raemx gwn.

239

三画

马桑

【药材名】马桑。

【别　　名】黑果果、马桑泡、四联树。

【来　　源】马桑科植物马桑 *Coriaria nepalensis* Wall.。

【形态特征】灌木，高可达 2.5 m。分枝，呈水平开展，幼枝有棱。单叶对生；叶片椭圆形或阔椭圆形，长 2.5~8.0 cm，宽 1.5~4.0 cm，先端急尖，基部圆形，基出脉 3 条；叶柄长 2~3 mm，常紫色，疏被毛。总状花序生于二年生枝条上，花杂性；雄花序先于叶开放，长 1.5~2.5 cm，萼片卵形，花瓣长约 0.3 mm，内面龙骨状，雄蕊 10 枚；雌花序与叶同出，长 4~6 cm，萼片与雄花的同，花瓣肉质并呈龙骨状，雄蕊较短。果球形，熟时由红色变紫黑色，直径 4~6 mm；种子卵状长圆形。花期夏季。

【生境分布】生于山坡、山沟和路旁向阳处。广西主要分布于平果、德保、靖西、那坡、凌云、乐业、田林、西林、隆林、河池、天峨、东兰、南丹、都安、大化等地，贵州等省也有分布。

【壮医药用】

药用部位　根、茎、叶。

性味　苦、辣，凉；有毒。

功用　调火路，祛风毒，除湿毒，消肿痛。根用于诺嚎尹（牙痛），呗奴（瘰疬）；茎、叶用于劳伤，腰腿痛；叶用于林得叮相（跌打损伤），呗脓（痈肿），渗裆相（烧烫伤），仲嘿喯尹（痔疮），能啥能累（湿疹）。

注　本品有毒，内服慎用，不可过量服用；孕妇、小儿和体虚者忌内服。

附方　（1）能啥能累（湿疹）：马桑叶 10 g，百部 15 g，何首乌 20 g，水煎洗患处。

（2）诺嚎尹（牙痛）：马桑根 2 g，水煎服。

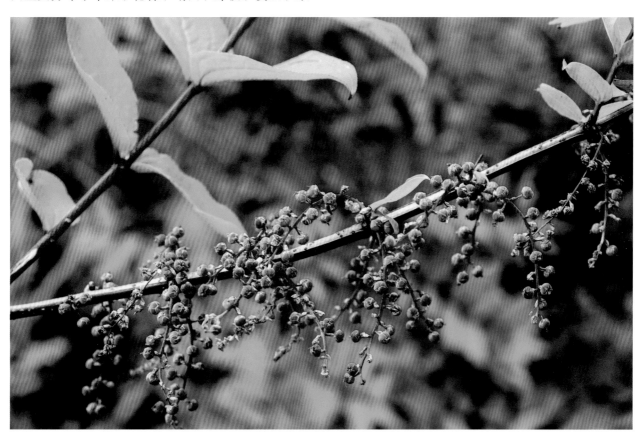

Faexseiqlienz

【 Cohyw 】 Faexseiqlienz.

【 Coh'wnq 】 Lwgmakndaem、majsanghbauq、faexseiqliemz.

【 Goekgaen 】 Dwg gofaexseiqlienz doenghgo majsanghgoh.

【 Yienghceij Daegdiemj 】 Gofaex baenz caz，sang ndaej daengz 2.5 mij. Faen nyez，baenz raemxbingz mbehai，nyezoiq miz limq. Mbaw dog maj doxcah；mbaw luenzbenj roxnaeuz gvangq luenzbenj，raez 2.5~8.0 lizmij，gvangq 1.5~4.0 lizmij，byai soem gaenj，goek luenz，megokgoek 3 diuz；gaenqmbaw raez 2~3 hauzmij，aeuj lai，miz bwn mbang. Gyaeujva maj gwnz nyez maj song bi de，va cabsingq；gyaeujvaboux hai gonq mbaw，raez 1.5~2.5 lizmij，linxva lumj gyaeq，mbawva daihgaiq raez 0.3 hauzmij，baigndaw lumj lungzgoet，simva boux 10 diuz；gyaeujvameh caeuq mbaw doengzcaez ok，raez 4~6 lizmij，linxva caeuq vaboux doxdoengz，mbawva unqnoh lij baenz lungzgoet yiengh，simva boux loq dinj. Mak lumj giuz，geq le daj hoengz fat ndaem，cizging 4~6 hauzmij；ceh lumj gyaeq luenzraez. Seizhah haiva.

【 Diegmaj Faenbouh 】 Hwnj gwnz ndoi、ndaw lueg caeuq bangx roen mwnq coh ndit de. Guengjsae dingzlai hwnj laeng Bingzgoj、Dwzbauj、Cingsih、Nazboh、Lingzyinz、Lozyez、Denzlinz、Sihlinz、Lungzlinz、Hozciz、Denhngoz、Dunghlanz、Nanzdanh、Duhanh、Dava doengh dieg neix，guek raeuz Gveicouh daengj sengj neix caemh miz.

【 Gij Guhyw Ywcuengh 】

Giz guhyw　　Rag、ganj、mbaw.

Singqfeih　　Haemz、manh，liengz；miz doeg.

Goeng'yungh　　Diuz lohhuj，cawz fungdoeg，cawz caepdoeg，siu gawh in. Rag ndaej yw heujin，baeznou；ganj、mbaw ndaej yw lauzsangh，hwet ga in；mbaw ndaej yw laemx doek deng sieng，baeznong，coemh log sieng，baezhangx，naenghumz naenglot.

Cawq　　Goyw neix miz doeg，yaek gwn haeujsim，mbouj ndaej gwn gvaqbouh；mehmbwk mizndang、lwgnyez caeuq boux ndang nyieg mbouj ndaej gwn.

Danyw　（1）Naenghumz naenglot：Faexseiqlienz 10 gwz，bakbouh 15 gwz，hozsoujvuh 20 gwz，cienq raemx swiq mwnq humz.

（2）Heujin：Rag faexseiqlienz 2 gwz，cienq raemx gwn.

241

马蓝

【药 材 名】南板蓝。

【别　　名】板蓝、棵烘、长生藤、棵昆、棵松。

【来　　源】爵床科植物马蓝 *Strobilanthes cusia*（Nees）O. Kuntze。

【形态特征】多年生草本，高约 1 m。茎直立或基部外倾，稍木质化，通常成对分枝，幼嫩部分和花序均被锈色鳞片状毛。叶柔软，纸质，椭圆形或卵形，长 10~25 cm，宽 4~9 cm，顶端短渐尖，边缘具稍粗的锯齿，干时黑色；叶柄长 1.5~2.0 cm。穗状花序顶生或腋生，长 10~30 cm；苞片矩圆状倒卵形，长 1.5~2.5 cm，小苞片线形，长 2~3 mm；花萼 5 裂，二唇形；花冠淡蓝紫色、玫瑰红色或白色，长 4.5~5 cm，雄蕊 4 枚；柱头 2 裂。蒴果棒状，长 2.0~2.2 cm；种子 4 粒。花期 11 月。

【生境分布】生于潮湿地方。广西各地均有分布，广东、海南、香港、台湾、云南、贵州、四川、福建、浙江等省区也有分布。

【壮医药用】

药用部位　全草。

性味　苦，寒。

功用　清热毒，除湿毒，除瘴毒，止疼痛。用于笃瘴（疟疾），发得（发热），流行性脑脊髓膜炎，货烟妈（咽痛），黄标（黄疸），笃麻（麻疹），口疮（口腔溃疡），呗脓（痈肿），肺炎，产呱核尹（产后腰痛），林得叮相（跌打损伤），夺扼（骨折）。

附方　（1）笃瘴（疟疾），发得（发热）：南板蓝、山芝麻、三姐妹各 10 g，称量木 12 g，金银花叶 20 g，水煎服。

（2）货烟妈（咽痛）：南板蓝、七叶一枝花、鱼腥草各 10 g，犁头草 12 g，水煎含服。

（3）黄标（黄疸）：南板蓝、白马骨、笔筒草、三姐妹各 10 g，金钱草 20 g，水煎服。

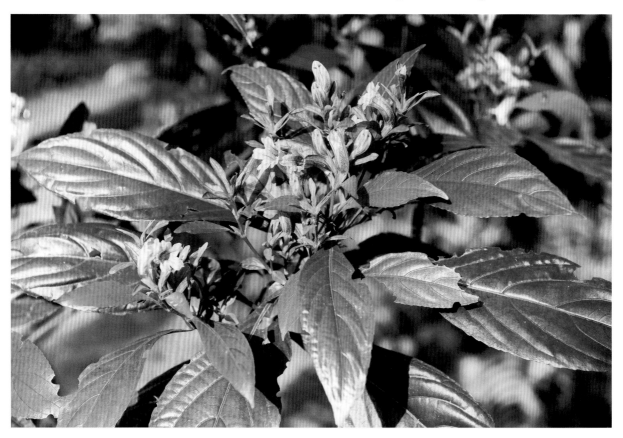

Gohungh

【 Cohyw 】 Gohungh.

【 Coh'wnq 】 Banjlanz、gohungh、cangzswnghdaengz、goguen、gosoeng.

【 Goekgaen 】 Dwg gohungh doenghgo gezcangzgoh.

【 Yienghceij Daegdiemj 】 Gorum maj lai bi，daihgaiq sang mij ndeu，ganj daengjsoh roxnaeuz goek nyeng doxok，loq faex，ciengzseiz baenzdoiq faennga，gizoiq caeuq gyaeujva cungj hwnj saekmyaex mbawgyaep lumj bwn，mbaw unqnup，lumj ceij，yiengh bomj roxnaeuz lumj gyaeq，raez 10~25 lizmij，gvangq 4~9 lizmij，dingjbyai dinj ciemh soem，henzbien miz heujgawq loq co，hawq le saekndaem；gaenqmbaw raez 1.5~2.0 lizmij. Riengz gyaeujva maj byai roxnaeuz maj eiq，raez 10~30 lizmij；mbawlup lumj luenz seiqfueng yiengh gyaeq dingjbyonj，raez 1.5~2.5 lizmij，mbawlup iq lumj sienq，raez 2~3 hauzmij；iemjva 5 dek，lumj song gaiq naengbak；mauhva saeklamzoiqaeuj、saekhoengzmaeq roxnaeuz saekhau，raez 4.5~5 lizmij，simva boux 4 diuz；gyaeujsaeu 2 dek. Mak lumj faexmbaenq raez 2.0~2.2 lizmij；ceh 4 naed. 11 nyied haiva.

【 Diegmaj Faenbouh 】 Maj youq gizdiegcumx. Guengjsae gak dieg cungj miz，guek raeuz Guengjdoeng、Haijnanz、Yanghgangj、Daizvanh、Yinznanz、Gveicouh、Swconh、Fuzgen、Cezgyangh daengj sengj gih caemh maj miz.

【 Gij Guhyw Ywcuengh 】

Giz guhyw　Daengx go.

Singqfeih　Haemz，hanz.

Goeng'yungh　Cing ndatdoeg，cawz caepdoeg，cawz ciengdoeg，dingz indoet. Yungh youq fatnit， fatndat，liuzhingzsing naujgizsuih mozyenz，vuengzbiu，mazcimj，baknengz，baeznong，feiyenz，senggvaq hwtin，laemx doek deng sieng，ndokraek.

Danyw　（1）Fatnit，fatndat：Gohungh、lwgraz ndoi、samcejmei gak 10 gwz，cwnghliengmuz 12 gw， vagimngaenz 20 gwz，cienq raemx gwn.

（2）Conghhoz in：Gohungh、lienzgadog（caekdungxvaj）、gosinghaux gak 10 gwz，gobakcae 12 gwz， cienq raemx hamz ndwnj.

（3）Vungzbiu：Gohungh、bwzmajguj、bizdungzcauj、sanhcejmei gak 10 gwz，godinmax 20 gwz， cienq raemx gwn.

243

三画

马甲子

【药 材 名】马甲子。

【别 名】侧姑勒、仙姑簕、狗骨簕、围园刺。

【来 源】鼠李科植物马甲子 *Paliurus ramosissimus*（Lour.）Poir.。

【形态特征】落叶灌木，高达6 m。全株有刺。小枝褐色，被短柔毛，稀近无毛。单叶互生；叶片宽卵形、卵状椭圆形或近圆形，长 2~7 cm，宽 2.2~5.0 cm，边缘具细锯齿，幼叶下面密生细柔毛；基出脉 3 条；叶柄长 5~9 mm，被毛，基部常有 2 枚针刺。聚伞花序腋生，被棕褐色茸毛；花小、黄绿色；萼片、花瓣和雄蕊均为 5 枚。核果盘状，木质，被绒毛，周围具 3 裂窄翅，直径 1.0~1.7 cm，长 7~8 mm；种子紫红色或红褐色，扁球形。花期 5~8 月，果期 9~10 月。

【生境分布】栽培，也有野生。广西各地均有栽培，江西、广东、四川、贵州、云南等省也有栽培。

【壮医药用】

药用部位 根、茎、叶、花。

性味 苦、涩，平。

功用 调龙路、火路，清热毒，除湿毒，消肿痛。根用于货烟妈（咽痛），巧尹（头痛），痤疮，发旺（痹病），腊胴尹（腹痛），林得叮相（跌打损伤），肝硬化，贫痧（感冒）；茎用于肉扭（淋证）；叶、花用于呗脓（痈肿），呗（无名肿毒）。

附方 （1）巧尹（头痛）：马甲子根、香薷各 10 g，伸筋草、七叶莲各 15 g，山芝麻 30 g，水煎服。

（2）痤疮：马甲子叶、六月雪各 15 g，三姐妹 20 g，五指毛桃 30 g，水煎服。

（3）呗脓（痈肿），呗（无名肿毒）：鲜马甲子叶（或花）适量，红糖少许，共捣烂敷患处。

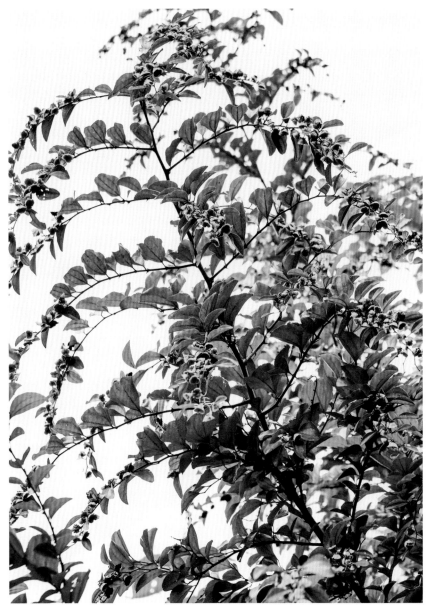

Gohumxsuen

【 Cohyw 】 Gohumxsuen.

【 Coh'wnq 】 Gocwzguhlwz、 gosenhguhlwz、 gogoujguzlwz、 gooenhumxsuen.

【 Goekgaen 】 Dwg gohumxsuen doenghgo sujlijgoh.

【 Yienghceij Daegdiemj 】 Dwg faexcaz mbaw loenq， sang daengz 6 mij. Daengx go miz oen. Nye iq saekhenjgeq， miz bwn'unq dinj， noix mbouj miz bwn. Mbaw dog maj doxca ; mbaw luenzgvangq lumj gyaeq、 luenzbomj lumj gyaeq roxnaeuz lumj luenz， raez 2~7 lizmij， gvangq 2.2~5.0 lizmij， henzbien miz heujgawq saeq， mienhlaj mbawnomj miz haujlai bwn'unq saeqset ; nyinzgoek miz 3 diuz ; gaenqmbaw raez 5~9 hauzmij， miz bwn， gizgoek ciengz miz song dug oencim. Foengqva lumj comzliengj maj lajeiq， miz bwnnyungz saekhenjndaem ; dujva iq， saekhenjloeg ; byakva、 limqva caeuq simboux cungj miz 5 limq. Makceh lumj buenz， ndangj lumj faex， miz bwnnyungz， seiqhenz miz 3 seg fwed gaeb， cizging 1.0~1.7 lizmij， raez 7~8 hauzmij ; ceh saekhoengzaeuj roxnaeuz saekhoengzhenj， yiengh lumj giuzbenj. 5~8 nyied haiva， 9~10 nyied dawzmak.

【 Diegmaj Faenbouh 】 Ndaem， caemh miz gag maj. Guengjsae gak dieg cungj ndaem miz， guek raeuz Gyanghsih、 Guengjdoeng、 Swconh、 Gveicouh、 Yinznanz daengj sengj caemh ndaem miz.

【 Gij Guhyw Ywcuengh 】

Giz guhyw　　Rag、 ganj、 mbaw、 va.

Singqfeih　　Haemz、 saep， bingz.

Goeng'yungh　　Diuz lohlungz、 lohhuj， siu doegndat， cawz doegcumx， siu infoeg. Rag aeu daeuj yw conghhoz in， gyaeujin， caeuz， fatvangh， laj dungx in， laemx doek deng sieng， daepgeng， baenzsa ; ganj aeu daeuj yw nyouhniuj ; mbaw、 va aeu daeuj yw baeznong， baez.

Danyw　（1） Gyaeujin : Rag gohumxsuen、 gorumhom gak 10 gwz， gogutsae、 cizyezlenz gak 15 gwz， lwgrazbya 30 gwz， cienq raemx gwn.

（2） Caeuz : Mbaw gohumxsuen、 go'ndokmax gak 15 gwz， sanhcejmei 20 gwz， gocijcwz 30 gwz， cienq raemx gwn.

（3） Baeznong， baez : Aeu mbaw （roxnaeuz va） gohumxsuen ndip habliengh， dangznding di ndeu， itheij dub yungz oep giz bingh.

245

马利筋

【药 材 名】马利筋。

【别　　名】野鹤嘴、野辣椒、透云花、山桃花、水羊角。

【来　　源】萝藦科植物马利筋 Asclepias curassavica L.。

【形态特征】多年生亚灌木状草本，高可达80 cm，全株具白色乳汁。叶对生，叶片披针形或椭圆状披针形，长 6~13 cm，宽 1~4 cm，先端短渐尖或急尖，基部楔形而下延至叶柄；叶柄长0.5~1.0 cm。聚伞花序顶生或腋生；花萼具 5 深裂，裂片披针形，被柔毛；花冠裂片 5 枚，紫红色，长圆形，反折；副花冠 5 裂，黄色；雄蕊 5 枚，花丝连合成一管包围柱。蓇葖果披针形，两端渐尖，长6~10 cm。种子卵圆形，先端具白色绢质种毛。花期几乎为全年，果期 8~12 月。

【生境分布】生于村旁、山坡荫蔽处，也有栽培。广西主要分布于贺州、苍梧、藤县、岑溪、桂平、灵山、北海、龙州、上林、天等、隆安、平果、德保、那坡、凌云、河池等地，福建、台湾、湖南、广东、海南、四川、贵州、云南等省区也有栽培。

【壮医药用】

药用部位　全草。

性味　微苦，凉；有小毒。

功用　调龙路、火路，利谷道，清热毒，消肿痛。用于林得叮相（跌打损伤），夺扼（骨折），货烟妈（咽痛），埃病（咳嗽），唉疳（疳积），约经乱（月经不调），呗脓（痈肿），能啥能累（湿疹），痂（癣）。

附方　（1）林得叮相（跌打损伤）：马利筋、骨碎补各 10 g，山鸡血藤 15 g，水煎服。

（2）埃病（咳嗽）：马利筋、山薄荷各 10 g，玉叶金花 25 g，水煎服。

（3）约经乱（月经不调）：马利筋、牛膝各 10 g，五月艾、元宝草各 15 g，水煎分服。

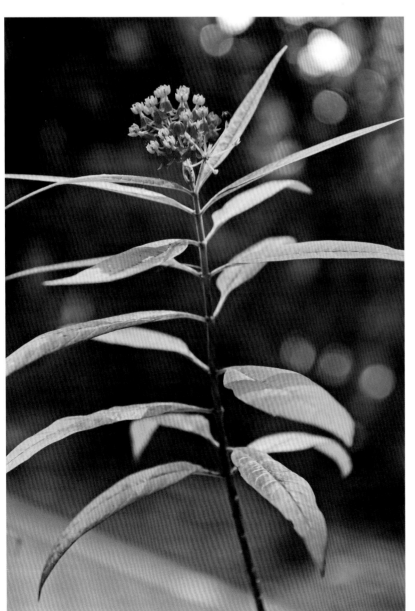

Go'mbehnaemq

【 Cohyw 】 Go'mbehnaemq.

【 Coh'wnq 】 Bakyejhag、lwgmanhcwx、douyinzvah、vadauzbya、gokyiengzraemx.

【 Goekgaen 】 Dwg go'mbehnaemq doenghgo lozmozgoh.

【 Yienghceij Daegdiemj 】 Gorum lumj yagvanmuz maj geij bi，sang ndaej daengz 80 lizmij，daengxgo miz raemxieng hau. Mbaw majdoiq，mbaw mbang gyaji，byai menh soem roxnaeuz luenzbenj byai menh soem，raez 6~13 lizmij，gvangq 1~4 lizmij，byai dinj ciemh soem roxnaeuz gaenjsoem，goek sot lij iet daengz gaenqmbaw；gaenqmbaw raez 0.5~1.0 lizmij. Gyaeujva comzliengj majbyai roxnaeuz majeiq；iemjva 5 mbaw leglaeg，mbawdek yienghlongzcim，miz bwn'unq，mauhva mbawseg 5 diuz，aeujhoengz，raezluenz，eujdauq；mauhvabengx 5 leg，henj，simva boux 5 diuz，vasei lienz baenz diuz guenj humx. Makdudengq byai menh soem，song gyaeuj ciemh soem，raez 6~10 lizmij. Ceh luenzgyaeq，byai miz bwnceh lumj genhhau. Ceng mbouj geij baenz bi haiva，8~12 nyied dawzmak.

【 Diegmaj Faenbouh 】 Hwnj laeng bangx mbanj、gwnz ndoi mwnq raemxboix，caemh miz vunz ndaem. Guengjsae dingzlai hwnj laeng Hocouh、Canghvuz、Dwngzyen、Ginzsih、Gveibingz、Lingzsanh、Bwzhaij、Lungzcouh、Sanglinz、Denhdwngj、Lungzanh、Dwzbauj、Nazboh、Lingzyinz、Hozciz daengj dieg neix，guek raeuz Fuzgen、Daizvanh、Huznanz、Guengjdoeng、Haijnanz、Swconh、Gveicouh、Yinznanz daengj sengj gih neix caemh miz vunz ndaem.

【 Gij Guhyw Ywcuengh 】

Giz guhyw　Daengx go.

Singqfeih　Loqhaemz，liengz；miz di doeg.

Goeng'yungh　Diuz lohlungz、lohhuj，leih roenhaeux，siu ndatdoeg，siu gawh'in. Ndaej yw laemx doek deng sieng，ndokraek，conghhoz in，baenzae，baenzgam，dawzsaeg luenh，baeznong，naenghumz naengloj，gyak.

Danyw　（1）Laemx doek deng sieng：Go'mbehnaemq、guzsuibuj gak 10 gwz，gaeulwedgaeqbya 15 gwz，cienq raemx gwn.

（2）Baenzae：Go'mbehnaemq、bozhohbya、go'mbehnaemq、baihdoh gak 10 gwz，gaeubeizhau 25 gwz，cienq raemx gwn.

（3）Dawzsaeg luenh：hajnyiedngaih、goyenzbauj gak 15 gwz，cienq raemx faen gwn.

247

三画

马尾松

【药 材 名】松根、松树皮、松枝、松针、松花粉、松果、松香。

【别　　名】松树、枞松。

【来　　源】松科植物马尾松 *Pinus massoniana* Lamb.。

【形态特征】常绿大乔木，高可达 30 m。树皮红褐色，下部灰褐色，呈不规则块裂。小枝轮生，淡黄褐色；冬芽卵状圆柱形，褐色，顶端尖。针叶 2 针一束，长 12~20 cm，细柔，边缘有细锯齿。花单性，雌雄同株；雄球花淡红褐色，圆柱形，弯垂，长 1.0~1.5 cm，聚生于新枝下部苞腋，穗状，长 6~15 cm；雌球花单生或 2~4 个聚生于新枝近顶端处，淡紫红色。球果卵圆形，由多数果鳞组成，长 4~7 cm，有短梗，成熟时栗褐色；每个果鳞内有 2 粒种子；种子长卵圆形，顶端有薄翅，种仁有油脂香气。花期 4~5 月，果实至翌年 10~12 月成熟。

【生境分布】生于山地山坡、疏林、岩石缝中、路旁等地。广西各地均有分布，陕西、江苏、安徽、浙江、福建、台湾、河南、湖北、湖南、广东、四川、贵州、云南等省区也有分布。

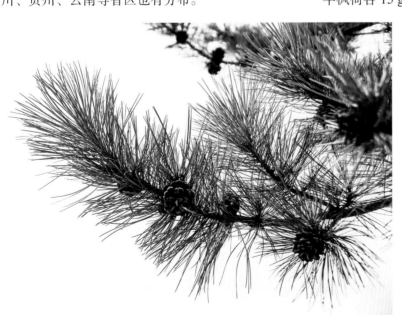

【壮医药用】

药用部位　根（松根）、树皮（松树皮）、分枝节（松枝）、叶（松针）、花粉（松花粉）、树脂（松香）、精油（松节油）。

性味　苦、甜，温。

功用　松根：调水道，除湿毒。用于肉扭（淋证）。

松树皮：生肌止血。用于呗脓（痈肿）溃烂，渗裆相（烧烫伤）溃烂久不收口，外伤出血，啊肉甜（消渴），林得叮相（跌打损伤）。

松枝、松针：祛风毒，除湿毒。松枝用于发旺（痹病），关节不利，漏精（遗精）；松针用于发旺（痹病），兰喷（眩晕），笨浮（水肿），冻疮，药物中毒。

松花粉：祛湿毒，收敛，止血。用于胴尹（胃痛），外伤出血，黄水疮，能啥能累（湿疹）。

松香：祛风毒，除湿毒。用于麦蛮（风疹），痂（癣）。

松节油：舒筋络，消肿痛。用于肌肉痛，关节痛。

附方　（1）发旺（痹病）：松枝、威灵仙各 10 g，九节风、七叶莲、大钻、土茯苓、黄花倒水莲、半枫荷各 15 g，煲猪骨适量，食肉喝汤。

（2）林得叮相（跌打损伤）：松树二层皮、韭菜根、虎杖根各 50 g，山栀子 20 g，共研末，用白酒炒热敷患处。

（3）兰喷（眩晕）：松针、磨盘草、五指毛桃各 25 g，水煎服。

（4）断肠草中毒：松针、雷公根各 50 g，红糖适量，水煎服。

（5）肉扭（淋证）：松根、马鞭草、破碗金、铁扫帚各 10 g，水煎服。

（6）啊肉甜（消渴）：松树二层皮、桃寄生各 15 g，水煎服。

Goge

【 Cohyw 】 Ragcoengz、naengcoengz、nyecoengz、rongcoengz、faenjvacoengz、lwgcoengz、iengcoengz.

【 Coh'wnq 】 Faexcoengz、rongcoengz.

【 Goekgaen 】 Dwg goge doenghgo sunghgoh.

【 Yienghceij Daegdiemj 】 Cungj faex sang hung ciengzsez heu de，sang goj daengz 30 mij. Naengfaex saek henjhoengz，baihlaj saek mongndaem，baenz vengq ceg mbouj caezcingj. Nye iq doxlunz did，saek henjndaem danh；nyod seizdoeng lumj gyaeq saeuluenz，saekhengeq，dingjbay soem. Gij mbawcim 2 cim guh nyup，raez 12~20 lizmij，saequnq，bienmiz ngazgawq saeq，va singq dog，vaboux vameh caemh go；vagiuz boux saek henjhoengz damh，saeuluenz，duenghvan，raez 1.0~1.5 lizmij，comz maj youq doengh nye moq mwnq lajeiq lup bangx de，baenz rieng，raez 6~15 lizmij；vagiuz mehmaj dog roznaeuz 2~4 aencomz maj youq gaenh dingj byai nye moq，saek aeujhoengz damh. Makgiuz luenzgyaeq，miz haujlai limqgaep gyoebbaenz，raez 4~7 lizmij，miz ganj dinj，cingzsug le saek henjgeq；moix aen mak ndaw de miz 2 naed ceh；gij ceh gyaeqluenz raez，dingj byai miz fwed mbang，gij heiq ngveih rang youz. 4~5 nyied haiva，aen mak daengz bi laeng 10~12 cij cingzsug.

【 Diegmaj Faenbouh 】 Hwnj youq diegbya dieg ndoi、ndoeng faex mbang、ndaw gehrin、henzroen daengj dieg. Guengjsae gak dieg cungj hwnj miz，guek raeuz Sanjsih、Gyanghsuh、Anhveih、Cegyangh、Fuzgen、Daizvanh、Hoznanz、Huzbwz、Huznanz、Guengjdoeng、Swconh、Gveicouh、Yinznanz daengj sengj gih caemh hwnj miz.

【 Gij Guhyw Ywcuengh 】

Giz guhyw　Rag（ragcoengz）、naengfaex（naengcoengz）、gij nye（nyecoengz）、mbaw（rongcoengz）、vahfaenj（faenj vacoengz）、iengfaex（iengcoengz）、cinghyouz（youzcoengz）.

Singfeih　Haemz、van、raeuj.

Goeng'yungh　Ragcoengz：Diuz lohraemx，cawz caepdoeg. Ndaej yw nyouhniuj. Naengcoengz：dinglwed didnoh. Ndaej yw baeznongnaeuh，coemh log sieng naeuh nanz mbouj hop，rog sieng oklwed，oknyouhdiemz，laemx doek deng sieng. Nyecoengz、rongcoengz：Cawz fungdoeg，cawz caepdoeg. Nyecoengz ndaej yw fatvangh，hohgen hohga mboujyawx，laeuhcing；rongcoengz ndaejyw fatvangh，ranzbaenq，baenzfouz，baenzbaeznit，gwnyw dengdoeg.

Faenj vacoengz：Cawz caepdoeg，ndaej hob，dingz lwed. Ndaej yw dungx in，deng sieng oklwed，baeznonghenj，naenghumz naenglot. Iengcoengz：Cawz fungdoeg，cawz caepdoeg. Ndaej yw megmanh（fungcimj），gyak. Youzcoengz：Soeng loh nyinz，siu gawh'in. Ndaej yw ndangnoh in，hohgen hohga in.

Danyw　（1）Fatvangh：Nyecoengz、raglingzsien gak 10 gwz，giujcezfungh、gocaethoh、daihcuenq、dojfuzlingz、daujsuijlenz vahenj、buenqfunghhoz gak 15 gwz，aeuq ndokmou aenqliengh，gwn noh gwn dang.

（2）Laemx doek deng sieng：Caengz ndaw naengcoengz ndip、rag coenggemq、rag hujcang gak 50 gwz，vuengzgae ndoeng 20 gwz，itheij numienz，aeu laeujbieg cauj ndat oep dieg sieng.

（3）Ranzbaenq：Rongcoengz、gomakmuh、gocijcwz 25 gwz，cienq raemx gwn.

（4）Gaeusaejgat dengdoeg：Rongcoengz、go'byaeknok gak 50 gwz，hoengdangz aenqliengh，goenraemx gwn.

（5）Nyouhniuj：Ragcoengz、gomaxbien、vangimvaih、gosauqbaetdiet gak 10 gwz，cienq raemx gwn.

（6）Oknyouhdiemz：Caengzndaw naengcoengz、gosiengz faexdauz gak 15 gwz，cienq raemx gwn.

249

三画

马齿苋

【药 材 名】马齿苋。

【别　　名】瓜子菜、蚂蚱菜。

【来　　源】马齿苋科植物马齿苋 *Portulaca oleracea* L.。

【形态特征】一年生草本，高可达 30 cm。全株肉质多汁，无毛。茎平卧或斜倚，伏地铺散，多分枝，淡绿色或带暗红色。叶互生，偶近对生；叶片扁平，肥厚，倒卵形，似马齿状，长 1~3 cm，宽 0.6~1.5 cm，顶端圆钝、平截或微凹，基部楔形，背面淡绿色或带暗红色；叶柄粗短。花直径 4~5 mm，无梗，常 3~5 朵簇生于枝端；苞片 2~6 枚；萼片 2 枚，对生，盔形；花瓣 5 枚，黄色，倒卵形，长 3~5 mm；雄蕊 8~12 枚；柱头 4~6 裂，线形。蒴果卵球形，棕色，盖裂；种子多数，偏斜球形，黑褐色。花期 5~8 月，果期 6~9 月。

【生境分布】生于路旁湿地、沟边草丛中。广西各地均有分布，其他省区也有分布。

【壮医药用】

药用部位　全草。

性味　酸，寒。

功用　通龙路、火路，调谷道、气道，清热毒，凉血，消肿痛。用于湿热屙泻（泄泻），屙意咪（痢疾），埃病（咳嗽），墨病（气喘），陆裂（咳血），肉扭（淋证），啊肉甜（消渴），仲嘿喯尹（痔疮），呗嘻（乳痈），航靠谋（痄腮），能啥能累（湿疹），呗脓（痈肿），渗裆相（烧烫伤），蜂蜇伤，下肢溃疡。

附方　（1）湿热屙泻（泄泻）：马齿苋 6 g，黄芩、狗尾草各 10 g，十大功劳 20 g，水煎服。

（2）屙意咪（痢疾）：鲜马齿苋 150 g，水煎服。

（3）能啥能累（湿疹）：马齿苋、野菊花各 20 g，苦参、毛七公、忍冬叶各 30 g，水煎洗患处。

（4）埃病（咳嗽），墨病（气喘）：鲜马齿苋 50 g，麦冬 15 g，何首乌 12 g，水煎服。

（5）啊肉甜（消渴）：鲜马齿苋 30 g，水煎。取药液与米 50 g 煮粥食用。

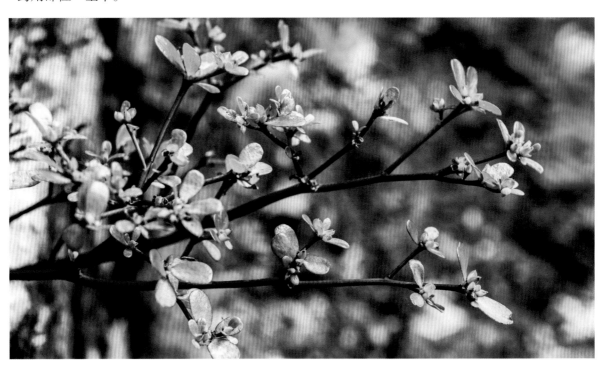

Byaekbeiz

【Cohyw】Byaekbeiz.

【Coh'wnq】Byaekcehgve、byaekduzdaek.

【Goekgaen】Dwg gobyaekbeiz doenghgo majcijgengoh.

【Yienghceij Daegdiemj】Gorum maj bi ndeu，sang ndaej daengz 30 lizmij. Daengx go unqnoh raemx lai，mij bwn. Ganj ninzbingz roxnaeuz mating，bomz deih busanq，faen nyez lai，heudamh roxnaeuz daz hoengzgeq. Mbaw maj doxcah，noix gaenh maj doxdoiq；mbaw benjbingz，bizna，lumj gyaeq daujdingq，lumj heujmax，raez 1~3 lizmij，gvangq 0.6~1.5 lizmij，byai luenzbumx、gatbingz roxnaeuz miz di mboep，goek sot，baihlaeng heudamh roxnaeuz daz hoengzgeq；gaenqmbaw co dinj. Va hung 4~5 hauzmij，mij gaenq，dingzlai 3~5 duj comzmaj gwn byai nyez；mbawbyak 2~6 mbaw；linxva 2 mbaw，maj doxdoiq，lumj mauhhang；mbawva 5 mbaw，henj，lumj gyaeq daujdingq，raez 3~5 hauzmij；simva boux 8~12 diuz；gyaeujsaeu 4~6 leg，baenz diuz. Mak ndangjngaeuz lumj gyaeqgiuz，henjgeq，fa ceg；ceh lai，gaenh luenzgiuz mat，henjgeqndaem. 5~8 nyied haiva，6~9 nyied dawzmak.

251

【Diegmaj Faenbouh】Hwnj diegcumx hamq roen、ndaw rum hamq mieng. Guengjsae gak dieg cungj miz，guek raeuz sengj gih wnq caemh miz.

【Gij Guhyw Ywcuengh】

Giz guhyw　Daengx go.

Singqfeih　Soemj，hanz.

Goeng'yungh　Doeng lohlungz、lohhuj，diuz roenhaeux、roenheiq，siu doeghuj，liengz lwed，siu in'gawh. Ndaej yw caephuj oksiq，okhaexmug，baenzae，ngaebheiq，rueglwed，nyouhniuj，oknyoudiemz，baezhangx，baezcij，hangzgauqmou，naenghumz naenglot，baeznong，coemh log sieng，dinzdoq ndat sieng，guengqlaj naeuh.

Danyw　（1）Caephuj oksiq：Byaekbeiz 6 gwz，vangzginz、goriengma gak 10 gwz，cibdaihgoenglauz 20 gwz，cienq raemx gwn.

（2）Okhaexmug：Byaekbeiz ndip 150 gwz，cienq raemx gwn.

（3）Naenghumz naenglot：Byaekbeiz、va'gutndoi gak 20 gwz，caemhgumh、mauzcizgungh、mbaw yinjdungh gak 30 gwz，cienq raemx swiq mwnq bingh.

（4）Baenzae，ngaebheiq：Byaekbeix ndip 50 gwz，mwzdungh 15 gwz，hozsoujvuh 12 gwz，cienq raemx gwn.

（5）Oknyouhdiemz：Byaekbeix ndip 30 gwz，cienq raemx. Aeu raemxyw caeuq haeux 50 gwz cawj cuk gwn.

马兜铃

【药材名】青木香、天仙藤、马兜铃。

【别　　名】万丈龙。

【来　　源】马兜铃科植物马兜铃 *Aristolochia debilis* Sieb. et Zucc.。

【形态特征】多年生草质藤本，长达 2 m。根长圆柱形，直径 3~10 mm，外皮黄褐色。茎柔弱，暗紫色或绿色，有腐肉味。单叶互生，叶纸质，卵状三角形、长圆状卵形或戟形，长为宽的 1~2 倍，长 3~6 cm，中部以上渐狭，先端圆钝或有短尖，基部心形，两侧圆耳形，基出脉 5~7 条。花单生或 2 朵聚生于叶腋；花梗长 1.0~1.5 cm；花被长 3.0~5.5 cm，基部膨大呈球形，与子房连接处具关节，向上收狭成一长管，管口扩大呈漏斗状，黄绿色，口部有紫斑；檐部一侧极短，另一侧渐延伸成长舌片；合蕊柱顶端 6 裂。蒴果长圆形或近球形，长约 6 cm，具 6 棱，成熟时黄绿色，由基部向上呈 6 瓣开裂；果梗长 2.5~5.0 cm；种子扁平三角形，有翅。花期 7~8 月，果期 9~10 月。

【生境分布】生于山谷、沟边、路旁阴湿处及山坡灌木丛中。广西主要分布于桂林、灵川、全州、兴安等地，长江流域以南各省区及山东、河南等省也有分布。

【壮医药用】

药用部位　根（青木香）、藤茎（天仙藤）、果（马兜铃）。

性味　根（青木香）：辣、苦，寒；有小毒。藤茎（天仙藤）：苦，温；有小毒。果（马兜铃）：苦，寒；有小毒。

功用　根（青木香）：调龙路，清热毒，除湿毒，消肿痛。用于呗脓（痈肿），呗叮（疔），能啥能累（湿疹），肠炎，额哈（毒蛇咬伤），货烟妈（咽痛），血压嗓（高血压），屙泻（泄泻）。

藤茎（天仙藤）：通水道，调龙路，祛湿毒，消肿痛。用于咪裆奔浮（妊娠水肿），发旺（痹病），麦蛮（风疹）。

果（马兜铃）：调气道，祛痰。用于埃病（咳嗽），比耐来（咳痰），肺热喘咳。

注　本品含马兜铃酸，可引起肾脏损害等不良反应，儿童及老年人慎用，孕妇、婴幼儿及肾功能不全者禁用。

附方　（1）肠炎：青木香 6 g，人苋 12 g，水煎服。

（2）额哈（毒蛇咬伤）：青木香 6 g，地胆头 20 g，水煎服，并用青木香适量同酒磨成浓汁，外涂伤口周围（留伤口不涂）。

（3）血压嗓（高血压）：青木香 6 g，水煎服。

（4）肺热喘咳：马兜铃 3 g，千日红 12 g，无患子 15 g，水煎服。

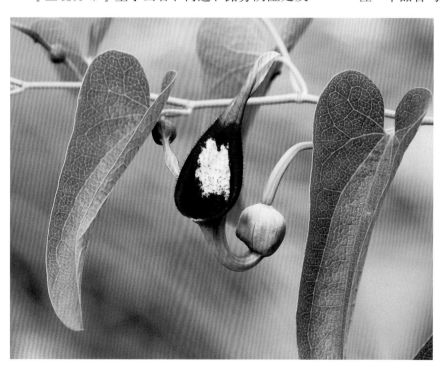

Majdouhlingz

【Cohyw】Majdouhlingz.

【Coh'wnq】Vancanglungz.

【Goekgaen】Dwg gomajdouhlingz doenghgo gohmajdouhlingz.

【Yienghceij Daegdiemj】Gogaeu lumj rum maj lai bi de，raez daengz 2 mij. Rag luenzsaeu，hung 3~10 hauzmij，rog naeng henjgeq. Ganj unqnieg，aeujndaem roxnaeuz heu，miz heiq nohnaeuh. Mbaw gag maj doxcah，mbaw mbang youh oiq，lumj gyaeq samgak、luenz raez lumj gyaeq roxnaeuz lumj fag giz，raez dwg gvangq 1~2 boix，raez 3~6 lizmij，cungqgyang doxhwnj menh gaeb，byai bumxluenz roxnaeuz miz soemdinj，goek lumj yiengh simdaeuz，song henz lumj rwz，meggoek 5~7 diuz. Va gag maj roxnaeuz 2 duj comz maj eiqmbaw；gaenqva raez 1.0~1.5 lizmij；mbawva raez 3.0~5.5 lizmij，goek bongzhung lumj giuz，giz caeuq rugceh doxciep miz hoh，doxhwnj sougaeb baenz diuz guenj raez，bakguenj mbegvangq baenz aenlaeuh，henjheu，haenz bak miz banqaeuj；yiemh mbiengj ndeu dinjdinj，mbiengj wnq ciemh gaeb ietraez baenz linx；saeusimhab byai 6 reg. Makceh luenzraez roxnaeuz loq lumj giuz，daihgaiq raez 6 lizmij，miz 6 limqgak，geq le henjheu，daj goek doxhwnj 6 mbw haireg；gaenqmak raez 2.5~5.0 lizmij；ceh benjbingz，samgak，miz fwed. 7~8 nyied haiva，9~10 nyied dawzmak.

【Diegmaj Faenbouh】Hwnj ndaw lueg、hamq mieng、bangx roen mwnq raemhcumx de dem ndaw faexcaz gwn ndoi. Guengjsae dingzlai hwnj laeng Gveilinz、Lingzconh、Cenzcouh、Hinghanh daengj dieg neix，guek raeuz rangh dieg Cangzgyangh baihnanmz gak sengj gih dem Sanhdungh、Hoznanz daengj sengj neix caemh miz.

【Gij Guhyw Ywcuengh】

Giz guhyw　Rag、ganjgaeu、mak.

Singqfeih　Rag：Manh、haemz，hanz；miz di doeg. Ganjgaeu：Haemz，raeuj；miz di doeg. Mak：Haemz，hanz；miz di doeg.

Goeng'yungh　Rag：Diuz lohlungz，siu ndatdoeg，cawz doegcumx，siu foegin. Yungh youq baeznong，baeznengz，naenghumz naenglot，cangzyenz，ngwz haeb，conghhoz in，Hezyazsang，oksiq. Ganjgaeu：Doeng roenraemx，diuz lohlungz，cawz doegcumx，siu gawh'in. Yungh youq mizngang baenzfouz，fatvangh，funghcimj. Mak：Diuz roenheiq，cawz naiz. Yungh youq baenzae，biqnaiz lai，bwtndat baeg'ae.

Cawq　Goyw neix hamz majdouhlingzsonh，ndaej sieng makmamx，lwgnyez bouxlaux haeujim noix yungh，mehmbwk mizndang、lwgnding dem makmamx mbouj cenz de gimq yungh.

Danyw　（1）Cangzyenz：Rag majdouhlingz 6 gwz，nyadameuz 12 gwz，cienq raemx gwn.

（2）Ngwz haeb：Rag majdouhlingz 6 gwz，didanjdouz 20 gwz，cienq raemx gwn，lij aeu rag majdouhlingz aenqliengh caeuq laeuj muz baenz raemxgwd，cat seiqhenz baksieng（gaej cat haeuj baksieng）.

（3）Hezyazsang：Rag majdouhlingz 6 gwz，cienq raemx gwn.

（4）Bwtndat baeg'ae：Mak majdouhlingz 3 gwz，roemraiqhoengz 12 gwz，vuzvanswj 15 gwz，cienq raemx gwn.

253

三画

马缨丹

【药 材 名】马缨丹。

【别　　名】五色梅、如意花、五色花、臭花、蛇牙风。

【来　　源】马鞭草科植物马缨丹 Lantana camara L.。

【形态特征】直立或半藤状灌木，高可达 2 m，植株具臭味，稍被毛。茎、枝均呈四棱形，具下弯的钩刺或无刺。单叶对生，叶片卵形至卵状长圆形，长 3~9 cm，宽 1.5~5.0 cm，先端渐尖或急尖，边缘具钝齿，表面具粗糙的皱纹和短柔毛，背面具小刚毛；叶柄长约 1 cm。头状花序腋生，花序直径 1.5~2.5 cm；苞片披针形，长为花萼的 1~3 倍，有短柔毛；花萼筒状，先端有极短的齿；花冠黄色、橙色、粉红色至深红色，花冠管长约 1 cm，4~5 裂，两面均具细短毛；雄蕊 4 枚。核果球形，直径约 4 mm，成熟时紫黑色。花期全年。

【生境分布】生于村边、路旁、田边等地。广西各地均有分布，福建、台湾、广东等省区也有分布。

【壮医药用】

药用部位　全株、根。

性味　甜、辣，凉。

功用　调龙路、火路，清热毒，消肿痛。用于贫痧（感冒），流感，航靠谋（痄腮），钵痨（肺结核），发旺（痹病），林得叮相（跌打损伤），能啥能累（湿疹），麦蛮（风疹）。

附方　（1）热毒之麦蛮（风疹）：马缨丹全株、千里光、扛板归各 50 g，水煎外洗。

（2）发旺（痹病）：马缨丹根、一刺两嘴、麻骨风、七叶莲各 50 g，水煎，外洗患处。

（3）贫痧（感冒）：马缨丹根 30 g，山芝麻、枫香叶各 50 g，土防风、五指枫叶各 20 g，水煎洗澡。

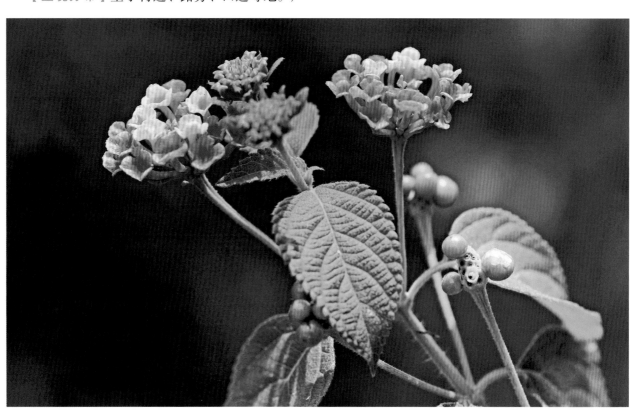

Hajsaekyok

【Cohyw】Hajsaekyok.

【Coh'wnq】Moizhajsaek、vayuzyi、vahajsaek、vahaeu、swzyazfungh.

【Goekgaen】Dwg gohajsaekyok doenghgo majbenhcaujgoh.

【Yienghceij Daegdiemj】Faexcaz daengjsoh roxnaeuz buenq faexcaz buenq gaeu，daengx go miz heiqhaeu，sang 1~2 mij，loq bwn. Ganj、nye cungj baenz seiq fueng，seiqseiz miz oen ngaeu van doxroengz roxnaeuz mbouj miz oen. Mbaw dog maj doxdoiq，mbaw yiengh gyaeq daeng lumj gyaeq luenzraez，raez 3~9 lizmij，gvangq 1.5~5.0 lizmij，goem lumj ciem roxnaeuz yiengh sim，henzbien miz heuj bumj，byai ciemh soem roxnaeuz gaenj soem，baihrog miz gij nyaeuq cocat caeuq bwn'unq dinj，baihlaeng hwnj bwnndangj iq；gaenqmbaw aiq raez lizmij ndeu. Gyaeujva maj eiq，gyaeujva cizging 1.5~2.5 lizmij；mbawlup luenzraez gaeb byai menh soem，raez dwg iemjva 1~3 boix，hwnj bwn'unq dinj；iemjva lumj doengz，byai miz heuj dinjdetdet；mauhva saekhenj、saekhenjrwk、saekhoengzmaeq daengz saekhoengzgeq，guenj mauhva aiq raez 1 lizmj，4~5 seg，song mienh cungj miz bwn dinj saeq；simva boux 4 diuz，hwnj youq guenj mauhva cuengqgyang. Aenmak luenzluenz，cizging daihgaiq 4 hauzmij，cingzsug le saekaeujndaem. Baenz bi haiva.

【Diegmaj Faenbouh】Maj youq henzmbanj、henzroen、henzsuen daengj dieg. Guengjsae gak dieg cungj miz，guek raeuz Fuzgen、Daizvanh、Guengjdoeng daengj sengj gih caemh maj miz.

【Gij Guhyw Ywcuengh】

Giz guhyw　Daengx go、rag.

Singqfeih　Van、manh，liengz.

Goeng'yungh　Diuz lohlungz、lohhuj，cing hujdoeg，siu foegin. Yungh youq baenzsa，hangzgauqmou，baenzlauz，fatvangh，laemx doek deng sieng，naenghumz naenglot，funghcimj.

Danyw　（1）Hujdoeg deng funghcimj：Hajsaekyok daengx go、go'nyaenhhenj、gangzngwdj gak 50 gwz，cienq raemx swiq.

（2）Fatvangh：Rag hajsaekyok、gocinghfunghdwngz、gaeuhohdu、lienzcaetmbaw gak 50 gwz，cienq raemx swiq giz in.

（3）Baenzsa：Rag hajsaekyok 30 gwz，cwxlwgraz、mbaw gogingh gak 50 gwz，lwglazbyaj、mbawgoging gak 20 gwz，cienq raem swiq.

255

三画

马蹄金

【药 材 名】马蹄金。

【别　　名】黄胆草、金挖耳、小铜钱草、小金钱草。

【来　　源】旋花科植物马蹄金 Dichondra micrantha Urb.。

【形态特征】多年生匍匐小草本，长达 60 cm。茎被灰色短柔毛，节上生不定根。叶互生，肾形至圆形，直径 4~25 mm，先端宽圆形或微缺，基部阔心形，叶面微被毛，背面被贴生短柔毛；叶柄长 3~5 cm。花单生于叶腋，花柄短于叶柄，丝状；萼片匙形，背面及边缘被绢毛，具明显脉；花冠钟状，长与花萼相似，黄色，深 5 裂，裂片长圆状披针形；雄蕊 5 枚，花丝短；子房被疏柔毛，花柱 2 个，柱头头状。蒴果近球形，直径 1.5~2.0 mm，膜质。种子 1~2 粒，褐色。花期春季。

【生境分布】生于山坡草地、路旁或沟边。广西各地均有分布，长江以南地区及台湾等地均有分布。

【壮医药用】

药用部位　全草。

性味　苦、微辣，寒。

功用　调龙路、火路，利谷道、水道，清热毒，消肿痛。用于黄标（黄疸），屙意咪（痢疾），肉扭（淋证），狠尹（疖肿），呗叮（疔），林得叮相（跌打损伤），埃病百银（百日咳），呗嘻（乳痈），陆裂（咳血），额哈（毒蛇咬伤），尿路结石，胆结石（泥沙型）。

附方　（1）黄标（黄疸）：马蹄金 100 g，白鸡屎藤根 15 g，水煎，每次服药汁 50 mL，每日 3 次。

（2）胆结石（泥沙型）：马蹄金 50 g，八月札、山栀子、鸡内金各 15 g，田七 10 g，白矾 5 g，郁金 25 g，共研末；另取路路通 10 g，水煎，取药液与上述药粉 10 g，餐后冲服。

（3）肉扭（淋证）：马蹄金 50 g，田螺 7 个，芦根 15 g，水煎服。

（4）呗叮（疔）：马蹄金、犁头草、连翘、黄花稔各 10 g，蒲公英、金银花各 12 g，水煎服。

（5）尿路结石：马蹄金、笔筒草、排钱草各 15 g，狗尾巴草 10 g，海金沙藤 20 g，水煎服。

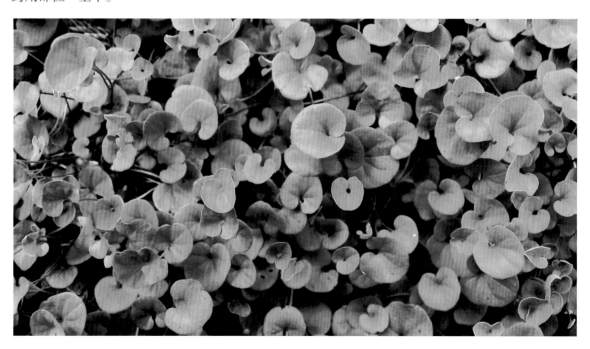

Byaekcenzlik

【Cohyw】Byaekcenzlik.

【Coh'wnq】Go'mbi'henj、yaekrwzgim、godoengzcienziq、gogimcienziq.

【Goekgaen】Dwg gobyaekcenzlik doenghgo senzvahgoh.

【Yienghceij Daegdiemj】Gorum iq bomzbemq maj geij bi，raez daengz 60 lizmij. Ganj miz bwn'unq dinj mong，gwnz hoh maj rag mbouj dingh. Mbaw maj doxcah，lumj makvunz daengz luenz，cizging 4~25 hauzmij，byai gvangq luenz roxnaeuz miz di vengq，goek gvangq sim，gwnz mbaw miz di bwn，baihlaeng miz bwn'unq dinj nem；gaenqmbaw raez 3~5 lizmij. Gyaeujva maj eiqmbaw，gaenqva dinj gvaq gaenqmbaw，lumj sei；mbawiemj lumj geng，baihlaeng caeuq henzbien miz bwngenh，miz meg yienhda；mauhva lumj cung，raez caeuq iemjva doxlumj，saekhenj，lweg 5 leg，mbaw seg luenz byai menh soem；simva boux 5 diuz，seiva dinj；ruhceh miz bwn'unq mbang，saeuva 2 ndaek，gyaeujsaeu lumj gyaeuj. Makceh gaenh lumj giuz，cizging daihgaiq 1.5~2.0 hauzmij，mbang'i. Ceh 1~2 naed，henjgeq. Seizcin haiva.

【Diegmaj Faenbouh】Hwnj gwnz ndoi diegrum、bangx roen roxnaeuz hamq mieng. Guengjsae gak dieg cungj miz，guek raeuz Cangzgyangh baihnamz daengj dieg neix dem Daizvanh daengj dieg caemh miz.

【Gij Guhyw Ywcuengh】

Giz guhyw　　Daengx go.

Singqfeih　　Haemz、loq manh，hanz.

Goeng'yungh　　Diuz lohlungz、lohhuj，leih roenhaeux、roenraemx，siu ndatdoeg，siu foegin. Ndaej yw vuengzbiu，okhaexmug，nyouhniuj，haenqin，baezding，laemx doek deng sieng，baenzzae bakngoenz，baezcij，rueglwed，ngwz haeb，lohnyouh gietrin，mbei gietrin.

Danyw　（1）Vuengzbiu：Byaelcenzlik 100 gwz，rag gaeuhaexgaeqhau 15 gwz，cienq raemx，mbat gwn raemxyw 50 hauzswngh，ngoenz 3 mbat.

（2）Mbei gietrin：Byaekcenzlik 50 gwz，batnyiedcaz、nuengxnenghbya、i dawgaeq gak 15 gwz，samcaet 10 gwz，begfanz 5 gwz，yiginh 25 gwz，caez nienj mba；linghvaih aeu makraeu 10 gwz，cienq raemx，aeu raemxyw caeuq gij ywmba baihgwnz 10 gwz，gwn haeux le cung gwn.

（3）Nyoujniuj：Byaekcenzlik 50 gwz，sae'naz 7 aen，ganjgo'ngoz 15 gwz，cienq raemx gwn.

（4）Baezding：Byaekcenzlik、gobakcae、lienzgyauz、vanimhenj gak 10 gwz，golinzgaeq、vagimngaenz gak 12 gwz，cienq raemx gwn.

（5）Lohnyouh gietrin：Byaekcenzlik、godoengzbit、godaebcienz gak 15 gwz，goriengma 10 gwz，gaeuhaijginhsah 20 gwz，cienq raemx gwn.

257

三画

马鞭草

【药 材 名】马鞭草。

【别　　名】顺刺草、铁马鞭。

【来　　源】马鞭草科植物马鞭草 *Verbena officinalis* L.。

【形态特征】多年生草本，高可达120 cm。茎四方形，近基部为圆形，节和棱上具硬毛。叶对生，叶片卵圆形至倒卵形或长圆状披针形，长2~8 cm，宽1~5 cm，基生叶的边缘通常具粗锯齿和缺刻，茎生叶多数3深裂，裂片边缘具不整齐锯齿，两面均具硬毛，背面脉上尤多。穗状花序顶生和腋生，细弱，结果时长达25 cm；花小，无柄，最初密集，结果时疏离；苞片和花萼具硬毛；花萼有5脉；花冠淡紫色至蓝色，长4~8 mm，外面具微毛，裂片5枚；雄蕊4枚；子房无毛。蒴果包藏于萼内，长圆形，长约2 mm，成熟时4瓣裂。花期6~8月，果期7~10月。

【生境分布】生于路边、山坡、溪边或林旁。广西各地均有分布，山西、陕西、甘肃、江苏、安徽、浙江、福建、江西、湖北、湖南、广东、四川、贵州、云南、新疆、西藏等省区也有分布。

【壮医药用】

药用部位　全草。

性味　苦，凉。

功用　调龙路、火路，通水道，清热毒，解瘴毒。用于埃病（咳嗽），贫痧（感冒），发得（发热），货烟妈（咽痛），诺嚎尹（牙痛），黄标（黄疸），屙意咪（痢疾），京瑟（闭经），京尹（痛经），呗嘻（乳痈），血蛊（癥瘕），笨浮（水肿），肉扭（淋证），笃瘴（疟疾），呗脓（痈肿），林得叮相（跌打损伤）。

注　孕妇慎服。

附方　（1）埃病（咳嗽）：马鞭草、一点红各30 g，百部10 g，大叶桉50 g，水煎服。

（2）外感发得（发热）：马鞭草、连翘、荆芥各10 g，金银花12 g，水煎服。

（3）黄标（黄疸）：马鞭草、车前草各10 g，薏苡仁15 g，满天星16 g，田基黄、茵陈各12 g，水煎服。

（4）屙意咪（痢疾）：马鞭草10 g，凤尾草15 g，狗尾巴草20 g，水煎服。

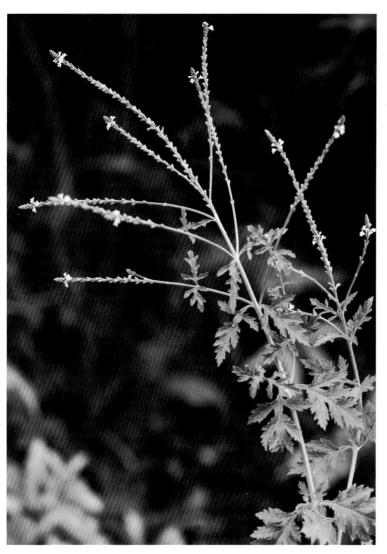

Gobienmax

【 Cohyw 】 Gobienmax.

【 Coh'wnq 】 Gocingqrod、gobienmaxdiet.

【 Goekgaen 】 Dwg gobienmax doenghgo majbenhcaujgoh.

【 Yienghceij Daegdiemj 】 Gorum maj lai bi， sang ndaej daengz 120 lizmij. Ganj seiq fueng， gizgaenh goek luenzluenz， gwnz hoh caeuq limq miz bwnndangj. Mbaw doiq maj， mbaw lumj gyaeq daengz lumj gyaeq dingjbyonj roxnaeuz luenzraez gaeb byai menh soem， raez 2~8 lizmij， gvangq 1~5 lizmij， mbaw goek henzbien ciengseiz miz heujgawq co caeuq gaek vauq， ganj maj mbaw dingzlai 3 dek laeg， mbawseg henzbien miz heujgawq luenh， song mbiengj cungj miz bwnndangj， gwnzmeg baihlaeng daegbied lai. Riengz gyaeujva maj gwnzdingj caeuq maj eiq， iq nyieg， mwh dawzmak raez daengz 25 lizmij ; va iq， mbouj miz gaenq， codaeuz yaedyub， dawzmak le mbangbyag ; mbawlup caeuq iemjva miz bwngaiz ; iemjva miz 5 meg ; mauhva saekaeujoiq daengz saeklamz， raez 4~8 hauzmij， baihrog miz didi bwn， mbawseg 5 limq ; simva boux 4 diuz ; ranzceh mbouj miz bwn. Mak duk ndoj youq ndaw iemj， raezluenz， aiq raez 2 hauzmij， cingzsug le 4 limq dek. 6~8 nyied haiva， 7~10 dawzmak.

【 Diegmaj Faenbouh 】 Maj youq henzroen、gwnzbo、henzrij roxnaeuz henzndoeng. Guengjsae gak dieg cungj miz， guek raeuz Sanhsih、Sanjsih、Ganhsuz、Gyanghsuh、Anhveih、Cezgyangh、Fuzgen、Gyanghsih、Huzbwz、Huznanz、Guengjdoeng、Swconh、Gveicouh、Yinznanz、Sinhgyangh、Sihcang daengj sengj gih caemh maj miz.

【 Gij Guhyw Ywcuengh 】

Giz guhyw   Daengx go.

Singqfeih   Haemz， liengz.

Goeng'yungh   Diuz lohlung、lohhuj， doeng roenraemx， cing hujdoeg， gaij ciengdoeg. Yungh youq baenzae， fatsa， fatndat， conghhoz in， heujin， vuengzbiu， dungxnit， dawzsaeg gaz， dawzsaeg in， baezcij， lwedgux， baenzfouz， nyouhniuj， fatnit， baeznong， laemx doek deng sieng.

Cawq   Mehdaiqndang gwn yaek siujsim.

Danyw （1）Baenzae：Gobienmax、go'iethoh gak 30 gwz， begboiq 10 gwz， faexnganqci mbawhung 50 gwz， cienq raemx gwn.

（2）Fatndat：Gobienmax、lienzgyauz、goheiqvaiz gak 10 gwz， gaenzva 12 gwz， cienq raemx gwn.

（3）Vuengzbiu：Gobienmax、cehsenzcauj gak 10 gwz， go'ngaihndingj、go'iemgaeq gak 12 gwz， haeuxroeg 15 gwz， mwenjdenhsingh 16 gwz， cienq raemx gwn.

（4）Dungxnit：Gobienmax 10 gwz， funywjnyaujgaeq 15 gwz， rumriengma 20 gwz， cienq raemx gwn.

259

三画

马氏珍珠贝

【药材名】珍珠、珍珠母、珍珠层粉。

【别　名】珠母贝、珠贝。

【来　源】珍珠贝科动物马氏珍珠贝 *Pteria martensii* Dunker。

【形态特征】贝壳呈斜四方形，壳长5~9 cm。壳顶前后有耳，后耳大，前耳小。背缘平直，腹缘圆。边缘鳞片层紧密，末端稍翘起。壳面淡黄色，同心生长轮纹极细密，成片状，薄而脆，在贝壳的中部常被磨损，在后缘部的排列极密，延伸成小舌状。贝壳内面珍珠层厚，光泽强，边缘淡黄色。

【生境分布】多生活在低潮线以下5~10 m的海底，也有人工养殖。广西沿海各地均有出产，以合浦产量最高，浙江、广东、台湾等省区沿海也有出产。

【壮医药用】

药用部位　贝壳（珍珠母）、珍珠、珍珠层粉（贝壳体内外套膜上皮细胞所分泌的珍珠质）。

性味　珍珠母：咸，寒。珍珠、珍珠层粉：甜、咸，寒。

功用　珍珠母：清肝火，退目翳，安心神，止血。用于血压嗓（高血压），目赤翳障，惊风癫痫，年闹诺（失眠），鹿勒（呕血），兵淋勒（崩漏）。

珍珠：安心神，定惊悸，养阴液，退目翳，止咳，生肌。用于年闹诺（失眠），癫痫，啊肉甜（消渴），目赤翳障，惹脓（中耳炎），口疮（口腔溃疡），疮疡久不收口，烦热消渴。

珍珠层粉：安心神，定惊悸，养阴液，止咳。用于年闹诺（失眠），癫痫，货烟妈（咽痛），埃病（咳嗽），宫颈糜烂，能啥能累（湿疹），婴儿胎毒。

附方　（1）癫痫：①珍珠粉1 g，牛角丝、羊角丝各15 g，青礞石30 g，牛黄3 g，地龙10 g，石菖蒲20 g，水煎。药液加入朱砂0.3 g调匀服。②珍珠母6 g，代赭石9 g，共研末，每次取药粉9 g以温开水冲服。

（2）婴儿胎毒：珍珠粉0.1 g，以母乳送服。

（3）血压嗓（高血压）：天麻6 g，钩藤15 g，水煎，取药液加珍珠粉1 g（或珍珠母粉10 g）调匀服。

（4）宫颈糜烂：珍珠层粉、金刚藤各30 g，翻白草15 g，水煎服。

（5）烦热消渴：珍珠、葛根各15 g，玉竹、沙参各10 g，罗汉果1个，水煎服。

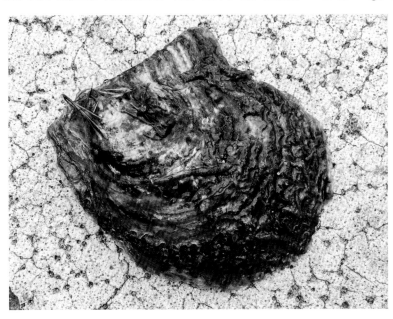

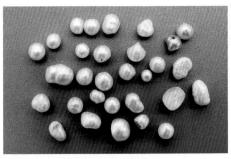

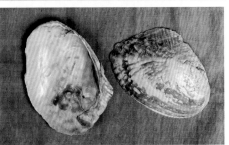

Caw

【 Cohyw 】 Noedcaw、gyapbangxcaw、mbacaengzcaw.

【 Coh'wnq 】 Caengzcaw、byukcaw.

【 Goekgaen 】 Dwg caw doenghduz cwnhcuhbeigoh.

【 Yienghceij Daegdiemj 】 Gyapbangx dwg cez seiqfueng，byuk raez 5~9 lizmij. Dingjbyuk baihnaj baihlaeng miz rwz，rwz baihlaeng hung，rwz baihnaj iq. Henz baihlaeng bingz youh soh，henz dungx duenz. Bangxhenz caengz gyaep gaenjmaed，byai loq ndiengq doxhwnj. Byuk mienh saekhenjoiq，doengzsim raemxlangh maj gig maedsaed，baenz benq，mbang youh coiq，cungqgyang gyapbangx ciengz deng muz hed，bangxhenz baihlaeng baizlied gig na，ietraez baenz linx iq yiengh. Gyapbangx mienh baihndaw caengzcaw na，rongh，bangxhenz saek henjoiq.

【 Diegmaj Faenbouh 】 Dingzlai maj youq daejhaij sienq dihcauz baihlaj 5~10 mij，hix miz vunz ciengx. Guengjsae henzhaij gak dieg cungj miz，Hozbuj miz ceiq lai，guek raeuz Cezgyangh、Guengjdoneg、Daizvanh daengj sengj gih henzhaij hix miz.

【 Gij Guhyw Ywcuengh 】

Giz baenzyw　Gyapbangxcaw、naedcaw、mbacaengzcaw（gij cwnhcuhciz ndaw gyapbangx i baihrog sangbizsibauh baizok）.

Singqfeih　Gyapbangxcaw：Hamz，hanz. Naedcaw、mbacaengzcaw：Van、hamz，hanz.

Goeng'yungh　Gyapbangxcaw：Cing daephuj，doiq damueg，an simsaenz，dingzlwed. Ndaej yw hezyazsang，da'ndingmueg，fatfung fatbag，ninz mbouj ndaek，rueglwed，binghloemqlwed.

Naedcaw：An simsaenz，dingh linj，ciengx hauxyaem，doiq damueg，dingz baenzae，majnoh. Ndaej yw ninz mbouj ndaek，fatbag，hozhat，da'ndingmueg，rwznong，baknengz，naeuhnwd nanz mbouj hop，ndaw ndat bak hawq.

Mbacaengzcaw：An simsaenz，dingh linj，ciengx hauxyaem，dingz baenzae. Ndaej yw ninz mbouj ndaek，fatbag，conghhoz in，baenzae，gunghgingj naeuhnwd，naenghumz naenglot，lwgnding daidoeg.

Danyw　（1）Fatbag：① Mbanaedcaw gwz ndeu，sei gaeuvaiz、sei gaeuyiengz gak 15 gwz，rinmaxheu 30 gwz，niuzvangz 3 gwz，duzndwen 10 gwz，gorinsa 20 gwz，cienq raemx. Raemxyw gya sahoengz 0.3 gwz gyaux yinz gwn. ② Gyapbangxcaw 6 gwz，rinhoengz 9 gwz，caez muz baenz mba，moix baez aeu yw mba 9 gwz yungh raemx rumh soengq gwn.

（2）Lwgnding daidoeg：Mbanaedcaw 0.1 gwz，aeu cij soengq gwn.

（3）Hezyazsang：Denhmaz 6 gwz，gaeugvaqngaeu 15 gwz，cienq raemx，raemxyw gya mbanaedcaw gwz ndeu（roxnaeuz mbagyapbangxcaw 10 gwz）gyaux yinz gwn.

（4）Gunghgingj naeuhnwd：Mbacaengzcaw、gaeugimgang gak 30 gwz，fannywjheu 15 gwz，cienq raemx gwn.

（5）Fanz ndat hozhat：Naedcaw、gogat gak 15 gwz，yicuz、sacaem gak 10 gwz，maklozhan aen ndeu，cienq raemx gwn.

261

三画

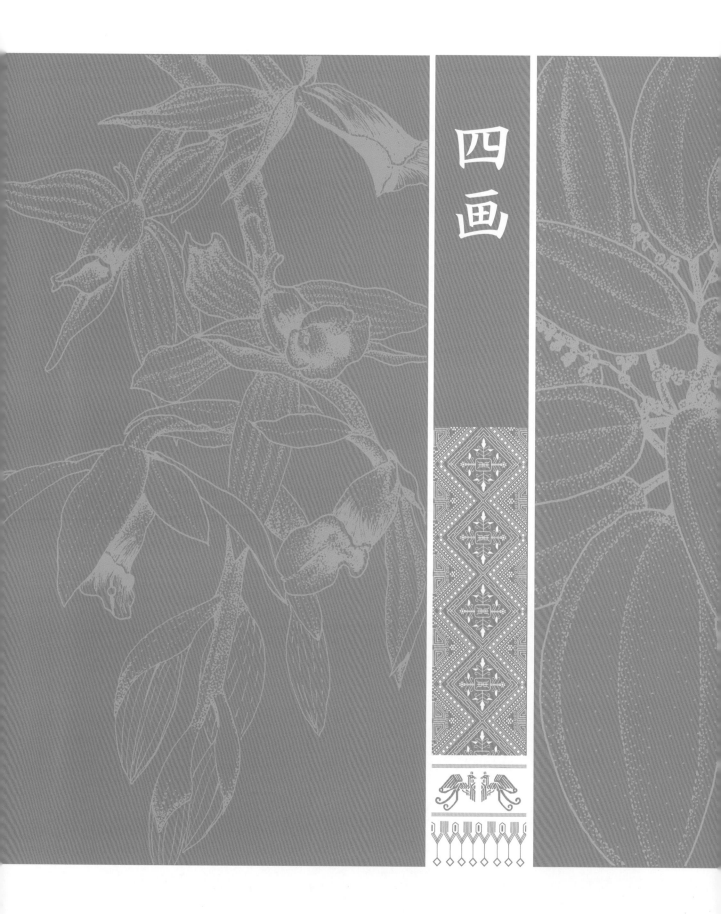

四画

井栏凤尾蕨

【药 材 名】凤尾草。

【别　　名】井口边草、井栏边草、井边茜、小凤尾草、九把连环剑、阉鸡尾、青蕨。

【来　　源】凤尾蕨科植物井栏凤尾蕨 *Pteris multifida* Poir.。

【形态特征】多年生草本，高可达 70 cm。根状茎质硬而短，先端被黑褐色鳞片。叶簇生，二型；叶柄长 30~45 cm（不育叶的柄较短），叶柄和叶轴均为禾秆色，表面平滑；不育叶的羽片 2~5 对或为掌状分裂，对生，卵状长圆形，长 10~24 cm，宽 1~2 cm，叶缘有锯齿；能育叶的羽片 3~8 对，狭线形，长 12~25 cm，宽 0.5~1.2 cm，顶生几对羽片的基部下延，在叶轴两侧形成狭翅。孢子囊群线形，沿叶缘连续着生。

【生境分布】生于墙上、路边、石缝中或悬崖上，在阴湿处较常见。广西各地均有分布，河南、陕西、湖北、江西、福建、浙江、湖南、广东、贵州、四川、云南、西藏等省区也有分布。

【壮医药用】

药用部位　全草。

性味　淡，凉。

功用　清热毒，除湿毒，止血。用于屙泻（泄泻），屙意咪（痢疾），贫痧（感冒），发得（发热），肉扭（淋证），隆白呆（带下），货烟妈（咽痛），航靠谋（痄腮），呗叮（疔），埃病（咳嗽），鹿勒（呕血），兵嘿细勒（疝气），阴道炎，林得叮相（跌打损伤），外伤出血，呗嘻（乳痈），农药中毒。

附方　（1）屙泻（泄泻），屙意咪（痢疾）：凤尾草 50 g，水煎服。

（2）肉扭（淋证）：凤尾草 60 g，瘦猪肉 50 g，水炖，食肉喝汤。

（3）贫痧（感冒），发得（发热）：凤尾草嫩叶 30 g，鸡蛋 1 个，水炖，食蛋喝汤。

（4）兵嘿细勒（疝气）：凤尾草、过墙风各 15 g，水煎，药液兑米酒少量服。

（5）阴道炎：凤尾草、火炭母各 15 g，水煎服。

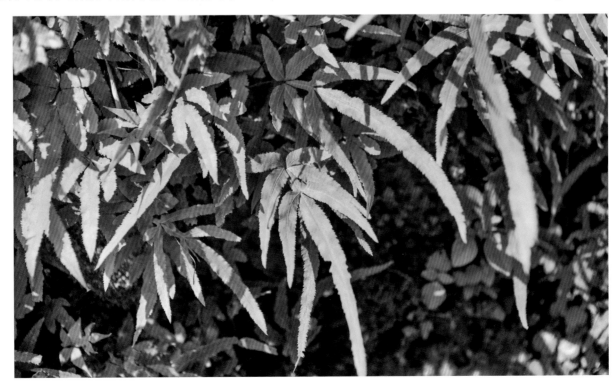

Gutriengfungh

【Cohyw】Gutgaeqdon.

【Coh'wnq】Nywjhenzmboq、nyahenzmboq、nywjhenzcingj、byaekmaxdaez iq、gogoujfaggiemq、gorienggaeqdon、gutcinghgez.

【Goekgaen】Dwg gogutgaeqdon doenghgo fungveijgezgoh.

【Yienghceij Daegdiemj】Dwg go'nywj maj lai bi，ndaej sang daengz 70 lizmij. Gij ganj lumj rag geng youh dinj，byaimbaw miz gyaep henjndaem. Mbaw maj baenz caz，yienghmbaw miz song cungj；gaenzmbaw raez 30~45 lizmij（gaenz mbawmaen haemq dinj），gaenzmbaw caeuq sugmbaw cungj lumj gij saeknyangj，baihrog bingz youh raeuz；gij mbawfwed maen 2~5 doiq roxnaeuz veuq baenz yiengh fajfwngz，maj doxdoiq，yiengh lumj aen'gyaeq yienghluenzraez，raez 10~24 lizmij，gvangq 1~2 lizmij，bienmbaw miz heujgawq；mbawfwed rox maj 3~8 doiq，yienghsienqraez，raez 12~25 lizmij，gvangq 0.5~1.2 lizmij，geij doiq goek mbawfwed maj gwnzdingj iet doxroengz，fwedgeb maj youq song henz sugmbaw. Gyoengq daehlwgsaq lumj sienq，riengz bienmbaw doekmaj.

【Diegmaj Faenbouh】Maj youq gwnz ciengz、henz loh、gehrin roxnaeuz gwnzdat，yoqu giz diegcumx raen lai. Guengjsae gak dieg cungj miz faenbouh，guek raeuz Hoznanz、Sanjsih、Huzbwz、Gyanghsih、Fuzgen、Cezgyangh、Huznanz、Guengjdoeng、Gveicouh、Swconh、Yinznanz、Sihcangdaengj sengj gih hix miz faenbouh.

【Gij Guhyw Ywcuengh】

Giz guhyw　Daengx go.

Singqfeih　Damh，liengz.

Goeng'yungh　Cing doeghuj，cawz doegcumx，dingz lwed. Yungh daeuj yw oksiq，okhaexmug，baenzsa，fatndat，nyouhniuj，roengzbegdaiq，conghhoz in，hangzgauqmou，baezding，baenzae，rueglwed，raembongz，yinhdauyenz，laemx doek deng sieng，rog sieng oklwed，baezcij，nungzyoz dengdoeg.

Danyw　（1）Oksiq，okhaexmug：Byaekmaxdaez 50 gwz，cienq raemx gwn.

（2）Nyouhniuj：Byaekmaxdaez 60 gwz，nohcing 50 gwz，dumq aeu，gwn noh gwn dang.

（3）Baenzsa，fatndat：Mbawoiq byaekmaxdaez 30 gwz，aen gyaeq ndeu，dumq aeu，gwn gyaeq gwn dang.

（4）Raembongz：Byaekmaxdaez、godongzhaeu gak 15 gwz，cienq raemx，raemxyw gyaux dingznoix laeujhaeux gwn.

（5）Yinhdauyenz：Byaekmaxdaez、gaeumei gak 15 gwz，cienq raemx gwn.

四画

开口箭

【药材名】开口箭。

【别　　名】老蛇莲、巴林麻、开喉剑、爬地麻。

【来　　源】百合科植物开口箭 Campylandra chinensis (Baker) M. N. Tamura et al.。

【形态特征】多年生草本。根状茎长圆柱形，直径 1.0~1.5 cm，多节，绿色至黄色，节上着生纤维质小根，根上密被白色绵毛。叶基生，4~12 枚，倒披针形或条状披针形，长 15~65 cm，宽

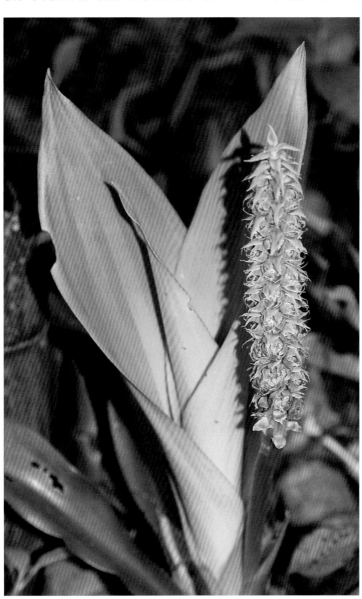

1.5~9.5 cm，先端渐尖，基部渐狭成鞘状而抱茎；鞘叶 2 枚。穗状花序从叶丛中抽出，直立，密生多花，长 2.5~9.0 cm；总花梗长 1~6 cm；花序顶部的苞片无花而丛生，花序下部的苞片具花；花被片长 5~7 mm，黄色或黄绿色，短钟状，筒口肉质增厚，裂片 6 枚；雄蕊 6 枚。浆果球形，直径 8~10 mm，熟时紫红色。花期 4~6 月，果期 9~11 月。

【生境分布】生于林下阴湿处、溪边或路旁。广西主要分布于融水、桂林、兴安、资源、荔浦、那坡、贺州等地，湖北、湖南、江西、福建、台湾、浙江、安徽、河南、陕西、四川、云南、广东等省区也有分布。

【壮医药用】

药用部位　根茎。

性味　辣，凉；有毒。

功用　调龙路、火路，清热毒，除湿毒，止疼痛。用于屙意咪（痢疾），兵霜火豪（白喉），货烟妈（咽痛），扁桃体炎，发旺（痹病），腊胴尹（腹痛），呗（无名肿毒），呗脓（痈肿），额哈（毒蛇咬伤），狂犬咬伤。

注　本品有毒，不宜多服、久服，孕妇禁用。

附方　（1）货烟妈（咽痛），扁桃体炎：鲜开口箭 25 g，捣烂，加温水适量捣汁含咽。

（2）发旺（痹病）：开口箭 6 g，冷饭团 15 g，透骨消 12 g，水煎服。

（3）腊胴尹（腹痛）：开口箭 10 g，水煎服。

（4）额哈（毒蛇咬伤），狂犬咬伤：鲜开口箭、鲜一枝黄花各适量，捣烂外敷伤口周围。

Goywgun

【Cohyw】 Goywgun.

【Coh'wnq】 Laujsezlenz、bahlinzmaz、gaihhouzgen、bazdimaz.

【Goekgaen】 Dwg goywgun doenghgo bwzhozgoh.

【Yienghceij Daegdiemj】 Gorum maj lai bi. Ganj lumj rag yiengh saeumwnz raez, cizging 1.0~1.5 lizmij, lai hoh, saekheu daengz saekhenj, gwnzhoh hwnj miz haujlai ragsaeq yaqyatyat, gwnzrag miz haujlai bwnmienz saekhau. Mhaw maj goek, 4~12 mbaw, byai ciemh some dauqbyonj roxnaeuz baenzdiuz byai menh some, raez 15~65 lizmij, gvangq 1.5~9.5 lizmij, byai ciemh some, goek ciemh gaeb, baenz byak lij goj ganj ; byukmbaw 2 mbaw. Gyaeujva lumj riengz daj nyup mbaw ndaw de yotok, daengjsoh, va lai yaedyub, raez 2.5~9.0 lizmij ; cungj gaenqva raez 1~6 lizmij ; mbawlup gwnzdingj gyaeujva mbouj miz va lij comz maj, mbawlup gyaeujva byaihlaj miz va ; iemjva mauhva raez 5~7 hauzmij, saekhenj roxnaeuz saekhenjheu, yiengh cung dinj, bak dungz nohnwd lai na, limq dek 6 mbaw ; simva boux 6 diuz. Makraemx luenzluenz, cizging 8~10 hauzmij, geq le saekhoengzaeuj. 4~6 nyied haiva, 9~11 nyied dawzmak.

【Diegmaj Faenbouh】 Maj youq lajfaex gizraemhcumx、henzrij roxnaeuz henzroen. Guengjsae dingzlai majyouq Yungzsuij、Gveilinz、Hingh'anh、Swhyenz、Libuj、Nazboh、Hocouh daengj dieg, guek raeuz Huzbwz、Huznanz、Gyanghsih、Fuzgen、Daizvanh、Cezgyangh、Anhveih、Hoznanz、Sanjsih、Swconh、Yinznanz、Guengjdoeng daengj sengj gih caemh maj miz.

【Gij Guhyw Ywcuengh】

Giz guhyw   Gamjrag.

Singqfeih   Manh, liengz ; miz doeg.

Goeng'yungh   Diuz lohlungz、lohhuj, cing doeghuj, cawz caepdoeg, dingz indot. Yungh youq okhaexmug, baenzngoz, conghhoz in, benjdauzdijyenz, fatvangh, laj dungx in, baez, baeznong, ngwz haeb, mabag haebsieng.

Cawq   Cungj yw neix miz doeg, mbouj hab lai gwn、gwn nanz, mehdaiqndang gaejhyungh.

Danyw （1）Conghhoz in, benjdauzdijyenz : Goywgun ndip 25 gwz, dub yungz, gya raemxraeuj habliengh yaenj raemx hamzndwnj.

（2）Fatvangh : Goywgun 6 gwz, gaeucuenghung 15 gwz, go'byaeknok 12 gwz, cienq raemx gwn.

（3）Laj dungx in : Goywgun 10 gwz, cienq raemx gwn.

（4）Ngwz haeb, mabag haebsieng : Goywgun ndip、yizdcihvangzvah ndip gak habliengh, dub yungz oep henzbaksieng.

四
画

天门冬

【药 材 名】天冬。

【别　　名】天冬草。

【来　　源】百合科植物天门冬 *Asparagus cochinchinensis*（Lour.）Merr.。

【形态特征】多年生攀缘植物，高可达 2 m。块根纺锤形，簇生于根茎上，肉质，外皮土黄色，长 4~10 cm，膨大部分粗 1~2 cm。茎平滑，扭曲，分枝具棱或狭翅；叶状枝 1~5 枝成簇，镰刀状线形，长 1~4 cm；茎上的鳞片状叶基部延伸为硬刺，在分枝上的刺较短或不明显。花单生，通常每 2 朵腋生，淡绿色，雌雄异株；花梗长 2~6 mm；雄花与雌花大小相近，花被片长 2.5~3.0 mm。浆果球形，直径 6~7 mm，熟时红色，具种子 1 粒。花期 5~6 月，果期 8~10 月。

【生境分布】生于山坡、路旁、疏林下、山谷或荒地上。广西各地均有分布，河北、山西、陕西、甘肃等省的南部及华东、中南、西南地区也有分布。

【壮医药用】

药用部位　块根。

性味　甘、苦，寒。

功用　利气道，滋阴液，清肺火。用于埃病（咳嗽），发得（发热），内热消渴，屙意囊（便秘），货烟妈（咽痛），唉勒（咯血），钵农（肺痈），埃病百银（百日咳），兵霜火豪（白喉），楞涩（鼻炎）。

附方　（1）发得（发热），埃病（咳嗽）：天冬、麦冬、枇杷叶、地骨皮各 10 g，生地黄 15 g，沙参、百合各 12 g，水煎服。

（2）钵农（肺痈）：①天冬、桑白皮、石斛、沙参、黄芩各 10 g，玄参 12 g，生地黄、不出林、地骨皮各 15 g，水煎服。②天冬、鱼腥草各 10 g，薏苡仁 20 g，地骨皮 12 g，桑白皮、芦根、生地黄、玉叶金花各 15 g，桔梗、川贝母各 6 g，水煎服。

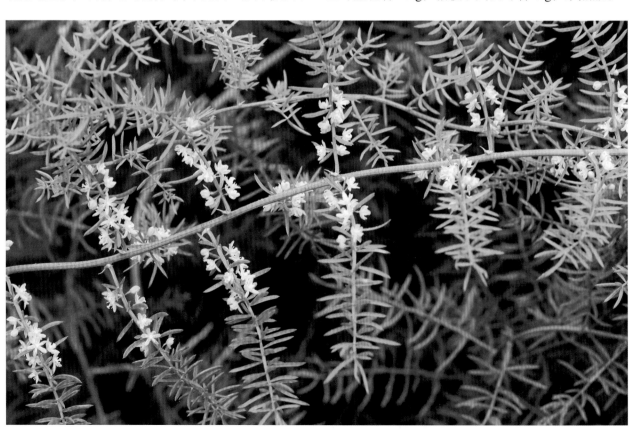

Denhdungh

〖 Cohyw 〗 Denhdungh.

〖 Coh'wnq 〗 Rum denhdungh.

〖 Goekgaen 〗 Dwg godenhdungh doenghgo bwzhozgoh.

〖 Yienghceij Daegdiemj 〗 Doenghgo benzduengh maj lai bi, sang ndaej daengz 2 mij. Ngauq rag lumj aenfaiqloek, comz maj youq gwnzganj lajnamh, nohnwdnwd, naeng baihrog saeknamhhenj, raez 4~10 lizmij, gizbongqhung co 1~2 lizmj. Ganj ngaeuz, baenqniuj, dok nye miz limq roxnaeuz fwed gaeb ; nye lumj mbaw 1~5 nye baenznyup, lumj liemz baenzsienq, raez 1~4 lizmij ; mbaw gwnzganj lumj gyaep gizgoek iet baenz oen ndangj, diuzoen gwnz dok nye haemq dinj roxnaeuz mbouj yienhda. Va gag maj, ciengzseiz song duj song duj maj eiq, saekheuoiq, goboux gomeh mbouj doxcaemh ; gaenqva raez 2~6 hauzmij ; vaboux caeuq vameh hung'iq doxgaenh, iemjva mauhva raez 2.5~3.0 hauzmij. Makraemx luenzluenz, cizging 6~7 hauzmij, geq le saekhoengz, miz ceh naed ndeu. 5~6 nyied haiva, 8~10 nyied dawzmak.

〖 Diegmaj Faenbouh 〗 Maj youq gwnzbo、henzroen、lajfaex mbang、cauzlak roxnaeuz gwnz diegfwz. Guengjsae gak dieg cungj miz, guek raeuz Hozbwz、Sanhsih、Sanjsih、Ganhsuz daengj sengj mbiengj baihnamz caeuq dieg Vazdungh、Cunghnanz、Sihnanz caemh maj miz.

〖 Gij Guhyw Ywcuengh 〗

Giz guhyw   Ndaekrag.

Singqfeih   Gam、haemz、hanz.

Goeng'yungh   Leih roenheiq, bouj ndaw ndang gak cungj raemxlwed, cing bwthuj. Yungh youq baenzae, fatndat, ndawhuj siu hozhawq, okhaexndangj, conghhoz in, aelwed, bwtnong, baenzae bakngoenz, baenzngoz, ndaengsaek.

Danyw （1）Fatndat, baenzae：Denhdungh、mwzdungh、mbaw bizbaz、digujbiz gak 10 gwz, swnghdi 15 gwz, sahcinh、baekhop gak 12 gwz, cienq raemx gwn.

（2）Bwtnong：① Denhdungh、sanghbwzbiz、davangzcauj、sahcinh、vangzcwnz gak 10 gwz, caemhmbaemx 12 gwz, swnghdi、cazdeih、digujbiz gak 15 gwz, cienq raemx gwn. ② Denhdungh、gosinghaux gak 10 gwz, haeuxroeg 20 gwz, digujbiz 12 gwz, sanghbwzbiz、luzgaenh、swnghdi、gaeubeizhau gak 15 gwz, gitgaengq、conhbeimuj gak 6 gwz, cienq raemx gwn.

269

四
画

天仙藤

【药 材 名】藤黄连。

【别　　名】黄藤、黄连藤、山大王、大黄藤、勾千、猎千。

【来　　源】防己科植物天仙藤 *Fibraurea reci-sa* Pierre。

【形态特征】常绿木质藤本，长可达 10 m 或更长。根圆柱形，直径可达 11 cm，有淡黄色横向皮孔，断面黄色，有菊花纹。茎粗壮，常扭曲，褐色，具深沟状裂纹，小枝和叶柄具直纹。叶互生，长圆状卵形、阔卵形和阔卵状近圆形，长 10~25 cm，宽 2.5~9.0 cm，先端短尖，基部圆或钝；基出脉 3~5 条；叶柄长 5~14 cm。圆锥状花序生于无叶老枝或老茎上，花小，绿白色；雄花序阔大，长达 30 cm，雄花花梗长 0.2~0.3 cm；花被片自外至内渐大，萼片 6 枚，无花瓣，雄蕊 3 枚。核果长圆状椭圆形，长 1.8~3.0 cm，黄色。花期春、夏季，果期秋季。

【生境分布】生于山谷密林中及石壁上。广西主要分布于钦州、上思、南宁、龙州、百色等地，广东、海南、云南等省也有分布。

【壮医药用】

药用部位　根、藤茎、叶或全株。

性味　苦，寒。

功用　清热毒，除湿毒，消肿痛。用于黄标（黄疸），钵痨（肺结核）、埃病（咳嗽），屙意咪（痢疾），肉扭（淋证），屙意囊（便秘），货烟妈（咽痛），火眼（急性结膜炎），呗脓（痈肿），夺扼（骨折）。

附方　（1）火眼（急性结膜炎）：藤黄连根或茎藤 20 g，千里光 15 g，九里明 10 g，水煎外洗患处，每日 2 次。

（2）屙意咪（痢疾）：鲜藤黄连叶、鲜桃金娘叶各 2 片，洗净，咀嚼含汁数分钟后吐去药渣。重症者加金银花 15 g，炒炭，水煎服。

（3）货烟妈（咽痛）：藤黄连根或藤茎 6 g，水煎含服。

（4）呗脓（痈肿）：鲜藤黄连叶 50 g，食盐适量，共捣烂外敷患处。

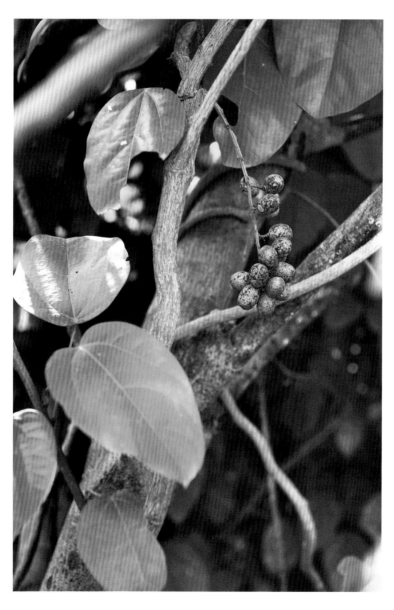

Gaeuhenj

【Cohyw】Gaeuvuengzlienz.

【Coh'wnq】Gaeuhenj、vangzlenzdwngz、sanhdavangz、davangzdwngz、gaeucien、labcien.

【Goekgaen】Dwg gogaeuvuengzlienz doenghgo fangzgijgoh.

【Yienghceij Daegdiemj】Cungj gaeu baenzfaex sikseiq heu de，goj raez daengz 10 geij mij roxnaeuz engq raez. Rag luenzsaeu，hung goj daengz 11 lizmij，miz conghnaeng vang henjdamh，najgat henj，miz vaenx vagut. Ganj coloet，dingzlai utniuj，henjgeq，miz vaenxreg lumj mienglaeg，nyezlwg caeuq gaenqmbaw miz vaenxsoh. Mbaw maj doxcah，luenz raez lumj gyaeq、gvangqgyaeq dem gvangqgyaeq gaenh luenz，raez 10~25 lizmij，gvangq 2.5~9.0 lizmij，byai soemdinj，goek luenz roxnaeuz bumx；goenqmeg 3~5 diuz；gaenqmbaw raez 5~14 lizmij. Gyaeujva luenzsaeusoem maj gwnz ngyezgeq mij mbaw roxnaeuz gwnz nyegeq，va iq，heubieg；gyaeujvaboux gvangqhung，raez daengz 30 lizmij，gaenq vaboux raez 0.2~0.3 lizmij；mbawva daj rog daengz ndaw ciemh hung，mbawlinx 6 diuz，mij mbawva，simva boux 3 diuz. Makceh luenz raez luenzbomj，raez 1.8~3.0 lizmij，henj. Seizcin、hah haiva，seizcou dawzmak.

【Diegmaj Faenbouh】Hwnj ndaw ndoengfaex ndaet ndaw lueg dem gwnz datrin. Guengjsae dingzlai hwnj laeng Ginhcouh、Sangswh、Nanzningz、Lungzcouh、Bwzswz daengj dieg neix，guek raeuz Guengjdoeng、Haijnanz、Yinznanz daengj sengj neix caemh miz.

【Gij Guhyw Ywcuengh】

Giz guhyw　Rag、ganjgaeu、mbaw roxnaeuz daengx go.

Singqfeih　Haemz，hanz.

Goeng'yungh　Siu ndatdoeg，cawz doegcumx，siu foegin. Yungh youq vuengzbiu，lauzbingh，barnzae，okhaexmug，nyouhniuj，okhaexndangj，conghhoz in，dahuj，baeznong，ndokraek.

Danyw　（1）Dahuj：Gaeuvuengzlienz gij rag roxnaeuz gij ganjgaeu de 20 gwz，govahenj 15 gwz，go'nyaenhhenj 10 gwz，cienq raemx swiq giz bingh ngoenz song mbat.

（2）Okhaexmug：Mbaw gaeuvuengzlienz ndip、mbawnim ndip gak 2 mbaw，swiq seuq，geuxnyaij hamz raemx geij faencung le haiz nyaq. Boux binghnaek gya vagimngaenz 15 gwz，ceuj baenz danq，cienq raemx gwn.

（3）Conghhoz in：Rag gaeuvuengzlienz roxnaeuz ganjgaeu 6 gwz，cienq raemx gwn.

（4）Baeznong：Mbaw gaeuvuengzlienz ndip 50 gwz，gyu aenqliengh，caez dubyungz oep mwnqbaez.

271

四画

天名精

【药 材 名】天名精。

【别　　名】挖耳草、天门精、鹤虱草。

【来　　源】菊科植物天名精 *Carpesium abrotanoides* L.。

【形态特征】多年生粗壮草本，高可达 1 m，全株有臭气，密被细毛。茎圆柱状，具明显的纵条纹，多分枝。茎下部叶互生，广椭圆形或长椭圆形，长 8~16 cm，宽 4~7 cm，先端钝或锐尖，两面被短柔毛，边缘具钝齿；叶柄长 5~15 mm，密被短柔毛；茎上部叶渐小，长椭圆形或椭圆状披针形，无柄或具短柄。头状花序顶生或腋生，卵球形或扁球形，直径 6~8 mm，呈穗状花序式排列，花序梗较粗，顶端明显增大；顶生者具苞叶 2~4 枚，腋生者无苞叶或具甚小的苞叶。总苞钟球形或扁球形，苞片 3 层。花冠为管状花，黄色；雌花狭筒状，两性花筒状，先端均 5 裂。瘦果圆柱状，长约 3.5 mm，黑褐色，有纵棱。花期夏秋季。

【生境分布】生于村旁、路边荒地、溪边及林缘。广西各地均有分布，华东、华南、华中、西南地区及河北、陕西等省也有分布。

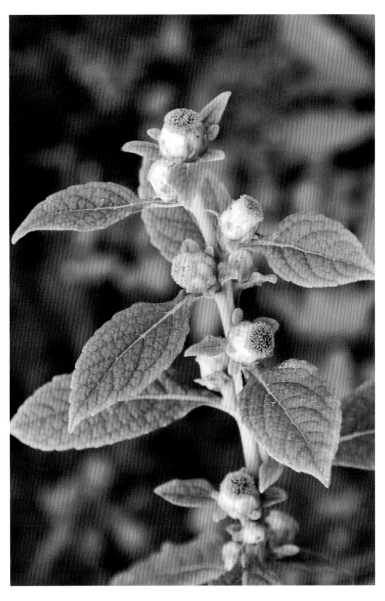

【壮医药用】

药用部位　全草、果实。

性味　苦、辣，平。

功用　调气道、谷道，通龙路，清热毒，驱虫。全草用于黄标（黄疸），肝硬化，鹿勒（呕血），楞屙勒（鼻出血），埃病（咳嗽），货烟妈（咽痛），屙意囊（便秘），仲嘿喯尹（痔疮），额哈（毒蛇咬伤）；果实用于胴西咪暖（肠道寄生虫病），喀疳（疳积）。

附方　（1）黄标（黄疸）：天名精、小叶田基黄、水石榴各 15 g，虎杖 10 g，水煎服。

（2）额哈（毒蛇咬伤）：鲜天名精、鲜截叶铁扫帚各适量，捣烂外敷伤口周围。

（3）胴西咪暖（肠道寄生虫病）：天名精、使君子各 10 g，水煎服。

（4）喀疳（疳积）：天名精、小槐花各 3 g，水煎服。

Gohaeuheiq

【 Cohyw 】 Gohaeuheiq.

【 Coh'wnq 】 Goyaekrwz、denhmonzcingh、goraeuhag.

【 Goekgaen 】 Dwg gohaeuheiq doenghgo gizgoh.

【 Yienghceij Daegdiemj 】 Gorum coloet maj geij bi，sang ndaej daengz mij ndeu，daengx go miz heiq haeu，miz bwnsaeq. Ganj saeumwnz，miz diuzvaenxdaengj yienh，dok nye lai. Nbaw maj doxcah，gvangq luenzbenj roxnaeuz raezluenz，raez 8~16 lizmij，gvangq 4~7 lizmij，byai bumx roxnaeuz soemraeh，song mbiengj miz bwn'unq dinj，henzbien miz heujbumx；gaenqmbaw raez 5~15 hauzmij，miz haujlai bwn'unq dinj；mbaw caek gwnz ganj ciemh iq，raezluenz roxnaeuz luenzbenj byai menh soem，mbouj miz gaenq roxnaeuz miz gaenqdinj. Gyaeuzva lumj gyaeuj maij dingj roxnaeuz maj eiq，lumj giuzgyaeq roxnaeuz benjgiuz，hung 6~8 hauzmij，baenz gyaeujva baenzrieng baizled，ganj gyaeujva haemq co，dingjbyai lai hung yienhda；gaiq maj dingj de miz mbawbyak 2~4 mbaw，gaiq majeiq de mbouj miz mbawbyak roxnaeuz miz mbawbyak loq iq. Mbawbyakhung lumj cunggiuz roxnaeuz giuzbenj，mbawbyak 3 laemh. Mauhva dwg va lumj guenj，henj；vameh gaebdoengz，suengsingq va lumj doengz，byai cungj miz 5 leg. Makceh saeumwnz，daihgaiq raez 3.5 hauzmij，ndaemhenjgeq，miz limqgak daengj. Seiz hah、cou haiva.

【 Diegmaj Faenbouh 】 Hwnj bangx mbanj、hamq roen diegfwz、hamq rij dem henz ndoeng. Guengjsae gak dieg cungj miz，guek raeuz vazdungh、vaznanz、vazcungh、sihnanz daengj dieg neix dem Hozbwz、Sanjsih daengj sengj neix caemh miz.

【 Gij Guhyw Ywcuengh 】

Giz guhyw   Daengx go、mak.

Singqfeih   Haemz、manh，bingz.

Goeng'yungh   Diuz roenheiq、roenhaeux，doeng lohlungz，siu ndatdoeg，gaj non. Daengxgo ndaej yw vuengzbiu，daep ndangj，rueglwed，ndaeng oklwed，baenae，conghhoz in，okhaexndangj，baezhangx，ngwz haeb；mak ndaej yw dungxsaej miz non，baenzgam.

Danyw （1）Vuengzbiu：Gohaeuheiq、go'iemgaeq mbawsaeq、siglaeuxraemx gak 15 gwz，hujcang 10 gwz，cienq raemx gwn.

（2）Ngwz haeb：Gohaeuheiq ndip、gosauqbaetdiet gatmbaw ndip gak habliengh，dubyungz oep seiqhenz baksieng.

（3）Dungxsaej miz non：Gohaeuheiq、sijginhswj gak 10 gwz，cienq raemx gwn.

（4）Baenzgam：Gohaeuheiq、vaizvahlwg gak 3 gwz，cienq raemx gwn.

273

四画

天胡荽

【药 材 名】满天星。

【别　　名】花灯盏、花边灯盏菜、破铜钱。

【来　　源】伞形科植物天胡荽 *Hydrocotyle sibthorpioides* Lam.。

【形态特征】多年生草本。茎细长而纤弱，平铺在地上成片，节上生不定根。单叶互生；叶片圆形或肾圆形，长 0.5~1.5 cm，宽 0.8~2.5 cm，基部心形，两耳有时相接，不分裂或分 5~7 裂，边缘有钝齿，上面光滑，下面疏被粗伏毛，有时两面光滑或密被柔毛；叶柄长 0.7~9.0 cm。伞形花序与叶对生，单生于茎、枝各节或茎顶端；花序梗长 0.5~3.5 cm；小伞形花序有花 5~18 朵，花无梗或梗极短；花瓣卵形，长约 1.2 mm。果近球形，长 1.0~1.5 mm，宽 1.5~2.0 mm，幼时表面草黄色，成熟时有紫色斑点。花果期 4~9 月。

【生境分布】生于湿润的草地、河沟边、林下。广西各地均有分布，陕西、江苏、安徽、浙江、江西、福建、湖南、湖北、广东、台湾、四川、贵州、云南等省区也有分布。

【壮医药用】

药用部位　全草。

性味　甜、苦、微辣，凉。

功用　清热毒，通水道，化痰毒，止咳嗽。用于黄标（黄疸），货烟妈（咽痛），笨浮（水肿），钵痨（肺结核），贫痧（感冒），肉扭（淋证），尿路结石，呗嘻（乳痈），外伤，呗脓（痈肿），额哈（毒蛇咬伤）。

附方　（1）黄标（黄疸）：满天星、叶下珠、金钱草、红球姜各 15 g，水煎服。

（2）呗嘻（乳痈）：鲜满天星 100 g，捣烂，加食盐少许调匀敷患处。

（3）尿路结石：满天星 50 g，穿破石 30 g，水煎代茶饮。

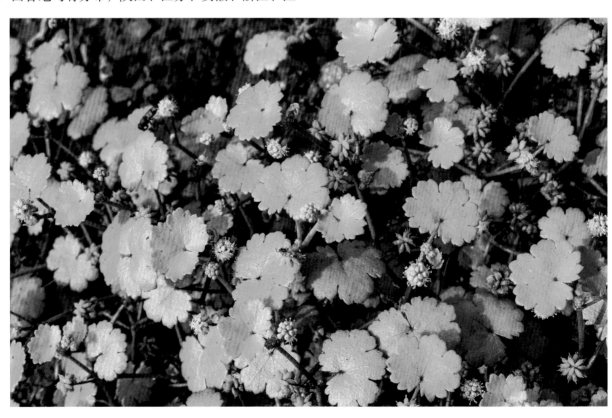

Nya'ndaundei

【Cohyw】 Nya'ndaundei.

【Coh'wnq】 Vadaeng、byaekvadaeng、doengzcienzvaih.

【Goekgaen】 Dwg gonya'ndaundei doenghgo sanjhingzgoh.

【Yienghceij Daegdiemj】 Gorum maj geij bi. Ganj saeq raez cix unqnyieg，bubingz gwnz doem baenz manx，gwnz dahoh maj rag mbouj dingh. Mbaw dog maj doxcah；mbaw luenz roxnaeuz luenzmak，raez 0.5~1.5 lizmij，gvangq 0.8~2.5 lizmij，goek lumj simdaeuz，song rwz miz seiz doxciep，mbouj faenleg roxnaeuz 5~7 leg，henzbien miz heuj bumx，baihgwnz ngaeuzrongh，baihlaj bwn boemz co mbang，miz seiz song mbiengj ngaeuzrongh roxnaeuz miz haujlai bwnunq；gaenqmbaw raez 0.7~9.0 lizmij. Gyaeujva lumj liengj caeuq mbaw maj doxdoiq，gag maj laeng ganj、nyez gak hoh roxnaeuz gwnz byai ganj；gaenq gyaeujva raez 0.5~3.5 lizmij；gyaeujva lumj liengjlwg miz va 5~18 duj，va mij gaenq roxnaeuz gaenq dinjdinj；mbawva lumj gyaeq，daihgaiq raez 1.2 hauzmij. Mak gaenh luenzgiuz，raez 1.0~1.5 hauzmij，gvangq 1.5~2.0 hauzmij，mwh oiq baihrog henjrum，geq le miz seiz miz diemjraiz aeuj. 4~9 nyied haiva dawzmak.

【Diegmaj Faenbouh】 Hwnj diegrum cumxwt、hamq mieng hamq dah、laj faex ndaw ndoeng. Guengjsae gak dieg cungj miz，guek raeuz Sanjsih、Gyanghsuh、Anhveih、Cezgyangh、Gyanghsih、Fuzgen、Huznanz、Huzbwz、Guengjdoeng、Daizvanh、Swconh、Gveicouh、Yinznanz daengj sengj gih neix caemh miz.

【Gij Guhyw Ywcuengh】

Giz guhyw　Daengx go.

Singqfeih　Van、haemz、loq manh，liengz.

Goeng'yungh　Siu ndatdoeg，doeng roenraemx，siu myaizdoeg，dingz baenzae. Ndaej yw vuengzbiu，conghhoz in，baenzfouz，bwtlauz，baenzsa，nyouhniuj，lohnyouz gietrin，baezcij，rog sieng，baeznong，ngwz haeb.

Danyw　（1）Vuengzbiu：Nya'ndaundei、cawlajmbaw、ginhcenzcauj、gienggiuzhoengz gak 15 gwz，cienq raemx gwn.

（2）Baezcij：Nya'ndaundei ndip 100 gwz，dub yungz，dwk di gyu gyaux yinz oep mwnq bingh.

（3）Lohnyouh gietrin：Nya'ndaundei 50 gwz，conhbusiz 30 gwz，cienq raemx guh caz gwn.

四画

天南星

【药　材　名】天南星。

【别　　　名】南星、异叶天南星、双隆芋。

【来　　　源】天南星科植物天南星 *Arisaema heterophyllum* Blume。

【形态特征】多年生草本，高可达 90 cm。块茎扁球形，直径 2~4 cm，外皮黄褐色，周围生根。单叶；叶柄圆柱形，长 30~80 cm，夹杂以褐色或赤色斑纹；叶片鸟足状全裂，裂片 13~19 枚，倒披针形至线状长圆形，中裂片最小，长 3~15 cm，宽 0.7~5.8 cm。雌雄同株和雄性单株，花序梗长 30~55 cm；佛焰苞筒部圆柱形，长 3.2~8.0 cm，绿色，花序轴顶端附属物鼠尾状，伸出佛焰苞外很长，长约 15 cm。浆果黄红色、红色，圆柱形，长约 5 mm；种子 1 粒，不育胚珠 2 颗或 3 颗。花期 4~5 月，果期 7~9 月。

【生境分布】生于林下、灌木丛中或草地。广西主要分布于南宁、柳城、桂林、全州、凌云、金秀等地，国内除西北和西藏外，其他省区也有分布。

【壮医药用】

药用部位　块茎。

性味　苦、辣，温；有毒。

功用　除湿毒，化痰毒，解痉挛，消肿痛。制天南星用于麻邦（偏瘫），癫痫，宫颈糜烂，狠风（小儿惊风），破伤风，埃病（咳嗽）；鲜天南星外用于呗脓（痈肿），痂（癣），呗奴（瘰疬），林得叮相（跌打损伤），渗裆相（烧烫伤），额哈（毒蛇咬伤），血压嗓（高血压）。

注　本品有毒，鲜天南星内服宜慎；孕妇慎用。

附方　（1）癫痫：制天南星、石菖蒲各 6 g，制马钱子 0.5 g，僵蚕 10 g，蜈蚣（焙黄）3 g，郁金 30 g，水煎服。

（2）宫颈糜烂：制天南星 6 g，金刚藤、大血藤各 30 g，水煎服。

（3）渗裆相（烧烫伤）：鲜天南星、生石膏、鲜虎杖、鲜铁冬青树皮、鲜落葵各适量，共捣烂敷患处。

（4）血压嗓（高血压）：鲜天南星、鲜红蓖麻叶、鲜吴茱萸各适量，共捣烂敷涌泉穴。

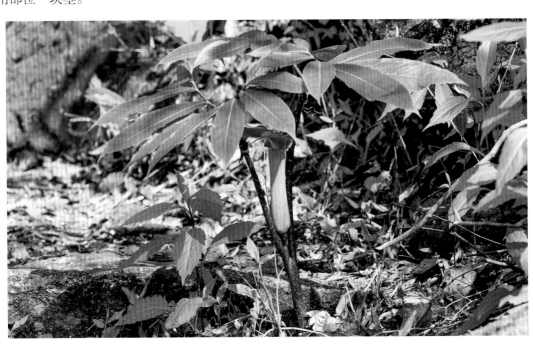

Gobiekngwz

【 Cohyw 】 Gobiekngwz.

【 Coh'wnq 】 Dwg gobiekngwz gonanzsingh、godenhnanzsingh mbaw mbouj doengz、gosanghlungzyi.

【 Goekgaen 】 doenghgo denhnanzsinghgoh.

【 Yienghceij Daegdiemj 】 Dwg go'nywj maj lai bi, ndaej sang daengz 90 lizmij. Ndaekganj yiengh lumj aen giuz bej, cizging 2~4 lizmij, rognaeng saekhenjgeq, seiqhenz maj rag. Mbaw dog ; gaenzmbaw yienghsaeuluenz, raez 30~80 lizmij, cab miz raizbanq saekhenjgeq roxnaeuz saekhoengz ; gij mbaw lumj garoeg veuq daengz laj, limqveuq 13~19 mbaw, yienghlongzcim dauqdingq daengz yienghsienq yienghluenzraez, mbawveuq cungqgyang ceiq iq, raez 3~15 lizmij, gvangq 0.7~5.8 lizmij. Vameh vaboux caemh go caeuq goboux baenz go gag maj, gaenz vahsi raez 30~55 lizmij ; aen doengz lupva feizbaed yienghsaeuluenz, raez 3.2~8.0 lizmij, saekheu, gij doxgaiq nem maj gwnzdingj sug vahsi lumj riengnou, iet ok rog lupva feizbaed haemq raez, daihgaiq raez 15 lizmij. Makieng lumj aen'giuz saekhenjhoengz、saekhoengz, yienghsaeuluenz, daihgaiq raez 5 hauzmij ; naed ceh ndeu, cawngaz mbouj maj 2 naed roxnaeuz 3 naed. 4~5 nyied haiva, 7~9 nyied dawzmak.

【 Diegmaj Faenbouh 】 Maj youq laj ndoeng、ndaw faexcaz roxnaeuz diegnywj. Guengjsae cujyau faenbouh youq Nanzningz、Liujcwngz、Gveilinz、Cenzcouh、Lingzyinz、Ginhsiu daengj dieg, guek raeuz cawz saebaek caeuq Sihcang caixvaih, gizyawz sengj gih wnq hix miz faenbouh.

【 Gij Guhyw Ywcuengh 】

Giz guhyw　　Ndaekganj.

Singqfeih　　haemz、manh、raeuj ; miz doeg.

Goeng'yungh　　Cawz doegcumx, siu doegmyaiz, yw hwnjgeuq, siu foeg dingz in. Gobiekngwz cauj gvaq Yungh daeuj yw mazmbangj, fatbagmou, bak rongzva naeuh, hwnjrumz, fatfung, baenzae ; Gobiekngwz ndip Rogyungh aeu daeuj yw baeznong, gyak, baeznou, laemx doek deng sieng, coemh log sieng, ngwz haeb hezyazsang.

Cawq　　Cungj yw neix miz doeg, gwn gobiekngwz ndip aeu siujsim ; mehdaiqndang siujsim yungh.

Danyw　　（1）Fatbagmou : Gobiekngwz cauj gvaq、goyiengzfuz gak 6 gwz, maxcienzceij cauj gvaq 0.5 gwz, nengznuengx daigeng 10 gwz, sipndangj（cauj henj）3 gwz, hinghenj 30 gwz, cienq raemx gwn.

（2）Bak rongzva naeuh : Gobiekngwz cauj gvaq 6 gwz, gaeuginhgangh、gaeuhoengz gak 30 gwz, cienq raemx gwn.

（3）Coemh log sieng : Gobiekngwz ndip、sigau ndip、godiengangh ndip、naengfaexruenz ndip、byaekraeuz ndip gak dingz ndeu, caez dub yungz oep giz bingh.

（4）Hezyazsang : Gobiekngwz ndip、mbaw gocoenghhoengz ndip、cazlad ndip gak dingz ndeu, caez dub yungz oep yungjcenzhez.

277

四画

元宝草

【药 材 名】元宝草。

【别　　名】帆船草、王不留行、土柴胡、叶抱枝。

【来　　源】金丝桃科植物元宝草 *Hypericum sampsonii* Hance。

【形态特征】多年生草本，高可达 1 m。全体无毛。茎单一或少数，圆柱形，无腺点，上部分枝。单叶交互对生，无柄，同一对生叶基部合生成船形，茎贯穿其中心，披针形至长圆形或倒披针形，长 2.5~7.0 cm，宽 1.0~3.5 cm，先端钝圆，全缘，两面均具黑色腺点。聚伞花序顶生，花直径 6~10 mm；花梗长 3~9 mm；花萼 5 裂，裂片披针形，边缘具黑腺体，全面散布淡色或稀为黑色腺点及腺斑；花瓣倒卵形，淡黄色，长 4~13 mm，宿存；雄蕊 3 束，宿存。花柱 3 枚。蒴果宽卵珠形至卵珠状圆锥形，长 6~9 mm，有黄褐色囊状腺体。种子黄褐色，长卵柱形。花期 5~6 月，果期 7~8 月。

【生境分布】生于路旁、山坡、草地、灌木丛、田边、沟边等处。广西主要分布于南宁、柳州、桂林、百色等地，陕西及江南等地也有分布。

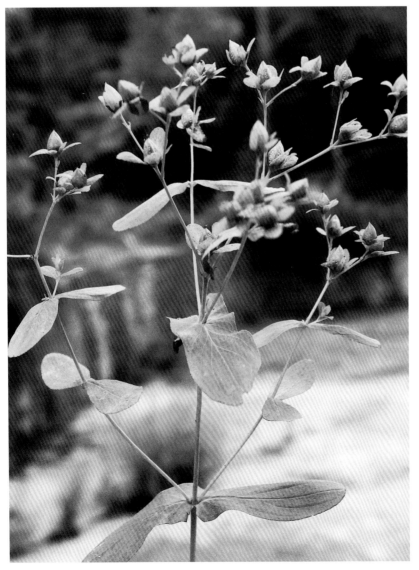

【壮医药用】

药用部位　全草。

性味　苦、辣，寒。

功用　调龙路、火路，清热毒，除湿毒，祛风毒。用于渗裂（血证），屙泻（泄泻），屙意咪（痢疾），呗嘻（乳痈），呗脓（痈肿），呗叮（疔），渗裆相（烧烫伤），额哈（毒蛇咬伤），约经乱（月经不调），京尹（痛经），隆白呆（带下），胴尹（胃痛），林得叮相（跌打损伤），发旺（痹病）；外用于头痂（癣），口疮（口腔溃疡），目翳。

附方　（1）渗裂（血证）：元宝草、白茅根、大叶紫珠各 15 g，一点红 12 g，石上柏 10 g，水煎服。

（2）约经乱（月经不调）：元宝草、月季花根各 10 g，益母草、金樱根、黄花倒水莲各 15 g，水煎服。

（3）呗脓（痈肿）：元宝草、一点红各 15 g，犁头草、山乌龟 10 g，银花 12 g，七叶一枝花 6 g，水煎服并外洗患处。

Nyadoixmbaw

【 Cohyw 】 Nyadoixmbaw.

【 Coh'wnq 】 Nywjruzfanh、vangzbuliuzhingz、caizhuzdoj、mbawgotnye.

【 Goekgaen 】 Dwg gonyadoixmbaw doenghgo ginhswhdauzgoh.

【 Yienghceij Daegdiemj 】 Dwg go'nywj lai bi hwnj, sang ndaej daengz mij ndeu. Daengx ndang mbouj miz bwn. Ganj dandog roxnaeuz siujsoq, yiengh lumj donghfaex luenz, mbouj miz diemjdoed, baihgwnz faen nye. Mbaw dog doxca doiq did, mbouj miz gaenq, dip mbaw doiq did, giz goek hob did lumj aenruz, gijganj con gvaq cungqgyang, mbaw yiengh longzcim daengz luenz raez roxnaeuz yiengh longzcim daujdingj, raez 2.5~7.0 lizmij, gvangq 1.0~3.5 lizmij, giz byai bumx luenz, song mbiengj cungj miz diemjdoed saekndaem. Gij vahsi comzliengj hai youq giz dingj, va cizging 6~10 hauzmij；gaenqva raez 3~9 hauzmij；dakva 5 dip, dip dek yiengh longzcim, dipva henzbien cungj miz diemjdoed saekndaem, cungj dwg sanq miz diemjdoed saek myox roxnaeuz saek ndaem noix miz caeuq congh raiz；dipva lumj gyaeq daujdingj, saekhenj oiq, raez 4~13 hauzmij, mbouj loenq；vaboux 3 duj, mbouj loenq. Simva 3 dip. Aenmak yiengh lumj gyaeq gvangq daengz yiengh cuih luenz gyaeq, raez 6~9 hauzmij, miz diemjdoed lumj dojdaeh saekhenjgeq. Naedceh saek henjgeq, yiengh lumj gyaeq raez daengj. 5~6 nyied haiva, 7~8 nyied dawzmak.

【 Diegmaj Faenbouh 】 Hwnj youq henz roen、gwnz ndoi、diegnywj、ndaw faexgvanmuz、henz naz、henz mieng daengj dieg. Guengjsae cujyau faenbouh youq Nanzningz、Liujcouh、Gveilinz、Bwzswz daengj dieg, guek raeuz Sanjsih caeuq gyanghnanz daengj dieg hix miz faenbouh.

【 Gij Guhyw Ywcuengh 】

Giz guhyw　Daengx go.

Singqfeih　Haemz、manh、hanz.

Goeng'yungh　Diuz lohlung、lohhuj, siu ndatdoeg, cawz cumxdoeg, siu rumzdoeg. Yungh youq iemqlwed, oksiq, okhaexmug, baezcij, baeznong, baezding, coemh log sieng, ngwz haeb, dawzsaeg luenh, dawzsaeg in, binghbegdaiq, dungx in, laemx doek deng sieng, fatvangh；rog yungh youq gyaeujgyak, bakmyaih, dadeng.

Danyw （1）Iemqlwed：Nyadoixmbaw、rag haz、godaihfung gak 15 gwz, goiethoh 12 gwz, fouxndoengz 10 gwz, cienq raemx gwn.

（2）Dawzsaeg luenh：Nyadoixmbaw、rag vayzegi gak 10 gwz, ngaihmwnj、rag govengj、swnjgyaeujhen gak 15 gwz, cienq raemx gwn.

（3）Baeznong：Nyadoixmbaw、goiethoh gak 15 gwz, gobakcae、maengzbaegmbouj gak 10 gwz, gova'ngaenz 12 gwz, caekdungxvaj 6 gwz, cienq raemx gwn caiqlix rog swiq giz in.

279

四画

无根藤

【药　材　名】无根藤。

【别　　　名】无头藤、无娘藤、飞天藤、雾水藤、露水藤。

【来　　　源】樟科植物无根藤 Cassytha filiformis L.。

【形态特征】寄生缠绕草本，借盘状吸根攀附于寄主植物上。茎线形，绿色或绿褐色，幼嫩部分被锈色短柔毛。叶退化为细小的鳞片。穗状花序长 2~5 cm，密被锈色短柔毛；花极小，白色，长不及 2 mm，无梗；花被裂片 6 枚；能育雄蕊 9 枚，排成 3 轮，子房卵珠形。果卵球形，直径约 7 mm，包藏于肉质果托内；种子 1 粒，球形。花果期 5~12 月。

【生境分布】生于山坡灌木丛或疏林中。广西主要分布于玉林、容县、梧州、藤县、岑溪、平南、贵港、马山、上林、南宁、崇左、龙州等地，云南、贵州、广东、海南、湖南、江西、浙江、福建、台湾等省区也有分布。

【壮医药用】

药用部位　全草。

性味　淡，凉。

功用　清热毒，通水道，消肿痛。用于笨浮（水肿），黄标（黄疸），火眼（急性结膜炎），肉扭（淋证），唉勒（咯血），楞屙勒（鼻出血），腿痛，腰椎间盘突出，呗脓（痈肿），麦蛮（风疹），渗裆相（烧烫伤）。

附方　（1）笨浮（水肿）：无根藤、通草各 15 g，海金沙藤、白茅根各 20 g，水煎服。

（2）腿痛：无根藤、宽筋藤各 50 g，水煎洗患处。

（3）黄标（黄疸）：无根藤、人字草、虎杖各 15 g，十大功劳、田基黄各 30 g，水煎服。

（4）呗脓（痈肿），麦蛮（风疹）：无根藤适量，水煎洗患处。

（5）腰椎间盘突出：无根藤 15 g，地龙 10 g，青刺尖 30 g，水煎服。

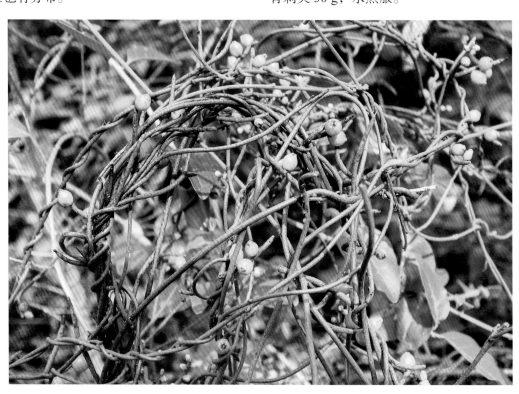

Gogimsienq

【Cohyw】 Gogimsienq.

【Coh'wnq】 Gaeumijgyaeuj、gaeumijmeh、gaeufeihdenh、gaeuraemxmok、gaeuraemxraiz.

【Goekgaen】 Dwg gogimsienq doenghgo canghgoh.

【Yienghceij Daegdiemj】 Gorum geujheux geiqseng, baengh gij raggyoet lumj buenz geujheux youq gwnz doengh go wnq. Ganj dangq mae, heu roxnaeuz heuhenjgeq, gyaengh oiq miz bwn'unq dinj saekmyaex. Mbaw doiqvaq baenz gyaep saeqiq. Gyaeujva baenz riengz raez 2~5 lizmij, miz haujlai bwn'unq dinj saekmyaex ; va iqiq, hau, raez mbouj daengz 2 hauzmij, mij gaenq ; dujva leg 6 mbaw ; miz simva boux 9 diuz, baiz baenz 3 gvaengx, simva lumj cawgyaeq. Mak lumj gyaeuzgyaeq, hung daihgaiq 7 hauzmij, dukyo youq ndaw dakmaknoh ; ceh ndaed ndeu, luenzgiuz. 5~12 nyied haiva dawzmak.

【Diegmaj Faenbouh】 Hwnj youq gwnz ndoi ndaw faexcaz roxnaeuz ndawndoeng faex mbang. Guengjsae dingzlai hwnj laeng Yilinz、Yungzyen、Vuzcouh、Dwngzyen、Ginzhih、Bingznanz、Gveigangj、Majsanh、Sanglinz、Nanzningz、Cungzcoj、Lungzcouh daengj dieg neix, guek raeuz Yinznanz、Gveicouh、Guengjdoeng、Haijnanz、Huznanz、Gyanghsih、Cezgyangh、Fuzgen、Daizvanh daengj sengj gih neix caemh hwnj miz.

【Gij Guhyw Ywcuengh】

Giz guhyw　　Daengx go.

Singqfeih　　Damh, liengz.

Goeng'yungh　　Siu doeghuj, doeng roenraemx, siu gawh in. Aeu daeuj yw baenzfouz, vuengzbiu, dahuj, nyouhniuj, aelwed, ndaeng oklwed, ga in, ndokhwet doedok, baeznong, funghcimj, coemh log sieng.

Danyw　（1）Baenzfouz : Gogimsiengq、dunghcauj gak 15 gwz, rumseidiet、raghazranz gak 20 gwz, cienq raemx gwn.

（2）Ga in : Gogimsienq、gaeunyinzsoeng gak 50 gwz, cienq raemx swiq mwnq in.

（3）Vuengzbiu : Gigimsienq、rumcihyinz、godonghmboengq gak 15 gwz, cibdaihgoenglauz、go'iemgaeq gak 30 gwz, cienq raemx gwn.

（4）Baeznong, mazcinj : Gogimsienq aenqliengh, cienq raemx swiq mwnq bingh.

（5）Ndokhwet doedok : Gogimsienq 15 gwz, duzndwen 10 gwz, oenheusoem 30 gwz, cienq raemx gwn.

281

四画

无患子

【药　材　名】无患子。

【别　　　名】洗手果、木患子、肥皂树。

【来　　　源】无患子科植物无患子 *Sapindus saponaria* L.。

【形态特征】落叶大乔木，高可达 25 m。树皮灰褐色或黑褐色；枝条有皮孔。叶互生，偶数羽状复叶，连柄长 25~45 cm，小叶 5~8 对，通常近对生；小叶长椭圆状披针形或稍呈镰形，长 6~15 cm，宽 2~5 cm，顶端尖长，基部楔形，边缘全缘；小叶柄长约 5 mm。圆锥状花序顶生；花小，辐射对称，花梗很短；萼片和花瓣均为 5 枚，花瓣披针形，有长爪，有小耳状鳞片 2 枚；雄蕊 8 枚，伸出。核果球形，直径 2.0~2.5 cm，熟时橙黄色，干时变为黑色。花期春季，果期夏、秋季。

【生境分布】生于旷野或栽培于村旁。广西各地区均有分布，台湾、湖北及长江以南其他省区也有分布。

【壮医药用】

药用部位　根、枝叶、果。

性味　根：苦，凉；有小毒。果：苦、微辣，寒；有毒。

功用　清热毒，调气机，止疼痛。根用于贫疹（感冒），发得（发热），额哈（毒蛇咬伤），伤口溃烂。枝叶用于埃病百银（百日咳）；果用于胴尹（胃痛），货烟妈（咽痛），扁桃体炎，咽喉癌。

注　本品有毒，内服慎用；孕妇禁服。

附方　（1）货烟妈（咽痛）：鲜无患子根 1 g，含咽。

（2）咽喉癌：鲜无患子 6 g，鲜艾叶 15 g，鲜吴茱萸 10 g，冰片 3 g，共捣烂，敷肚脐。

（3）发得（发热）：无患子根、六月雪、麦冬、火炭母各 10 g，水煎服。

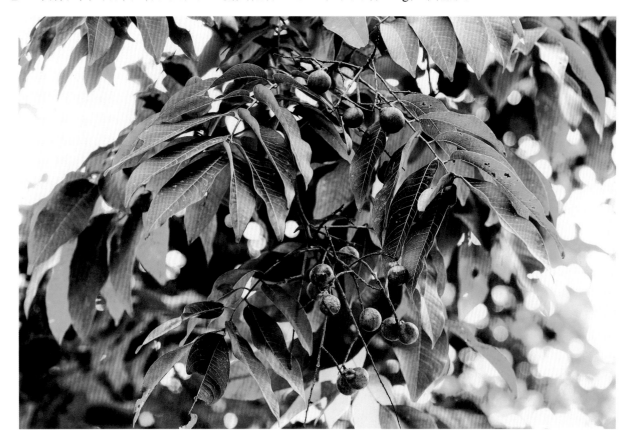

Lwgsaeg

【 Cohyw 】 Lwgsaeg.

【 Coh'wnq 】 Makswiqfwngz、lwgmuzvanq、faexfeizsauq.

【 Goekgaen 】 Dwg golwgsaeg doenghgo vuzvanswjgoh.

【 Yienghceij Daegdiemj 】 Go faexsang loenq mbaw，sang ndaej daengz 25 mij. Naengfaex henjgeqmong roxnaeuz henjgeqndaem；diuz nyez miz conghnaeng. Mbaw maj doxcah，mbaw fuzyez bwnroeg soqngaeux，daiq gaenq raez 25~45 lizmij，mbawlwg 5~8 doiq，dingzlai gaenh maj doiq；mbawlwg raezluenz byai menh soem roxnaeuz loq lumj caxliemz，raez 6~15 lizmij，gvangq 2~5 lizmij，byai soem raez，goek sot，henzbien lawx；gaenq mbawlwg daihgaiq raez 5 hauzmij. Gyaeujva luenzsoem maj byai；va iq，baenz sak doxdaengh，gaenqva dinjdinj；linxva caeuq mbawva cungj dwg 5 mbaw，mbawva byai menh soem，miz cauj raez，miz gyaep 2 gyaep lumj rwzlwg；simva boux 8 diuz，ietok. Mak luenzgiuz，cizging 2.0~2.5 lizmij，geq le henjmakdoengj，hawq le fat ndaem. Seizcin haiva，seizhah、seizcou dawzmak.

【 Diegmaj Faenbouh 】 Hwnj rog doengh gvangq roxnaeuz ndaem bangx mbanj. Guengjsae gak dieg cungj miz，guek raeuz Daizvanh、Huzbwz dem gak sengj gih baihnamz Cazgyangh caemh miz.

【 Gij Guhyw Ywcuengh 】

Giz guhyw　Rag、nyezmbaw、mak.

Singqfeih　Rag：Haemz，liengz；miz di doeg. Mak：Haemz、loq manh，hanz；miz doeg.

Goeng'yungh　Siu ndatdoeg，diuz heiqgih，dingz in'dot. Rag ndaej yw baenzsa，fatndat，ngwz haeb，baksieng naeuh. Nyezmbaw ndaej yw baenzae bakngoenz；mak ndaej yw dungx in，conghhoz in，benjdauzdijyenz，yenhhouzngaiz.

Cawq　Goyw neix miz doeg，yaek gwn haeujsim；mehmbwk gimq gwn.

Danyw　（1）Cohhoz in：Rag lwgsaeg gwz ndeu，hamz ndwnj.

（2）Yenhhouzngaiz：Lwgsaeg ndip 6 gwz，mbawngaih ndip 15 gwz，cazladbya ndip 10 gwz，binghbenq 3 gwz，caez dub yungz，oep saejndw.

（3）Fatndat：Rag lwgsaeg、sietroeknyied、megdoeng、mehdanqfeiz gak 10 gwz，cienq raemx gwn.

283

四画

无柄果钩藤

【药材名】钩藤。

【别　　名】白钩藤、单钩藤、双钩藤。

【来　　源】茜草科植物无柄果钩藤 *Uncaria sessilifructus* Roxb.。

【形态特征】常绿攀缘状藤本，长可达 7 m。小枝四棱柱形，微被短柔毛；叶腋具钩状变态枝。单叶对生，薄革质，椭圆形至倒卵状矩圆形，长 8~12 cm，宽 4~7 cm，基部短尖或钝，上面光滑，下面稍粉白色，脉腋内具束毛；叶柄长 7~10 mm；托叶 2 裂，裂片条形。头状花序生于叶腋或顶生，不计花冠直径 5~10 mm，总花梗长达 15 cm，中部或中部以下着生苞片 4~6 枚；花 5 朵，花萼裂片长圆形，长 1 mm，密被绢毛；花冠白色或淡黄色，长 0.8~1.2 cm，仅裂片外面被绢毛。小蒴果纺锤形，长 0.6~1.2 cm。花期 6~7 月，果期 10~11 月。

【生境分布】生于密林下或林谷灌木丛中。广西主要分布于南宁、崇左、龙州、宁明、凭祥、扶绥、百色、那坡、大新、上思、天峨等地，云南省也有分布。

【壮医药用】

药用部位　根、带钩茎枝、地上部分。

性味　微甜，寒。

功用　调龙路、火路，利谷道，清热毒，祛风毒，除湿毒。根用于坐骨神经痛，发旺（痹病），林得叮相（跌打损伤）；带钩茎枝用于兰喯（眩晕），血压嗓（高血压），巧尹（头痛），贫痧（感冒），狠风（小儿惊风），喯疳（疳积），胴尹（胃痛），林得叮相（跌打损伤），发旺（痹病），麻邦（偏瘫）；地上部分用于坐骨神经痛，发旺（痹病），林得叮相（跌打损伤），巧尹（头痛），狠风（小儿惊风）。

附方　（1）兰喯（眩晕），血压嗓（高血压）：钩藤、夏枯草各 12 g，香附子 6 g，千斤拔 15 g，水煎服。

（2）狠风（小儿惊风）：钩藤 12 g，灯心草、生姜各 6 g，生石膏、葱叶各 30 g，水煎服。

（3）发旺（痹病）：钩藤根或茎叶适量，水煎外洗患处。

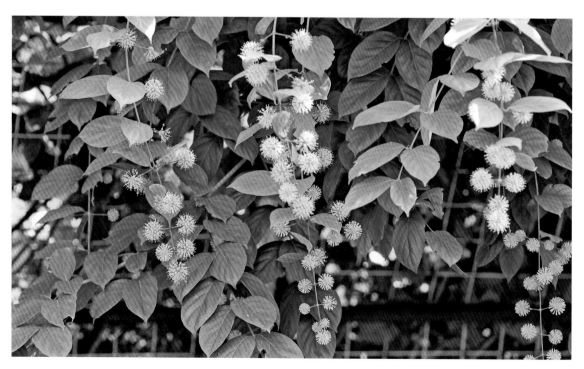

Gaeugvaqngaeu

【 Cohyw 】 Gaeugvaqngaeu.

【 Coh'wnq 】 Gaeungaeuhau、gaeungaeudog、gaeu songngaeu.

【 Goekgaen 】 Dwg gogaeugvaqngaeu doenghgo sihcaujgoh.

【 Yienghceij Daegdiemj 】 Gogaeu duenghbenz sikseiq heu，raez ndaej daengz 7 mij. Nyelwg lumj saeu seiqgak，loq miz di bwn'unq dinj；eiqmbaw miz nye bienqdaiq lumj ngaeu. Mbaw dog majdoiq，mbang gyajaeng，luenzbenj daengz lumj gyaeq dauqbyonj luenzgak，raez 8~12 lizmij，gvangq 4~7 lizmij，goek dinjsoem roxnaeuz bumx，baihgwnz ngaeuzngub，baihlaj loq mbahau，ndaw megeiq miz bwnyup；gaenqmbaw raez 7~10 hauzmij；dakmbaw 2 leg，mbawseg baenz diuz. Gyaeujva baenz gyaeuz majeiq roxnaeuz majbyai，mbouj suenq mauhva cizging 5~10 hauzmij，gaenqvameh raez daengz 15 lizmij，cungqgyang roxnaeuz baihlaj cungqgyang miz mbawbyak 4~6 mbaw；va 5 soq，iemjva mbawseg luenzraez，raez hauzmij ndeu，miz haujlai bwngenh；mauhva hau roxnaeuz henjdamh，raez 0.8~1.2 lizmij，caenh rog mbawseg miz bwngenh. Makndangjiq lumj aenraeuq，raez 0.6~1.2 laizmij. 6~7 nyied haiva，10~11 nyied dawzmak.

【 Diegmaj Faenbouh 】 Hwnj ndaw ndoeng faex ndaet roznaeuz ndaw faexcaz. Guengjsae dingzlai hwnj laeng Nanzningz、Cungcoj、Lungzcouh、Ningzmingz、Bingzsiengz、Fuzsih、Bwzswz、Nazboh、Dasinh、Sangswh、Denhngoz daengj dieg neix，guek raeuz Yinznanz Sengj caemh miz.

285

【 Gij Guhyw Ywcuengh 】

Giz guhyw　Rag、ganjnye daiq ngaeu、dingz gwnz dieg.

Singqfeih　Loq Van，hanz.

Goeng'yungh　Diuz lohlungz、lohhuj，leih roenhaeux，siu ndatdoeg，cawz fungdoeg，cawz caepdoeg. Rag ndaej yw coguz sinzgingh in，fatvangh，laemx doek deng sieng；ganjnye daiq ngaeu ndaej yw ranzbaenz，hezyazsang，gyaeujin，baenzsa，hwnjfung，baenzgam，dungx in，laemx doek deng sieng，fatvangh，mazmbangj；dingz gwnz dieg ndaej yw coguz sinzgingh in，fatvangh，laemx doek deng sieng，gyaeujin，hwnjfung.

Danyw　（1）Ranzbaenq，hezyazsang：Gaeugvaqngaeu、yaguhcauj gak 12 gwz，yanghfuswj 6 gwz，cenhginhbaz 15 gwz，cienq raemx gwn.

（2）Hwnjfung：Gaeugvaqngaeu 12 gwz，dwnghsinhcauj、hingndip gak 6 gwz，siggaundip、mbawcoeng gak 30 gwz，cienq raemx gwn.

（3）Fatvangh：Rag dem ganjmbaw gaeugvaqngaeu habliengh，cienq raemx sab mwnqmaz.

云实

【药 材 名】云实。

【别　　名】猫爪刺、鸡爪刺。

【来　　源】苏木科植物云实 *Caesalpinia decapetala*（Roth）Alston。

【形态特征】攀缘灌木，长可达 4 m。枝、叶轴和花序均被柔毛和钩刺。树皮暗红色。二回羽状复叶，长 20~30 cm；羽片 3~10 对，对生，具柄，基部有刺 1 对；小叶 8~12 对，矩圆形，长 1.0~2.5 cm，宽 6~11 mm，两端近圆钝，两面均被短柔毛，老时渐无毛。总状花序顶生，直立，长 15~20 cm；总花梗多刺；花梗长约 3 cm，被毛，在花萼下具关节；萼片 5 枚，长圆形，被短柔毛；花瓣 5 枚，黄色，圆形或倒卵形；雄蕊 10 枚。荚果长圆状舌形，栗褐色，长 6~8 cm，沿腹缝线膨胀成狭翅；种子椭圆状，棕色。花果期 4~10 月。

【生境分布】生于山坡灌木丛中及平原、丘陵、河旁等地。广西各地均有分布，国内东部、中南部、西南部及河南、河北、陕西、甘肃等省也有分布。

【壮医药用】

药用部位　根、种子。

性味　根：苦、涩，平。种子：辣，温。

功用　通龙路，调谷道，祛风毒瘴毒，活血通经。根用于发旺（痹病），笃瘴（疟疾），屙泻（腹泻），兵嘿细勒（疝气），钵痨（肺结核），京尹（痛经）；种子用于贫痧（感冒），鹿（呕吐），京瑟（闭经），屙意咪（痢疾），麻疹不透。

附方　（1）发旺（痹病）：云实根、小钻各 10 g，半枫荷、寻骨风、麻骨风各 15 g，水煎服；药渣再煎，药液加白酒适量调匀洗患处。

（2）京尹（痛经）：云实根、砂仁、艾叶、川芎、枫香果各 10 g，香附子 15 g，益母草 20 g，水煎服。

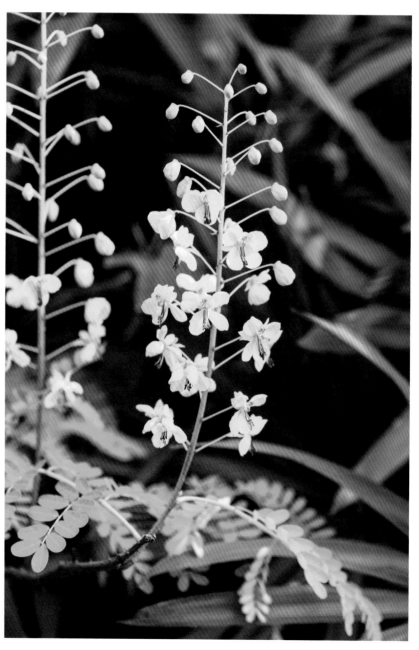

Oencaujmwn

【 Cohyw 】 Oencaujmwn.

【 Coh'wnq 】 Oencaujmeuz、oencaujgaeq.

【 Goekgaen 】 Dwg gooencaujmwn doenghgo suhmuzgoh.

【 Yienghceij Daegdiemj 】 Faexca banhduengq，raez ndaej daengz 4 mij. Nye、sugmbaw caeuq gyaeujva cungj hwnj bwn'unq caeuq oen ngaeu. Naeng faex saekhoengzlaep. Mbaw doxdaeb lumj bwn song hop，raez 20~30 lizmij；mbawbwn 3~10 doiq，maj doxdoiq，miz gaenz，goek miz doiq ndeu；mbaw'iq 8~12 doiq，yienghseiqfueng，raez 1.0~2.5 lizmij，gvangq 6~11 hauzmij，song gyaeuj gaenh luenzbumj，song mbiengj cungj hwnj bwn dinj，geq le ciemhciemh mbouj miz bwn. Gyaeujva baenzroix maj dingj，daengjsoh，raez 15~20 lizmij；ganjva meh oen lai；ganjva aiq raez 3 lizmij，hwnj bwn，youq laj iemjva miz duq；mbawiemj 5 limq，luenzraez，hwnj bwn'unq dinj；limqva 5 mbaw saekhenj，luenz roxnaeuz yienghgyaeq dingjbyonj；simva boux 10 diuz. Faekmak raezluenz yienghlinx，saeklaeqhenjgeq，raez 6~8 lizmij，ndij luengqsienqdungx boengq baenz fwed gaeb；ceh mwnzgyaeq，saekdaep. 4~10 nyied haiva dawzmak.

【 Diegmaj Faenbouh 】 Hwnj youq bya'ndoi ndawcazcumh caeuq diegbingz、ndoilueg、henzdah daengj dieg. Guengjsae gak dieg cungj hwnj miz，guek raeuz baihnamz、baihcungnamz、baihsaenamz daeuq Hoznanz、Hozbwz、Canjsih、Ganhsuz daengj sengj caemh hwnj miz.

【 Gij Guhyw Ywcuengh 】

Giz guhyw　　Rag、ceh.

Singqfeih　　Rag：Haemz、saep，bingz. Ceh：Manh，raeuj.

Goeng'yungh　　Doeng lohlungz，diuz roenhaeux，cawz rumzdoeg ciengdoeg，byai lwed doeng ging. Rag yungz youq fatvangh，fatnit，oksiq，raembouz，bwtlauz，dawsaeg in；ceh yungh youq baenzsa，rueg，dawzsaeg gaz，okhaexmug，hwnjcimj mbou daeuq.

Danyw　（1）Fatvangh：Rag oencaujmwn、siujcuenq gak 10 gwz，maexlaeulej、cinzguzfungh、mazguzfungh gak 15 gwz，cienq raemx gwn；nyaqyw goen baez daihngeih，raemxyw gyaux laeujhau habliengh ndauyinz swiq giz in.

（2）Dawzsaeg in：Rag oencaujmwn、sahyinz、mbawngaih、ciengoeng、makraeu gak 10 gwz，cidmou 15 gw，ngaihmwnj 20 gwz，cienq raemx gwn.

287

四
画

云南蓍

【药材名】蓍草。

【别　　名】飞天蜈蚣、蜈蚣草、土一支蒿、野一支蒿。

【来　　源】菊科植物云南蓍 *Achillea wilsoniana* Heimerl。

【形态特征】多年生草本，高可达 1 m。茎直立，中部以上被较密的长柔毛。叶无柄；茎下部叶在花期凋落，茎中部叶矩圆形，长 4.0~6.5 cm，宽 1~2 cm，二回或三回羽状深裂，一回裂片多数，椭圆状披针形，长 5~10 mm，宽 2~4 mm，二回裂片少数，下部的较大，披针形，边缘具少数齿，上方的较短小，边缘近无齿或具单齿，两面均被柔毛。头状花序多数，集成复伞房花序；总苞宽钟形或半球形，总苞片 3 层，覆瓦状排列，外层卵状披针形，中层卵状椭圆形，内层长椭圆形，边花 6~16 朵，舌片白色，偶有淡粉红色边缘，长、宽、均约 2.2 mm；管状花淡黄色或白色，长约 3 mm。瘦果矩圆状楔形，长约 2.5 mm，顶端截形。花果期 7~9 月。

【生境分布】生于山坡草地或灌木丛中。广西主要分布于隆林、田林、南丹、融安、三江等地，云南、贵州、四川、湖北、湖南、河南、陕西、山西、甘肃等省也有分布。

【壮医药用】

药用部位　全草。

性味　辣、苦，微温；有小毒。

功用　调龙路、火路，祛风毒，除湿毒，散瘀肿，止痛。用于发旺（痹病），林得叮相（跌打损伤），胴尹（胃痛），诺嚎尹（牙痛），呗嘻（乳痈），京瑟（闭经）腹痛，扁桃体炎，呗脓（痈肿），额哈（毒蛇咬伤），仲嘿喯尹（痔疮）。

附方　（1）仲嘿喯尹（痔疮）：蓍草 30 g，水煎洗患处。

（2）京瑟（闭经）腹痛：鲜蓍草、鲜艾叶各 30 g，捣烂外敷肚脐。

（3）诺嚎尹（牙痛）：蓍草、金不换、钻地风各 15 g，水煎含漱。

（4）胴尹（胃痛）：蓍草、延胡索、木香各 5 g，川棟子 10 g，水煎服。

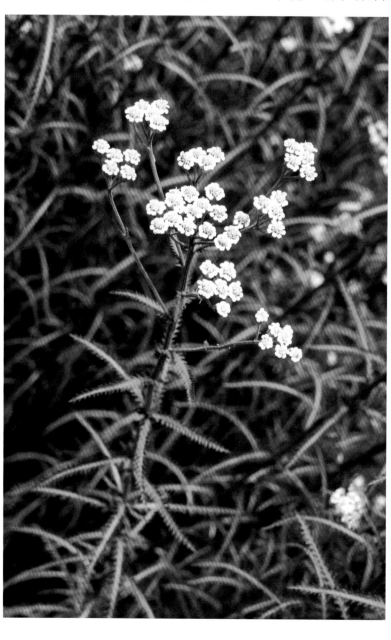

Go'mbawsip

【 Cohyw 】 Go'mbawsip.

【 Coh'wnq 】 Go'mbawsip、nywjsip、yizcihhauhdoj、yizcihhauhcwx.

【 Goekgaen 】 Dwg go'mbawsip doenghgo gizgoh.

【 Yienghceij Daegdiemj 】 Dwg go'nywj maj lai bi，ndaej sang daengz mij ndeu. Ganj daengjsoh，cungqgyang doxhwnj miz bwn'unq raez haemq deih. Mbaw mbouj miz gaenz；gij mbaw baihlaj ganj youq geiz haiva reuq loenq，gij mbaw cungqgyang ganj yienghseiqcingq，raez 4.0~6.5 lizmij，gvangq 1~2 lizmij，song mbaw roxnaeuz sam mbaw mbawfwed veuqlaeg，dingzlai dwg miz mbawveuq ndeu，yienghbomj yienghlongzcim，raez 5~10 hauzmij，gvangq 2~4 hauzmij，dingznoix dwg song mbaw mbawveuq，gij baihlaj haemq hung，yienghlongzcim，bienmbaw miz dingznoix heuj，gij baihgwnz loq dinjsaeq，bienmbaw ca mbouj lai mbouj miz heuj roxnaeuz miz heujdog，song mbiengj cungj miz bwn'unq. Vahsi dingzlai lumj aen'gyaeuj，gyoebbaenz lai aen vahsi yienghliengj；dujlup lumj aencung gvangq roxnaeuz lumj buenq aengiuz，mbawvalup 3 caengz，baiz lumj goemq ngvax nei，caengz baihrog lumj aen'gyaeq yienghlongzcim，caengz cungqgyang lumj aen'gyaeq yienghbomj，caengz baihndaw yienghbomj raez；gij va hai youq henz 6~16 duj，mbaw linx saekhau，saekseiz miz bienmbaw saekhoengzmaeq，raez、gvangq、daihgaiq cungj dwg 2.2 hauzmij；gij va lumj guenj saekhenjoiq roxnaeuz saekhau，daihgaiq raez 3 hauzmij. Makhaep luenzseiqfueng yienghseb，daihgaiq raez 2.5 hauzmij，byaimbaw gwnzdingj bingz. 7~9 nyied haiva dawzmak.

【 Diegmaj Faenbouh 】 Maj youq ndaw diegnywj roxnaeuz byoz faexcaz gwnz bo. Guengjsae cujyau faenbouh youq Lungzlinz、Denzlinz、Nanzdanh、Yungzanh、Sanhgyangh daengj dieg，guek raeuz Yinznanz、Gveicouh、Swconh、Huzbwz、Huznanz、Hoznanz、Sanjsih、Sanhsih、Ganhsuz daengj sengj hix miz faenbouh.

【 Gij Guhyw Ywcuengh 】

Giz guhyw　　Daengx go.

Singqfeih　　Manh、haemz，loq raeuj；miz di doeg.

Goeng'yungh　　Diuz lohlungz、lohhuj，cawz doegfung，cawz doegcumx，siu foeg，dingz in. Yungh daeuj yw fatvangh，laemx doek deng sieng，dungx in，heujin，baezcij，dawzsaeg gaz dungx in，benjdauzdijyenz，baeznong，ngwz haeb，baezhangx.

Danyw　（1）Baezhangx：Go'mbawsip 30 gwz，cienq raemx swiq giz bingh.

（2）Dawzsaeg gaz dungx in：Go'mbawsip ndip、mbawngaih ndip gak 30 gwz，dub yungz oep baihrog saejndw.

（3）Heujin：Go'mbawsip、golaeng'aeuj、byaeknu gak 15 gwz，cienq raemx gamz riengx bak.

（4）Dungx in：Go'mbawsip、goyenzhuzsoz、gomuzyangh gak 5 gwz，makrenh 10 gwz，cienq raemx gwn.

289

四画

云南山壳骨

【药 材 名】多花钩粉草。

【别　　名】多花可爱花。

【来　　源】爵床科植物云南山壳骨 *Pseuder-anthemum crenulatum*（Wall. ex Lindl.）Radlk.。

【形态特征】草本或半灌木，高可达 3 m。嫩枝略被毛。叶片卵状椭圆形或长圆状披针形，长5~15 cm，顶端渐尖，基部楔形。穗状花序顶生或腋生，长 3~10 cm，分枝或基部具极短的分枝，每节具缩短的聚伞花序，花序轴、苞片、小苞片和花萼均密生腺毛；花萼 5 裂，裂片条状披针形；花冠白色或淡紫色，高脚碟状，外面疏生柔毛和腺毛，冠筒长约 2.5 cm，冠檐 5 裂，裂片长约 1 cm；发育雄蕊和不育雄蕊各 2 枚；柱头圆形。蒴果长约 2.5 cm；种子 4粒。花期 3~5 月。

【生境分布】生于石山林下或灌木丛中。广西主要分布于隆安、马山、宁明、龙州、大新、天等、凭祥、桂平、那坡、天峨、东兰等地，云南省也有分布。

【壮医药用】

药用部位　根、全株。

性味　苦、微辣，平。

功用　调龙路、火路，化瘀毒，止疼痛，止血。根用于夺扼（骨折）；全株用于兵淋勒（崩漏），林得叮相（跌打损伤），夺扼（骨折），外伤出血。

附方　（1）兵淋勒（崩漏）：多花钩粉草全株、茜草各 10 g，仙鹤草 20 g，益母草、马鞭草各 15 g，水煎服。

（2）夺扼（骨折）：多花钩粉草根、续断、大罗伞、小罗伞、自然铜各 15 g，骨碎补30 g，大钻、小钻各 10 g，水煎服。

（3）外伤出血：鲜多花钩粉草全株适量，捣烂敷患处。

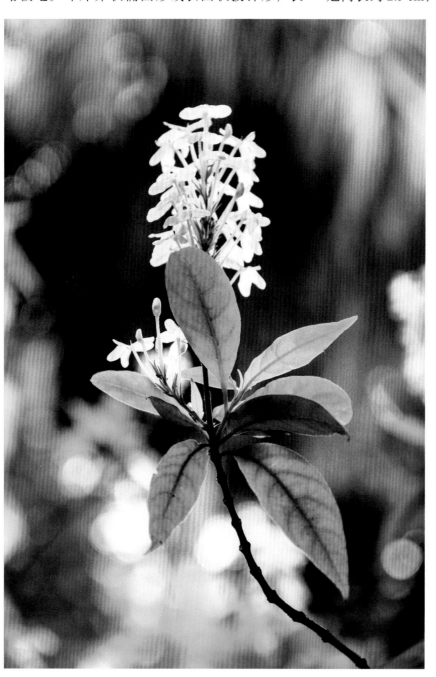

Gogaeuhfaenj

【Cohyw】 Gogaeuhfaenj.

【Coh'wnq】 Vadwggyaez va lai.

【Goekgaen】 Dwg gogaeuhfaenj doenghgo cozcangzgoh.

【Yienghceij Daegdiemj】 Dwg go'nywj roxnaeuz lumj faexcaz, ndaej sang daengz 3 mij. Nyeoiq loq miz bwn. Mbaw lumj aen'gyaeq yienghbomj roxnaeuz yienghluenzraez yienghlongzcim, raez 5~15 lizmij, gwnzdingj menhmenh bienq soem, goekmbaw yienghseb. Vahsi yiengh riengz maj gwnzdingj roxnaeuz maj goekmbaw, raez 3~10 lizmij, faen nye roxnaeuz lajgoek miz faen nye haemq dinj, moix hoh miz vahsi comz liengj sukdinj, sug vahsi, limqva、limqva iq caeuq iemjva cungj miz bwnsen deih；iemjva 5 limq, mbawveuq baenz diuz yienghlongzcim；mauhva saekhau roxnaeuz saekaeuj mong, yiengh lumj aendeb ga sang, baihrog miz bwn'unq caeuq bwnsen cax, doengzmauhva raez daihgaiq 2.5 lizmij, yiemhmauh 5 veuq, mbawveuq daihgaiq raez lizmij ndeu；simva boux rox maj caeuq simva boux maen gak 2 diuz；gyaeujsaeu luenz. Makdek raez daihgaiq 2.5 cm；ceh 4 naed. 3~5 nyied haiva.

【Diegmaj Faenbouh】 Maj youq laj ndoeng roxnaeuz ndaw faexcaz gwnz bya. Guengjsae cujyau faenbouh youq Lungzanh、Majsanh、Ningzmingz、Lungzcouh、Dasinh、Denhdwngj、Bingzsiengz、Gveibingz、Nazboh、Denhngoz、Dunghlanz daengj dieg, guek raeuz Yinznanz Sengj hix miz faenbouh.

【Gij Guhyw Ywcuengh】

Giz guhyw　Rag、daengx go.

Singqfeih　Haemz、loq manh, bingz.

Goeng'yungh　Diuz lohlungz lohhuj, siu doegcwk, dingz in, dingz lwed. Rag aeu daeuj yw ndokraek；Daengx go aeu daeuj yw binghloemqlwed, laemx doek deng sieng, ndokraek, rog sieng oklwed.

Danyw　（1）Binghloemqlwed：Gogaeuhfaenj、gohungzcen gak 10 gwz, nyacaijmaj 20 gwz, samvengqlueg、gobienmax gak 15 gwz, cienq raemx gwn.

（2）Ndokraek：Rag gogaeuhfaenj、gociepndok、goyahsang、goyahdaemq、luengz gak 15 gwz, gofwngzmaxlaeuz 30 gwz, gaeucuenqhung、siujcuenq gak 10 gwz, cienq raemx gwn.

（3）Rog sieng oklwed：Gogaeuhfaenj ndip dingz ndeu, dub yungz oep giz bingh.

291

四画

木豆

【药 材 名】木豆。

【别　　名】大木豆、豆蓉、三叶豆。

【来　　源】蝶形花科植物木豆 *Cajanus cajan*（L.）Millsp。

【形态特征】直立灌木，高可达 3 m。多分枝，小枝具显著纵棱，被灰色短柔毛。三出复叶互生；叶柄长 1.5~5.0 cm；小叶披针形至椭圆形，长 5~10 cm，宽 1.5~3.0 cm，先端常具细凸尖，上面被短柔毛，下面较密，呈灰白色；小叶柄长 1~2 mm，被毛。总状花序长 3~7 cm；总花梗长 2~4 cm；苞片卵状椭圆形；花萼钟状，5 齿裂，裂片披针形；花序、总花梗、苞片、花萼均被灰黄色短柔毛；花冠黄色，长约为花萼的 3 倍，旗瓣近圆形，翼瓣倒卵形，龙骨瓣先端钝；雄蕊二体，1 枚离生，9 枚合生。荚果线状长圆形，长 4~7 cm，宽 0.6~1.1 cm，具凹陷的斜横槽，被灰褐色短柔毛，先端具长尖头；种子 3~6 粒。花果期 2~11 月。

【生境分布】栽培。广西各地均有栽培，云南、四川、江西、湖南、广东、海南、浙江、福建、台湾、江苏等省区也有栽培。

【壮医药用】

药用部位　种子、全株。

性味　辣、涩，平。

功用　清热毒，止血。用于货烟妈（咽喉痛），笃麻（麻疹），喔芒（水痘），肾虚核尹（腰痛），病后体虚。

附方　（1）肾虚核尹（腰痛）：木豆种子 30 g，牛大力、千斤拔、倒水莲各 15 g，煲猪脚，吃肉喝汤。

（2）笃麻（麻疹）：木豆全株 30 g，浮萍 20 g，钩藤 15 g，荆芥、薄荷各 10 g，水煎外洗，洗后避风。

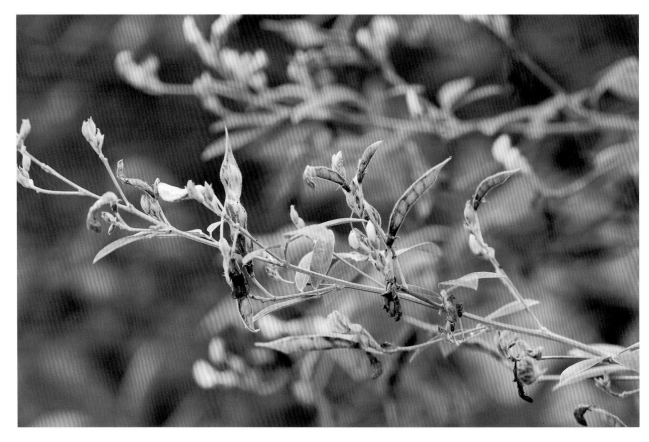

Gogukmeiz

【Cohyw】Gogukmeiz.

【Coh'wnq】Godamuzdou、godouyungz、gosanhyezdou.

【Goekgaen】Dwg gogukmeiz doenghgo dezhingzvahgoh.

【Yienghceij Daegdiemj】Go faexcaz daengjsoh，sang ndaej daengz 3 mij. Lai faen nye，nyesaeq miz limqsoh cingcuj，miz bwn'unq dinj saekmong. Sam mbaw sam mbaw maj doxciep；gaenqmbaw raez 1.5~5.0 lizmij；mbawsaeq yienghlongzcim daengz yiengh luenzgyaeq，raez 5~10 lizmij，gvangq 1.5~3.0 lizmij，byaimbaw ciengz miz diemjdoed soem iq，baihgwnz miz bwn'unq dinj，baihlaj haemq deih，baenz saekhaumong；gaenqmbawsaeq raez 1~2 lizmij，miz bwn. Vahsi baenz foengqraez 3~7 lizmij；diuz gaenqva raez 2~4 lizmij；limqva lumj aen'gyaeq yiengh luenzgyaeq；iemjva yiengh lumj aencung，5 heujveuq，dipvengq yienghlongzcim；vahsi、diuz gaenqva、limqva、iemjva cungj miz bwn'unq dinj saekhenj；mauhva saekhenj，raez daihgaiq dwg iemjva 3 boix，limqva gwnz ca mbouj lai luenz，limqva baihgwnz lumj aen'gyaeq dauqdingq，limqva ndokaekroeg byaimbaw mwt；vaboux dwg song dij，miz diuz ndeu maj doxliz，9 diuz gyoebmaj. Duhfaeklumj sienq yiengh luenzraez，raez 4~7 lizmij，gvangq 0.6~1.1 lizmij，miz ruqvang ngeng mboep roengz，miz bwn'unq dinj saekhenjgeq mong，byaimbaw miz gyaeujsoem raez；ceh 3~6 naed. 2~11 nyied haiva dawzmak.

【Diegmaj Faenbouh】Ndaem aeu. Guengjsae gak dieg cungj Ndaem aeu，guek raeuz Yinznanz、Swconh、Gyanghsih、Huznanz、Guengjdoeng、Haijnanz、Cezgyangh、Fuzgen、Daizvanh、Gyanghsuh daengj gih sengj hix ndaem miz.

【Gij Guhyw Ywcuengh】

Giz guhyw　Ceh、daengx go.

Singqfeih　Manh、saep、bingz.

Goeng'yungh　Siu doeghuj，dingz lwed. Yungh daeuj yw conghhoz in，raet，okmak，makhaw hwetin，bingh gvaq ndang nyieg.

Danyw　（1）Makhaw hwetin：Ceh gogukmeiz 30 gwz，ngaeuxbya、goragdingh、swnjgyaeujhen gak 15 gwz，bau dinmou，gwn noh gwn dang.

（2）Raet：Gogukmeiz daengx goyw 30 gwz，gobiuz 20 gwz，gaeugvaqngaeu 15 gwz，nyaqrahgaeq、yiengcimz gak 10 gwz，cienq raemx swiq baihrog，swiq gvaq gaej deng rumz.

293

四画

木莲

【药材名】木莲。

【别　　名】木莲果、山厚朴。

【来　　源】木兰科植物木莲 *Manglietia fordiana* Oliver。

【形态特征】常绿乔木，高可达 20 m。树皮灰色。嫩枝及芽均被红褐色短毛。叶互生，厚革质，长椭圆形或倒披针形，长 5~17 cm，宽 1.5~6.5 cm，先端短急尖，基部楔形；叶柄长 1~3 cm。花白色，单生于枝顶，花梗长 1~2 cm；花被片每轮 3 枚，外轮近革质，长圆状椭圆形，长 6~7 cm，内 2 轮肉质，倒卵形，长 5~6 cm；雄蕊长约 1 cm，花药长约 8 mm；雌蕊群长约 1.5 cm，具 23~30 枚心皮，花柱长约 1 mm；胚珠 8~10 颗，2 列。聚合果卵球形，褐色，长 2~5 cm，外面有瘤点，先端具短喙；种子红色。花期 5 月，果期 10 月。

【生境分布】生于酸性土上及常绿阔叶林和沟谷阔叶林中。广西主要分布于南宁、融水、桂林、全州、灌阳、龙胜、苍梧、蒙山、上思、平南、玉林、德保、凌云、田林、西林、贺州、昭平、钟山、环江、金秀、龙州等地，安徽、浙江、湖南、江西、福建、广东、贵州、云南等省也有分布。

【壮医药用】

药用部位　树皮、叶。

性味　辣，凉。

功用　树皮：消食积，通谷道。用于东郎（食滞），屙意囊（便秘）。

叶：调气道，化痰毒，止咳嗽。用于埃病（咳嗽），惹茸（耳鸣）。

附方　（1）屙意囊（便秘）：①木莲树皮 30 g，水煎，取药液调适量蜂蜜服。②木莲树皮 30 g，杏仁 9 g，水煎，取药液调生姜红糖水适量服。

（2）埃病（咳嗽）：木莲叶、龙脷叶、红景天各 10 g，水煎，药液调蜂蜜适量服。

（3）干咳：木莲叶、石斛各 10 g，红景天 15 g，水煎服。

（4）惹茸（耳鸣）：木莲叶 10 g，猪耳朵 100 g，水煮，食肉喝汤。

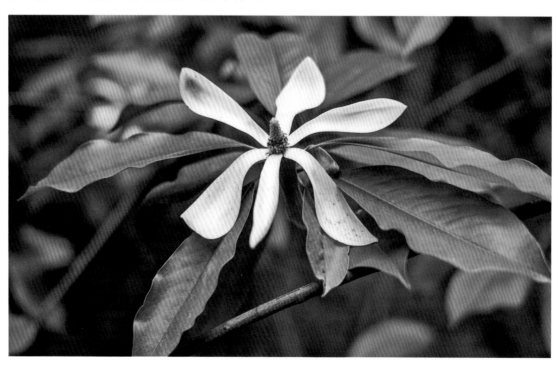

Faexlienz

【Cohyw】Faexlienz.

【Coh'wnq】Makfaexlienz、sanhhoubuj.

【Goekgaen】Dwg gofaexlienz doenghgo muzlanzgoh.

【Yienghceij Daegdiemj】Go feixsang seiqseiz heu de，sang goj daengz 20 mij. Ndaengfeix saekmog. Nyeoiq caeuq gij nyez cungj miz bwn dinj saek henjhoengz. Mbaw doxca did，na lumj gyajnaeng，luenzbomj raez roxnaeuz ganjcim raez dauqdingq，raez 5~17 lizmij，gvangq 1.5~6.5 lizmij，byai dinj soem gaenj，goek sot；gaenqmbaw raez 1~3 lizmij. Va saekhau，gag maj youq byai nye，gaenqva raez 1~2 lizmij；limqva moix lunz 3 limq，lunz baihrog gyajnaeng，luenzraez luenzbomj，raez 6~7 lizmij，baihndaw song lunz baenz noh，lumj gyaeq dauqdingq，raez 5~6 lizmij；simva boux daihgaiq raez lizmij ndeu，gyaeuj vasim daihgaiq raez 8 hauzmij；bog sim vameh daihgaiq raez 1.5 lizmij，miz 20~30 mbaw naeng sim，saeuva raez daihgaiq hauzmij ndeu；goenqcaw 8~10 naed，2 baiz. Aen makcob luenzgyaeq，saekhenjgeq，raez 2~5 liznij，mienhhrog miz baenzdiemj baenzdiemj nok，gij iemj bakroeg dinj；gij ceh saekhoengz. 5 nyied haiva，10 nyied dawzmak.

【Diegmaj Faenbouh】Hwnj youq diegnamh sonhsing dem ndawndoeng faexmbawgvangq seiqseiz heu caeuq ndaw cauzlueg faexmbawgvangq haenx. Guengjsae dingzlai hwnj youq Nanzningz、Yungzsuij、Gveilinz、Cenzcouh、Gvanyangz、Lungzswng、Canghvuz、Mungzsanh、Sangswh、Bingznamz、Yilinz、Dwzbauj、Lingzyiz、Denzlinz、Sihlinz、Hocouh、Cauhbingz、Cunghsanh、Vanzgyangh、Ginhsiu、Lungzcouh dwngj dieg，guek raeuz Anhveih、Cezgyangh、Huznanz、Gyanghsih、Fuzgen、Guengjdoeng、Gveicouh、Yinznanz daengj sengj caemh hwnj miz.

【Gij Guhyw Ywcuengh】

Giz guhyw　Naengfaex、mbaw.

Singqfeih　Manh，liengz.

Goeng'yungh　Naengfaex：Siu dungx raeng，doeng lohhaeux. Ndaej yw dungx raeng，okhaexndangj.

Mbaw：Diuz lohheiq，vaq myaizdoeg，dingz baenzae. Ndaejyw baenzae，rwzrungz.

Danyw　（1）Okhaexndangj：① Naeng faexlienz 30 gwz，cienq raemx，raemxyw gyaux di dangzrw dwk gwn. ② Naeng faexlienz 30 gwz，makgingq 9 gwz，cienq raemx，yaemxyw gyaux raemdangzhing habliengh daeuj gwn.

（2）Baenzae：Mbaw faexlienz、mbaw lungzli、hungzgingjdenh gak 10 gwz，cienq raemx，raemxyw gyaux di dangzrwi dwk gwn.

（3）Ae'ngangx：Mbaw faexlienz、sizhuz gak 10 gwz，hungzgingjdenh 15 gwz，cienq raemx gwn.

（4）Rwzrungz：Mbaw faexlienz 10 gwz，rwzmou 100 gwz，cawj raemx，gwn noh gwn dang.

295

四画

木棉

【药 材 名】木棉。

【别　　名】英雄树、红棉、攀枝花。

【来　　源】木棉科植物木棉 *Bombax ceiba* L.。

【形态特征】落叶大乔木，高可达 25 m。树皮灰白色，幼树的树干常具圆锥状粗刺；分枝平展。掌状复叶，小叶 5~7 片，长圆形至长圆状披针形，长 10~16 cm，宽 3.5~5.5 cm，顶端渐尖；叶柄长 10~20 cm；小叶柄长 1.5~4.0 cm。花单生于枝顶叶腋，红色，直径约 10 cm；萼杯状，长 2~3 cm，萼齿 3~5 枚，半圆形；花瓣肉质，倒卵状长圆形，长 8~10 cm，边缘内卷，两面被星状柔毛；雄蕊多数，雄蕊管短；花柱长于雄蕊。蒴果长圆形，长 10~15 cm，直径 4.5~5.0 cm，密被长柔毛和星状柔毛；种子多数，倒卵形，光滑。花期 3~4 月，果期夏季。

【生境分布】生于干热河谷及稀树草原、沟谷季雨林内，也有栽培。广西主要分布于靖西、龙州、大新等地，云南、四川、贵州、江西、广东、福建、台湾等省区也有分布。

【壮医药用】

药用部位　根、根皮、花。

性味　微苦，凉。

功用　调龙路、火路，调谷道、水道，清热毒，除湿毒。根、根皮用于胴尹（胃痛），兵白带（带下病），产后笨浮（产后水肿），屙意咪（痢疾），呗奴（瘰疬），林得叮相（跌打损伤）；花用于屙泻（泄泻），兵淋勒（崩漏），狠尹（疖肿）。

附方　（1）胴尹（胃痛）：木棉根 15 g，飞龙掌血、小钻、饿蚂蝗各 10 g，水田七 6 g，水煎服。

（2）兵白带（带下病）：木棉根皮、白背桐、土茯苓各 15 g，牡丹皮 10 g，草薢 12 g，水煎服。

（3）呗奴（瘰疬）：鲜木棉根皮、猫爪草各适量，捣烂，加红糖适量调匀，外敷患处。

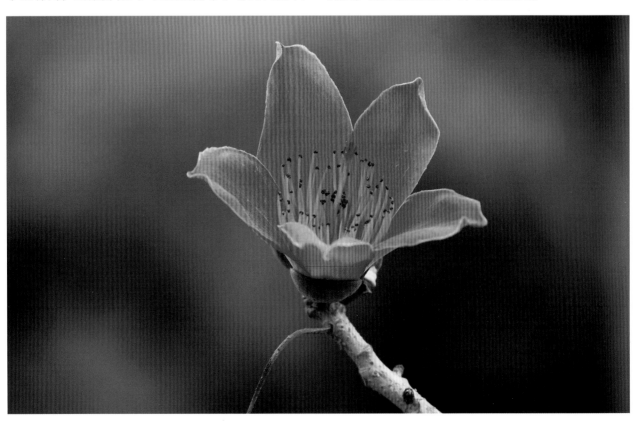

Gominz

【 Cohyw 】 Gominz.

【 Coh'wnq 】 Faexyinghyungz、minzhoengz、banhcihvah.

【 Goekgaen 】 Dwg gominz doenghgo muzmenzgoh.

【 Yienghceij Daegdiemj 】 Faexgyauzmuz loenq mbaw，sang ndaej daengz 25 mij. Naeng faex saek hau mong，gofaex iq seiz ganjfaex miz oen co lumj yenzcuih；faen nye bingz iet. Yiengh lumj bajfwngz mbaw daeb mbaw，mbaw iq 5~7 dip，yiengh luenz raez daengz yiengh longzcim luenz raez，raez 10~16 lizmij，gvangq 3.5~5.5 lizmij，giz byai cugciemh soem；gaenqmbaw raez 10~20 lizmij；gaenqmbaw iq raez 1.5~4.0 lizmij. Va dan did youq byai nye geh nye mbaw，saek hoengz，cizging daihgaiq 10 lizmij；dakva yiengh lumj aenboi，raez 2~3 lizmij，yaz dakva 3~5 dip，yiengh buenq luenz；dipva dwg noh，yiengh luenz raez lumj gyaeq daujdingj，raez 8~10 lizmij，henzbien gienj ndaw，song mbiengj miz bwnyungz baenz diemj；dingzlai dwg vaboux，mbok vaboux dinj；simva raez gvaq vaboux. Aenmak yiengh luenz raez，raez 10~15 lizmij，cizging 4.5~5.0 lizij，miz bwnyungz raez caeuq bwnyungz baenz diemj maed；dingzlai dwg ceh，yiengh lumj gyaeq daujdingj，ngaeuzngub. 3~4 nyied haiva，seizhah dawzmak.

【 Diegmaj Faenbouh 】 Hwnj youq luengq dah hawq ndat caeuq diegnywj faex noix、ndaw faexseizfwn mieng lueg，hix miz doenghgo vunz ndaem. Guengjsae cujyau faenbouh youq Cingsih、Lungzcouh、Dasinh daengj dieg，guek raeuz Yinznanz、Swconh、Gviqcou、Gyanghsih、Guengjdoeng、Fuzgen、Daizvanh daengj sengj gih hix miz faenbouh.

【 Gij Guhyw Ywcuengh 】

Giz guhyw　Rag、naengrag、va.

Singqfeih　Loq haemz，liengz.

Goeng'yungh　Diuz lohlungz、lohhuj，diuz roenhaeux、roenraemx，siu doegndat，cawz doegcumx. Rag、naeng faex yungh youq dungx in，binghbegdaiq，senggvaq baenzfouz，okhaexmug，baeznou，laemx doek deng sieng；va yungh youq oksiq，binghloemqlwed，hwnjin.

Danyw　（1）Dungx in：Rag gominz 15 gwz，gomakmanh、gaeucuenq iq、govaiz iq gak 10 gwz，denzcaetraemx 6 gwz，cienq raemx gwn.

（2）Binghbegdaiq：Naengrag gominz、godongz laenghau、faeglingzdoj gak 15 gwz，naeng mauxdan 10 gwz，gobimaz 12 gwz，cienq raemx gwn.

（3）Baeznou：Naengrag sienndip gominz、nywjnyaujmeuz gak habliengh，dub yungz，gya dangz hoengz habliengh gyaux yinz，rog oem giz in.

297

四画

木槿

【药 材 名】木槿。

【别　　名】枝槿、牡丹皮、朝开暮落花、盖碗花。

【来　　源】锦葵科植物木槿 Hibiscus syriacus L.。

【形态特征】落叶灌木，高可达 6 m。小枝、叶柄、花梗、小苞片、花萼、花瓣外面、果均被星状茸毛。茎分枝多。单叶互生或 2（3）片簇生；叶片菱形至三角状卵形，长 3~10 cm，宽 2~4 cm，先端 3 裂或不裂，基部楔形，边缘具齿缺；叶柄长5~25 mm。花单生于枝端叶腋，花梗长 4~14 mm；小苞片 6~8 枚，线形，长 6~15 mm；花萼钟状，5裂；花冠钟形，粉红色或白色，直径 5~8 cm，花瓣倒卵形，长 3.5~4.5 cm；雄蕊柱长约 3 cm。蒴果矩圆形，直径约 1.2 cm；种子多数，肾形，黑色，背部被长柔毛。花期 7~10 月。

【生境分布】栽培。广西主要栽培于南宁、宾阳、马山、融水、桂林、全州、兴安、永福、龙胜、资源、平乐、恭城、梧州、平南、桂平、岑溪、田东、乐业、天峨、百色、凌云、昭平、钟山、凤山、罗城、象州、都安、金秀、宁明、龙州等地，台湾、福建、广东、云南、贵州、四川、湖南、湖北、安徽、江西、浙江、江苏、山东、河北、河南、陕西等省区也有栽培。

【壮医药用】

药用部位　根皮或根、茎皮、花。

性味　甜，凉。

功用　利谷道，清热毒，祛湿毒，杀虫止痒。根皮、茎皮、花用于屙意咪（痢疾），隆白呆（带下）；根皮、茎皮还用于能啥能累（湿疹），痂（癣），尊寸（脱肛）；根用于肾结石；花还用于屙泻（泄泻），呗脓（痈肿），呗嘻（乳痈）。

附方　（1）能啥能累（湿疹）：鲜木槿根皮适量，捣烂取汁，调食用醋适量外擦。

（2）隆白呆（带下）：木槿花 15 g，木棉花10 g，水煎代茶饮。

（3）呗嘻（乳痈）：鲜木槿花 30 g，捣烂敷患处。

（4）屙意咪（痢疾）：木槿花 20 g，水煎，调红糖适量服。

（5）肾结石：木槿根 50 g，水煎服。

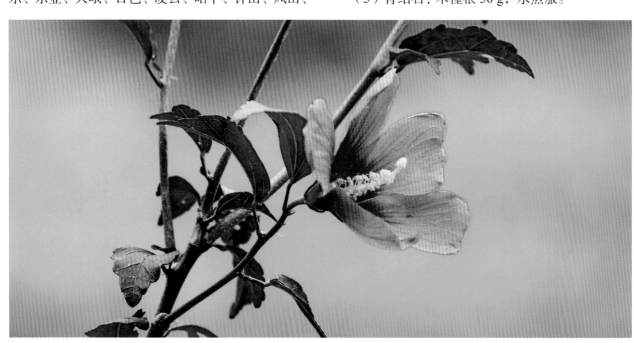

Godanhbeiz

【Cohyw】Godanhbeiz.

【Coh'wnq】Cihginj、mujdanhbiz、vahaethaihaemhloenq、vagoebvanj.

【Goekgaen】Dwg godanhbeiz doenghgo ginjgveizgoh.

【Yienghceij Daegdiemj】Faexcaz loenq mbaw，sang ndaej daengz 6 mij. Nyelwg、gaenqmbaw、gaenqva、mbaw byaklwg、linxva、mbawva baihrog、mak cungj miz bwnyungz lumj ndau. Ganj faen nyez lai. Mbaw dog maj doxcah roxnaeuz 2（3）mbaw comzmaj；mbaw baenz gak daengz samgak lumj gyaeq，raez 3~10 lizmij，gvangq 2~4 lizmij，byai 3 leg roxnaeuz mij leg，goek sot，henzbien miz heujvauq；gaenqmbaw raez 5~25 hauzmij. Va gag maj gwnz byai ngez eiqmbaw，gaenqva raez 4~14 hauzmij；mbaw byaklwg 6~8 mbaw，baenz diuz，raez 6~15 hauzmij；linxva lumj cung，5 leg；dujva lumj cung，maeq roxnaeuz hau，hung 5~8 lizmij，mbawva lumj gyaeq dauqbyonj，raez 3.5~4.5 lizmij；simva boux diuz saeu daihgaiq raez 3 lizmij. Mak luenzgak，hung daihgaiq 1.2 lizmij；ceh lai，lumj mak，ndaem，baihlaeng miz bwn'unq raez. 7~10 nyied haiva.

【Diegmaj Faenbouh】Ndaem aeu. Guengjsae dingzlai ndaem laeng Nanzningz、Binhyangz、Majsanh、Yungzsuij、Gveilinz、Cenzcouh、Hinghanh、Yungjfuz、Lungzswng、Swhyenz、Bingzloz、Gunghcwngz、Vuzcouh、Bingznanz、Gveibingz、Ginzhih、Denzdungh、Lozyez、Denhngoz、Bwzswz、Lingzyinz、Cauhbingz、Cunghsanh、Fungsanh、Lozcwngz、Siengcouh、Duhanh、Ginhsiu、Ningzmingz、Lungzcouh daengj dieg neix，guek raeuz Daizvanh、Fuzgen、Guengjdoeng、Yinznanz、Gveicouh、Swconh、Huzbwz、Huznanz、Anhveih、Gyanghsih、Cezgyangh、Gyanghsuh、Sanhdungh、Hozbwz、Hoznanz、Sanjsih daengj sengj gih neix caemh miz.

【Gij Guhyw Ywcuengh】

Giz guhyw　Naengrag roxnaeuz rag、naengganj、va.

Singqfeih　Van、liengz.

Goeng'yungh　Leih roenhaeux，siu doeghuj，cawz caepdoeg，gaj non dingz humz. Naengrag、naengganj、va ndaej yw okhaexmug，roengzbegdaiq；naengrag、naengganj lij ndaej yw naenghumz naenglot，gyak、gyoenjconh；rag ndaej yw ndaw mak gietrin；va ndaej yw oksiq，baeznong，baezcij.

Danyw（1）Naenghumz naenglot：Naengrag godanhbeiz ndip aenqliengh，dub yungz aeu raemx，gyaux meiqgwn aenqliengh cat rog.

（2）Roengzbegdaiq：Va godanhbeiz 15 gwz，vaminz 10 gwz，cienq raemx guh caz gwn.

（3）Baezcij：Va godanhbeiz ndip 30 gwz，dub yungz oep mwnq bingh.

（4）Okhaexmug：Va godanhbeiz 20 gwz，cienq raemx，gyaux dangz hoengz aenqliengh gwn.

（5）Mak gietrin：Rag godanhbeiz 50 gwz，cienq raemx gwn.

299

四画

木鳖

【药材名】木鳖。

【别　名】棵拉望、棵模别、模别果、墨扣、派丕、漏苓子。

【来　源】葫芦科植物木鳖 *Momordica cochinchinensis*（Lour.）Spreng.。

【形态特征】多年生大型草质藤本。块根粗壮。茎细长，有纵棱。叶互生，叶柄长 5~10 cm，有 1~2 对腺体；叶片心形，长、宽均为 10~20 cm，3~5 中裂至深裂，中间的裂片最大，边缘有小齿，侧裂片较小。雌雄异株。雄花单生于叶腋或有时 3~4 朵着生于极短的总状花序轴上，花梗粗壮，长 3~5 cm，若单生时花梗长 6~12 cm，顶端生一大型兜状苞片；花萼筒漏斗状，裂片宽披针形；花冠黄色，裂片卵状长圆形，长 5~6 cm；雄蕊 3 枚。雌花单生于叶腋，花梗长 5~10 cm；花冠、花萼同雄花。果实卵球形，长达 12~15 cm，密生具刺尖的凸起。种子多数。花期 6~8 月，果期 8~10 月。

【生境分布】生于山沟、林缘及路旁。广西主要分布于南宁、柳州、桂林、荔浦、恭城、苍梧、岑溪、贵港、容县、博白、金秀、龙州、大新等地，江苏、安徽、江西、福建、台湾、广东、湖南、四川、贵州、云南、西藏等省区也有分布。

【壮医药用】

药用部位　根、叶、种子。

性味　苦，凉；有毒。

功用　调龙路、火路，清热毒，祛风毒，消肿痛。外用于诺嚎尹（牙痛），呗脓（痈肿），呗（无名肿毒），呗脓显（脓疱疮），仲嘿喽尹（痔疮），呗嘻（乳痈），呗叮（疔），呗奴（瘰疬），发旺（痹病），痂（癣），粉刺，雀斑，林得叮相（跌打损伤），筋脉拘挛。

注　本品有毒，忌内服，孕妇禁用。

附方　（1）呗叮（疔），呗奴（瘰疬）：木鳖子、九龙胆、七叶一枝花、蜈蚣各适量，加白酒适量浸泡，取药酒适量外擦患处。

（2）发旺（痹病），筋脉拘挛，林得叮相（跌打损伤）：木鳖子、红花各 10 g，苏木、桃仁、赤芍、生地黄、泽兰、牛膝、小钻、九节风各 20 g，加白酒 2500 mL 浸泡 40 天，取药酒适量外擦患处。

（3）诺嚎尹（牙痛）：鲜木鳖根适量，研末，调米醋外涂患处。

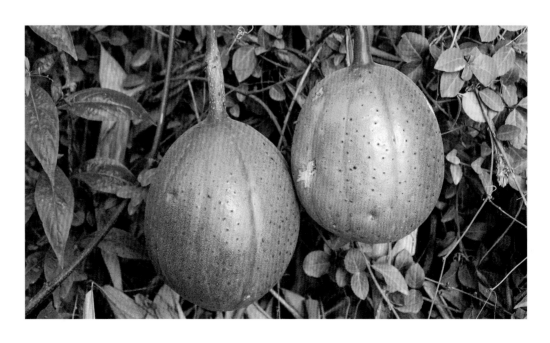

Mogbaed

【 Cohyw 】 Moegbiet.

【 Coh'wnq 】 Gogojlahvang、gomoegbiet、makmoegbiet、gomwzgou、gobaibih、goloulingzswj.

【 Goekgaen 】 Dwg gomoegbiet doenghgo huzluzgoh.

【 Yienghceij Daegdiemj 】 Dwg go hung maj baenz gaeu maj lai bi. Rag cocat. Ganj saeqraez，miz limqsoh. Mbaw doxciep maj，gaenqmbaw raez 5~10 lizmij，miz 1~2 doiq diemjdu；mbaw yiengh lumj aensim，raez、gvangq cungj dwg 10~20 lizmij，3~5 veuq gyang roxnaeuz veuqlaeg，dipvengq cungqgyang ceiq hung，bien mbaw miz heuj iq，dipvengq henz loq saeq. Vaboux caeuq vameh mbouj caemh go. Vaboux dan maj youq goekmbaw roxnaeuz mizseiz 3~4 duj maj youq gwnz sug vahsi baenz foengq haemq dinj，gaenqva cocat，raez 3~5 lizmij，danghnaeuz dan maj seiz gaenqva raez 6~12 lizmij，gwnzdingj maj miz mbaw limqva haemq hung lumj aendaeh；doengziemjva lumj aenlaeuh，dipvengq yienghlongzcim gvangq；mauhva saekhenj，moix dip lumj aen'gyaeq luenz raez，raez 5~6 lizmij；simva boux 3 diuz. Vameh dan maj youq goekmbaw，gaenqva raez 5~10 lizmij；mauhva、iemjva caeuq vaboux doxdoengz. Mak yiengh lumj aen'gyaeq aengiuz，raez daengz 12~15 lizmij，maj deih miz oensoem doed hwnj. Dingzlai dwg ceh. 6~8 nyied haiva，8~10 nyied dawzmak.

【 Diegmaj Faenbouh 】 Maj youq ndaw mieng、henz ndoeng caeuq henz roen. Guengjsae cujyau faenbouh youq Nanzningz、Liujcouh、Gveilinz、Libuj、Gunghcwngz、Canghvuz、Cinzhih、Gveigangj、Yungzyen、Bozbwz、Ginhsiu、Lungzcouh、Dasinh daengj dieg，guek raeuz Gyanghsuh、Anhveih、Gyanghsih、Fuzgen、Daizvanh、Guengjdoeng、Huznanz、Swconh、Gveicouh、Yinznanz、Sihcang daengj sengj gih hix miz faenbouh.

301

四
画

【 Gij Guhyw Ywcuengh 】

Giz guhyw　Rag、mbaw、ceh.

Singqfeih　Haemz，liengz；miz doeg.

Goeng'yungh　Diuz lohlungz、lohhuj，siu doeghuj，cawz doegfung，siu foegin. Baihrog aeu daeuj yw heujin，baeznong，baez，baeznonghenj，baezhangx，baezcij，baezding，baeznou，fatvangh，gyak，caeuz，raizlaej，laemx doek deng sieng，nyinz meg hwnjgeuq.

Cawq　Cungj yw neix miz doeg，gaej gwn，mehmizndang gimq yungh.

Danyw　（1）Baezding，baez baeznou：Ceh moegbiet、caekdungxvaj、gogiujlungzdamj、sipndangj gakdingz ndeu gya laeujhau dingz ndeu cimq，aeu dingz laeuj ndeu cat giz bingh baihrog.

（2）Fatvangh，nyinz meg hwnjgeuq，laemx doek deng sieng：Ceh moegbiet、govahoengz gak 10 gwz，ngveihmakdauz、gosoqmoeg、gocizsoz、goragndip、caeglamz、godauqrod、siujcuenq、goloemq gak 20 gwz，gya laeujhau 2500 hauzswngh cimq 40 ngoenz，aeu dingz laeuj ndeu cat giz bingh baihrog.

（3）Heujin：Rag moegbiet ndip dingz ndeu，nienj baenz mba，diuz meiq cat baihrog giz bingh.

木竹子

【药材名】山竹子。

【别　名】多花山竹子、山枇杷、木竹子。

【来　源】藤黄科植物木竹子 *Garcinia multiflora* Champ. ex Benth.。

【形态特征】常绿乔木或大灌木，高可达 17 m。树皮粗糙。枝、叶均对生，有黄色乳汁。叶革质，卵形，长圆状卵形或长圆状倒卵形，长 7~20 cm，宽 3~8 cm；叶柄长 0.6~1.2 cm。花杂性，同株。雄花序呈聚伞状圆锥花生或单生；萼片两大两小；花瓣橙黄色，倒卵形；花丝合生成 4 束，有退化雌蕊。雌花序有雌花 1~5 朵，子房长圆柱形，无花柱，柱头盾形。浆果卵圆形至倒卵圆形，长 3~5 cm，熟时黄绿色，味酸甜可食。花期 6~8 月，果期 11~12 月，偶有花果并存。

【生境分布】生于山坡疏林或密林中、沟谷边缘或次生林或灌木丛中。广西各地均有分布，台湾、福建、江西、湖南、广东、海南、贵州、云南等省区也有分布。

【壮医药用】

药用部位　树皮、叶、果、果核。

性味　树皮：酸、涩、微苦，凉；有小毒。果：甜、酸，凉；有小毒。

功用　除湿毒，消肿痛，生肌肉。树皮、果核用于能唅能累（湿疹），口疮（口腔溃疡），呗脓（痈肿），诺嚎尹（牙痛）；树皮、叶用于渗裆相（烧烫伤）；果用于诺嚎尹（牙痛）。

附方　（1）口疮（口腔溃疡）：山竹子树皮、细圆藤各 10 g，两面针 15 g，葫芦茶 30 g，水煎，药液漱口。

（2）诺嚎尹（牙痛）：山竹子树皮 6 g，花椒 3 g，水煎，药液漱口。

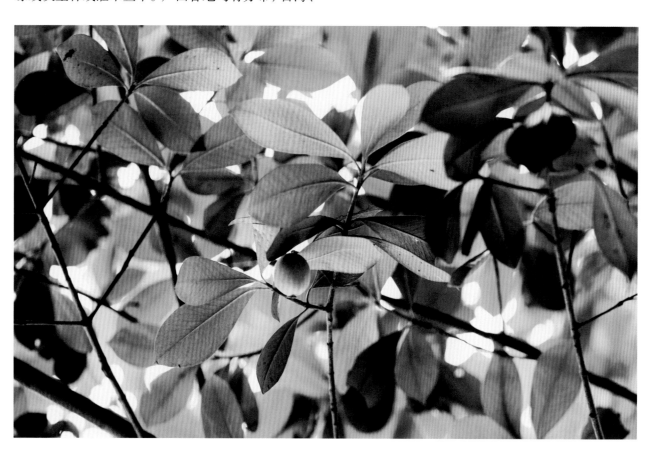

Bizbazca

【 Cohyw 】 Bizbazca.

【 Coh'wnq 】 Faexcukbya va lai、 bizbazbya、 faexcuk.

【 Goekgaen 】 Dwg gobizbazca doenghgo dwngzvangzgoh.

【 Yienghceij Daegdiemj 】 Faexsang ciengz heu roxnaeuz faexcaz hung， sang ndaej daengz 17 mij. Naengfaex cocab. Nyez、 mbaw cungj maj doxdoiq， miz iengraemx henj. Mbaw ndangjngaeuz， lumj gyaeq， raezluenz lumj gyaeq roxnaeuz raezluenz lumj gyaeq dauqbyonj， raez 7~20 lizmij， gvangq 3~8 lizmij； gaenqmbaw raez 0.6~1.2 lizmij. Va cabsingq， caemh go. Gyaeujvaboux baenz gyaeujva luenzsoem comzliengj roxnaeuz gag maj； linxva song hung song iq； mbawva henjmakdoengj， lumj gyaeq dauqbyonj； seiva doxnem baenz 4 yumq， miz sim vameh doiqvaq. Gyaeuj vameh miz vameh 1~5 duj， rugva raez luenzsaeu， miz saeuva， gyaeujsaeu dangq dunq. Makraemx luenzgyaeq daengz luenzgyaeq dauqbyonj， raez 3~5 lizmij， geq le henjheu， feih soemjdiemz ndaej gwn. 6~8 nyied haiva， 11~12 nyied dawzmak， saek seiz caemh haiva dawzmak.

【 Diegmaj Faenbouh 】 Hwnj gwnz ndoi ndaw ndoeng faex mbang roxnaeuz ndaw ndoeng faex ndaet、 hamq mieng roxnaeuz ndaoengfaex raemj gvaq roxnaeuz ndaw faexcaz. Guengjsae gak dieg cungj miz， guek raeuz Daizvanh、 Fuzgen、 Gyanghsih、 Huznanz、 Guengjdoeng、 Haijnanz、 Gveicouh、 Yinznanz daengj sengj gih neix caemh miz.

【 Gij Guhyw Ywcuengh 】

Giz guhyw　Naengfaex、 mbaw、 mak、 cehmak.

Singqfeih　Naengfaex : Soemj、 saep、 loq haemz， liengz； miz di doeg. Mak : Van、 soemj， liengz； miz di doeg.

Goeng'yungh　Cawz caepdoeg， siu foegin， maj noh. Naengfaex、 cehmak ndaej yw naenghumz naenglot， baknengz， baeznong， heujin； naengfaex、 mbaw ndaej yw coemh log sieng； mak ndaej yw heujin.

Danyw　（1）Baknengz : Naengfaex bizbazca、 gaeuluenzsaeq gak 10 gwz， gocaenghloj 15 gwz， huzluzcaz 30 gwz， cienq raemx， raemxyw riengx bak.

（2）Heujin : Naegfaex bizbazca 6 gwz， vahciuh 3 gwz， cienq raemx， raemxyw riengx bak.

303

四
画

木防己

【药 材 名】木防己。

【别　　名】金锁匙、银锁匙。

【来　　源】防己科植物木防己 *Cocculus orbic-ulatus*（L.）DC.。

【形态特征】木质藤本。小枝被毛或无毛，有条纹。单叶互生，线状披针形、阔卵状近圆形、狭椭圆形至近圆形、倒披针形至倒心形，两面被密柔毛至疏柔毛，有时除下面中脉外两面近无毛，掌状脉 3 条，侧生的一对通常不达叶片中部；叶柄长 1~3 cm，被柔毛。聚伞花序腋生，或排成多花，狭窄聚伞圆锥花序顶生或腋生，长可达 10 cm 或更长，被柔毛；雄花萼片、花瓣和雄蕊均 6 枚；雌花萼片和花瓣与雄花的相同，退化雄蕊和心皮均 6 枚。核果近球形，红色至紫红色，直径 7~8 mm；果核骨质。花期 4~5 月，果期 8~10 月。

【生境分布】生于灌木丛、村旁、林缘等处。广西各地均有分布，长江流域中下游及其以南各省区也有分布。

【壮医药用】

药用部位　根或全株。

性味　苦，寒。

功用　清热毒，祛风毒，除湿毒，消肿痛。用于发旺（痹病），货烟妈（咽痛），肉扭（淋证），笨浮（水肿），呗脓（痈肿），林得叮相（跌打损伤），额哈（毒蛇咬伤）。

附方　（1）额哈（毒蛇咬伤）：鲜木防己根 100 g，捣烂，取汁冲白酒适量调服，药渣擦伤口处上部，从上往下擦（勿擦伤口）。

（2）发旺（痹病）：木防己全株、番木瓜、牛膝、九节风各 15 g，松节、蚕沙各 20 g，忍冬藤 50 g，水煎服。

（3）笨浮（水肿）：木防己全株、木通各 10 g，茯苓皮、冬瓜皮、泽泻、猪苓各 20 g，车前子、赤小豆各 30 g，水煎服。

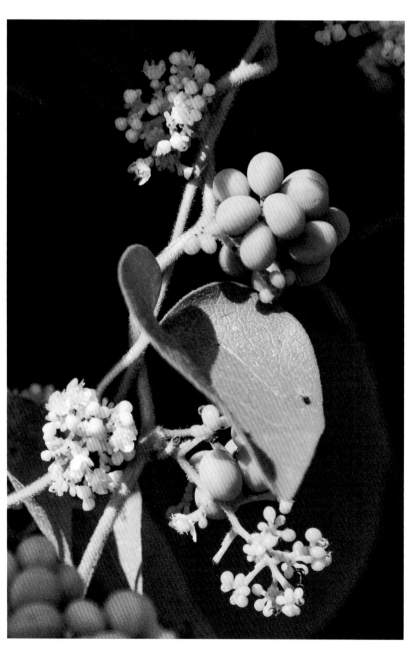

Gaeuheuj

【Cohyw】Gaeuheuj.

【Coh'wnq】Fagseizgim、fagseizngaenz.

【Goekgaen】Dwg gogaeuheuj doenghgo fangzgijgoh.

【Yienghceij Daegdiemj】Gogaeu baenz faex. Nyez iq miz bwn roxnaeuz mij bwn，miz diuzvaenx. Mbaw dog maj doxcah，baenz diuz byai menh soem、gaenh luenz lumj gyaeq gvangq、gaeb luenzbenj daengz gaenh luenz、byai menh soem daengz lumj mbi dauqbyonj，song mbiengj miz haujlai bwn'unq daengz bwn'unq mbang，mizmbangj cawz baihlaj meggyang le song mbiengj gaenh mij bwn，meg lumj fajfwngz 3 diuz，doiq mwjhenz de dingzlai mbouj daengz cungqgyang mbawrong；gaenqmbaw raez 1~3 lizmij，miz bwn'unq. Gyaeujva comzliengj majeiq，roxnaeuz baiz baenz haujlai va，gyaeujva luenzsoem comzliengj majbyai roxnaeuz majeiq，raez ndaej daengz 10 lizmij roxnaeuz lai raez，miz bwn'unq；linxva vaboux、mbawva caeuq simva boux cungj dwg 6 duj；linxva vameh caeuq mbawva dem vaboux doxdoengz，simva boux doiqvaq caeuq dujva cungj dwg 6 duj. Makceh gaenh luenzgiuz，hoengz daengz hoengzaeuj，cizging 7~8 hauzmij；cehmak ndangjndok. 4~5 nyied haiva，8~10 nyied dawzmak.

【Diegmaj Faenbouh】Hwnj laeng ndaw faexcaz、henzmbanj、henzndoeng doengh dieg neix. Guengjsae gak dieg cungj hwnj miz，guek raeuz ranghdieg Cangzgyangh cungqgyang baihlaj dem baihnamz gak sengj gih caemh hwnj miz.

【Gij Guhyw Ywcuengh】

Giz guhyw　Rag roxnaeuz daengx go.

Singqfeih　Haemz，hanz.

Goeng'yungh　Siu doeghuj，cawz fungdoeg，cawz caepdoeg，siu foegin. Aeu daeuj yw fatvangh，conghhoz in，nyouhniuj，baenzfouz，baeznong，laemx doek deng sieng，ngwz haeb.

Danyw　（1）Ngwz haeb：Rag gaeuheuj ndip 100 gwz，dub yungz，aeu raemxyw cung laeujbieg aenqliengh gwn，nyaqyw cat baihgwnz mwnqsien，daj gwnz cat doxroengz（gaej deng baksieng）.

（2）Fatvangh：Gaeuheuj daengx go、fanhmuzgvah、godauqrod、goloemq gak 15 gwz，yuih、haenengznuengx gak 20 gwz，gaeuyinjdungh 50 gwz，cienq raemx gwn.

（3）Baenzfouz：Gaeujheuj daengx go、muzdungh gak 10 gwz，naeng fuzlingz、naeng sietgva、caqseq、cuhlingz gak 20 gwz，cehcenzswj、duhhoengzsaeq gak 30 gwz，cienq raemx gwn.

四画

木芙蓉

【药 材 名】木芙蓉。

【别 名】芙蓉木、芙蓉、芙蓉花、旱芙蓉、棵芙蓉、下排杯。

【来 源】锦葵科植物木芙蓉 *Hibiscus mutabilis* L.。

【形态特征】落叶灌木或小乔木，高可达 5 m。小枝、叶柄、花梗和花萼均密被星状毛与直毛相混的细绵毛。单叶互生，叶宽卵形至圆卵形，直径 10~20 cm，常 5~7 裂，裂片三角形，先端渐尖，具钝圆锯齿，两面均被星状毛；叶柄长 5~20 cm。花单生于叶腋或簇生于枝端，白色或深红色，直径约 8 cm；花梗长 5~8 cm，近端具节；小苞片 8 片，线形，长 1~1.6 cm，密被星状绵毛；萼钟形，长 2.5~3 cm，裂片 5 枚，卵形；花瓣近圆形，直径 4~5 cm，外面被毛；雄蕊 1 枚，花柱分枝 5 个。蒴果扁球形，直径约 2.5 cm，被淡黄色刚毛和绵毛，果瓣 5 枚；种子肾形，被毛。花期 8~10 月。

【生境分布】生于山谷、溪旁，或栽培。广西主要分布于南宁、柳州、桂林、兴安、永福、龙胜、平乐、梧州、陆川、博白、北流、昭平、河池等地，辽宁、河北、山东、陕西、安徽、江苏、浙江、江西、福建、台湾、广东、湖南、湖北、四川、贵州、云南等省区也有栽培。

【壮医药用】

药用部位 根皮、叶、花。

性味 微辣，平。

功用 调龙路、火路，消肿排脓，止血。用于呗虽（肠痈），呗脓（痈肿），呗嘻（乳痈），航靠谋（痄腮），呗奴（瘰疬），渗裆相（烧烫伤），埃病（咳嗽），陆裂（咳血），钵农（肺痈），兵淋勒（崩漏），兵白带（带下病）。

附方 （1）呗脓（痈肿）：鲜木芙蓉根皮、黄花稔全草、山蔗嫩苗各 20 g，生盐适量，捣烂外敷患处（中心处留一小口）。

（2）呗嘻（乳痈），航靠谋（痄腮），呗奴（瘰疬），渗裆相（烧烫伤）：鲜木芙蓉叶适量，捣烂，外敷患处。

（3）兵淋勒（崩漏）：木芙蓉花 4 g，大叶紫珠草 10 g，旱莲草、桃金娘根各 20 g，水煎服。

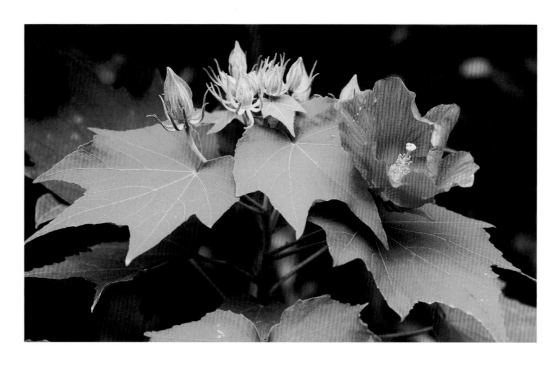

Gofaiqfangz

【 Cohyw 】 Gofaiqfangz.

【 Coh'wnq 】 Faexfaiqfangz、faiqfangz、vafaiqfangz、faiqfangzrengx、nyafaiqfaex、yabaizbeih.

【 Goekgaen 】 Dwg gofaiqfangz doenghgo ginjgveizgoh.

【 Yienghceij Daegdiemj 】 Faexgvanmuz roxnaeuz faexgyauzmuz iq mbaw loenq，sang ndaej daengz 5 mij. Nye iq、gaenqmbaw、gaenqva caeuq dakva cungj miz bwn mienz saeq maed，gij bwn baenz diemj caeuq bwn soh doxgyaux. Dan mbaw camca did，mbaw gvangq yiengh lumj gyaeq gvangq daengz gyaeq luenz，cizging 10~20 lizmij，ciengz miz 5~7 dip dek，dip dek yiengh samgak，giz byai cugciemh soem，miz yazgawq luenz bumx，song mbiengj cungj miz bwn baenz diemj；gaenqmbaw raez 5~20 lizmij. Va dan hai youq geh nye mbaw，saek hau roxnaeuz saek hoengzlaeg，cizging daihgaiq 8 lizmij；gaenqva raez 5~8 lizmij，gaenh dingj miz hoh；dipbau iq miz 8 dip，yiengh lumj sienq，raez 1~1.6 lizmij，miz bwn mienz baenz diemj maed；dakva yiengh lumj aencung，raez 2.5~3 lizmij，dip dek 5 dip，yiengh lumj gyaeq；dipva yiengh loq luenz，cizging 4~5 lizmij，baihrog miz bwn；vaboux duj ndeu，simva faen nye 5 dip. Aenmak yiengh lumj giuz bej，cizging daihgaiq 2.5 lizmij，gwnz miz bwn geng caeuq bwn mienz saek henjoiq，dipmak 5 dip；naedceh yiengh lumj aenmak，miz bwn. 8~10 nyied haiva.

【 Diegmaj Faenbouh 】 Hwnj youq ndaw lueg、henz rij，roxnaeuz ndaem. Guengjsae cujyau faenbouh youq Nanzningz、Liujcouh、Gveilinz、Hingh'anh、Yungjfuz、Lungzswng、Bingzloz、Vuzcouh、Luzconh、Bozbwz、Bwzliuz、Cauhbingz、Hozciz daengj dieg，guek raeuz Liuzningz、Hozbwz、Sanhdungh、Sanjsih、Anhveih、Gyanghsuh、Cezgyangh、Gyanghsih、Fuzgen、Daizvanh、Guengjdoeng、Huznanz、Huzbwz、Swconh、Gviqcou、Yinznanz daengj sengj gih hix ndaem miz.

【 Gij Guhyw Ywcuengh 】

Giz guhyw　Naengrag、mbaw、va.

Singqfeih　Loq manh，bingz.

Goeng'yungh　Diuz lohlungz、lohhuj，siu foeg baiz nong，dingz lwed. Yungh youq baezsaej，baeznong，baezcij，hangzgauqmou，baeznou，coemh log sieng，baenzae，rueglwed，bwtnong，binghloemqlwed，binghbegdaiq.

Danyw　（1）Baeznong：Naeng rag gofaiqfangz sien、go'ndaijbya daengx go、gutbya oiq gak 20 gwz，gyuseng habliengh，dub yungz rog oem giz in（giz cungqgyang louz congh bak iq he）.

（2）Baezcij，hangzgauqmou，baeznou，Coemh log sieng：Mbaw gofaiqfangz ndip habliengh，dub yungz，rog oem giz in.

（3）Binghloemqlwed：Va gofaiqfangz 4 gwz，goswjcuh mbaw hung 10 gwz，gomijcauq、rag maknim gak 20 gwz，cienq raemx gwn.

307

四画

木油桐

【药　材　名】木油桐。

【别　　　名】千年桐、皱桐、皱果桐、山桐。

【来　　　源】大戟科植物木油桐 *Vernicia montana* Lour.。

【形态特征】落叶乔木，高达 20 m。枝条具突起皮孔。叶阔卵形，长 8~20 cm，宽 6~18 cm，边缘全缘或 2~5 裂，裂缺处常有杯状腺体，两面初被柔毛，后渐脱落；叶柄长 7~17 cm，顶端具 2 枚杯状腺体。花序生于当年生已发叶的枝条上，雌雄异株或同株异序；花萼 2 裂或 3 裂；花瓣白色或基部紫红色且有紫红色脉纹，倒卵形，长 2~3 cm；雄蕊 8~10 枚，花丝被毛，外轮的离生，内轮的下半部合生；雌花子房密被棕褐色柔毛，3 室，花柱 3 枚，2 深裂。核果卵球状，直径 3~5 cm，具 3 条纵棱，棱间有网状皱纹；种子扁球状，具疣突。花期 4~5 月。

【生境分布】生于疏林中，多为栽培。广西各地有栽培，浙江、江西、福建、台湾、湖南、广东、海南、贵州、云南等省区也有栽培。

【壮医药用】

药用部位　根、叶、果。

性味　甜、微辣，寒；有毒。

功用　清热毒，祛湿毒，杀虫，止痒。外用于呗脓（痈肿），能啥能累（湿疹），梅核气，久咳不止，急性软组织炎。

注　本品有毒（种子毒性最大），多为外用，内服慎用；孕妇禁用。

附方　（1）梅核气：木油桐根 6 g，水煎服或含服。

（2）久咳不止：木油桐根 3 g，高良姜 15 g，香附 6 g，水煎服。

（3）急性软组织炎：木油桐根适量，研末，加适量白醋调匀，敷患处。

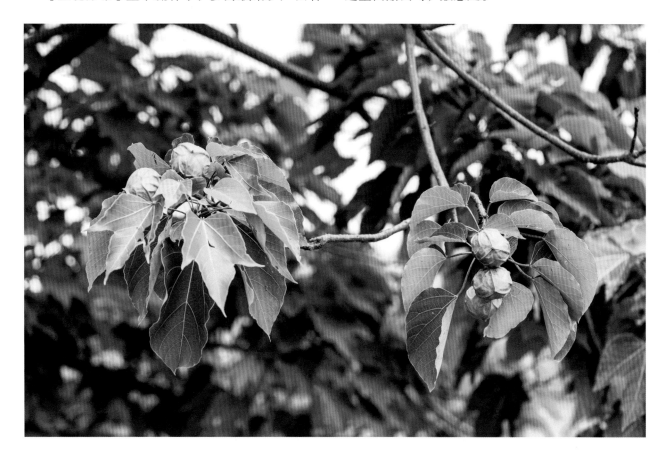

Gyaeuqnyaeuq

【Cohyw】Gyaeuqnyaeuq.

【Coh'wnq】Gogyaeuqcienbi、goyouzdoengz、gomakgyaeuq、gogyaeuq.

【Goekgaen】Dwg gogyaeuqnyaeuq doenghgo dagijgoh.

【Yienghceij Daegdiemj】Gofaex loenq mbaw， sang daengz 20 mij. Nyefaex miz congh naeng doed hwnjdaeuj. Mbaw yienghgyaeqgvangq， raez 8~20 lizmij， gvangq 6~18 lizmij， henbien lawx roxnaeuz 2~5 seg， gizseg ciengzseiz sienqdij lumj cenj. Codaeuz song mbiengj miz bwn'unq， doeklaeng menhmenh loenq liux ； gaenqmbaw raez 7~17 lizmij， gwnzdingj miz 2 aen diemjdu lumj aencenj nei. Gyaeujva maj youq gwnznye bide maj gaenq did mbaw haenx， meh boux mbouj caemh go roxnaeuz meh boux caemh go vaboux vameh mbouj caemh foengq ； iemjva 2 seg roxnaeuz 3 seg ； limqva saekhau roxnaeuz gizgoek saekhoengzaeuj lij miz raizmeg saekhoengzaeuj， yienghgyaeq dingjbyonj， raez 2~3 lizmij ； simva boux 8~10 diuz， seiva hwnj bwn， gvaengx baihrog faenmaj， gvaengx baihndaw giz baihlaj hobmaj ； fuengzlwg vameh hwnj rim bwn'unq saekhenjgeq， 3 fungh， saeuva 3 diuz， 2 seg laeg. Makraemx luenzgyaeq， cizging 3~5 lizmij， miz 3 diuz limq cingq， limq couq limq ndawde miz riznyaeuq lumj muengx ； ceh luenzbenj， miz rengq doed. 4~5 nyied haiva.

【Diegmaj Faenbouh】Maj youq ndawndoeng faex mbang， dingzlai vunz ndaem. Guengjsae gak dieg cungj miz vunz ndaem， guek raeuz Cezgyangh、Gyanghsih、Fuzgen、Daizvanh、Huznanz、Guengjdoeng、Haijnanz、Gveicouh、Yinznan daengj sengj gih caemh miz vunz ndaem.

【Gij Guhyw Ywcuengh】

Giz guhyw　Rag、mbaw、mak.

Singqfeih　Van、loq manh、hanz ； miz doeg.

Goeng'yungh　Cing huj doeg， cawz caepdoeg， gaj non， dingz humz. Rog yungh youq baeznong， naenghumz naenglot， meizhwzgi， ae naih mbouj dingz， gaenj singq yenjcujcizyenz.

Cawq　Cungj yw neix miz doeg（ceh doegsingq ceiq hung）， dingzlai rog yungh ； mehdaiqndang gimq yungh.

Danyw　（1）Meizhwzgi：Rag gyaeuqnyaeuq 6 gwz， cienq raemx gwn roxnaeuz hamz gwn.

（2）Ae naih mbouj dingz：Rag gyaeuqnyaeuq 3 gwz， ginghndoengz 15 gwz， cidmou 6 gwz， cienq raemx gwn.

（3）Gaenj singq yenjcujcizyenz：Rag gyaeuqnyaeuq habliengh， nu mienz， gyaux meiq habliengh diuz yinz， oep giz in.

309

四画

木蝴蝶

【药　材　名】木蝴蝶。

【别　　　名】千层纸、土黄柏、棵黄价。

【来　　　源】紫葳科植物木蝴蝶 *Oroxylum indicum*（L.）Benth. ex Kurz。

【形态特征】落叶乔木，高可达 12 m。树皮灰褐色，具纵裂纹。叶交互对生，奇数二至三回羽状复叶，长 60~160 cm；小叶对生，三角状卵形，长 5~13 cm，宽 3~10 cm，先端短渐尖；小叶柄长 5~8 mm。总状聚伞花序顶生；花梗长 3~7 cm；花萼钟状，紫色。花冠肉质，紫红色，长 3~9 cm，裂片 5 枚，花冠在傍晚开放，具恶臭气味；雄蕊 5 枚，微伸出花冠外；花柱长 5~7 cm，柱头 2 裂。蒴果扁平，木质，弯曲，长 40~120 cm，宽 5~9 cm，厚达 1 cm。种子多数，圆形，重叠多层，周围有白色半透明膜翅。花期 6~8 月，果期 9~11 月。

【生境分布】生于热带及亚热带低丘河谷密林、公路边丛林中，常单株生长。广西主要分布于南部、西南部及西北部，福建、台湾、广东、四川、贵州、云南等省区也有分布。

【壮医药用】

药用部位　树皮、种子。

性味　苦、甜，凉。

功用　树皮：清热毒，除湿毒，凉血。用于黄标（黄疸），肉扭（淋证），胃炎，胃、十二指肠溃疡，胃热烦渴，能啥能累（湿疹），货烟妈（咽痛），口疮（口腔溃疡）。

种子：调气道，止咳嗽，利咽喉。用于埃病（咳嗽），钵痨（肺结核），扁桃体炎，货烟妈（咽痛），胴尹（胃痛）。

附方　（1）胃热烦渴：木蝴蝶树皮、石斛各 10 g，生地黄、玄参、野葛根各 20 g，黄芩 12 g，水煎当茶饮。

（2）口疮（口腔溃疡）：木蝴蝶树皮、虎杖、竹叶各 10 g，生地黄 15 g，生石膏 20 g，浓煎含服。

（3）埃病（咳嗽）：木蝴蝶种子 5 g，鱼腥草、野甘草各 10 g，水煎服。

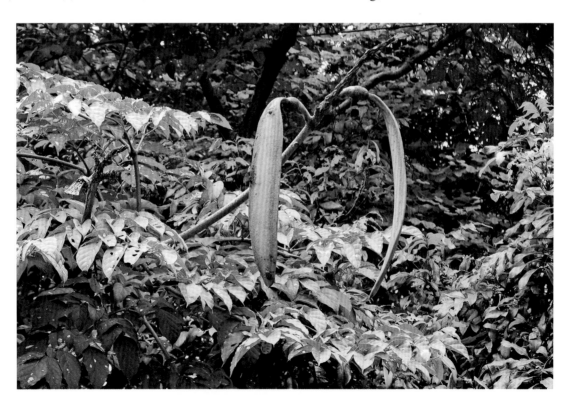

Gogoeg

【 Cohyw 】 Gogoeg.

【 Coh'wnq 】 Gociencaengzceij、vangzbwzdoj、govuengzgai.

【 Goekgaen 】 Dwg gogoeg gij ceh doenghgo swjveihgoh .

【 Yienghceij Daegdiemj 】 Gofaex loenq mbaw, sang ndaej daengz 12 mij.Naengfaex saekhenjgeq mong, miz dekraiz cingq, mbaw maj doxdoiq, 2~3 hop baenz dansoq lumj bwnroeg haujlai mbaw cujbaenz, raez 60~160 lizmij ; mbaw iq maj doxdoiq, lumj samgak yiengh gyaeq, raez 5~13 lizmij, gvangq 3~10 lizmij, byai dinj ciemh some ; mbawiq gaenq raez 5~8 hauzmij.Cungjcang gyaeujva comzliengj maj youq gwnzdingj ; gaenqva raez 3~7 lizmij.Iemjva lumj cung, saekaeuj.Mauhva nohnwd, saekhoengzaeuj, raez 3~9 lizmij, limq dek 5 limq, mauhva youq banhaemh hai, miz heiq haeusaengxsaengx ; simvaboux 5 diuz, loq iet ok mauhva ; saeuva raez 5~7 lizmij, gyaeujsaeu 2 dek.Mak mbanbingz, yiengh faex, utvan, raez 40~120 lizmij, gvangq 5~9 lizmij, na lizmij ndeu. Ceh haujlai, luenzluenz, doxdaeb lai caengz, seiqhenz miz fwed i saekhau loq rogcingx.6~8 nyied haiva, 9~11 nyied dawzmak.

【 Diegmaj Faenbouh 】 Maj youq yezdai caeuq yayezdai gizndoilueg daemq cauzlueg ndoengndaet、henz goengloh ndaw ndoengfaex, ciengzseiz go dog gag maj.Gueugjsae dingzlai maj youq baihnamz、baihsaenamz caeuq baihsaebaek, guek raeuz Fuzgen、Daizvanh、Guengjdoeng、Swconh、Gveicouh、Yinznanz daengj sengj gih caemh maj miz.

【 Gij Guhyw Ywcuengh 】

Giz guhyw Naengfaex、ceh.

Singqfeih Haemz、diemz, liengz.

Goeng'yungh Naengfaex : Cing hujdoeg, cawz caepdoeg, liengz lwed.Yungh youq vuengzbiu, nyouhniuj, dungx in, dungx、saejgungz innaeuh, dungxhuj hozhawq, naenghumz naenglot, conghhoz in, baknengz.

Ceh : Diuz roenheiq, dingz ae, leih conghhoz.Yungh youq baenzae, baenzlauz, benjdauzdijyen, conghhoz in, dungx in.

Danyw （1）Dungxhuj hozhawq : Naengfaex gogoeg、davangzcauj gak 10 gwz, swnghdi、caemhmbaemx、cwxaeugat gak 20 gwz, vangzcwnz 12 gwz, cienq raemx dang caz.

（2）Baknengz : Naengfaex gogoeg、hujcang、mbaw faexcuk gak 10 gwz, swnghdi 15 gwz, siggau ndip 20 gwz, goenj noengz hamz ndwenj.

（3）Baenzae : Ceh gogoeg 5 gwz, gosinghaux、gamcaujdoj gak 10 gwz, cienq raemx gwn.

311

四画

五月艾

【药 材 名】五月艾。

【别　　名】艾叶、艾、多花蒿。

【来　　源】菊科植物五月艾 Artemisia indica Willd.。

【形态特征】半灌木状草本，高可达 1.5 m，有香气。茎直立，略被毛，纵棱明显，分枝多。叶片上面初时被茸毛，后渐稀疏或无毛，下面密被茸毛；基生叶与茎下部叶卵形或长卵形，一回或二回羽状分裂或近于大头羽状深裂，第一回全裂或深裂，每侧裂片3枚或4枚，第二回为裂齿或粗锯齿，或基生叶不分裂，具短叶柄；中部叶卵形、长卵形或椭圆形，一四或二回羽状全裂或为大头羽状深裂，每侧裂片3枚或4枚；上部叶羽状全裂，每侧裂片2枚或3枚。头状花序卵形，多数，圆锥状排列，均为管状花，花小；总苞片3层或4层；雌花4~8朵，花冠檐部紫红色；两性花花冠外面具小腺点，檐部紫色。瘦果长圆柱形或倒卵形。花果期8~10月。

【生境分布】多生于路旁、林缘、森林、草原、坡地及灌木丛的湿润处。广西主要分布于北部地区及藤县、平南、贵港、陆川、北流等地，辽宁、内蒙古、河北、山西、陕西、甘肃、山东、江苏、浙江、安徽、江西、福建、台湾、河南、湖北、湖南、广东、四川、贵州、云南、西藏等省区也有分布。

【壮医药用】

药用部位　叶。

性味　苦、辣，温。

功用　调龙路、火路，利谷道，散寒毒，调经，止血，安胎。用于吐血，楞屙勒（鼻出血），屙意勒（便血），京尹（痛经），兵淋勒（崩漏），发得（发热），约经乱（月经不调），胎动不安，东郎（食滞），林得叮相（跌打损伤），发旺（痹病），麦蛮（风疹）。

附方　（1）宫寒京尹（痛经）：五月艾、当归、柴胡、三姐妹各 10 g，香附 15 g，桂枝 12 g，当归藤 20 g，水煎服。

（2）兵淋勒（崩漏）：炒五月艾、炒蒲黄各 10 g，太子参 15 g，阿胶 5 g（冲），仙鹤草 30 g，水煎服。

（3）发得（发热）：鲜五月艾适量，捣烂，以柊叶包裹煨热，趁温热熨敷额头。

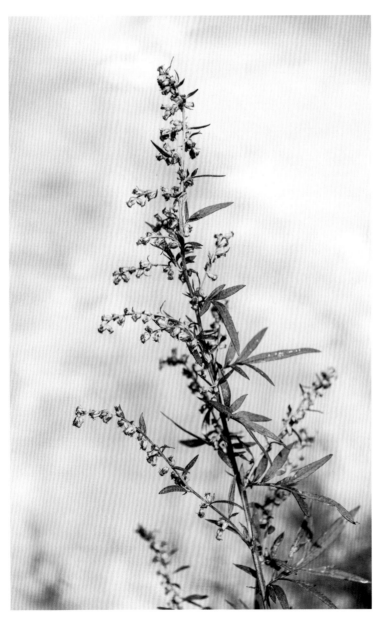

Ngaihvalai

【Cohyw】 Ngaihvalai.

【Coh'wnq】 Mbawngaih、go'ngaih、go'ngaihvalai.

【Goekgaen】 Dwg gohgaihvalai doenghgo gizgoh.

【Yienghceij Daegdiemj】 Go'nywj buenq lumj faexcaz, ndaej sang daengz 1.5 m, miz heiqrang. Ganj daengj soh, loq miz bwn, limsoh cingcuj, faen nye lai. Gwnz mbaw codaeuz miz bwnyungz, doeklaeng menhmenh bienq cax roxnaeuz mbouj miz bwn, baihlaj miz bwnyungz deih；gij mbaw laj goek caeuq gij mbaw laj ganj lumj aen'gyaeq roxnaeuz yienghluenzraez, ok mbaw ndeu roxnaeuz song mbaw veuq lumj fwed roxnaeuz ca mbouj lai dwg mbawhung veuq laeg lumj fwed, mbaw daihdaeuz veuq caez roxnaeuz veuqlaeg, moix mbiengj limqveuq 3 mbaw roxnaeuz 4 mbaw, gij mbaw baiz daihngeih dwg heujveuq roxnaeuz heujgawq co, roxnaeuz mbaw maj lajgoek mbouj veuq, miz gaenzmbaw dinj；gij mbaw cungqgyang lumj aen'gyaeq、 yiengh aen'gyaeq raez roxnaeuz yienghbomj, gij mbaw baiz daihdaeuz roxnaeuz daihngeih lumj fwed veuq daengz goek roxnaeuz gyaeujhung lumj fwed nei veuqlaeg, moix mbiengj limqveuq 3 mbaw roxnaeuz 4 mbaw； gij mbaw baihgwnz lumj fwed veuq daenz goek, moix mbiengj limqveuq 2 mbaw roxnaeuz 3 mbaw. Vahsi lumj aen'gyaeuj lumj aen'gyaeq, dingz lai, baiz baenz yiengh luenzsoem, cungj dwg gij va lumj guenj, va'iq； mbawvalup 3 caengz roxnaeuz 4 caengz；vameh 4~8 duj, yiemh mauhva saekaeujhoengz；vasongsingqmauhva baihrog miz diemjdu iq, yiemva saekaeuj. Makhaep yienghsaeuluenz raez roxnaeuz yiengh aen'gyaeq dauqdingq. 8~10 nyied haiva dawzmak.

【Diegmaj Faenbouh】 Lai maj youq henz roen、 henz ndoeng、 ndaw ndoeng、 diegnywj、 diegbo caeuq giz cumx faexcaz. Guengjsae cujyau faenbouh youq dieg baihbaek caeuq Dwngzyen、 Bingznanz、 Gveigangj、 Luzconh、 Bwzliuz daengj dieg, guek raeuz Liuzningz、 Neimungzguj、 Hozbwz、 Sanhsih、 Sanjsih、 Ganhsuz、 Sanhdungh、 Gyanghsuh、 Cezgyangh、 Anhveih、 Gyanghsih、 Fuzgen、 Daizvanh、 Hoznanz、 Huzbwz、 Huznanz、 Guengjdoeng、 Swconh、 Gveicouh、 Yinznanz、 Sihcang daengj sengj gih hix miz faenbouh.

【Gij Guhyw Ywcuengh】

Giz guhyw　　Mbaw.

Singqfeih　　Haemz、 manh, raeuj.

Goeng'yungh　　Diuz lohlungz、 lohhuj, leih roenhaeux, sanq doeghanz, diuz ging, dingz lwed, onjdai. Yungh daeuj yw rueglwed, ndaeng oklwed, okhaexlwed, dawzsaeg in, binghloemqlwed, fatndat, dawzsaeg luenh, lwg ndaw ndang mbouj onj, dungx raeng, laemx doek deng sieng, fatvangh, funghcimj.

Danyw　（1）Rongzva hanz dawzsaeg in：Ngaihvalai、 godanghgveih、 caizhuz、 goriengvaiz gak 10 gwz, rumcid 15 gwz, go'gviq 12 gwz, gaeudanghgveih 20 gwz, cienq raemx gwn.

（2）Binghloemqlwed：Ngaihvalai cauj gvaq、 mbava cingjfouxnaemq gak 10 gwz, caemdaiswjsinh 15 gwz, ohgyauh 5 gwz（cung）, nyacaijmaj 30 gwz, cienq raemx gwn.

（3）Fatndat：Ngaihvalai ndip dingz ndeu, dub yungz, aeu rongfaengx suek ndei saz ndat, swnh raeuj oep dangq gwnz najbyak.

313

四
画

五月茶

【药 材 名】五月茶。

【别　　名】酸味树。

【来　　源】大戟科植物五月茶 Antidesma bunius（L.）Spreng.。

【形态特征】小乔木，高可达 10 m，小枝、叶、花序轴和子房均无毛。树皮灰褐色，幼枝具明显的皮孔。单叶互生，倒卵状长圆形，长 8~23 cm，宽 3~10 cm，先端圆形或渐尖，具短尖头；叶柄长 3~10 mm，略被柔毛。花小，雌雄异株；雄花序为顶生穗状花序，长 6~17 cm，花萼杯状，3~4 浅裂，裂片卵状三角形，雄蕊 3~4 枚，退化雌蕊棒状；雌花序为总状花序，长 5~12 cm，生于分枝顶部，花柱 3 枚。核果近球形，深红色，直径约 8 mm，果梗长 4 mm。花期 3~4 月。

【生境分布】生于林中。广西主要分布于鹿寨、来宾、桂平、灵山、上思、西林、隆林、南丹、天峨、隆安、大新、平果、那坡、凌云、宁明、龙州等地，广东、海南、贵州、云南等省也有分布。

【壮医药用】

药用部位　根、叶。

性味　酸，平。

功用　调谷道，通龙路、火路，消肿痛。用于东郎（食滞），林得叮相（跌打损伤），航靠谋（疟腮），呗脓（痈肿）。

附方　（1）航靠谋（疟腮）：五月茶根 12 g，八角莲 15 g，水煎服。

（2）呗脓（痈肿）：鲜五月茶叶适量，捣烂敷患处。

（3）东郎（食滞）：五月茶根 12 g，山苍子、吴茱萸各 6 g，高良姜、透骨消各 10 g，水煎服。

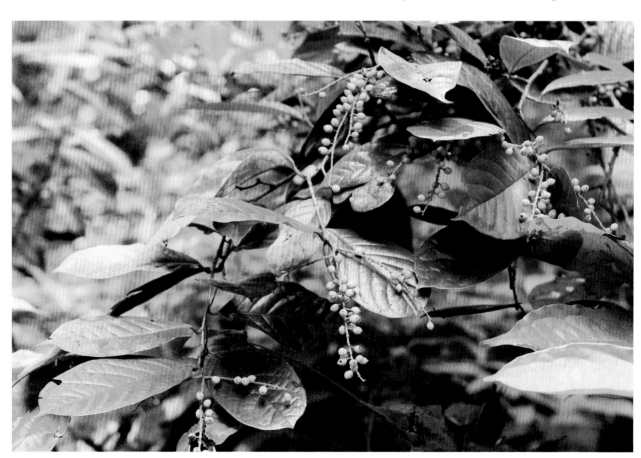

Gocazhaeux

【Cohyw】Gocazhaeux.

【Coh'wnq】Gofaexsoemj.

【Goekgaen】Dwg gocazhaeux doenghgo dagizgoh.

【Yienghceij Daegdiemj】Faexgyauzmuz iq，sang ndaej daengz 10 mij，nye iq、mbaw、diuzganj vahsi caeuq ranzceh cungj mbouj miz bwn. Naeng faex saek henjgeq mong，nyeoiq miz congh naeng yienhda. Mbaw dan camca did，yiengh lumj luenz raez gyaeq daujdingj，raez 8~23 lizmij，gvangq 3~10 lizmij，giz byai luenz roxnaeuz cugciemh soem，gyaeuj soem dinj；gaenqmbaw raez 3~10 hauzmij，rog loq miz bwnyungz. Va iq，goboux gomeh mbouj doengz；vaboux baizlied hai youq gwnzdingj vahsi lumj riengzhaeux，raez 6~17 lizmij，dakva yiengh lumj aenboi，miz 3~4 lip dek feuh，dip dek lumj gyaeq sam gak，vaboux 3~4 duj，vaboux vameh doiqvaq yiengh lumj donh faex；vameh vahsi dwg baenz cumh，raez 5~12 lizmij，hai youq gwnzdingj faen nye，simva 3 dip. Ngvaehmak loq lumj giuz，saek hoengzlaeg，cizging daihgaiq 8 hauzmij，gaenqmak raez 4 hauzmij. 3~4 nyied haiva.

【Diegmaj Faenbouh】Hwnj youq ndaw ndoengfaex. Guengjsae cujyau faenbouh youq Luzcai、Laizbinh、Gveibingz、Lingzsanh、Sangswh、Sihlinz、Lungzlinz、Nanzdanh、Denhngoz、Lungznganh、Dasinh、Bingzgoj、Nazboh、Lingzyinz、Ningzmingz、Lungzcouh daengj dieg，guek raeuz Guengjdoeng、Haijnamz、Gviqcou、Yinznanz daengj sengj hix miz faenbouh.

【Gij Guhyw Ywcuengh】

Giz guhyw　Rag、mbaw.

Singqfeih　Soemj，bingz.

Goeng'yungh　Diuz roenhaeux，doeng lohlungz、lohhuj，siu foegin. Yungh youq dungx raeng，laemx doek deng sieng，hangzgauqmou，baeznong.

Danyw　（1）Hangzgauqmou：Rag gocazhaeux 12 gwz，lienzbatgak 15 gwz，cienq raemx gwn.

（2）Baeznong：Mbaw gocazhaeux sien habliengh，dub yungz rog oem giz in.

（3）Dungx raeng：Rag gocazhaeux 12 gwz，sanhcanghswj、gocazlad gak 6 gwz，gienghat、byaeknu gak 10 gwz，cienq raemx gwn.

315

四画

五爪金龙

【药 材 名】五爪金龙。

【别　　名】五爪龙、无齿苓、上竹龙、牵牛藤、黑牵牛、假土瓜藤。

【来　　源】旋花科植物五爪金龙 Ipomoea cairica（L.）Sweet.。

【形态特征】多年生缠绕藤本，全株无毛。老时具块根。茎细长，具细棱。叶掌状 5 深裂或全裂，裂片卵状披针形、卵形或椭圆形，中裂片较大，长 4~5 cm，宽 2.0~2.5 cm；叶柄长 2~8 cm，基部具小的掌状 5 裂的假托叶。聚伞花序腋生，花序梗长 2~8 cm，具花 1~3 朵；花梗长 0.5~2.0 cm；萼片顶端钝圆或具不明显的小短尖头，花冠紫红色、紫色或淡红色，漏斗状，长 5~7 cm；雄蕊不等长；子房无毛，花柱长于雄蕊，柱头 2 个，球形。蒴果近球形，高约 1 cm，2 室，4 瓣裂。种子黑色，边缘被褐色柔毛。花期夏秋季。

【生境分布】生于村边、路边、沟边、斜坡湿润处。广西主要分布于南宁、柳州、桂林、梧州、苍梧、合浦、防城港、贵港、桂平、玉林、容县、博白、北流、百色、宁明等地，台湾、福建、广东、云南等省区也有分布。

【壮医药用】

药用部位　全草。

性味　淡，平。

功用　调火路，清热毒，除湿毒。外用于呗脓（痈肿）、呗叮（疔）、夺扼（骨折）、林得叮相（跌打损伤）、发旺（痹病）。

附方　（1）夺扼（骨折）：五爪金龙、水泽兰各 10 g，小驳骨、韭菜根各 12 g，松树二层皮 30 g，捣烂，酒炒热，温敷于复位正骨后之患处，用夹板固定。

（2）林得叮相（跌打损伤），发旺（痹病）：五爪金龙 10 g，麻骨风、七叶莲、小钻、半枫荷各 15 g，见风消 20 g，水煎，先熏后洗。

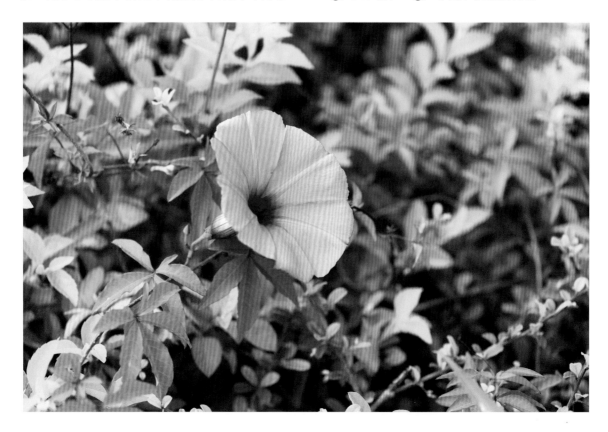

Valahbah

【Cohyw】Valahbah.

【Coh'wnq】Lungzhajcauj、lingzfouzheuj、lungzhwnjcuk、gaeulahbah、lahbahndaem、gaeugvedojcwx.

【Goekgaen】Vahlahbah doenghgo senzvahgoh.

【Yienghceij Daegdiemj】Gogaeu goenjgeuj maj geij bi，daengx go mij bwn，geq le gwnz rag miz ngauqsawz. Ganj saeqraez，miz limqgak saeq. Mbaw lumj fajfwngz 5 leglaeg roxnaeuz leg caez，mbawseg lumj gyaeq byai menh soem、lumj gyaeq roxnaeuz luenzbenj，mbawseg gyang lai hung，raez 4~5 lizmij，gvangq 2.0~2.5 lizmij；gaenqmbaw 2~8 lizmij，goek miz dakmbaw gyaj 5 leg lumj fwngz iq. Gyaeujva comzliengj majeiq，gaenq gyaeujva raez 2~8 lizmij，miz va 1~3 duj；gaenqva raez 0.5~2.0 lizmij；byai iemj luenzbumj roxnaeuz miz gyaeuj some dinj iq mbouj yienhda，mauhva aeujhoengz、aeuj roxnaeuz hoengzdamh，lumj louhdouj，raez 5~7 lizmij；simva boux raez mbouj daengh；rugceh mbouj miz bwn，saeuva raez gvaq simva boux，gyaeujsaeu 2 ndaek，lumj giuz. Makceh gaenh lumj giuz，daihgaiq sang lizmij ndeu，2 rug，4 limqseg. Ceh ndaem，henzbien miz bwn'unq henjgeq. Seiz hah、cou haiva.

【Diegmaj Faenbouh】Hwnj bangx mbanj、hamq roen、henz mieng、ndoi banz mwnq cumxwt de. Guengjsae dingzlai hwnj laeng Nanzningz、Liujcouh、Gveilinz、Vuzcouh、Canghvuz、Hozbuj、Fangzcwngzgangj、Gveigangj、Gveibingz、Yilinz、Yilinz、Yungzyen、Bozbwz、Bwzliuz、Bwzswz、Ningzmingz daengj dieg neix，guek raeuz Daizvanh、Fuzgen、Guengjdo eng、Yinznanz daengj sengj gih neix caemh miz.

【Gij Guhyw Ywcuengh】

Giz guhyw　Daengx go.

Singqfeih　Damh，bingz.

Goeng'yungh　Diuz lohhuj，siu ndatdoeg，cawz caepdoeg. Rog yungh ndaej yw baeznong，baezding，ndokraek，laemx doek deng sieng，fatvangh.

Danyw　（1）Ndokraek：Valahbah、suijswzlanz gak 10 gwz，ragcoenggemq、gociepndokiq gak 12 gwz，laemh naeng ndaw faexcoengz 30 gwz，dubyungz，gya laeuj ceuj ndat，oep ndat mwnqsieng ndok dauq coih cingq，lij aeu benj gap maenh.

（2）Laemx doek deng sieng，fatvangh：Valahbah 10 gwz，lienzcaetmbaw、siujconq、buenqfunghhoz gak 15 gwz，raenrumzsiu 20 gwz，cienq raemx，oenq gonq sab laeng.

317

四
画

犬

【药材名】狗鞭、狗肾、狗宝、狗骨、狗肉。

【别　　名】狗、家狗。

【来　　源】犬科动物犬 Canis lupus familiaris L.。

【形态特征】体形大小、毛色因品种不同而异。颜面部向前突出成口吻，吻长尖，口裂深，齿常外露。齿锐利发达。鼻吻部较长，眼呈卵圆形，两耳或坚或垂。颈部较长。四肢矫健，前肢5趾，后肢4趾；具爪，但爪不能伸缩。母犬有乳头4对或5对，尾呈环形或镰刀形。

【生境分布】原为食肉性动物，现为杂食性动物，饲养。广西各地均有出产，其他省区也有出产。

【壮医药用】

药用部位　公狗阴茎和睾丸（狗鞭）、狗肾、狗结石（狗宝）、骨骼、肉。

性味　狗鞭、狗肾：咸，大热。狗宝：甜、咸，平。狗骨：咸，温。狗肉：甜、咸，温。

功用　狗鞭、狗肾：补肾精，壮肾阳。用于委哟（阳痿），漏精（遗精），腰膝酸软。

狗宝：调气机，解毒。用于抑郁症，反胃，噎膈，胸胁胀满，呗脓（痈肿）。

狗骨：祛风毒，除湿毒，强筋骨。用于发旺（痹病），腰腿无力，麻抹（肢体麻木），久泻不止，咹唠北（冻疮），子宫发育不良。

狗肉：补肾精，扶阳气。用于脾肾阳虚，腰膝酸软，畏寒，惹怒（耳聋），惹茸（耳鸣），委哟（阳痿），漏精（遗精），濑幽（遗尿），笨浮（水肿），肾虚核尹（腰痛）。

附方　（1）委哟（阳痿）：狗鞭1条，蜈蚣2条，巴戟天50 g，肉苁蓉、仙茅、补骨脂各30 g，人参8 g，千斤拔20 g，加白酒2000 mL浸泡60天，每次取药酒50 mL饮用。

（2）腰膝酸软：狗鞭、狗肾、蛇鞭各1具，淫羊藿、菟丝子、杜仲各50 g，加白酒600 mL浸泡100天，每次取药酒25 mL服用。

（3）抑郁症：狗宝粉3 g，郁金15 g，石菖蒲6 g，水煎代茶饮。

（4）子宫发育不良：狗头骨适量，炒黄，粉碎，每次取药粉5 g以米酒适量送服。

（5）肾虚核尹（腰痛），畏寒：狗肉250 g，黑豆50 g，陈皮5 g，油、盐、姜、蒜各适量，水炖，食肉喝汤。

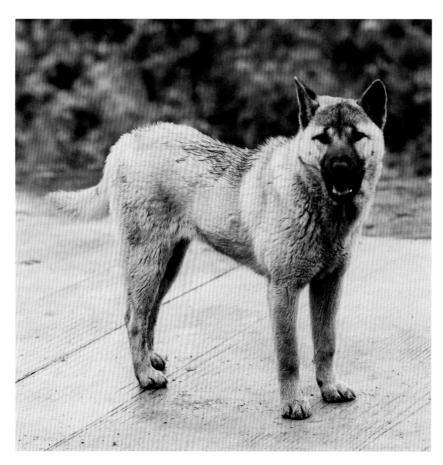

Ma

【Cohyw】 Bienma、mak duzma、baujma、ndokma、nohma.

【Coh'wnq】 Duzma、maranz.

【Goekgaen】 Dwg duzma doenghduz genjgoh.

【Yienghceij Daegdiemj】 Ndang hung iq saek bwn aenvih binjcungj mboujdoengz gak lingh. Naj doed bae naj baenz bak、bak soem raez、bak lek laeg、heuj ciengz loh okdaeuj. Heuj raeh youh fatdad. Conghndaeng haemq raez、lwgda luenzgyaeq、song rwz roxnaeuz geng roxnaeuz duiq. Hoz haemq raez. Seiq ga rengzrwd、ganaj 5 lwgdin、ga laeng 4 lwgdin；miz nyauj、danhseih nyauj mbouj ndaej iet suk. Mameh miz cij 4 doiq roxnaeuz 5 doiq、rieng gienluenz roxnaeuz lumj fagliemz nei.

【Diegmaj Faenbouh】 Yienzlaiz dwg doenghduz gwnnoh、seizneix dwg doenghduz gwn cab、guengciengx. Guengjsae gak dieg cungj miz、guek raeuz gizyawz sengj gih wnq hix miz.

【Gij Guhyw Ywcuengh】

Giz baenzyw　Viz caeuq raem madaeg（bienma）、mak duzma、gietrinma（baujma）、ndok、noh.

Singqfeih　Bienma、mak duzma：Hamz、daih huj. Baujma：Van、hamz、bingz. Ndokma：Hamz、raeuj. Nohma：Van、hamz、raeuj.

Goeng'yungh　Bienma、mak duzma：Bouj cing mak、cangq mak yiengz. Ndaej yw lumgyaej、laemzok、hwet caeuq gyaeujhoq nanqunq.

Baujma：Diuz gigih、gaijdoeg. Ndaej yw binghnyapnyuk、siengjrueg、daekwk、aek doeddoed、baeznong.

Ndokma：Cawz fungdoeg、cawz bwddoeg、rengz ndangdaej. Ndaej yw fatvangh、hwet ga mboujmiz rengz、mazmwnh、fatsiq nanz mbouj dingz、baenzlwgnou、rongzva maj mbouj ndei.

Nohma：Bouj cingmak、fuz yiengzheiq. Ndaej yw mak mamx yiengz haw、hwet caeuq gyaeujhoq nanqunq、lauliengz、rwznuk、rwzmaenj、lumgyaej、laemzok、raengqnyouh、baenzfouz、makhaw hwetin.

Danyw　（1）Lumgyaej：Bienma 1 diuz、sipndangj 2 duz、gaeusaejgaeq 50 gwz、yuzcungzyungz、senhmauz、bujguzcih gak 30 gwz、caem 8 gwz、goragdingh 20 gwz、gya laeujhau 2000 hauzswng cimq 60 ngoenz、moixbaez aeu laeujyw 50 hauzswng ndoetgwn.

（2）Hwet caeuq gyaeujhoq nanqunq：Bienma、lwgmak duzma、bienngwz gak fouq ndeu、goyinzyangzho、gogimsienq、iethoux gak 50 gwz、gya laeujhau 600 hauzswng cimq 100 ngoenz、moixbaez gwn laeujyw 25 hauzswng.

（3）Binghnyapnyuk：Mbabaujma 3 gwz、yiginh 15 gwz、gorinsa 6 gwz、cienq raemx dang caz ndoet.

（4）Rongzva maj mboujndei：Ndok gyaeujma habliengh、cauj henj、soiq、moix baez aeu yw mba 5 gwz aeu laeujhaeux habliengh soengq gwn.

（5）Makhaw hwetin、lauliengz：Nohma 250 gwz、duhndaem 50 gwz、gyamq makdoengj 5 gwz、youz、gyu、hing、ho gak habliengh、aeuq、gwn noh gwn dang.

319

四画

车前

【药材名】车前草、车前子。

【别　　名】咳麻草、前贯草。

【来　　源】车前科植物车前 *Plantago asiatica* L.。

【形态特征】二年生或多年生草本。须根多数。根茎粗短。叶基生呈莲座状，叶片宽卵形至宽椭圆形，长 3~12 cm，宽 1.5~7.0 cm，先端钝圆至急尖，全缘或具不明显的锯齿，叶脉 5~7 条；叶柄长 2~8 cm。花茎 3~10 条，高 10~35 cm；穗状花序细圆柱状，长可达 40 cm；花有短梗；苞片三角形，与花萼分；花萼片 4 枚，背面中央具一龙骨状凸起，不达顶端，具狭革质或膜质边缘；花冠白色，管卵形，先端 4 裂，裂片狭三角形，具明显的中脉。雄蕊 4 枚；雌蕊 1 枚，花柱具毛。蒴果卵状圆锥形，于基部上方周裂。种子 5~12 粒，具角，黑褐色至黑色。花期 4~8 月，果期 6~9 月。

【生境分布】生于草地、沟边、河岸湿地、田边、路旁或村边空旷处。广西各地均有分布，黑龙江、吉林、辽宁、内蒙古、河北、山西、陕西、甘肃、新疆、山东、江苏、安徽、浙江、江西、福建、台湾、河南、湖北、湖南、广东、海南、四川、贵州、云南、西藏等省区也有分布。

【壮医药用】

药用部位　全草（车前草）、种子（车前子）。

性味　甜，寒。

功用　调水道、谷道、气道，清热毒，凉血。用于肉扭（淋证），尿路结石，肉裂（尿血），肉卡（癃闭），风热眼痛，隆白呆（带下），兵白带（带下病）屙泻（泄泻），埃病（咳嗽），埃病百银（百日咳），血压嗓（高血压），呗脓（痈肿），青光眼，新生儿脐带感染。

附方　（1）肉扭（淋证）：①车前草、海金沙、一点红各 15 g，金钱草 25 g，狗肝菜 30 g，水煎服。②鲜车前草 10 g，鲜海金沙藤 15 g，鲜木贼 12 g，捣烂绞汁，开水冲服。

（2）风热眼痛：车前草、九里明各 15 g，木贼、夏枯草各 10 g，水煎服。

（3）兵白带（带下病）：车前草、三白草各 15 g，土茯苓 20 g，水煎服。

（4）新生儿脐带感染：车前子适量，炒炭，研末撒脐部。

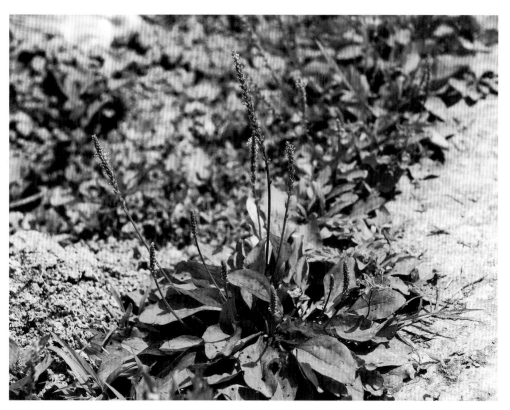

Nyadaezmax

〖Cohyw〗Nyadaezmax、godaezmax.

〖Coh'wnq〗Goaemax、cenzguenqcauj.

〖Goekgaen〗Dwg gonyadaezmax doenghgo cehcenzgoh.

〖Yienghceij Daegdiemj〗Gorum maj song bi roxnaeuz maj geij bi. Ragsei lai. Ganjrag co dinj. Mbaw majdoek lumj va'mbu；mbaw gvangqgyaeq daengz gvangq luenzbenj，raez 3~12 lizmij，gvangq 1.5~7.0 lizmij，byai bumxluenz daengz gaenjsoem，bien lawx roxnaeuz miz yazgawq mbouj yienh，megmbaw 5~7 diuz；gaenqmbaw raez 2~8 lizmij. Ganjva 3~10 diuz，sang 10~35 lizmij；gyaeujva baenz rieng saeumwnz saeq，raez ndaej daengz 40 lizmij；va miz gaenq dinj；mbawbyak samgak，caeuq iemjva doxliz；mbawiemjva 4 mbaw，baihlaeng cungqgyang miz diuz lungzgoet ndeu doed hwnjdaeuj，mbouj daem dingj，miz henzbien ndangj lumj naeng roxnaeuz lumj i；mauhva hau，lumj gyaeqguenj，byai 4 leg，mbawseg gaeb samgak，miz meggyang yienhda. Simva boux 4 diuz；sim vameh diuz ndeu，saeuva miz bwn. Makceh lumj gyaeq luenzsoem，youq baihgwnz goek couleg. Ceh 5~12 naed，miz gok，ndaemhenjgeq daengz ndaem. 4~8 nyied haiva，6~9 nyied dawzmak.

〖Diegmaj Faenbouh〗Hwnj laeng diegrum、hamq mieng、hamq dah diegcumx、hamq naz、bangx roen roxnaeuz bangx mbanj mwnq hoengqgvangq de. Guengjsae gak dieg cungj miz，guek raeuz Hwzlungzgyangh、Gizlinz、Liuzningz、Neimungzguj、Hozbwz、Sanhsih、Sanjsih、Ganhsuz、Sinhgyangh、Sanhdungh、Gyanghsuh、Anhveih、Cezgyangh、Gyanghsih、Fuzgen、Daizvanh、Hoznanz、Huzbwz、Huznanz、Guengjdoeng、Haijnanz、Swconh、Gveicouh、Yinznanz、Sihcang daengj sengj gih neix caemh miz.

〖Gij Guhyw Ywcuengh〗

Giz guhyw　Daengx go（nyadaezmax）、ceh（godaezmax）.

Singqfeih　Van，hanz.

Goeng'yungh　Diuz roenraemx、roenhaeux、roenheiq，siu ndatdoeg，liengz lwed. Ndaej yw nyouhniuj，lohnyouh gietrin，nyouhlwed，roengzbegdaiq，binghbegdaiq，oksiq，baenzae，baenzae bakngoenz，hezyazsang，baeznong，cinghgvanghyenj，lwgnding saejndw ganjyenj.

Danyw　（1）Nyouhniuj：① Nyadaezmax、haijginhsah、go'iethoh gak 15 gwz，ginhcenzcauj 25 gwz，byaekdaepma 30 gwz，cienq raemx gwn. ② Nyadaezmax ndip 10 gwz，gaeuhaijginhsah ndip 15 gwz，mizceiz ndip 12 gwz，dub yungz giux raemx，raemxgoenj cung gwn.

（2）Fungndat da'in：Nyadaezmax、giujlijmingz gak 15 gwz，godaebdoengz、yaqguhcauj gak 10 gwz，cienq raemx gwn.

（3）Binghbegdaiq：Nyadaezmax、rumsamhau gak 15 gwz，dujfuzlingz 20 gwz，cienq raemx gwn.

（4）Lwgnding saejndw ganjyenj：Godaezmax habliengh，ceuj ndaem，nienj mba vanq saejndw.

321

四画

车桑子

【药 材 名】车桑子。

【别　　名】坡柳、车桑仔。

【来　　源】无患子科植物车桑子 *Dodonaea viscosa* Jacquem.。

【形态特征】灌木或小乔木，高可达 3 m 或更高。小枝扁，具狭翅或棱角，覆有胶状黏液。单叶互生；叶片线形、线状匙形、线状披针形、倒披针形或长圆形，长 5~12 cm，宽 0.5~4.0 cm，边缘全缘或浅波状，两面均有黏液；叶柄短或近无柄。花序顶生或在小枝上部腋生，比叶短，密花，主轴和分枝均有棱角；花梗长 2~5 mm；萼片 4 枚，披针形或长椭圆形；雄蕊 7 枚或 8 枚；子房 2 室或 3 室，柱头 2 深裂或 3 深裂。蒴果倒心形或扁球形，具 2 翅或 3 翅，高 1.5~2.2 cm；每室有种子 1 粒或 2 粒，黑色。花期秋末，果期冬季至翌年初春。

【生境分布】生于干旱山坡、空旷地或海边沙土上。广西各地均有分布，国内西南部、南部、东南部各省区也有分布。

【壮医药用】

药用部位　叶、花。

性味　微苦、辣，温。

功用　叶：解毒，消肿痛，止痒。用于货烟妈（咽痛），肉扭（淋证），呗脓（痈肿），能啥能累（湿疹）。

花：通气道，止咳嗽。用于埃病百银（百日咳）。

附方　（1）肉扭（淋证）：鲜车桑子叶 60 g，水煎，调冬蜜适量服。

（2）货烟妈（咽痛）：车桑子叶 30 g，金不换、山芝麻各 15 g，水煎服。

（3）埃病百银（百日咳）：车桑子花、扶桑花各 10 g，木棉花 15 g，百合 30 g，水煎服。

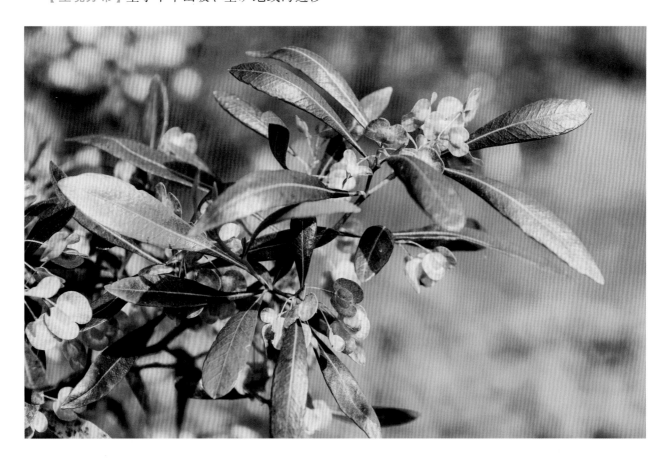

Goliuxndoi

【 Cohyw 】 Goliuxndoi.

【 Coh'wnq 】 Laeuxndoi、lwgsanghci.

【 Goekgaen 】 Dwg goliuxndoi doenghgo vuzvanswjgoh.

【 Yienghceij Daegdiemj 】 Faexcaz roxnaeuz faexsang iq，sang ndaej daengz 3 mij roxnaeuz lai sang. Ngezlwg benj，miz fwed gaeb roxnaeuz limqgak，goemz miz iengniu lumj gyauh. Mbaw dog maj doxcah ; mbaw baenz diuz、baenz diuz lumj benzgeng、baenz diuz byai menh soem、byai menh soem dauqbyonj roxnaeuz raezluenz，raez 5~12 lizmi，gvangq 0.5~4.0 lizmij，bien lawx roxnaeuz miz bohlangq feuh，song mbiengj cungj miz iengniu ; gaenqmbaw dinj roxnaeuz gaenh mij gaenq. Gyaeujva maj byai roxnaeuz youq baihgwnz nyezlwg maj eiq，dinj gvaq mbaw，va lailai，sugcawj caeuq faennyez cungj miz limqgak ; gaenqva raez 2~5 hauzmij ; linxva 4 mbaw，byai menh soem roxnaeuz raezluenz ; simva boux 7 diuz roxnaeuz 8 diuz ; rugva 2 rug roxnaeuz 3 rug，gyaeujsaeu 2 leglaeg roxnaeuz 3 leglaeg. Mak lumj mbi daujdingq roxnaeuz giuzbenj，miz 2 fwed roxnaeuz 3 fwed，sang 1.5~2.2 lizmij ; rugrug miz naed ceh ndeu roxnaeuz 2 naed，ndaem. Rieng cou haiva，seizdoeng daengz bi daihngeih seizcin dawzmak.

【 Diegmaj Faenbouh 】 Hwnj gwnz ndoi rengx、dieg hoengq roxnaeuz henz haij gwnz sa. Guengjsae gak dieg cungj miz，guek raeuz baihsaenamz、baihnamz、baihdoengnamz gak sengj gih caemh miz.

【 Gij Guhyw Ywcuengh 】

Giz guhyw　Mbaw、va.

Singqfeih　Loq haemz、manh，raeuj.

Goeng'yungh　Mbaw : Gaij doeg，siu gawh in，dingz humz. Ndaej yw conghhoz in，nyouhniuj，baeznong，naenghumz naenglot.

Va : Doeng roenheiq，dingz ae. Ndaej yw baenzae bak ngoenz.

Danyw　（1）Nyouhniuj : Mbaw goliuxndoi ndip 60 gwz，cienq raemx gyaux dangzrwi seizdoeng aenqliengh gwn.

（2）Conghhoz in : Mbaw goliuxndoi 30 gwz，gim mbouj vuenh、lwgrazbya gak 15 gwz，cienq raemx gwn.

（3）Baenzae bak ngoenz : Va goliuxndoi、vafuzsangh gak 10 gwz，vaminz 15 gwz，bakhab 30 gwz，cienq raemx gwn.

323

四
画

少花龙葵

【药 材 名】龙葵。

【别　　名】白花菜。

【来　　源】茄科植物少花龙葵 *Solanum americanum* Mill.。

【形态特征】纤弱草本，高约 1 m。茎分枝。单叶互生，叶片卵形至卵状长圆形，长 4~8 cm，宽 2~4 cm，先端渐尖，基部楔形下延至叶柄而成翅，近全缘或波状或具不规则的粗齿，两面均具疏柔毛，有时下面近于无毛；叶柄长 1~2 cm，具疏柔毛。花序近伞形，腋外生，纤细，具微柔毛，着生 1~6 朵花，花梗长 5~8 mm，花直径约 7 mm；花萼 5 裂达中部，裂片卵形；花冠白色，筒部隐于萼内，冠檐长约 3.5 mm，5 裂，裂片卵状披针形，雄蕊 5 枚；柱头头状。浆果球状，直径约 5 mm，幼时绿色，成熟后黑色；种子近卵形，两侧压扁，直径 1.0~1.5 mm。花果期几乎全年。

【生境分布】生于溪边、密林阴湿处或林边荒地。广西主要分布于马山、平南、金秀等地，云南、江西、湖南、广东、台湾等省区也有分布。

【壮医药用】

药用部位　全草。

性味　微苦，寒。

功用　调龙路、火路，通水道，清热毒，散结。用于肉扭（淋证），兵白带（带下病），屙意咪（痢疾），贫痧（感冒），火眼（急性结膜炎），诺嚎尹（牙痛），兵霜火豪（白喉），货烟妈（咽痛），埃病（咳嗽），血压嗓（高血压），林得叮相（跌打损伤），呗脓（痈肿），能啥能累（湿疹），狂犬咬伤，肝癌，食道癌。

附方　（1）肉扭（淋证）：龙葵、野菊花各 10 g，金钱草、排钱草、车前草、海金沙藤各 20 g，水煎服。

（2）货烟妈（咽痛），火眼（急性结膜炎）：龙葵、木贼、称量树根各 15 g，一点红、夏枯草、野菊花各 10 g，水煎服。

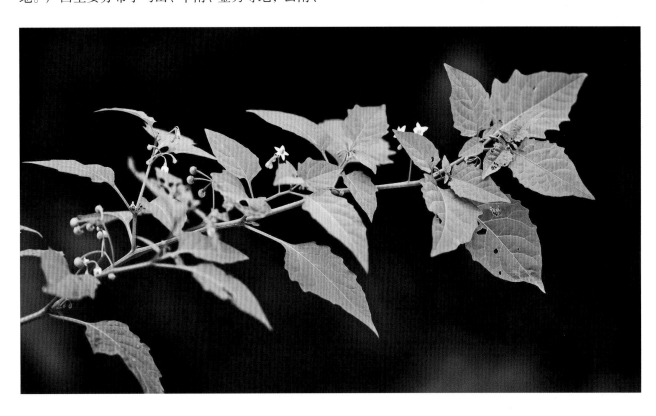

Go'byaekmengh

【Cohyw】Go'byaekmengh.

【Coh'wnq】Byaekvahau.

【Goekgaen】Dwg go'byaekmengh doenghgo gezgoh.

【Yienghceij Daegdiemj】Gorum saeqnyieg, daihgaiq sang mij ndeu. Ganj dok nye. Mbaw dog maj doxcah, limqmbaw lumj gyaeq daengz lumj gyaeq raezluenz, raez 4~8 lizmij, gvangq 2~4 lizmij, byai menh soem, goek sot ietroengz daengz gaenqmbaw baez fwed, gaenh lawx caez roxnaeuz lumj bohlangq roxnaeuz miz heujco mbouj doxdaengh, song mbiengj cungj miz bwn'unq mbang, mizmbangj baihlaj gaenh mij bwn; gaenqmbaw raez 1~2 lizmij, miz bwn'unq mbang. Gyaeujva gaenh lumj liengj, maj rog eiq, saeqset, miz di bwn'unq, maj 1~6 duj va, gaenqva raez 5~8 hauzmij, va cizging daihgaiq 7 hauzmij; iemj 5 leg daengz cungqgyang, mbawseg lumj gyaeq; mauhva hau, doengzva yo ndaw iemjva, yiemhmauh aiq raez 3.5 hauzmij, 5 leg, mbawseg lumj gyaeq byai menh soemsimva boux 5 diuz; gyaeujsaeu lumj gyaeuj. Makraemx luenzgiuz, cizging daihgaiq 5 hauzmij, lij oiq heu, geq le ndaem; ceh gaenh lumj gyaeq, song henz yazbenj, cizging 1.0~1.5 hauzmij. Cengmboujgeij baenz bi haiva dawzmak.

【Diegmaj Faenbouh】Hwnj hamq rij、ndaw ndoeng faex ndaet mwnq cumz de roxnaeuz diegfwz henz ndoeng. Guengjsae dingzlai hwnj laeng Majsanh、Bingznanz、Ginhsiu daengj dieg neix, guek raeuz Yinznanz、Gyanghsih、Huznanz、Guengjdoeng、Daizvanh daengj sengj gih neix caemh miz.

【Gij Guhyw Ywcuengh】

Giz guhyw　Daengx go.

Singqfeih　Loq haemz, hanz.

Goeng'yungh　Diuz lohlungz、lohhuj, doeng roenraemx, siu ndatdoeg, sanqgiet. Ndaej yw nyouhniuj, Binghbegdaiq, okhaexmug, baenzsa, dahuj, heujin, binghsieng hozhau, conghhoz in, baenzae, hezyazsang, laemx doek deng sieng, baeznong, naenghumz naenglot, mavangh haeb, ganhngaiz, sizdauaiz.

Danyw　（1）Nyoujniuj：Go'byaekmengh、vagutndoeng gak 10 gwz, duhnamhfangz、godaebcienz、godaezmax、gaeuhaijginhsah gak 20 gwz, cienq raemx gwn.

（2）Conghhoz in, dahuj：Go'byaekmengh、godaebdoengz、ragcwnghliengmuz gak 15 gwz, go'iethoh、rumhahroz、vagutndoeng gak 10 gwz, cienq raemx gwn.

四画

日本薯蓣

【药　材　名】野山药。

【别　　　名】土淮山、黄药、薯蓣、肥儿薯、光山药、山薯。

【来　　　源】薯蓣科植物日本薯蓣 *Dioscorea japonica* Thunb.。

【形态特征】缠绕草质藤本，无毛。块茎长圆柱形，垂直生长，外皮棕黄色，断面白色或黄白色，黏滑。茎绿色，右旋。单叶互生或对生；叶片纸质，变异大，茎下部及主枝上的叶较宽，为三角状披针形或卵状三角形，茎上部及侧枝上的叶片较狭，为披针形或线状披针形，长 3~19 cm，宽 1~18 cm，先端渐尖，基部心形至箭形或戟形；叶柄长 1.5~6.0 cm。雌雄异株，为穗状花序；雄花序长 2~8 cm，2 至数个或单个着生于叶腋；雄花绿白色或淡黄色；雄蕊 6 枚。雌花序长 6~20 cm，1~3 个着生于叶腋；雌花的花被片为卵形或宽卵形，退化雄蕊与花被片对生。蒴果不反折，三棱状扁圆形或三棱状圆形，长 1.5~2.0 cm，宽 1.5~3.0 cm。花期 5~10 月，果期 7~11 月。

【生境分布】生于向阳山坡、山谷、溪沟边、路旁的杂木林下或草丛中。广西各地均有分布，安徽、江苏、浙江、江西、福建、台湾、湖北、湖南、广东、贵州、四川等省区也有分布。

【壮医药用】

药用部位　块茎。

性味　甜，平。

功用　利谷道、气道，补肺、肾，生津液，涩精。用于脾虚食少，屙泻（泄泻），中气下陷，肺虚埃病（咳嗽），奔墨（哮病），漏精（遗精），兵白带（带下病），尿频，屙尿甜（糖尿病），热病津伤液枯。

附方　（1）中气下陷：野山药 50 g，升麻 6 g，千斤拔、牛大力各 20 g，倒水莲 15 g，五指毛桃、葛根各 10 g，煲猪肚，食肉喝汤。

（2）热病津伤液枯：野山药、糙米各 50 g，百合 15 g，枸杞子 6 g，沙参 10 g，小米、花生各 20 g，煮粥食。

（3）肺、肾两虚：野山药 20 g，熟地、百合、千斤拔各 15 g，黄精、顶天柱、红杜仲各 10 g，煲猪脚食。

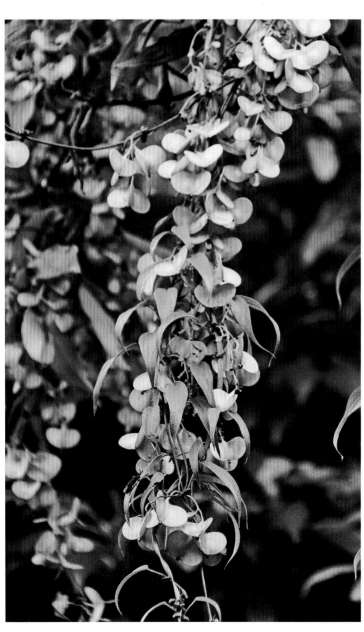

Maenzgep

【 Cohyw 】 Maenzgep.

【 Coh'wnq 】 Maenzdoj、sawzcienzhenj、sawzcienz、maenzbiz、maenzcienzngaeuz、maenzbya.

【 Goekgaen 】 Dwg gomaenzgep doenghgo suzyigoh.

【 Yienghceij Daegdiemj 】 Gogaeu doxgeuj lumj rum，mbouj miz bwn. Ngauq ganj yiengh saeumwnz raez，daengjsoh maj，naeng baihrog saekhenjdaep，miemhgat saekhau roxnaeuz saekhauhenj，niu raeuz. Ganj saekheu，yiengq baihgvaz baenq. Mbaw dog，maj doxcah roxnaeuz maj doxdoiq；mbaw lumj ceij，bienq linghyiengh youqgaenj，ganj baihlaj caeuq mbaw gwnznyemeh haemq gvangq，baenz samgak byai menh soem roxnaeuz lumj gyaeq samgak，ganj baihgwnz caeuq mbaw gwnznye henz haemq gaeb，baenz byai menh soem roxnaeuz lumj sienq byai meh soem，raez 3~19 lizmij，gvangq 1~18 lizmij，byai ciemh soem，goek lumj simdaeuz daengz yiengh naq roxnaeuz lem；gaenq mbaw raez 1.5~6.0 lizmij. Meh boux mbouj caemh go. Gyaeujva baenz riengz，；gyaeujvameh 2 daengz lai riengz roxnaeuz riengz dog maj youq eiqmbaw；vaboux saekheuhau roxnaeuz saekhenjoiq；simva boux 6 diuz. Gyaeuj vameh raez 6~2 lizmij，1~3 riengz maj youq eiqmbaw；iemjva mauhva vameh dwg yiengh gyaeq roxnaeuz yiengh gyaeq gvangq，doiqvaq simva boux caeuq iemjva mauhva maj doxcah. Makhaw mbouj fanjeuj，yiengh samlimq mban luenz roxnaeuz yiengh samlimq luenz，raez 1.5~2.0 lizmij，gvangq 1.5~3.0 lizmij. 5~10 nyied haiva，7~11 nyied dawzmak.

【 Diegmaj Faenbouh 】 Maj youq gwnzbo coh ndit、cauzlueg、henzmieng henzrij、cazcah lajfaex henzroen roxnaeuz ndaw byozrum. Guengjsae deigdeig cungj miz，guek raeuz Aanhveih、Gyanghsuh、Cezgyangh、Gyanghsih、Fuzgen、Daizvanh、Huzbwz、Guengjdoeng、Gveicou、Swsenh daengj sengj gih caemh maj miz.

【 Gij Guhyw Ywcuengh 】

Giz guhyw　Ndaekganj.

Singqfeih　Van，bingz.

Goeng'yungh　Leih roenhaeux、roenheiq，bouj bwt、mak，ok myaiz，yw louhlae. Yungh youq mamx haw gwn noix，oksiq，cungheiq nyiegnaiq，bwthaw baenzae，baenzngab，louhlae，binghbegdaiq，nyouhniuj，oknyouhdiemz，hujhwngq hozhawq.

Danyw （1）Cungheiq nyiegnaiq：Maenzgep 50 gwz，swngmaz 6 gwz，gaeugat、vujcij niuznaij gak 10 gwz，goragdingh、godaemxcae gak 20 gwz，swnjgyaeujhen 15 gwz，cienq dungxmou，gwn noh gwn dang.

（2）Hujhwngq hozhawq：Maenzgep、haeuxbyoenj gak 50 gwz，baekhop 15 gwz，gijswj 6 gwz，sahcinh 10 gwz，duhdoem、haeuxfiengj gak 20 gwz，cawj cuk gwn.

（3）Bwt mak cungj haw：Maenzgep 20 gwz，suzdi、baekhop goragdingh gak 15 gwz，vangzsingh、dingjdenhcu、ducunghoengz gak 10 gwz，cienq ga mou gwn.

327

四画

中华鳖

【药 材 名】鳖。

【别　　名】水鱼、甲鱼、脚鱼、团鱼、圆鱼。

【来　　源】鳖科动物中华鳖 *Trionyx sinensis* Wiegmann。

【形态特征】体圆而扁，背腹有甲。吻长，鼻孔在吻突端。眼小。颈长，头和颈可完全缩入甲内。背面皮肤有小疣排成纵行棱。体边缘有柔软的裙边。前、后肢均为5指，其中3指有爪。指间、趾间均有发达的蹼。雄性体较扁，尾较长，尾端露出鳖甲的边缘，雌性则相反。体背面橄榄绿色，有黑斑，腹面肉黄色，有浅绿色斑。颈背面褐色，颈侧面和颈腹面有黄色条纹。

【生境分布】生活于江湖、水库、池塘和水田中。广西各地近江河一带均有出产，湖北、湖南、河南、安徽、江苏、浙江、江西等省也有出产。

【壮医药用】

药用部位　头、背甲（鳖甲）、肉、卵。

性味　鳖甲：咸，微寒。鳖肉：咸，平。

功用　鳖甲：补阴液，退虚热，健骨骼，消肿痛。用于肝硬化，虚热无力，头晕目眩，久病不愈，白血病，林得叮相（跌打损伤），呗奴（瘰疬），骨蒸劳热，诺嚎尹（牙痛），呗脓（痈肿）。

鳖肉：补阴液，补肾阴。用于虚热无力，笨浮（水肿），核尹（腰痛）。

注　幼鳖有毒，禁食用。

附方　（1）肝硬化：鳖甲40 g，制龟板、丹参、牡蛎各30 g，白花蛇舌草50 g，半边莲10 g，水煎服。

（2）慢性粒细胞性白血病：鳖甲适量，研末，每次取药粉10 g，温开水冲服。

（3）呗奴（瘰疬）：制鳖甲、橘叶、郁金各10 g，肾茶15 g，水煎服。

（4）骨蒸劳热：制鳖甲、五指毛桃各30 g，水煎服。

（5）笨浮（水肿）：鲜鳖肉、鲜番木瓜各150 g，鲜猪骨头250 g，水炖，调食盐适量，食肉喝汤。

（6）肾虚核尹（腰痛）：鲜鳖肉250 g，山药25 g，龙眼肉15 g，水炖，调食盐适量，食肉喝汤。

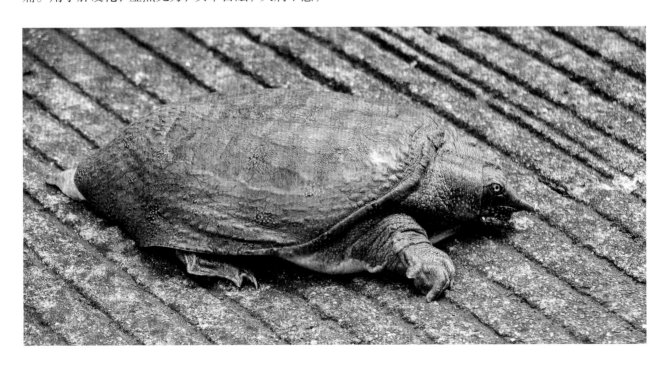

Duzfw

〖 Cohyw 〗 Duzfw.

〖 Coh'wnq 〗 Duzsuijyiz、duzgyazyiz、duzgyozyiz、duzdonzyiz、duzyenzyiz.

〖 Goekgaen 〗 Dwg duzfw doenghduz bezgoh.

〖 Yienghceij Daegdiemj 〗 Ndang luenz youh benj，laeng dungx miz gyaep. Bak raez，conghndaeng youq byai baksoem. Lwgda iq. Hoz raez，gyaeuj caeuq hoz ndaej cienzbouh suk youq ndaw gyaep. Naeng gwnz laeng miz gyak iq baiz baenz limq loh raeh. Henz ndang miz vunjbien unqnem. Ganaj、galaeng cungj dwg 5 lwg，ndawde 3 lwg miz nyauj. Heq fwngz、heq din cungj miz bengh fatdad. Duzboux ndang haemq benj，rieng haemq raez，byai rieng loh ok henzbien gyaepfw，duzmeh cix siengjfanj. Laeng ndang dwg saekheumakgyamj，miz raiz ndaem，bangx dungx noh saek henj，miz raiz saekheuoiq. Laeng hoz saekhoengzgeq，bangx hoz caeuq laj hoz miz raiz sienq saek henj.

〖 Diegmaj Faenbouh 〗 Maj youq ndaw dah huz、suijgu、daemz caeuq naz. Guengjsae gak dieg gyawj dah cungj miz，guek raeuz Huzbwz、Huznanz、Hoznanz、Anhveih、Gyanghsuh、Cezgyangh、Gyanghsih daengj sengj hix miz.

〖 Gij Guhyw Ywcuengh 〗

Giz baenzyw　Gyaeuj、gyaep（gyaepfw）、noh、gyaeq.

Singqfeih　Gyaepfw：Hamz，loq hanz. Nohfw：Hamz，bingz.

Goeng'yungh　Gyaepfw：Bouj hauxyaem，doiq hawndat，genq ndok，siu foeg in. Ndaej yw daep bienq geng，hawndat mboujmiz rengz，gyaeuj ngunh da raiz，bingh nanz mbouj ndei，bwzhezbing，laemx doek deng sieng，baeznou，gujcwnghlauzyez，heujin，baeznong.

Nohfw：Bouj hauxyaem，bouj makyaem. Ndaej yw haw ndat mbouj miz rengz，baenzfouz，hwetin.

Cawq　Fwlwg miz doeg，mbouj ndaej gwn.

Danyw　（1）Daep bienq geng：Gyaep fw 40 gwz，gyaepfw naengj qvaq、danhsinh、gyapsae gak 30 gwz，golinxngwz vahau 50 gwz，byaeknda 10 gwz，cienq raemx gwn.

（2）Mansing lizsibauhsing bwzhezbing：Gyaep fw habliengh，muz baenz mba，moix baez aeu yw mba 10 gwz，raemx rumh soengq gwn.

（3）Baeznou：Gyaep fw、mbaw makdoengj、yiginh gak 10 gwz，sincaz 15 gwz，cienq raemx gwn.

（4）Gujcwnghlauzyez：Gyaepfw、vujcijmauzdauz gak 30 gwz，cienq raemx gwn.

（5）Baenzfouz：Noh fw ndip、lwgfaex ndip gak 150 gwz，ndokmou ndip 250 gwz，aeuq，diuz gyu habliengh，gwn noh gwn dang.

（6）Makhaw hwetin：Noh fw ndip 250 gwz，vaizsanh 25 gwz，maknganx 15 gwz，aeuq，diuz gyu habliengh，gwn noh gwn dang.

329

四画

中华双扇蕨

【药 材 名】半边藕。

【别　　名】八爪蕨。

【来　　源】双扇蕨科植物中华双扇蕨 Dipteris chinensis Christ。

【形态特征】多年生草本，高可达 90 cm。根状茎长而横走，木质，被黑色披针形鳞片。单叶，远生；叶柄长 30~60 cm，灰棕色或淡禾秆色；叶片纸质，下面沿主脉疏生灰棕色硬毛，长 20~30 cm，宽 30~60 cm，中部分裂成两部分相等的扇形，每扇 4 深裂或 5 深裂；裂片宽 5~8 cm，顶部再度浅裂，末回裂片短尖头，边缘有粗锯齿。孢子囊群小，近圆形，散生于网脉交结点上，被浅杯状的隔丝覆盖，无囊群盖。

【生境分布】生于灌木丛中。广西主要分布于南宁、马山、上林等地，云南、贵州等省也有分布。

【壮医药用】

药用部位　根茎。

性味　微苦，寒。

功用　清热毒，通水道。用于笨浮（水肿），膀胱炎，肉扭（淋证），麦蛮（风疹）。

附方　（1）笨浮（水肿），膀胱炎：半边藕 15 g，黄柏、桑叶各 10 g，水煎服。

（2）肉扭（淋证）：鲜半边藕 30 g，水煎服。

（3）麦蛮（风疹）：半边藕适量，水煎洗患处。

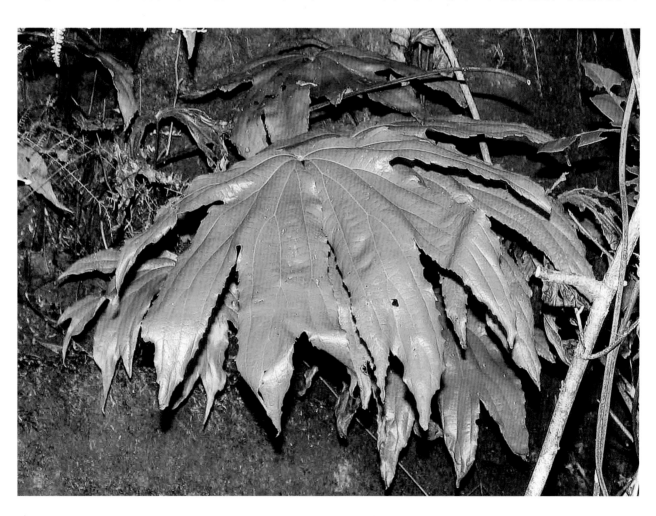

Gutbetnyauj

【Cohyw】Banbenh'ouj.

【Coh'wnq】Gutbetnyauj.

【Goekgaen】Dwg gogut betnyauj doenghgo.

【Yienghceij Daegdiemj】Cungj gorum hwnj lai bi de，ndaej sang daengz 90 lizmij. Ganjrag raez caemhcaiq cuenq vang，fatfaex，miz limgyaep byai ciemh soem saekndaem. Mbaw dog，did gyae；gaenq mbaw raez 30~60 lizmij，saekdaep mong roxnaeuz saeknyangj damh，mbaw gyajceij，baihlaj miz gij bwn geng saekdaep mong gaen diuz meg daeuz de hwnj mbang，raez 20~30 lizmij，gvangq 30~60 lizmij，cungqgyang seg baenz gij lumj mbaw beiz de song gaiq doxdoengz，moix gaiq 4 seg laeg roxnaeuz 5 seg laeg；benq seg gvangq 5~8 lizmij，gwnzdingj youhcaiq seg di，mbaw seg hoiz doeklaeng de dinj soem，bien miz ngazgawq co. Rongz daeh bauswj iq，loqyaek lumj luenz，sanq maj youq gwnz megmuengx mwnq doxgap de，goemqcw miz caengz sei lumj aencenj ceuhfed de，mij fa daeh.

【Diegmaj Faenbouh】Hwnj youq ndaw faexcaz. Gvangjsihh dingzlai hwnj youq Nanzningz、Majsanh、Sanglinz daengj dieg，guek raeuz Yinznanz、Gveicouh daengj sengj caemh hwnj miz.

【Gij Guhyw Ywcuengh】

Giz guhyw　Ganjrag.

Singqfeih　Loq haemz，hanz.

Goeng'yungh　Siu ndatdoeg，doeng roen raemx. Ndaej yw baenzfouz，rongznyouh in，nyouhniuj，fungcimj.

Danyw（1）Baenzfouz，rongznyouh in：Banbenh'ouj 15 gwz，bekhenj、mbawsangh gak 10 gwz，cienq raemx gwn.

（2）Nyouhniuj：Banbenh'ouj ndip 30 gwz，cienq raemx gwn.

（3）Fungcim：Banbenh'ouj aenqliengh，cienq raemx swiq gij fungcimj.

331

四画

中华青牛胆

【药 材 名】宽筋藤。

【别　　名】松根藤、舒筋藤、软筋藤。

【来　　源】防己科植物中华青牛胆 Tinospora sinensis（Lour.）Merr.。

【形态特征】多年生木质缠绕藤本，长可超过20 m。嫩枝有条纹，被柔毛；老枝肥壮，无毛；皮孔突起，通常 4 裂。单叶互生，纸质，阔卵状近圆形，长 7~14 cm，宽 5~13 cm，顶端骤尖，基部心形，两面被短柔毛，下面的甚密；叶柄长 6~13 cm，被短柔毛。总状花序先叶抽出，腋生，单性，雌雄异株；雄花序单生或几个簇生，雄花萼片 6 枚，排成2 轮；花瓣 6 枚，近菱形，爪长约 1 mm，瓣片长约2 mm；雄蕊 6 枚；雌花序单生，雌花萼片和花瓣均与雄花的相同；心皮 3 枚。核果红色，近球形；果核半卵球形，长达 10 mm，背面具棱脊和小疣状突起。花期 4 月，果期 5~6 月。

【生境分布】生于疏林下或河旁、村边灌木丛中，也有栽培。广西主要分布于南部地区，云南、广东等省也有分布。

【壮医药用】

药用部位　藤茎、叶。

性味　微苦，凉。

功用　祛风毒，除湿毒，舒筋络。用于发旺（痹病），坐骨神经痛，腰肌劳损，林得叮相（跌打损伤），呗嘻（乳痈），呗脓（痈肿），胃溃疡。

附方　（1）发旺（痹病）：宽筋藤、钻地风各15 g，牛大力、千斤拔、四方藤各 20 g，过江龙30 g，水煎服。

（2）呗嘻（乳痈）：鲜宽筋藤、鲜一点红各30 g，鲜薜荔果 1 个，捣烂敷患处。

（3）林得叮相（跌打损伤）：鲜宽筋藤适量，捣烂敷患处。

（4）胃溃疡：宽筋藤 20 g，水煎服。

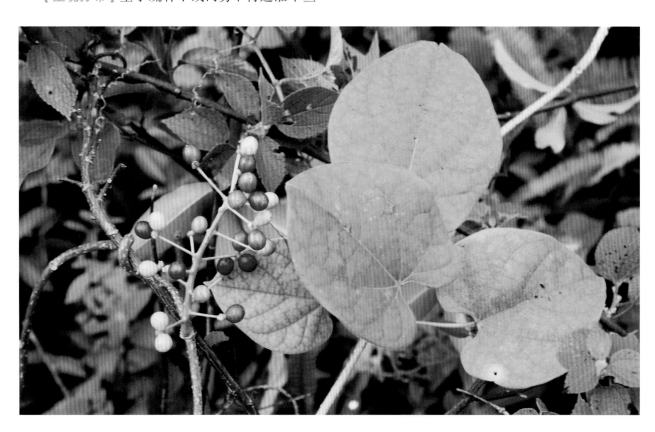

Gaeunginzsoeng

【Cohyw】Gaeunginzsoeng.

【Coh'wnq】Gaeuragsoeng、suhginhdaengz、Gaeunginzunq.

【Goekgaen】Dwg gogaeunginzsoeng doenghgo fangzgijgoh.

【Yienghceij Daegdiemj】Gogaeu duenghgeuj baenz faex maj geij bi，raez ndaej mauhgvaq 20 mij. Nyezoiq miz diuzvaenx，miz bwn'unq；nyezgeq bizloet，mij bwn；conghnaeng doedhwnj，dingzlai 4 leg. Mbaw dog maj doxcah，mbangco，lumj gyaeq gvangq gaenh luenz，raez 7~14 lizmij，gvangq 5~13 lizmij，byai soem gaenj，goek lumj mbi，song mbiengj miz bwn'unq dinj，baihlaj hamq maed；gaenqmbaw raez 6~13 lizmij，miz bwn'unq dinj. Gyaeujva baenz gyaeuz didok gonq mbaw，majeiq，dansingq，bouxmeh gag go；gyaeujvaboux gag maj roxnaeuz geij ndaek comzmaj，linxva vaboux 6 mbaw，baiz baenz 2 gvaengx；mbawva 6 mbaw，gaenh gakdaengj，cauj daihgaiq raez hauzmij ndeu，mbaw raez yaek 2 hauzmij；simva boux 6 diuz；gyaeujvameh gag maj，linxvameh caeuq mbawva dem vaboux doxlumj；sinhbiz 3 aen. Makceh hoengz，gaenh luenzgiuz；ceh lumj dingz gyaeq ndeu，raez daengz 10 hauzmij，baihlaeng miz saengak caeuq rengqlwg doedhwnj. 4 nyied haiva，5~6 nyied dawzmak.

【Diegmaj Faenbouh】Hwnj laj faex mbang roxnaeuz bangx dah、hamq mbanj ndaw faexcaz，caemh miz vunz ndaem. Guengjsae dingzlai hwnj laeng baihnamz gak dieg，guek raeuz Yinznanz、Guengjdoeng daengj sengj neix caemh hwnj miz.

【Gij Guhyw Ywcuengh】

Giz guhyw　Ganjgaeu、mbaw.

Singqfeih　Loq haemz，liengz.

Goeng'yungh　Cawz fungdoeg，cawz caepdoeg，soeng nginzndok. Aeu daeuj yw fatvangh，ndokhangx in，hwetin，laemx doek deng sieng，baezcij，baeznong，veiqgveiqyangz.

Danyw　（1）Fatvangh：Gaeunginzsoeng、goraqdingh gak 15 gwz，ngaeuxbye、cenhginhbaz、gaeuseiqfueng gak 20 gwz，goqgyanghlungz 30 gwz，cienq raemx gwn.

（2）Baezcij：Gaeunginzsoeng ndip、go iethoh ndip gak 30 gwz，makfob ndip aen ndeu，caez dub yungz，oep mwnq baez.

（3）Laemx doek deng sieng：Gaeunginzsoeng aenqliengh，dub yungz，oep mwnqsien.

（4）Veiqgveiqyangz：Gaeunginzsoeng 20 gwz，cienq raemx gwn.

333

四画

中华猕猴桃

【药材名】猕猴桃。

【别　名】甜梨、羊桃、藤梨。

【来　源】猕猴桃科植物中华猕猴桃 *Actinidia chinensis* Planch.。

【形态特征】落叶缠绕藤本，长可达 9 m，小枝、叶柄、叶背、苞片、萼片、子房和果实均被毛。茎枝髓大，白色，呈片状；小枝稍方形。单叶互生，叶纸质，倒卵形或近圆形，长 6~17 cm，先端平截、微凹入或具小短尖，基部浑圆形或浅心形，边缘具刺毛状小齿；叶柄长 3~10 cm。聚伞花序腋生，具单性花 3~6 朵，花柄长 0.9~1.5 cm；苞片卵形或钻形；花白色或淡黄色，有香气，直径 1.8~3.5 cm；萼片和花瓣均 3~7 枚，花瓣阔倒卵形，长 1~2 cm；雄蕊多数；子房球形，花柱多数。果卵形至球形，黄褐色，长 4~6 cm，具小而多的淡褐色斑点，成熟时酸甜可食。

【生境分布】生于山地林间或灌木丛中。广西主要分布于全州、兴安、资源、龙胜、三江等地，陕西、湖北、湖南、浙江、河南、安徽、江苏、江西、福建、广东等省也有分布。

【壮医药用】

药用部位　根、茎、叶、果实。

性味　甜、微酸，寒。

功用　通龙路、火路，调谷道，清热毒，祛湿毒，消肿痛。根和茎用于东郎（食滞），黄标（黄疸）；根用于血压嗓（高血压），呗奴（瘰疬），林得叮相（跌打损伤），呗脓（痈肿）；叶用于刀伤，呗脓（痈肿）；果实用于尿路结石，肾结石。

附方　（1）血压嗓（高血压）：猕猴桃根、谷精草各 15 g，夏枯草 30 g，水煎服。

（2）尿路结石：猕猴桃果实、排钱草、鸡内金各 15 g，金钱草 25 g，水煎服。

（3）肾结石：猕猴桃果实 100 g，核桃仁 500 g，白糖 500 g，共炒黄，隐痛时分 2 天食用。

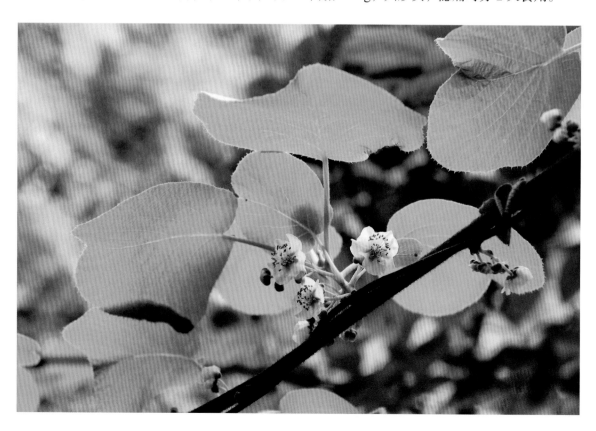

Dauzlingz

〔Cohyw 〕Dauzlingz.

〔Coh'wnq 〕Leizvan、dauzyiengz、leizgaeu.

〔Goekgaen 〕Dwg go dauzlingz doenghgo dauzlingzgoh.

〔Yienghceij Daegdiemj 〕Gogaeu geuj doek mbaw，raez ndaej daengz 9 mij，nye iq，gaenqmbaw、baihlaeng mbaw、dipva、dakva、ranzceh caeuq mak cungj miz bwn goemq. Nye hung，saek hau，raen baenz dip；nye iq yiengh loq fueng. Mbaw dog camca did，mbaw mbang lumj ceij，yiengh lumj luenz gyaeq daujdingj roxnaeuz loq luenz，raez 6~17 lizmij，giz byai bingzbwd、loq mboep roxnaeuz dinj iq soem，gizgoek yiengh luenzlu roxnaeuz yiengh aensim feuh，henz bien miz yaz iq bwn oen；gaenqmbaw raez 3~10 lizmij. Gij vahsi comzliengj did youq geh nye mbaw，miz va dansingq 3~6 duj，gaenqva raez 0.9~1.5 lizmij；vabau yiengh lumj gyaeq roxnaeuz yiengh gyaeujcuenq；saek henjmyox，miz heiq rang，cizging 1.8~3.5 lizmij；dakva caeuq dipva cungj miz 3~7 dip，dipva yiengh lumj gyaeq daujding gvangq，raez 1~2 lizmij；dingzlai dwg vaboux；ranzceh yiengh lumj giuz，dingzlai miz simva. Aenmak yiengh lumj gyaeq daengz yiengh lumj giuz，saek henjgeq，raez 4~6 lizmij，miz diemj raiz henjgeq myox iq youh lai，cingzsug seiz soemj van ndaej gwn.

〔Diegmaj Faenbouh 〕Hwnj youq ndaw faex ndaw bya roxnaeuz ndaw faexgvanmuz. Guengjsae cujyau faenbouh youq Cenzcouh、Hingh'anh、Swhyenz、Lungzswng、Sanhgyangh daengj dieg，guek raeuz Sanjsih、Huzbwz、Huznanz、Cezgyangh、Hoznanz、Anhveih、Gyanghsuh、Gyanghsih、Fuzgen、Guengjdoeng daengj sengj hix miz faenbouh.

〔Gij Guhyw Ywcuengh 〕

Giz guhyw Rag、ganj、mbaw、mak.

Singqfeih Van、loq soemj，liengz.

Goeng'yungh Doeng lohlungz、lohhuj，diuz roenhaeux，siu ndatdoeg，cawz cumxdoeg，siu infoeg. Rag caeuq ganj yungh youq dungx raeng，vuengzbiu；rag lij yungh youq hezyazsang，baeznou，laemx doek deng sieng，baeznong；mbaw yungh youq cax sieng，baeznong；mak yungh youq lonyouh gietrin，mak gietrin.

Danyw （1）Hezyazsang：Rag dauzlingz、guzsinghcauj gak 15 gwz，go yaguhcauj 30 gwz，cienq raemx gwn.

（2）Lohnyouh gietrin：Mak dauzlingz、goguzcinghcauj、nywj dabcienz、dawgaeq gak 15 gwz，nywj gimcienz 25 gwz，cienq raemx gwn.

（3）Mak gietrin：Mak dauzlingz 100 gwz，ngvaeh hwzdauz 500 gwz，begdangz 500 gwz，itheij cauj henj，inndumq seiz faen song ngoenz gwn.

335

四画

中国无忧花

【药材名】无忧花。

【别　名】四方木、火焰木。

【来　源】苏木科植物中国无忧花 *Saraca dives* Pierre。

【形态特征】常绿高大乔木，高可达 20 m。树干直立，胸径达 25 cm。偶数羽状复叶，小叶 5~6 对；小叶长椭圆形、卵状披针形和长倒卵形，长 15~35 cm，宽 5~12 cm，先端渐尖。伞房状圆锥花序顶生或腋生；总苞大，阔卵形；苞片卵形、披针形或长圆形；小苞片与苞片同形，但远较苞片小；花黄色，两性或单性；花梗短于萼管；萼裂片 4~6 枚，长圆形；雄蕊 8~10 枚，其中 1~2 枚常退化成钻状。荚果棕褐色，扁平，长 22~30 cm，宽 5~7 cm，果瓣卷曲；种子 5~9 粒。花期 4~5 月，果期 7~10 月。

【生境分布】生于密林或疏林中，常见于河流或溪谷两旁。广西主要分布于百色、靖西、那坡、扶绥、宁明、龙州、凭祥等地，云南省也有分布。

【壮医药用】

药用部位　树皮、叶。

性味　苦、涩，平。

功用　通火路、龙路，解风毒，除湿毒，消肿痛。用于发旺（痹病），林得叮相（跌打损伤）。

附方　（1）发旺（痹病）：无忧花树皮、九节茶各 20 g，研末，调酒敷患处。

（2）林得叮相（跌打损伤）：无忧花树皮、大驳骨各 25 g，研末，调酒敷患处。

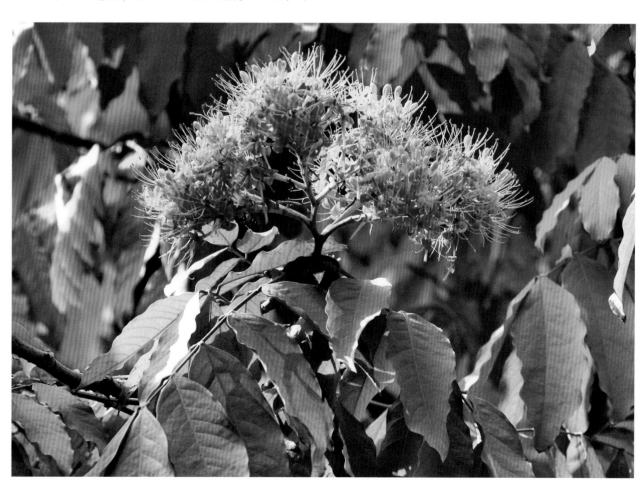

Maexlangmax

【 Cohyw 】 Maexlangmax.

【 Coh'wnq 】 Faexseiqfueng、faexmbawfeiz.

【 Goekgaen 】 Dwg gomaexlangmax doenghgo suhmuzgoh.

【 Yienghceij Daegdiemj 】 Gofaex hungsang ciengz heu，sang ndaej daengz 20 mij. Ganjfaex daengjsoh, giz daengz aek vunzhung gvangq daengz 25 lizmij. Mbaw lumj bwnroeg baenzsueng，mbawlwg miz 5~6 doiq； mbawlwg luenzbomj raez、laj luenzgvangq gwnz gaeb lumj gyaeq caeuq raez lumj gyaeq dauqdingq，raez 15~35 lizmij，gvangq 5~12 lizmij，byai ciemh soem. Foengqva luenzsoem lumj liengj hai maj gwnzdingj roxnaeuz lajeiq；aenbyak hung，luenzgvangq lumj gyaeq；mbawbyak luenz lumj gyaeq、laj gvangq gwnz gaeb caeuq luenzraez；byaklwg caeuq mbawbyak yiengh doxdoengz，hoeng beij mbawbyak iq lai；va saekhenj, vaboux vameh song singq roxnaeuz singq dog；ganjva dinj gvaq guenjiemj；iemj seg miz 4~6 diuz，luenzraez； simva boux 8~10 diuz，ndawde miz 1~2 diuz doiqvaq baenz lumj cuenq. Faekmak saekhenjcoeng，benjbingz, raez 22~30 lizmij，gvangq 5~7 lizmij，limqmak gienjguiz；ceh miz 5~9 naed. 4~5 nyied haiva，7~10 nyied dawzmak.

【 Diegmaj Faenbouh 】 Maj youq ndaw ndoeng faexmaed roxnaeuz ndoeng faexmbang，ciengz raen youq song henz dah roxnaeuz rij. Guengjsae cujyau youq Bwzswz、Cingsih、Nazboh、Fuzsuih、Ningzmingz、 Lungzcouh、Bingzsiengz daengj dieg neix maj miz，guek raeuz Yinznanz sengj caemh maj miz.

【 Gij Guhyw Ywcuengh 】

Giz guhyw　Naengfaex、mbaw.

Singqfeih　Haemz、saep，bingz.

Goeng'yungh　Doeng lohlungz、lohhuj，gaij doegfung，cawz doegcumx，siu foegin. Aeu daeuj yw fatvangh，laemx doek deng sieng.

Danyw　（1）Fatvangh：Naeng maexlangmax、cazgiujcez gak 20 gwz，nuz mienz，aeu laeuj diuz ndei le oep giz bingh.

（2）Laemx doek deng sieng：Naeng maexlangmax、gociepndokhung gak 25 gwz，nuz mienz，aeu laeuj diuz ndei le oep giz bingh.

337

四画

中越鹤顶兰

【药 材 名】中越鹤顶兰。

【别　　名】细茎鹤顶兰、紫花鹤顶兰。

【来　　源】兰科植物中越鹤顶兰 *Phaius tonkinensis*（Aver.）Aver.。

【形态特征】多年生草本，高可达80 cm。假鳞茎直立，圆柱形，具多数节，直径不及3 cm。

叶片椭圆形或倒卵状披针形，长10~30 cm，宽3~9 cm，基部收狭为抱茎的鞘，边缘多少波状；叶鞘互相套叠而形成假茎。花序侧生于茎的中部节上或中部以上的叶腋，长约30 cm；花不甚开放；花萼和花瓣均呈象牙白色；萼片长椭圆形，具5条脉；花瓣披针形或倒披针形，长3.0~3.5 cm；唇瓣密布红褐色斑点，倒卵状三角形，与萼片等长，裂片3枚；侧裂片直立，围抱蕊柱；中裂片近方形或宽倒卵形；唇盘具脊突3条或4条，脊上无毛，脊两侧具稀疏的白色长毛；蕊柱细长，基部两侧密被长毛。花期10月至翌年1月。

【生境分布】生于石灰岩石山山谷、山坡。广西主要分布于龙州、大新、靖西等地。

【壮医药用】

药用部位　假鳞茎。

性味　微辣，温；有小毒。

功用　通气道，祛痰毒，止咳嗽。用于埃病（咳嗽）痰多，陆裂（咳血）。

附方　埃病（咳嗽）痰多：中越鹤顶兰、陈皮、制半夏各6 g，龙脷叶10 g，矮地茶30 g，水煎服。

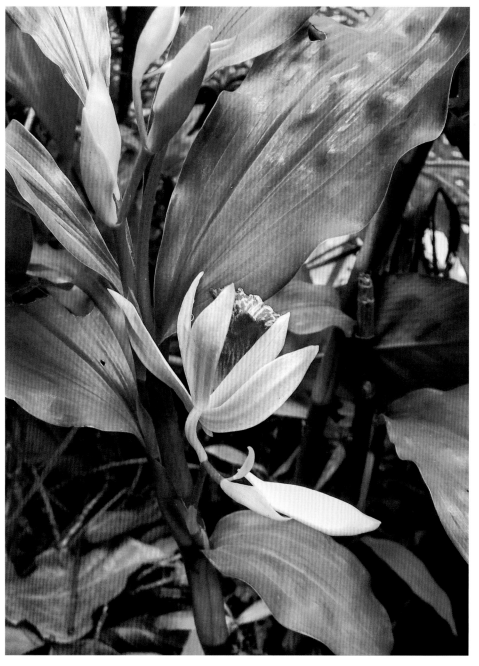

Bwzgizhung

【Cohyw】 Bwzgizhung.

【Coh'wnq】 Bwzgizhung、bwzgizhung vaaeuj.

【Goekgaen】 Dwg gobwzgizhung doenghgo lanzgoh.

【Yienghceij Daegdiemj】 Dwg go'nywj maj lai bi, ndaej sang daengz 80 lizmij. Ganjgyaep gyaj daengj soh, yienghsaeuluenz, miz haujlai hoh, cizging mbouj daengz 3 lizmij. Mbaw yienghbomj roxnaeuz lumj aen'gyaeq dauqdingq yienghlongzcim, raez 10~30 lizmij, gvangq 3~9 lizmij, lajgoek sou geb baenz faek umj ganj, bienmbaw lai noix baenz yiengh raemxlangh; faekmbaw doxdaeb baenz ganjgyaj. Vahsi majvang youq gwnz hoh cungqgyang roxnaeuz goek mbaw duenh cungqgyang baihgwnz, daihgaiq raez 30 lizmij; va mbouj hai geijlai; iemjva caeuq limqva cungj baenz saek heujciengh; mbawiemj yienghbomj raez, miz 5 diuz meg; limqva yienghlongzcim roxnaeuz yienghlongzcim dauqdingq, raez 3.0~3.5 lizmij; limqnaengbak miz diemjraiz saekhenjhoengz, yienghluenz dauqdingq yienghsamgak, caeuq mbawiemj doengz raez, limqveuq 3 diuz; mbawveuq vang daengjsoh, umj dawz saeusimva; mbawveuq gyang ca mbouj lai seiqfueng roxnaeuz yiengh aen'gyaeq gvangq dauqdingq; ndaw mbawva miz limqdoed 3 diuz roxnaeuz 4 diuz, gwnz limq mbouj miz bwn, song henz limq miz bwnraez saekhau cax; saeu simva saeqraez, lajgoek songhenz miz bwnraez deih. 10 nyied daengz bi daihngeih 1 nyied haiva.

【Diegmaj Faenbouh】 Maj youq ndaw lueg gwnz rin、gwnz bo sizveihnganz. Guengjsae cujyau faenbouh youq Lungzcouh、Dasinh、Cingsih daengj dieg.

【Gij Guhyw Ywcuengh】

Giz guhyw　Ganjgyaep gyaj.

Singqfeih　Loq manh, raeuj; miz di doeg.

Goeng'yungh　Doeng roenheiq, cawz myaizdoeg, dingz ae. Yungh daeuj yw baenzae myaiz lai, rueglwed.

Danyw　Baenzae myaiz lai: Bwzgizhung、naengmakgam、buenqyaq cauj gak 6 gwz, mbawlinxlungz 10 gwz, cazdeih 30 gwz, cienq raemx gwn.

339

四画

水牛

【药 材 名】水牛角、水牛黄。

【别　　名】牛、河水牛。

【来　　源】牛科动物水牛 Bubalus bubalis Kerr。

【形态特征】体粗壮肥满。额方，鼻宽，嘴向前伸，角弧形对生，角面多带纹，中空。颈短，腰腹隆凸。四肢强健，有 4 趾，各有蹄，前 2 趾着地，后 2 趾不着地。皮厚无汗腺，毛粗而短，体前部较密，后背及胸腹各部较疏。体色大多灰黑色，偶有黄褐色或白色。

【生境分布】适宜生长于气候温暖、江河多、土地潮湿的地方，饲养。广西各地均有出产，淮河以南其他省区也有出产。

【壮医药用】

药用部位　角，胆囊或胆管、肝管中的结石(水牛黄)，肝脏。

性味　水牛角：苦、咸，寒。水牛黄：苦、甜，凉。

功用　水牛角：调龙路，清热毒，止血。用于巧尹（头痛），口疮（口腔溃疡），货烟妈（咽痛），鹿勒（呕血），楞屙勒（鼻出血），狼风（小儿惊风），夺扼（骨折）。

水牛黄：清热毒，定惊。用于贫痧（感冒），热病发狂，神志昏迷，惊痫抽搐，狼风（小儿惊风），货烟妈（咽痛），口疮（口腔溃疡）。

注　孕妇忌服水牛黄。

附方　（1）贫痧（感冒）：扛板归、透骨草、三叉苦各 30 g，水煎，药液以水牛角刮痧。

（2）口疮（口腔溃疡），货烟妈（咽痛）：水牛黄 0.3 g，含服。

（3）狼风（小儿惊风）：水牛角、僵蚕、地龙各等份，烘干共研末，每次取药粉 1 g 以温开水送服。

（4）风热巧尹（头痛）：水牛角、地龙、防风、丹皮各 10 g，水煎服。

（5）夺扼（骨折）：悬钩子根 30 g，水煎，药液兑入水牛角粉末 5 g 调匀服。

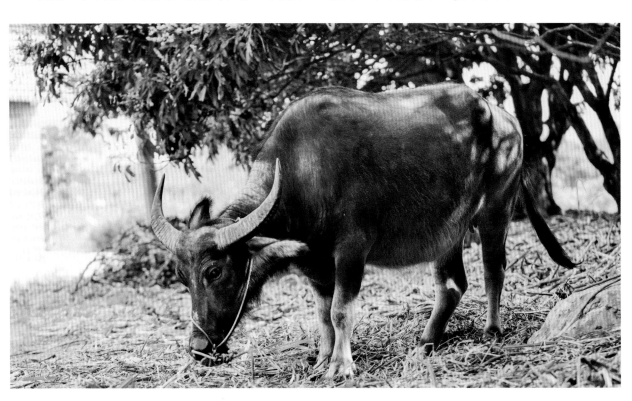

Vaiz

【 Cohyw 】 Gaeuvaiz、suijniuzvangz.

【 Coh'wnq 】 Vaiz、hozsuijniuz.

【 Goekgaen 】 Dwg duz vaiz doenghduz niuzgoh.

【 Yienghceij Daegdiemj 】 Ndang hungloet bizbwd. Najbyak fueng, ndaeng gvangq, bak iet bae naj, gaeu vangungj doiqseng, baihrog gaeu dingzlai daiq riz, cungqgyang hoengq. Hoz dinj, dungx bongz. Seiq ga rengzrwd, miz 4 lwgdin, gak miz vi, 2 lwgdin gonq roengznamh, 2 lwgdin laeng mbouj roengznamh. Naeng na mboujmiz rongzhanh, bwn hung youh dinj, naj ndang lai na, baihlaeng caeuq dungx aek gak giz lai mbang. Saek ndang dingzlai dwg saekmongndaem, mizseiz miz saekhenjgeq roxnaeuz saekhau.

【 Diegmaj Faenbouh 】 Hab maj youq gizdieg heiqhaeuh raeujrub、dah lai、dieg cumx, guengciengx. Guengjsae gak dieg cungj miz, guek raeuz Dahvaizhoz baihnamz gizyawz sengj gih hix miz.

【 Gij Guhyw Ywcuengh 】

Giz baenzyw Gaeu, mbei roxnaeuz guenjmbei、gietrin ndaw guenjdaep（suijniuzvangz）, daep.

Singqfeih Gaeuvaiz：Haemz、hamz, hanz. Suijniuzvangz：Haemz、van, liengz.

Goeng'yungh Gaeuvaiz：Diuz lohlungz, cing ndatdoeg, dingz lwed. Ndaej yw gyaeujin, baknengz, conghhoz in, rueglwed, ndaeng oklwed, hwnjfung, ndokraek.

Suijniuzvangz：Cing ndatdoeg, dingh ging. Ndaej yw baenzsa, ndat bingh fatguengz, moengzloengz ngunh, leklau hwnjgeuq, hwnjfung, conghhoz in, bak linx baenz nengz.

Cawq Mehdaiqndang geih gwn suijniuzvangz.

Danyw （1） Baenzsa：Gangzngwd、byaeknu、samveng gak 30 gwz, cienq raemx, raemxyw aeu gaeuvaiz gvadsa.

（2） Baknengz, conghhoz in：Suijniuzvangz 0.3 gwz, gamzgwn.

（3） Hwnjfung：Gaeuvaiz、nonseigyaengj、duzndwen gak doxdoengz lai, ring rem caez muz baenz mba, moix baez aeu ywmba gwz ndeu aeu raemxrumh soengq gwn.

（4） Fungh ndat gyaeujin：Gaeuvaiz、duzndwen、gofuengzfung、naengmauxdan gak 10 gwz, cienq raemx gwn.

（5） Ndokraek：Rag yenzgouhswj 30 gwz, cienq raemx, raemxyw bungq haeuj mbagaeuvaiz 5 gwz gyaux yinz gwn.

341

四画

水龙

【药 材 名】水龙。

【别 名】过塘蛇、鱼泡菜、假蕹菜。

【来 源】柳叶菜科植物水龙 *Ludwigia adscendens*（L.）Hara。

【形态特征】多年水生匍匐草本。浮水茎的节上常簇生圆柱状或纺锤状白色海绵质贮气的根状浮器，具多数须状根；浮水茎长达 3 m，直立茎高达 60 cm；生于旱生环境的枝上常被柔毛。叶倒卵形或倒卵状披针形，长 3.0~6.5 cm，宽 1.2~2.5 cm；叶柄长 3~15 mm。花单生于上部叶腋；花梗长 2.5~6.5 cm；萼片 5 枚，三角形至三角状披针形，被短柔毛；花瓣乳白色，基部淡黄色，倒卵形，长 8~14 mm；雄蕊 10 枚；花柱下部被毛，柱头 5 裂，子房被毛。蒴果圆柱状，淡褐色，具 10 条纵棱，长 2~3 cm，直径 3~4 mm，果皮开裂；果梗长 2.5~7.0 cm，被长柔毛或无毛。种子淡褐色。花期 5~8 月，果期 8~11 月。

【生境分布】生于水田、浅水塘。广西各地均有分布，福建、江西、湖南、广东、海南、香港、云南等省区也有分布。

【壮医药用】

药用部位　全草。

性味　苦、微甜，寒。

功用　清热毒，利水道，利尿消肿。用于贫痧（感冒），发得（发热），埃病（咳嗽），肉扭（淋证），笨浮（水肿），货烟妈（咽痛），口疮（口腔溃疡），诺嚎尹（牙痛），呗脓（痈肿），白疱疮，渗裆相（烧烫伤），林得叮相（跌打损伤），毒蛇、狂犬咬伤。

附方　（1）贫痧（感冒），发得（发热）：水龙 60 g，生姜、红糖适量，水煎服。

（2）笨浮（水肿）：水龙、葫芦茶各 30 g，石韦 20 g，水煎，饭前服。

（3）狂犬咬伤：水龙 100 g，石油菜、马鞭草各 30 g，水煎服并洗患处。

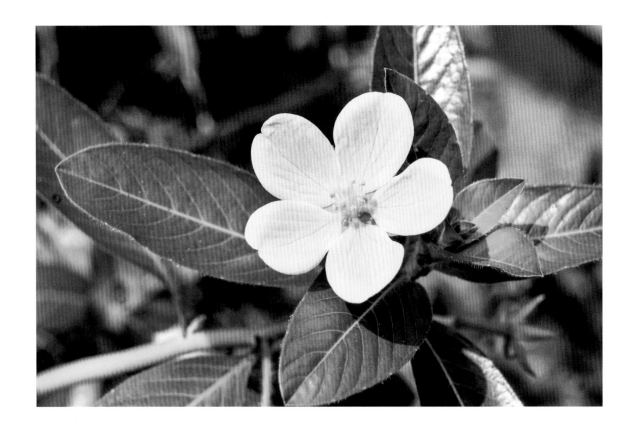

Golungzraemx

【Cohyw】Golungzraemx.

【Coh'wnq】Ngwzgvaqdaemz、byaekbopbya、byaekmbungjgyaj.

【Goekgaen】Dwg golungzraemx doenghgo liujyezcaigoh.

【Yienghceij Daegdiemj】Gorum boemzbemq maj ndaw raemx geij bi. Ganj fouz raemx gwnz hoh dingzlai miz ndaekfouz lumj rag dangq haijmenz hau lumj aen raeuq roxnaeuz luenzsaeu commaj，miz haujlai ragmunh；ganj fouzraemx raez ndaej daengz 3 mij，ganj daengjsoh sang daengz 60 lizmij；maj dieghawq gwnz nyez dingzlai miz bwn'unq. Mbaw lumj gyaeq dauqbyonj roxnaeuz lumj gyaeq dauqbyonj byai menh soem，raez 3.0~6.5 lizmij，gvangq 1.2~2.5 lizmij；gaenqmbaw raez 3~15 hauzmij. Va gag maj baihgwnz eiqmbaw；gaenqva raez 2.5~6.5 lizmij；linxva 5 mbaw，samgak daengz samgak byai menh soem，miz bwn'unq dinj；mbawva haucij，goek henjdamh，lumj gyaeq dauqbyonj，raez 8~14 hauzmij；simva boux 10 diuz；saeuva baihlaj miz bwn，gyaeujsaeu 5 leg，rugva miz bwn. Makceh luenzsaeu，henjgeq，miz 10 diuz gakdaengj，raez 2~3 lizmij，cizging 3~4 hauzmij，naengmak aq；gaenqmak raez 2.5~7.0 lizmij，miz bwn'unq raez roxnaeuz mij bwn. Ceh henjgeqdamh. 5~8 nyied haiva，8~11 nyied dawzmak.

【Diegmaj Faenbouh】Hwnj ndaw naz、ndaw daemz raemx cienj. Guengjsae gak dieg cungj miz，guek raeuz Fuzgwn、Gyanghsih、Huznanz、Guengjdoeng、Haijanz、Yanghgangj、Yinznanz daengj sengj gih neix caemh miz.

【Gij Guhyw Ywcuengh】

Giz guhyw　Daengx go.

Singqfeih　Haemz、Loq van，hanz.

Goeng'yungh　Siu doeghuj，leih roenraemx，leih nyouh siu gawh. Ndaej yw baenzsa，fatndat，hwngqhuj baenzae，nyouhniuj，baenzfouz，conghhoz in，baknengz，heujin，baeznong，bwzbauzcangh，coemh log sieng，laemx doek deng sieng，ngwzdoeg、mavangh haeb sieng.

Danyw　（1）Baenzsa，fatndat：Golungzraemx 60 gwz，gieng ndip、hoengzdangz aenqliengh，cienq raemx gwn.

（2）Baenzfouz：Golungzraemx、huzluzcaz gak 30 gwz，sizveiz 20 gwz，cienq raemx，gwn haeux gonq gwn.

（3）Mavangh haeb sieng：Golungzraemx 100 gwz，byaeksizyouz、maxbiencauj gak 30 gwz，cienq raemx gwn lij swiq mwnqsien.

343

四
画

水芹

【药 材 名】水芹。

【别　　名】水芹菜、野芹菜。

【来　　源】伞形科植物水芹 Oenanthe javanica (Bl.) DC.。

【形态特征】多年生草本，高可达 80 cm。茎基部匍匐，节上生须根，上部直立，中空。基生叶丛生，叶柄长 7~15 cm，基部有叶鞘；叶互生，一回或二回羽状分裂，末回裂片卵形至菱状披针形，长 2~5 cm，宽 1~2 cm，边缘具尖齿或圆锯齿；茎上部叶无柄。复伞形花序顶生，与叶对生，花序梗长 2~16 cm；无总苞；小伞形花序有花 20 余朵；花梗长 2~4 mm；萼齿线状披针形；花瓣白色，倒卵形，长约 1 mm，有一长而内折的小舌片；花柱直立或两侧分开。双悬果椭圆形或筒状长圆形，长 2.5~3.0 mm，宽约 2 mm，熟时黄棕色，果棱显著隆起。花期 6~7 月，果期 8~9 月。

【生境分布】生于低洼湿地或池沼、水沟旁。广西各地均有分布，其他省区也有分布。

【壮医药用】

药用部位　全草。

性味　苦，凉。

功用　调龙路，通气道、水道，清热毒，凉血。用于血压嗓（高血压），埃病（咳嗽），埃病百银（百日咳），流行性脑脊髓膜炎，钵农（肺痈），肉裂（尿血），肉扭（淋证），呗嘻（乳痈），航靠谋（痄腮）。

附方　（1）航靠谋（痄腮）：鲜水芹 15 g，鲜蒲公英 30 g，共捣烂，调茶油适量敷患处。

（2）肉裂（尿血）：水芹、车前草、石韦、白茅根各 15 g，水煎服。

（3）血压嗓（高血压）：水芹、鬼针草、豨莶草各 15 g，水煎服。

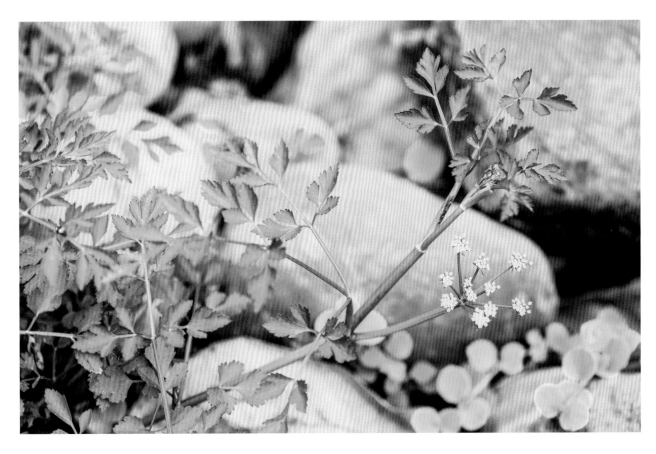

Byaekginzraemx

【 Cohyw 】 Byaekginzraemx.

【 Coh'wnq 】 Ginzciaraemx、 ginzcaicwx.

【 Goekgaen 】 Dwg gobyaekginzraemx doenghgo sanjhingzgoh.

【 Yienghceij Daegdiemj 】 Gorum maj geij bi， sang ndaej daengz 80 lizmij. Ganj laj goek boemzbemq， gwnz hoh miz ragsei， baihgwnz daengjsoh， sim gyoeng. Mbawgoek maj baenz cumh， gaenqmbaw raez 7~15 lizmij， goek miz faekmbaw ; mbaw maj doxcah， it hoiz roxnaeuz song hoiz dangq bwnroeg faenleg， mbawleg hoizlaeng lumj gyaeq daengz lumj gak byai menh soem， raez 2~5 lizmij， gvangq 1~2 lizmij， henzbien miz heujsoem roxnaeuz heujgawq luenz ; mbaw ganj baihgwnz miz gaenq. Gyaeujva lumj liengzjdaeb maj byai， caeuq mbaw maj doxdoiq， gaenq gyaeujva raez 2~16 lizmij ; mij byakmeh ; gyaeujva lumj liengjlwg miz va 20 lai duj ; gaenqva raez 2~4 hauzmij ; heujlinx baenz diuz byai menh soem ; mbawva hau， lumj gyaeq dauqbyonj， daihgaiq raez hauzmij ndeu， miz mbawlinx iq raez cix boeb dauqndaw ; saeuva daengjsoh roxnaeuz song mbieng faenhai. Song mak venj luenzraez roxnaeuz lumj doengz raezluenz， raez 2.5~3.0 hauzmij， daihgaiq gvangq 2 hauzmij， geq le henjgeq， mak limqgak doedhwnj yienhcag. 6~7 nyied haiva， 8~9 nyied dawzmak.

【 Diegmaj Faenbouh 】 Hwnj giz dieg doekgumh wtcumx roxnaeuz daemzdingh、 hamq mieng. Guengjsae gak dieg cungj miz， guek raeuz sengj gih wnq caemh miz.

【 Gij Guhyw Ywcuengh 】

Giz guhyw　 Daengx go.

Singqfeih　 Haemz， liengz.

Goeng'yungh　 Diuz lohlungz， doeng roenheiq、 roenraemx， siu ndatdoeg， liengz lwed. Ndaej yw Hezyazsang， baenzae， baenzae bakngoenz， binghlah naujcizsuizmozyenz， baeznong， nyouhlwed， nyouhniuj， baezcij， hangzgauqmou.

Danyw 　（ 1 ） Hangzgauqmou : Byaekginzraemx ndip 15 gwz， goiethoh ndip 30 gwz， caez dub yungz， gyaux youzcaz aenqliengh oep mwnq bingh.

（ 2 ） Nyouhlwed : Byaekginzraemx、 cehcenzcauj、 fouxdinh、 raghazranz gak 15 gwz， cienq raemx gwn.

（ 3 ） Hezyazsang : Byaekginzraemx、 gogemzgungq、 gohihcenh gak 15 gwz， cienq raemx gwn.

345

四
画

水杉

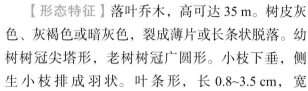

【药材名】水杉叶。

【别　　名】水桫。

【来　　源】杉科植物水杉 *Metasequoia glyptostroboides* Hu et W. C. Cheng。

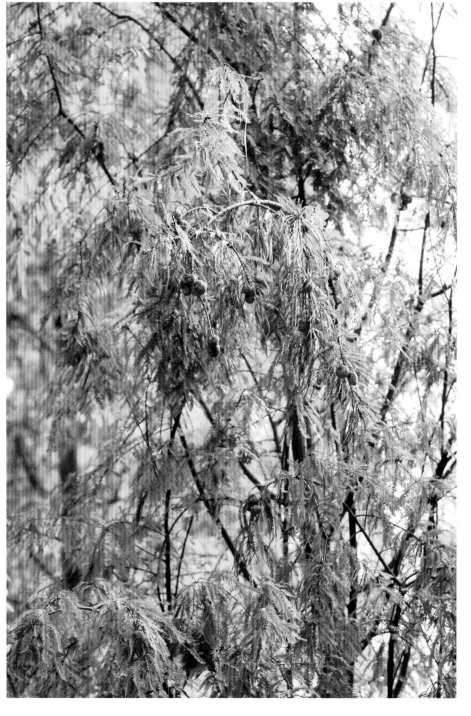

【形态特征】落叶乔木，高可达35 m。树皮灰色、灰褐色或暗灰色，裂成薄片或长条状脱落。幼树树冠尖塔形，老树树冠广圆形。小枝下垂，侧生小枝排成羽状。叶条形，长0.8~3.5 cm，宽1.0~2.5 mm，沿中脉有2条较边带稍宽的淡黄色气孔带，叶在侧生小枝上排成2列，羽状。球果下垂，近四棱柱状球形或矩圆状球形，成熟时深褐色，长1.8~2.5 cm，梗长2~4 cm，其上有交互对生的条形叶；种鳞木质，盾形，11~12对，能育种鳞有5~9粒种子；种子扁平，倒卵形或球形、矩圆形，周围有翅，先端有凹缺。花期2月下旬，果实11月成熟。

【生境分布】栽培。广西各地均有栽培，其他大部分省区均有栽培。

【壮医药用】

药用部位　叶。

功用　清热毒，消肿痛。用于呗脓（痈肿），麦蛮（风疹）。

附方　（1）呗脓（痈肿）：水杉叶20 g，黄蜀葵根皮30 g，共捣烂，加食盐适量调敷患处。

（2）麦蛮（风疹）：水杉叶250 g，水煎洗浴。

Gosaraemx

【 Cohyw 】 Mbawsaraemx.

【 Coh'wnq 】 Saraemx.

【 Goekgaen 】 Dwg gosaraemx doenghgo sahgoh.

【 Yienghceij Daegdiemj 】 Cungj faex sang loenq mbaw de， sang ndaej daengz 35 mij. Gij naeng de saek mong、henjmong roxnaeuz amqmong， seg baenz limq mbang roxnaeuz baenz diuz raez laoenq doek. Gij mbaw faex lwg soem lumj dap， gij mbaw faex geq gvangq luenz. Nye iq duengh doxroengz， doengh nye iq did bangxhenz de baiz lumj bwn roeg. Mbaw baenz diuz， raez 0.8~3.5 lizmij， gvangq 1.0~2.5 haumij， daj meg gyang miz 2 diuz sai heiq henjoiq haemq gvangq gvaq diuz saihenz de， gij mbaw youq doengh nye did henz de baiz baenz 2 coij， lumj bwn roeg. Makgiuz duengh doxroengz， loq lumj aen giuz seiq limq saeu roxnaeuz aen giuz gakcik luenz， cingzsug le saek henjgeq， raez 1.8~2.5 lizmij， ganj raez 2~4 lizmij， dauqgwnz miz gij mbaw baenz diuz doxca maj de ; gij gyaep ceh fatfaex， lumj ndaek dun， 11~12 doiq， gij gyaep ndaej didfat de miz 5~9 naed ceh ; gij ceh bingzbed， lumj gyaeq dauqdingq roxnaeuz lumj giuz、luenz gakcik， seiqhenz miz fwed， mbwnqbyai miz mboep vauq. Ndaw 2 nyied haiva， 11 nyied mak cingzsug.

【 Diegmaj Faenbouh 】 Ndaem aeu. Guengjsae gak dieg cungj ndaem miz， guek raeuz dingzlai sengj gih cungj ndaem miz.

【 Gij Guhyw Ywcuengh 】

Giz guhyw   Mbaw.

Goeng'yungh   Siu ndatdoeg， siu gawhin. Ndaej yw baeznong， funghcimj.

Danyw （1） Baeznong : Mbawsaraemx 20 gwz， naeng rag gofaiqndoeng 30 gwz， itheij dubyungz， gya gyu aenqliengh oep dieg nong.

（2） Funghcimj : Mbawsaraemx 250 gwz， cienq raemx caemx swiq.

347

四画

水茄

【药 材 名】水茄。

【别　　名】一面针、刺茄、鸭卡。

【来　　源】茄科植物水茄 Solanum torvum Sw.。

【形态特征】粗壮直立灌木，高可达 3 m，全株被星状柔毛。茎直立，分枝，粗壮，枝和叶柄散生短刺。单叶互生，叶片卵形至椭圆形，长 6~20 cm，宽 4~13 cm，先端渐尖，基部心形或楔形，全缘或羽状波裂或浅裂；叶柄长 2~4 cm。伞房花序腋外生，花序长约 4 cm；总花梗长 1.0~1.5 cm，花梗长 5~10 mm，花梗和花萼外面被星状毛及腺毛；花白色，长约 1 cm；萼杯状，先端 5 裂；花冠辐射状，白色，5 裂，裂片卵状披针形，外面被星状毛；雄蕊 5 枚；子房 2 室，具多数胚珠。浆果圆球形，黄色，光滑无毛，直径 1.0~1.5 cm；种子盘状。花果期全年。

【生境分布】生于村边、荒坡草地上。广西主要分布于南宁、梧州、岑溪、玉林、田东、那坡、乐业、隆林、天峨、东兰、都安、宁明、龙州等地，台湾、广东、云南等省区也有分布。

【壮医药用】

药用部位　根、叶、全株。

性味　根：辣，温。叶：淡，平。

功用　调龙路、火路，通水道，散瘀止痛。根用于胴尹（胃痛），诺嚎尹（牙痛），京瑟（闭经），笨浮（水肿），发旺（痹病），林得叮相（跌打损伤），腰腿痛；叶用于呗脓（痈肿），呗（无名肿毒）。

附方　（1）腰腿痛：鲜水茄全株、鲜一匹绸各 30 g，鲜扁担藤 20 g，共捣烂，加米醋适量调匀，外敷患处。

（2）京瑟（闭经）：水茄根 15 g，水煎服。

（3）发旺（痹病）：水茄根 15 g，红叶铁树 12 g，水煎服。

（4）呗脓（痈肿），呗（无名肿毒）：鲜水茄叶适量，捣烂外敷患处。

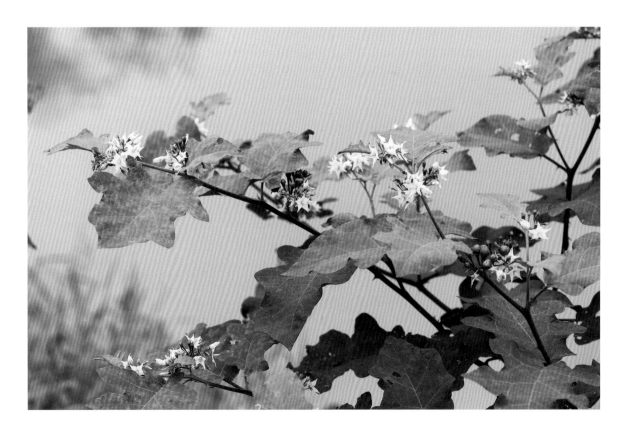

Gwzraemx

【 Cohyw 】 Gwzraemx.

【 Coh'wnq 】 Itmenhcim、gwzoen、gazbit.

【 Goekgaen 】 Dwg gogwzraemx doenghgo gezgoh.

【 Yienghceij Daegdiemj 】 Go faexcaz coloet，sang ndaej daengz 3 mij，daengx go miz bwnyungz lumj ndau. Ganj daengjsoh，dok nye，coloet，nye caeuq gaenqmbaw miz oen dinj sanq. Mbaw dog maj doxcah，mbaw lumj gyaeq daengz luenzraez，raez 6~20 lizmij，gvangq 4~13 lizmij，byai menh soem，goek lumj sim roxnaeuz sot，bien lawx roxnaeuz leg bohlangq lumj bwnroeg roxnaeuz leg feuh；gaenqmbaw raez 2~4 lizmij. Gyaeujva fuengzliengj maj rog eiq，gyaeujva daihgaiq raez 4 lizmij；gaenq gyaeujvalaux raez 1.0~1.5 lizmij，gaenqva raez 5~10 hauzmij，gaenqva caeuq iemjva baihrog miz bwn lumj ndaundeiq caeuq bwnhanh；va hau，raez daihgaiq lizmij ndeu；iemjva lumj boi，byai 5 leg；mauhva baenz sak，saekhau，5 leg，mbawseg lumj gyaeq byai menh some，baihrog miz bwn lumj ndaundeiq；simva boux 5 diuz；rugceh 2 rug，miz haujlaj cawzngqz. Makraemx luenzgiuz，henj，ngaeuz mij bwn，cizging 1.0~1.5 lizmij；ceh lumj bat. Baenz bi haiva dawzmak.

【 Diegmaj Faenbouh 】 Hwnj bangx mbanj、dieg rum ndoifwz. Guengjsae dingzlai hwnj laeng Nanzningz、Vuzcouh、Ginzhih、Yilinz、Denzdungh、Nazboh、Lozyez、Lungzlinz、Denhngoz、Dunghlanz、Duhanh、Ningzmingz、Lungzcouh daengj dieg neix，guek raeuz Daizvanh、Guengjdoeng、Yinznanz daengj sengj gih neix caemh miz.

【 Gij Guhyw Ywcuengh 】

Giz guhyw　Rag、mbaw、daengx go.

Singqfeih　Rag：Manh，raeuj. Mbaw：damh，bingz.

Goeng'yungh　Diuz lohlungz、lohhuj，doeng roenraemx，sanq cwk dingz in. Rag ndaej yw dungx in，heujin，dawzsaeg gaz，baenzfouz，fatvangh，laemx doek deng sieng，hwet ga in；mbaw ndaej yw baeznong，baez.

Danyw（1）Hwet ga in：Gwzraemx ndip daengx go、it bit caeuz ndip gak 30 gwz，gaeufaexhanz ndip 20 gwz，caez dubyungz，gya meiqhaeux habliengh diuz yinz，oep mwnq in.

（2）Dawzsaeg gaz：Rag gwzraemx 15 gwz，cienq raemx gwn.

（3）Fatvangh：Rag gwzraemx 15 gwz，mbaefaexdiethoengz 12 gwz，cienq raemx gwn.

（4）Baeznong，baez：Mbaw gwzraemx ndip habliengh，dub yungz oep giz in.

水松

【药 材 名】水松。

【别　　名】水松柏。

【来　　源】杉科植物水松 Glyptostrobus pensilis (Staunton ex D. Don) K. Koch。

【形态特征】乔木，高可达 10 m。生于湿生环境者，树干基部膨大呈柱槽状，并且有伸出土面或水面的呼吸根；树皮褐色，纵裂成长条片；枝条稀疏。叶多型；鳞形叶较厚或背腹隆起，螺旋状，着生于主枝上；条形叶两侧扁平，薄，常排成 2 列，先端尖，基部渐窄；条状钻形叶两侧扁，背腹隆起，辐射伸展或 3 列状。球果倒卵圆形，长 2.0~2.5 cm，直径 1.3~1.5 cm；种鳞木质，扁平；苞鳞三角状，向外反曲；种子椭圆形，稍扁，褐色。花期 1~2 月，球果秋后成熟。

【生境分布】栽培。广西主要分布于桂林、梧州、合浦、防城港、浦北、陆川、天等、富川等地，广东、福建、江西、四川、云南等省也有分布。

【壮医药用】

药用部位　树皮、叶。

性味　苦，平。

功用　清热毒，调气机，止疼痛，止痒。用于胴尹（胃痛），兵嘿细勒（疝气），发旺（痹病），膀胱结石，肾结石，血压嗓（高血压），呗脓（痈肿），渗裆相（烧烫伤），皮炎。

附方　（1）皮炎：水松叶、九里明、小飞扬各适量，水煎洗患处。

（2）渗裆相（烧烫伤）：菜籽油 200 mL 加热至高温，加入水松树皮、虎杖、紫草各 20 g，炼制药油，放冷，取药油适量涂患处。

（3）发旺（痹病）：水松叶 30 g，石菖蒲、荆芥各 15 g，水煎外洗。

（4）胴尹（胃痛）：水松树皮、姜黄各 15 g，两面针 10 g，水煎服。

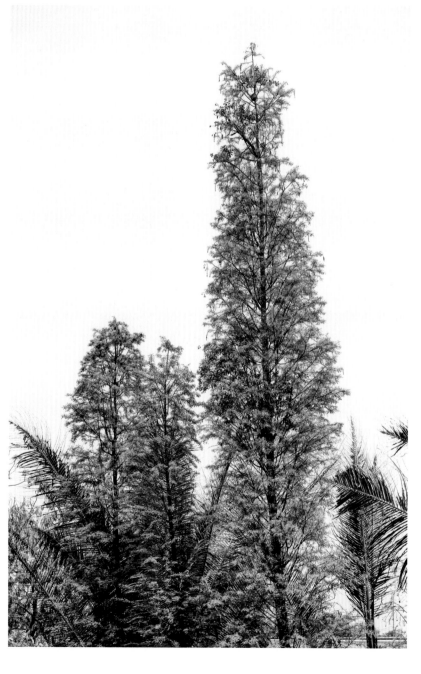

Gocoengzraemx

【Cohyw】 Gocoengzraemx.

【Coh'wnq】 Coengzbekraemx.

【Goekgaen】 Dwg gocoengzraemx doenghgo sahgoh.

【Yienghceij Daegdiemj】 Faex sang， sang ndaej daengz 10 mij. Hwnj youq mwnq cumx de， mwnq goek ganjfaex bongq baenz ruqsaeu， cix miz doengh diuz rag diemheiq de iet ok gwnznamh roxnaeuz gwnzraemx daeuj；saek naengfaex henjgeq， seg daengj baenz diuz baenz benq raez；gij nye mbangbyag. Mbaw lai yiengh；cungj mbaw baenz gyaep de haemq na roxnaeuz laeng dungx doed hwnj， lumj luzsae nei didmaj gwnz nyefaex hung；mbaw baenz diuz de song mbiengj bingzbed， mbang， itbuen baiz baenz 2 coij， byai soem， goek ciemh gaeb；mbaw baenz diuz lumj cuenq de song mbiengj benjbet， laengdungx doed hwnj， yiengq seiqfei ietbae roxnaeuz lumj baiz sam coij. Makgiuz lumj luenzgyaeq dauqdingq， raez 2.0~2.5 lizmij， cizging 1.3~1.5 cm；gij gyaepceh fat faex， bingzbed；gyap bangx baenz samgak， gienj byonj ok rog；gij ceh luenzbomj， loqbenj， saek henjgeq. 1~2 nyied haiva， haeujcou le makgiuz cij cingzsug.

【Diegmaj Faenbouh】 Ndaem aeu. Guengjsae dingzlai ndaem youq Gveilinz、Vuzcouh、Hozbuj、Fangzcwngzgangj、Bujbwz、Luzconh、Denhdwngj、Fuconh daengj dieg， guek raeuz Guengjdoeng、Fuzgen、Gyangsih、Swconh、Yinznanz daengj sengj caemh ndaem miz.

351

【Gij Guhyw Ywcuengh】

Giz guhyw　Naengfaex、mbaw.

Singqfeih　Haemz， bingz.

Goeng'yungh　Siu ndatdoeg， diuz heiqndang， dingz indot， dingz humz. Ndaej yw dungx in， binghhaexsaejlwg， fatvangh， rongznyouh gietrin， mak gietrin， hezyazsang， baeznong， coemh log sieng， binghhnaeng.

Danyw　（1）Binghnaeng：Mbaw coengzraemx、giujlijmingz、siujfeihyangz gak aenqliengh， cienq raemx swiq.

（2）Coemh log sieng：Youz cehbyaek 200 hauzswng gya ndat daengz ndatndat bae， caiq gya naeng coengzraemx、godiengangh、swjcauj gak 20 gwz， ngauzbaenz youzyw， cuengqcaep， aeu youzyw aenqliengh daeuj cat.

（3）Fatvangh：Mbaw coengzraemx 30 gwz， gosipraemx、nyaqrahgaeq gak 15 gwz， cienq raemx swiq.

（4）Dungx in：Naeng coengzraemx、hinghenj gak 15 gwz， gocaenghloj 10 gwz， cienq raemx gwn.

水烛

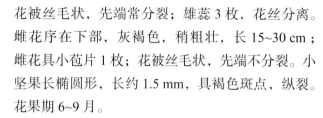

【药 材 名】蒲黄。

【别 名】水蜡烛、香蒲。

【来 源】香蒲科植物水烛 *Typha angustifolia* L.。

【形态特征】多年水生或沼生草本，高可达3 m。匍匐茎横走，白色，生多数须根。地上茎直立，粗壮，高可达 2.5 m。叶片狭长而尖，长 54~120 cm，宽 0.4~1.0 cm，质稍厚；叶鞘抱茎。穗状花序顶生，圆柱形，形似蜡烛。雄花序在上部，黄色，较细瘦；

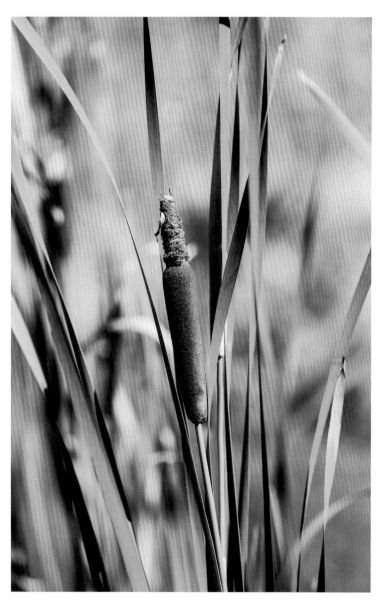

花被丝毛状，先端常分裂；雄蕊 3 枚，花丝分离。雌花序在下部，灰褐色，稍粗壮，长 15~30 cm；雌花具小苞片 1 枚；花被丝毛状，先端不分裂。小坚果长椭圆形，长约 1.5 mm，具褐色斑点，纵裂。花果期 6~9 月。

【生境分布】生于湖泊、河流、池塘浅水、沟渠处。广西主要分布于南宁、博白、桂林、百色等地，黑龙江、吉林、辽宁、内蒙古、河北、山东、河南、陕西、甘肃、新疆、江苏、湖北、云南、台湾等省区也有分布。

【壮医药用】

药用部位 花粉。

性味 甜，平。

功用 生蒲黄：调龙路、火路，通水道，消肿毒。用于京瑟(闭经)，腊胴尹(腹痛)，产呱腊胴尹（产后腹痛），京尹（痛经），林得叮相（跌打损伤），笨浮（水肿），肉扭（淋证），仲嘿唪尹（痔疮），呗奴（瘰疬），呗脓（痈肿）。

蒲黄炭：止血。用于鹿勒（呕血），唉勒（咯血），功能性子宫出血，楞屙勒（鼻出血），屙意勒（便血），外伤出血，兵淋勒（崩漏），隆白呆（带下），舌炎，口疮（口腔溃疡），能啥能累（湿疹）。

附方 （1）产呱腊胴尹（产后腹痛）：生蒲黄（包煎）、五灵脂各 10 g，益母草、赤芍、当归各 15 g，干姜 5 g，川芎、桃仁各 6 g，水煎服。

（2）兵淋勒（崩漏）：蒲黄炭、伏龙肝、辣椒根各 15 g，水煎服。

（3）功能性子宫出血，楞屙勒（鼻出血），屙意勒（便血）：蒲黄炭 6 g，水煎服。

（4）仲嘿唪尹（痔疮），呗奴（瘰疬），呗脓（痈肿）：生蒲黄 10 g，水煎服。

Golabraemx

【Cohyw】Golabraemx.

【Coh'wnq】Golabraemx、cingjfouxnaemq.

【Goekgaen】Dwg golabraemx doenghgo yanghfuzgoh.

【Yienghceij Daegdiemj】Dwg go'nywj maj gwnz raemx roxnaeuz ndaw dingh，sang ndaej daengz 3 mij. Ganj bomzbax byaij vang，saekhau，maj dingzlai ragmumh. Ganj gwnz namh daengj soh，cocat，ndaej sang daengz 2.5 mij. Mbaw gebraez youh soem，raez 54~120 lizmij，gvangq 0.4~1.0 lizmij，mbaw loq na；faekmbaw umj ganj. Vahsi yiengh riengz maj gwnzdingj，yienghsaeuluenz，yiengh lumj diuz lab. Vahsiboux youq baihgwnz，saekhenj，haemq byom；mbawva lumj bwnsei，byaimbaw ciengz veuq；simva boux 3 diuz，seiva doxliz. Vahsimeh youq baihlaj，saekhenjgeq mong，loq cocat，raez 15~30 lizmij；vameh miz diuz limqva iq ndeu；mbawva lumj bwnsei，byaimbaw mbouj veuq. Makgenq iq yienghbomj raez，raez daihgaiq 1.5 hauzmij，miz diemjraiz saekhenjgeq，veuqsoh. 6~9 nyied haiva dawzmak.

【Diegmaj Faenbouh】Maj youq ndaw huz、ndaw dah、giz feuh ndaw daemz、ndaw mieng. Guengjsae cujyau faenbouh youq Nanningz、Bozbwz、Gveilinz、Bwzswz daengj dieg，guek raeuz Hwzlungzgyangh、Gizlinz、Liuzningz、Neimungzguj、Hozbwz、Sanhdungh、Hoznanz、Sanjsih、Ganhsuz、Sinhgyangh、Gyanghsuh、Huzbwz、Yinznanz、Daizvanh daengj sengj gih hix miz faenbouh.

【Gij Guhyw Ywcuengh】

Giz guhyw　Mbava.

Singqfeih　Van，bingz.

Goeng'yungh　Golabraemx ndip：Diuz lohlungz、lohhuj，doeng roenraemx，siu doegfoeg. Yungh daeuj yw dawzsaeg gaz，laj dungx in，canj gvaq laj dungx in，dawzsaeg in，laemx doek deng sieng，baenzfouz，nyouhniuj，baezhangx，baeznou，baeznong.

Daeuh golabraemx：Dingz lwed. Yungh daeuj yw rueglwed，aelwed，goengnaengz baenz rongzva oklwed，ndaeng oklwed，okhaexlwed，rog sieng oklwed，binghloemqlwed，roengzbegdaiq，linxsiengnaeuh，baknengz，naenghumz naenglot.

Danyw　（1）Canj gvaq laj dungx in：Golabraemx ndip（suek cienq）、haexduzmbangq gak 10 gwz，samvengqlueg、gocizsoz、godanghgveih gak 15 gwz，hinggep hawq 5 gwz，ciengoeng、ngveihmakdauz gak 6 gwz，cienq raemx gwn.

（2）Binghloemqlwed：Daeuh golabraemx、namhgik ndaw cauq、rag lwgmanh gak 15 gwz，cienq raemx gwn.

（3）Goengnaengz baenz rongzva oklwed，ndaeng oklwed，okhaexlwed：Daeuh golabraemx 6 gwz，cienq raemx gwn.

（4）Baezhangx，baeznou，baeznong：Golabraemx ndip 10 gwz，cienq raemx gwn.

353

四画

水麻

【药材名】水麻。

【别　　名】红烟、水麻叶。

【来　　源】荨麻科植物水麻 Debregeasia orientalis C. J. Chen。

【形态特征】灌木，高可达 4 m。小枝暗红色，常被白色短柔毛。单叶互生；叶片纸质或薄纸质，长圆状狭披针形或条状披针形，长 5~18 cm，宽 1.0~2.5 cm，边缘具细锯齿或细牙齿，上面常有泡状隆起，疏生短糙毛，钟乳体点状，下面被白色或灰绿色毡毛；基出脉 3 条；叶柄长 3~10 mm，被毛。花雌雄异株，仅生于上一年的生枝与老枝上，二回二歧分枝或二叉分枝，具短梗或无梗；雄花花被下部合生、上部 4 裂，雄蕊 4 枚；雌花几无梗，花被薄膜质，顶端具 4 齿，柱头呈画笔头状。瘦果浆果状，倒卵形，长约 1 mm，鲜时橙黄色；宿存花被肉质，紧密贴生于果体。花期 3~4 月，果期 5~7 月。

【生境分布】生于溪边或林缘。广西主要分布于柳州、德保、那坡、隆林等地，西藏、云南、贵州、四川、甘肃、陕西、湖北、湖南、台湾等省区也有分布。

【壮医药用】

药用部位　根、叶。

性味　辣、微苦，凉。

功用　清热毒，除湿毒。用于屙泻（泄泻），发旺（痹病），呗脓（痈肿）。

附方　（1）屙泻（泄泻）：水麻根 10 g，黑墨菜 15 g，水煎服。

（2）呗脓（痈肿）：鲜水麻叶、鲜辣椒叶、鲜红薯叶各适量，共捣烂敷患处。

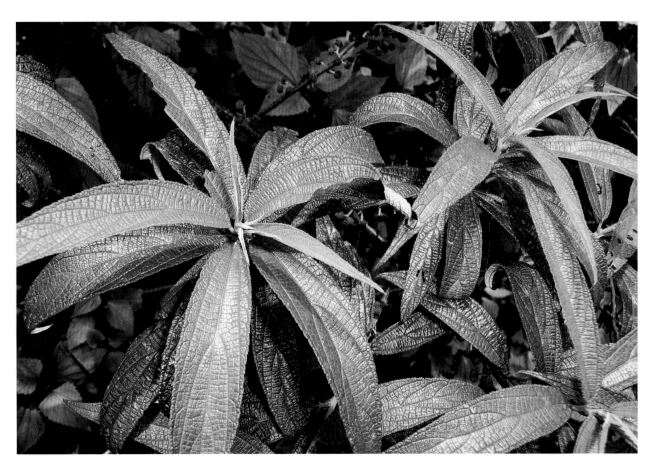

Go'ienhoengz

【Cohyw】Go'ienhoengz.

【Coh'wnq】Gohungzyenh、gosuijmazyez.

【Goekgaen】Dwg go'ienhoengz doenghgo genzmazgoh.

【Yienghceij Daegdiemj】Dwg faexcaz, sang ndaej daengz 4 mij. Nye saeq saekhoengzamq, ciengz miz bwn'unq dinj saekhau. Mbaw dog maj doxca；mbaw lumj ceij roxnaeuz mbang lumj ceij, donh laj luenzgaeb raez byai soem roxnaeuz baenzdiuz byai soem, raez 5~18 lizmij, gvangq 1.0~2.5 lizmij, henzbien miz heujgawq saeq roxnaeuz heuj saeq, mienh gwnz ciengz miz lumj aenbop doed hwnjdaeuj, miz bwnco dinj mbang, miz baenz diemj hau geng lumj rinbya, mienh laj miz bwnna saekhau roxnaeuz saekmongheu；nyinzgoek miz 3 diuz；gaenqmbaw raez 3~10 hauzmij, miz bwn. Vaboux vameh mbouj caemh duj, cij maj youq gwnz nye bigonq ok caeuq nyegeq, song duj faen song nye roxnaeuz song ca faen nye, miz ganj dinj roxnaeuz mbouj miz ganj；duj vaboux baihlaj habmaj, baihgwnz miz 4 limqseg, simboux 4 dug；vameh ca mbouj geijlai mbouj miz ganj, dujva mbang lumj i, byai miz 4 heuj, gyaeujsaeu luenzsoem lumj bitveh. Makhawq lumj makraemx, luenz lumj gyaeq dauqdingq, daihgaiq raez hauzmij ndeu, mwh ndip saekhenjrwg；dujva mbouj loenq nanoh, nemmaj youq aenmak gaenjdwt. 3~4 nyied haiva, 5~7 nyied dawzmak.

【Diegmaj Faenbouh】Maj youq henz rij roxnaeuz henz ndoeng. Guengjsae cujyau youq Liujcouh、Dwzbauj、Nazboh、Lungzlinz daengj dieg neix miz, guek raeuz Sihcang、Yinznanz、Gveicouh、Swconh、Ganhsuz、Sanjsih、Huzbwz、Huznanz、Daizvanh daengj sengj gih caemh miz.

【Gij Guhyw Ywcuengh】

Giz guhyw　Rag、mbaw.

Singqfeih　Manh、loq haemz, liengz.

Goeng'yungh　Siu doegndat, cawz doegcumx. Aeu daeuj yw oksiq, fatvangh, baeznong.

Danyw　（1）Oksiq：Rag go'ienhoengz 10 gwz, gohwzmwz 15 gwz, cienq raemx gwn.

（2）Baeznong：Aeu mbaw go'ienhoengz ndip、mbaw lwgmanh ndip、mbaw byaekmaenz ndip gak habliengh, itheij dub yungz le oep giz bingh.

355

四画

水蓼

【药 材 名】红辣蓼。

【别　　名】水辣蓼、辣蓼。

【来　　源】蓼科植物水蓼 Polygonum hydropiper L.。

【形态特征】一年生草本，高可达 70 cm。鲜草嚼之有辣味。茎直立，多分枝，红褐色，节部膨大。叶披针形，长 4~8 cm，宽 0.5~2.5 cm，顶端渐尖，基部楔形，具缘毛，两面被褐色腺点；托叶鞘筒状，膜质，褐色，具短缘毛。穗状花序顶生或腋生，长 3~8 cm，花疏生，下部间断；苞片漏斗状，具缘毛，每苞片内具花 3~5 朵；花被 5 深裂，淡绿色或淡红色，花被裂片椭圆形，有腺点；雄蕊 6 枚；花柱 2 枚或 3 枚。瘦果卵形，双凸或具 3 棱，表面密被小点，黑褐色，包于宿存花被内。花期 5~9 月，果期 6~10 月。

【生境分布】生于河滩、水沟边、山谷湿地。广西各地均有分布，其他省区也有分布。

【壮医药用】

药用部位　全草。

性味　辣，温；有小毒。

功用　通龙路，调谷道，祛风毒，除湿毒，止血。用于屙意咪（痢疾），屙泻（泄泻），东郎（食滞），功能性子宫出血，能啥能累（湿疹），呗脓（痈肿），发旺（痹病），林得叮相（跌打损伤）。

附方　（1）能啥能累（湿疹）：红辣蓼、蚂蚱刺、千里光、山芝麻各 30 g，一点红 20 g，水煎洗患处。

（2）屙泻（泄泻）：红辣蓼 20 g，桃金娘根 30 g，水煎服。

（3）东郎（食滞）：红辣蓼、葫芦草各 30 g，罗汉果 6 g，水煎代茶饮。

（4）功能性子宫出血：红辣蓼、仙鹤草、水蓼根、益母草、鸡血藤、大血藤各 15 g，水煎服。

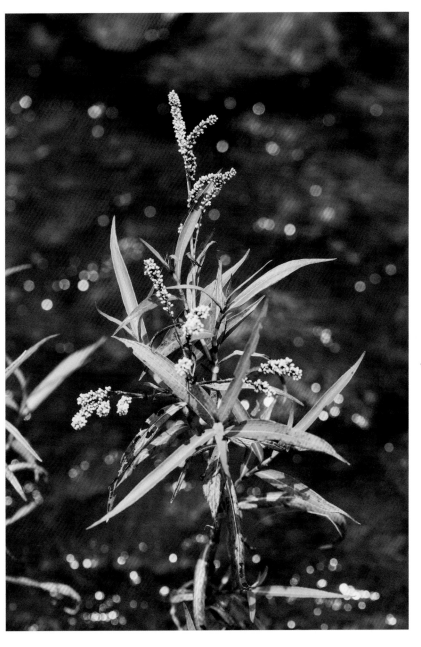

Gofeq

【 Cohyw 】 Gofeq.

【 Coh'wnq 】 Gofeqmanh、feqmanh.

【 Goekgaen 】 Dwg gofeq doenghgo liugoh.

【 Yienghceij Daegdiemj 】 Gorum maj bi ndeu，sang ndaej daengz 70 lizmij. Go ndip geux raen manh. Ganj daengjsoh，faen nyez lai，henjgeqhoengz，hoh bongzhung. Mbaw byai menh soem，raez 4~8 lizmij，gvangq 0.5~2.5 lizmij，byai ciemh soem，goek sot，miz bwnhenz. Gyaeujva baenz rieng majbyai roxnaeuz majeiq，raez 3~8 lizmij，va maj mbang，baihlaj gatduengh；mbawbyak lumj aenlouh，miz bwnhenz，mbawmbaw byak ndaw miz va 3~5 duj；dujva 5 leglaeg，heudamh roxnaeuz hoengzdamh，mbawleg luenzraez，miz diemjraiz；simva boux 6 diuz；saeuva 2 diuz roxnaeuz 3 diuz. Makceh lumj gyaeq，song doed roxnaeuz miz 3 gak，baihrog miz haujlai diemj iq，henjgeqndaem，duk youq ndaw va supswnz. 5~9 nyied haiva，6~10 nyied dawzmak.

【 Diegmaj Faenbouh 】 Hwnj anjsa henz dah、hamq mieng、ndaw lueg dieg cumx. Guengjsae gak dieg cungj miz，guek raeuz gizyawz sengj gih wnq caemh miz.

【 Gij Guhyw Ywcuengh 】

Giz guhyw   Daengx go.

Singqfeih   Manh，raeuj；miz di doeg.

Goeng'yungh   Doeng lohlungz，diuz roenhaeux，siu fungdoeg，cawz caepdoeg，dingz lwed. Ndaej yw okhaexmug，oksiq，dungx raeng，goengnaengz baenz rongzva oklwed，naenghumz naenglot，baeznong，fatvangh，laemx doek deng sieng.

Danyw （1）Naenghumz naenglot：Gofeq、oendaek、gocaenghloj、lwgrazbya gak 30 gwz，goiethoh 20 gwz，cienq raemx swiq mwnq humz.

（2）Oksiq：Gofeq 20 gwz，ragnim 30 gwz，cienq raemx gwn.

（3）Dungx raeng：Gofeq、huzluzcauj gak 30 gwz，lozhanqgoj 6 gwz，cienq raemx guh caz gwn.

（4）Goeng naengz baenz rongzva oklwed：Gofeq、nyacaijmaj、ragfeqraemx、samvengqlueg、gaeuglwedgaeq、gaeunuem gak 15 gwz，cienq raemx gwn.

357

四画

水东哥

【药 材 名】水东哥。

【别　　名】鼻涕果、水枇杷、水自环、米花树。

【来　　源】水东哥科植物水东哥 Saurauria tristyla DC.。

【形态特征】灌木或小乔木，高可达 6 m。小枝被爪甲状鳞片，无毛或被锈色糙毛。叶互生，阔椭圆形或倒卵状长圆形，长 10~28 cm，宽 4~11 cm，顶端短渐尖，侧脉 8~20 对，两面中脉、侧脉具钻状刺毛或爪甲状鳞片，腹面侧脉内具 1~3 行偃状刺毛，叶缘具刺状锯齿或细锯齿；叶柄具钻状刺毛。聚伞式花序，1~4 枚簇生于叶腋或老枝落叶叶腋，被毛和鳞片，分枝处具苞片 2~3 枚，花柄基部具 2 枚近对生小苞片，披针形或卵形；花粉红色或白色，直径 7~16 mm；萼片阔卵形或椭圆形；花瓣卵形，长 8 mm；雄蕊 25~34 枚；子房卵形或球形。果球形，白色、绿色和淡黄色，直径 6~10 mm，味甜可食。花期春季。

【生境分布】生于大山沟谷水边。广西主要分布于南部、西南部地区，广东、海南、云南等省也有分布。

【壮医药用】

药用部位　根、树皮、叶。

性味　微苦、涩，凉。

功用　调气道，清热毒，祛风毒，止痛。用于发得（发热），埃病（咳嗽），诺嚎尹（牙痛），勒爷笃麻（小儿麻疹），渗裆相（烧烫伤）。

附方　（1）发得（发热）：水东哥根、犁头草各 15 g，水煎服。

（2）埃病（咳嗽）：水东哥根、玉叶金花各 15 g，水煎服。

（3）勒爷笃麻（小儿麻疹）：水东哥根 10 g，防风、升麻各 6 g，水煎服。

（4）渗裆相（烧烫伤）：水东哥叶或树皮适量，研粉，调香油外涂患处。

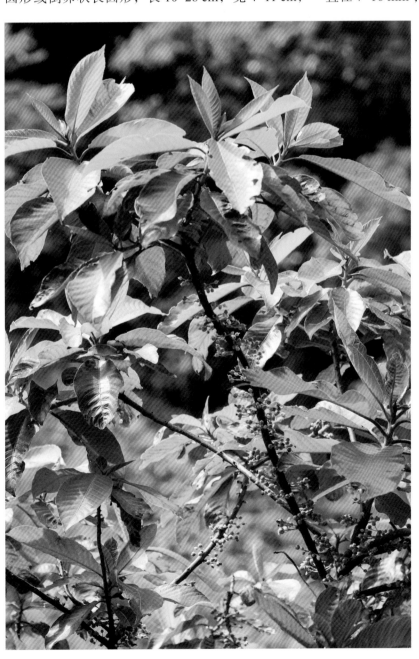

Makmug

【Cohyw】 Makmug.

【Coh'wnq】 Makniu、bizbazraemx、suijswvanz、faexhaeuxsei.

【Goekgaen】 Dwg gomakmug doenghgo suijdunghgohgoh.

【Yienghceij Daegdiemj】 Faexgvanmuz roxnaeuz faexgyauzmuz iq，sang ndaej daengz 6 mij. Nye iq miz dip yiengh lumj gyaep nyauj，mbouj miz bwn roxnaeuz miz bwn co saek diet myaex . Mbaw camca did，yiengh luenz gyaeq gvangq roxnaeuz yiengh luenz gyaeq raez daujdingj，raez 10~28 lizmij，gvangq 4~11 lizmij，gizbyai dinj cugciemh soem，nyinzhenz 8~20 doiq，song mbiengj nyinz henz、nyinz gyang cungj dwg bwn oen lumj fagcuenq roxnaeuz lumj dipgyaep nyaujgyaep，ndaw nyinzhenz najdungx miz 1~3 hangz bwn oen baenz diemj，henz mbaw miz yazgawq oen roxnaeuz yazgawq saeq；gaenqmbaw cungj dwg bwn oen lumj bak cuenq. Gij vahsi yiengh comzliengj baizlied，1~4 duj baenz cup hai youq geh nye mbaw roxnaeuz geh nye mbaw nye geq mbaw loenq，miz bwn caeuq baenz dip lumj gyaep，giz faen nye miz dipbau 2~3 diuz，gaenqva giz goek miz 2 diuz baudip iq doiq did，yiengh lumj longzcim roxnaeuz yiengh luenz gyaeq；vafaenj saek hoengz roxnaeuz saek hau，cizging 7~16 hauzmij；dip dakva yiengh lumj gyaeq gvangq roxnaeuz yiengh luenz gyaeq；dipva yiengh lumj gyaeq，raez 8 hauzmij；vaboux 25~34 diuz；ranzceh yiengh lumj gyaeq roxnaeuz yiengh lumj giuz. Mak yiengh lumj giuz，saek hau、saek heu caeuq saek henjoiq，cizging 6~10 hauzmij，feihdauh van ndaej gwn. Seizcin haiva.

【Diegmaj Faenbouh】 Hwnj youq henz raemx lueg hung. Guengjsae cujyau faenbouh youq baihnanz、baihsihnanz，guek raeuz Guengjdoeng、Haijnamz、Yinznanz daengj sengj hix miz faenbouh.

【Gij Guhyw Ywcuengh】

Giz guhyw　Rag、naengfaex、mbaw.

Singqfeih　Loq haemz、saep、liengz.

Goeng'yungh　Diuz roeneiq，siundatdoeg，cawz rumzdoeg，dingz in. Yungh youq fatndat，baenzae，heujin. lwgnyez dokmaz，coemh log sieng.

Danyw　（1）Fatndat：Rag makmug、gobakcae gak 15gwz，cienq raemx gwn.

（2）Baenz ae：Rag makmug、govabieg gak 15 gwz，cienq raemx gwn.

（3）Lwgnyez dokmaz：Rag makmug 10 gwz，godaihmaz、goswnghmaz gak 6 gwz，cienq raemx gwn.

（4）Coemh log sieng：Mbaw roxnaeuz makmug habliengh，muz baenz mba，diuz youzhom cat baihrog giz in.

四画

水团花

【药 材 名】水杨梅。

【别　　名】水黄凿、青龙珠。

【来　　源】茜草科植物水团花 *Adina pilulifera* (Lam.) Franch. ex Drake。

【形态特征】常绿灌木至小乔木，高可达 5 m。叶对生；叶片纸质，椭圆形至椭圆状披针形，长 4~12 cm，宽 1.5~3.0 cm，顶端短尖至渐尖而钝头，基部钝或楔形，两面无毛或有时下面被稀疏短柔毛；叶柄长 2~6 mm，无毛或被短柔毛。头状花序明显腋生，直径不计花冠 4~6 mm，花序轴单生；总花梗长 3.0~4.5 cm，中部以下有轮生小苞片 5 枚；花萼筒有毛，花萼裂片线状长圆形或匙形；花冠白色，窄漏斗状，花冠筒被微柔毛，花冠裂片卵状长圆形；雄蕊 5 枚；子房 2 室，每室有胚珠多数，花柱伸出，柱头球形或卵圆形。果序直径 8~10 mm；小蒴果楔形，长 2~5 mm；种子长圆形，两端有狭翅。花期 6~7 月。

【生境分布】生于山谷疏林下或旷野路旁、溪边。广西各地均有分布，长江以南其他省区均有分布。

【壮医药用】

药用部位　全株。

性味　苦、涩，凉。

功用　清热毒，除湿毒，杀虫。用于狠风（小儿惊风），埃病（咳嗽），屙意咪（痢疾），黄标（黄疸），隆白呆（带下），诺嚎尹（牙痛），外伤出血，呗脓（痈肿），能啥能累（湿疹），滴虫性阴道炎。

附方　（1）狠风（小儿惊风）：水杨梅 10 g，瘦猪肉 50 g，水煎，食肉喝汤。

（2）呗脓（痈肿）：水杨梅、十大功劳、扛板归各 15 g，水煎服。

（3）滴虫性阴道炎：水杨梅、三姐妹各 15 g，金刚藤 30 g，百部 10 g，蛇床子、黄柏各 6 g，水煎服并洗患处。

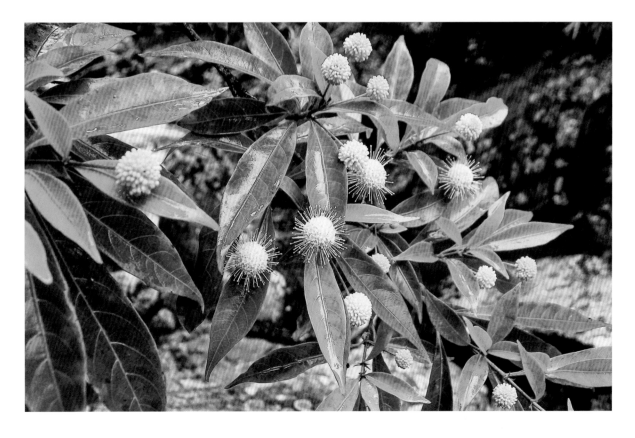

Goseqraemx

【 Cohyw 】 Goseqraemx.

【 Coh'wnq 】 Goseqraemx、gocinghlungzcuh.

【 Goekgaen 】 Dwg goseqraemx doenghgo gencaujgoh.

【 Yienghceij Daegdiemj 】 Dwg gofaexcaz ciengz heu daengz gofaex iq, ndaej sang daengz 5 mij. Mbaw maj doxdoiq；mbaw mbang youh oiq, yienghbomj daengz yienghbomj yienghlongzcim, raez 4~12 lizmij, gvangq 1.5~3.0 lizmij, gwnzdingj soem dinj daengz menhmenh bienq soem caemhcaiq gyaeuj mwt, goekmbaw mwt roxnaeuz yienghseb, song mbiengj mbouj miz bwn roxnaeuz mizseiz baihlaj miz bwn'unq dinj cax；gaenzmbaw raez 2~6 hauzmij, mbouj miz bwn roxnaeuz miz bwn'unq dinj. Vahsi lumj aen'gyaeuj cingcuj maj goekmbaw, cizging mbouj suenq mauhva 4~6 hauzmij, sug vahsi dan maj；gaenqvahung raez 3.0~4.5 lizmij, cungqgyang baihlaj miz 5 mbaw limqva iq doxlwnz maj；doengz iemjva miz bwn, limqveuq iemjva yienghsienq yienghluenzraez roxnaeuz lumj aen beuzgeng；mauhva saekhau, yiengh lumj aenlaeuh geb, doengzmauhva miz bwn loq unq, limqveuq mauhva yiengh lumj aen'gyaeq yienghluenzraez；simva boux 5 diuz；fuengzlwg 2 aen, moix aen miz cawngaz soqgiek lai, saeuva ietok, gyaeujsaeu lumj aen giuz roxnaeuz yiengh luenzgyaeq. Foengqmak cizging 8~10 hauzmij；makdek iq yienghseb, raez 2~5 hauzmij；ceh yienghluenzraez, song gyaeuj miz fwed geb. 6~7 nyied haiva.

【 Diegmaj Faenbouh 】 Maj youq laj ndoeng cax ndaw lueg roxnaeuz baih rog henz roen、henz rij. Guengjsae gak dieg cungj miz faenbouh, guek raeuz Dahcangzgyangh baihnamz gizyawz sengj gih wnq hix miz faenbouh.

【 Gij Guhyw Ywcuengh 】

Giz guhyw　Daengx go.

Singqfeih　Haemz、saep, liengz.

Goeng'yungh　Cing doeghuj, cawz doegcumx, gaj non. Yungh daeuj yw hwnjrumz, baenzae, okhaexmug, vuengzbiu, roengzbegdaiq, heujin, rog sieng oklwed, baeznong, naenghumz naenglot, miz nengz baenz conghced humz.

Danyw （1）Hwnjrumz：Goseqraemx 10 gwz, nohcing 50 gwz, cienq raemx, gwn noh gwn dang.

（2）Baeznong：Goseqraemx、faexgoenglauz、gangzngwd gak 15 gwz, cienq raemx gwn.

（3）Miz nengz baenz conghced humz：Goseqraemx、goriengvaiz gak 15 gwz, gaeuginhgangh 30 gwz, maenzraeulaux 10 gwz, gofaxndaeng、faexvuengzlienz gak 6 gwz, cienq raemx gwn caemhcaiq swiq giz bingh.

361

四画

水红木

【药 材 名】水红木。

【别　　名】大路通、四季青、山女贞、灰包木。

【来　　源】忍冬科植物水红木 *Viburnum cylindricum* Buch. -Ham. ex D. Don。

【形态特征】常绿灌木或小乔木，高可达 6 m。幼枝被微毛，老枝红褐色，无毛，疏生皮孔。单叶对生，叶片椭圆形至长圆形，长 9~16 cm，宽 3~7 cm，粗壮枝上的叶较大，先端渐尖至急渐尖，全缘或中、上部具少数疏齿，上面暗绿色，有蜡状物，轻划之可显白色斑痕，下面疏被红色或黄色微小腺点，近基部两侧具腺体；叶柄长 1.0~3.5 cm，显淡红色。聚伞花序，被微毛或微小腺点；总花梗长 1~6 cm；萼筒具细小腺点；花冠白色或具红晕，钟状，长 4~6 mm，裂片 5 枚，圆卵形。核果卵球形，长约 5 mm，先红后紫黑；核具浅腹沟 1 条和浅背沟 2 条。花期 6~7 月，果期 8~10 月。

【生境分布】生于阳坡、疏林或灌木丛中。广西主要分布于龙胜、资源、灵川、阳朔、金秀、河池、三江、东兰、巴马、凤山、南丹、天峨、凌云、乐业、隆林、那坡、百色等地，甘肃、湖北、湖南、广东、四川、贵州、云南、西藏等省区也有分布。

【壮医药用】

药用部位　树皮、叶、全株。

性味　苦、辣，平。

功用　调火路，生肌，止痒。用于林得叮相（跌打损伤），发旺（痹病），呗脓（痈肿），麦蛮（风疹）。

附方　（1）林得叮相（跌打损伤）：水红木叶 15 g，大叶紫珠、大蓟各 30 g，水煎服。

（2）发旺（痹病）：水红木全株、懒茶叶根各 10 g，饿蚂蝗、九节风各 15 g，水煎服。

（3）麦蛮（风疹）：水红木叶 15 g，大飞扬、大叶桉叶各 10 g，水煎服。

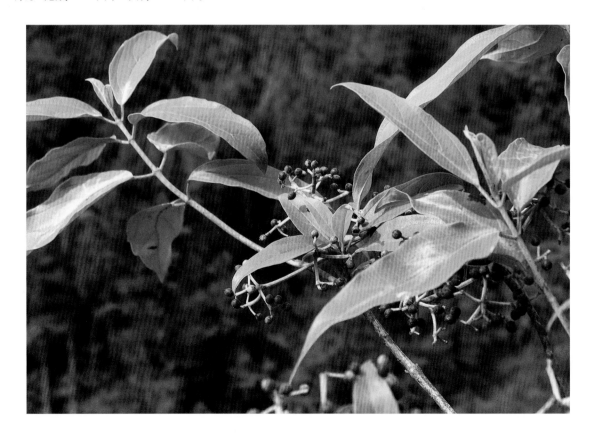

Go'nyodhoengz

【Cohyw】Go'nyodhoengz.

【Coh'wnq】Doengdaihloh、Seiqgeiqheu、Nijcinhbya、Faexbaudaeuh.

【Goekgaen】Dwg go'nyodhoengz doenghgo yinjdunghgoh.

【Yienghceij Daegdiemj】Go faexsang iq roxnaeuz faexcaz seiqseiz heu，sang ndaej daengz 6 mij. Nyeoiq miz di bwn，nyegeq hoengzhenjgeq，mbouj bwn，miz conghnaeng mbang. Mbaw dog majdoiq，mbaw bomj daengz raezluenz，raez 9~16 lizmij，gvangq 3~6 lizmij，mbaw gwnz ganj coloet loq hung，byai ciemh soem daengz gaenj ciemh soem，bien lawx roxnaeuz cungqgyang、baihgwnz miz di heuj mbang，baihgwnz heulaep，miz caengz lab he，menhmenh ved gvaq goj ndaej raen riz raizhau，baihlaj miz diemjraiz iqiq henj roxnaeuz hoengz，gaenh goek song mbiengj miz diemjraiz；gaenqmbaw raez 1~3.5 lizmij，raen saekhoengzoiq. Gyaeujva comzliengj，miz di bwn roxnaeuz miz di diemjraiz iq；gaenqvahung raez 1~6 lizmij；doengziemj miz diemjraiz saeqiq；mauhva hau roxnaeuz miz gvaengxhoengz，lumj cung，raez 4~6 hauzmij，mbawseg 5 mbaw，luenzgyaeq. Makceh luenzgiuz，aiq raez 5 hauzmij，sien hoengz cij aeujndaem；ceh miz miengdungx feuh 1 diuz caeuq miengsaen feuh 2 diuz. 6~7 nyied haiva，8~10 nyied dawzmak.

【Diegmaj Faenbouh】Hwnj gwnz ndoi coh ndit、ndaw faexcaz roxnaeuz ndaw ndoeng faex mbang. Guengjsae dingzlai hwnj laeng Lungzswng、Swhyenz、Lingzconh、Yangzsoz、Ginhsiu、Hozciz、sanhgyangh、Dunghlanz、Bahmaj、Fungsanh、Nanzdanh、Denhngoz、Lingzyinz、Lozyez、Lungzlinz、Nazboh、Bwzswz daengj dieg neix，guek raeuz Ganhsuz、Huzbwz、Huznanz、Guengjdoeng、Swconh、Gveicouh、Yinznanz、Sihcang daengj sengj gih neix caemh miz.

【Gij Guhyw Ywcuengh】

Giz guhyw　Naengfaex、mbaw、daengx go.

Singqfeih　Haemz、manh，bingz.

Goeng'yungh　Diuz lohhuj，maj noh，dingz humz. Ndaej yw laemx doek deng sieng，fatvangh，baeznong，funghcimj.

Danyw　（1）Laemx doek deng sieng：Mbaw go'nyodhoengz 15 gwz，godaihfung、daciz gak 30 gwz，cienq raemx gwn.

（2）Fatvangh：Go'nyodhoengz daengx go、rag roetmabwn gak 10 gwz，nyadaij、goloenaq gak 15 gwz，cienq raemx gwn.

（3）Funghcimj：Mbaw go'nyodhoengz 15 gwz，go'gyak hung、mbaw dayezanh gak 10 gwz，cienq raemx gwn.

363

四画

水忍冬

【药 材 名】水银花。

【别　　名】金银花、银花、双花。

【来　　源】忍冬科植物毛花柱忍冬 *Lonicera dasystyla* Rehd。

【形态特征】藤本，小枝、叶柄和总花梗均密被灰白色微柔毛。老枝茶褐色，幼枝紫红色。叶纸质，卵形或卵状矩圆形，长 2~9 cm，茎下方的叶有时羽状 3~5 中裂，顶端钝或具短的钝凸尖，上面有时具紫晕，下面稍粉红色，壮枝的叶下面被灰白色毡毛；叶柄长 4~13 mm。双花生于小枝梢叶腋，集合成总状花序，芳香；苞片三角形；小苞片圆卵形；萼齿宽三角形或半圆形；花冠白色或淡黄色，长 2.0~3.5 cm，唇形，筒内沿上唇方向密生短柔毛，上唇裂片矩圆状披针形，下唇长条形；雄蕊与花冠几乎等长，花丝基部和花柱均被疏柔毛。果实黑色。花期 3~4 月，果期 8~10 月。

【生境分布】生于水边灌木丛中。广西主要分布于贵港、玉林、横县、南宁、扶绥、宁明、龙州、都安、河池、忻城、柳州、桂林、阳朔等地，广东省也有分布。

【壮医药用】

药用部位　花蕾或初开放的花。

性味　甜，寒。

功用　调龙路、火路，利谷道、水道，清热毒，除湿毒。用于贫痧（感冒），发得（发热）、屙意咪（痢疾），屙泻（泄泻），货烟妈（咽痛），埃病（咳嗽），钵痨（肺结核），奔墨（哮病），火眼（急性结膜炎），兵西弓（阑尾炎），陆裂（咳血），兵淋勒（崩漏），屙意勒（便血），笨浮（水肿），呗嘻（乳痈），呗脓（痈肿）。

附方　（1）发得（发热）：水银花、路边菊各 12 g，败酱草、淡竹叶各 10 g，芦根 15 g，水煎服。

（2）肺热埃病（咳嗽）：水银花、鱼腥草各 12 g，百合 6 g，小飞杨 10 g，水煎服。

（3）货烟妈（咽痛）：水银花、连翘、野甘草各 10 g，水东哥 15 g，水煎服。

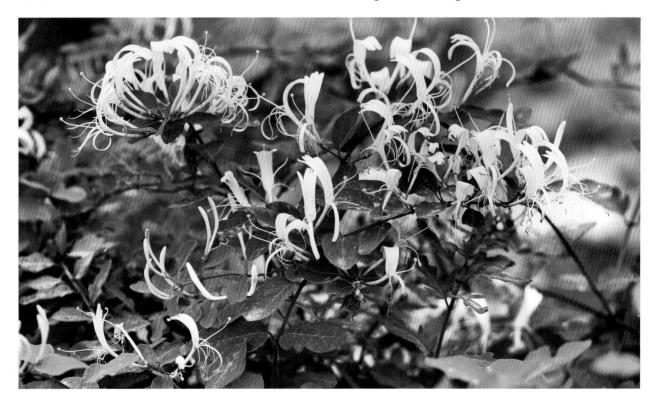

Ngaenzvaraemx

【Cohyw】Ngaenzvaraemx.

【Coh'wnq】Vagimnganz、vangaenz、vasueng.

【Goekgaen】Dwg gongaenzvaraemx doenghgo yinjdunghgoh.

【Yienghceij Daegdiemj】Gogaeu，nye iq、gaenqmbaw caeuq gaenqmbawhung cungj miz haujlai bwn miz di unq haumong. Nyegeq henjgeq，nyeoiq aeujhoengz. Mbaw gyajceij，lumj gyaeq roxnaeuz lumj gyaeq luenzgak，raez 2~9 lizmij，mbaw baihlaj ganj mizmbangj 3~5 leggyang lumj bwnroeg，byai bumx roxnaeuz soemdoed bumx dinj，baihgwnz mizmbangj miz gvaengxaeuj，baihlaj miz di hoengzmaeq，baihlaj mbaw ganjhung miz bwncien haumong；gaenzmbaw raez 4~13 hauzmij. Song va maj eiqmbaw byai nyelwg，comz baenz gyaeujva，homrang；byakva samgak；byakvalwg luenzgyaeq；heujiemjva gvangq samgak roxnaeuz buenqluenz；mauhva hau，roxnaeuz bienq henjdamh，raez 2.0~3.5 lizmij，lumj naengbak，ndaw doengz ciz naengbak gwnz miz haujlai bwn'unq dinj，naengbakgwnz mbawseg luenzgak byai menh soem，naengbaklaj baenz diuz raez；simva boux caeuq mauhva cengmboujgeij doengzraez，seiva laj goek caeuq saeuva cungj miz di bwn'unq. Mak ndaem. 3~4 nyied haiva，8~10 nyied dawzmak.

【Diegmaj Faenbouh】Hwnj ndaw faexcaz henz raemx. Guengjsae dingzlai hwnj laeng Gveigangj、Yilinz、Hwngzyen、Nanzningz、Fuzsuih、Ningzmingz、Lungzcouh、Duh'anh、Hozciz、Yinhcwngz、Liujcouh、Gveilinz、Yangzsoz daengj dieg neix，guek raeuz Guengjdoeng Sengj caemh miz.

【Gij Guhyw Ywcuengh】

Giz guhyw　Valup roxnaeuz va ngamq hai.

Singqfeih　Van，hanz.

Goeng'yungh　Diuz lohlungz、lohhuj，leih roenhaeux、roenraemx，siu ndatdoeg，cawz caepdoeg. Ndaej yw baenzsa，fatndat，okhaexmug，oksiq，conghhoz in，baenzae，bwtlauz，baenzngab，dahuj，binghsaejgungz，rueglwed，binghloemqlwed，okhaexlwed，baenzfouz，baezcij，baeznong.

Danyw　（1）Fatndat：Ngaenzvaraemx、lubenhgiz gak 12 gwz，baicangcauj 10 gwz，dancuzyez 10 gwz，luzgwnh 15 gwz，cienq raemx gwn.

（2）Bwt ndat baenzae：Ngaenzvaraemx、gosinghaux gak 12 gwz，bwzhoz 6 gwz，siujfeihyangz 10 gwz，cienq raemx gwn.

（3）Conghhoz in：Ngaenzvaraemx、golienzgyauz、yejganhcauj gak 10 gwz，suijdunghgoh 15 gwz，cienq raemx gwn.

365

四画

水鬼蕉

【药 材 名】水鬼蕉。

【别　　名】蜘蛛兰、水蕉。

【来　　源】石蒜科植物水鬼蕉 *Hymenocallis littoralis*（Jacq.）Salisb.。

【形态特征】多年生粗壮草本。叶 10~12 片，剑形，长 45~75 cm，宽 2.5~6.0 cm，顶端急尖，基部渐狭；无柄。花茎扁平，高 30~80 cm；佛焰苞状，总苞片长 5~8 cm，基部极阔；花茎顶端生花 3~8 朵，白色；花被筒纤细，长短不等，长者可超过 10 cm，花被裂片线形，通常短于花被筒；杯状体（雄蕊杯）钟形或阔漏斗形，长约 2.5 cm，有齿，花丝分离部分长 3~5 cm；花柱约与雄蕊等长或更长。花期夏末秋初。

【生境分布】栽培。广西部分地区有栽培，福建、广东、云南等省也有栽培。

【壮医药用】

药用部位　鳞茎。

性味　辣，温；有毒。

功用　舒筋络，通龙路，消肿痛。用于发旺（痹病），林得叮相（跌打损伤），呗脓（痈肿），仲嘿喯尹（痔疮）。

注　本品有毒，内服慎用；孕妇禁用。

附方　发旺（痹病），林得叮相（跌打损伤）：鲜水鬼蕉适量，捣烂敷患处。

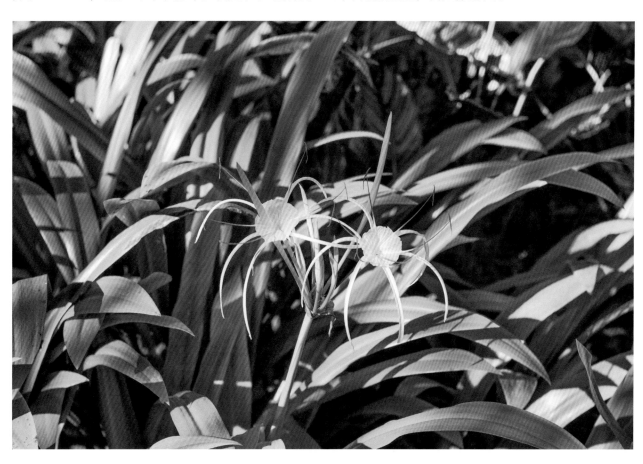

Go'gyoijraemx

【Cohyw】 Go'gyoijraemx.

【Coh'wnq】 Gocihcuhlanz、go'gyoijraemx.

【Goekgaen】 Dwg go'gyoijraemx doenghgo sizsongoh.

【Yienghceij Daegdiemj】 Dwg go'nywj cangqcwt maj lai bi. Mbaw 10~12 mbaw， lumj faggiemq， raez 45~75 lizmij， gvangq 2.5~6.0 lizmij， gwnzdingj fwt soem， goek menhmenh bienq geb ; mbouj miz gaenz. Gaenzva benjbingz， sang 30~80 lizmij ; mbawvalup lumj， lupva feizbaed raez 5~8 lizmij， goek haemq gvangq ; gwnzdingj gaenzva maj va 3~8 duj， saekhau ; doengzmbawva saeqset， raez dinj mbouj doengz， gij raez ndaej mauhgvaq 10 lizmij， mbawva limqveuq lumj sienq， ciengz dinj gvaq doengzmbawva ; doenghgaiq lumj aencenj （aencenj simva boux） lumj aencung roxnaeuz lumj aenlaeuh gvangq， daihgaiq raez 2.5 lizmij， miz heuj， dingz seiva doxliz raez 3~5 lizmij ; saeuva daihgaiq caeuq simva boux doengz raez roxnaeuz engq raez. Daengz seizhah satbyai seizcou codaeuz haiva.

【Diegmaj Faenbouh】 Ndaem aeu. Guengjsae miz dingz deihfueng miz ndaem， guek raeuz Fuzgen、 Guengjdoeng、Yinznanz daengj sengj hix ndaem miz.

【Gij Guhyw Ywcuengh】

Giz guhyw   Ganjgyaep.

Singqfeih   Manh， raeuj ; miz doeg.

Goeng'yungh   Soeng nyinz meg， diuz lohlungz， siu foeg dingz in. Yungh daeuj yw fatvangh， laemx doek deng sieng， baeznong， baezhangx.

Cawq   Cungj yw neix miz doeg， gwn aeu siujsim ; mehdaiqndangq gimq gwn.

Danyw   Fatvangh， laemx doek deng sieng : Go'gyoijraemx ndip dingz ndeu， dub yungz oep giz bingh.

367

四
画

水翁蒲桃

【药 材 名】土槿。

【别　　名】水榕、水榕木、水翁。

【来　　源】桃金娘科植物水翁蒲桃 *Syzygium nervosum* DC.。

【形态特征】常绿大乔木，高可达 15 m。树干多分枝，皮灰褐色。单叶对生；叶片长圆形至椭圆形，长 11~17 cm，宽 4.5~7.0 cm，先端急尖或渐尖，两面多透明腺点；侧脉 9~13 对；叶柄长 1~2 cm。聚伞状圆锥花序生于无叶的老枝上；花无梗，2 朵或 3 朵簇生，绿白色；花蕾卵形，长约 5 mm，宽约 3.5 mm；萼筒钟状，花萼裂片合生成帽状，顶端尖，有腺点；花瓣 4 枚，合生，帽状；雄蕊多数，长 5~8 mm；花柱长 3~5 mm。浆果阔卵圆形，长 1.0~1.2 cm，直径 1.0~1.4 cm，熟时紫黑色。花期 5~6 月。

【生境分布】喜生于水边、河岸。广西主要分布于东南部地区，广东、云南等省也有分布。

【壮医药用】

药用部位　树皮、叶。

性味　苦、涩，凉；有小毒。

功用　调谷道，清热毒，除湿毒，杀虫止痒。树皮用于屙意咪（痢疾），屙泻（泄泻），贫痧（感冒），发得（发热），能啥能累（湿疹），喯冉（疥疮），痂（癣），麦蛮（风疹），渗裆相（烧烫伤）；叶用于呗嘻（乳痈），枪刀伤。

附方　（1）能啥能累（湿疹）：土槿皮 30 g，水煎洗患处。

（2）呗嘻（乳痈）：鲜土槿叶、鲜蒲公英、鲜扶桑花各 15 g，共捣烂敷患处。

（3）屙泻（泄泻）：鲜土槿皮、鲜透骨消各 30 g，大蒜 15 g，共捣烂敷肚脐。

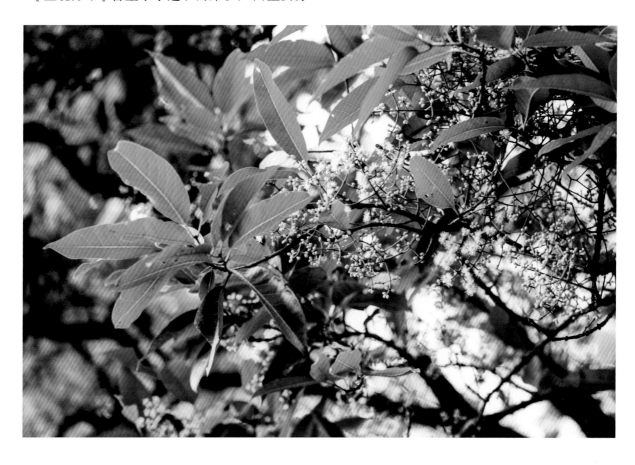

Goraqraemx

【 Cohyw 】 Goraqraemx.

【 Coh'wnq 】 Rungzraemx、faexrungzraemx、suijvungh.

【 Goekgaen 】 Dwg goraqraemx doenghgo dauzginhniengzgoh.

【 Yienghceij Daegdiemj 】 Go faexsang hung ciengz heu，sang ndaej daengz 15 mij. Ganjfaex faen nyez lai，naeng henjgeqmong. Mbaw gag maj doxdoiq；mbaw raezluenz daengz luenzbenj，raez 11~17 lizmij，gvangq 4.5~7.0 lizmij，byai soem gaenj roxnaeuz menh soem，song mbiengj miz diemjhanh saw lai；meghenz 9~13 doiq；gaenqmbaw raez 1~2 lizmij. Gyaeujva luenzsoem comzliengj maj gwnz nyezgeq mij mbaw；va mij gaenq，2 duj roxnaeuz 3 duh comzmaj，hauheu；valup lumj gyaeq，daihgaiq raez 5 hauzmij，daihgaiq gvangq 3.5 hauzmij；doengzlinx lumj cung，linxva mbawleg doxnem baenz mauh，byai soem，miz diemjhanh；mbawva 4 mbaw，doxnem，lumj mauh；simva boux lai diuz，raez 5~8 hauzmij；saeuva 3~5 hauzmij. Makraemx luenz gyaeq gvangq，raez 1.0~1.2 lizmij，cizging 1.0~1.4 lizmij，geq le aeujndaem. 5~6 nyied haiva.

【 Diegmaj Faenbouh 】 Haengj hwnj bangx raemx、hamq dah. Guengjsae dingzlai hwnj laeng baihdoengnamz，guek raeuz Guengjdoeng、Yinznanz daengj sengj neix caemh miz.

【 Gij Guhyw Ywcuengh 】

Giz guhyw　Naengfaex、mbaw.

Singqfeih　Haemz、saep，liengz；miz di doeg.

Goeng'yungh　Diuz roenhaeux，siu doeghuj，cawz doegcumx，gaj non dingz humz. Naengfaex ndaej yw okhaexmug，oksiq，baenzsa，fatndat，naenghumz naenglot，baenznyan，gyak，funghcimj，coemh log sieng；mbaw ndaej yw baezcij，cungq cax sieng.

Danyw　（1）Naenghumz naenglot：Goraqraemx 30 gwz，cienq raemx swiq mwnq humz.

（2）Baezcij：Goraqraemx ndip、goiethoh ndip、govehoengz ndip gak 15 gwz，caez dub yungz oep mwnq baez.

（3）Oksiq：Goraqraemx ndip、go'byaeknok ndip gak 30 gwz，gosuenq 15 gwz，caez dub yungz oep saendw.

369

四画

牛膝

【药 材 名】牛膝。

【别　　名】淮牛漆。

【来　　源】苋科植物牛膝 *Achyranthes bidentata* Blume。

【形态特征】多年生草本，高可达 1.2 m。根圆柱形，丛生，外皮灰褐色，质柔软。茎直立，具棱角或四棱形，分枝对生。叶片椭圆形或椭圆状披针形，长 4.5~12.0 cm，宽 2.0~7.5 cm，顶端尾尖，两面具柔毛；叶柄具柔毛。穗状花序顶生及腋生，长 3~5 cm，花期后反折；花多数，密生；花序轴密被柔毛；苞片宽卵形，具芒；小苞片刺状，基部两侧各有 1 枚卵形膜质小裂片；花被片 5 枚，披针形，长 3~5 mm；雄蕊 5 枚；退化雄蕊舌状，顶端无缘毛，稍有缺刻状细锯齿。胞果矩圆形，黄褐色，长约 2.5 mm；种子矩圆形，黄褐色。花期 7~9 月，果期 9~10 月。

【生境分布】生于山坡林下。广西各地均有分布，国内除东北以外各省区均有分布。

【壮医药用】

药用部位　根。

性味　苦、酸，平。

功用　通龙路、火路，补肝肾，强筋骨，活血通经。用于腰膝酸痛，下肢痿软，发旺（痹病），林得叮相（跌打损伤），扁桃体炎，京瑟（闭经），京尹（痛经），少乳，血压嗓（高血压），诺嚎尹（牙痛），吐血，肉裂（尿血），楞屙勒（鼻出血），小便浑浊，骨鲠喉。

注　孕妇禁用。

附方　（1）腰膝酸痛，下肢痿软：牛膝、熟地黄、六谷米各 20 g，山萸肉、茯苓、红杜仲各 15 g，丹皮、泽兰各 10 g，猪脚 1 个，水炖，加食盐少许调匀，食肉喝汤。

（2）京尹（痛经）：牛膝 12 g，当归藤、益母草各 20 g，血党、香附、川芎各 15 g，鸡血藤 30 g，水煎于经前服。

（3）发旺（痹病）：牛膝 12 g，九节风、麻骨风、鸟不企、九龙藤、当归藤、两面针各 15 g，水煎服。

（4）林得叮相（跌打损伤）：牛膝、白芍各 12 g，当归、川芎、水泽兰、枳壳各 15 g，生地黄、两面针各 20 g，赤芍、红花、血竭各 10 g，共研末，调白酒适量敷患处。

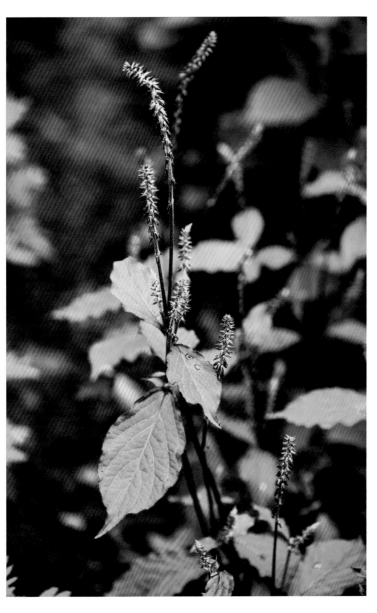

Baihdoh

【Cohyw】Baihdoh.

【Coh'wnq】Vaizniuzcih.

【Goekgaen】Dwg gobaihdoh doenghgo cengoh.

【Yienghceij Daegdiemj】Gorum maj geij bi， sang ndaej daengz 1.2 mij. Rag luenzsaeu， maj baenz cumh， rognaeng henjgeqmong， unq. Ganj daengjsoh， miz limqgak roxnaeuz seiq limqgak， faen nyez maj doxdoiq. Mbaw luenzbenj roxnaeuz luenzbenj byai menh soem， raez 4.5~12.0 lizmij， gvangq 2.0~7.5 lizmij， byai rieng soem. Song mbiengj miz bwn'unq；gaenqmbaw miz bwn'unq. Gyaeujva baenz riengz majbyai roxnaeuz majeiq， raez 3~5 lizmij， haiva le euj doxdauq；va lai， maedmaed；simgyaeujva miz haujlai bwn'unq；byak gvaq gyaeq， miz gaiz；byaklwg lumj oen， goek song henz gag miz 1 mbaw mbawleg mbang lumj gyaeq；mbawva 5 mbaw， byai menh soem， raez 3~5 hauzmij；simva boux 5 diuz， simva boux doiqvaq lumj linx， byai mij bwnhenz， miz di heujgawq saeq veuqgaek. Mak luenzgak， henjgeq， daihgaiq raez 2.5 hauzmij；ceh luenzgak， henjgeq. 7~9 nyied haiva， 9~10 nyied dawzmak.

【Diegmaj Faenbouh】Hwnj gwnz ndoi laj faex. Guengjsae gak dieg cungj miz， guek raeuz cawz baihdoengbaek le sengj gih wnq caemh miz.

【Gij Guhyw Ywcuengh】

Giz guhyw　Rag.

Singqfeih　Haemz、soemj、bingz.

Goeng'yungh　Doeng lohlungz lohhuj， bouj daepmak， genq ndoknyinz， doeng lwed doeng ging. Ndaej yw hwet guengq in， song ga unqnaiq， fatvangh， laemx doek deng sieng， benjdauzdijyenz， dawzsaeg gaz， dawzsaeg in， cij noix， hezyazsang， heujin， rueglwed， nyouhlwed， ndaeng oklwed， nyouh hoemz， ndok gazhoz.

Cawq　Mehmbwk mizndang gimq yungh.

Danyw　（1）Hwet guengq in， song ga unqnaiq：Baihdoh、suzdiq、golwgrou gak 20 gwz， nohsanhyiz、fuzlingz、gaeuseigyau gak 15 gwz， naengmauxdan、caeglamz gak 10 gwz， gamou ndaek ndeu， cienq raemx， dwk gyu aiq noix ndau yinz， gwn noh gwn dang.

（2）Dawzsaeg in：Baihdoh 12 gwz， gaeudanghgveih、yizmujcauj gak 20 gwz， dangjlwed、yanghfuq、conhgungh gak 15 gwz， gaeulwedgaeq 30 gwz， cienq raemx mwh dawzsaeg gonq gwn.

（3）Fatvangh：Baihdoh 12 gwz， giujcezfungh、mazguzfungh、niujbuqcij、giujlungzdwngz、danghgveihdwngz、gocaenghloj gak 15 gwz， cienq raemx gwn.

（4）Laemx doek deng sieng：Baihdoh、bwzsoz gak 12 gwz， danghgveih、conhgungh、caglamz、makdoengjhaemz gak 15 gwz， gocaemcij ndip、gocaenghloj gak 20 gwz， cizsoz、govahoengz、yezgez gak 10 gwz， caez nenj mba， gyaux laeujhau aenqliengh oep mwnqsien.

371

四
画

牛白藤

【药 材 名】牛白藤。

【别　　名】糯饭藤、藤耳草、白藤草、斑痧藤、脓见消、甜茶、凉茶藤。

【来　　源】茜草科植物牛白藤 Hedyotis hedyotidea（DC.）Merr.。

【形态特征】常绿藤状灌木，长可达 5 m，触之有粗糙感。根粗壮，多分枝，厚肉质，有横裂纹。嫩枝四棱形，被粉末状柔毛，老时圆柱形。叶对生；叶片长卵形或卵形，长 4~10 cm，宽2.5~4.0 cm，顶端短尖或短渐尖，基部楔形或钝，边缘全缘，上面粗糙，下面被柔毛；叶柄短。头状花序腋生和顶生，有花 10~20 朵，花序梗长1.5~2.5 cm；花 4 基数；萼筒陀螺形，萼檐裂片线状披针形，外反；花冠白色，管形，花冠裂片披针形，外反；雄蕊二型，内藏或伸出；柱头 2 裂，被毛。蒴果近球形，成熟时开裂为 2 果瓣；种子数粒，具棱。花期 4~7 月。

【生境分布】生于沟谷灌木丛中或丘陵坡地。广西各地均有分布，广东、云南、贵州、福建、台湾等省区也有分布。

【壮医药用】

药用部位　根或全株。

性味　甜、淡，凉。

功用　清热毒，补肺阴，通气道，止咳嗽。用于中暑，贫痧（感冒），发得（发热），埃病（咳嗽），兵西弓（阑尾炎），黄标（黄疸），肉扭（淋证），屙泻（泄泻），呗奴（瘰疬），发旺（痹病），高脂血，仲嘿喯尹（痔疮），呗嘻（乳痈），能啥能累（湿疹），荨麻疹，喯呗郎（带状疱疹），呗脓（痈肿），额哈（毒蛇咬伤）。

附方　（1）黄标（黄疸），肉扭（淋证）：牛白藤、山栀子根、玉叶金花各 15 g，水煎服。

（2）贫痧（感冒），发得（发热）：牛白藤、水杨梅各 12 g，水煎服。

（3）额哈（毒蛇咬伤）：牛白藤、六棱菊各25 g，共捣烂敷伤口周围（露伤口）。

（4）埃病（咳嗽）：牛白藤 25 g，千日红 15 g，水煎服。

（5）荨麻疹：牛白藤适量，水煎洗患处。

（6）发旺（痹病），高脂血证：牛白藤根 30 g，水煎服。

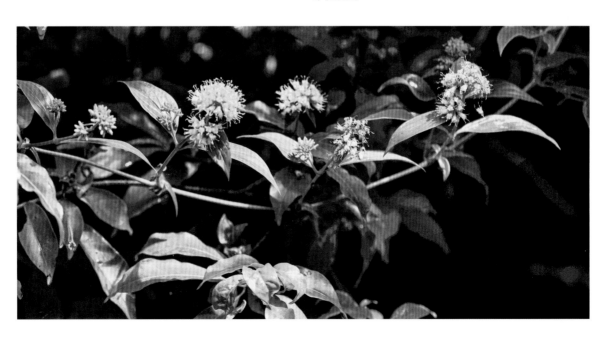

Gaeumoxgauj

【Cohyw】Gaeumoxgauj.

【Coh'wnq】Gaeuhaeuxnaengj、godwngzwjcauj、nywjgaeuhau、gaeubanhsah、gosiunong、gocazvan、gaeuliengzcaz.

【Goekgaen】Dwg gogaeumoxgauj doenghgo gencaujgoh.

【Yienghceij Daegdiemj】Dwg go faexcaz lumj gaeu ciengz heu，raez ndaej daengz 5 mij，mo de cocat. Rag cocwt，faen nye lai，nohna raemx lai，miz raizveuq vang. Nyeoiq yiengh seiqlimq，miz bwn'unq lumj mba，geq le yienghsaeuluenz. Mbaw maj doxdoiq；mbaw yiengh aen'gyaeq raez roxnaeuz lumj aen'gyaeq，raez 4~10 lizmij，gvangq 2.5~4.0 lizmij，gwnzdingj soem dinj roxnaeuz dinj menhmenh bienq soem，goekmbaw yienghseb roxnaeuz mwt，bienmbaw bingzraeuz，baihgwnz cocat，baihlaj miz bwn'unq；gaenzmbaw dinj. Vahsi lumj aen'gyaeuj maj goekmbaw roxnaeuz maj gwnzdingj，miz 10~20 duj va，gaenz vahsi raez 1.5~2.5 lizmij；soqgiek va dwg 4；doengziemj lumj lwggyangq，yiemh'iemj mbawveuq yiengh lumj sienq yienghlongzcim，byonj coh baihrog；mauhva saekhau，lumj diuz guenj，limqveuq mauhva yienghlongzcim，byonj coh baihrog；simva boux yienghmbaw miz song cungj，yo youq baihndaw roxnaeuz iet ok baihrog；gyaeujsaeu veuq guh song，miz bwn. Makhawq ca mbouj lai lumj aen'giuz，cug le veuq baenz 2 limq；geij naed ceh，miz limq. 4~7 nyied haiva.

【Diegmaj Faenbouh】Maj youq ndaw faexcaz ndaw lueg roxnaeuz reihndoi gwnz ndoi. Guengjsae gak dieg cungj miz faenbouh，guek raeuz Guengjdoeng、Yinznanz、Gveicouh、Fuzgen、Daizvanh daengj sengj gih hix miz faenbouh.

【Gij Guhyw Ywcuengh】

Giz guhyw　Rag roxnaeuz daengx go.

Singqfeih　Van、damh，liengz.

Goeng'yungh　Cing doeghuj，bouj bwt yaem，doeng roenheiq，dingz ae. Yungh daeuj yw fatsa，baenzsa，fatndat，baenzae，binghsaejgungz，vuengzbiu，nyouhniuj，oksiq，baeznou，fatvangh，hezcihsang，baezhangx，baezcij，naenghumz naenglot，funghcimj baenz benq，baezngwz，baeznong，ngwz haeb.

Danyw　（1）Vuengzbiu，nyouhniuj：Gaeumoxgauj、rag vuengzgae、gaeubeizhau gak 15 gwz，cienq raemx gwn.

（2）Baenzsa，fatndat：Gaeumoxgauj、goroixbya gak 12 gwz，cienq raemx gwn.

（3）Ngwz haeb：Gaeumoxgauj、gutroeklimq gak 25 gwz，caez dub yungz seiqhenz baksieng（loh ok baksieng）.

（4）Baenzae：Gaeumoxgauj 25 gwz，roemraiqhoengz 15 gwz，cienq raemx gwn.

（5）Funghcimj baenz benq：Gaeumoxgauj dingz ndeu，cienq raemx swiq giz bingh.

（6）Fatvangh，hezcihsang：Rag gaeumoxgauj 30 gwz，cienq raemx gwn.

373

四画

牛皮消

【药　材　名】牛皮消。

【别　　　名】隔山消、黑党参、牛皮冻、耳叶白薇、大肚南蛇、沙参。

【来　　　源】萝藦科植物牛皮消 Cynanchum auriculatum Royle ex Wight。

【形态特征】多年生蔓性半灌木。全株含乳汁。全株被柔毛。宿根块状。茎缠绕，上部多分枝。叶对生；叶片宽卵形至卵状长圆形，长 4~12 cm，宽 4~10 cm，顶端短渐尖，基部心形；叶柄长 3~5 cm。伞房状聚伞花序腋生，着花约 30 朵；花序梗长约 10 cm；花萼近 5 全裂，花萼裂片卵状长圆形；花冠白色，辐状，花冠裂片反折，内面具疏柔毛；副花冠浅杯状，裂片椭圆形；雄蕊 5 枚，花丝连成筒状；柱头圆锥状，顶端 2 裂。蓇葖果双生，披针形，长约 8 cm，直径约 1 cm；种子卵状椭圆形，顶端有一簇白色长毛。花期 6~9 月，果期 7~11 月。

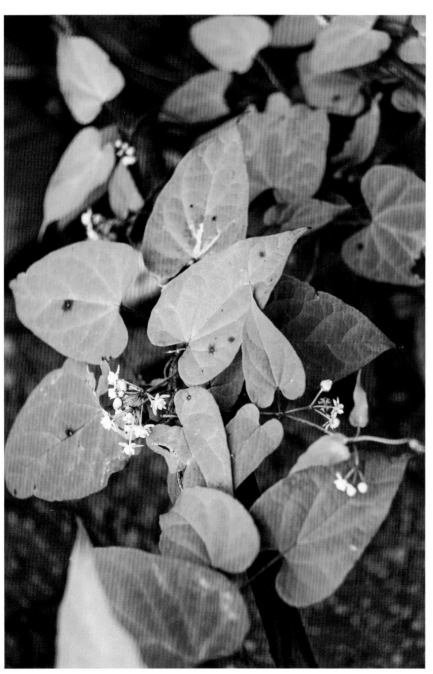

【生境分布】生于山坡林缘及路旁，常缠绕其他植物生长。广西主要分布于柳州、融水、全州、灌阳、龙胜、平乐、凌云、隆林、钟山、富川、罗城、环江、金秀、龙州等地，长江下游地区也有分布。

【壮医药用】

药用部位　根。

性味　甜、微苦，平。

功用　调谷道，催乳。用于东郎（食滞），乳汁不足，角膜白斑，胬肉，子宫颈癌。

附方　（1）乳汁不足：牛皮消、半边莲各 10 g，水煎服。

（2）子宫颈癌：牛皮消、金刚藤、蛇莓、老鼠拉冬瓜各 10 g，水煎服。

Siunaengvaiz

【Cohyw】 Siunaengvaiz.

【Coh'wnq】 Gogwzsanhsiuh、dangjcaemndaem、goniuzbizdung、wjyezbwzveih、gonuemdungx hung、gosacaem.

【Goekgaen】 Dwg gosiunaengvaiz doenghgo lozmozgoh.

【Yienghceij Daegdiemj】 Buenq lumj faexcaz lumj gaeu maj lai bi. Daengx go miz raemxcij. Daengx go miz bwn'unq. Gij rag lw roengz haenx baenz ndaek. Ganj heux bae heux dauq, baihgwnz faen nye lai. Mbaw maj doxdoiq ; mbaw lumj gyaeq gvangq daengz yiengh lumj aen'gyaeq yienghluenzraez, raez 4~12 lizmij, gvangq 4~10 lizmij, gwnzdingj dinj menhmenh bienq soem, goekmbaw yiengh aensim ; gaenzmbaw raez 3~5 lizmij. Vahsi comzliengj lumj aenliengj maj laj goekmbaw, daihgaiq miz 30 duj va ; gaenz vahsi daihgaiq raez 10 lizmij ; iemjva ca mbouj lai dwg 5 veuq caez, iemjva mbawveuq yiengh lumj aen'gyaeq yienghluenzraez ; mauhva saekhau, lumj naqloek, limqveuq mauhva baeb doxdauq, mbiengj baihndaw miz bwn'unq cax ; mauhva daihngeih lumj aen cenj feuh, mbawveuq yiengh bomj ; simva boux 5 diuz, seiva doxlienz lumj aendoengz ; gyaeujsaeu yienghluenzsoem, gwnzdingj veuq guh song. Makroxveuq maj songseng, yienghlongzcim, daihgaiq raez 8 lizmij, cizging daihgaiq lizmij ndeu ; ceh lumj aen'gyaeq yienghbomj, gwnzdingj miz nyumq bwnraez saekhau ndeu. 6~9 nyied haiva, 7~11 nyied dawzmak.

【Diegmaj Faenbouh】 Maj youq henz ndoeng gwnz bo caeuq henz roen, ciengz heux maj youq doenghgo wnq. Guengjsae cujyau faenbouh youq Liujcouh、Yungzsuij、Cenzcouh、Gvanyangz、Lungzswng、Bingzloz、Lingzyinz、Lungzlinz、Cunghsanh、Fuconh、Lozcwngz、Vanzgyangh、Ginhsiu、Lungzcouh daengj dieg, guek raeuz doengh dieg Dahcangzgyangh duenhdah baihlaj hix miz faenbouh.

【Gij Guhyw Ywcuengh】

Giz guhyw　Rag.

Singqfeih　Van、loq haemz, bingz.

Goeng'yungh　Diuz roenhaeux, coi cij. Yungh daeuj yw dungx raeng, raemxcij mbouj gaeuq, mueghau, swjgunghgingj baenzbaez.

Danyw　（1）Raemxcij mbouj gaeuq : Siunaengvaiz、gobyaeknda gak 10 gwz, cienq raemx gwn.

（2）Swjgunghgingj baenzbaez : Siunaengvaiz、gaeuginhgangh、gohaungoux、gvenou gak 10 gwz, cienq raemx gwn.

375

四画

牛耳朵

【药 材 名】牛耳朵。

【别　　名】岩白菜、石虎耳。

【来　　源】苦苣苔科植物牛耳朵 *Chirita eburnea* Hance。

【形态特征】多年生草本。叶两面、叶柄、花序梗、花梗、苞片、花萼和花冠两面、雄蕊、子房及花柱下部、果均被毛。根状茎粗。叶均基生，肉质，叶片卵形或狭卵形，长 3.5~17.0 cm，宽 2.0~9.5 cm，顶端微尖或钝，基部渐狭或宽楔形；叶柄扁，长 1~8 cm，宽达 1 cm。花葶 2~4 条，高 17~30 cm，顶端聚伞花序有 2~13 朵花；苞片 2 枚，对生，宽卵形；花梗长约 2 cm；花萼 5 裂达基部，裂片狭披针形；花冠圆柱形，紫色、淡紫色或白色，喉部黄色，长 3.0~4.5 cm，先端略呈二唇形，上唇 2 裂，下唇 3 裂，管内有毛 2 列；发育雄蕊和退化雄蕊各 2 枚；花盘杯状，柱头 2 裂。蒴果条形，长 4~6 cm。花期 4~7 月。

【生境分布】生于丘陵、山地溪边或林中石上。广西主要分布于宾阳、柳州、鹿寨、桂林、阳朔、全州、兴安、平乐、贵港、南丹等地，广东、贵州、湖南、四川、湖北等省也有分布。

【壮医药用】

药用部位　根茎、叶、全草。

性味　甜，平。

功用　补虚，通气道，止咳，调龙路，止血。用于钵痨（肺结核），埃病（咳嗽），兵淋勒（崩漏），阴痒，外伤出血。

附方　（1）钵痨（肺结核）：牛耳朵根茎、三白草、黄花倒水莲各 15 g，土牛膝 10 g，不出林 30 g，射干 10 g，水煎服。

（2）兵淋勒（崩漏）：牛耳朵叶 20 g，侧柏叶 12 g，辣椒根 10 g，水煎服。

（3）阴痒：牛耳朵叶、艾叶各 30 g，苦参 15 g，水煎洗患处。

（4）埃病（咳嗽）：牛耳朵根茎、车前草各 30 g，水煎服。

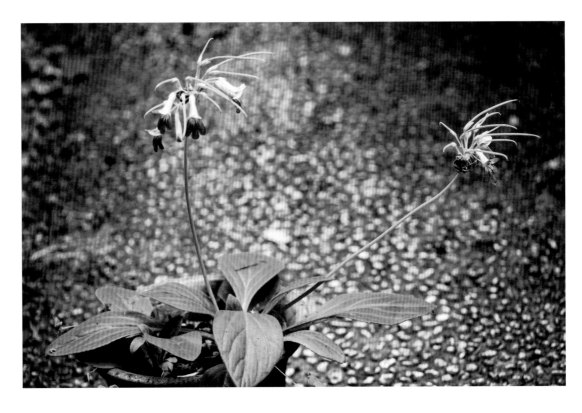

Gorokmeuz

【Cohyw】 Gorokmeuz.

【Coh'wnq】 Gobwznganzcai、gorokmeuz.

【Goekgaen】 Dwg gorokmeuz doenghgo gujgidaizgoh.

【Yienghceij Daegdiemj】 Dwg Go'nywj maj lai bi. Song mbiengj gaenzmbaw、gaenzvahsi、gaenzva、limqva、iemjva caeuq song mbiengj mauhva、simva boux、fuengzlwg caeuq baihlaj saeuva、mak cungj miz bwn. Ganj lumj rag co. Mbaw cungj maj lajgoek、nohna raemx lai、mbaw yiengh lumj aen'gyaeq roxnaeuz yiengh aen'gyaeq geb、raez 3.5~17.0 lizmij、gvangq 2.0~9.5 lizmij、gwnzdingj loq soem roxnaeuz mwt、goek menhmenh bienq geb roxnaeuz yienghseb gvangq；gaenzmbaw benj、raez 1~8 lizmij、gvangq daengz 1 lizmij. Gaenzva 2~4 diuz、sang 17~30 lizmij、vahsi comzliengj gwnzdingj miz 2~13 duj va；limqva 2 diuz、maj doxdoiq、lumj gyaeq gvangq；gaenqva daihgaiq raez 2 lizmij；iemjva 5 limq daengz lajgoek、mbawveuq yienghlongzcim geb；mauhva yienghsaeuluenz、saekaeuj、saekaeuj mong roxnaeuz saekhau、giz hoz saekhenj、raez 3.0~4.5 lizmij、byaimbaw loq baenz yiengh song naengbak、naengbak gwnz veuq guh song、naengbak laj veuq guh sam、ndaw guenj miz 2 baiz bwn；simva boux dokmaj caeuq simva boux doiqvaq gak 2 diuz；buenzva lumj aencenj、gyaeujsaeu veuq guh song. Makdek baenz diuz、raez 4~6 lizmij. 4~7 nyied haiva.

【Diegmaj Faenbouh】 Maj youq gwnz ndoi、henz rij diegndoi roxnaeuz gwnz rin ndaw ndoeng. Guengjsae cujyau faenbouh youq Binhyangz、Liujcouh、Luzcai、Gveilinz、Yangzsoz、Cenzcouh、Hingh'anh、Bingzloz、Gveigangj、Nanzdanh daengj dieg、guek raeuz Guengjdoeng、Gveicouh、Huznanz、Swconh、Huzbwz daengj sengj hix miz faenbouh.

【Gij Guhyw Ywcuengh】

Giz guhyw　Ganjrag、mbaw、Daengx go.

Singqfeih　Van、bingz.

Goeng'yungh　Bouj haw、doeng roenheiq、dingz ae、diuz lohlungz、dingz lwed. Yungh daeuj yw bwtlauz、baenzae、binghloemqlwed、yaxyaem humz、rog sieng oklwed.

Danyw （1）Bwtlauz：Rag ganj gorokmeuz、govuengzngoh、swnjgyaeujhen gak 15 gwz、vaetdauq 10 gwz、cazdeih 30 gwz、goriengbyaleix 10 gwz、cienq raemx gwn.

（2）Binghloemqlwed：Mbaw gorokmeuz 20 gwz、mbawbegbenj 12 gwz、rag lwgmanh 10 gwz、cienq raemx gwn.

（3）Yaxyaem humz：Mbaw gorokmeuz、mbawngaih gak 30 gwz、caemhgumh 15 gwz、cienq raemx swiq giz bingh.

（4）Baenzae：Rag ganj gorokmeuz、gomaxdaez gak 30 gwz、cienq raemx gwn.

377

四画

牛耳枫

【药材名】牛耳枫。

【别　　名】牛耳树、猪肚木、土鸦胆子、假鸦胆子、南岭虎皮楠。

【来　　源】虎皮楠科植物牛耳枫 *Daphniphyllum calycinum* Benth.。

【形态特征】常绿灌木，高可达 4 m。小枝具稀疏皮孔。单叶互生；叶片阔椭圆形或倒卵形，长 12~16 cm，宽 4~9 cm，先端钝或圆形并具短尖头，叶下面被白粉并具细小乳突体；侧脉清晰，8~11 对；叶柄长 4~8 cm。总状花序腋生，长 2~3 cm；雄花花萼盘状，3（4）浅裂，雄蕊 9~10 枚；雌花萼片 3 枚或 4 枚，柱头 2 枚。果序长 4~5 cm，密集排列；果卵圆形，长约 7 mm，被白粉，具小疣状突起，基部具宿萼。花期 4~6 月，果期 8~11 月。

【生境分布】生于丘陵或山地疏林及灌木丛中。广西主要分布于东南部、南部、东北部各地，广东、海南、香港、福建、江西等省区也有分布。

【壮医药用】

药用部位　根、叶或全株。

性味　苦、涩、凉；有毒。

功用　调龙路、火路，祛风毒，除寒毒，解蛇毒，消肿痛。外用于发旺（痹病），林得叮相（跌打损伤），呗脓（痈肿），额哈（毒蛇咬伤），渗裆相（烧烫伤）。

注　本品有毒，忌内服；孕妇禁用。

附方　（1）呗脓（痈肿）：鲜牛耳枫叶适量，水煎洗患处，并用其鲜叶捣烂敷患处。

（2）额哈（毒蛇咬伤），渗裆相（烧烫伤）：牛耳枫根和叶适量，水煎洗患处；另用鲜牛耳枫根和叶适量，捣烂敷患处（蛇咬伤敷伤口周围）。

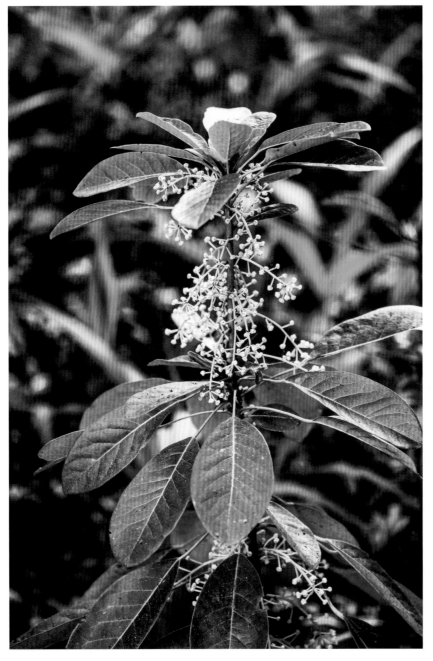

Maexcihmbe

【 Cohyw 】 Maexcihmbe.

【 Coh'wnq 】 Faexrwzvaiz、godungxmou、godungxmoudoj、godungxmougyaj、nanzlingjhujbiznanz.

【 Goekgaen 】 Dwg gomaexcihmbe doenghgo hujbiznanzgoh.

【 Yienghceij Daegdiemj 】 Faexcaz seiqseiz heu，sang ndaej daengz 4 mij. Nye iq miz congh naeng mbangbyag. Mbaw dog maj doxcah；mbaw mwnzgyaeq gvangq roxnaeuz yienghgyaeq dingjbyonj，raez 12~16 lizmij，gvangq 4~9 lizmij，byai bumj roxnaeuz luenz lij miz gyaeujsoem dinj，mbaw baihlaj hwnj faenjhau lij miz baenzduq baenzduq iq doed okdaeuj；meg henz yienhcakcak，8~11 doiq；gaenzmbaw raez 4~8. Gyaeujva baenzroix maj eiq，raez 2~3 lizmij；iemj vaboux lumj bwnz，3（4）seg dinj，simva boux 9~10 diuz；iemj vameh 3 limq roxnaeuz 4 limq，gyaeujaeu 2 diuz. Baenzfoengqmak raez 4~5 lizmij，baiz dwk yaedyubyub；mak lumj gyaeqluenz，aiq raez 7 hauzmij，gyum faenjhau，miz lumj rengq iq doed hwnjdaeuj，gizgoek miz iemjgaeuq. 4~6 nyied haiva，8~11 dawzmak.

【 Diegmaj Faenbouh 】 Maj youq ndoilueg roxnaeuz diegbya ndoeng mbang caeuq ndawcumh faexcaz. Guengjsae dingzlai hwnjlaeng baihdoengnamz、baihmam、baihdoengbaek gak dieg，guek raeuz Guengjdoeng、Haijnanz、Yanghgangj、Fuzgen、Gyanghsih daengj sengj gih caemh hwnj miz.

【 Gij Guhyw Ywcuengh 】

Giz guhyw　Rag、mbaw roxnaeuz daengx go.

Singqfeih　Haemz、saep、liengz；miz doeg.

Goeng'yungh　Diuz lohlungz、lohhuj，cawz rumzdoeg，cawz nitdoeg，gaij ngwzdoeg，siu foegin. Rog yungh youq fatvangh，laemx doek deng sieng，baeznong，ngwz haeb，coemh log sieng.

Cawq　Cungj yw neix miz doeg，geih gwn；mehdaiqndang gimq yungh.

Danyw　（1）Baeznong：Mbaw maexcihmbe ndip habliengh，cienq raemx swiq giz in，lij aeu mbaw ndip dub yungz oep giz in.

（2）Ngwz haeb，coemh log sieng：Rag caeuq mbaw maexcihmbe aenqliengh，cienq raemx swiq giz in；linghvaih aeu rag caeuq mbaw maexcihmbe ndip aenqliengh，dub yungz oep giz in（ngwz haeb oep henz baksieng.）

379

四画

牛角瓜

【药 材 名】牛角瓜。

【别　　名】越南枇杷、哮喘树。

【来　　源】萝藦科植物牛角瓜 *Calotropis gi-gantea*（L.）W. T. Ation。

【形态特征】直立灌木，高可达 5 m，全株具乳汁，幼枝、嫩叶两面、花序梗、花梗、果实均被茸毛或柔毛。茎粗壮，多分枝。叶对生，倒卵状长圆形或椭圆状长圆形，长 8~20 cm，宽 3.5~9.5 cm，顶端急尖，叶柄极短，有时叶基部抱茎。聚伞花序伞状腋生和顶生；花梗长 2.0~2.5 cm；花萼 5 裂；花冠紫蓝色，直径 3~4 cm，深 5 裂，裂片卵圆形，向外反卷；副花冠裂片短于合蕊柱。蓇葖果单生，披针形，顶端尖，长 7~9 cm，熟后开裂；种子多数，顶端具白色绢质种毛。花果期几乎为全年。

【生境分布】生于向阳山坡、旷野地及海边，也有栽培。广西主要分布于宁明、龙州等地，云南、四川、广东等省也有分布。

【壮医药用】

药用部位　茎皮、叶。

性味　微苦、涩，平；有毒。

功用　茎皮：用于痂（癣），呗脓（痈肿）。

叶：调气道，化痰毒，止咳喘。用于比耐来（咳痰），埃病（咳嗽），奔墨（哮病）。

注　本品有毒，不宜多服、久服；孕妇禁服。

附方　（1）比耐来（咳痰）：牛角瓜叶 3 g，石斛 10 g，水煎服。

（2）奔墨（哮病）：鲜牛角瓜叶 20 g，水煎服。

（3）痂（癣）：牛角瓜茎皮 3 g，马缨丹 12 g，水煎服。

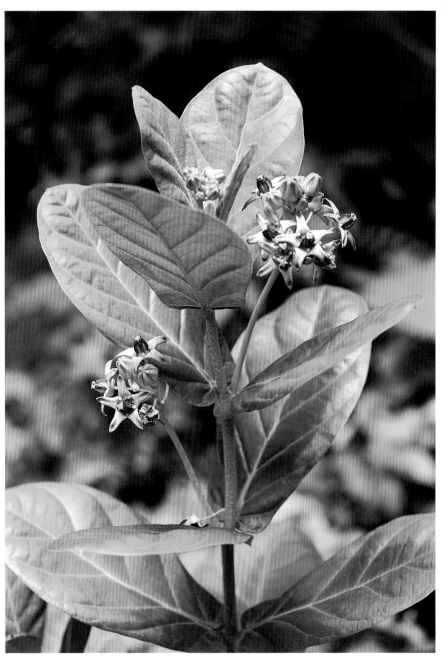

Ywhaebgyawh

【 Cohyw 】Ywhaebgyawh.

【 Coh'wnq 】Yeznamz bizbaz、Faexaengab.

【 Goekgaen 】Dwg goywhaebgyawh doennghgo lozmozgoh.

【 Yienghceij Daegdiemj 】Faexcaz daengjsoh，sang ndqej daengz 5 mij，daengx go miz raemxieng. Ganj henjhau，nye coloet，nyeoiq mizmbangj miz bwnyungz haumong. Mbaw majdoiq，luenz gyaeq dauqbyonj roxnaeuz luenzbenz lumj luenzraez，raez 8~20 lizmij，gvangq 3.5~9.5 lizmij，byai soemgaenj，goek lumj sim，song mbiengj miz bwnyungz haumong，geq le menhmenh doekloenq；gaenqmbaw dinjdinj，mizmbangj goekmbaw got ganj. Gyaeujva comzliengj lumj liengj，majeiq roxnaeuz majbyai；gaenqmauhva caeuq gaenqva miz bwnyungz haumong，gaenqva raez 2.0~2.5 lizmij；iemjva 5 leg；mauhva aeujo，hung 3~4 lizmij，laeg 5 leg，bongzhung，byai ut doxok，raez 7~9 lizmij，hung 3 lizmij，miz bwn'unq，geq le dekhai；ceh miz lai，byai miz bwnceh lumj genhhau. Cengmboujgeij baenz bi haiva dawzmak.

【 Diegmaj Faenbouh 】Hwnj gwnz ndoi coh ndit、rog ndoi doengh dem henz haij，caemh miz vunz ndaem. Guengjsae dingzlai hwnj laeng Ningzmingz、Lungzcouh daengj dieg neix，guek raeuz Yinznanz、Swconh、Guengjdoeng daengj sengj neix caemh miz.

【 Gij Guhyw Ywcuengh 】

Giz guhyw　Naengganj、mbaw.

Singqfeih　Loq haemz、saep，bingz；miz doeg.

Goeng'yungh　Naengganj：Ndaej yw gyak，baeznong. Mbaw：Diuz roenheiq，vaq myaizdoeg，dingz baenzngab. Ndaej yw biqmyaiz lai，baenzae，baenzbab.

Cawq　Goyw neix miz doeg，mboujhab gwn lai、gwn nanz；mehmbwk mizndang gimq yungh.

Danyw　（1）Biqmyaiz lai：Mbaw ywhaebgyawh 3 gwz，davangzcauj 10 gwz，cienq raemx gwn.

（2）Baenzgab：Mbaw ywhaebgyawh ndip 20 gwz，cienq raemx gwn.

（3）Gyak：Naengganj ywhaebgyawh 3 gwz，haqsaekyok 12 gwz，cienq raemx gwn.

381

四
画

牛尾草

【药 材 名】牛尾草。

【别　　名】三姐妹、细叶香茶菜、三叶香茶菜、三叉金、三托艾、伤寒头、伤寒草。

【来　　源】唇形科植物牛尾草 *Isodon ternifolius*（D. Don）Kudo。

【形态特征】半灌木至灌木，高可达 2 m 多，全株密被白色柔毛。茎直立，四棱形，无分枝。叶对生及 3~4 枚轮生，披针形或长卵形，长 2~12 cm，宽 0.7~5.0 cm，先端渐尖，边缘具锯齿，两面被柔毛；叶柄极短。由聚伞花序组成的穗状圆锥花序极密集，顶生及腋生，在分枝及主茎端又组成顶生的复合圆锥花序，长 9~35 cm，聚伞花序直径约 6 mm，密集，多花；花萼钟形，萼齿 5 枚，三角形；花冠浅紫色，冠檐二唇形，上唇具 4 圆裂，外反，下唇卵形，内凹；雄蕊 4 枚。小坚果卵圆形，长约 1.8 mm。花期 9 月至翌年 2 月，果期 12 月至翌年 5 月。

【生境分布】生于空旷山坡上或疏林下。广西大部分地区有分布，云南、贵州、广东等省也有分布。

【壮医药用】

药用部位　全草。

性味　苦、微辛，凉。

功用　通谷道、水道、气道，调龙路、火路，清热毒，除湿毒。用于贫痧（感冒），发得（发热），埃病（咳嗽），黄标（黄疸），笨浮（水肿），货烟妈（咽痛），发旺（痹病），肉扭（淋证），外伤出血，呗脓（痈肿），能啥能累（湿疹），渗裆相（烧烫伤）。

附方　（1）黄标（黄疸）：牛尾草、白马骨、路边菊、山栀各 10 g，煎水当茶饮。

（2）贫痧（感冒），发得（发热），埃病（咳嗽）：牛尾草、荆芥、苏叶、山芝麻各 10 g，连翘 12 g，忍冬叶 20 g，水煎服。

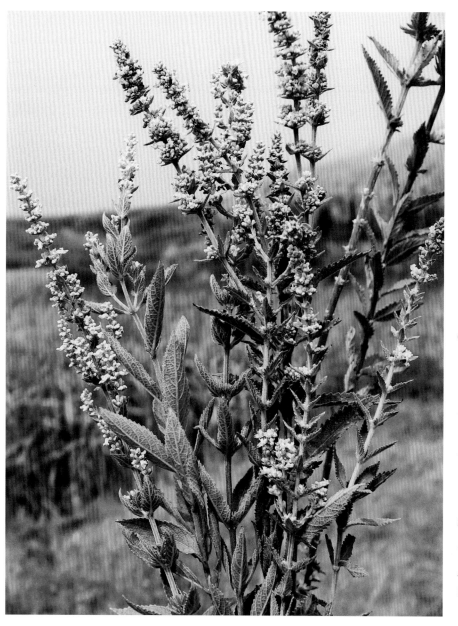

Goriengvaiz

【Cohyw】Goriengvaiz.

【Coh'wnq】Sanhcejmei、byaekcazrang mbaw seiq、byaekcazrang sam mbaw、sanhcahginh、ngaihsamdak、sanghhanzdouz、rumsanghhanz.

【Goekgaen】Dwg goriengvaiz doenghgo cunzhingzgoh.

【Yienghceij Daegdiemj】Buenq faexcaz daengz faexcaz，sang ndaej daengz 2 mij lai，daengxgo hwnj bwn'un saekhau. Ganj daengjsoh，yiengh seiq limq，mbouj faenz nga. Mbaw maj doxdoiq daeuq 3~4 mbaw maj baenzgvaengx，luenzgaeb byai menh some roxnaeuz yiengh gyaeqraez，raez 2~12 lizmij，gvangq 0.7~5.0 lizmij，byai cimh soem，henzbien miz heujgawq，song mbiengj hwnj bwn'unq；gaenqmbaw dinjdetdet. Riengz gyaeujva yaedyubyub，dwg youz gyaeujva comzliengj cujbaenz，maj gwnzdingj caeuq maj eiq，youq dok nye caeuq byai ganjcawj youh cujbaenz gyaeujva luenzsoem doxcungz maj gwnzdingj，raez 9~35 lizmij，gyaeujva comzliengj cizging daihgaiq 6 hauzmij，yaedyubyub，va lai. Iemjva lumj cenj，iemjheuj 5 limq，samgak；mauhva saekaeujoiq，yiemhmauh lumj song gak naengbak，naengbak baihgwnz 4 dek luenz，byonj doxok，naengbak baihlaj lumj gyaeq，mbup doxhaeuj；simva boux 4 diuz. Makndangj iq lumj gyaeq luenz，daihgaiq raez 1.8 hauzmij. 9 nyied daengz bi daih ngeih 2 nyied haiva，12 nyied daengz bi daih ngeih 5 nyied dawzmak.

【Diegmaj Faenbouh】Maj youq gwnz bo giz hoengqvangvang roxnaeuz laj faexcax de. Guengjsae dingzlai deihfueng cungj miz，guek raeuz Yinznanz、Gveicouh、Guengjdoeng daengj sengj caemh maj miz.

【Gij Guhyw Ywcuengh】

Giz guhyw   Daengx go.

Singqfeih   Haemz、loq manh，liengz.

Goeng'yungh   Diuz roenhaeux、roenraemx、roenheiq，diuz lohlungz、lohhuj，cing hujdoeg，cawz caepdoeg. Yungh youq baenzsa，fatndat，baenzae，vuengzbiu，baenzfouz，conghhoz in，fatvangh，nyouhniuj，rog sieng oklwed，baeznong，naenghumz naenglot，coemh log sieng.

Danyw　（1）Vuengzbiu：Goriengvaiz、go'ndokmax、govaihag、vuengzgae gak 10 gwz，cienq raemx dang caz ndoet.

（2）Baenzsa，fatndat，baenzae：Goriengvaiz、goheiqvaiz、mbaw sijsu、lwgrazbya gak 10 gwz，lenzgyauz 12 gwz，mbaw vagimngaenz 20 gwz，cienq raemx gwn.

383

四画

牛尾菜

【药 材 名】牛尾菜。

【别　　　名】白须公、牛尾蕨、软叶菝葜。

【来　　　源】菝葜科植物牛尾菜 *Smilax riparia* A. DC.。

【形态特征】多年生草质藤本，长可达 2 m。根状茎粗壮，节上生须根。茎分枝，无刺。叶互生；叶片形状变化较大，长 7~15 cm，宽 2.5~11.0 cm，下面绿色，无毛或具乳突状微柔毛（脉上较多）；叶柄长 7~20 mm，在中部以下有卷须。伞形花序腋生，总花梗较纤细，长 3~10 cm；苞片披针形；花单性异株；花梗长约 1 cm；雄花具花被片 6 枚，长 4 mm；花药条形，弯曲，长约 1.5 mm；雌花比雄花略小。浆果球形，直径 7~9 mm。花期 5~7 月，果期 8~11 月。

【生境分布】生于林下、山谷或山坡草丛中。广西主要分布于柳州、融水、三江、桂林、全州、兴安、永福、龙胜、荔浦、梧州、玉林、容县、贺州、昭平、罗城、金秀等地，吉林、辽宁、河北、河南、陕西、江西、浙江、福建、湖北、广东、四川、云南等省也有分布。

【壮医药用】

药用部位　根及根茎。

性味　甜，平。

功用　通气道，化痰毒，止咳嗽，舒筋络。用于埃病（咳嗽），麻邦（偏瘫），墨病（气喘），嘘内（气虚）乏力，气虚浮肿，肾虚腰痛，发旺（痹病），夺扭（骨折），骨髓炎，额哈（毒蛇咬伤），骨结核，关节疼痛，筋肉僵硬。

附方　（1）埃病（咳嗽），墨病（气喘）：牛尾菜、凹叶红景天各 15 g，痰火草 10 g，牛大力 20 g，鸡肉 100 g，水炖，食肉喝汤。

（2）气虚浮肿：牛尾菜 30 g，红鲤鱼 1 条，水炖，食肉喝汤。

（3）嘘内（气虚）乏力：牛尾菜、糯米根各 50 g，水煎服。

（4）关节疼痛，筋肉僵硬：牛尾菜根 25 g，豨莶草 15 g，木贼 10 g，路路通 9 g，水煎，药液加白酒少许调服。

（5）骨结核：牛尾菜、土牛膝、田基黄、猴姜各 50 g，刺五加根 25 g，水煎饭前服。

（6）骨髓炎：牛尾菜根 100 g，兔尾草 50 g，瓜子金 25 g，水煎服。

（7）麻邦（偏瘫）：牛尾菜、二色波罗蜜、茜草各 30 g，钩藤 15 g，地龙 10 g，水蛭 5 g，水煎服。

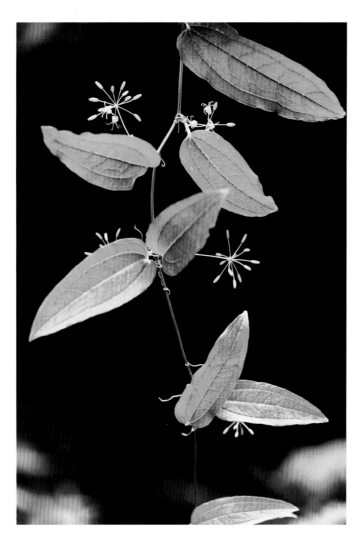

Caekdakmox

【 Cohyw 】Caekdakmox.

【 Coh'wnq 】Gomumhhau、gutriengvaiz、gaeulanghauh mbawunq.

【 Goekgaen 】Dwg gocaekdakmox doenghgo bazgyahgoh.

【 Yienghceij Daegdiemj 】Dwg go yiengh lumj gaeu mbaw unq mbang youh co maj lai bi，raez ndaej daengz 2 mij. Gij ganj lumj rag cangqcwt，gwnz hoh maj ragmumh. Ganj faen nye，mbouj miz oen. Mbaw maj doxciep；yiengh mbaw bienqvaq haemq lai，raez 7~15 lizmij，gvangq 2.5~11.0 lizmij，baihlaj saekheu，mbouj miz bwn roxnaeuz miz bwn loq unq lumj gyaeujcij（gwnz meg haemq lai）；gaenzmbaw raez 7~20 hauzmij，youq baihlaj cungqgyang miz mumh gienj. Vahsi yienghliengj maj goekmbaw，gaenzva hung haemq saeq，raez 3~10 lizmij；limqva yienghlongzcim；va dwg dansingq mbouj caemh go；gaenqva daihgaiq raez lizmij ndeu；mbaw simva boux 6 mbaw，raez 4 hauzmij；ywva baenz diuz，goz，daihgaiq raez 1.5 hauzmij；vameh lai iq gvaq vaboux. Makieng lumj aen'giuz，cizging 7~9 hauzmij. 5~7 nyied haiva，8~11 nyied dawzmak.

【 Diegmaj Faenbouh 】Maj youq laj ndoeng、ndaw lueg roxnaeuz ndaw caznywj gwnz bo. Guengjsae cujyau faenbouh youq Liujcouh、Yungzsuij、Sanhgyangh、Gveilinz、Cenzcouh、Hingh'anh、Yungjfuz、Lungzswng、Libuj、Vuzcouh、Yilinz、Yungzyen、Hozcouh、Cauhbingz、Lozcwngz、Ginhsiu daengj dieg，guek raeuz Gizlinz、Liuzningz、Hozbwz、Hoznanz、Sanjsih、Gyanghsih、Cezgyangh、Fuzgen、Huzbwz、Guengjdoeng、Swconh、Yinznanz daengj sengj hix miz faenbouh.

【 Gij Guhyw Ywcuengh 】

Giz guhyw　Rag caeuq ganjrag.

Singqfeih　Van，bingz.

Goeng'yungh　Doeng roenheiq，siu doegmyaiz，dingz ae，soeng nyinz meg. Yungh daeuj yw baenzae，mazmbangj，ngaebheiq，heiq noix mbouj miz rengz，heiq noix baenzfouz，makhaw hwetin，fatvangh，ndokraek，guzsuijyenz，ngwz haeb，binghlauzndok，hoh'in，nyinz noh gyaengj.

Danyw　（1）Baenzae，ngaebheiq：Caekdakmox、linxroeglaej gak 15 gwz，gyapmbawraez 10 gwz，ngaeuxbya 20 gwz，nohgaeq 100 gwz，dumq aeu，gwn noh gwn dang.

（2）Heiq noix baenzfouz：Caekdakmox 30 gwz，duz byaleixhoengz ndeu，dumq aeu，gwn noh gwn dang.

（3）Heiq noix mbouj miz rengz：Caekdakmox、raghaeuxcid gak 50 gwz，cienq raemx gwn.

（4）Hoh'in，nyinz noh gyaengj：Rag caekdakmox 25 gwz，gohihcenh 15 gwz，godaebdoengz 10 gwz，makraeu 9 gwz，cienq raemx，raemxyw gya dingz laeujhau gyaux gwn.

（5）Binghlauzndok：Caekdakmox、vaetdauq、go'iemgaeq、gofwngzmaxlaeuz gak 50 gwz，rag ngozgahbeiz 25 gwz，cienq raemx gwn ngaiz gonq gwn.

（6）Guzsuijyenz：Rag caekdakmox 100 gwz，hazriengdouq 50 gwz，gaeuraemxcij 25 gwz，cienq raemx gwn.

（7）Mazmbangj：Caekdakmox、maknam song saek、gohungzcen gak 30 gwz，gaeugvaqngaeu 15 gwz，ndwen 10 gwz，duzbing 5 gwz，cienq raemx gwn.

385

四画

牛轭草

【药 材 名】牛轭草。

【别 名】晒不死。

【来 源】鸭跖草科植物牛轭草 *Murdannia loriformis*（Hassk.）R. S. Rao et Kammathy。

【形态特征】多年生草本。根须状，直径0.5~1.0 mm。主茎不发育，有莲座状叶丛，多条可育茎从叶丛中发出，下部节上生根。主茎上的叶禾叶状或剑形，长5~15 cm，宽近1 cm，仅下部边缘有睫毛；可育茎上的叶较短，仅叶鞘上沿口部一侧有硬睫毛。蝎尾状聚伞花序单支顶生或有2~3支聚集成圆锥花序；总苞片下部的叶状而较小，上部的很小，长不过1 cm；聚伞花序数朵非常密集的花几乎聚集成头状；花梗在果期稍弯曲；花瓣紫红色或蓝色，长5 mm；能育雄蕊2枚。蒴果卵圆状三棱形，长3~4 mm。种子黄棕色，具辐射状条纹，并具细网纹。花果期5~10月。

【生境分布】生于山谷溪边林下、山坡草地。广西主要分布于南宁、玉林、贵港、防城港、百色、河池、崇左等地，西藏、云南、四川、贵州、安徽、浙江、江西、湖南、广东、香港、海南等省区也有分布。

【壮医药用】

药用部位 全草。

性味 甜、淡、微苦，寒。

功用 通气道、谷道，清热毒，止咳嗽。用于勒爷发得（小儿发热），勒爷黄标（小儿黄疸），埃病（咳嗽），屙意咪（痢疾），呗脓（痈肿），肉扭（淋证）。

附方 （1）肺热埃病（咳嗽）：牛轭草、吉祥草各15 g，水煎服。

（2）勒爷黄标（小儿黄疸）：鲜牛轭草50 g，捣烂绞汁内服。

（3）呗脓（痈肿）：牛轭草、小叶冷水花各15 g，水煎服。

（4）肉扭（淋证）：牛轭草、三白草各15 g，水煎服。

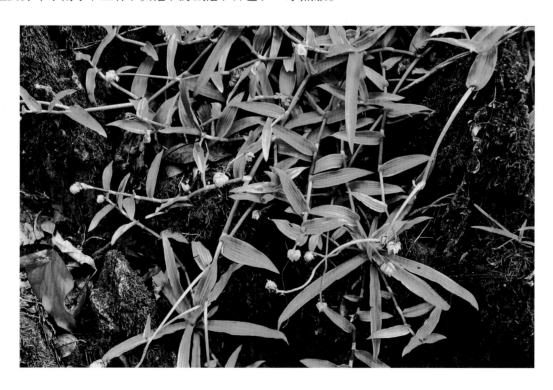

Go'ekvaiz

【 Cohyw 】 Go'ekvaiz.

【 Coh'wnq 】 Godakmboujdai、byaekgyapvaiz.

【 Goekgaen 】 Dwg go'ekvaiz doenghgo yahcizcaujgoh.

【 Yienghceij Daegdiemj 】 Gorum maj lai bi. Rag lumj mumh，cizging 0.5~1.0 hauzmij. Ganjmeh mbouj maj，miz cumh mbaw lumj aen rongzcehngaeux，lai diuz ndaej maj baenz ganj daj cumh mbaw ndaw de maj okdaeuj，baihlaj gwnzduq hwnj rag. Mbaw gwnz ganjmeh lumj mbaw haeux roxnaeuz lumj giemq，raez 5~15 lizmij，gvangq gaenh 1 lizmij，caenh henzbien baihlaj miz bwn'daraemx ndangjndangj. Gyaeujva coemzliengj lumj rieng sipgimz nye dog maj gwnzdingj roxnaeuz miz 2~3 nye comz baenz gyaeujva luenzsoem ; mbaw baihlaj cungj bauhben lumj mbaw cix haemq iq，mbaw baihgwnz iqiq，raez mbouj gvaq lizmij ndeu ; gyaeujva comzliengj yaedyubyub haujlai duj va comz youq itheij cengdi baenzgyaeuj ; gaenqva youq seiz dawzmak loq ngaeungeuj ; limqva saekhoengzaeuj roxnaeuz saeklamz，raez 5 hauzmij ; Ndaej maj simva boux 2 diuz. Makndangj lumj gyaeqluenz yiengh samlimq，raez 3~4 hauzmij. Ceh saekdaephenj，miz diuzraiz fuzse，cix miz raizre iq. 5~10 nyied haiva dawzmak.

【 Diegmaj Faenbouh 】 Maj youq cauzlak henzrij ndawndoeng lajfaex、gwnzbo diegnywj. Guengjsae dingzlai maj youq Nanzningz、Yilinz、Gveigangj、Fangzcwngzgangj、Bwzswz、Hozciz、Cungzcoj daengj dieg，guek raeuz Sihcang、Yinznanz、Swconh、Gveicouh、Anhveih、Cezgyangh、Gyanghsih、Huznanz、Guengjdoeng、Yanghgangj、Haijnanz daengj sengj gih caemh maiz maj.

【 Gij Guhyw Ywcuengh 】

Giz guhyw　Daengx go.

Singqfeih　Van、damh、loq haemz，hanz.

Goeng'yungh　Doeng roenheiq、roenhaeux，cing hujdoeg，dingz ae. Yungh youq lwgnye fatndat， lwgnye vuengzbiu，baenzae，okhaexmug，baeznong，nyouhniuj.

Danyw　（1）Bwthuj baenzae : Go'ekvaiz、rumgizsiengz gak 15 gwz，cienq raemx gwn.

（2）Lwgnye vuengzbiu : Go'ekvaiz ndip 50 gwz，dub yungz gyiux raemx gwn.

（3）Baeznong : Go'ekvaiz、go'mbawrongh gak 15 gwz，cienq raemx gwn.

（4）Nyouhniuj : Go'ekvaiz、sanhbwzsauj gak 15 gwz，cienq raemx gwn.

387

四画

牛筋藤

【药 材 名】牛筋藤。

【别　　名】蛙皮藤、谷沙藤、鹊鸪藤。

【来　　源】桑科植物牛筋藤 Malaisia scandens（Lour.）Planch.。

【形态特征】攀缘灌木。幼枝被毛。叶互生；叶片纸质，长椭圆形或椭圆状倒卵形，长 5~12 cm，宽 2.0~4.5 cm，先端急尖，具短尖，基部圆形至浅心形，两侧不对称，边缘全缘或疏生浅锯齿；叶柄长约 3 mm。雄花序长 3~6 cm，总花梗长 2~4 cm；苞片短，被毛，基部连合；雄花无梗，花被裂片 3 枚或 4 枚，裂片三角形，被柔毛，雄蕊与花被裂片同数而对生，花丝长约为花被裂片长的 2 倍，退化雌蕊小；雌花序近球形，密被柔毛，直径约 6 mm，总花梗长约 10 mm，被毛，花被壶形，花柱 2 裂，丝状，长 10~13 mm，浅红色至深红色。核果卵圆形，长 6~8 mm，红色，无梗。花期春夏季。

【生境分布】生于丘陵地区灌木丛中。广西主要分布于南宁、陆川、北流、百色、隆林、罗城、宁明、龙州等地，云南、台湾、广东等省区也有分布。

【壮医药用】

药用部位　根。

功用　祛风毒，除湿毒。用于发旺（痹病），屙泻（泄泻），委哟（阳痿）。

附方　（1）发旺（痹病）：牛筋藤、牛大力、四方藤、大血藤各 30 g，水煎服并外洗。

（2）屙泻（泄泻）：牛筋藤、大血藤、姜黄、救必应各 15 g，水煎服。

（3）委哟（阳痿）：牛筋藤、金樱根各 30 g，蜈蚣 1 条，黄花倒水莲 15 g，水煎，取药液加适量米酒调服。

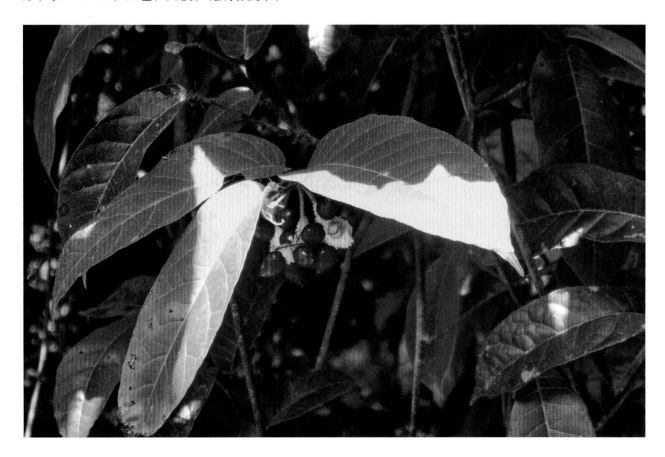

Gaeuguksa

【 Cohyw 】 Gaeuguksa.

【 Coh'wnq 】 Gaeuvahbiz、gaeuguzsah、gaeucozguh.

【 Goekgaen 】 Dwg gogaeuguksa doenghgo sanghgoh.

【 Yienghceij Daegdiemj 】 Dwg faexcaz raih. Nye nomj miz bwn. Mbaw maj doxca ; mbaw mbang lumj ceij, yiengh luenzbomj raez roxnaeuz luenzbomj lumj gyaeq dauqdingq, raez 5~12 lizmij, gvangq 2.0~4.5 lizmij, byai gaenj soem, miz soem dinj, gizgoek luenz daengz lumj simdaeuz feuh, song mbiengj mbouj doxdaengh, henzbien bingz roxnaeuz miz heujgawq feuh mbang ; gaenqmbaw daihgaiq raez 3 hauzmij. Foengq vaboux raez 3~6 lizmij, ganj foengqva raez 2~4 lizmij ; mbawgyaj dinj, miz bwn, gizgoek lienzhab ; vaboux mbouj miz ganj, dujva seg miz 3 limq roxnaeuz 4 limq, limqva lumj samgak, miz bwn'unq, simboux caeuq limqva doengz soq youh maj doxdoiq, seiva raez daihgaiq dwg song boix limqva raez, simmeh mbouj fat iq ; foengq vameh luenz lumj giuz, miz bwn'unq lai, cizging daihgaiq 6 hauzmij, ganj foengqva daihgaiq raez 10 hauzmij, miz bwn, vameh luenz lumj aenhuz, saeuva 2 seg, lumj dugsei, raez 10~13 hauzmij, saekhoengzoiq daengz saekhoengzgeq. Makceh luenz lumj gyaeq, raez 6~8 hauzmij, saekhoengz, mbouj miz gaenq. Seizcin caeuq seizhah haiva.

【 Diegmaj Faenbouh 】 Maj youq byoz faexcaz diegndoi. Guengjsae cujyau youq Nanzningz、Luzconh、Bwzliuz、Bwzswz、Lungzlinz、Lozcwngz、Ningzmingz、Lungzcouh daengj dieg neix miz, guek raeuz Yinznanz、Daizvanh、Guengjdoeng daengj sengj gih caemh miz.

【 Gij Guhyw Ywcuengh 】

Giz guhyw　Rag.

Goeng'yungh　Cawz doegfung, cawz doegcumx. Aeu daeuj yw fatvangh, oksiq, vizyoq.

Danyw （1）Fatvangh：Gaeuguksa、goniuzdaliz、gaeuseiqfueng、gogaeunuem gak 30 gwz, cienq raemx gwn youh aeu daeuj sab.

（2）Oksiq：Gaeuguksa、gogaeunuem、hinghenj、maexndeihmeij gak 15 gwz, cienq raemx gwn.

（3）Vizyoq：Gaeuguksa、rag govengj gak 30 gwz, sipndangj duz ndeu, swnjgyaeujhenj 15 gwz, cienq raemx, aeu raemxyw gya habliengh laeujhaeux diuz gwn.

389

四画

牛繁缕

【药 材 名】鹅肠草。

【别　　名】鹅儿肠、鹅肠菜。

【来　　源】石竹科植物牛繁缕 Myosoton aquaticum（L.）Moench。

【形态特征】两年或多年生肉质披散草本，高可达 60 cm。茎多分枝，带紫色，上部被腺毛。叶对生，下部叶有短柄，疏生柔毛，上部叶无柄或抱茎；叶片卵形或卵状心形，长 2.0~5.5 cm，宽 1~3 cm，先端急尖，有时具缘毛。二歧聚伞花序顶生，花梗细长，具短柔毛；萼片 5 枚，卵状披针形，外面被短柔毛；花瓣 5 枚，白色，2 深裂至基部；雄蕊 10 枚；子房 1 室，花柱 5 枚。蒴果卵形，先端 5 瓣裂，每瓣顶端再 2 裂。种子多数，扁圆形，褐色，具瘤状突起。花期 5~8 月，果期 6~9 月。

【生境分布】生于山野阴湿处或路旁田间草地。广西主要分布于龙胜、恭城、金秀、融水、凤山、东兰、乐业、凌云、那坡、平果等地，其他省区也有分布。

【壮医药用】

药用部位　全草。

性味　甜、酸，平。

功用　通气道、水道，调火路，清热毒，消肿痛。用于埃病（咳嗽），屙意咪（痢疾），哺乳期妇女乳少，约经乱（月经不调），喯疳（疳积），仲嘿喯尹（痔疮），呗脓（痈肿），呗嘻（乳痈）。

附方　（1）约经乱（月经不调）：鹅肠草 15 g，五月艾、元宝草各 10 g，水煎服。

（2）呗嘻（乳痈）：鹅肠草 15 g，胆木 10 g，水煎服。

（3）屙意咪（痢疾），仲嘿喯尹（痔疮）：鲜鹅肠草 50 g，水煎服。

（4）哺乳期妇女乳少：鲜鹅肠草 80 g，捣烂取汁服。

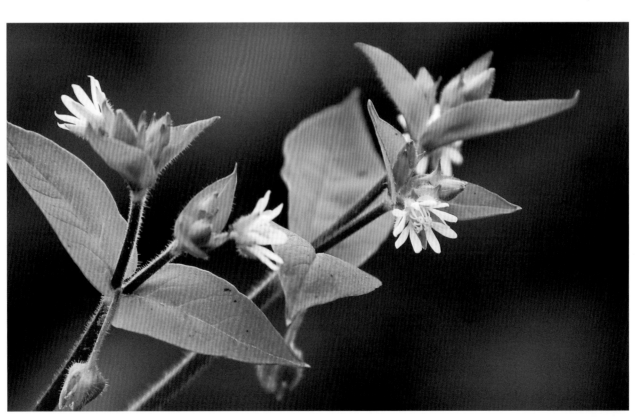

Gosaejhanq

【Cohyw】Gosaejhanq.

【Coh'wnq】Gosaejhanq、byaeksaejhanq.

【Goekgaen】Dwg gosaejhanq doenghgo sizcuzgoh.

【Yienghceij Daegdiemj】Dwg go'nywj nanwt nyungqnyangq maj song bi roxnaeuz maj lai bi，sang ndaej daengz 60 lizmij. Ganj lai faen nye，miz di aeuj，baihgwnz miz bwndu. Mbaw doxdoiq maj，gij mbaw baihlaj miz gaenq dinj，bwn'unq maj ndaej cax，gij mbaw baihgwnz mbouj miz gaenq roxnaeuz umj ganj；mbaw yiengh lumj aen'gyaeq roxnaeuz lumj aen'gyaeq yiengh simdaeuz，raez 2.0~5.5 lizmij，gvangq 1~3 lizmij，byai mbaw fwt bienq soem，miz seiz bienmbaw miz bwn. Vahsi comzliengj song nga maj gwnzdingj，gaenqva saeqraez，lumj aen gyaeq yienghlongzcim，baihrog miz bwn'unq dinj；iemjva 5 mbaw，miz bwn'unq dinj；limqva 5 mbaw，saekhau，2 veuqlaeg daengz goek；simva boux 10 diuz；aen fuengzlwg ndeu，saeuva 5 diuz. Duhfaek yiengh lumj aen'gyaeq，byaimbaw 5 limq veuq，moix mbaw gwnzdingj caiq 2 veuq. Dingzlai dwg ceh，yiengh luenzbenj，saekhenjgeq，miz yiengh du doedok.5~8 nyied haiva，6~9 nyied dawzmak.

【Diegmaj Faenbouh】Maj youq diegcumx ndaw bya roxnaeuz diegnywj henz roen ndaw naz. Guengjsae cujyau faenbouh youq Lungzswng、Gunghcwngz、Ginhsiu、Yungzsuij、Fungsanh、Dunghlanz、Lozyez、Lingzyinz、Nazboh、Bingzgoj daengj dieg，guek raeuz sengj gih hix miz faenbouh.

【Gij Guhyw Ywcuengh】

Giz guhyw　Daengx go.

Singqfeih　Van、soemj，bingz.

Goeng'yungh　Doeng roenheiq、roenraemx，diuz lohhuj，cing doeghuj，siu foegin. Aeu daeuj yw baenzae，okhaexmug，mehmbwk geizguengcij cij noix，dawzsaeg luenh，baenzgam，baeznong，baezcij.

Danyw　（1）Dawzsaeg luenh：Gosaejhanq 15 gwz，go'ngaih、nyadoixmbawx gak 10 gwz，cienq raemx gwn.

（2）Baezcij：Gosaejhanq 15 gwz，maexndeihmeij 10 gwz，cienq raemx gwn.

（3）Okhaexmug：Gosaejhanq ndip 50 gwz，cienq raemx gwn.

（4）Mehmbwk geizguengcij cij noix：Nyodsaejhanq ndip 80 gwz，dub yungz aeu raemx gwn.

四画

毛竹

【药 材 名】毛竹叶、竹醋。

【别　　名】南竹、茅竹、猫头竹。

【来　　源】禾本科植物毛竹 Phyllostachys edulis（Carrière）J. Houz.。

【形态特征】多年生高大草本，高可达 20 m。幼竿密被细毛和白粉，箨环有毛，老竿无毛，节间长 15~40 cm。箨鞘背面具黑斑和棕色刺毛；箨耳小，耳缘有毛；箨舌宽短，边缘具长纤毛；箨片长三角形至披针形，外翻。末级小枝具叶 2~4 片；叶耳不明显；叶片披针形，长 4~11 cm，宽 0.5~1.4 cm，下面沿中脉基部具柔毛。佛焰苞多枚，覆瓦状排列，每枚孕性佛焰苞内具 1~3 个假小穗；小穗有小花 1 朵；颖片 1 枚，顶端常具锥状缩小叶形如佛焰苞；外稃长 22~24 mm，上部及边缘被毛；内稃稍短于外稃，中部以上生有毛茸；柱头 3 枚。颖果长椭圆形。笋期 4 月，花期 5~8 月。

【生境分布】栽培或野生于山谷两边和山坡混交林中。广西主要分布于兴安、资源、全州、龙胜、灵川、融水、罗城、融安、天峨、凌云等地，河南、江苏、安徽、浙江、福建、江西、湖北、湖南、广东、贵州、四川、云南、台湾等省区也有分布或栽培。

【壮医药用】

药用部位　叶、竹醋（竹子在炭化过程中回收的淡黄色的液体）。

性味　叶：甜，寒。

功用　清热毒，利谷道、水道。叶用于烦热口渴，勒爷发得（小儿发热），唉疳（疳积），肉扭（淋证）；竹醋用于能啥能累（湿疹），体癣，脚气，呗（无名肿毒）。

注　脾胃虚弱者慎服。

附方　（1）烦热口渴：毛竹叶 15 g，火炭母 30 g，水煎代茶饮。

（2）唉疳（疳积）：毛竹叶 15 g，雷公根、金钱草、蒲公英各 15 g，雷丸 10 g，水煎服。

（3）能啥能累（湿疹），脚气：竹醋适量，外涂患处。

（4）呗（无名肿毒）：鲜毛竹叶、鲜白花丹各 15 g，捣烂敷患处。

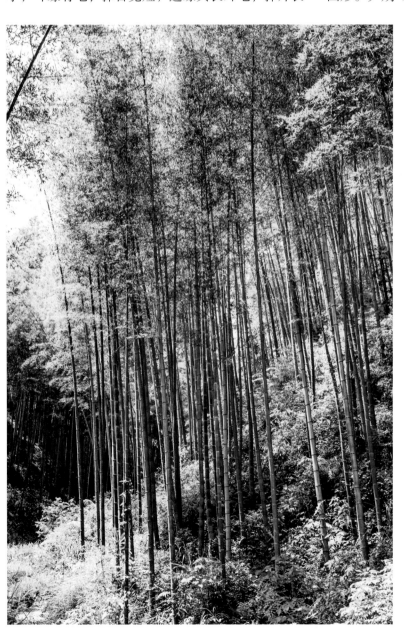

Go'ndoek

【 Cohyw 】 Go'ndoek、meiqndoek.

【 Coh'wnq 】 Go'ndoek、faexndoek、ndoekgyaeujmeuz.

【 Goekgaen 】 Dwg go'ndoek doenghgo hozbwnj goh.

【 Yienghceij Daegdiemj 】 Dwg go'nywj sang maj lai bi, ndaej sang daengz 20 mij. Ganjoiq miz bwn deihsaeq caeuq mbahau, gvaenghronggya miz bwn, ganjgeq mbouj miz bwn, ndaw hoh raez 15~40 lizmij. Laeng ronggya miz banqndaem caeuq bwn'oen saekhenjgeq；rwzronggya iq, bienrwz miz bwn；linxronggya gvangq caiq dinj, bienmbaw miz bwn'unq raez；mbawronggya yienghsamgak raez daengz yienghlongzcim, fan okrog. Nye doeklaeng miz mbaw 2~4 mbaw；rwzmbaw mbouj cingcuj geijlai；mbaw yienghlongzcim, raez 4~11 lizmij, gvangq 0.5~1.4 lizmij, baihlaj riengz goek meggyang miz bwn'unq. Lupva feizbaed lai aen, baiz lumj goemq ngvax nei, moix aen lupva feizbaed rox maj baihndaw miz 1~3 aen rienggyaj iq；rieng iq miz duj va'iq ndeu；miz mbaw iemjmbaw ndeu, gwnzdingj ciengz miz mbaw iq lumj cuenq lumj lupva feizbaed；rog iemjmeg raez 22~24 hauzmij, baihgwnz caeuq bienmbaw miz bwn；iemjmeg ndaw loq dinj gvaq iemjmeg rog, cungqgyang doxhwnj maj miz bwnyungz；gyaeujsaeu 3 diuz. Cehmeg yienghbomj raez. 4 nyied ok rangz, 5~8 nyied haiva.

【 Diegmaj Faenbouh 】 Ndaem aeu roxnaeuz gag maj youq gij ndoengcab song mbiengj lueg caeuq gwnz bo. Guengjsae cujyau faenbouh youq Hingh'anh、Swhyenz、Cenzcouh、Lungzswng、Lingzconh、Yungzsuij、Lozcwngz、Yungzanh、Denhngoz、Lingzyinz daengj dieg, guek raeuz Hoznanz、Gyanghsuh、Anhveih、Cezgyangh、Fuzgen、Gyanghsih、Huzbwz、Huznanz、Guengjdoeng、Gveicouh、Swconh、Yinznanz、Daizvanh daengj sengj gih hix miz faenbouh roxnaeuz ndaem.

393

四画

【 Gij Guhyw Ywcuengh 】

Giz guhyw　Mbaw、meiqndoek（faexndoek youq feiz coemh seiz sou aeu gij raemx saekhenjoiq）.

Singqfeih　Mbaw：Van, hanz.

Goeng'yungh　Cing doeghuj, leih roenhaeux roenraemx. Mbaw aeu daeuj yw fanz hwngq hozhawq, lwgnyez fatndat, baenzgam, nyouhniuj；meiqndoek aeu daeuj yw naenghumz naenglot, gyak, bingh gyakga, baez.

Cawq　Doengh boux mamx dungx haw nyieg gwn aeu siujsim.

Danyw　（1）Fanz hwngq hozhawq：Mbaw go'ndoek 15 gwz, gaeumei 30 gwz, cienq raemx dangq caz gwn.

（2）Baenzgam：Mbaw go'ndoek 15 gwz、byaeknok、duhnamhfangz、golinxgaeq gak 15 gwz, raetfaexndoek 10 gwz, cienq raemx gwn.

（3）Naenghumz naenglot, bingh gyakga：Meiqndoek dingz ndeu, cat baihrog giz bingh.

（4）Baez：Mbaw go'ndoek singjsien、godonhhau ndip gak 15 gwz, caez dub yungz oep giz bingh.

毛桐

【药 材 名】毛桐。

【别　　名】粗糠根、猪糠木、老糠木、紫糠木、圆鞋、盾叶野桐。

【来　　源】大戟科植物毛桐 *Mallotus barbatus* (Wall.) Müll. Arg.。

【形态特征】小乔木或灌木，高可达 4 m。嫩枝、叶柄、花序、果实均被黄棕色星状毛。叶互生，纸质，卵状三角形或卵状菱形，长 13~35 cm，宽 12~28 cm，顶端渐尖，基部圆形或截形，不分裂或 3 浅裂，边缘具锯齿或波状，上面除叶脉外，无毛，下面密被黄棕色星状长茸毛，散生黄色颗粒状腺体；掌状脉 5~7 条，近叶柄着生处有时具黑色斑状腺体数个；叶柄离叶基部 0.5~5.0 cm 处盾状着生，长 5~22 cm。花雌雄异株，总状花序顶生；雄花序长可达 30 cm 或更长，苞腋具雄花 4~6 朵，花萼裂片 4~5 枚，外面密被星状毛，雄蕊 75~85 枚；雌花序苞腋具雌花 1~2 朵，花萼裂片 3~5 枚，花

柱 3~5 枚，密生羽毛状突起。蒴果圆球形，直径 1.3~2.0 cm，密被淡黄色星状毛和紫红色的软刺；种子卵形，黑色，光滑。花期 4~5 月，果期 9~10 月。

【生境分布】生于林缘下或灌木丛中。广西主要分布于南宁、横县、融水、永福、梧州、苍梧、藤县、上思、东兴、钦州、玉林、陆川、博白、百色、德保、那坡、凌云、乐业、田林、河池、南丹、天峨、东兰、罗城、巴马、都安、金秀、宁明、龙州、大新、凭祥等地，云南、四川、贵州、湖南、广东等省也有分布。

【壮医药用】

药用部位　根、叶。

性味　微苦，平。

功用　通谷道、水道，调龙路、火路，清热毒，除湿毒。根用于屙泻（泄泻），东郎（食滞），发旺（痹病），肉扭（淋证），兵白带（带下病），约经乱（月经不调），诺嚎尹（牙痛），腊胴尹（腹痛），林得叮相（跌打损伤）；叶用于止血。

附方　（1）东郎（食滞）：毛桐根、山黄麻各 12 g，水煎服。

（2）约经乱（月经不调）：毛桐根、牛繁缕各 12 g，水煎服。

（3）发旺（痹病）：毛桐根、爬山虎各 15 g，水煎服。

（4）林得叮相（跌打损伤）：毛桐根 15 g，水红木 12 g，水煎服。

（5）兵白带（带下病）：毛桐根皮 10 g，青麻根 15 g，三白草根、葫芦茶各 12 g，水煎服。

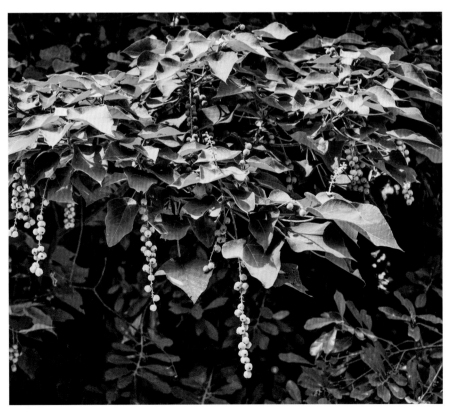

Faexgunjgyaeuh

【Cohyw】Faexgunjgyaeuh.

【Coh'wnq】Gocuhganghgwnh、faexcuhgangh、faexlaujgangh、faexswjgangh、goyenzhaiz、godunyezyejdungz.

【Goekgaen】Dwg go faexgunjgyaeuh doenghgo dagizgoh.

【Yienghceij Daegdiemj】Gofaex iq roxnaeuz faexcaz，sang ndaej daengz 4 mij. Nyeoiq、gaenqmbaw、foengqva、mak cungj miz bwn baenzyeb saekhenjcoeng. Mbaw maj doxca，mbang unq lumj ceij，luenz lumj gyaeq yiengh samgak roxnaeuz yiengh lingzhingz，raez 13~35 lizmij，gvangq 12~28 lizmij，byai ciemh soem，gizgoek luenz roxnaeuz lumj gat bingz，mbouj seg roxnaeuz 3 seg feuh，henzbien miz heujgawq roxnaeuz lumj raemxlangh，mienhgwnz cawz nyinzmbaw le，mbouj miz bwn，mienhlaj miz haujlai bwnnyungz raez baenzyeb saekhenjcoeng，maj lengq naed sienq saekhenj；diuznyinz lumj fajfwngz miz 5~7 diuz，gaenh giz maj gaenqmbaw mbangjbaez miz geij aen sienq saekndaem raiz；gaenqmbaw lumj baizdangj maj youq giz liz goek mbaw 0.5~5 lizmij，raez 5~22 lizmij. Vaboux vameh mbouj caemh duj，foengqva baenzroix maj youq gwnzdingj；foengq vaboux raez ndaej daengz 30 lizmij roxnaeuz engq raez，lajeiq mbawgyaj miz vaboux 4~6 duj，iemj seg 4~5 diuz，baihrog miz haujlai bwn baenzyeb，simboux miz 75~85 diuz；lajeiq mbawgyaj foengq vameh miz vameh 1~2 duj，iemj seg 3~5 diuz，saeuva miz 3~5 diuz，lumj bwnroeg doed hwnjdaeuj lailili. Aenmak luenz lumj giuz，cizging 1.3~2.0 lizmij，miz haujlai bwn baenzyeb baenzyeb saekhenjoiq caeuq oenunq saekhoengzaeuj；ceh luenz lumj gyaeq，saekndaem，ngaeuz. 4~5 nyied haiva，9~10 nyied dawzmak.

【Diegmaj Faenbouh】Maj youq laj ndoengfaex roxnaeuz ndaw cazfaex. Guengjsae cujyau youq Nanzningz、Hwngzyen、Yungzsuij、Yungjfuz、Vuzcouh、Canghvuz、Dwngzyen、Sangswh、Dunghhingh、Ginhcouh、Yilinz、Luzconh、Bozbwz、Bwzswz、Dwzbauj、Nazboh、Lingzyinz、Lozyez、Denzlinz、Hozciz、Nanzdanh、Denhngoz、Dunghlanz、Lozcwngz、Bahmaj、Duh'anh、Ginhsiu、Ningzmingz、Lungzcouh、Dasinh、Bingzciengz daengj dieg neix maj miz，guek raeuz Yinznanz、Swconh、Gveicouh、Huznanz、Guengjdoeng daengj sengj caemh maj miz.

【Gij Guhyw Ywcuengh】

Giz guhyw　Rag、mbaw.

Singqfeih　Loq haemz，bingz.

Goeng'yungh　Doeng roenhaeux、roenraemx，diuz lohlungz、lohhuj，siu doegndat，cawz doegcumx. Rag aeu daeuj yw oksiq，dungx raeng，fatvangh，nyouhniuj，binghbegdaiq，dawzsaeg luenh，heujin，laj dungx in，laemx doek deng sieng；mbaw aeu daeuj yw dingzlwed.

Danyw　（1）Dungx raeng：Rag faexgunjgyaeuh、vangzmazbya gak aeu 12 gwz，cienq raemx gwn.

（2）Dawzsaeg luenh：Rag faexgunjgyaeuh、niuzfanzlij gak aeu 12 gwz，cienq raemx gwn.

（3）Fatvangh：Rag faexgunjgyaeuh、goitmou gak aeu 15 gwz，cienq raemx gwn.

（4）Laemx doek deng sieng：Rag faexgunjgyaeuh 15 gwz，suijhungzmuz 12 gwz，cienq raemx gwn.

（5）Binghbegdaiq：Naeng rag faexgunjgyaeuh 10 gwz，rag cinghmaz 15 gwz，rag nyasambak、gocazso gak 12 gwz，cienq raemx gwn.

395

四画

毛菍

【药 材 名】毛稔。

【别　　名】长叶金香炉、豹牙郎、红爆牙郎、红毛菍、红稔坭、豹狗舌。

【来　　源】野牡丹科植物毛菍 Melastoma sanguineum Sims。

【形态特征】直立灌木，高可达 2 m，茎、枝、叶柄、花梗及花萼均被平展长粗毛，茎上被的毛长 8 mm 以上。叶对生，坚纸质，卵状披针形或阔披针形，长 8~15 cm，宽 2.5~6.0 cm，先端长渐尖或渐尖，两面被糙伏毛；叶柄长 1.5~2.5 cm。伞房花序顶生，具花 1 朵或 3~5 朵；萼管状，长 1~2 cm，裂片 5 枚，三角形至三角状披针形，萼裂片间具线形或线状披针形小裂片，短于萼裂片；花瓣 5~7 枚，粉红色或紫红色，阔匙形，长 3~5 cm；雄蕊 10 枚，5 枚长，5 枚短；子房密生刚毛。蒴果杯形，长 1.5~2.2 cm，直径 1.5~2.0 cm，为宿存萼片所包，宿萼密生红色长硬毛。花期 8~9 月，果期 9~10 月。

【生境分布】生于山地、沟边、湿润灌草中和矮灌木丛中。广西主要分布于苍梧、梧州、北流、博白、上林、南宁、隆安、龙州、宁明等地，广东、海南等省也有分布。

【壮医药用】

药用部位　全株。

性味　涩，平。

功用　调龙路，止血，止泻。用于嘘内（气虚），勒内（血虚），屙意勒（便血），月经过多，兵淋勒（崩漏），屙泻（泄泻），外伤出血。

附方　（1）嘘内（气虚），勒内（血虚）：毛菍、旱莲草、土人参、五指毛桃各 15 g，佛手、扁豆各 10 g，白术 12 g，水煎服。

（2）外伤出血：鲜毛菍叶适量，捣烂外敷患处。

（3）月经过多，屙意勒（便血）：毛稔 30 g，水煎服。

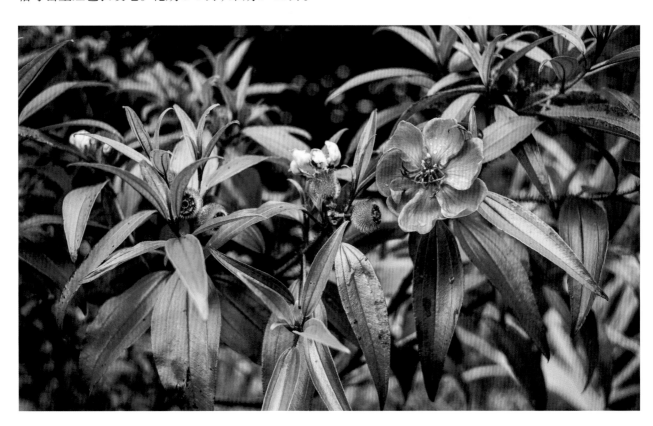

Gonimbwn

【Cohyw】Gonimbwn.

【Coh'wnq】Ginhyanghluz mbaw raez、bauyazlangz、bauyazlangz hoengz、napbwnhoengz、nimnaezhoengz、golinxmabeuq.

【Goekgaen】Dwg gomaknap doenghgo yejmujdanhgoh.

【Yienghceij Daegdiemj】Dwg faexgvanmuz daengjsoh，sang ndaej daengz 3 mij，ganj、nye、gaenqmbaw、gaenqva caeuq dakva cungj miz bwn co raez bingz iet，gij bwn gwnz ganj ciengz miz 8 hauzmij doxhwnj. Gij mbaw doiq did，lumj ceij ndongj yiengh lumj gyaeq longzcim daengz longcim gvangq，raez 8~15 lizmij，gvangq 2.5~6.0 lizmij，giz byai cugciemh soem raez roxnaeuz cugciemh soem，gij mbaw song mbiengj cungj miz bwn co；gaenqmbaw raez 1.5~2.5 lizmij. Gij vahsi comzliengj baizlied hai youq giz byai，miz va duj ndeu roxnaeuz 3~5 duj；dakva lumj congh mbok，raez 1~2 lizmij，dakva 5 dip，yiengh samgak daengz yiengh samgak longzcim，dip dek ndawde miz dip dek iq lumj sienq roxnaeuz lumj sienq longzcim，beij dip dakva dinj；dipva 5~7 dip，saek hoengz roxnaeuz saek hoengzaeuj，yiengh lumj fagseiz gvangq，raez 3~5 lizmij；vaboux 10 duj，5 duj raez，5 duj dinj；ranzceh miz bwn geng maed. Aenmak yiengh lumj aenboi，raez 1.5~2.2 lizmij，cizging 1.5~2.0 lizmij，deng dip dakva mbouj loenq bau dwk，dakva mbouj loenq haenx miz bwn geng raez maed. 8~9 nyied haiva，9~10 nyied dawzmak.

【Diegmaj Faenbouh】Hwnj youq ndaw nyaengq cumxmbaeq、henz mieng、gwnz ndoi caeuq ndaw faexgvanmuz daemq. Guengjsae cujyau faenbouh youq Canghvuz、Vuzcouh、Bwzliuz、Bozbwz、Sanglinz、Nanzningz、Lungzanh、Lungzcouh、Ningzmingz daengj dieg，guek raeuz Guengjdoeng、Haijnanz daengj sengj hix miz faenbouh.

【Gij Guhyw Ywcuengh】

Giz guhyw　Daengx go.

Singqfeih　Saep，bingz.

Goeng'yungh　Diuz lohlungz，dingz lwed，dingz siq. Yungh youq heiqhaw lwedhaw，okhaexlwed，dawzsaeg daiq lai，binghloemqlwed，oksiq，rog sieng oklwed.

Danyw　（1）Heiqhaw lwedhaw：Gonimbwn、gomijcauq、gocaenghnaengh、gocijcwz gak 15 gwz，gofozsouj、goyiengzmbeq gak 10 gwz，begsaed 12 gwz，cienq raemx gwn.

（2）Rog sieng oklwed：Mbaw gonimbwn sienndip hab liengh，dub yungz rog oem giz sieng.

（3）Dawzsaeg daiq lai，okhaexlwed：Gonimbwn 30 gwz，cienq raemx gwn.

397

四
画

毛冬青

【药 材 名】毛冬青。

【别　　名】米碎木、火烙木、乌尾丁、酸味木、喉毒药、三钱根。

【来　　源】冬青科植物毛冬青 *Ilex pubescens* Hook. et Arn.。

【形态特征】常绿灌木或小乔木，高可达4 m。小枝、叶片两面、叶柄、花序及果梗均密被长硬毛。小枝近四棱形。叶片椭圆形或长卵形，长2~6 cm，宽1~3 cm，先端渐尖，边缘具细锯齿或近全缘；叶柄长2.5~5.0 mm。雌雄异株，花序簇生于叶腋内或雌花序为假圆锥花序状，雌花较雄花稍大，花瓣5枚或6枚，花粉红色或白色，长约2 mm，仅于基部合生。果簇生，球形，直径约4 mm，熟时红色；果梗长约4 mm；宿萼平展，外面被毛，宿存柱头厚盘状或头状；分核5~7个，背部有条纹而无沟槽。花期4~5月，果期8~11月。

【生境分布】生于山坡、山脚或沟谷旁。广西主要分布于金秀、龙胜、兴安、桂林、平乐、苍梧、贺州、田林等地，安徽、浙江、江西、福建、台湾、广东、香港等省区也有分布。

【壮医药用】

药用部位　根、叶、全株。

性味　苦、涩，凉。

功用　调龙路、火路，清热毒，凉血，消肿痛。用于血栓鼻塞性脉管炎，脑梗死，血压嗓（高血压），高脂血，麻邦（偏瘫），林得叮相（跌打损伤），肺热埃病（咳嗽），墨病（气喘），风热贫痧（感冒），预防流行性脑脊髓膜炎，胴尹（胃痛），腊胴尹（腹痛），货烟妈（咽痛），扁桃体炎，渗裆相（烧烫伤）。

附方　（1）脑梗死：毛冬青根30 g，全蝎、地龙各12 g，路路通20 g，水煎服。

（2）高脂血：毛冬青根25 g，山楂30 g，黑豆50 g，水煎服。

（3）林得叮相（跌打损伤）：毛冬青根、大黄各适量，研末敷患处。

（4）渗裆相（烧烫伤）：毛冬青叶适量，研末，取药粉调茶油适量涂患处。

（5）血压嗓（高血压）：毛冬青根30 g，杜仲15 g，杉木寄生20 g，水煎服。

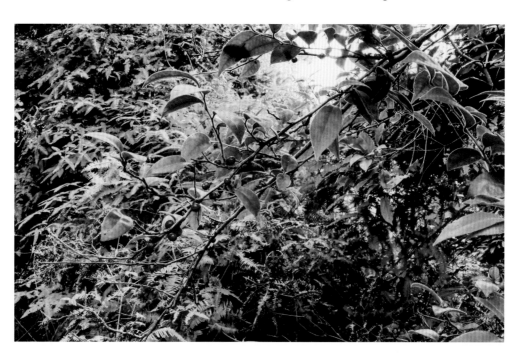

Ywhozdoeg

【Cohyw】Ywhozdoeg.

【Coh'wnq】Gomijsuimuz、gohojlozmuz、govuhveijdingh、gosonhveimuz、goywhozdoeg、gosanhcenzgwnh.

【Goekgaen】Dwg goywhozdoeg doenghgo dunghcinghgoh.

【Yienghceij Daegdiemj】Dwg faexcaz ciengz heu roxnaeuz gofaex iq, sang ndaej daengz 4 mij. Nye iq、song mienh mbaw、gaenqmbaw、foengqva caeuq ganj mak cungj miz haujlai bwn ndangj raez. Nye iq lumj seiq limq. Mbaw luenzbomj roxnaeuz luenz raez lumj gyaeq, raez 2~6 lizmij, gvangq 1~3 lizmij, byai ciemh soem, henzbien miz heujgawq saeqset roxnaeuz loq bingz；gaenqmbaw raez 2.5~5.0 hauzmij. Vaboux vameh mbouj caemh duj, foengqva comzmaj youq ndaw lajeiq mbaw roxnaeuz foengqvameh lumj luenzsoem gyaj nei, vameh loq hung gvaq vaboux, limqva 5 limq roxnaeuz 6 limq, va saekhoengzmaeq roxnaeuz saekhau, daihgaiq raez 2 hauzmij, caenh youq gizgoek maj doxhab. Mak maj baenznyup, luenz lumj giuz, cizging daihgaiq 4 hauzmij, cingzsug le saekhoengz；gaenqmak daihgaiq raez 4 hauzmij；byak mbouj loenq mbe bingz, mienhrog miz bwn, gyaeujsaeu mbouj loenq, yiengh lumj buenz na roxnaeuz lumj gyaeuj；ngveih mak miz 5~7 naed, baihlaeng miz diuzraiz hoeng mbouj miz cauz. 4~5 nyied haiva, 8~11 nyied dawzmak.

【Diegmaj Faenbouh】Maj youq diegbo、dinbya roxnaeuz henz lueg. Guengjsae cujyau youq Ginhsiu、Lungzswng、Hingh'anh、Gveilinz、Bingzloz、Canghvuz、Hocouh、Denzlinz daengj dieg neix miz, guek raeuz Anhveih、Cezgyangh、Gyanghsih、Fuzgen、Daizvanh、Guengjdoeng、Yanghgangj daengj sengj gih caemh miz.

【Gij Guhyw Ywcuengh】

Giz guhyw　Rag、mbaw daengx go.

Singqfeih　Haemz、saep、liengz.

Goeng'yungh　Diuz lohlungz、lohhuj, siu doegndat, liengzlwed, siu foegin. Aeu daeuj yw hezsonh bizswz singq mwzgvanjyenz, sailwed uk saek, hezyazsang, hezcihsang, mazmbangj, laemx doek deng sieng, bwthuj baenzae, binghbaeg, fungndat baenzsa, fuengzre liuzhingzsingq cizsuijmozyenz, dungx in, laj dungx in, conghhoz in, benjdauzdijyenz, coemh log sieng.

Danyw （1）Sailwed uk saek：Rag ywhozdoeg 30 gwz, duzsipgimz、duzndwen gak 12 gwz, makraeu 20 gwz, cienq raemx gwn.

（2）Hezcihsang：Rag ywhozdoeg 25 gwz, sanhcah 30 gwz, duhndaem 50 gwz, cienq raemx gwn.

（3）Laemx doek deng sieng：rag ywhozdoeg、davangz gak aeu habliengh, itheij nu mienz le oep giz bingh.

（4）Coemh log sieng：Aeu mbaw ywhozdoeg habliengh, nu mienz, aeu ywfaenj diuz cazyouz habliengh cat giz bingh.

（5）Hezyazsang：Rag ywhozdoeg 30 gwz, iethoux 15 gwz, gosiengz faexsamoeg 20 gwz, cienq raemx gwn.

毛郁金

【药材名】毛郁金。

【别　名】郁金、黄姜、毛姜黄。

【来　源】姜科植物毛郁金 Curcuma aromatica Salisb.。

【形态特征】多年生宿根草本，高约 1 m。块根纺锤形。根茎肉质，肥大，断面黄色。叶基生，叶片长圆形，长 20~90 cm，宽 15~30 cm，先端尾尖，背面被短柔毛；叶柄短于或近等长于叶片。穗状花序单独由根茎抽出，与叶同时或先于叶抽出，长约 15 cm，有花的苞片淡绿色，宽卵圆形，无花的苞片白色而带淡红，长圆形，先端具小尖头，被毛；花萼白色，被疏柔毛，顶端 3 裂；花冠淡粉红色或白色，花冠管漏斗形，侧裂片长圆形或披针形，长 1.2~1.5 cm，被毛；侧生退化雄蕊淡黄色；唇瓣黄色，倒卵形，长 2.0~2.5 cm，顶微 2 裂。蒴果 3 室。花期 4~6 月。

【生境分布】生于疏林中，也有栽培。广西主要分布于横县、南宁、贵港、宁明、龙州、百色、隆林、那坡、鹿寨等地，国内东南部至西南部各省区也有分布。

【壮医药用】

药用部位　块根、根茎。

性味　辣、苦，温。

功用　调龙路、火路，止疼痛，散结。块根用于胴尹（胃痛），黄标（黄疸），京尹（痛经）；根茎用于京瑟（闭经），腊胴尹（腹痛），子宫唉呗（子宫肌瘤），乳腺小叶增生，林得叮相（跌打损伤）。

附方　（1）乳腺小叶增生：毛郁金根茎、白术、枳壳各 15 g，柴胡、赤芍、当归、薄荷、佛手各 10 g，茯苓、三姐妹各 12 g，水煎服。

（2）胴尹（胃痛）：毛郁金块根、桃仁、川芎、苏木、乳香各 10 g，蔷薇根、赤芍各 12 g，飞龙掌血 15 g，红花、川楝子、石菖蒲各 6 g，水煎服。

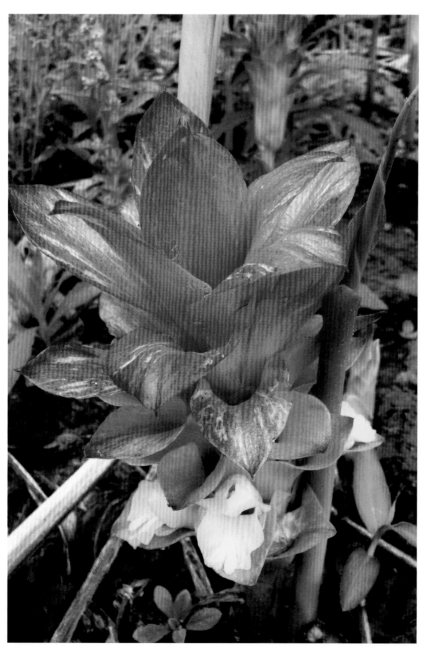

Goyiginh

【 Cohyw 】 Goyiginh.

【 Coh'wnq 】 Yiginh、hinghenj、mauzyiginh.

【 Goekgaen 】 Dwg goyiginh doenghgo gyanghgoh.

【 Yienghceij Daegdiemj 】 Gorum maj lai bi louz rag gouq，daihgaiq sang mijndeu. Ngauqrag lumj aen loekfaiq. Ganj laj mamh nohnwd，biz hung，mienhgat saekhenj. Mbaw maj goek，mbaw luenzraez，raez 20~90 lizmij，gvangq 15~30 lizmij，byai rieng soem，baihlaeng hwnj bwn'unq dinj；gaenqmbaw dinjgvaq roxnaeuz ceng de caeuq mbaw raez doxdaengh. Riengz gyaeujva gagdog daj giz rag ganj yot okdaeuj，caeuq mbaw doengzseiz roxnaeuz yot vaiqgvaq mbaw，riengz gyaeujva saeumwnz，aiq raez 15 lizmij，mbawlup miz va de saekheujoiq，yiengh gyaeqluenz gvangq，mbawlup mbouj miz va de saekhau lij daiq hoengzoiq，luenzraez，byai miz gyaeuj soem iq，hwnj bwn；iemjva saekhau，hwnj bwn'unq mbang，dingjbyai 3 dek；mauhva saekhoengzmaeqoiq roxnaeuz saekhau，guenj mauhva lumj laeuhdouj，mbawseg hen luenzraez roxnaeuz byai menh some，raez 1.2~1.5 lizmij，hwnj bwn；gij maj song henz doiqvaq simva boux saek henjoiq；limq naengbak saekhenj，lumj gyaeq dingjbyonj，raez 2.0~2.5 lizmij，gwnzdingj 2 dek dinjdinj . Mbakndangj 3 fuengz. 4~6 nyied haiva.

【 Diegmaj Faenbouh 】 Maj youq ndawndoeng faexmbang，caemh miz vunz ndaem. Guengjsae dingzlai maj youq Hwngzyen、Nanzningz、Gveigangj、Ningzmingz、Lungzcouh、Bwzswz、Lungzlinz、Nazboh、Luzcai daengj dieg，guek raeuz dunghnanzbu daengz sihnanzbu gak sengj gih caemh maj miz.

【 Gij Guhyw Ywcuengh 】

Giz guhyw　Ndaekrag、ganjrag.

Singqfeih　Manh、haemz、raeuj.

Goeng'yungh　Diuz lohlung、lohhuj，dingz indoet，sanq ngeuq. Ndaekrag yungh daeuj yw dungx in，vuengzbiu，dawzsaeg in；ganjrag lajnamh yw dawzsaeg gaz，laj dungx in，rungzva baenzbaez，yujcen siujyez gietngeuq，laemx doek deng sieng.

Danyw　（1）Yujcen siujyez gietngeuq：Ganj lajnamh goyiginh、begsaed makdoengjhaemz gak 15 gwz，caizhuz、gocizsoz、danghgveih、boqoh、fozsouj gak 10 gwz，fuzlingz、sanhcejmei gak 12 gwz，cienq raemx gwn.

（2）Dungx in：Ngauqrag goyiginh、ngeihmakdauz、conhyungh、soqmoeg、yujyangh gak 10 gwz，ragcangveih、gocizsoz gak 12 gwz，oenceu 15 gwz，govahoengz、conhlenswj、gosipraemx gak 6 gwz，cienq raemx gwn.

四
画

毛草龙

【药材名】毛草龙。

【别　名】扫锅草、锁匙筒、针筒草、水丁香蓼、水仙桃。

【来　源】柳叶菜科植物毛草龙 Ludwigia octovalvis（Jacq.）P. H. Raven。

【形态特征】多年生草本，高可达 2 m。茎、叶两面、花萼、子房和果均被粗毛。茎多分枝，稍具纵棱。叶互生，披针形至线状披针形，长 4~12 cm，宽 0.5~2.5 cm，先端渐尖，基部渐狭；叶柄长至 5 mm 或无柄。花腋生；萼片 4 枚，卵形，基出 3 脉；花瓣黄色，倒卵状楔形，长 7~14 mm；雄蕊 8 枚；柱头近头状，浅 4 裂。蒴果圆柱状，具 8 条棱，绿色至紫红色，长 2.5~3.5 cm，直径 3~5 mm，熟时室背开裂；果梗长 3~10 mm；每室具多列种子，种子近球状或倒卵状。花期 6~8 月，果期 8~11 月。

【生境分布】生于田边、湖塘边、沟谷旁及开旷地湿润处。广西各地均有分布，江西、浙江、福建、台湾、广东、香港、海南、云南等省区也有分布。

【壮医药用】

药用部位　地上部分。

性味　苦，寒。

功用　清热毒，祛湿毒，消肿痛，利谷道。用于货烟妈（咽痛），口疮（口腔溃疡），能啥能累（湿疹），呗脓（痈肿），额哈（毒蛇咬伤），嘀疳（疳积）。

附方　（1）能啥能累（湿疹）：毛草龙、扛板归、毛算盘叶、山芝麻各 50 g，水煎洗患处。

（2）呗脓（痈肿）：鲜毛草龙 50 g，鲜黄花稔 30 g，捣烂敷患处。

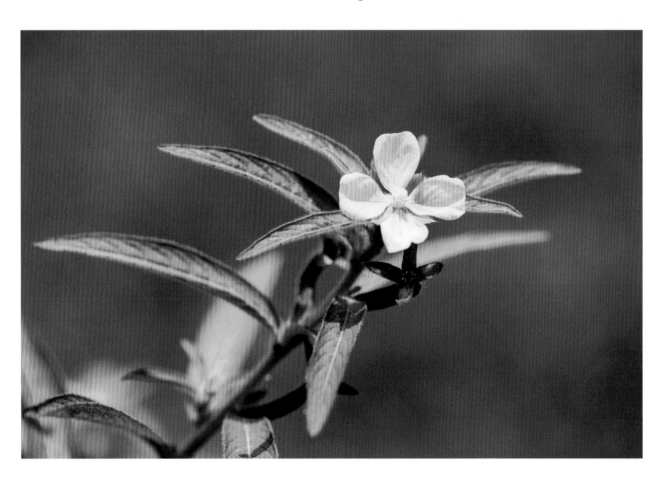

Gvahgyabwn

【 Cohyw 】 Gvahgyabwn.

【 Coh'wnq 】 Gosauqgu、doengzsujciz、godoengzcim、dighaynghliuraemx、senhdauzraemx.

【 Goekgaen 】 Dwg gogvahgyabwn doenghgo liujyezcaigoh.

【 Yienghceij Daegdiemj 】 Gorum maj geij bi， sang ndaej daengz 2 mij. Ganj、mbaw song mbiengj、linxva、rugva caeuq mak cungj miz bwnco. Ganj faen nyez lai， miz di gakdaengj. Mbaw maj doxcah， byai menh soem daengz baenz diuzmae byai menh soem， raez 4~12 lizmij， gvangq 0.5~2.5 lizmij， byai meh soem， goek menh sot；gaenqmbaw raez daengz 5 hauzmij roxnaeuz mij gaenq. Va majeiq；linxva 4 mbaw， lumj gyaeq， goek ok 3 meg；mbawva henj， lumj gyaeq dauqbyonj sot， raez 7~14 hauzmij；simva boux 8 diuz；gyaeujsaeu gaenh lumj gyaeuj， feuh 4 leg. Makceh luenzsaeu， miz 8 diuz gak， heu daengz aeujhoengz， raez 2.5~3.5 lizmij， hung 3~5 hauzmij， geq le laeng rug aqlig；gaenqmak raez 3~10 hauzmij；rugrug miz haujlai coij ceh， ceh gaenh luenzgiuz roxnaeuz lumj gyaeq dauqbyonj. 6~8 nyied haiva， 8~11 nyied dawzmak.

【 Diegmaj Faenbouh 】 Hwnj hamq naz、hamq daemz hamq dingh、bangx mieng ndaw lueg dem mwnq dieg hoengqdoengh cumx de. Guengjsae gak dieg cungj miz， guek raeuz Gyanghsih、Cezgyangh、Fuzgen、Daizvanh、Guengjdoeng、Yanghgangj、Haijnanz、Yinznanz daengj sengj gih neix caemh miz.

【 Gij Guhyw Ywcuengh 】

Giz guhyw　Dingz gwnz dieg.

Singqfeih　Haemz， hanz.

Goeng'yungh　Siu doeghuj， cawz caepdoeg， siu foegin， leih roenhaeux. Ndaej yw conghhoz in， baknengz， naenghumz naenglot， baeznong， ngwz haeb， baenzgam.

Danyw（1）Naenghumz naenglot：Gvahgyabwn、gangzbanjgveih、mbaw suenqbuenzbwn、lwgrabya gak 50 gwz， cienq raemx gwn.

（2）Baeznong：Gvahgyabwn ndip 50 gwz， gonim vahenj ndip 30 gwz， caez dub yungz oep mwnq baez.

403

四画

毛钩藤

【药 材 名】钩藤。

【别　　名】挂勾藤、钓钩藤、双钩藤。

【来　　源】茜草科植物毛钩藤 Uncaria hirsuta Havil.。

【形态特征】藤本，长可达 5 m。嫩枝圆柱形或略具 4 棱角，被硬毛。叶对生，革质，卵形或椭圆形，长 8~12 cm，宽 5~7 cm，顶端渐尖，两面被硬毛或糙伏毛；叶柄长 3~10 mm，有毛；托叶深 2 裂，裂片卵形，被毛。头状花序，球形，单个腋生或顶生，不计花冠直径 2.0~2.5 cm；总花梗被毛，长 2.5~5.0 cm；小苞片线形至匙形；花近无梗，花萼管长 2 mm，外面密被短柔毛，萼裂片线状长圆形，近基部最宽处密被毛；花冠淡黄色或淡红色，外面被毛，花冠筒长 7~10 mm，花冠裂片长圆形；花柱伸出冠喉外。蒴果纺锤形，长 10~13 mm，具短柔毛。花果期 1~12 月。

【生境分布】生于山谷林下、溪畔或灌木丛中。广西主要分布于南宁、隆安、宁明、龙州、大新、马山、容县、平南、那坡、德保、靖西、田林、西林、隆林、罗城、金秀、融水、环江、武宣、桂平等地，广东、贵州、福建、台湾等省区也有分布。

【壮医药用】

药用部位　根、带钩茎枝、地上部分。

性味　微甜，寒。

功用　调龙路、火路，利谷道，清热毒，祛风毒，除湿毒。根用于坐骨神经痛，发旺（痹病），林得叮相（跌打损伤）；带钩茎枝用于兰嘘（眩晕），血压嗓（高血压），巧尹（头痛），贫痧（感冒），狠风（小儿惊风），哢痞（疳积），胴尹（胃痛），林得叮相（跌打损伤），发旺（痹病），麻邦（偏瘫）；地上部分用于坐骨神经痛，发旺（痹病），林得叮相（跌打损伤），巧尹（头痛），狠风（小儿惊风）。

附方　（1）兰嘘（眩晕），血压嗓（高血压）：钩藤、夏枯草各 12 g，香附子 6 g，千斤拔 15 g，水煎服。

（2）狠风（小儿惊风）：钩藤 12 g，灯心草、生姜各 6 g，生石膏、葱叶各 30 g，水煎服。

（3）发旺（痹病）：钩藤根或茎叶适量，水煎外洗患处。

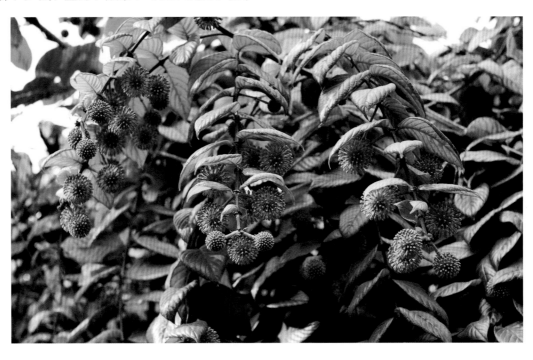

Gaeugvaqngaeu

【 Cohyw 】 Gaeugvaqngaeu.

【 Coh'wnq 】 Gaeugvaqgou、gaeungaeusep、gaeusongngaeu.

【 Goekgaen 】 Dwg gogaeugvaqngaeu doenghgo sihcaujgoh.

【 Yienghceij Daegdiemj 】 Gogaeu，raez ndaej daengz 5 mij. Nyeoiq saeumwnz roxnaeuz loq miz seiq laemq gak，miz bwnndangj. Mbaw majdoiq，ndangj lumj naeng，lumj gyaeq roxnaeuz luenzbenj，raez 8~12 lizmij，gvangq 5~7 lizmij，byai ciemh soem，song mbiengj miz bwnndangj roxnaeuz bwnbomz co；gaenqmbaw raez 3~10 hauzmij，miz bwn；mbawdak laeg 2 leg，mbewdek lumj gyaeq，miz bwn. Va baenz gyaeuz，luenzgiuz，duj dog majeiq roxnaeuz majbyai，mbouj suenq mauhva cizging 2.0~2.5 lizmij lizmij；gaenqvahung miz bwn，raez 2.5~5.0 lizmij；mbawlupiq baenz diuz daengz lumj beuzgeng；va gaenh mij gaenq，iemjva guenj raez 2 hauzmij，rog miz haujlai bwn'unq dinj，mbawiemjva baenz diuz luenzraez，miz haujlai bwn；mauhva henjdamh roxnaeuz hoengzdamh，guenj mauhva raez 7~10 hauzmij mbawseg mauhva raezluenz；saeuva ietok hoz mauhva. Makceh lumj aenraeuq，raez 10~13 hauzmij，miz bwn'unq dinj. 1~12 nyied haiva dawzmak.

【 Diegmaj Faenbouh 】 Hwnj laj faex ndaw lueg、hamq rij roxnaeuz ndaw faexcaz. Guengjsae dingzlai hwnj laeng Nanzningz、Lungzanh、Ningzmingz、Lungzcouh、Dasinh、Majsanh、Yungzyen、Bingznanz、Nazboh、Dwzbauj、Cingsih、Denzlinz、Sihlinz、Lungzlinz、Lozcwngz、Yungzsuij、Vanzgyangh、Vujsenh、Gveibingz daengj dieg neix，guek raeuz Guengjdoeng、Gveicouh、Fuzgen、Daizvanh daengj sengj neix caemh miz.

【 Gij Guhyw Ywcuengh 】

Giz guhyw　Rag、ganjnyedaiq ngaeu、dingz gwnz dieg.

Singqfeih　loq van，hanz.

Goeng'yungh　Diuz lohlungz、lohhuj，leih roenhaeux，siu ndatdoeg，cawz fungdoeg，cawz caepdoeg. Rag ndaej yw coguz sinzgingh in，fatvangh，laemx doek deng sieng；Ganjnyedaiq ngaeu ndaej yw ranzbaenq，Hezyazsang，gyaeujin，baenzsa，hwnjfung，baenzgam，dungx in，laemx doek deng sieng，fatvangh，mazmbangj；dingz gwnz dieg ndaej yw coguz sinzgingh in，fatvangh，laemx doek deng sieng，gyaeujin，hwnjfung.

Danyw　（1）Ranzbaenq，hezyazsang：Gaeugvaqngaeu、yaguhcauj gak 12 gwz，yanghfuswj 6 gwz，cenhginhbaz 15 gwz，cienq raemx gwn.

（2）Hwnjfung：Gaeugvaqngaeu 12 gwz，dwnghsinhcauj、hingndip gak 6 gwz，siggaundip、mbawcoeng gak 30 gwz，cienq raemx gwn.

（3）Fatvangh：Rag dem ganjmbaw gaeugvaqngaeu habliengh，cienq raemx sab mwnqmaz.

405

四画

毛球兰

【药材名】毛球兰。

【别　名】厚脸皮。

【来　源】萝藦科植物毛球兰 *Hoya villosa* Costantin。

【形态特征】粗壮附生藤本。茎、叶片两面、叶柄、花萼裂片外面、花冠内面和外果皮均被柔毛或茸毛。叶片长圆形或长圆状近方形，长 8~10 cm，宽 4~5 cm，顶端具短尖头，基部圆形；侧脉约 7 对；叶柄长 1.5~2.0 cm。伞状聚伞花序腋生，有花 20 朵以上；花序梗长 5~7 cm；花梗长 1 cm；花萼裂片顶端钝或略锐尖；花冠裂片三角形；副花冠裂片的外角极厚，圆形或钝；花粉块两端圆形。蓇葖短圆柱状；种子线状长圆形，具淡黄色绢质种毛。花期 4~6 月，果期 9 月至翌年 3 月。

【生境分布】生于山谷、疏林下的岩石上。广西主要分布于隆安、凌云、隆林、天峨、宁明、龙州、大新、靖西、那坡、金秀等地，贵州、云南等省也有分布。

【壮医药用】

药用部位　叶。

性味　苦，凉。

功用　消肿痛。用于林得叮相（跌打损伤），贫痧（感冒），发得（发热），前列腺增生。

附方　（1）林得叮相（跌打损伤）：鲜毛球兰、鲜南板蓝各适量，捣烂敷患处。

（2）贫痧（感冒），发得（发热）：毛球兰、板蓝根、毛冬青各 15 g，山银花、野菊花各 10 g，水煎服。

（3）前列腺增生：毛球兰 10 g，水煎服。

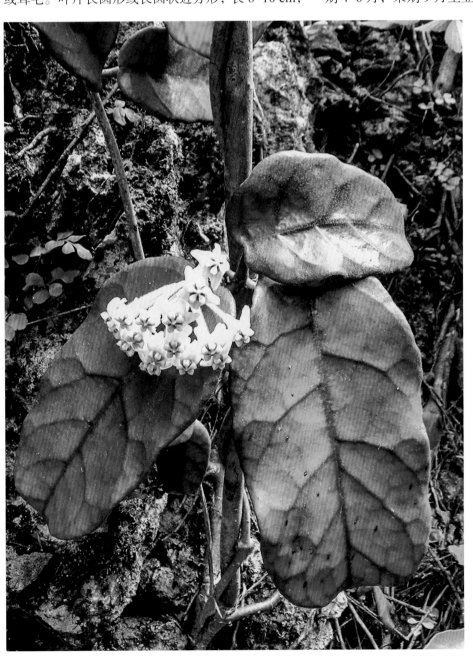

Gaeulanzbwn

【Cohyw】 Gaeulanzbwn.

【Coh'wnq】 Gonajna.

【Goekgaen】 Dwg gogaeulanzbwn doenghgo lozmozgoh.

【Yienghceij Daegdiemj】 Dwg cungj gaeu cocat nemmaj. Ganj、song mbiengj mbaw、gaenzmbaw、baihrog limqveuq iemjva、baihndaw mauhvacaeuq baihrog naengmak cungj miz bwn'unq roxnaeuz bwnyungz. Mbaw yienghluenzraez roxnaeuz yienghluenzraez ca mbouj lai seiqfueng，raez 8~10 lizmij，gvangq 4~5 lizmij，gwnzdingj miz gyaeujsoem dinj，goek luenz；megvang daihgaiq 7 doiq；gaenzmbaw raez 1.5~2.0 lizmij. Vahsi comz liengj lumj aenliengj maj goekmbaw，miz 20 duj va doxhwnj；gaenz vahsi raez 5~7 lizmij；gaenqva raez lizmij ndeu；limqveuq iemjva gwnzdingj mwtroxnaeuz loq soem；limqveuq mauhva yienghsamgak；limqveuq mauhva，yienghluenz roxnaeuz mwt；song gyaeuj faenjva luenz. Yienghsaeuluenz dinj；ceh yienghsienq yienghluenzraez，miz bwn lumj sei saekhenjoiq. 4~6 nyied haiva，9 nyied daengz bi daihngeih 3 nyied dawzmak.

【Diegmaj Faenbouh】 Maj youq gwnz rin ndaw lueg、laj ndoeng cax. Guengjsae cujyau faenbouh youq Lungzanh、Lingzyinz、Lungzlinz、Denhngoz、Ningzmingz、Lungzcouh、Dasinh、Cingsih、Nazboh、Ginhsiu daengj dieg，guek raeuz Gveicouh、Yinznanz daengj sengj hix miz faenbouh.

【Gij Guhyw Ywcuengh】

Giz guhyw　Mbaw.

Singqfeih　Haemz，liengz.

Goeng'yungh　Siu foeg dingz in. Yungh daeuj yw laemx doek deng sieng，baenzsa，fatndat，cenzlezsen demmaj.

Danyw （1） Laemx doek deng sieng：Gaeulanzbwn ndip、gohungh ndip gak dingz ndeu，caez dub yungz oep giz bingh.

（2） Baenzsa，fatndat：Gaeulanzbwn、gohungh、ywhozdoeg gak 15 gwz，ngaenzva'bya、vagutcwx gak 10 gwz，cienq raemx gwn.

（3） Cenzlezsen demmaj：Gaeulanzbwn 10 gwz，cienq raemx gwn.

407

四画

毛葡萄

【药材名】毛葡萄。

【别　　名】山野葡萄。

【来　　源】葡萄科植物毛葡萄 *Vitis heyneana* Roem. et Schult.。

【形态特征】木质藤本。小枝、卷须、叶片下面、叶柄及花序梗均被茸毛。小枝具纵棱纹。卷须与叶对生。叶片卵圆形或五角状卵形，长

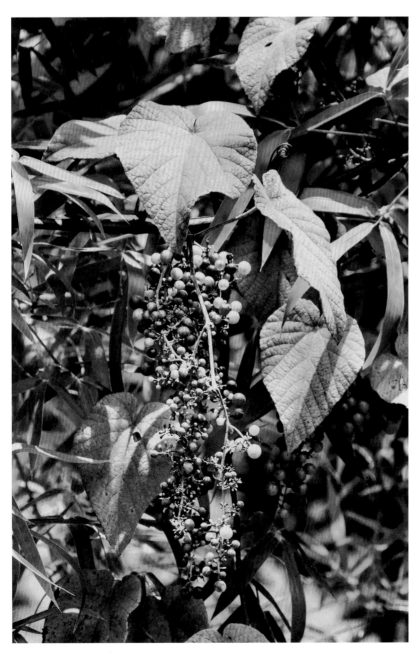

4~12 cm，宽 3~8 cm，先端急尖或短渐尖，基部宽心形或截状心形，边缘具尖锐锯齿，基出脉 3~5 条；叶柄长 2.5~6.0 cm。花杂性异株；圆锥花序疏散，与叶对生；花序梗长 1~2 cm；花梗长 1~3 mm，无毛；花蕾倒卵圆形或椭圆形；花萼碟形；花瓣 5 枚，呈帽状黏合脱落；雄蕊 5 枚；花盘 5 裂；雌蕊 1 枚。浆果球形，成熟时紫黑色，直径 1.0~1.3 cm。花期 4~6 月，果期 6~10 月。

【生境分布】生于山坡、沟谷灌木丛中、林缘或林中。广西主要分布于隆林、乐业、那坡、融水、龙胜、天峨、都安、象州等地，山西、陕西、甘肃、山东、河南、安徽、江西、浙江、福建、广东、湖北、湖南、四川、贵州、云南、西藏等省区也有分布。

【壮医药用】

药用部位　根皮、叶。

性味　微苦、酸，平。

功用　根皮：调龙路，舒筋络，消肿痛。用于约经乱（月经不调），隆白呆（带下），林得叮相（跌打损伤），外伤出血。

叶：止血。用于外伤出血。

附方　（1）隆白呆（带下）：毛葡萄根皮、六月雪、四方藤各 15 g，鸡血藤 30 g，水煎服。

（2）约经乱（月经不调）：毛葡萄根皮、益母草各 15 g，黄花倒水莲 30 g，水煎服。

（3）外伤出血：毛葡萄叶、艾叶、大叶紫珠各等份，研末，取药粉 10 g 敷患处。

Itbwn

【 Cohyw 】 Itbwn.

【 Coh'wnq 】 Makitbya.

【 Goekgaen 】 Dwg go itbwn doenghgo buzdauzgoh.

【 Yienghceij Daegdiemj 】 Dwg gogaeufaex. Nye iq、 mumhgienj、 mienhlaj mbaw、 gaenqmbaw caeuq ganj foengqva cungj miz bwnnyungz. Nye iq miz raiz limqdaengj. Mumhgienj caeuq mbaw maj doxdoiq. Mbaw luenz lumj gyaeq roxnaeuz lumj gyaeq luenz hajgak， raez 4~12 lizmij， gvangq 3~8 lizmij， byai doq soem roxnaeuz ciemh soem dinj， gizgoek lumj simdaeuz gvangq roxnaeuz lumj simdaeuz gat， henzbien miz heujgawq soemsitsit， nyinzgoek miz 3~5 diuz ； gaenqmbaw raez 2.5~6.0 lizmij. Va cabsingq mbouj caemh duj ； foengqva luenzsoem sanq mbang， caeuq mbaw maj doxdoiq ； ganj foengqva raez 1~2 lizmij ； gaenqva raez 1~3 hauzmij， mbouj miz bwn ； valup luenz lumj gyaeq dauqdingq roxnaeuz luenzbomj ； byakva lumj deb ； limqva 5 limq， lumj mauhnem loenq ； simboux 5 dug ； buenzva miz 5 seg ； simmeh dug ndeu. Makraemx luenz lumj giuz， mwh cingzsug saekaeujndaem， cizging 1.0~1.3 lizmij. 4~6 nyied haiva， 6~10 nyied dawzmak.

【 Diegmaj Faenbouh 】 Maj youq gwnz bo、 byoz faexcaz ndaw lueg、 henz ndoeng roxnaeuz ndaw ndoeng. Guengjsae cujyau youq Lungzlinz、 Lozyez、 Nazboh、 Yungzsuij、 Lungzswng、 Denhngoz、 Duh'anh、 Siengcouh daengj dieg neix miz， guek raeuz Sanhsih、 Sanjsih、 Ganhsuz、 Sanhdungh、 Hoznanz、 Anhveih、 Gyanghsih、 Cezgyangh、 Fuzgen、 Guengjdoeng、 Huzbwz、 Huznanz、 Swconh、 Gveicouh、 Yinznanz、 Sihcang daengj sengj gih caemh miz.

【 Gij Guhyw Ywcuengh 】

Giz guhyw　 Naengrag、 mbaw.

Singqfeih　 Loq haemz、 soemj， bingz.

Goeng'yungh　 Naengrag : Diuz lohlungz， iet nyinz， siu infoeg. Aeu daeuj yw dawzsaeg luenh， roengz-begdaiq， laemx doek deng sieng， rog sieng oklwed.

Mbaw : Dingz lwed. Aeu daeuj yw rog sieng oklwed.

Danyw （1） Roengzbegdaiq : Naengrag itbwn、 go'ndokmax、 gaeuseiqfueng gak 15 gwz， gaeulwedgaeq 30 gwz， cienq raemx gwn.

（2） Dowzsaeg luenh : Naengrag itbwn、 samvengqlueg gak 15 gwz， swnjgyaeujhenj 30 gwz， cienq raemx gwn.

（3） Rog sieng oklwed : Mbaw itbwn、 mbaw ngaih、 godaihfung gak aeu faenh doxdoengz， nu mienz， aeu ywmba 10 gwz oep giz bingh.

409

四画

毛麝香

【药 材 名】毛麝香。

【别　　名】土茵陈、痧虫药、香草、蓝花草。

【来　　源】玄参科植物毛麝香 Adenosma glu-tinosum（L.）Druce。

【形态特征】一年生草本，高 0.3~1.0 m。揉之有类似麝香的气味，全体被柔毛和腺毛。茎直立，基部圆柱形，上部四方形，中空。叶对生或近对生，叶片披针状卵形至宽卵形，长 2~10 cm，宽 1~5 cm，先端锐尖，基部楔形至截形，边缘具齿，下面有稠密的黄色腺点。花单生叶腋或在茎枝顶端聚集成总状花序；花萼钟形，5 深裂，有腺点；花冠二唇形，紫红色或蓝紫色，长 1.8~2.8 cm；雄蕊 4 枚，二强；花柱向上逐渐变宽而具薄质的翅。蒴果卵形，先端具喙，有 2 条纵沟。花果期 7~10 月。

【生境分布】生于荒山坡、疏林下湿润处。广西各地均有分布，广东、云南、江西、福建等省也有分布。

【壮医药用】

药用部位　全草。

性味　辣，微温。

功用　祛风毒，除瘴毒，消肿痛，止痒。用于贫痧（感冒），发旺（痹病），脚气，林得叮相（跌打损伤），勒爷顽瓦（小儿麻痹后遗症），呗脓（痈肿），能啥能累（湿疹），荨麻疹，笃瘴（疟疾），蛇虫咬伤。

附方　（1）脚气：鲜毛麝香适量，捣烂，敷患处。

（2）发旺（痹病）：毛麝香 10 g，毛算盘根、半枫荷各 20 g，九节风 15 g，爆牙郎根 30 g，水煎洗患处。

（3）勒爷顽瓦（小儿麻痹后遗症）：毛麝香 15 g，水煎服。

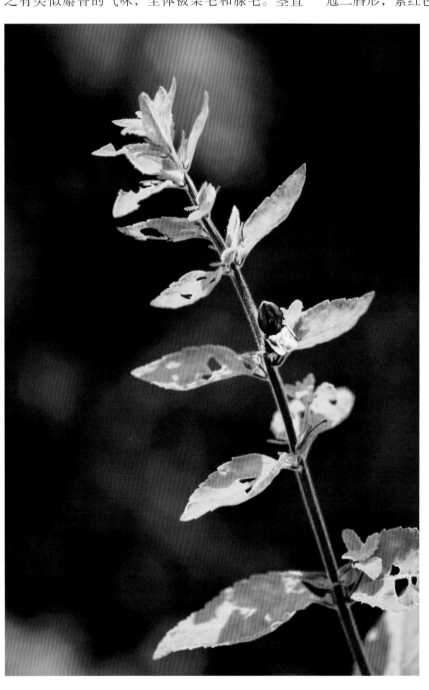

Yeyangjdoq

【Cohyw】 Yeyangjdoq.

【Coh'wnq】 Goliengzfaenj、ywsahcungz、nywjrang、nywjvao.

【Goekgaen】 Dwg goyeyangjdoq doenghgo yenzsinhgoh.

【Yienghceij Daegdiemj】 Dwg go'nywj maj bi ndeu，sang 0.3~1.0 mij. Nu de miz gij heiq rang seyangh，daengx go miz bwn'unq caeuq bwnsen. Ganj daengjsoh，lajgoek yienghsaeuluenz，baihgwnz yienghseiqfueng，ndaw gyoeng. Mbaw maj doxdoiq roxnaeuz ca mbouj lai dwg maj doxdoiq，mbaw yienghlongzcim lumj aen'gyaeq daengz lumj gyaeq gvangq，raez 2~10 lizmij，gvangq 1~5 lizmij，byaimbaw soemset，goekmbaw yienghseb daengz byaimbaw bingz，bienmbaw miz heuj，baihlaj miz diemjdu henj deihdub. Va dan maj goekmbaw roxnaeuz youq gwnzdingj ganjnye comz baenz vahsi baenz foengq；iemjva yiengh lumj aencung，5 veuqlaeg，miz diemjdu；mauhva baenz yiengh song caengz naengbak，saekaeujhoengz roxnaeuz saekaeujlamz，raez 1.8~2.8 lizmij；simva boux 4 diuz，song diuz loq raez；saeuva coh gwnz menhmenh bienq gvangq caemhcaiq miz fwed mbang. Makdek lumj aen'gyaeq，byaimak miz bak，miz 2 diuz miengsoh. 7~10 nyied haiva dawzmak.

【Diegmaj Faenbouh】 Maj youq bofwz、giz cumx laj ndoeng cax. Guengjsae gak dieg cungj miz faenbouh，guek raeuz Guengjdoeng、Yinznanz、Gyanghsih、Fuzgen daengj sengj hix miz faenbouh.

411

【Gij Guhyw Ywcuengh】

Giz guhyw　Daengx go.

Singqfeih　Manh，loq raeuj.

Goeng'yungh　Cawz doegfung，cawz doegcieng，siu foegin，dingz humz. Yungh daeuj yw baenzsa，fatvangh，bingh gyakga，laemx doek deng sieng，lwgnyez ngvanhngvax，baeznong，naenghumz naenglot，funghcimj baenz benq，fatnit，ngwz non haeb sieng.

Danyw　（1）Bingh gyakga：Yeyangjdoq ndip dingz ndeu，dub yungz，oep giz bingh.

（2）Fatvangh：Yeyangjdoq 10 gwz，rag aenmoedgunj、raeuvaiz gak 20 gwz，goloemq 15 gwz，rag gomaknat 30 gwz，cienq raemx swiq giz bingh.

（3）Lwgnyez ngvanhngvax：Yeyangjdoq 15 gwz，cienq raemx gwn.

毛大丁草

【药 材 名】一枝香。

【别　　名】白眉。

【来　　源】菊科植物毛大丁草 Gerbera piloselloides（L.）Cass.。

【形态特征】多年生宿根草本。植株密被白色绵毛。根状茎粗短。叶基生，排成莲座状；叶片纸质，长椭圆形至倒卵形，长 5~16 cm，宽 2.0~5.5 cm，顶端圆，基部渐狭或钝，边缘，上面幼时被毛或被稀疏短毛，老时无毛，下面密被绵毛；叶柄长短不等，被绵毛。花葶单生或有时数个丛生，长 15~45 cm，被绵毛。头状花序单生于花葶之顶，直径 2.5~4.0 cm；总苞盘状；花序托裸露，雌花 2 层，外层花冠舌状，长 16~18 mm，舌片上面白色，下面微红色；内层花冠管状二唇形。瘦果纺锤形，具 6 纵棱，长 4.5~6.5 mm；冠毛淡红色。花期 2~5 月及 8~12 月。

【生境分布】生于林缘、草丛中或旷野荒地。广西各地均有分布，西藏、云南、四川、贵州、广东、湖南、湖北、江西、江苏、浙江、福建等省区也有分布。

【壮医药用】

药用部位　全草。

性味　苦，凉。

功用　清热毒，化瘀毒，通水道。用于贫痧（感冒），发得（发热），埃病（咳嗽），埃病百银（百日咳），口疮（口腔溃疡），屙意咪（痢疾），胴尹（胃痛），东郎（食滞），手足冰冷，林得叮相（跌打损伤），额哈（毒蛇咬伤），呗脓（痈肿）。

附方　（1）贫痧（感冒），发得（发热）：一枝香、桑叶、十大功劳各 10 g，连翘 15 g，水煎服。

（2）口疮（口腔溃疡）：一枝香 10 g，核桃壳 50 g，水煎服。

（3）埃病（咳嗽）：一枝香 15 g，水煎服。

（4）手足冰冷：一枝香、威灵仙根各 15 g，鸡肉 200 g，水炖，食肉喝汤。

（5）东郎（食滞）：一枝香 10 g，水煎服。

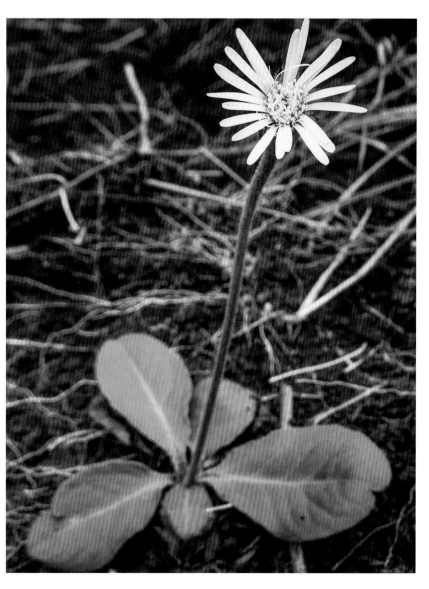

Gobwnhau

【 Cohyw 】 Gobwnhau.

【 Coh'wnq 】 Gomeizdahau.

【 Goekgaen 】 Dwg gobwnhau doenghgo gizgoh.

【 Yienghceij Daegdiemj 】 Go'nywj lw rag maj lai bi. Daengx go miz bwn'unq saekhau deihdub. Ganj lumj rag codinj. Mbaw maj lajgoek，baiz lumj goekvambu；mbaw mbang youh oiq，raez yienghbomj daengz yiengh aen'gyaeq dauqdingq，raez 5~16 lizmij，gvangq 2.0~5.5 lizmij，gwnzdingj luenz，goek menhmenh bienq geb roxnaeuz mwt，bienmbaw，gij baihgwnz seiz oiq miz bwn roxnaeuz miz bwndinj cax，geq le mbouj miz bwn，baihlaj miz bwn'unq deih；gaenzmbaw raez dinj mbouj doengz，miz bwn'unq. Gaenzva dan maj roxnaeuz mizseiz geij aen maj baenz caz，raez 15~45 lizmij，miz bwn'unq. Vahsi lumj aen'gyaeuj dan maj youq gwnzdingj gaenzva，cizging 2.5~4.0 lizmij；Dujlup lumj aenbuenz；dakvahsi lohlangh，vameh 2 caengz，caengz rog mauhva lumj diuz linx，raez 16~18 hauzmij，mbaw linx saekhau，baihlaj loq dwg saekhoengz；caengz baihndaw mauhva lumj diuz guenjyiengh song naengbak. Makhaep yiengh lumj lwgrok，miz 6 diuz limqsoh，raez 4.5~6.5 hauzmij；bwn mauhva saekhoengzmaeq. 2~5 nyied caeuq 8~12 nyied haiva.

【 Diegmaj Faenbouh 】 Maj youq henz ndoeng、ndaw faexcaz roxnaeuz diegfwz giz hoengqvangvang. Guengjsae gak dieg cungj miz faenbouh，guek raeuz Sihcang、Yinznanz、Swconh、Gveicouh、Guengjdoeng、Huznanz、Huzbwz、Gyanghsih、Gyanghsuh、Cezgyangh、Fuzgen daengj sengj gih hix miz faenbouh.

【 Gij Guhyw Ywcuengh 】

Giz guhyw　Daengx go.

Singqfeih　Haemz，liengz.

Goeng'yungh　Cing doeghuj，siu doegcwk，doeng roenraemx. Yungh daeuj yw baenzsa，fatndat，baenzae，baenzae bakngoenz，baknengz，okhaexmug，dungx in，dungx raeng，dinfwngz gyoet，laemx doek deng sieng，ngwz haeb，baeznong.

Danyw　（1）Baenzsa，fatndat：Gobwnhau、mbawnengznuengx、faexgoenglauz gak 10 gwz，golenzgyauz 15 gwz，cienq raemx gwn.

（2）Baknengz：Gobwnhau 10 gwz，byukhaeddouz 50 gwz，cienq raemx gwn.

（3）Baenzae：Gobwnhau 15 gwz，cienq raemx gwn.

（4）Dinfwngz gyoet：Gobwnhau、raglingzsien gak 15 gwz，nohgaeq 200 gwz，dumq aeu，gwn noh gwn dang.

（5）Dungx raeng：Gobwnhau 10 gwz，cienq raemx gwn.

413

四
画

毛鸡矢藤

【药 材 名】毛鸡矢藤。

【别　　名】狗屁藤、小鸡矢藤。

【来　　源】茜草科植物毛鸡矢藤 *Paederia scandens*（Lour.）Merr. var. *tomentosa*（Bl.）Hand.-Mazz.。

【形态特征】多年生藤本，小枝密被柔毛。叶对生，纸质，叶卵形、卵状长圆形、披针形或狭卵形，长 5~14 cm，宽 1~6 cm，先端急尖或渐尖，基部楔形或近圆形或平截，叶上面被柔毛，下面被小茸毛或近无毛。腋生和顶生圆锥花序式的聚伞花序，花序扩展，末次分枝的花呈蝎尾状排列，常被小柔毛。萼管陀螺形，萼裂片三角形；花冠浅红紫色或白色，花冠筒长 7~10 mm，外面被海绵状柔毛，里面被茸毛，顶部 5 裂；雄蕊 5 枚。果球形，淡黄色，无翅。花期 4~6 月，果期 10 月。

【生境分布】生于山地路旁、溪边、河边或岩石缝隙、田埂沟边草丛中。广西主要分布于桂林、阳朔、灵川、岑溪、金秀、宁明、防城港、天等、隆林、凤山、东兰、环江等地，江西、广东、香港、海南、云南等省区也有分布。

【壮医药用】

药用部位　全草。

性味　酸、甘，平。

功用　利谷道，除湿毒，祛风毒，消肿痛。用于巧尹（头痛），黄标（黄疸），林得叮相（跌打损伤），胴尹（胃痛），东郎（食滞），屙意咪（痢疾）。

附方　胴尹（胃痛）：毛鸡矢藤、黄皮根各 10 g，秽草、柚子树根各 12 g，水煎服。

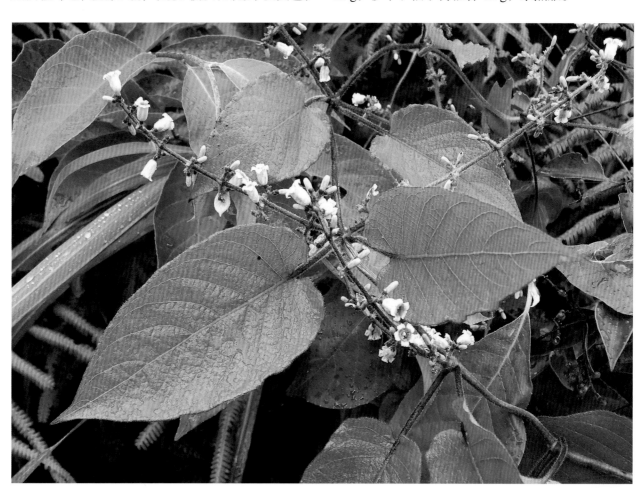

Roetmabwn

【 Cohyw 】 Roetmabwn.

【 Coh'wnq 】 Gaeuroetma、gaeuhaexgaeq iq.

【 Goekgaen 】 Dwg goroetmabwn doenghgo sihcaujgoh.

【 Yienghceij Daegdiemj 】 Gogaeu maj geij bi，nyelwg miz bwn'unq. Mbaw majdoiq，na gyajceij，mbaw lumj gyaeq、lumj gyaeq raezluenz，byai menh soem roxnaeuz gaebgyaeq，raez 5~14 lizmij，gvangq 1~6 lizmij，byai soemgaenj roxnaeuz ciemhsoem，goek sot roxnaeuz gaenh luenz roxnaeuz gatbingz，baihgwnz mbaw miz bwn'unq，baihlaj miz bwn'unq iq roxnaeuz gaenh mij bwn. Gyaeujva comzliengj lumj gyaeujva saeumwnzsoem majeiq caeuq majbyai，gij va mbehai，gij va nyerieng baizled lumj rieng duzgimndangq，dingzlai miz bwn'unq iq. Guenjiemjva lumj dozloz，mbawiemjva samgak；mauhva hoenzaeujdamh roxnaeuz hau，mauhvaguenj raez 7~10 hauzmij，rog miz bwn'unq lumj haijmenz，ndaw miz bwnyungz，byai 5 leg；simva boux 5 diuz，seiiva raezdinj mbouj doengz. Mak lumj giuz，henjdamh，mij fwed. 4~6 nyied haiva，10 nyied dawzmak.

【 Diegmaj Faenbouh 】 Hwnj bangx roen ndaw bya、henz rij、bangx dah roxnaeuz luengq rin、hamq naz hamq mieng ndaw rum. Guengjsae dingzlai hwnj laeng Gveilinz、Yangzsoz、Lingzconh、Ginzhih、Ginhsiu、Ningzmingz、Fangzcwngzgangj、Denhdwngj、Lungzlinz、Fungsanh、Dunghlanz、Vanhgyangh daengj dieg neix，guek raeuz Gyanghsih、Guengjdoeng、Yanghgangj、Yinznanz、Haijnanz daengj sengj gih neix caemh miz.

【 Gij Guhyw Ywcuengh 】

Giz guhyw　Daengx go.

Singqfeih　Soemj、gam、bingz.

Goeng'yungh　Leih roenhaeux，cawz caepdoeg，siu fungdoeg，siu gawh'in. Ndaej yw gyaeujin，vuengzbiu，laemx doek deng sieng，dungx in，dungx raeng，okhaexmug.

Danyw　Dungx in：Roetmabwn、rag makmoed gak 10 gwz，veicauj rag makmoed gak 12 gwz，cienq raemx gwn.

415

四
画

毛相思子

【药 材 名】毛鸡骨草。

【别　　　名】鸡骨草、牛甘藤。

【来　　　源】蝶形花科植物毛相思子 *Abrus mollis* Hance。

【形态特征】藤本，全株被柔毛。羽状复叶；小叶 10~16 对，长圆形，最上部 2 枚常为倒卵形，长 1.0~2.5 cm，宽 0.5~1.0 cm，先端截形，具细尖，两面被白色长柔毛。总状花序腋生；总花梗长 2~4 cm；花 4~6 朵聚生于花序轴的节上；花萼钟状，密被灰色长柔毛；花冠粉红色或淡紫色。荚果长圆形，扁平，长 3~6 cm，宽 0.8~1.0 cm，密被白色长柔毛，顶端具喙，种子 4~9 粒；种子黑色或暗褐色，卵形。花期 7~8 月，果期 9~11 月。

【生境分布】生于山谷、路旁疏林、灌木丛中。广西主要分布于横县、苍梧、藤县、岑溪、防城港、钦州、贵港、平南、玉林、陆川、博白、北流等地，福建、广东等省也有分布。

【壮医药用】

药用部位　全草（除去荚果）。

性味　苦、微甜，凉；荚果有大毒。

功用　通水道、谷道，调龙路、火路，清热毒，消肿痛。用于黄标（黄疸），水蛊（肝硬化腹水），胴尹（胃痛），货烟妈（咽痛），呗脓（痈肿），唪疳（疳积），发旺（痹病），林得叮相（跌打损伤），渗裆相（烧烫伤），呗嘻（乳痈）。

注　本品荚果有大毒，禁内服；孕妇禁用。

附方　（1）黄标（黄疸）：毛鸡骨草（务必除去荚果）、土大黄各 12 g，瓜子金 10 g，水煎服。

（2）货烟妈（咽痛）：毛鸡骨草（务必除去荚果）、牛大力、大青各 12 g，水煎服。

（3）呗脓（痈肿）：毛鸡骨草（务必除去荚果）、土牛膝各 12 g，水煎服。

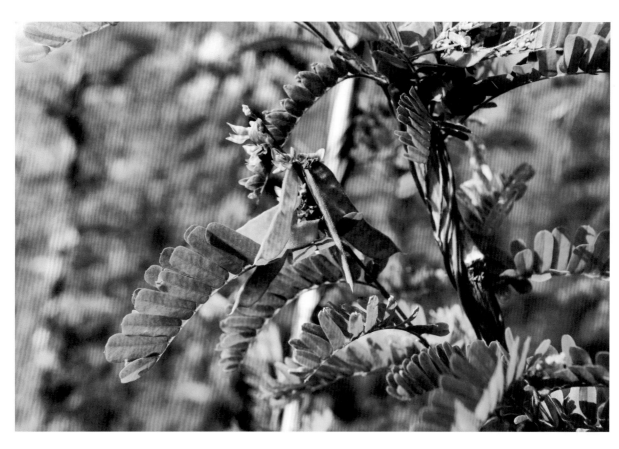

Go'ndokgaeq

【Cohyw】Go'ndokgaeq.

【Coh'wnq】Go'ndokgaeq、goniuzganhdwngz.

【Goekgaen】Dwg go'ndokgaeq doenghgo dezhingzvahgoh.

【Yienghceij Daegdiemj】Maj baenz gaeu，daengx go miz bwn'unq. Lai mbaw lumj fwed；mbawsaeq 10~16 doiq，yiengh luenzraez，song mbaw ceiq baihgwnz ciengz dwg lumj aen'gyaeq dauqdingq，raez 1.0~2.5 lizmij，gvangq 0.5~1.0 lizmij，byaimbaw bingz，miz mbaw soemset，song mbiengj cungj miz bwn'unq raez saekhau. Vahsi baenz foengq maj goek mbaw；diuz gaenqva raez 2~4 lizmij；4~6 duj va comz maj youq gwnz hoh sug vahsi；iemjva yiengh lumj aencung，deihdub dwk maj miz bwn'unq raez saekmong；mauhva saekhoengzmaeq roxnaeuz saekaeujmong. Duhfaek yiengh luenzraez，benjbingz，raez 3~6 lizmij，gvangq 0.8~1.0 lizmij，deihdub dwk maj miz saekhau bwn'unq raez，byai faek soemraeh，ceh 4~9 naed；ceh saekndaem roxnaeuz saekhenjgeq，luenz. 7~8 nyied haiva，9~11 nyied dawzmak.

【Diegmaj Faenbouh】Maj youq ndaw ndoeng cax、faexcaz、ndaw lueg、henz roen. Guengjsae cujyau faenbouh youq Hwngzyen、Canghvuz、Dwngzyen、Cinzhih、Fangzcwngzgangj、Ginhcouh、Gveigangj、Bingznanz、Yilinz、Luzconh、Bozbwz、Bwzliuz daengj dieg，guek raeuz Fuzgen、Guengjdoeng daengj sengj cungj miz faenbouh.

【Gij Guhyw Ywcuengh】

Giz guhyw　Daengx go（dawz duhfaek deuz）.

Singqfeih　Haemz、loq van，liengz；duhfaek haemq doeg.

Goeng'yungh　Doeng roenraemx、roenhaeux，diuz lohlungz、lohhuj，siu doeghuj，siu foegin. Yungh daeuj yw vuengzbiu，gujraemx，dungx in，conghhoz in，baeznong，baenzgam，fatvangh，laemx doek deng sieng，coemh log sieng，baezcij.

Cawq　Cungj yw neix duhfaek haemq doeg，gimq gwn；mehdaiqndang gimq yungh.

Danyw　（1）Vuengzbiu：Gogukgaeq（itdingh aeu dawz duhfaek deuz）、dujdavangz gak 12 gwz，gaeuraemxcij 10 gwz，cienq raemx gwn.

（2）Conghhoz in：Gogukgaeq（itdingh aeu dawz duhfaek deuz）、ngaeuxbya、byaekmen gak 12 gwz，cienq raemx gwn.

（3）Baeznong：Gogukgaeq（itdingh aeu dawz duhfaek deuz）、vaetdauq gak 12 gwz，cienq raemx gwn.

417

四画

毛唇芋兰

【药 材 名】青天葵。

【别　　名】天葵、入地珍珠、珍珠叶、假天麻。

【来　　源】兰科植物毛唇芋兰 *Nervilia fordii*（Hance）Schltr.。

【形态特征】多年生草本。根茎圆球形，直径 5~20 mm。叶 1~2 片基生，心状卵形，直径 5~20 cm，先端急尖，基部心形，边缘波状，具约 20 条在叶两面隆起的粗脉；叶柄长 5~20 cm。花葶高 15~30 cm，总状花序顶生，具花 2 至多朵；花苞片线形，反折，较子房和花梗长；萼片和花瓣淡绿色，具紫色脉，线状长圆形，长 10~17 mm；唇瓣白色，具紫色脉，倒卵形，长 8~13 mm，3 裂，内面密生柔毛，侧裂片三角形，围抱蕊柱：中裂片横椭圆形，先端钝；蕊柱长 6~8 mm。蒴果椭圆形。花期 5 月。

【生境分布】生于山坡或沟谷林下阴湿处，有时田边或肥沃地方也可见。广西主要分布于南宁、隆安、马山、融水、永福、百色、隆林、昭平、东兰、罗城、环江、扶绥、宁明、龙州、大新、天等等地，广东、香港、四川等省区也有分布。

【壮医药用】

药用部位　叶、全草。

性味　甜，寒。

功用　通气道，调龙路、火路，清热毒，止咳嗽，散瘀肿。用于钵痨（肺结核），唉勒（咯血），埃病（咳嗽），小儿肺炎，发得（发热），胴尹（胃痛），货烟妈（咽痛），渗裂（血证），林得叮相（跌打损伤），呗脓（痈肿），呗叮（疔）。

附方　（1）钵痨（肺结核），唉勒（咯血）：青天葵 5 g，铁包金、不出林各 15 g，红衣花生 50 g，煲猪肺食。

（2）林得叮相（跌打损伤）：鲜青天葵、鲜滴水珠各适量，捣烂敷患处。

（3）货烟妈（咽痛）：青天葵 3 g，称量木 30 g，水煎当茶饮。

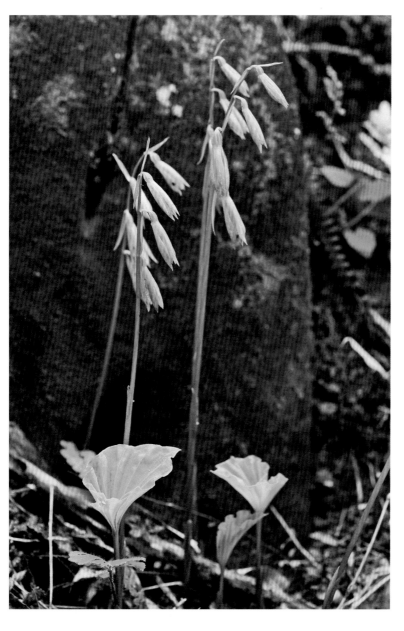

Go'mbawdog

【 Cohyw 】 Go'mbawdog.

【 Coh'wnq 】 Denhgveiz、yuzdi cinhcuhyez、cincuhyez、gyajdenhmaz.

【 Goekgaen 】 Dwg go'mbawdog doeggoh lanzgoh.

【 Yienghceij Daegdiemj 】 Gorum maj lai bi. Rag ganj lumj giuz, cizging 5~20 hauzmij. Mbaw 1~2 benq maj lajgoek, lumj sim bomj, cizging 5~20 lizmij, byai soem gaenj, gizgoek lumj simdaeuz, henzbien lumj raemxlangh, daihgaiq miz 20 diuzmeg hung youq mbaw soeng mbiengj doed hwnjdaeuj；gaenqmbaw raez 5~20 lizmij. Vadingz sang 15~30 lizmij, gyaeujvameh maj dingj, miz va 2 lai duj；valup ben lumj mae, byonj euj, raez gvaq simva daeuz gaenqva；iemjva caeuq limqva heuoiq, miz meg ouj, lumj mae raez luemz, raez 10~17 hauzmij；limqva naengbak saekbieg, meg saekqaeuj, lumj gyaeq dingjbyonj, raez 8~13 hauzmij, 3 leg, baihnaw hwnj bwn'unq yaedyub；benqseg henz samgak, humqgot saeusim；benqseg cungqgyang vang luenzraez, byai buemq；saeusim raez 6~8 hauzmij. Mak luenz raez. 5 nyied haiva.

【 Diegmaj Faenbouh 】 Maj youq lajbo roxnaeuz cauzlueg lajfaex gizcumx, mizseiz henznaz rixnaeuz gizdiegbiz caemh raenz miz. Guengjsae dingzlai maj laeng Nanzningz、Lungzanh、Majsanh、Yungzsuih、Yungjfuz、Bwzswz、Lungzlinz、Canhbingz、Dunghlanz、Dunghzlanz、Lozcwngz、Vanzgyangh、Fuzsuij、Ningzmingz、Lungzcouh、Dasinh、Denhdwngj daengj dieg, guek raeuz Guengjdoeng、Yanghgangj、Swconh daengj sengj gih caemh maj miz.

【 Gij Guhyw Ywcuengh 】

Giz guhyw Mbaw、daengx go.

Singqfeih Van、hanz.

Goeng'yungh Doeng lohheiq, diuz lohlungz、lohhuj, siu ndatdoeg, dingz ae, sanq cwk gawh. Yungh youq lauzbingh, aelwed, baenzae, lwgngez feiyenz, fatndat, dungx in, conghhoz in, iemqlwed, laemx doek deng sieng, baeznong, baezding.

Danyw （1）Lauzbingh, aelwed：Cinghdenhgveiz 5 gwz, dezbauhginh（gosaejgaeq）、bucuzlinz gak 15 gwz, duhdoem hoengz 50 gwz, aeuq bwtmou gwn.

（2）Laemx doek deng sieng：Sien cinghdenhgveiz、sien dizsuijcuh gak habliengh, doek yungz oemj baih rog.

（3）Conghhoz in：Cinghdenzgveiz 3 gwz, cwnghliengmuz 30 gwz, cienq raemx dangq caz ndoet.

419

毛排钱树

【药 材 名】毛排钱草。

【别　　名】麒麟尾、叠钱树。

【来　　源】蝶形花科植物毛排钱树 *Phyllodium elegans*（Lour.）Desv.。

【形态特征】半灌木，高可达 1.5 m。茎、枝、叶柄、叶两面、苞片、花总轴和果实均密被茸毛。小叶 3 枚；叶柄长约 5 mm；顶生小叶较大，卵形、椭圆形至倒卵形，长 7~10 cm，宽 3~5 cm，侧生小叶较小，斜卵形，两端钝，边缘呈浅波状。花通常 4~9 朵组成伞形花序生于叶状苞片内；叶状苞片顶生或侧生，斜椭圆形，长 0.4~3.5 cm，宽 0.9~2.5 cm；花梗长 2~4 mm；花萼钟状，被毛；花冠白色或淡绿色；雌蕊被毛。荚果长 1.0~1.2 cm，宽 0.3~0.4 cm，具 3~4 个荚节；种子椭圆形。花期 7~8 月，果期 10~11 月。

【生境分布】生于平原、丘陵荒地和山坡草地、疏林及灌木丛中。广西各地均有分布，福建、广东、海南、云南等省也有分布。

【壮医药用】

药用部位　根、叶、全草。

性味　苦、涩，平。

功用　通龙路、火路，利水道、谷道，清热毒，除湿毒，消肿痛。用于林得叮相（跌打损伤），楞屙勒（鼻出血），唉勒（咯血），肉裂（尿血），勒爷诺嚎尹（小儿牙痛），头疮，肉扭（淋证），发旺（痹病），黄标（黄疸），屙意咪（痢疾），啡痝（疳积），惹脓（中耳炎），呗嘻（乳痈），呗奴（瘰疬），额哈（毒蛇咬伤）。

附方　（1）林得叮相（跌打损伤）：毛排钱草根、钻地龙、铁凉伞、鸭脚艾、两面针各适量，浸酒外搽患处。

（2）肉裂（尿血），肉扭（淋证）：毛排钱草、笔筒草、车前草各 15 g，小蓟 10 g，水煎服。

（3）呗嘻（乳痈），勒爷诺嚎尹（小儿牙痛），头疮：毛排钱草、土茵陈、野菊花各 10 g，薏苡仁 30 g，连翘 12 g，犁头草 15 g，水煎内服兼外洗。

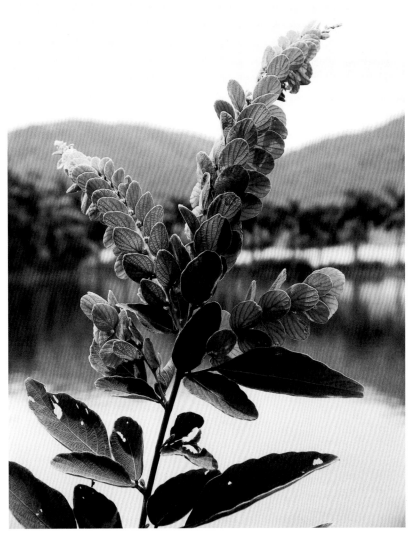

Daebcienzbwn

【Cohyw】 Godaebcienzbwn.

【Coh'wnq】 Rienggizlaenz、faexdaebcienz.

【Goekgaen】 Dwg go faexdaebcienzbwn doenghgo dezhingzvahgoh.

【Yienghceij Daegdiemj】 Ca mbouj lai lumj faexcaz，sang ndaej daengz 1.5 mij. Ganj、nye、song mbiengj mbaw、sugva hung caeuq gaenqmbaw cungj deihdub dwk maj miz bwnyungz. Mbawsaeq 3 mbaw；gaenqmbaw daihgaiq raez 5 hauzmij；gwnzdingj maj miz mbawsaeq haemq hung，luenz、yiengh luenzgyaeq daengz lumj aen'gyaeq dauqdingq，raez 7~10 lizmij，gvangq 3~5 lizmij，baihhenz maj mbawsaeq loq saeq，ngeng luenz，song gyaeuj ngoemx，bienmbaw baenz yiengh raemxlangh feuh. Va ciengz dwg 4~9 duj gyoebbaenz vahsi yienghliengj maj youq ndaw limqva lumj mbaw；limqva lumj mbaw maj youq gwnzdingj roxnaeuz maj vang，yienghbomj ngeng，raez 0.4~3.5 lizmij，gvangq 0.9~2.5 lizmij；gaenqva raez 2~4 hauzmij；iemjva lumj aencung，miz bwn；mauhva dwg saekhau roxnaeuz saekheuoiq；sim vameh miz bwn. Duhfaek raez 1~1.2 lizmij，gvangq 0.3~0.4 lizmij，miz 3~4 aen hoh faek；ceh yiengh luenzgyaeq. 7~8 nyied haiva，10~11 nyied dawzmak.

【Diegmaj Faenbouh】 Maj youq diegbingz、diegfwz diegbo caeuq gwnz bo diegnywj、ndaw ndoengcax caeuq faexcax. Guengjsae gak dieg miz faenbouh，guek raeuz Fuzgen、Guengjdoeng、Haijnanz、Yinznanz daengj sengj cungj miz faenbouh.

421

四画

【Gij Guhyw Ywcuengh】

Giz guhyw　Rag、mbaw、daengx go.

Singqfeih　Haemz、saep，bingz.

Goeng'yungh　Doeng lohlungz、lohhuj，leih roenraemx、roenhaeux，siu doeghuj，cawx doegcumx，siu foegin. Yungh daeuj yw laemx doek deng sieng，ndaeng oklwed，aelwed，nyouhlwed，lwgnyez heujin，baezgyaeuj，nyouhniuj，fatvangh，vuengzbiu，okhaexmug，baenzgam，rwznong，baezcij，baeznou，ngwz haeb.

Danyw　（1）Laemx doek deng sieng：Rag godaebcienzbwn、raghazranz、faexliengj、caekdinbit、gooenceu gak dingz ndeu，cimq laeuj cat baihrog giz in.

（2）Nyouhlwed，nyouhniuj：Godaebcienzbwn、godaebdoengz、daezmbe gak 15 gwz，nyienghvamaeq 10 gwz，cienq raemx gwn.

（3）Baezcij，lwgnyez heujin，baezgyaeuj：Godaebcienzbwn、goliengzfaenj、vagutndoeng gak 10 gwz，haeuxroeg 30 gwz，golenzgyauz 12 gwz，gobakcae 15 gwz，aeu raemx cawj gwn caemh swiq baihrog.

毛黄肉楠

【药 材 名】毛黄肉楠。

【别　　名】刨花木、山枇杷、老人木、胶木、黄毛樟、毛六驳。

【来　　源】樟科植物毛黄肉楠 Actinodaphne pilosa（Lour.）Merr.。

【形态特征】乔木或灌木，高可达 12 m，胸径可达 60 cm。树皮灰色或灰白色。嫩枝、叶、芽、花序梗密被锈色茸毛。顶芽大，卵圆形。叶互生或 3~5 片聚生成轮生状，倒卵形或椭圆形，长 12~24 cm，宽 5~12 cm，革质；叶柄粗壮，长1.5~3.0 cm。花序腋生或枝侧生，由伞形花序组成圆锥状；雄花序总梗长达 7 cm，雌花序总梗稍短；每一伞形花序梗长 1~2 cm，有花 5 朵；花被裂片 6枚。雄花能育雄蕊 9 枚；退化雌蕊细小。雌花较雄花略小。果球形，直径 4~6 mm，生于扁平的盘状果托上，果梗长 3~4 mm，被柔毛。花期 8~12 月，果期翌年 2~3 月。

【生境分布】生于旷野丛林或混交林中。广西主要分布于南宁、岑溪、合浦、上思、桂平、玉林、容县、陆川、博白、北流、宁明、龙州等地，广东省也有分布。

【壮医药用】

药用部位　树皮、叶。

性味　辣、苦，平。

功用　调龙路、火路，清热毒，祛湿毒，消肿痛。用于林得叮相（跌打损伤），坐骨神经痛，黄标（黄疸），胴尹（胃痛），呗脓（痈肿）。

附方　（1）坐骨神经痛：毛黄肉楠 15 g，一朵云 12 g，水煎服。

（2）胴尹（胃痛）：毛黄肉楠 12 g，木棉 15 g，水煎服。

（3）黄标（黄疸）：毛黄肉楠、千斤拔各 15 g，青蒿、姜黄各 10 g，饿蚂蝗 12 g，水煎服。

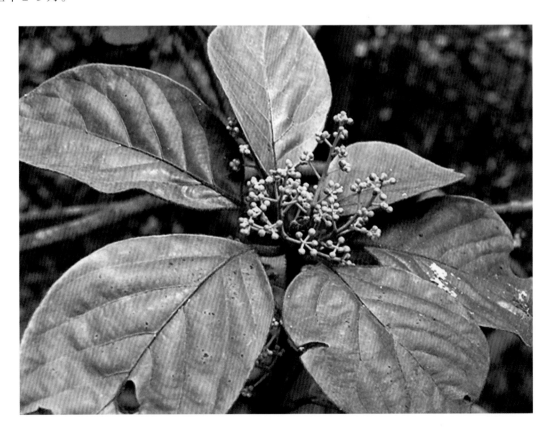

Faexbauz

【Cohyw】Faexbauz.

【Coh'wnq】Faex nyaqbauz、bibaz ndoeng、faex vunzlaux、faexgau、mauzcangh、mauzloegboz.

【Goekgaen】Dwg gofaexbauz dwg doenghgo canghgoh.

【Yienghceij Daegdiemj】Cungj faex sang roxnaeuz doengh go faexcaz de，ndaej sang daengz 12 mij，go hung goj daengz 60 lizmij. Gij naeng saek mon g roxnaeuz monghau. Nyeoiq、mbaw、nye、ganj gyaeujva miz haujlai bwnyung z henjmoenq. Byai nyod hung，lumj gyaeqluenz. Mbaw doxcah roxnaeuz 3~5 mbaw comzmaj lumj baenz majloek，lumj gyaeq dauqdingq roxnaeuz luenzbomj，raez 12~24 lizmij，gvangq 5~12 lizmij，lumj naeng；ganj mbaw cocoek，raez 1.5~3.0 lizmij. Gyaeujva majeiq roxnaeuz maj henz nye，youz gij gyaeujva lumj liengj yiengh comzbaenz luenzsaeusoem；diuz gaenqmeh gyaeujva boux raez daengz 7 lizmij，diuz ganjmeh gyaeujva meh haemq dinj；moix nyup gyaeujva liengj ganj raez 1~2 lizmij，miz 5 duj va；iemjva mauhva mbawreg 6 naed. Gij vaboux ndaej fat sim boux de miz 9 naed；cungj sim vaboux doiqvaq de saeqset. Vameh beij vaboux loq iq. Lumj makgiuz，cizging 4~6 hauzmij，did youq gwnz buenz hotmak bingzbed de，ganj mak raez 3~4 hauzmij，ben yungz unq. 8~12 nyied haiva，binaj 2~3 nyied dawzmak.

【Diegmaj Faenbouh】Hwnj youq ndaw ndoeng hung roxnaeuz ndaw ndoeng faexcab. Guengjsae dinglai youq Nanzningz、Cinzhih、Hozbuj、Sangswh、Gveibingz、Yilinz、Yungzyen、Luzconh、Bozbwz、Bwzliuz、Ningzmingz、Lungzcouh daengj dieg neix hwnj miz，guek raeuz Guengjdoeng Sengj caemh hwnj miz.

【Gij Guhyw Ywcuengh】

Giz guhyw　Naengfaex、mbaw.

Singqfeih　Manh、haemz、bingz.

Goeng'yungh　Diuzleix lohlungz、lohhuj，siu ndatdoeg，cawz doegcumx，siu foegin. Yungh youq laemx doek deng sieng，ndokbuenz sinzgingh in，vuengzbiu，dungx in，baeznong.

Danyw　（1）Ndokbuenz sinzgingh in：Faexbauz 15 gwz，yizdojyinz 12 gwz，cienq raemx gwn.

（2）Dungx in：Faexbauz 12 gwz，moegmienz 15 gwz，cienq raemx gwn.

（3）Vuengzbiu：Faexbauz、cenhginhbaz gak 15 gwz，ngaihseiq、vuengzgieng gak 10 gwz，nyadaij 12 gwz，cienq raemx gwn.

423

四画

毛叶两面针

【药 材 名】毛叶两面针。

【别　　名】单面针。

【来　　源】芸香科植物毛叶两面针 *Zanthoxylum nitidum*（Roxb.）DC. var. *tomentosum* Huang。

【形态特征】小枝、叶轴有颇多的短钩刺，小叶背面中脉也有短刺；小叶革质，全缘或近顶部有浅裂齿，叶缘常背卷；叶片长椭圆形，稀卵形，长为宽的 3~4 倍，宽 3~5 cm，稀 6~8 cm，基部近于圆，顶部长渐尖；小叶柄长 1~3 mm；叶轴、小叶柄、花序轴及小叶背面均被略粗糙的短毛，叶脉上的毛较长。分果瓣直径约 5 mm，红褐色，油点明显。果期 5 月。

【生境分布】生于山坡灌木丛中。广西主要分布于桂平、南宁、宁明、龙州、德保、那坡、田东、凌云、乐业、天峨、东兰、巴马、河池、环江等地。

【壮医药用】

药用部位　根。

性味　苦、辣，热；有小毒。

功用　通龙路、火路，祛风毒，消肿痛。用于发旺（痹病），林得叮相（跌打损伤），核尹（腰痛），货烟妈（咽痛），贫疹（感冒），呗奴（瘰疬），诺嚎尹（牙痛），渗裆相（烧烫伤），兵嘿细勒（疝气），额哈（毒蛇咬伤）。

附方　（1）发旺（痹病）：毛叶两面针、七叶莲、半枫荷各 15 g，爆牙郎 20 g，煲猪骨服。

（2）林得叮相（跌打损伤）：鲜毛叶两面针 15 g，鲜韭菜根 30 g，鲜松针叶 50 g，捣烂酒炒外敷。

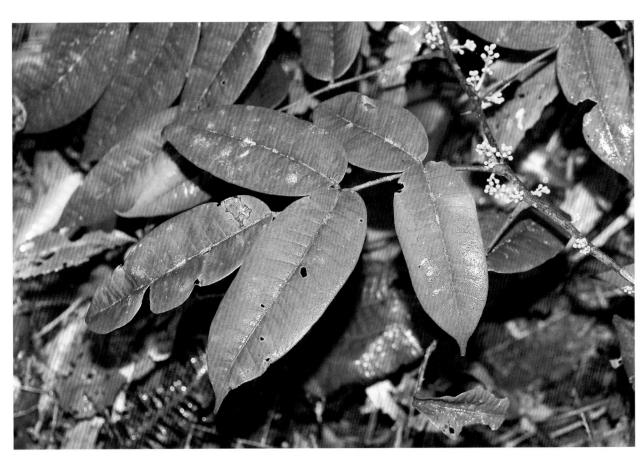

Caenglojbwn

【Cohyw】 Caenglojbwn.

【Coh'wnq】 Danhmencimh.

【Goekgaen】 Dwg gocaenglojbwn doenghgo yinzyanghgoh.

【Yienghceij Daegdiemj】 Nyelwg、ndokmbaw miz haujlai oenngaeu dinj, mbawlwg baihlaeng saimeg gyang caemh miz oendinj；mbawlwg ndangj gyajgyap, bien lawx roxnaeuz gaenh gwnz byai miz heujlig feuh, bienmbaw ciengz miz gienjlaeng；mbawrong raezluenzbenj, noix luenzgyaeq, raez dwg gvangq 3~4 boix, gvangq 3~5 lizmij, noix 6~8 lizmij, goek gaenh luenz, byai raez ciemh soem；gaenq mbawlwg 1~3 hauzmij；ndokmbaw、gaenqmbawlwg、ndokva dem mbawlwg baihlaeng cungj miz bwndinj loq cucab. Faen limqmak haihgaiq hunggvangq 5 hauzmij, hoengzmoenq, youzdiemj minzgyenj. 5 nyied dawzmak.

【Diegmaj Faenbouh】 Hwnj ndaw caz faexcaz gwnz ndoi. Guengjsae dingzlai hwnj laeng Gveibingz、Nanzningz、Ningzmingz、Lungzcouh、Dwzbauj、Nazboh、Denzdungh、Lingzyinz、Lozyez、Denhngoz、Dunghlanz、Bahmaj、Hozciz、Vanzgyangh daengj dieg neix.

【Gij Guhyw Ywcuengh】

Giz guhyw　Rag.

Singqfeih　Haemz、manh, huj；miz di doeg.

Goeng'yungh　Doeng lohlungz、lohhuj, cawz fungdoeg, siu gawh in. Ndaej aeu ma yw fatvangh, laemx doek deng sieng, hwetin, conghhoz in, baenzsa, baeznou, heujin, coemh log sieng, raembongz, ngwz haeb.

Danyw　（1）Fatvangh：Caenglojbwn、lienzcaetmbaw、buenqfunghhoz gak 15 gwz, bauqyazlangz 20 gwz, aeuq ndokmou gwn.

（2）Laemx doek deng sieng：Caenglojbwn ndip 15 gwz, ragcoenggemq ndip 30 gwz, mbawcoengz ndip 50 gwz, dub yungz laeuj cauj oep mwnqsieng.

425

四画

毛叶雀梅藤

【药 材 名】雀梅藤。

【别　　名】米碎木、酸味、酸铜子、酸色子、酸梅簕。

【来　　源】鼠李科植物毛叶雀梅藤 Sageretia thea（Osbeck）Johnst. var. tomentosa（Schneid.）Y. L. Chen et P. K. Chou。

【形态特征】藤状或直立灌木。小枝具刺，被短柔毛。叶片卵形、矩圆形或卵状椭圆形，长1.0~4.5 cm，宽0.7~2.5 cm，边缘具细锯齿，下面被灰白色茸毛，后逐渐脱落；叶柄长2~7 mm，被短柔毛。花无梗，黄色，芳香，通常2朵至数朵簇生排成顶生或腋生疏散穗状或圆锥穗状花序；花序轴长2~5 cm，被毛；花萼外面被疏柔毛，萼片三角形或三角状卵形；花瓣匙形，顶端2浅裂，常内卷；柱头3浅裂，子房3室。核果近球形，直径约5 mm，成熟时黑色或紫黑色，具1~3个分核，味酸。花期7~11月，果期翌年3~5月。

【生境分布】生于丘陵、山地林下或灌木丛中。广西主要分布于南宁、龙州、宁明、防城港、北海、玉林、贵港、兴安等地，甘肃、安徽、江苏、浙江、江西、福建、台湾、广东、云南、四川等省区也有分布。

【壮医药用】

药用部位　根、叶。

性味　甜、淡、平。

功用　通气道，化痰毒，祛风毒，除湿毒。根用于贫痧（感冒），埃病（咳嗽），墨病（气喘），子宫肌瘤，黄标（黄疸）；叶用于林得叮相（跌打损伤）。

附方　（1）墨病（气喘）：雀梅藤根、磨盘草各等量，共研末，取药粉10 g，与鸡蛋1个调匀，煎食。

（2）黄标（黄疸）：雀梅藤根、十大功劳根各30 g，石菖蒲花6 g，水煎服。

（3）子宫肌瘤：雀梅藤根、穿破石、石上柏、飞龙掌血各30 g，小钻15 g，水煎服。

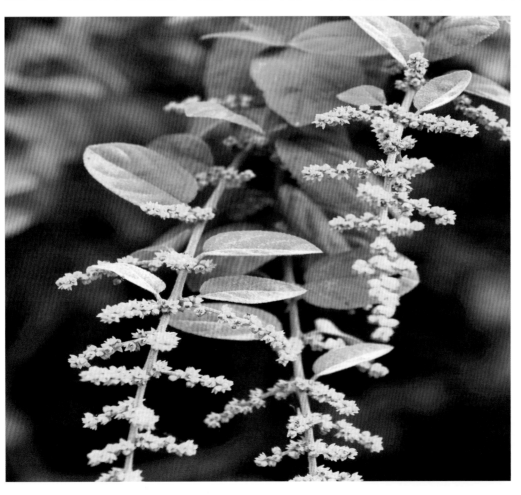

Makcaenghbwn

【Cohyw】 Makcaenghbwn.

【Coh'wnq】 Gomijsuimuz、gosonhvei、gosonhdungzswj、gosonhswzswj、gasonhmeizlwz.

【Goekgaen】 Dwg makcaenghbwn doenghgo sujlijgoh.

【Yienghceij Daegdiemj】 Dwg gogaeu roxnaeuz faexcaz sohdaengj. Nye iq miz oen, miz bwn'unq dinj. Mbaw luenz lumj gyaeq、luenzfueng roxnaeuz luenzbomj lumj gyaeq, raez 1.0~4.5 lizmij, gvangq 0.7~2.5 lizmij, henzbien miz heujgawq saeq, mienhlaj miz bwnnyungz saekmonghau, gaenlaeng ciemh loenq; gaenqmbaw raez 2~7 hauzmij, miz bwn'unq dinj. Dujva mbouj miz gaenq, saekhenj, heiq romfwt, baeznaengz 2 duj daengz geij duj comzmaj baenzbaiz gwnzdingj, roxnaeuz lumj baenzrieng sanq mbang, roxnaeuz lumj baenzrieng luenzsoem maj lajeiq; ganj foengqva raez 2~5 lizmij, miz bwn; mienhrog byakva miz bwn'unq mbang, limqbyak lumj samgak roxnaeuz luenzsamgak; limqva lumj beuzgeng, byai 2 seg feuh, ciengz gienj haeuj ndaw; gyaeujsaeu miz 3 seg feuh, fuengzlwg miz 3 aen. Makceh luenz lumj giuz, cizging daihgaiq miz 5 hauzmij, mwh cingzsug saekndaem roxnaeuz saekndaem'aeuj, ceh miz 1~3 naed, feih soemj. 7~11 nyied haiva, bi daihngeih 3~5 nyied dawzmak.

【Diegmaj Faenbouh】 Maj youq diegndoi、laj ndoeng diegbya roxnaeuz byoz faexcaz. Guengjsae cujyau youq Nanzningz、Lungzcouh、Ningzmingz、Fangzcwngzgangj、Bwzhaij、Yilinz、Gveigangj、Hingh'anh daengj dieg neix miz, guek raeuz Ganhsuz、Anhveih、Gyanghsuh、Cezgyangh、Gyanghsih、Fuzgen、Daizvanh、Guengjdoeng、Yinznanz、Swconh daengj sengj gih caemh miz.

【Gij Guhyw Ywcuengh】

Giz guhyw　Rag、mbaw.

Singqfeih　Van、damh、bingz.

Goeng'yungh　Doeng roenheiq, vaq doegmyaiz, cawz doegfung, cawz doegcumx. Rag aeu daeuj yw baenzsa、baenzae、ngaebheiq、rongzva hwnj baez、vuengzbiu; mbaw aeu daeuj yw laemx doek deng sieng.

Danyw　（1）Ngaebheiq: Rag makcaenghbwn、gomakmuh gak aeu doxdoengz liengh, itheij nu mienz, aeu ywmba 10 gwz, caeuq aen gyaeq ndeu diuz yinz, cien gwn.

（2）Vuengzbiu: Rag makcaenghbwn、rag maexvuengzlienz gak 30 gwz, va yiengfuzrin 6 gwz, cienq raemx gwn.

（3）Rongzva hwnj baez: Rag makcaenghbwn、gooenciq、fouxndoengz、gomakmanh gak 30 gwz, gocuenqhung 15 gwz, cienq raemx gwn.

427

四
画

毛果算盘子

【药材名】毛果算盘子。

【别　　名】漆大姑、漆大伯、毛漆、生毛漆、痒树根、毛七公、两面毛、米烟木。

【来　　源】大戟科植物毛果算盘子 *Glochidion eriocarpum* Champ. ex Benth.。

【形态特征】落叶灌木。枝密被扩展的淡黄色粗毛。单叶互生，叶片卵形或卵状披针形，长4~8 cm，宽1.5~3.5 cm，先端渐尖，两面均被粗毛，脉上尤多；叶柄长1~2 mm。花单性；雄花2~4朵簇生于叶腋内，具短柄，萼片6枚，矩圆形，外面被疏粗毛，雄蕊3枚；雌花无柄，常单生，子房5室，被粗毛，花柱短，圆柱形。蒴果扁球形，直径0.8~1.0 cm，具纵沟，密被长柔毛。花果期全年。

【生境分布】生于山坡、山谷、路旁向阳处灌木丛中。广西主要分布于苍梧、平南、桂平、贵港、北流、玉林、博白、龙州、天等、田东、隆林、田林、乐业、凌云、天峨、河池、柳州、金秀等地，南部各省区均有分布。

【壮医药用】

药用部位　全株。

性味　微苦、涩，平。

功用　调龙路、火路，通水道、谷道，祛风毒，除湿毒，消肿痛。用于腊胴尹（腹痛），鹿西（吐泻），屙意咪（痢疾），尊寸（脱肛），诺嚎尹（牙痛），货烟妈（咽痛），呗嘻（乳痈），兵白带（带下病），贫痧（感冒），发旺（痹病），林得叮相（跌打损伤），能唅能累（湿疹），漆树过敏，过敏性皮炎。

附方　（1）漆树过敏，过敏性皮炎：毛果算盘子茎叶、千里光各30 g，山芝麻、三叉苦、野菊花各20 g，路边菊15 g，煎水外洗。

（2）贫痧（感冒）：毛果算盘子根、连翘各15 g，荆芥、防风、羌活、三姐妹各10 g，独活12 g，水煎服。

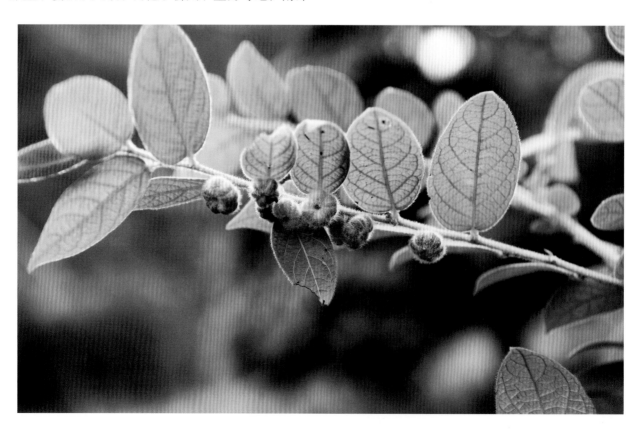

Aenmoedgunj

【Cohyw】Aenmoedgunj.

【Coh'wnq】Gocizdaguh、gocizdabwz、gomauzciz、gomauzcizndip、goyangjsugwnh、gomauzcaetgoeng、gosongmienhbwn、maexienmoeg.

【Goekgaen】Dwg aenmoedgunj doenghgo dagizgoh.

【Yienghceij Daegdiemj】Faexcaz mbaw loenq. Nye miz haujlai bwnco henjoiq mbe bae. Mbaw dog maj doxca，mbaw luenz lumj gyaeq roxnaeuz laj luenzgvangq gwnz gaeb lumj gyaeq，raez 4~8 lizmij，gvangq 1.5~3.5 lizmij，byai cugciemh soem，song mienh cungj miz bwnco，gwnz nyinz daegbied lai；gaenqmbaw raez 1~2 hauzmij. Va singq dog；vaboux 2~4 duj comzmaj youq lajeiq mbaw，miz gaenq dinj，iemjva 6 limq，luenzfueng，baihrog miz bwnco mbang，simboux 3 dug；vameh mbouj miz gaenq，ciengz dandog maj，fuengzlwg 5 rug，miz bwnco，saeuva dinj lumj saeundwen. Makhawq luenzbenj，cizging 0.8~1.0 lizmij，miz cauzdaengj，miz haujlai bwn'unq raez. Daengx bi haiva dawzmak.

【Diegmaj Faenbouh】Maj youq ndaw faexcaz giz yiengq daengngoenz gwnz ndoi、ndaw lueg、henz roen. Guengjsae cujyau youq Canghvuz、Bingznanz、Guibingz、Guigangj、Bwzliuz、Yilinz、Bozbwz、Lungzcouh、Denhdwngj、Denzdungh、Lungzlinz、Denzlinz、Lozyez、Lingzyinz、Denhngoz、Hozciz、Liujcouh、Ginhsiu daengj dieg neix maj miz，guek raeuz baihnamz gak sengj gih caemh maj miz.

【Gij Guhyw Ywcuengh】

Giz guhyw   Daengx go.

Singqfeih   Loq haemz、saep，bingz.

Goeng'yungh   Diuz lohlungz、lohhuj，doeng roenraemx、roenhaeux，siu fungdoeg，cawz doegcumx，siu foegin. Yungh daeuj yw laj dungx in，ruegsiq，okhaexmug，gyoenjconh，heujin，conghhoz in，baezcij，binghbegdaiq，baenzsa，fatvangh，laemx doek deng sieng，naenghumz naenglot，deng gocaet ndang humz，deng gominj naenghumz.

Danyw   （1）Deng gocaet ndang humz，deng gominj naenghumz：Ganj mbaw aenmoedgunj、go'nyaenhhenj gak 30 gwz，lwgrazbya、samveng、vagutndoeng gak 20 gwz，govaihag 15 gwz，cienq raemx sab.

（2）Baenzsa：Rag aenmoedgunj、lenzgyau gak 15 gwz，ginghgai、fangzfungh、gyanghhoz、sanhcejmei gak 10 gwz，duzhoz 12 gwz，cienq raemx gwn.

429

四画

毛瓣金花茶

【药 材 名】金花茶。

【别　　名】金茶花。

【来　　源】山茶科植物毛瓣金花茶 *Camellia pubipetala* Y. Wan et S. Z. Huang。

【形态特征】常绿小乔木，高可达 7 m。嫩枝被毛。叶薄革质，长圆形至椭圆形，长可达 20 cm，宽 3.5~8.0 cm，先端渐尖，下面被茸毛，侧脉 8~10 对，边缘具细锯齿；叶柄长 5~10 mm，被毛。花腋生，黄色，直径 5.0~6.5 cm，近无柄；苞片 5~7 片，半圆形，长 3 mm，被毛；萼片 5~6 枚，近圆形，最长达 2 cm，被柔毛；花瓣 9~13 枚，倒卵形，长 3.0~4.5 cm，被柔毛；雄蕊多数，花丝有毛；子房 3~4 室，被柔毛，花柱长 2.5~3.0 cm，有毛。蒴果扁三角状球形，高 1.5 cm，宽 3.0~3.5 cm，3 室，果皮厚 1.0~1.5 mm；每室有种子 1~2 粒。花期 11 月至翌年 4 月，果期 10~11 月。

【生境分布】生于石灰岩石山山坡常绿阔叶林中。广西主要分布于隆安、大新。

【壮医药用】

药用部位　叶、花。

性味　叶：微苦、涩，平。花：涩，平。

功用　叶：调龙路，调谷道、水道，清热毒，除湿毒。用于货烟妈（咽痛），屙意咪（痢疾），笨浮（水肿），肉扭（淋证），黄标（黄疸），血压嗓（高血压），高脂血，呗脓（痈肿），水蛊（肝硬化腹水），预防癌症。

花：调龙路，止血。用于血压嗓（高血压），高脂血，屙意勒（便血），兵淋勒（崩漏）。

附方　（1）屙意勒（便血）：金花茶花 10 g，五月艾、毛稔各 15 g，水煎服。

（2）高脂血：金花茶叶（或花）、大果山楂叶各 6 g，热开水泡当茶饮。

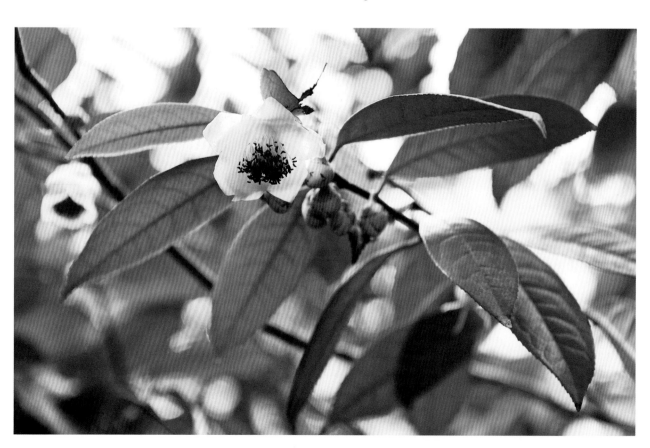

Cazvahenj Va Bwn

【Cohyw】 Cazvahenj.

【Coh'wnq】 Cazvahenj.

【Goekgaen】 Dwg go cazvahenj va bwn doenghgo cazvahgoh.

【Yienghceij Daegdiemj】 Dwg faexgyauzmuz iq ciengz heu, sang ndaej daengz 7 mij. Nyeoiq miz bwn. Mbaw mbang hix wenq, yiengh luenz raez daengz luenz gyaeq, raez 20 lizmij, gvangq 3.5~8.0 lizmij, byai mbaw cugciemh soem, baihlaj miz bwnyungz, henz nyinzmbaw 8~10 doiq, henz bien miz heujgawq saeq; gaenqmbaw raez 5~10 lizmij, miz bwn. Va hai youq geh nye mbaw, saek henj, cizging 5.0~6.5 lizmij, ca'mboujlai mbouj miz gaenq; bauva 5~7 dip, yiengh dwg buenq luenz, raez 3 hauzmij, miz bwn; dakva 5~6 dip, yiengh loq luenz, ceiq raez daengz 2 lizmij, miz bwn yungzyeb; dipva miz 9~13 dip, yiengh lumj gyaeq daujdingj, raez 3.0~4.5 lizmij, miz bwnyungz goemq; dingzlai dwg vaboux, seiva miz bwn; ranzceh 3~4 congh, miz bwn, simva raez 2.5~3.0 lizmij, miz bwn. Aenmak yiengh giuz samgak bej, sang 1.5 lizmij, gvangq 3.0~3.5 lizmij, 3 congh ranzceh, naeng mak na 1~1.5 hauzmij; moix congh ranzceh miz 1~2 naed. 11 nyied daengz bilaeng 4 nyied haiva, 10~11 nyied dawzmak.

【Diegmaj Faenbouh】 Hwnj youq ndaw faex mbaw gvangq gwnz bya rinbya. Guengjsae cujyau faenbouh youq Lungzanh、Dasinh.

【Gij Guhyw Ywcuengh】

Giz guhyw   Mbaw、va.

Singqfeih   Mbaw：Loq haemz、saep, bingz. Va：saep, bingz.

Goeng'yungh   Mbaw：Diuz lohlungz, diuz roenhaeux、roenraemx, siu ndatdoeg, cawz cumxdoeg. Yungh youq conghhoz in, okhaexmug, baenzfouz, nyouhniuj, vuengzbiu, hezyazsang, hezcihsang, baeznong, dungx raengx, yawhfuengz binghngaiz.

Va：Diuz lohlungz, dingz lwed. Yungh youq hezyazsang, hezcihsang, okhaexlwed, binghloemqlwed.

Danyw　（1）Okhaexlwed：Va cazvahenj 10 gwz、ngaih nguxnyied、gonap gak 15 gwz, cienq raemx gwn.

（2）Hezcihsang：Mbaw cazvahenj（roxnaeuz va）、mbaw sanhcah mak hung gak 6 gwz, aeu raemxgoenj cimq dang caz gwn.

431

四画

长春花

【药 材 名】长春花。

【别 名】日日新、雁来红。

【来 源】夹竹桃科植物长春花 *Catharanthus roseus*（L.）G. Don。

【形态特征】常绿亚灌木，高可达 80 cm。茎直立，上部分枝，幼枝绿色或红褐色。单叶对生，长圆形或倒卵形，长 2.5~5.0 cm，宽 2~3 cm，先端钝而具小尖头，基部渐狭成一短柄。花 1~2 朵腋生或顶生；花萼 5 裂；花冠高脚碟状，粉红色或紫红色，长 2~3 cm，裂片 5 枚，旋卷，阔倒卵形，基部窄长；雄蕊 5 枚，内藏；心皮 2 枚，分离，花柱连合。蓇葖果 2 个同生于一果柄上，圆柱形，长 2~3 cm，被毛；种子数粒。花果期几乎为全年。

【生境分布】栽培或野生。广西各地均有栽培，广东、云南及长江以南各地均有分布。

【壮医药用】

药用部位 叶、全草。

性味 微苦，凉；有毒。

功用 调龙路，清热毒，散结。用于淋巴细胞性白血病，淋巴肉瘤，巨滤泡性淋巴瘤，绒毛膜上皮癌，儿童淋巴性白血病，恶性淋巴肿瘤，血压嗓（高血压），何杰金氏病，呗脓（痈肿），渗裆相（烧烫伤）。

注 本品有毒，内服慎用；孕妇禁用。

附方 （1）血压嗓（高血压）：长春花 6 g，钩藤 20 g，水煎服。

（2）恶性淋巴肿瘤：长春花 6 g，白花蛇舌草 20 g，水煎服。

（3）呗脓（痈肿）：鲜长春花、鲜木芙蓉各适量，捣烂外敷患处。

（4）渗裆相（烧烫伤）：长春花叶、刺黄连、入地金牛各适量，共研末，撒涂患处。

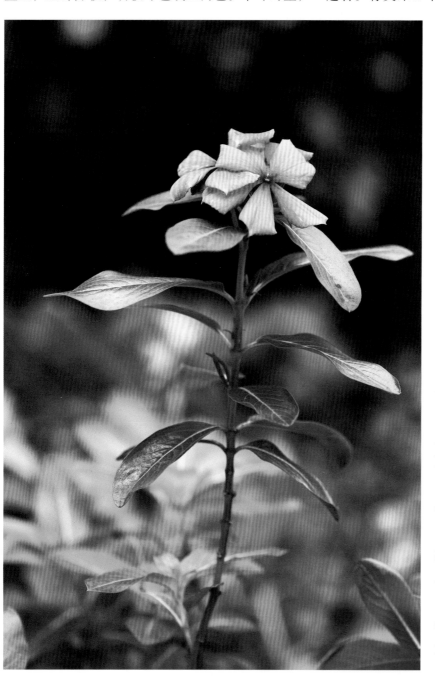

Vaciengzcwn

【Cohyw】 Vaciengzcwn.

【Coh'wnq】 Ngoenzngoenzmoq、yanhdaeujhoengz.

【Goekgaen】 Dwg vaciengzcwn doenghgo gyazcuzdauhgoh.

【Yienghceij Daegdiemj】 Go faexcaz sikseiq heu，sang ndaej daengz 80 lizmij. Ganj daengjsoh，baihgwnz dok nye，nyeoiq heu roxnaeuz hoengzmoenq. Mbaw dog majdoiq，luenzraez roxnaeuz luenz gyaeq dauqbyonj，raez 2.5~5.0 lizmij，gvangq 2~3 lizmij，byai bumx lij miz gyaeuqsoem iq，goek menhgaeb baenz gaenqdinj. Va 1~2 duj majeiq roxnaeuz majbyai；iemjva 5 leg；mauhva lumj debgasang，hoengzmaeq roxnaeuz aeujhoengz，raez 2~3 lizmij，mbawseg 5 mbaw，baenqgienj，gvangq gyaeq dauqbyonj，goek gaebraez；simva boux 5 diuz，yo ndaw；naengsim 2 mbaw，faenliz，saeuva doxnemz. Makdu 2 aen，saeumwnz，raez 2~3 lizmij，miz bwn；ceh geij naed. Cengmboujgeij baenz bi haiva dawzmak.

【Diegmaj Faenbouh】 Ndaem aeu roxnaeuz gag hwnj. Guengjsae gak dieg cungj ndaem miz，guek raeuz Guengjdoeng、Yinznanz dem Dahcangzgyangh baihnamz gak dieg cungj caemh miz.

【Gij Guhyw Ywcuengh】

Giz guhyw　Mbaw、daengx go.

Singqfeih　Loq haemz，liengz；miz doeg.

Goeng'yungh　Diuz lohlungz，siu ndatdoeg，sanqgiet. Ndaej yw linzbahsibauhsing bwzyezbing，linzbah yuzliuz，gilibausing linzbahliuz，yungzmauzmoz sangbizaiz，lwgnye linzbahsing bwzyezbing，ozsing linzbah cungjliuz，hezyazsang，hozgezginhsbing，baeznong，coemh log sieng.

Cawq　Go yw neix miz doeg，haeujsim noix yungh，mehmbwk mizndang gimq yungh.

Danyw　（1）Hezyazang：Vaciengzcwn 6 gwz，gouhdwngz 20 gwz，cienq raemx gwn.

（2）Ozsing linzbah cungjliuz：Vaciengzcwn 6 gwz，golinxngwz vahau 20 gwz，cienq raemx gwn.

（3）Baeznong：Vaciengzcwn ndip、fuzyungzfaex ndip gak habliengh，dubyungz oep mwnqbaez.

（4）Coemh log sieng：Vaciengzcwn、vangzlenzoen、yizdi ginhniuz gak habliengh，caez nienj mienz，vanq mwnqsieng.

433

四画

长叶苎麻

【药 材 名】长叶苎麻。

【别　　名】鸽子枕头。

【来　　源】荨麻科植物长叶苎麻 *Boehmeria penduliflora* Wedd. ex Long。

【形态特征】灌木，高可达 4.5 m。小枝近方柱形，多少密被短伏毛；叶对生；叶片厚纸质，披针形或条状披针形，长 8~29 cm，宽 1.5~5.0 cm，顶端长渐尖或尾状，基部钝圆，边缘具小钝牙齿，上面粗糙，脉网下陷，下面沿隆起的脉网有短毛；叶柄长 0.6~3.0 cm。穗状花序长达 8 cm，雌雄异株或同株；雄团伞花序直径 1~2 mm，有少数雄花；雌团伞花序直径 2.5~6.5 mm，有极多数密集的雌花；雄花花被片 4 枚，椭圆形，雄蕊 4 枚，退化雌蕊椭球形；雌花花被倒披针形，柱头短。瘦果椭圆形或卵圆形，周围具翅。花期 7~10 月。

【生境分布】生于丘陵及山谷林中、灌木丛中、林边或溪边。广西主要分布于西南部地区，西藏、四川、云南、贵州等省区也有分布。

【壮医药用】

药用部位　根。

性味　辣，平。

功用　利谷道，解毒。用于唉瘖（痧积），小儿头疮，惹脓（中耳炎）。

附方　（1）唉瘖（痧积）：长叶苎麻根、三叉苦各 15 g，水煎服。

（2）小儿头疮：长叶苎麻根、火炭母、玉叶金花各适量，水煎洗头部。

（3）惹脓（中耳炎）：长叶苎麻根 30 g，磨盘草 60 g，解毒草 15 g，水煎服。

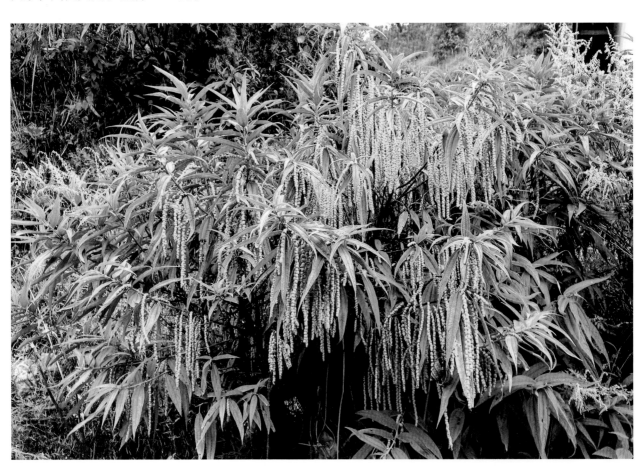

Gobanhreiz

【Cohyw】Gobanhreiz.

【Coh'wnq】Gogohswjcimjdouz.

【Goekgaen】Dwg gobanhreiz doenghgo genzmazgoh.

【Yienghceij Daegdiemj】Dwg faexcaz, sang ndaej daengz 4.5 mij. Nye saeq lumj saeufueng, miz haujlai bwnboemz dinj. Mbaw maj doxdoiq; mbaw lumj ceij na, yiengh dwg donh laj gvangq byai soem roxnaeuz baenzdiuz laj gvangq byai soem, raez 8~29 lizmij, gvangq 1.5~5.0 lizmij, byai raez ciemh soem roxnaeuz lumj rieng, gizgoek luenzmaeuz, henzbien miz heuj maeuz saeq, mienhdungx cocat, sainyinz loemq doxroengz, baihlaj ndij sainyinz doed miz bwn dinj; gaenqmbaw raez 0.6~3.0 lizmij. Foengqva lumj rienghaeux raez daengz 8 lizmij, vaboux vameh mbouj caemh duj roxnaeuz doengz duj; nyup vaboux comzmaed lumj liengj, cizging miz 1~2 hauzmij, miz siujsoq vaboux; nyup vameh comzmaed lumj liengj, cizging miz 2.5~6.5 hauzmij, comz miz haujlai vameh; limqva vaboux miz 4 limq, luenzbomj, simboux 4 dug, simmeh doiqvaq luenzbomj; dujvaboux donh laj soem gwnz gvangq, gyaeujsaeu dinj. Makhawq luenzbomj roxnaeuz luenz lumj gyaeq, seiqhenz miz fwed. 7~10 nyied haiva.

【Diegmaj Faenbouh】Maj youq ndaw ndoengfaex ndoi caeuq lueg、byoz faexcaz, henz ndoeng roxnaeuz henz rij. Guengjsae cujyau youq dieg baihsaenamz miz, guek raeuz Sihcang、Swconh、Yinznanz、Gveicouh daengj sengj gih caemh miz.

【Gij Guhyw Ywcuengh】

Giz guhyw　Rag.

Singqfeih　Manh, bingz.

Goeng'yungh　Leih roenhaeux, gaij doeg. Aeu daeuj yw baenzgam, baezgyaeuj lwgnyez, rwznong.

Danyw　（1）Baenzgam：Rag gobanhreiz、gosamvengq gak 15 gwz, cienq raemx gwn.

（2）Baezgyaeuj lwgnyez：Rag gobanhreiz、godonghmeiq、gaeubeizhau gak aeu habliengh, cienq raemx sab gyaeuj.

（3）Rwznong：Rag gobanhreiz 30 gwz, gomakmuh 60 gwz, rumgaijdoeg 15 gwz, cienq raemx gwn.

435

四画

长萼堇菜

【药 材 名】犁头草。

【别　　　名】地丁草、毛堇菜、铧尖草。

【来　　　源】堇菜科植物长萼堇菜 *Viola inconspicua* Blume。

【形态特征】矮小草本。主根垂直粗厚，成束或单生。根状茎节密生，通常被残留托叶包被。叶基生，呈莲座状；叶片三角形、三角状卵形或戟形，长 1.5~7.0 cm，宽 2 cm 以上，先端渐尖或尖，基部宽心形，并沿叶柄延伸，边缘具圆锯齿，上面密生乳头状小白点或变成暗绿色；叶柄长 2~7 cm；托叶

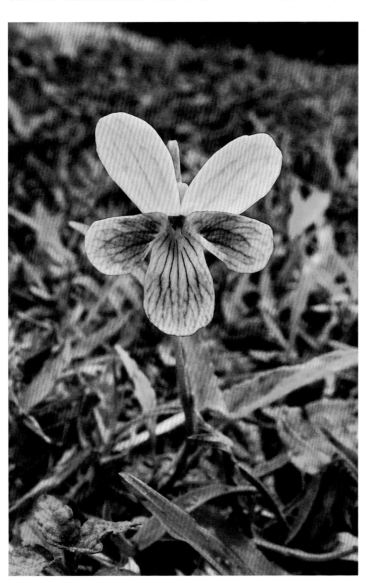

3/4 与叶柄合生，分离部分披针形，长 3~5 mm，边缘疏生流苏状短齿，稀全缘。花由基部抽出，淡紫色，有暗色条纹；花梗稍长于叶片；萼片卵状披针形或披针形，末端具缺刻状浅齿；花瓣淡紫色，长圆状倒卵形，长 7~10 mm；距管状，长 2.5~3.0 mm。蒴果长圆柱形，长 8~10 mm。花果期 3~11 月。

【生境分布】生于林缘、山坡草地、田边及溪旁等处。广西主要分布于资源、灌阳、永福、柳州、象州、梧州、蒙山、藤县、桂平、贵港、北流、灵山、宁明、上林、凌云、东兰等地，陕西、甘肃、江苏、安徽、浙江、江西、福建、台湾、湖北、湖南、广东、海南、四川、贵州、云南等省区也有分布。

【壮医药用】

药用部位　全草。

性味　苦、微辣，寒。

功用　清热毒，消肿痛，除湿毒，解蛇毒。用于火眼（急性结膜炎），黄标（黄疸），呗嘻（乳痈），呗脓（痈肿），产呱腊胴尹（产后腹痛），货烟妈（咽痛），呗（无名肿毒），额哈（毒蛇咬伤），外伤出血，林得叮相（跌打损伤）。

附方　（1）呗嘻（乳痈）：鲜犁头草 100 g，捣烂敷患处。

（2）产呱腊胴尹（产后腹痛）：鲜犁头草、鲜透骨消各 60 g，鲜泽兰 30 g，捣烂敷下腹部。

（3）货烟妈（咽痛）：鲜犁头草、鲜透骨消各 60 g，鲜射干 15 g，捣烂敷喉结下方。

（4）呗（无名肿毒）：犁头草、生大黄、山栀子、野菊花、七叶一枝花各适量，研末，调米醋适量敷患处。

Gobakcae

【Cohyw】Gobakcae.

【Coh'wnq】Godidingh、byaekmauzginj、rumbakcae.

【Goekgaen】Dwg gobakcae doenghgo ginjcaigoh.

【Yienghceij Daegdiemj】Gorum daemq iq. Ragmeh daengjsoh cona，baenz foengq roxnaeuz gag maj. Ganj lumj rag hoh deihdeih，dingzlai deng mbawdak canzlw dukbau. Mbaw majgoek，lumjduj vambu nei；mbaw samgak lumj gyaeq roxnaeuz lumj ca，raez 1.5~7.0 lizmij，gvangq 2 lizmij doxhwnj，byai ciemh soem roxnaeuz soem，goek gvangq mbi，lij ciz gaenqmbaw ietraez，henzbien miz heujgawq luenz，baihgwnz miz haujlai lumj gyaeujcij diemjhau roxnaeuz bienqbaenz heulaep；gaenqmbaw raez 2~7 lizmij；mbawdak 3/4 caeuq gaenqmbaw doxnem，giz mbouj doxnem byai menh soem，raez 3~5 hauzmij，henzbien miz heuj dinj lumj foh mbang，noix bien lawx. Va daj goek majok，aeujdamh，miz diuzvaenx laep；gaenqva loq raez gvaq mbaw；mbawlinx lumj gyaeq byai menh soem roxnaeuz byai menh soem，byai miz heuj feuh lumj gaekveuq；mbawva aeujdamh，raezluenz lumj gyaeq dauqdingq，raez 7~10 hauzmij；nda lumj guenj，raez 2.5~3.0 hauzmij. Mak ndangjngaeuz luenzsaeu raez，raez 8~10 hauzmij. 3~11 nyied haiva.

【Diegmaj Faenbouh】Hwnj bangx ndoeng、diegnywj gwnz ndoi、hamq naz caeuq hamq rij doengh dieg neix. Guengjsae dingzlai hwnj laeng Swhyenz、Gvanyangz、Yungjfuz、Liujcouh、Siengcouh、Vuzcouh、Mungzsanh、Dwngzyen、Gveibingz、Gveigangj、Bwzliuz、Lingzsanh、Ningzmingz、Sanglinz、Lingzyinz、Dunghlanz daengj dieg neix，guek raeuz Sanjsih、Ganhsuz、Gyanghsuh、Anhveih、Cezgyangh、Gyanghsih、Fuzgen、Daizvanh、Huzbwz、Huznanz、Guengjdoeng、Haijnanz、Swconh、Gveicouh、Yinznanz daengj sengj gih neix caemh miz.

【Gij Guhyw Ywcuengh】

Giz guhyw　Daengx go.

Singqfeih　Haemz、loq manh、hanz.

Goeng'yungh　Siu doeghuj，siu gawh in，cawz caepdoeg，gaij ngwzdoeg. Ndaej yw Dahuj，vuengzbiu，baezcij，baeznong，miz lwg le laj dungx in，conghhoz in，baez，ngwz haeb，rog sieng oklwed，laemx doek deng sieng.

Danyw　（1）Baezcij：Gobakcae ndip 100 gwz，dub yungz oep mwnq baez.

（2）Miz lwg le laj dungx in：Gobakcae ndip、douguzsiuh ndip gak 60 gwz，swzlan ndip 30 gwz，caez dub yungz oep lajdungx.

（3）Conghhoz in：Gobakcae ndip、douguzsiuh ndip gak 60 gwz，seganh ndip 15 gwz，caez dub yungz oep dongqhoz baihlaj.

（4）Baez：Gobakcae、davangz ndip、nuengxnengh ndoi、va'gut ndoi、caet mbaw dujva ndeu aenqliengh，caez nienj mienz，gyaux meiq aenqliengh oep mwnq baez.

437

四画

长叶铁角蕨

【药材名】倒生根。

【别　　名】长生铁角蕨、凤凰尾、倒生莲、侧生根。

【来　　源】铁角蕨科植物长叶铁角蕨 *Asplenium prolongatum* Hook.。

【形态特征】多年生草本，高可达 40 cm。根状茎短而直立，先端密被黑褐色披针形鳞片。叶簇生，近肉质，干后草绿色；叶柄长 8~18 cm，上面有纵沟；叶片线状披针形，长 10~25 cm，宽 3.0~4.5 cm，幼时疏生纤维状小鳞片，二回羽状；羽片 20~24 对，近长方形，长 1.3~2.2 cm，宽 0.8~1.2 cm，最终羽片窄条形，宽 1.0~1.5 mm，全缘或羽片基部的裂片较宽，二至三分叉，每小羽片或裂片有小脉 1 条，先端有明显的水囊。孢子囊群狭线形，深棕色，每枚小羽片或具裂片 1 枚，位于小羽片的中部上侧边；囊群盖狭线形，宿存。

【生境分布】附生于林中树干上或潮湿岩石上。广西各地均有分布，甘肃、浙江、江西、福建、台湾、湖北、湖南、广东、四川、贵州、云南、西藏等省区也有分布。

【壮医药用】

药用部位　全草。

性味　苦、涩，平。

功用　调龙路、火路，清热毒，祛风毒，除湿毒。用于货烟妈（咽痛），口疮（口腔溃疡），屙意咪（痢疾），钵痨（肺结核），渗裂（血证），埃病（咳嗽），比耐来（咳痰），林得叮相（跌打损伤），发旺（痹病），渗裆相（烧烫伤）。

附方　（1）货烟妈（咽痛）：倒生根、古羊藤、山芝麻各 15 g，水煎服。

（2）埃病（咳嗽），比耐来（咳痰）：倒生根 15 g，千日红 12 g，鱼腥草 15 g，水煎服。

（3）发旺（痹病）：倒生根 30 g，威灵仙 15 g，杜仲藤 15 g，水煎服。

（4）渗裂（血证）：倒生根 20 g，仙鹤草 15 g，白及 15 g，水煎服。

（5）渗裆相（烧烫伤）：鲜倒生根适量，捣烂，调油外搽。

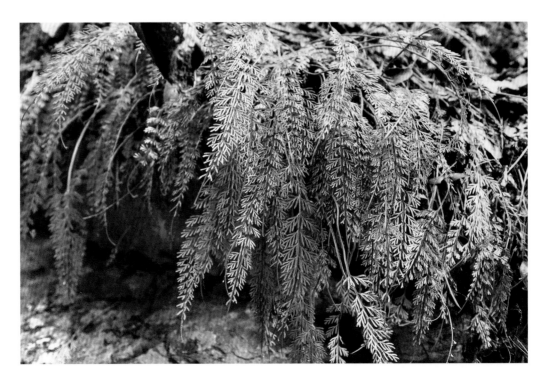

Gutfaz

【 Cohyw 】 Gutfaz.

【 Coh'wnq 】 Gutfaz、riengfunghvuengz、lienz dingjdingq、godauqrod.

【 Goekgaen 】 Dwg gog utfaz doenghgo dezgozgezgoh.

【 Yienghceij Daegdiemj 】 Cungj caujbwnj maj lai bi de, ndaej sang daengz 40 lizmij. Ganj lumj rag dinj lij daengjsoh, byai hwnj limqgyaep yaedyub saekhenjgeqlaep luenzraez gaeb byai ciemh soem. Mbaw comz maj, loq nohnwd, hawq le saekheureux ; gaenqmbaw raez 8~18 lizmij, baihgwnz miz cauz cingq ; mbaw baenzreg luenzraez byai ciemh soem, raez 10~25 lizmij, gvangq 3.0~4.5 lizmij, seiz oiq maj limqgyaeb cocab mbang, song hop lumj fwed ; mbaw bwnroeg 20~24 doiq, loq seiqfueng raez, raez 1.3~2.2 lizmij, gvangq 0.8~1.2 lizmij, mbaw bwnroeg gatsat gaeb baenzdiuz, gvangq 1.0~1.5 hauzmij, bienlawx roxnaeuz bwnroeg mbawreg gizgoek haemq gvangq, song daengz sam faenca, moix mbawbwnroeg roxnaeuz mbawreg miz diuz meg iq ndeu, satbyai miz daehraemx yienhda. Rongz daehlwgsaq gaeb baenzdiuz, saek hoengzndaem, moix mbawbwnroeg iq roxnaeuz mbawreg dug ndeu, youq cuengqgyang henzbien mbawbwnroeg iq ; fa rongz daeh gaebged baenzdiuz, ndaej louz.

【 Diegmaj Faenbouh 】 Bengj hwnj youq gwnz nye faex roxnaeuz gwnzrin dieg cumx ndaw ndoeng. Guengjsae gak dieg cungj hwnj miz, guek raeuz Ganhsuz、Cezgyangh、Gyanghsih、Fuzgen、Daizvanh、Huzbwz、Huznanz、Guengjdoeng、Swconh、Gveicouh、Yinznanz、Sihcang daengj sengj gih neix caemh hwnj miz.

【 Gij Guhyw Ywcuengh 】

Giz guhyw　Daengx go.

Singqfeih　Haemz、saep, bingz.

Goeng'yungh　Diuz lohlungz、lohhuj, cing hujdoeg, cawz doegfung, cawz doegcumx. Yungh youq conghhoz in, baknengz baknyaiq, okhaexmug, baenzlauz, iemqlwed, baenzae, bijmyaiz lai, laemx doek deng sieng, fatvangh, coemh log sieng.

Danyw　（1）Conghhoz in：Gutfaz、gaeujcij、lwgraz ndoeng gak 15 gwz, cienq raemx gwn.

（2）Baenzae、bijmyaiz lai：Gutfaz、yizsinghcauj gak 15 gwz, roemraiqhoengz 12 gwz, cienq raemx gwn.

（3）Fatvangh：Gutfaz 30 gwz, veihlingzsenh 15 gwz, ducungdwngz 15 gwz, cienq raemx gwn.

（4）Iemqlwed：Gutfaz 20 gwz, nyacaijmaj、bwzgiz gak 15 gwz, cienq raemx gwn.

（5）Coemh log sieng：Gutfaz ndip aenq liengh, doek yungz, gyaux youz cat.

439

四
画

长叶阔苞菊

【药 材 名】小风艾。

【别　　名】香艾。

【来　　源】菊科植物长叶阔苞菊 *Pluchea eupatorioides* Kurz。

【形态特征】草本或亚灌木，高可达 2 m。茎直立，嫩枝密被粉状短柔毛。单叶互生，中部叶近无柄或具短柄，叶片阔线形，长 7~10 cm，宽

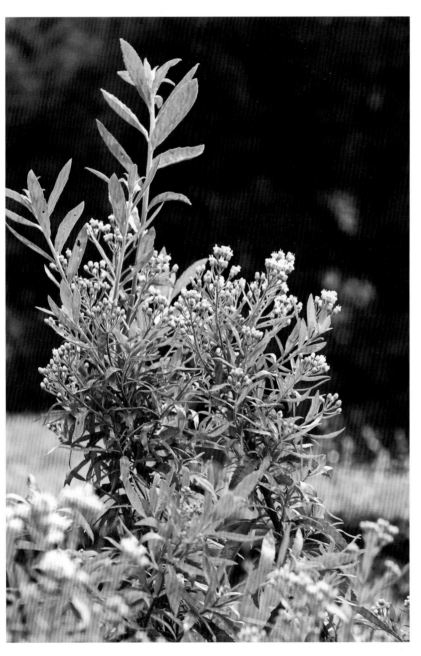

1.2~2 cm，顶端渐尖，基部渐狭，边缘具疏齿，两面被粉状短柔毛，下面较密；上部叶近无柄，阔线形至线形，长 5~7 cm，宽 0.7~1 cm。头状花序多数，直径约 5 mm，排列成顶生伞房花序；花序梗长 1~5 mm，密被粉状短柔毛；总苞钟状；总苞片 5~6 层，外层卵形或阔卵形，长 1.5~3.0 mm，内层线形，长 4~5 mm。雌花多层，花冠丝状，长 4~5 mm，檐部 3~4 齿裂。两性花较少，花冠管状，长约 5 mm，顶端 5 浅裂。瘦果圆柱形，具 5 棱，长约 0.8 mm，被白色疏毛；冠毛白色，约与花冠等长。花期 4~6 月，果期 5~8 月。

【生境分布】生于旷野、路旁。广西主要分布于南宁、龙州、大新等地，云南省也有分布。

【壮医药用】

药用部位　地上部分。

性味　微辣，平。

功用　调龙路、火路，祛风毒，调月经。用于发旺（痹病），林得叮相（跌打损伤），胴尹（胃痛），京尹（痛经），兵淋勒（崩漏），约经乱（月经不调）。

附方 （1）发旺（痹病）：小风艾、五指风各 30 g，八角枫 15 g，水煎外洗。

（2）京尹（痛经）：小风艾 15 g，益母草 20 g，黄糖适量，水煎服。

（3）胴尹（胃痛）：小风艾、飞龙掌血各 10 g，九里香 15 g，水煎服。

Ngaihsaej

【 Cohyw 】 Ngaihsaej.

【 Coh'wnq 】 Ngaihrang.

【 Goekgaen 】 Dwg gongaihsaej doenghgo gizgoh.

【 Yienghceij Daegdiemj 】 Gorum roxnaeuz ya'gvanqmuz， sang ndaej daengz 2 mij. Ganj daengjsoh， nyeoiq miz haujlai bwn'unq dinj lumj mba. Mbaw dog maj doxcah， mbaw cungqgyang gaenh mij gaenq roxnaeuz miz gaenqdinj， mbawrong gvangq baenz diuz， raez 7~10 lizmij， gvangq 1.2~2 lizmij， byai menhmenh soem， goek menh gaeb， henzbien miz heuj mbang， song mbiengj miz bwn'unq dinj lumj mba， baihlaj lai maed ； mbaw baihgwnz gaenh mij gaenq， gvangq baenz diuz daenz baenz diuz， raez 5~7 lizmij， gvangq 0.7~1 lizmij. Gyaeujva lai， cizging daihgaiq 5 hauzmij， baizlied baenz gyaeujva fuengzliengj majbyai ； gaenq gyaeujva raez 1~5 hauzmij， miz haujlai bwn'unq dinj lumj mba ； byaklaux lumj cung ； mbawbyak 5~6 laemh， laemhrog lumj gyaeq roxnaeuz gvangq gyaeq， raez 1.5~3.0 hauzmij， laemhndaw baenz diuz， raez 4~5 hauzmij. Vameh lai laemh， mauhva lumj sei， raez 4~5 hauzmij， yiemh 3~4 heujleg. Va songsingq haemq noix， mauhva lumj guenj， daihgaiq raez 5 hauzmij， byai 5 legfeuh. Makceh saeumwnz， miz 5 limqgak， daihgaiq raez 0.8 hauzmij， miz bwn mbang hau ； bwnmauh hau， daihgaiq caeuq mauhva doengz raez. 4~6 nyied haiva， 5~8 nyied dawzmak.

【 Diegmaj Faenbouh 】 Hwnj rog doengh、hamq roen. Guengjsae dingzlai hwnj laeng Nanzningz、Lungzcouh、Dasinh daengj dieg neix， guek raeuz Yinznanz Sengj caemh miz.

【 Gij Guhyw Ywcuengh 】

Giz guhyw　Dingz gwnz dieg.

Singqfeih　Loq imanh， bingz.

Goeng'yungh　Diuz lohlungz、lohhuj， cawz fungdoeg， diuz dawzsaeg. Ndaej yw fatvangh， laemx doek deng sieng， dungx in， dawzsaeg in， binghloemqlwed， dawzsaeg luenh.

Danyw　（1）Fatvangh：Ngaihsaej、goging gak 30 gwz， gogingz 15 gwz， cienq raemx sab.

（2）Dawzsaeg in：Ngaihsaej 15 gwz， samvengqlueg 20 gwz， vangzdangz habliengh， cienq raemx gwn.

（3）Dungx in：Ngaihsaej、oenceu gak 10 gwz， go'nduk max 15 gwz， cienq raemx gwn.

441

四画

长茎金耳环

【药 材 名】长茎金耳环。

【别　　名】金耳环、一块瓦。

【来　　源】马兜铃科植物长茎金耳环 Asarum longerhizomatosum C. F. Liang et C. S. Yang。

【形态特征】多年生草本。根状茎细长，节间长 6~12 cm；根通常纤细。叶 1 片或 2 片，基生；叶片长方状卵形或卵状椭圆形，长 8~14 cm，宽 5~8 cm，先端渐尖，基部耳形或近戟形，两侧裂片略呈三角形，顶端圆形，叶上面具散生短毛；叶柄长 10~18 cm，无毛。花枝常具 1 朵花，淡紫绿色，直径约 3 cm；花梗长约 1.5 cm；花被筒圆筒状，长约 1.5 cm，直径约 1 cm，花被裂片宽卵形，长宽各约 1.5 cm，顶部和边缘均淡紫绿色，中部紫色；药隔伸出呈舌状；花柱 6 枚，顶端 2 裂。花期 7~12 月。

【生境分布】生于林间空地或岩边阴湿地。广西主要分布于马山、上林、南宁、宁明、防城港等地。

【壮医药用】

药用部位　全草。

性味　辣、微苦，温；有小毒。

功用　散寒毒，祛痰毒，止咳嗽，散瘀肿，解蛇毒。用于埃病（咳嗽），墨病（气喘），发旺（痹病），林得叮相（跌打损伤），额哈（毒蛇咬伤），楞涩（鼻炎）。

附方　（1）发旺（痹病），林得叮相（跌打损伤）：长茎金耳环、枳壳、红花各 10 g，飞龙掌血、两面针各 20 g，三钱三 5 g，加白酒 500 mL 浸泡 30 天。取药酒适量敷患处（禁内服）。

（2）墨病（气喘）：长茎金耳环、含羞草各 10 g，姜黄、磨盘草各 15 g，水煎服。

（3）楞涩（鼻炎）：长茎金耳环、鹅不食草、仙鹤草各 10 g，水煎服。

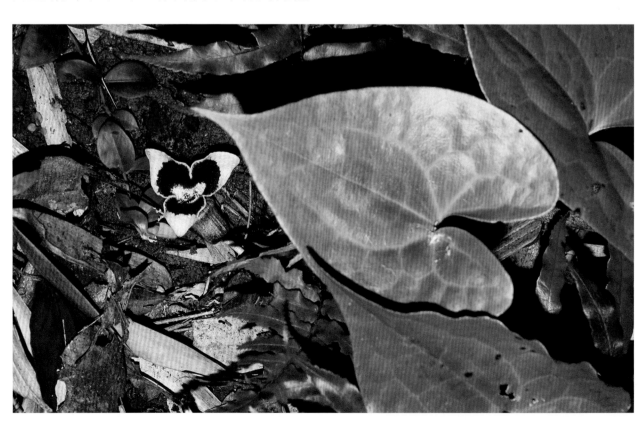

Gorwzvaiz

【 Cohyw 】 Gorwzvaiz.

【 Coh'wnq 】 Rwznengjgim、dipvaxndeu.

【 Goekgaen 】 Dwg gorwzvaiz doenghgo majdouhlingzgoh.

【 Yienghceij Daegdiemj 】 Gorum maj geij bi. Ganj lum rag saeqraez，gyang hoh raez 6~12 lizmij；rag dingzlai saeqiq. Mbaw ndeu roxnaeuz 2 mbaw，majgoek；mbaw raez seiqfueng lumj gyaeq roxnaeuz lumj gyaeq luenzbenj，raez 8~14 lizmij，gvangq 5~8 lizmij，byai ciemh soem，goek lumj rwz roxnaeuz gaenh ca，mbawleg song henz loq baenz samgak，byai luenz，baihgwnz mbaw miz bwn dinj mbang；gaenqmbaw raez 10~18 lizmij，mij bwn. Nyeznyez va dingzlai miz duj va ndeu，heuaeujdamh，daihgaiq hung 3 lizmij；gaenqva raez daihgaiq 1.5 lizmij；doengzva luenzdoengz，daihgaiq raez 1.5 lizmij，cizging daihgaiq lizmij ndeu，mbawva gvangq gyaeq，raez gvangq gak daihgaiq 1.5 lizmij，byai caeuq bien cungj heuaeujdamh，gyang aeuj；gekyw ietok lumj linx；saeuva 6 diuz，byai 2 leg. 7~12 nyied haiva.

【 Diegmaj Faenbouh 】 Hwnj dieg hoengq ndaw ndoeng roxnaeuz henz rin dieg cumx. Guengjsae dingzlai hwnj laeng Majsanh、Sanglinz、Nanzningz、Ningzmingz、Fangzcwngzgangj daengj dieg neix.

【 Gij Guhyw Ywcuengh 】

Giz guhyw　Daengx go.

Singqfeih　Manh、loq haemz，raeuj；miz di doeg.

Goeng'yungh　Sanq nitdoeg，cawz myaizdoeg，dingz ae，sanq cwkgawh，gaij ngwzdoeg. Aeu daeuj yw baenzae，ngaebheiq，fatvangh，laemx doek deng sieng，ngwz haeb，ndaeng saek.

Danyw （1）Fatvangh，laemx doek deng sieng：Gorwzvaiz、makdoengjhaemz、vahoengz gak 10 gwz，feihlungzcanghyez、liengjmenqcimh gak 20 gwz，samcienzsam 5 gwz，gya laeujhau 500 hauzswng cimq 30 ngoenz. Aeu laeujyw aenqliengh cat mwnqsien （gimq gwn）.

（2）Ngaebheiq：Gorwzvaiz、golaunyaenq gak 10 gwz，gienghenj、gomakmuh gak 15 gwz，cienq raemx gwn.

（3）Ndaeng saek：Gorwzvaiz、gomoeggyej、senhhozcauj gak 10 gwz，cienq raemx gwn.

443

四画

长茎沿阶草

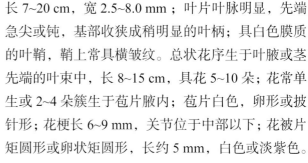

【药材名】长茎沿阶草。

【别　　名】韭叶柴胡、山韭菜。

【来　　源】百合科植物长茎沿阶草 Ophiopogon chingii F. T. Wang et T. Tang。

【形态特征】多年生常绿草本。茎长，老茎常平卧地面并生根，具残存的叶鞘；根较粗，常略木质化而稍显坚硬。叶散生；叶片剑形并稍呈镰刀状，长 7~20 cm，宽 2.5~8.0 mm；叶片叶脉明显，先端急尖或钝，基部收狭成稍明显的叶柄；具白色膜质的叶鞘，鞘上常具横皱纹。总状花序生于叶腋或茎先端的叶束中，长 8~15 cm，具花 5~10 朵；花常单生或 2~4 朵簇生于苞片腋内；苞片白色，卵形或披针形；花梗长 6~9 mm，关节位于中部以下；花被片矩圆形或卵状矩圆形，长约 5 mm，白色或淡紫色。花期 5~6 月。

【生境分布】生于山坡灌木丛下、林下或岩石缝中。广西主要分布于南宁、隆安、马山、上林、宾阳、融水、上思、东兴、钦州、灵山、浦北、博白、田东、德保、靖西、那坡、凌云、田林、天峨、东兰、罗城、宁明、龙州等地，广东、海南、云南、贵州、四川等省也有分布。

【壮医药用】

药用部位　根。

功用　清热毒。用于钵痨（肺结核），贫痧（感冒），发得（发热），胸闷，呗脓（痈肿），呗肿显（黄水疮）。

附方　（1）钵痨（肺结核）：长茎沿阶草、救必应、不出林各 30 g，水煎代茶饮。

（2）呗肿显（黄水疮）：鲜长茎沿阶草适量，捣烂，加生盐少许，调匀敷患处（脓点处留口）。

（3）胸闷：长茎沿阶草、芭蕉根各 20 g，猪心 1 具，水炖，食肉喝汤。

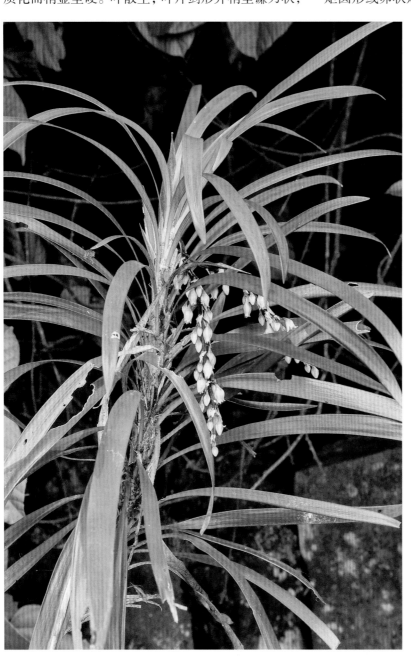

Gimgyijraez

【Cohyw】Gimgyijraez.

【Coh'wnq】Gimgyijraez、coenggepbya.

【Goekgaen】Dwg goimgyijraez doenghgo bwzhozgoh.

【Yienghceij Daegdiemj】Dwg go'nywj ciengz heu maj lai bi. Ganj raez, gij ganjgeq ciengz bomzbax gwnz namh caiq maj rag, miz faekmbaw lw roengz; rag haemq co, ciengz loq geng lumj faex caemhcaiq loq geng. Mbaw sanq maj; mbaw lumj faggiemq caemhcaiq loq lumj fagliemz, raez 7~20 lizmij, gvangq 2.5~8.0 hauzmij; megmbaw haemq cingcuj, byai mbaw fwt soem roxnaeuz mwt, lajgoek ciengz sou geb baenz gaenzmbaw loq cingcuj; miz faekmbaw saekhau unq youh mbang, gwnz faek ciengz miz raiznyaeuq vang. vahsi baenz foengq maj youq lajeiq mbaw roxnaeuz ndaw mbaw byai ganj, raez 8~15 lizmij, miz 5~10 duj va; va ciengz dan maj roxnaeuz 2~4 duj baenz caz maj youq ndaw lajeiq limqva; limqva saekhau, lumj aen'gyaeq roxnaeuz yienghlongzcim; gaenqva raez 6~9 hauzmij, hoh youq cungqgyang baihlaj; dipva yienghseiqcingq roxnaeuz lumj aen'gyaeq yienghseiqcingq, daihgaiq raez 5 hauzmij, saekhau roxnaeuz saekaeuj mong. 5~6 nyied haiva.

【Diegmaj Faenbouh】Maj youq laj faexcaz gwnz bo、laj ndoeng roxnaeuz ndaw geh rin. Guengjsae cujyau faenbouh youq Nanzningz、Lungzanh、Majsanh、Sanglinz、Binhyangz、Yungzsuij、Sangswh、Dunghhingh、Ginhcouh、Lingzsanh、Bujbwz、Bozbwz、Denzdungh、Dwzbauj、Cingsih、Nazboh、Lingzyinz、Denzlinz、Denhngoz、Dunghlanz、Lozcwngz、Ningzmingz、Lungzcouh daengj dieg, guek raeuz Guengjdoeng、Haijnanz、Yinznanz、Gveicouh、Swconh daengj sengj hix miz faenbouh.

【Gij Guhyw Ywcuengh】

Giz guhyw　Rag.

Goeng'yungh　Cing doeghuj. Yungh daeuj yw bwtlauz, baenzsa, fatndat, aekcaet, baeznong, baezraemxhenj.

Danyw　（1）Bwtlauz：Gimgyijraez、maexndeihmeij、cazdeih gak 30 gwz, cienq raemx dangq caz gwn.

（2）Baezraemxhenj：Gimgyijraez ndip dingz ndeu, dub yungz, gya dingz gyu'ndip ndeu gyaux yinz oep giz bingh（giz baenz nong louz baknong）.

（3）Aekcaet：Gimgyijraez、raggogyoij gak 20 gwz, simdaeuz mou aen ndeu, dumq aeu, gwn noh gwn dang.

445

四画

长裂苦苣菜

【药材名】苣荬菜。

【别　名】野苦荬、苦荬菜。

【来　源】菊科植物长裂苦苣菜 *Sonchus brachyotus* DC.。

【形态特征】一年生草本，高可达 1 m。根垂直直伸，生多数须根。茎直立，具纵条纹。基生叶与下部茎叶全形卵形、长椭圆形或倒披针形，长 6~19 cm，宽 1.5~11.0 cm，羽状深裂、半裂或浅裂，极少不裂，向下渐狭，无柄或具长 1~2 cm 的短翼柄，基部圆耳状扩大，半抱茎，全部裂片边缘全缘，具缘毛或缘毛状微齿，或无缘毛，顶端急尖或钝或圆形；中上部茎叶较小；最上部茎叶宽线形或宽线状披针形，接花序下部的叶常钻形；全部叶两面均光滑无毛。头状花序少数在茎枝顶端排成伞房状花序；总苞钟状；总苞片 4 层或 5 层；舌状小花多数，黄色。瘦果长椭圆状，褐色，长约 3 mm，宽约 1.5 mm，每面具 5 条高起的纵肋，肋间具横皱纹；冠毛白色。花果期 6~9 月。

【生境分布】生于山地草坡、河边或碱地。广西各地均有分布，黑龙江、吉林、内蒙古、河北、山西、陕西、山东等省区也有分布。

【壮医药用】

药用部位　全草。

性味　苦、辣，寒。

功用　通龙路、火路，清热毒，凉血止血。用于兵西弓（阑尾炎），屙意咪（痢疾），鹿勒（呕血），楞屙勒（鼻出血），唉勒（咯血），屙意勒（便血），倒经，产呱腊胴尹（产后腹痛），黄标（黄疸），呗嘻（乳痈），呗脓（痈肿），仲嘿喯尹（痔疮）。

附方　（1）兵西弓（阑尾炎）初期：①鲜苣荬菜 100 g，蒜头 1 个，捣烂敷右下腹。②苣荬菜、大血藤、蒲公英、十大功劳各 30 g，水煎服。

（2）仲嘿喯尹（痔疮）：苣荬菜 30 g，僵蚕 10 g，蜈蚣 1 条，水煎服。

（3）屙意咪（痢疾）：鲜苣荬菜 100 g，瘦猪肉 50 g，水煎，调盐油适量，食肉喝汤。

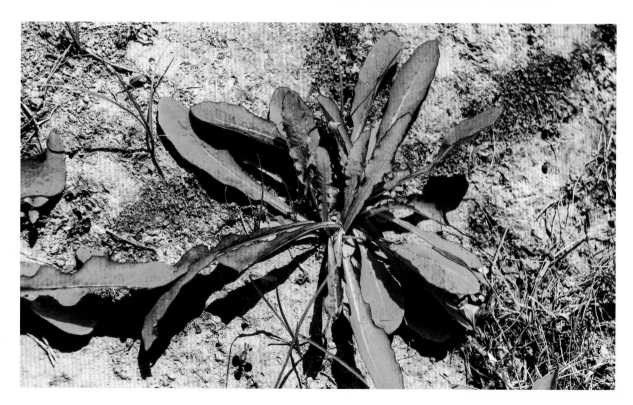

Byaekmiekreiz

【 Cohyw 】 Byaekmiekreiz.

【 Coh'wnq 】 Byaekmiek、byaekgomax.

【 Goekgaen 】 Dwg gobyaekmiekreiz doenghgo gizgoh.

【 Yienghceij Daegdiemj 】 Dwg go'nywj maj bi ndeu，ndaej sang daengz mij ndeu. Rag daengjsoh iet soh，maj dingzlai ragmumh. ganj daengj soh，miz raizsoh. Mbaw lajgoek caeuq gij mbaw ganj baihlaj cungj dwg lumj aen'gyaeq、yienghbomj raez roxnaeuz yienghlongzcim dauqdingq，raez 6~19 lizmij，gvangq 1.5~11.0 lizmij，lumj fwed nei veuqlaeg，buenq veuq roxnaeuz veuqfeuh，haemq noix mbouj veuq，coh laj menhmenh bienq geb，mbouj miz gaenz roxnaeuz miz gaenz fwed dinj 1~2 lizmij，goekmbaw luenz lumj rwz nei hai gvangq，buenq umj ganj，gij bienmbaw mbawveuq bingzraeuz，miz bwnbien roxnaeuz mbouj miz bwnbien roxnaeuz miz di heuj lumj bwnbien，gwnzdingj fwt soem roxnaeuz mwt roxnaeuz luenz；gij mbaw gwnz ganj duenh gyang duenh gwnz haemq iq；gij mbaw ceiq doekgwn zyienghsienq gvangq roxnaeuz yiengh lumj sienq yienghlongzcim，gij mbaw ciep baihlaj vahsi ciengz lumj fagcuenq；gij mbaw song mbiengj cungj wenj mbouj miz bwn. Vahsi lumj aen'gyaeuj dingznoix youq gwnzdingj nye baiz baenz vahsi lumj aenliengj；dujlup lumj aencung；mbawvalup 4 caengz roxnaeuz 5 caengz；dingzlai dwg va'iq lumj diuz linx，saekhenj. Makhaep yienghbomj raez，saekhenjgeq，daihgaiq raez 3 hauzmij，daihgaiq gvangq 1.5 hauzmij，moix mbiengj miz 5 diuz ndoksej soh doed sang，ndaw ndoksej miz raiznyaeuq vang；bwnmauh saekhenj. 6~9 nyied haiva dawzmak.

【 Diegmaj Faenbouh 】 Maj youq diegnywj diegndoi、henz dah roxnaeuz namhgyu. Guengjsae gak dieg cungj miz faenbouh，guek raeuz Hwzlungzgyangh、Gizlinz、Neimungzguj、Hozbwz、Sanhsih、Sanjsih、Sanhdungh daengj sengj gih hix miz faenbouh.

【 Gij Guhyw Ywcuengh 】

Giz guhyw　Daengx go.

Singqfeih　haemz、Manh，hanz.

Goeng'yungh　Doeng lohlungz、lohhuj，cing doeghuj，liengz lwed dingz lwed. Yungh daeuj yw binghsaejgungz，okhaexmug，rueglwed，ndaeng oklwed，aelwed，okhaexlwed，geizdawzsaeg ndaeng oklwed，canj gvaq laj dungx in，vuengzbiu，baezcij，baeznong，baezhangx.

Danyw （1）Binghsaejgungz cogeiz：① Byaekmiekreiz ndip 100 gwz，gyaeujsuenq aen ndeu，caez dub yungzdaj baihrog oep lajdungx baihgvaz. ② Byaekmiekreiz、gaeunuem、golinxgaeq、faexgoenglauz gak 30 gwz，cienq raemx gwn.

（2）Baezhangx：Byaekmiekreiz 30 gwz，nengznuengx daigeng 10 gwz，duz sipndangj ndeu，cienq raemx gwn.

（3）Okhaexmug：Byaekmiekreiz ndip 100 gwz，nohcing 50 gwz，cienq raemx，diuz dingz gyu youz ndeu，gwn noh gwn dang.

447

四画

长毛华南远志

【药材名】长毛华南远志。

【别　名】金不换、银不换。

【来　源】远志科植物长毛华南远志 *Polygala chinensis* L. var. *villosa*（C. Y. Wu & S. K. Chen）S. K. Chen & J. Parnell。

【形态特征】一年生直立草本，高可达 25 cm 或更高。根粗壮，外皮橘黄色。茎基部木质化，分枝圆柱形，密被柔毛。叶互生，线状披针形，长 2~4 cm，宽 4~6 mm，先端钝并具短尖头或渐尖，基部楔形，边缘全缘，两面密被柔毛；叶柄被柔毛。总状花序腋上生，稀腋生，花长约 4.5 mm；萼片 5 枚，具缘毛，外面 3 枚卵状披针形，先端渐尖，内面 2 枚花瓣状镰刀形；花瓣 3 枚，淡黄色或白带淡红色，基部合生，侧瓣较龙骨瓣短，基部内侧具一簇白色柔毛，龙骨瓣长约 4 mm，顶端具 2 束条裂鸡冠状附属物；雄蕊 8 枚；子房圆形，具缘毛，花柱顶端呈蹄铁状弯曲。蒴果球形，具狭翅及缘毛，顶端微凹。种子卵形，黑色，密被白色柔毛。花期 4~10 月，果期 5~11 月。

【生境分布】生于山坡向阳处草丛中。广西主要分布于南宁等地。

【壮医药用】

药用部位　全草。

性味　辣、微甜，平。

功用　调谷道、气道，祛疳积，消肿痛。用于喯疳（疳积），埃病百银（百日咳），黄标（黄疸），林得叮相（跌打损伤）。

附方　（1）喯疳（疳积）：长毛华南远志、骨碎补各 15 g，水煎服。

（2）埃病百银（百日咳）：长毛华南远志、郁金、百合各 15 g，露蜂房 10 g，水煎服。

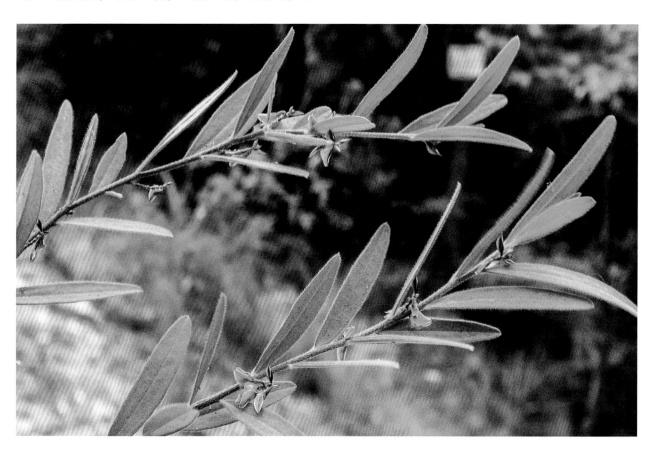

Laeng'aeujbwn

【Cohyw】Laeng'aeujbwn.

【Coh'wnq】Gim mbouj vuenh、ngaenz mbouj vuenh.

【Goekgaen】Laeng'aeujbwn doenghgo ciyenjgoh.

【Yienghceij Daegdiemj】Gorum daengjsoh maj bi ndeu，sang ndaej daengz 25 lizmij roxnaeuz engq sang. Rag coekcangq，rog naeng henj makdoengj. Goekganj fat faex，faen nyez luenzsaeu，miz haujlai bwn'unq. Mbaw maj doxcah，lumj mae byai menh soem，raez 2~4 lizmij，gvangq 4~6 hauzmij，byai bumx lij miz gyaeujsoem dinj roxnaeuz ciemh soem，goek sot，bien lawx，song mbiengj miz haujlai bwn'unq；gaenqmbaw miz bwn'unq. Gyaeujva baenz gyaeuz maj gwnz eiq，noix majeiq，va daihgaiq raez 4.5 hauzmij；linxva 5 mbaw，miz bwn henzbien，baihrog 3 mbaw lumj gyaeq byai menh soem，byai ciemh soem，baihndaw 2 mbaw lumj liemxcax dangq mbawva；mbawva 3 mbaw，henjdamh roxnaeuz hau daz hoengzdamh，goek doxnem，mbaw henz loq dinj gvaq mbaw lungzgoet，baihndaw goek miz yumq bwn'unq hau ndeu，mbaw lungzgoet daihgaiq raez 4 hauzmij，byai miz 2 yumq doxgaiq bengx lumj raeujgaeq diuzleg；simva boux 8 diuz；rugva luenz，miz bwn henzbien，saeuva byai lumj daezmax gui. Mak ndangjngaeuz luenzgiuz，miz fwedgaeb dem bwn henzbien，byai miz di mboep. Ceh lumj gyaeq，ndaem，miz haujlai bwn'unq hau. 4~10 nyied haiva，5~11 nyied dawzmak.

【Diegmaj Faenbouh】Hwnj gwnz ndoi ndaw rum coh ndit. Guengjsae dingzlai hwnj laeng Nanzningz daengj dieg neix.

【Gij Guhyw Ywcuengh】

Giz guhyw　Daengx go.

Singqfeih　Manh、loq van，bingz.

Goeng'yungh　Diuz roenhaeux、roenheiq，cawz gamcwk，siu foegin. Ndaej yw baenzgam，baenzae bakngoenz，vuengzbiu，laemx doek deng sieng.

Danyw　（1）Baenzgam：Laeng'aeujbwn、gofwngzmaxlaeuz gak 15 gwz，cienq raemx gwn.

（2）Baenzae bakngoenz：Laeng'aeujbwn、ginghgunh、bakhab gak 15 gwz，nyaq dangzrwi 10 gwz，cienq raemx gwn.

449

四画

长波叶山蚂蝗

【药 材 名】长波叶山蚂蝗。

【别　　名】饿蚂蝗、瓦子草、牛巴嘴、波叶山蚂蝗。

【来　　源】蝶形花科植物长波叶山蚂蝗 *Desmodium sequax* Wall.。

【形态特征】直立灌木，高可达 2 m。茎多分枝。幼枝和叶柄被柔毛或混有小钩状毛。叶为羽状三出复叶；叶柄长 2.0~3.5 cm；小叶卵状椭圆形或圆菱形，顶生小叶长 4~10 cm，宽 4~6 cm，边缘自中部以上呈波状，上面密被柔毛或渐无毛，下面被柔毛和小钩状毛；小叶柄长约 2 mm，被柔毛和小钩状毛。总状花序顶生和腋生，顶生者通常分枝成圆锥花序，长达 12 cm；总花梗密被硬毛和小茸毛；花通常 2 朵生于每节上；花梗长 3~5 mm，结果时稍增长，密被柔毛；花萼裂片三角形，与萼筒等长；花冠紫色，长约 8 mm；雄蕊单体；雌蕊长 7~10 mm。荚果腹背缝线缢缩呈念珠状，长 3.0~4.5 cm，宽约 3 mm，具荚节 6~10 个，密被小钩状毛。花期 7~9 月，果期 9~11 月。

【生境分布】生于海拔 1000~2800 m 的山地草坡或林缘。广西主要分布于灵川、兴安、龙胜、恭城、苍梧、岑溪、靖西、那坡、凌云、隆林、昭平、南丹、凤山、环江、河池、天等、金秀等地，湖北、湖南、广东、四川、贵州、云南、西藏、台湾等省区也有分布。

【壮医药用】

药用部位　地上部分。

性味　微苦、涩，平。

功用　利谷道，除湿毒，消肿痛。用于喯疳（疳积），东郎（食滞），黄标（黄疸），呗脓（痈肿）。

附方　（1）喯疳（疳积）：长波叶山蚂蝗约 10 g，研末，与瘦猪肉末 50 g 拌匀，蒸熟食用。

（2）黄标（黄疸）：长波叶山蚂蝗、郁金各 15 g，水菖蒲 10 g，水煎服。

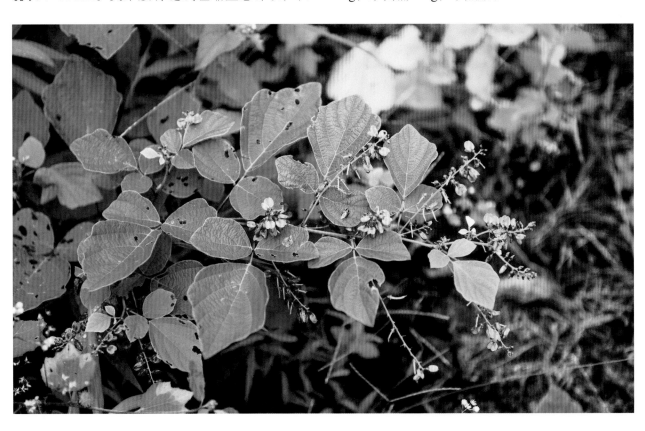

Nyadaijraez

【Cohyw】 Nyadaijraez.

【Coh'wnq】 Gobing'iek、govaxvaih、gobakvaiz、bohyezsanhmajvangz.

【Goekgaen】 Dwg gonyadaijraez doeghgo dezhingzvahgoh.

【Yienghceij Daegdiemj】 Faexcaz daengjsoh, sang ndaej daengz 2 mij. Ganj dingzlai doknye. Nyeoiq caeuq gaenzmbaw hwnj bwn'unq roxnaeuz cab miz bwn lumj ngaeu'iq. Mbaw dwg fuzyez sam'ok lumj bwn; gaenzmbaw raez 2.0~3.5 lizmij; mbaw'iq lumj gyaeq yienghmwnzgyaeq roxnaeuz yienghluenz seiqfueng, gwnzdingj maj mbaw'iq raez 4~10 lizmij, gvangq 4~6 lizmij, henzbien daj cungqgyang doxhwnj lumj raemxlangh, baihgwnz hwnjrom bwn'unq roxnaeuz ciemhciemh mbouj miz bwn, baihlaj hwnj bwn'unq caeuq bwn lumj ngaeu'iq; gaenz mbaw'iq aiq raez 2 hauz mij, hwnj bwn'unq caeuq bwn lumj ngaeu'iq. Gyaeujva baenzroix maj gwnzdingj caeuq maj eiq, gyaeujva maj gwnzdingj de ciengzseiz doknye baenzroix va luenzsaeusoem, raez daengz 12 lizmij; ganjva meh hwnj bwnndangj caeuq bwnyungz iq; va ciengzseiz 2 duj maj youq moix hoh gwnzde; gaenzva raez 3~5 hauzmij, mwh dawzmak haemq raez di, hwnj rim bwn'unq; iemjva limqseg baenzsamgak, caeuq doengziemj raez doxdoengz; mauhva saekaeuj, aiq raez 8 hauzmij; simva boux danhdij; simva boux raez 7~10 hauzmij. Faekmak dungxlaeng sienqluengq yupsou baenz lumj niemhcaw, raez 3.0~4.5 lizmij, aiq gvangq 3 hauzmij, miz hohfaek 6~10 aen, hwn rim bwn lumj ngaeu'iq. 7~9 nyied haiva, 9~11 nyied dawzmak.

【Diegmaj Faenbouh】 Maj youq giz bya'ndoi diegnywj roxnaeuz henz ndoeng haijbaz 1000~2800 mij. Guengjsae dingzlai hwnj laeng Lingzconh、Hinghanh、Lungzswng、Gunghcwngz、Canghvuz、Cinzhih、Gingsih、Nazboh、Lingzyinz、Lungzlinz、Cauhbingz、Nanzdanh、Fungsanh、Vanzgyangh、Hozciz、Denhdwngj、Ginhsiu daengj dieg, geuk raeuz Huzbwz、Huznanz、Guengjdoeng、Swconh、Gveicouh、Yinznanz、Sihcang、Daizvanh daengj sengj gih caemh hwnj miz.

【Gij Guhyw Ywcuengh】

Giz guhyw　Dingz gwnz dieg.

Singqfeih　Loq haemz、saep、bingz.

Goeng'yungh　Leih roenhaeux, cawz caepdoeg, siu foegin. Yungh youq baenzgam, dungx raeng, vuengzbiuz, baeznong.

Danyw （1） Baenzgam：Nyadaijraez daihgaiq 10 gwz, nu mienz, caeuq nohcing faegsoiq 50 gwz gyauxyinz, naengj cug gwn.

（2） Vuengzbiu：Nyadaijraez、yiginh gak 15 gwz, suijcanghbuz 10 gwz, cienq raemx gwn.

451

四画

月季花

【药 材 名】月季花。

【别　　名】月月红、四季红、玫瑰。

【来　　源】蔷薇科植物月季花 *Rosa chinensis* Jacq.。

【形态特征】常绿或落叶直立灌木，高可达 2 m。小枝近无色，具短粗的无毛钩状皮刺。小叶 3~5 片，稀 7 片，连叶柄长 5~11 cm，小叶片宽卵形至卵状长圆形，长 2.5~6.0 cm，宽 1~3 cm，边缘具锐锯齿，顶生小叶片具柄，侧生小叶片近无柄，总叶柄较长，具散生皮刺和腺毛。花几朵集生，稀单生，直径 4~5 cm；花梗长 2.5~6.0 cm；萼片卵形，常羽状分裂，内面密被长柔毛；花瓣重瓣至半重瓣，红色、粉红色至白色，花柱伸出，离生，比雄蕊短 1/2。果卵球形或梨形，长 1~2 cm，红色。花期 4~9 月，果期 6~11 月。

【生境分布】栽培。广西各地均有分布，河北、陕西、山东、江苏、安徽、河南、湖北、湖南、广东、四川、贵州、云南、西藏等省区也有分布。

【壮医药用】

药用部位　根、叶、花、全株。

性味　根：苦、涩，平。叶：微苦，平。花：甜，温。

功用　根：涩精，止带。用于漏精（遗精），隆白呆（带下）。

叶：调龙路、火路，消肿痛。用于呗奴（瘰疬），林得叮相（跌打损伤）。

花：调龙路、火路，调月经，消肿痛。用于京尹（痛经），京瑟（闭经），约经乱（月经不调），钵痨（肺结核），陆裂（咳血），林得叮相（跌打损伤）。

全株：调龙路、火路，祛风湿，消肿痛。用于发旺(痹病)，林得叮相(跌打损伤)，夺扼(骨折)。

附方　（1）约经乱（月经不调），京尹（痛经）：月季花、柴胡、郁金各 10 g，鸡血藤、枳壳各 15 g，益母草 12 g，水煎服。

（2）林得叮相（跌打损伤）：月季花、桃仁、红花、陈皮、川芎、当归、三七各 10 g，赤芍、丹参各 12 g，加白酒适量浸泡，取药酒适量内服兼外搽。

（3）漏精（遗精）：月季根、山药各 15 g，金樱根 20 g，水煎服。

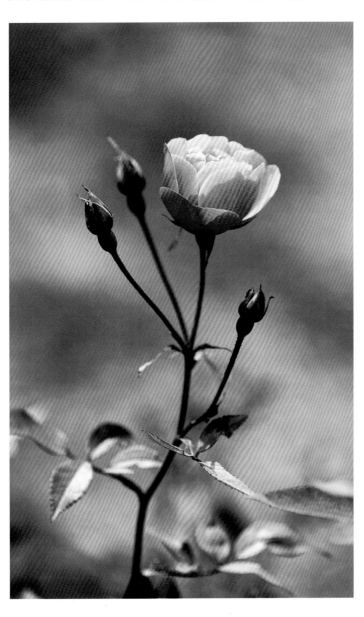

Vayezgi

【Cohyw】Vayezgi.

【Coh'wnq】Goyezyezhungz、vahoengzseiqgeiq、vameizgvei.

【Goekgaen】Dwg govayezgi doenghgo ciengzveihgoh.

【Yienghceij Daegdiemj】Faexcaz daengjsoh ciengz heu roxnaeuz mbaw loenq，sang ndaej daengz 2 mij. Nye iq ca mbouj geijlai mbouj miz bwn，miz naeng'oen ngaeu mbouj miz bwn codinj. Mbaw iq miz 3~5 mbaw，7 mbaw noix，lienz gaenqmbaw raez 5~11 lizmij，mbaw iq lumj gyaeq luenzgvangq daengz luenzraez，raez 2.5~6.0 lizmij，gvangq 1~3 lizmij，henzbien miz heujgawq soem，mbaw iq maj gwnzdingj miz gaenq，mbaw iq maj henz mbouj miz maz gaenq，gaenqmbaw cungj haemq raez，maj lengq diuz naeng'oen caeuq bwnsienq. Va geij duj comz maj，duj dog maj noix，cizging 4~5 lizmij；ganjva raez 2.5~6.0 lizmij；iemjva luenz lumj gyaeq，ciengz seg lumj bwnroeg，baihndaw miz haujlai bwn'unq raez；limqva lai caengz daengz buenq lai caengz，saekhoengz、hoengzoiq daengz saekhau，saeuva iet okdaeuj，maj doxliz，beij simboux dinj 1/2. Aenmak luenz lumj giuz roxnaeuz lumj makleiz，raez 1~2 lizmij，saekhoengz. 4~9 nyied haiva，6~11 nyied dawzmak.

【Diegmaj Faenbouh】Ndaem. Guengjsae gak dieg cungj miz，guek raeuz Hozbwz、Sanjsih、Sanhdungh、Gyanghsuh、Anhveih、Hoznanz、Huzbwz、Huznanz、Guengjdoeng、Swconh、Gveicouh、Yinznanz、Sihcang daengj sengj gih caemh miz.

【Gij Guhyw Ywcuengh】

Giz guhyw　Rag、mbaw、va、daengx go.

Singqfeih　Rag：Haemz、saep，bingz. Mbaw：Loq haemz，bingz. Va：Van，raeuj.

Goeng'yungh　Rag：Maenhcing，dingz begdaiq. Aeu daeuj yw laeuhcing，roengzbegdaiq.

Mbaw：Diuz lohlungz、lohhuj，siu foeg in. Aeu daeuj yw baeznou，laemx doek deng sieng.

Va：Diuz lohlungz、lohhuj，diuz dawzsaeg，siu foeg in. Aeuj daeuj yw dawzsaeg in，dawzsaeg gaz，dawzsaeg luenh，lauzbingh，rueglwed，laemx doek deng sieng.

Daengx go：Diuz lohlungz、lohhuj，cawz fungheiq，siu foegin. Aeu daeuj yw fatvangh，laemx doek deng sieng，ndokraek.

Danyw　（1）Dawzsaeg luenh，dawzsaeg in：Vayezgi、caizhuz、hinghenj gak 10 gwz，gaeulwedgaeq、cizgoz gak 15 gwz，ngaihmwnj 12 gwz，cienq raemx gwn.

（2）Laemx doek deng sieng：Vayezgi、cehmakdauz、vahoengz、naenggam、conhgyungz、danghgveih、hingsamcaet gak 10 gwz，cizsoz、danhsinh gak 12 gwz，gya laeujhau habliengh cimq，aeu laeujyw habliengh gwn caemh cat gizsieng baihrog.

（3）Laeuhcing：Rag goyezgi、maenzcienz gak 15 gwz，rag makvengj 20 gwz，cienq raemx gwn.

453

四画

丹参

【药 材 名】丹参。

【别　　名】红丹参、紫丹参。

【来　　源】唇形科植物丹参 *Salvia miltiorrhiza* Bunge。

【形态特征】多年生直立草本，高可达 80 cm。根肥厚，圆柱形，外面朱红色，内面白色，长 5~15 cm，疏生支根。茎直立，四棱形，具槽，密被长柔毛，多分枝。奇数羽状复叶，叶柄长 1.3~7.5 cm，密被向下长柔毛，小叶 3~7 片，卵圆形、椭圆状卵圆形或宽披针形，长 1.5~8.0 cm，宽 1~4 cm，先端锐尖或渐尖，边缘具圆齿，两面被柔毛，背面较密；小叶柄长 2~14 mm。轮伞花序 6 花或多花，组成具长梗的顶生或腋生总状花序，花序长 4.5~17.0 cm，花梗长 3~4 mm，花序轴密被柔毛；花萼钟形，长约 1.1 cm，二唇形；花冠紫蓝色，长 2~2.7 cm，外被短柔毛，尤以上唇为密，内面具斜生不完全小疏柔毛环，冠筒外伸，比冠檐短，冠檐二唇形；能育雄蕊 2 枚，退化雄蕊线形；花柱长达 40 mm，先端 2 裂。小坚果黑色，椭圆形，长约 3.2 cm，直径 1.5 mm。花期 4~8 月，花后见果。

【生境分布】生于山坡、林下草丛或溪谷旁。广西主要分布于桂林，河北、山西、陕西、山东、河南、江苏、浙江、安徽、江西、湖南等省也有分布。

【壮医药用】

药用部位　根。

性味　甜、苦，微寒。

功用　通调龙路、火路，调月经，止疼痛，排脓毒，生肌肉。用于老年体弱，约经乱（月经不调），京瑟（闭经），兵淋勒（崩漏），黄标（黄疸），癥瘕积聚，腊胴尹（腹痛），肝脾肿大，胃、十二指肠溃疡，呗脓（痈肿），关节疼痛，兵嘿细勒（疝气），心绞痛，年闹诺（失眠）。

附方　（1）老年体弱：丹参、血党各 20 g，牛大力 15 g，田七 3 g，与猪龙骨炖汤食用。

（2）京瑟（闭经）：丹参 15 g，桃仁、红花、赤芍、白芍、苏木、柴胡各 10 g，益母草、生地、枳壳各 12 g，水煎服。

（3）癥瘕积聚，腊胴尹（腹痛）：丹参、枳壳各 12 g，赤芍、桃仁、柴胡各 10 g，制南星、红花各 6 g，水蛭 3 g，水煎服。

（4）约经乱（月经不调）：丹参 15 g，熟地、郁金各 12 g，白芍、当归、川芎、柴胡、月季花各 10 g，水煎服。

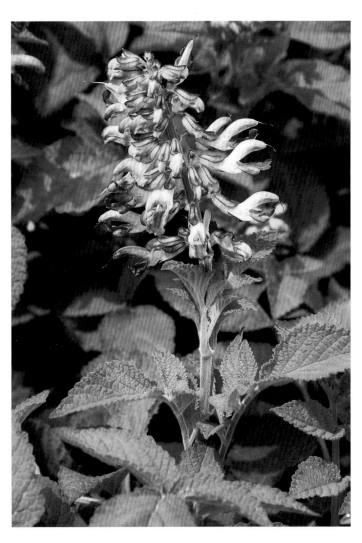

Danhcwnh

【 Cohyw 】 Danhcwnh.

【 Coh'wnq 】 Danhcwnhhoengz、danhcwnh'aeuj.

【 Goekgaen 】 Dwg godanhcwnh doenghgo cunzhingzgoh.

【 Yienghceij Daegdiemj 】 Gorum daengjsoh maj lai bi，sang ndaej daengz 80 lizmij；rag bizbwdbwd，yiengh bomj，saeumwnz，baihrog hoengzswgswg，baihndaw saekhau，raez 5~15 lizmij，maj ragnga mbang. Ganj daengjsoh，yiengh seiqlimq，miz cauz，hwnj bwn'unq raez yaedyub，dingzlai dok nye. Lei mbaw dansoq lumj bwnroeg，gaenqmbaw raez 1.3~7.5 lizmij，bwn'unq raez yaedyubyub maj doxroengz，mbaw iq 3~7 mbaw，yiengh gyaeqluenz、yiengh gyaeqluenz bomj roxnaeuz luenzraez gaeb byai menh soem，raez 1.5~8.0 lizmij，gvangq 1~4 lizmij，byai soemset roxnaeuz ciemh soem，henzbien miz heujluenz，song mbiengj hwnj bwn'unq，baihlaeng haemq yaed；gaenqmbaw iq raez 2~14 hauzmij. Gyaeujva gvaengxliengj 6 duj roxnaeuz haujlai va，cujbaenz cungjcang gyaeujva miz gaenz raez maj gwnzdingj roxnaeuz maj eiq，gyaeujva raez 4.5~17.0 lizmij，gaenqva raez 3~4 hauzmij，sug gyaeujva hwnj bwn'unq yaedyub，iemjva lumj cung，raez daihgaiq 1.1 lizmij，lumj song gak naengbak；mauhva saeklamzaeuj，raez 2.0~2.7 lizmij，baihrog hwnj bwn'unq feuz，naengbak baihgwnz ceiq yaed，baihndaw ngeng maj gvaengx bwn bwn'unq mbang iq mbouj vanzcienz，doengzguenj iet doxok，dinj gvaq yiemhmauh，yiemhmauh lumj song naengbak；ndaej maj ok simva boux 2 diuz. Doiqvaq simva boux lumj mae；saeuva iet raez daengz 40 hauzmij，byai 2 dek. Makndangj hawq saekndaem，yiengh bomj，aiq raez 3.2 lizmij，cizging 1.5 hauzmij. 4~8 nyied haiva，haiva le raen mak.

【 Diegmaj Faenbouh 】 Maj youq gwnzbo、ndawndoeng lajfaex caznywj roxnaeuz henzrij henzcauzlak. Guengjsae dingzlai maj youq Gveilinz，guek raeuz Hozbwz、Sanhsih、Sanhdoengh、Hoznanz、Gyanghsuh、Cezgyangh、Anhveih、Gyanghsih、Huznanz daengj sengj caemh maj miz.

【 Gij Guhyw Ywcuengh 】

Giz guhyw　　Rag.

Singqfeih　　Van、haemz，loq hanz.

Goeng'yungh　　Doengdiuz lohlungz、lohhuj，diuz dawzsaeg，dingz indot，baiz nongdoeg，maj nohmoq. Yungh youq bouxlaux ndang nyieg，dawzsaeg luenh，dawzsaeg gaz，binghloemqlwed，vuengzbiu，gietgux baenzbyoz，laj dungx in，daepmamx gawhhung，dungx、saejgungz naeuhin，baeznong，gvanhcez indoet，binghraembongz，simgeujin，ninz mbouj ndaek.

Danyw　（1）Bouxlaux ndangnyiengh：danhcwnh、hezdangj gak 20 gwz，niuzdaliz 15 gwz，dienzcaet 3 gwz，caeuq gizlungz mou aeuq dang gwn.

（2）Dawzsaeg gaz：Danhcwnh、ngveihmakdauz、hoengzvah、gocizsoz、bwzsauq、soqmoeg、caizhuz gak 10 gwz，ngaihmwnj、swnghdi、gihgwz gak 12 gwz，cienq raemx gwn.

（3）Gietgux baenzbyoz，laj dungx in：Danhcwnh、gihgwz gak 12 gwz，caizhuz、gocizsoz、ngveihmakdauz gak 10 gwz，ci'nanzsingh、govahoengz gak 6 gwz，duzbing 3 gwz，cienq raemx gwn.

（4）Dawzsaeg luenh：Danhcwnh 15 gwz，suzdi 12 gwz，bwzsauq、danghgveih、conhgungh、caizhuz、vayezgi gak 10 gwz，yiginh 12 gwz，cienq raemx gwn.

455

四画

乌龟

【药　材　名】龟甲、龟肉、龟血。

【别　　　名】金头龟、金龟。

【来　　　源】淡水龟科动物乌龟 *Mauremys reevesii* Gray。

【形态特征】体呈扁圆形。背面隆起，背中间有脊棱，腹背均有硬壳，分背甲和腹甲，各由许多角板排列而成，脊鳞甲 5 枚，两侧各有肋鳞甲 4 枚，缘鳞甲每侧 11 枚，肛鳞甲 2 枚，腹面有 6 对鳞片。头形略方，光滑，吻端尖圆，颌无齿而形成角质喙；眼和鼻在头前端上方，颈能伸缩。四肢短，较扁平，指间、趾间具蹼，有爪。尾短而尖。背面鳞甲棕褐色，腹面褐色，头和颈草绿色。

【生境分布】栖息于川泽、河湖、池塘中。广西各地均有出产，河北、陕西、山东、江苏、安徽、浙江、江西、台湾、河南、湖北、湖南、广东、贵州、云南等省区也有出产。

【壮医药用】

药用部位　除去内脏的全体或腹甲、背甲、肉、血。

性味　龟甲：甜、微咸，平。龟肉：甜、咸，平。龟血：咸，寒。

功用　龟甲：滋阴降火，补心肾，壮筋骨。用于肾阴不足，肝硬化，低热，漏精（遗精），兵淋勒（崩漏），阴虚潮热，隆白呆（带下），核尹（腰痛），埃病（咳嗽），唉勒（咯血），仲嘿啉尹（痔疮），濑幽（遗尿），京瑟（闭经）。

龟肉：补阴养血，通气道。用于长期低热，埃病（咳嗽），唉勒（咯血），夜尿多，筋骨疼痛，贫血。

龟血：养血，通龙路。用于京瑟（闭经），林得叮相（跌打损伤），尊寸（脱肛）。

注　孕妇禁服龟血。

附方　（1）肝硬化：龟甲、丹参、鳖甲各 30 g，三棱、莪术各 15 g，白英、龙葵、夏枯草各 20 g，甘草 10 g，水煎服。

（2）阴虚潮热：龟甲、白茅根各 20 g，石斛、青蒿各 15 g，淡竹叶 10 g，葛根 30 g，水煎服。

（3）贫血：乌龟肉 200 g，熟地黄 15 g，麦冬 10 g，黄花倒水莲 30 g，水炖，食肉喝汤。

（4）濑幽（遗尿）：龟甲、桑螵蛸各 10 g，麻黄 3 g，水煎服。

（5）京瑟（闭经）：制龟甲、水蛭、牛膝各等份，共研末，每次取药粉 5 g 以温开水冲服。

（6）核尹（腰痛）：龟甲、枸杞子各 10 g，猪肾 1 对，杜仲 15 g，水炖，食肉喝汤。

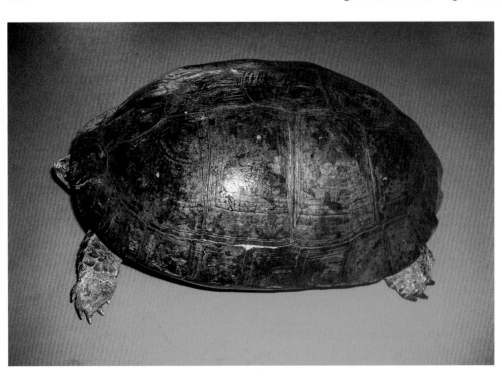

Duzgvi

【Cohyw】Gyaepgvi、nohgvi、lwedgvi.

【Coh'wnq】Duzgvi gyaeuj gim、gimgvi.

【Goekgaen】Dwg duzgvi doenghduz dansuijgvigoh.

【Yienghceij Daegdiemj】Ndang benj luenz. Baihlaeng doed hwnjdaeuj，gyanghwet miz limq ndoksaen，dungx caeuq baihlaeng cungj miz gyaep geng，faen gyaep laeng caeuq gyaep dungx，gak youz haujlai gaiq banj baizlied baenz，gyaep ndoksaen 5 naed，song mbiengj gak miz gyaep bangxeiq 4 naed，gyaep bangxhenz moix mbiengj 11 naed，gyaep conghhaex 2 naed，bangxdungx miz 6 doiq gyaep. Gyaeuj yienghceij loq fueng，wenj，byai bak soemluenz，hwk mbouj miz heuj cix baenz bak gozci；lwgda caeuq conghndaeng youq byai gyaeuj baihgwnz，hoz ndaej iet suk. Seiq ga dinj，haemq benjbingz，hehfwngz hehdin miz bengh，miz nyauj. Rieng dinj youh soem. Gyaep gwnz laeng dwg saekndinggeq，dungx saekhenjgeq，gyaeuj caeuq hoz saekheu.

【Diegmaj Faenbouh】Youq ndaw dah、huz、daemz. Guengjsae gak dieg cungj miz，guek raeuz Hozbwz、Sanjsih、Sanhdungh、Gyanghsuh、Anhveih、Cezgyangh、Gyanghsih、Daizvanh、Hoznanz、Huzbwz、Huznanz、Guengjdoeng、Gveicouh、Yinznanz daengj sengj gih hix miz.

【Gij Guhyw Ywcuengh】

Giz baenzyw　Cawz bae dungxsaej le daengx ndang roxnaeuz gyaep dungx、gyaep laeng、noh、lwed.

Singqfeih　Gyaepgvi：Van、loq hamz，bingz. Nohgvi：Van、hamz，bingz. Lwedgvi：Hamz，hanz.

Goeng'yungh　Gyaepgvi：Nyinh yaem gyangq huj，bouj sim mak，cangq nyinz ndok. Ndaej yw makyaem mbouj gaeuq，daep bienq geng，fatndat dohsoq mbouj sang，laemzok，binghloemqlwed，yaem haw dinghseiz fatndat，roengzbegdaiq，hwetin，baenzae，aelwed，baezhangx，raengqnyouh，dawzsaeg gaz.

Nohgvi：Bouj yaem ciengx lwed，doeng roenheiq. Ndaej yw ciengzgeiz fatndat dohsoq mbouj sang，ae，aelwed，gyanghaemh nyouh lai，ndok nyinz in，lwedhaw.

Lwedgvi：Ciengx lwed，doeng lohlungz. Ndaej yw dawzsaeg gaz，laemx doek deng sieng，gyoenjconh.

Cawq　Mehdaiqndang gimq gwn lwedgvi.

Danyw　（1）Daep bienq geng：Gyaepgvi、danhsinh、gyaepfw gak 30 gwz，samliuj、gomehnaeuh gak 15 gwz，bwzyingh、go'byaekmengh、nyazyazgyae gak 20 gwz，gamcauj 10 gwz，cienq raemx gwn.

（2）Yaem haw dinghsei fatndat：Gyaepgvi、raghazranz gak 20 gwz，davangzcauj、go'ngaihhaeu gak 15 gwz，gogaekboux 10 gwz，gogat 30 gwz，cienq raemx gwn.

（3）Lwedhaw：Nohgvi 200 gwz，sugdeih 15 gwz，megdoeng 10 gwz，swnjgyaeujhen 30 gwz，aeuq，gwn noh gwn dang.

（4）Raengqnyouh：Gyaepgvi、sanghbyauhsiuh gak 10 gwz，mazvangz 3 gwz，cienq raemx gwn.

（5）Dawzsaeg gaz：Gyaepgvi、duzbing、vaetdauq gak dox doengz lai，caez muz baenz mba，moix baez aeu ywmba 5 gwz yunghraemx rumh soengq gwn.

（6）Hwetin：Gyaepgvi、cehgoujgij gak 10 gwz，mak duzmou 1 doiq，iethoux 15 gwz，aeuq，gwn noh gwn dang.

457

四画

乌药

【药材名】乌药。

【别　　名】千打锤、千打槌、吹风散。

【来　　源】樟科植物乌药 *Lindera aggregata*（Sims）Kosterm.。

【形态特征】常绿灌木或小乔木，高可达 5 m，具香气。根有纺锤状或结节状膨胀，有刺激性清凉感。树皮灰褐色；幼枝密被金黄色绢毛，后渐脱落。叶互生，卵形，椭圆形至近圆形，长 2.7~5.0 cm，宽 1.5~4.0 cm，先端长渐尖或尾尖，上面绿色，有光泽，下面苍白色，幼时密被棕褐色柔毛，后渐脱落，三出脉。伞形花序腋生，无总梗，常 6~8 花序集生于 1~2 mm 长的短枝上，每花序具一苞片，一般有花 7 朵；花单性，雌雄异株；花被片 6 枚，雄花有能育雄蕊 9 枚，花药 2 室；雌花具不育雄蕊多枚；子房 1 室，1 胚珠。核果近球形，直径 0.4~0.7 cm。花期 3~4 月，果期 5~11 月。

【生境分布】生于向阳坡地、山谷或疏林灌木丛中。广西分布于南宁、桂林、梧州和玉林等地，浙江、江西、福建、安徽、湖南、广东和台湾等省区也有分布。

【壮医药用】

药用部位　块根。

性味　辣，温。

功用　调气道，祛寒毒，止疼痛。用于胸腹胀痛，胴尹（胃痛），东郎（食滞），奔墨（哮病），发旺（痹病），濑幽（遗尿），兵嘿细勒（疝气），京尹（痛经），腹部冷痛，小便频数，林得叮相（跌打损伤），旧伤复痛。

附方　（1）胴尹（胃痛）：乌药 10 g，水田七 2 g，石菖蒲 6 g，研末开水冲服，每次 5 g，起效后减半量粥送服。

（2）腹部冷痛，小便频数：乌药、饿蚂蝗各 12 g，小茴春、香附、小钻、九里香各 10 g，肉桂 3 g，水煎服。

（3）林得叮相（跌打损伤），旧伤复痛：乌药 20 g，姜黄 15 g，葫芦茶 10 g，水煎服；另用乌药 10 g 研末，以米醋适量调湿敷肚脐。

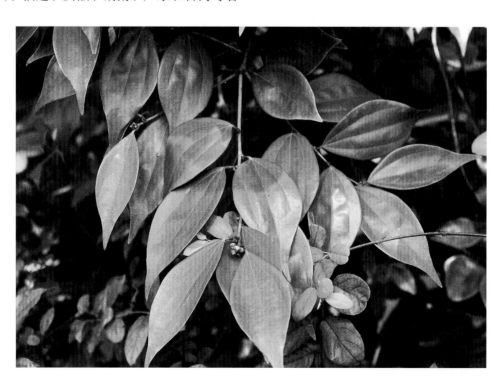

Fwnzcenzdongz

【 Cohyw 】 Fwnzcenzdongz.

【 Coh'wnq 】 Cienmbatcuiz、cienmbatloih、cuihfunghsan.

【 Goekgaen 】 Dwg gofwnzcenzdongz dwg doenghgo gohfaexcueng.

【 Yienghceij Daegdiemj 】 Go faex iq roxnaeuz faexcaz seiqseiz heu de，ndaej sang daengz 5 mij，miz heiq rang. Rag lumj lwgrok roxnaeuz lumj giet hoh bongzgawh，miz cungj liengzseux heiqcad ndeu. Naeng faex saek henjmong；nyeoiq miz haujlai bwnsei henjgim，gvaqlaeng ciemh loenq. Mbaw maj doxcax，lumj gyaeq，luenzbomj daengz cengdi luenz，raez 2.7~5.0 lizmij，gvangq 1.5~4.0 lizmij，byai raez ciemh soem roxnaeuz rieng soem，baihgwnz saekheu，wenqrongh ndei，baihlaj haumong，lij oiq seiz miz haujlai bwnyungz saek aeujhenj，doeklaeng menhmenh loenq，sam diuz saimeg. Gaenq va maj eiq lumj liengj，mij ganj laux，ciengseiz miz 6~8 aen vahsi comzmaj youq gwnz ngedinj raez 1~2 hauzmij，moix gaenq va miz mbaw lup ndeu，itbuen miz 7 duj va；vaboux vameh gag hai，boux meh mbouj caemh go；iemjva mauhva 6 vengq，duj boux de miz 9 diuz sim vaboux ndaej maj，ywva 2 fuengz；duj meh de miz lai diuz sim vaboux mbouj ndaej maj；fuengzceh fuengz ndeu，cehngaz naed ndeu. Gij ceh loq lumj giuz，0.4~0.7 lizmij hung. 3~4 nyied haiva，5~11 nyied dawzmak.

【 Diegmaj Faenbouh 】 Hwnj youq diegndoi yiengq ndit、luengbya roxnaeuz ndaw ndoeng faexmbang faexcaz. Guengjsae dingzlai dwg youq Nanzningz、Gveilinz、Vuzcouh、Yilinz daengj dieg neix hwnj miz，guek raeuz Cezgyangh、Gyanghsih、Fuzgen、Anhveih、Huznanz、Guengjdoeng caeuq Daizvanh daengj sengj gih neix caemh hwnj miz.

459

四画

【 Gij Guhyw Ywcuengh 】

Giz guhyw　Ndaekrag.

Singqfeih　Manh，raeuj.

Goeng'yungh　Diuz roenheiq，cawz liengzdoeg，hawj indot dingz. Yungh youq aekin dungxbongz，dungx in，dungx raeng，baenzngab，fatvangh，nyouhraix，raembouz，dawzsaeg in，dungx in liengz，oknyouh deih，laemx doek deng sieng，sieng gaeuq dauq in.

Danyw　（1）Dungx in：Fwnzcenzdongz 10 gwz，lauxbaegraemx 2 gwz，yiengfuz 6 gwz，nu mienz raemxgoenj dongj gwn，moix baez 5 gwz，raen hamq le gemj dingz he haeuxcuk soengq gwn.

（2）Dungx in liengz，oknyouhdeih：Fwnzcenzdongz、nyadaij gak 12 gwz，siujveizcunh、yanghfu、gaeucuenqiq、go'ndukmax gak 10 gwz，go'gviq 3 gwz，cienq raemx gwn.

（3）Laemx doek deng sieng，sieng gaeuq dauq in：Fwnzcenzdongz 20 gwz，hinhhenj 15 gwz，huzluzcaz 10 gwz，cienq raemx gwn；linghvaih aeu fwnzcenzdongz 10 gwz nu mienz，aeu meiqhaeux aenq liengh gyaux loq mbaeq oep saindw.

乌桕

【药 材 名】乌桕。

【别　　名】美猴、白乌桕、蜡子树。

【来　　源】大戟科植物乌桕 *Sapium sebiferum*（L.）Roxb.。

【形态特征】落叶乔木，高可达 15 m。全株无毛而具乳汁。枝具皮孔。单叶互生，叶片菱形，长 3~8 cm，宽 3~9 cm，顶端具尖头，基部阔楔形；叶柄长 2.5~6.0 cm，顶端具 2 个腺体。花单性，雌雄同株，总状花序顶生，长 6~15 cm；雄花生于上部，花梗纤细，苞片阔卵形，每一苞腋内具花 10~15 朵，花萼杯状，3 浅裂，雄蕊 2 枚；雌花生于基部，花梗粗壮，每一苞腋内仅具雌花 1 朵，花萼 3 深裂。蒴果梨状球形，成熟时黑色，直径 1.0~1.5 cm。种子 3 粒，扁球形，外被白色蜡质假种皮。花期 4~8 月。

【生境分布】生于旷野、塘边和疏林中。广西主要分布于桂林、德保、百色、隆林等地，黄河以南及北达陕西、甘肃等省区也有分布。

【壮医药用】

药用部位　根、根皮、叶。

性味　苦，寒；有毒。

功用　通谷道、水道，清热毒，祛湿毒。用于笨浮（水肿），水蛊（肝硬化腹水），屙意囊（便秘），额哈（毒蛇咬伤），麦蛮（风疹），能啥能累（湿疹），奔冉（疥疮），痂（癣），呗脓（痈肿），血吸虫病，霉菌性阴道炎，手足皲裂。

注　本品有毒，不宜多服、久服；体虚者及孕妇禁用。

附方　（1）水蛊（肝硬化腹水）：乌桕树皮 10 g，青蛇藤、山枇杷根各 15 g，水煎服。

（2）能啥能累（湿疹），奔冉（疥疮），痂（癣）：乌桕叶、忍冬叶各 30 g，苦楝树叶 20 g，水煎洗患处。

（3）额哈（毒蛇咬伤）：乌桕树皮 10 g，萝芙木 15 g，瓜子金 6 g，研末，调淘米水服。

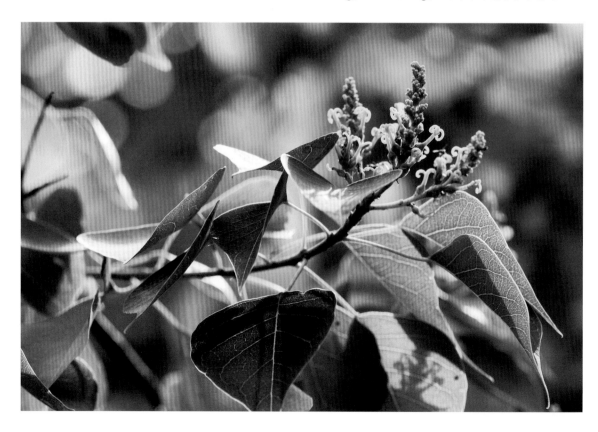

Faexgou

【 Cohyw 】 Faexgou.

【 Coh'wnq 】 Gogoux、faexgouhau、faexlab.

【 Goekgaen 】 Dwg gofaexgou doenghgo dagizgoh.

【 Yienghceij Daegdiemj 】 Gofaex mbaw loenq， sang ndaej daengz 15 mij. Daengx go mbouj miz bwn hoeng miz iengcij. Nye miz conghda. Mbaw dog maj doxca， yiengh lumj lingzhingz， raez 3~8 lizmij， gvangq 3~9 lizmij， byai miz gyaeujsoem， goek sotsoenj gvangq；gaenqmbaw raez 2.5~6.0 lizmij， gwnzdingj miz 2 aen sienq. Va singq dog， vaboux vameh caemh duj， foengqva baenzbyoz， maj gwnzdingj， raez 6~15 lizmij； vaboux maj youq gwnzdingj， ganjva saeqset， mbawgyaj luenzgvangq lumj gyaeq， moix mbawgyaj lajeiq ndawde miz va 10~15 duj， iemjva lumj aenboi， 3 seg feuh， simboux 2 dug；vameh maj gizgoek， ganjva coek， moix mbawgyaj lajeiq ndawde ngamq miz duj vameh ndeu， iemjva 3 seg laeg. Aenmak luenz lumj makleiz， mwh cingzsug saekndaem， cizging 1.0~1.5 lizmij. Ceh 3 naed， luenzbenj， baihrog miz naeng hau lumj lab. 4~8 nyied haiva.

【 Diegmaj Faenbouh 】 Maj youq ndoi gvangq、henz daemz caeuq ndaw ndoeng faex mbang. Guengjsae cujyau youq Gveilinz、Dwzbauj、Bwzswz、Lungzlinz daengj dieg neix maj miz， guek raeuz baihnamz Dahvangzhoz daengz baihbaek Sanjsih、Ganhsuz daengj sengj gih caemh maj miz.

【 Gij Guhyw Ywcuengh 】

Giz guhyw Rag、naengrag、mbaw.

Singqfeih Haemz， hanz；miz doeg.

Goeng'yungh Doeng roenhaeux roenraemx， siu doeghuj， cawz doegcumx. Aeu daeuj yw baenzfouz， binghduzdeh， okhaexndangj， ngwz haeb， funghcimj， naenghumz naenglot， baenznyan， gyak， baeznong， binghhnengzsuplwed， meizginsing yinhdauyenz， fwngzdin dek.

Cawq Cungj neix miz doeg， mbouj hab gwn lai、gwn nanz；bouxndanghaw caeuq mehdaiqndang gimq yungh.

Danyw （1） Binghduzdeh：Naeng faexgou 10 gwz， gaeucinghsez、rag bizbazcwx gak 15 gwz， cienq raemx gwn.

（2） Naenghumz naenglot， baenznyan， gyak：Mbaw faexgou、mbaw vagimngaenz gak 30 gwz， mbaw gorenh 20 gwz， cienq raemx sab giz bingh.

（3） Ngwz haeb：Naeng faexgou 10 gwz， gomanhbya 15 gwz， goraemxcij 6 gwz， nuz mienz， aeu raemxcathaeux diuz gwn.

461

四画

乌榄

【药 材 名】乌榄。

【别　　名】黑榄。

【来　　源】橄榄科植物乌榄 *Canarium pimela* K. D. Koenig。

【形态特征】常绿乔木，高可达 20 m。树皮灰白色。奇数羽状复叶互生，长 30~60 cm；小叶 15~21 片，具柄；小叶椭圆形，长 5~15 cm，宽 3.5~7.0 cm，顶端锐尖或渐尖，基部偏斜，边缘全缘，揉之有浓烈的橄榄脂气味。疏散的聚伞圆锥花序腋生，花白色；雄花序多花，雌花序少花；花萼在雄花中明显浅裂，在雌花中浅裂或近截平；花瓣 3~5 枚，在雄花中近 1/2，在雌花中 1/2 以上合生；雄蕊 6 枚。核果具长梗，狭卵圆形，长 3~4 cm，成熟时紫黑色；种子 1 粒或 2 粒。花期 4~5 月，果期 5~11 月。

【生境分布】生于杂木林内，多为栽培。广西主要分布于东南部、西南部地区，广东、海南、云南等省也有分布。

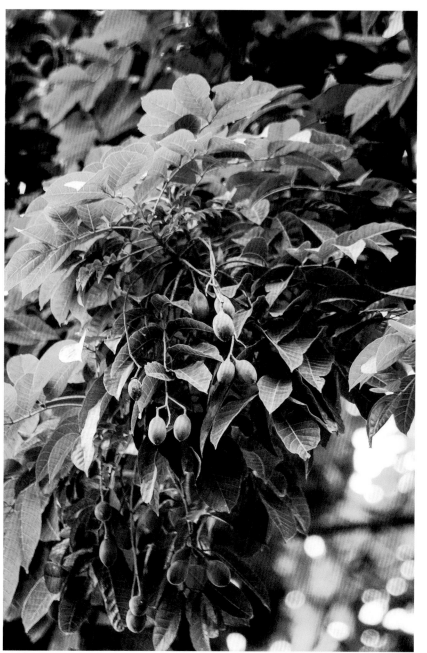

【壮医药用】

药用部位　根、叶、果肉（榄角）、果核。

性味　根：淡，平。叶：微苦、微涩，凉。榄角：甜、涩，温。

功用　解毒消肿，止血，除痹。根用于内伤吐血，发旺（痹病）；叶用于丹毒，呗（无名肿毒）；榄角用于呗嘻（乳痈），呗脓（痈肿），狠尹（疖肿）；果核用于外伤出血，骨鲠喉。

附方　（1）呗（无名肿毒）：鲜乌榄叶、鲜地桃花根皮各适量，加食盐适量，捣烂敷患处。

（2）发旺（痹病）：乌榄根 30 g，木满天星根、肿节风各 20 g，加白酒 500 mL，浸泡 30 天，取药酒适量擦患处。

Makmbei

【Cohyw】Makmbei.

【Coh'wnq】Makgyamjndaem.

【Goekgaen】Dwg gomakmbei doenghgo ganjlanjgoh.

【Yienghceij Daegdiemj】Go faexsang heu gvaq bi，sang ndaej daengz 20 mij. Naengfaex haumong. Mbaw fuzyez lumj gwnroeg geizsoq，raez 30~60 lizmij；mbawlwg 15~21 mbaw，miz gaenq；mbawlwg luenzbenj，raez 5~15 lizmij，gvangq 3.5~7.0 lizmij，byai soemraeh roxnaeuz menh soem，goek miz di mbieng，henzbien lawx，nu le miz heiq youzganjlanj cadcad. Gyaeujva comzliengj luenzsoem mbangsanq maj eiq，va hau；gyaeujvaboux va lai，gyaeujvameh va noix；linxva youq ndaw vaboux leg feuh yienh，youq ndaw vameh leg feuh roxnaeuz gaenh gatbingz；mbawva 3~5 mbaw，youq ndaw vaboux gaenh 1/2，youq ndaw vameh 1/2 doxhwnj doxnem；simva boux 6 diuz. Makceh miz gaenq raez，gaeb luenzgyaeq，raez 3~4 lizmij，geq le aeujndaem；ceh naed ndeu roxnaeuz 2 naed. 4~5 nyied haiva，5~11 nyied dawzmak.

【Diegmaj Faenbouh】Hwnj ndaw ndoeng faex cab，dingzlai ndaem aeu. Guengjsae dingzlai ndaem laeng baihdoengnamz、baihsaenamz，guek raeuz Guengjdoeng、Haijnanz、Yinznanz daengj sengj neix caemh ndaem miz.

【Gij Guhyw Ywcuengh】

Giz guhyw　Rag、mbaw、nohmak、cehmak.

Singqfeih　Rag：Damh，bingz. Mbaw：Loq haemz、Loq saep，liengz. Nohmak：Van、saep，raeuj.

Goeng'yungh　Gaij doeg siu gawh，dingz lwed，cawz maz. Rag ndaej yw sieng ndaw rueglwed，fatvangh；mbaw ndaej yw dandoeg，baez；nohmak ndaej yw baezcij，baeznong，cezcungj；cehmak ndaej yw rog sieng oklwed，ndok gaz hoz.

Danyw　（1）Baez：Mbaw makmbei ndip、rag vadauzdeih ndip gak aenqliengh，dwk gyu aenqliengh，dub yungz oep mwnq bingh.

（2）Fatvangh：Rag makmbei 30 gwz，rag godungjcanz、goloemq gak 20 gwz，dwk laeujhau 500 hauzswng. Cimq 30 ngoenz，aeu laeujyw aenqliengh cat mwnq bingh.

463

四画

乌蕨

【药 材 名】大金花草。

【别　　名】金花草、小金花草、乌韭蕨、乌韭、金鸡尾。

【来　　源】鳞齿蕨科植物乌蕨 *Odontosoria chinensis*（L.）J. Smith。

【形态特征】多年生草本，高可达 65 cm。根状茎短而横走，粗壮，密被赤褐色的钻状鳞片。叶近生；叶柄长达 25 cm，禾秆色至褐禾秆色；叶片披针形，长 20~40 cm，宽 5~12 cm，先端渐尖，基部不变狭，四回羽状；羽片 15~20 对，互生，下部羽片卵状披针形，末回小羽片矩圆形或披针形，先端截形且具齿牙，叶脉 1~2 条。孢子囊群边缘着生，每裂片上 1 个或 2 个；囊群盖半杯形，口部近全缘或多少啮蚀状，宿存。

【生境分布】生于路旁、溪边、山脚或草丛中的阴湿地。广西各地均有分布，浙江、福建、台湾、安徽、江西、广东、海南、香港、湖南、湖北、四川、贵州、云南等省区也有分布。

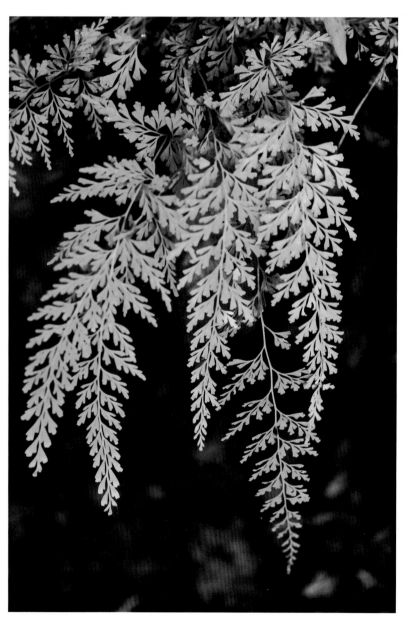

【壮医药用】

药用部位　全草。

性味　微苦，寒。

功用　清热毒，除湿毒，止血。用于贫痧（感冒），埃病（咳嗽），黄标（黄疸），屙意咪（痢疾），航靠谋（痄腮），货烟妈（咽痛），隆白呆（带下），呗脓（痈肿），渗裆相（烧烫伤），外伤出血。

附方　（1）贫痧（感冒）：大金花草 15 g，当归 5 g，黄芪 25 g，水煎服。

（2）渗裆相（烧烫伤）：大金花草适量，烧灰，用蛇油适量浸泡涂患处。

（3）隆白呆（带下）：大金花草、鸡冠花各 10 g，三白草 15 g，水煎服。

（4）黄标（黄疸）：大金花草 20 g，水杨梅 30 g，水煎服。

（5）屙意咪（痢疾）：大金花草 30 g，水煎服。

（6）外伤出血：大金花草、大叶紫珠各 25 g，共研末，撒敷患处。

Gutnit

〖 Cohyw 〗 Gutnit.

〖 Coh'wnq 〗 Goginhvahcauj、goginhvahcauj saeq、gogutvuhgiuj、govuhgiuj、gorienggaeq.

〖 Goekgaen 〗 Dwg gogutnit doenghgo linzcijgezgoh.

〖 Yienghceij Daegdiemj 〗 Dwg Go'nywj maj lai bi， ndaej sang daengz 65 lizmij. Gij ganj lumj rag de dinj cix raih vang， cocat， miz gyaep lumj cuenq saekhenjhoengz deihdub. Mbaw maj gaenh ；gaenzmbaw raez daengz 25 lizmij， saek lumj nyangj daengz saeknyangj henjgeq ；mbaw yienghlongzcim， raez 20~40 lizmij， gvangq 5~12 lizmij， byaimbaw menhmenh bienq soem， goekmbaw mbouj bienq geb， seiq mbaw lumj fwed ； mbawfwed 15~20 doiq， maj doxciep， gij mbawfwed baihlaj maj lumj aen'gyaeq yienghlongzcim， mbawfwed saeq doeklaeng yienghseiqcingq roxnaeuz yienghlongzcim， byaimbaw bingz caemhcaiq miz heuj， megmbaw 1~2 diuz. Gyoengq daehlwgsaq maj youq henzmbaw， moix mbawveuq baihgwnz aen ndeu daengz 2 aen ；gij fa daehlwgsaq lumj buenq aencenj， giz conghbak ca mbouj lai bingzraeuz roxnaeuz lainoix yiengh lumj heuj mbouj caezcingj， lw roengz.

〖 Diegmaj Faenbouh 〗 Maj youq henz loh、henz rij、dinbya roxnaeuz diegcumx ndaw caznywj. Guengjsae gak dieg cungj miz faenbouh， guek raeuz Cezgyangh、Fuzgen、Daizvanh、Anhveih、Gyanghsih、 Guengjdoeng、Haijnanz、Yanghgangj、Huznanz、Huzbwz、Swconh、Gveicouh、Yinznanz daengj sengj gih hix miz faenbouh.

〖 Gij Guhyw Ywcuengh 〗

Giz guhyw   Daengx go.

Singqfeih   Loq haemz， hanz.

Goeng'yungh   Cing doeghuj， cawz doegcumx， dingz lwed. Yungh daeuj yw baenzsa， baenzae， vuengzbiu， okhaexmug， hangzgauqmou， conghhoz in， roengzbegdaiq， baeznong， coemh log sieng， rog sieng oklwed.

Danyw （1）Baenzsa ：Gutnit 15 gwz， godanghgveih 5 gwz， vangzgiz 25 gwz， cienq raemx gwn.

（2）Coemh log sieng ：Gutnit dingz ndeu， coemh baenz daeuh， aeu dingz youzngwz ndeu cimq cat giz bingh.

（3）Roengzbegdaiq ：Gutnit、varoujgaeq gak 10 gwz， govuengzngoh 15 gwz， cienq raemx gwn.

（4）Vuengzbiu ：Gutnit 20 gwz， goroixbya 30 gwz， cienq raemx gwn.

（5）Okhaexmug ：Gutnit 30 gwz， cienq raemx gwn.

（6）Rog sieng oklwed ：Gutnit、ruklaeujhungz gak 25 gwz， caez nienj baenz mba， samj oep giz bingh.

465

四画

乌墨

【药 材 名】海南蒲桃。

【别　　名】楠木、厚皮木、羊屎果。

【来　　源】桃金娘科植物乌墨 *Syzygium cumini*（L.）Skeels。

【形态特征】小乔木，高可达 15 m。树皮粗糙，淡棕色；小枝圆柱形或压扁。单叶对生；叶片长椭圆形，长 8~11 cm，宽 3.5~5.0 cm，先端钝或凸渐尖，基部阔楔形且常略偏斜；侧脉密集；叶柄长 1~2 cm。聚伞状圆锥花序侧生或顶生，花多数；萼筒陀螺形，顶端截形；花冠白色，芳香，直径约 5 mm，花瓣 4 枚，近圆形；雄蕊多数，离生。浆果斜长圆柱形或近圆球形，长 1~2 cm，熟时暗红色；种子 1 粒。花期春季，果期 11~12 月。

【生境分布】生于低地森林中。广西主要分布于南部地区，福建、海南、云南等省也有分布。

【壮医药用】

药用部位　树皮、叶、果。

性味　树皮：苦、涩、凉。果：甜、酸、平。

功用　树皮：清热毒，祛湿毒。用于屙泻（泄泻），屙意咪（痢疾）。

叶：杀虫止痒。用于稻田皮炎，小儿头疮。

果：调气道，止咳定喘。用于墨病（气喘），埃病（咳嗽），钵痨（肺结核）。

附方　（1）屙意咪（痢疾）：海南蒲桃树皮、槟榔各 15 g，艾叶 6 g，水煎服。

（2）小儿头疮：海南蒲桃叶适量，水煎洗患处。

（3）埃病（咳嗽）：海南蒲桃果 100 g，瘦猪肉 50 g，白糖适量，共炒香食用。

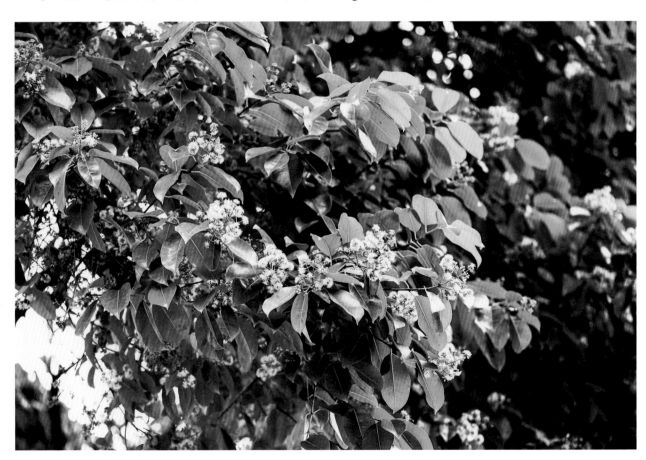

Goraqraemx

【 Cohyw 】 Goraqraemx.

【 Coh'wnq 】 Namzmuz、faexnaengna、makhaexyiengz.

【 Goekgaen 】 Dwg goraqraemx doenghgo dauzginhniengzgoh.

【 Yienghceij Daegdiemj 】 Go faexsang iq，sang ndaej daengz 15 mij. Naengfaex cocab，henjgeqdamh；nyezlwg luenzsaeu roxnaeuz yazbenj. Mbaw gag maj doxdoiq；mbaw raezluenz，raez 8~11 lizmij，gvangq 3.5~5.0 lizmij，byai bumx roxnaeuz doed menh soem，goek gvangq sot lij dingzlai loq miz di mbitmbieng；meghenz maedmaed；gaenqmbaw raez 1~2 lizmij. Gyaeujva luenzsoem comliengj majhenz roxnaeuz majbyai，va lai；doengzlinx lumj rangq，byai gatbingz；mauhva hau，homrang，hung daihgaiq 5 hauzmij，mbawva 4 mbaw，gaenh luenz；simva boux lai，maj doxgek. Makraemx raezluenzsaeu mat roxnaeuz gaenh luenzgiuz，raez 1~2 lizmij，geq le hoengzlaep；ceh naed ndeu. Seizcin haiva，11~12 nyied dawzmak.

【 Diegmaj Faenbouh 】 Hwnj ndaw ndoengfaex dieg daemq. Guengjsae dingzlai hwnj laeng gak deih baihnamz，guek raeuz Fuzgen、Haijnanz、Yinznanz daengj sengj neix caemh miz.

【 Gij Guhyw Ywcuengh 】

Giz guhyw　Naengfaex、mbaw、mak.

Singqfeih　Naengfaex：Haemz、saep，liengz. Mak：Van、soemj，bingz.

Goeng'yungh　Naengfaex：Siu doeghuj，cawz caepdoeg. Ndaej yw oksiq，okhaexmug.

Mbaw：Gaj non dingz humz. Ndaej yw dinzfwngz nengz，lwgnyez gyaeuj baez.

Mak：Diuz roenheiq，dingz ae dingz baeg. Ndaej yw ngaebheiq，baenzae，bwtlauz.

Danyw　（1）Okhaexmug：Naengfaex goraqraemx、binhlangz gak 15 gwz，mbawngaih 6 gwz，cienq raemx gwn.

（2）Lwgnyez gyaeuj baez：Mbaw goraqraemx aenqliengh，cienq raemx swiq mwnq baez.

（3）Baenzae：Mak goraqraemx 100 gwz，nohcing mou 50 gwz，begdangz aenqliengh，caez ceuj rang gwn.

467

四
画

乌毛蕨

【药 材 名】贯众。

【别　　名】贯仲、管仲。

【来　　源】乌毛蕨科植物乌毛蕨 *Blechnum orientale* L.。

【形态特征】植株高可达 2 m。根状茎粗短，木质，黑褐色，先端及叶柄下部均密被狭披针形鳞片。叶簇生于根状茎顶端；叶柄坚硬，基部黑褐色，向上为棕禾秆色或棕绿色；叶片卵状披针形，长 50~120 cm，宽 25~40 cm，一回羽状；羽片多数，二型，互生，无柄，下部羽片不育，缩小为圆耳形，向上羽片伸长，疏离，能育，中部羽片 15~40 cm，宽 1~2 cm，线形或线状披针形，边缘全缘或呈微波状，叶脉上面明显，主脉两面均隆起。孢子囊群线形，在叶背沿主脉两侧着生；囊群盖线形。

【生境分布】生于较阴湿的水沟旁或灌木丛中。广西各地均有分布，广东、海南、台湾、福建、西藏、四川、重庆、云南、贵州、江西、浙江等省区也有分布。

【壮医药用】

药用部位　根茎。

性味　苦，凉；有小毒。

功用　清热解毒，除湿毒，止血，健脾胃。用于预防贫痧（感冒）、流行性脑脊髓膜炎、流行性乙型脑炎、笃麻（麻疹）、蛔虫病，钩虫病，兵淋勒（崩漏），隆白呆（带下），林得叮相（跌打损伤），外伤出血。

注　本品有小毒，孕妇慎服。

附方　（1）贫痧（感冒）：①贯众、薄荷、荆芥各 10 g，忍冬叶 20 g，连翘、板蓝根、毛算盘根各 15 g，水煎服。②贯众 20 g，水煎服。

（2）隆白呆（带下）：贯众 10 g，三白草、五指毛桃、白背桐各 20 g，土茯苓 30 g，土党参 15 g，水煎服。

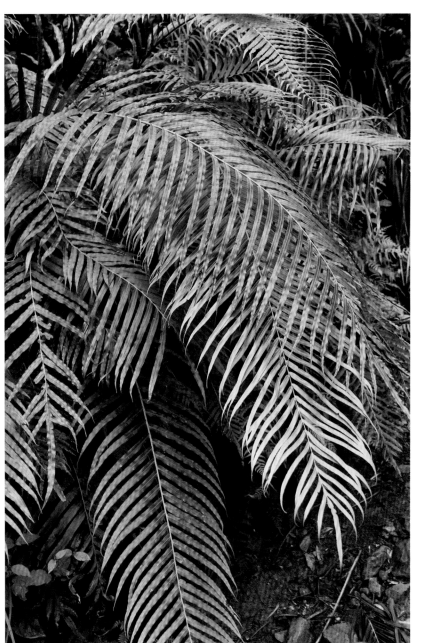

Guthoengz

【Cohyw】Guenqcungq.

【Coh'wnq】Guenqcung、guenjcung.

【Goekgaen】Dwg goguthoengz doenghgo gohguthoengz.

【Yienghceij Daegdiemj】Go sang ndaej daengz 2 mij. Ganjrag co dinj, genglumj, saek henjndaem, bai caeuq laj gaenqmbaw cungj miz haujlai limqgyaep gaebraez bai ciemh soem. Nyoemqmbaw did you dingj ganj; gaenqmbaw gengndangj, goek saek henjndaem, doxhwnj saekdaep nyangj roxnaeuz saekdaep heu; mbaw lumj gyaeq raez ciemh soem, raez 50~120 lizmij, gvangq 25~40 lizmij, hoiz ndeu lumj mbawroeg; mbaw bwnroeg soq lai, song cungj, doxca, mij gaenq, baihlaj gij mbaw bwnroeg mbouj ndaej fat, sukiq luenz lumj dujrwz, doxhwnj mbaw bwnroeg sawqmwh iet raez, liz cax, ndaej didfat, cungqgyang gij mbawbwnroeg 15~40 lizmij, gvangq 1~2 lizmij, baenz reg roxnaeuz regraez byai ciemh soem, gij bien lawx roxnaeuz miz di lumj yienghlangh, megmbaw baihgwnz raen cingx, diuz megdaeuz song miemh cungj doed. Rongzdaeh bauswj baenz lumj regsienq, douh youq baihlaeng mbaw daj diuz megdaeuz song mbiengj roengzbae; fa rongzdaeh lumj regsienq.

【Diegmaj Faenbouh】Hwnj youq henz mieng roxnaeuz ndaw faexcaz mwnq haemq cumx de. Guengjsae gak dieg cungj hwnj miz, guenk raeuz Guengjdoeng、Haijnamz、Daizvanh、Fuzgen、Sihcang、Swconh、Cungzging、Yinznanz、Gveicouh、Gyanghsih、Cezgyangh dengj sengj gih caemh hwnj miz.

【Gij Guhyw Ywcuengh】

Giz guhyw　Ganjrag.

Singqfeih　Haemz, liengz; miz di doeg.

Goeng'yungh　Siundat gaijdoeg, cawz capdoeg, dingz lwed, ciengx mamxdungx. Ndaej ywfuengz baenzsa, liuzhingzsing naujcizcuihmozyenz, liuzhingzsing yizhingz naujyenz, dokmaz, miz deh, miz gouhcungz, binghloemqlwed, binghbegdaiq, laemx doek deng sieng, rog sieng oklwed.

Cawq　cungj neix miz di doeg, boux daiqndang yaek siujsim gwn.

Danyw　（1）Baenzsa：① Guenqcungq、byaekmong、ginghgai gak 10 gwz, mbaw yinjdungh 20 gwz, lenzgyau、banjlanzgwnh、rag mauzsuenbuenz gak 15 gwz, cienq raemx gwn. ② Guenqcungq 20 gwz, cienq raemx gwn.

（2）Binghbegdaiq：Guenqcungq 10 gwz, sambegcauj、gocijcwz、doengzlaenghau gak 20 gwz, dojfuklingz 30 gwz, dojdangjcinh 15 gwz, cienq raemx gwn.

469

四画

乌骨鸡

【药 材 名】乌骨鸡。

【别　　名】乌鸡、黑脚鸡、竹丝鸡、绒毛鸡。

【来　　源】雉科动物乌骨鸡 Gallus gallus domesticus Brisson。

【形态特征】体躯短矮。头小颈短；具肉冠，耳叶绿色，稍有紫蓝色。毛有白色、黑色和杂色 3 种，除两翅羽毛外，全身羽毛呈绒丝状。头顶上具一撮细毛突起，下颌上连两颊面具较多的细短毛。翅较短，而主翼羽无呈分裂状，毛脚，5 爪。跗毛多而密，也有无毛者。皮、肉、骨均为黑色。有黑毛乌骨鸡、肉白乌骨鸡、斑毛乌骨鸡等多种品系。

【生境分布】饲养，习惯在草地或竹荫下生活。广西各地均有出产，其他省区也有出产。

【壮医药用】

药用部位　去除羽毛及内脏的全体。

性味　甜，平。

功用　补肝肾，益气血，退虚热。用于潮热，啊肉甜（消渴），约经乱（月经不调），兵淋勒（崩漏），产后核尹（产后腰痛），隆白呆（带下），腰腿酸痛，漏精（遗精），耳聋，嘘内（气虚），勒内（血虚）。

附方　（1）约经乱（月经不调）：乌骨鸡半只，陈皮 8 g，五指毛桃 25 g，高良姜 15 g，水煮，调食盐适量，食肉喝汤。

（2）产后核尹（产后腰痛）：乌骨鸡半只，田七 3 g，大枣、黄花倒水莲各 15 g，水煮，调食盐适量，食肉喝汤。

（3）嘘内（气虚），勒内（血虚）：乌骨鸡 250 g，梨寄生 15 g，水煮，调食盐适量，食肉喝汤。

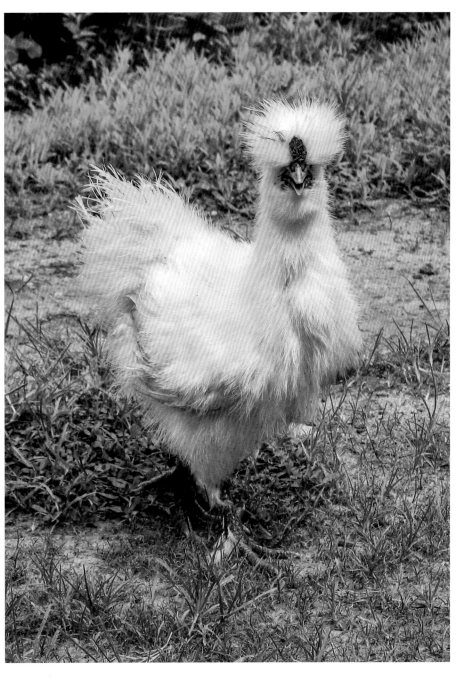

Gaeqgaem

【 Cohyw 】 Gaeqgaem.

【 Coh'wnq 】 Gaeqndokndaem、gaeqdinndaem、cuzswhgih、gaeqbwnnyungz.

【 Goekgaen 】 Dwg duzgaeqgaem doenghduz cizgoh.

【 Yienghceij Daegdiemj 】 Ndang dinj youh daemq. Gyaeuj iq hoz dinj ；miz rouj，rwz saekheu，loq miz saeklamzaeuj. Bwn miz saek hau、saek ndaem caeuq cab saek 3 cungj，cawz bwn song fwed le，daengx ndang bwn cungj dwg bwnnyungz. Dingj gyaeuj miz nyaep bwn iq ndeu doed hwnjdaeuj，hwklaj lienz song mbiengj naj miz haujlai bwn iq youh dinj. Fwed haemq dinj，bwn fwed hung faenmbek，din bwn，5 nyauj. Bwndin lai youh na，hix miz duz mbouj miz bwn. Naeng、noh、ndok cungj dwg saekndaem. Hix miz bwn ndaem ndok ndaem、noh hau ndok ndaem、bwn raiz ndok ndaem daengj lai cungj binjhi.

【 Diegmaj Faenbouh 】 Guengciengx，sibgvenq youq diegrum roxnaeuz laj go'ndoek. Guengjsae gak dieg cungj miz，guek raeuz sengj gih wnq hix miz.

【 Gij Guhyw Ywcuengh 】

Gizguhyw   Daengx ndang cawz bwn caeuq dungxsaej bae.

Singqfeih   Van，bingz.

Goeng'yungh   Bouj daep mak，ik heiqlwed，doiq hawndat. Ndaej yw dinghseiz fatndat，hozhat，dawzsaeg luenh，binghloemqlwed，canj gvaq hwetin，roengzbegdaiq，hwet ga nanq in，laemzok，rwznuk，heiqnoix，lwednoix.

Danyw   （1）Dawzsaeg luenh：Gaeqndokndaem buenq duz，gyamq makdoengj 8 gwz，gocijcwz 25 gwz，ginghndoengz 15 gwz，cawj raemx，diuz gyu habliengh，gwn noh gwn dang.

（2）Canj gvaq hwetin：Gaeqndokndaem buenq duz，samcaet 3 gwz，makcauj、swnjgyaeujhen gak 15 gwz，cawj raemx，diuz gyu habliengh，gwn noh gwn dang.

（3）Heiqnoix，lwednoix：Gaeqndokndaem 250 gwz，gipsingqleiz 15 gwz，cawj raemx，diuz gyu habliengh，gwn noh gwn dang.

471

四画

乌蔹莓

【药材名】乌蔹莓。

【别　名】母猪藤、红母猪藤、五叶藤。

【来　源】葡萄科植物乌蔹莓 *Cayratia japonica*（Thunb.）Gagnep.。

【形态特征】多年生草质藤本。块根粗壮，球形。茎绿色或浅红色，具纵棱纹。卷须与叶对生，被柔毛。掌状复叶互生；小叶5片，长1~7 cm，宽0.5~4.5 cm，中央小叶较大，长椭圆形或椭圆状披针形，侧生小叶较小，椭圆形或长椭圆形，边缘具粗锯齿；叶柄长1.5~10.0 cm，中央小叶柄长0.5~2.5 cm，侧生小叶无柄或具短柄，侧生小叶总柄长0.5~1.5 cm。聚伞花序腋生或假腋生，直径6~15 cm，具长梗；花萼碟形；花瓣和雄蕊均为4枚，花瓣三角状卵圆形，高1.0~1.5 mm，外面被乳突状毛。果近球形，直径约1 cm；种子2~4粒。花期3~8月，果期8~11月。

【生境分布】生于山谷林中或山坡灌木丛中，常攀附于他物上。广西主要分布于南宁、隆安、马山、龙州、凭祥、平果、德保、那坡、乐业、隆林、桂平等地，陕西、河南、山东、安徽、江苏、浙江、湖北、湖南、福建、台湾、广东、海南、四川、贵州、云南等省区也有分布。

【壮医药用】

药用部位　全草。

性味　苦、酸，寒。

功用　调龙路、火路，清热毒，除湿毒，消肿痛。用于钵农（肺痈），肉裂（尿血），发旺（痹病），林得叮相（跌打损伤），呗脓（痈肿），呗（无名肿毒），航靠谋（痄腮）。

附方　（1）呗（无名肿毒），航靠谋（痄腮）：鲜乌蔹莓适量，捣烂，调蜂蜜适量敷患处。

（2）钵农（肺痈）：乌蔹莓30 g，百解根20 g，水煎服。

（3）肉裂（尿血）：乌蔹莓60 g，水煎服。

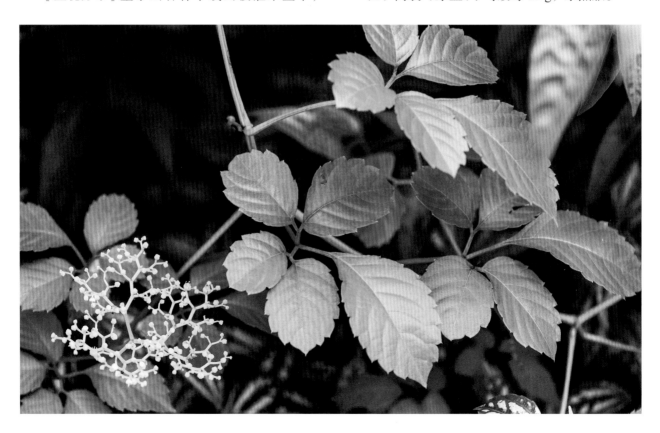

Gaeumoumeh

【Cohyw】 Gaeumoumeh.

【Coh'wnq】 Gaeumumeh、gaeuhungzmujcuh、gaeuhajmbaw.

【Goekgaen】 Dwg gogaeumoumeh doenghgo buzdauzgoh.

【Yienghceij Daegdiemj】 Dwg gogaeu lumj rum maj lai bi. Ngauqrag cocangq, luenz lumj giuz. Ganj saekloeg roxnaeuz saekhoengzfeuh, miz limqraiz daengj. Mumhgienj caeuq mbaw maj doxdoiq, miz bwn'unq. Mbaw lumj fajfwngz maj doxca；mbaw iq miz 5 mbaw, raez 1~7 lizmij, gvangq 0.5~4.5 lizmij, mbaw iq cungqgyang haemq hung, yiengh lumj luenzbomj raez roxnaeuz luenzbomj byai soem, mbaw iq maj henz haemq iq, yiengh luenzbomj roxnaeuz luenzbomj raez, henzbien miz heujgawq co；gaenqmbaw raez 1.5~10.0 lizmij, gaenq mbaw iq cungqgyang raez 0.5~2.5 lizmij, mbaw iq maj henz mbouj miz gaenq roxnaeuz miz gaenq dinj, gaenq mbaw iq maj henz raez 0.5~1.5 lizmij. Foengqva lumj comzliengj maj lajeiq roxnaeuz lajeiq gyaj, cizging 6~15 lizmij, miz ganj raez；byakva lumj deb；limqva caeuq simboux cungj dwg 4 limq, limqva luenz samgak, sang 1.0~1.5 hauzmij, mienhrog miz bwn lumj bakcij doed. Mak luenz lumj giuz, cizging daihgaiq lizmij ndeu；ceh miz 2~4 naed. 3~8 nyied haiva, 8~11 nyied dawzmak.

【Diegmaj Faenbouh】 Maj youq ndoengfaex ndaw lueg roxnaeuz byoz faexcaz gwnz ndoi, ciengz raih hwnj doenghyiengh gizwnq bae. Guengjsae cujyau youq Nanzningz、Lungzanh、Majsanh、Lungzcouh、Bingzsiengz、Bingzgoj、Dwzbauj、Nazboh、Lozyez、Lungzlinz、Gveibingz daengj dieg neix miz, guek raeuz Sanjsih、Hoznanz、Sanhdungh、Anhveih、Gyanghsuh、Cezgyangh、Huzbwz、Huznanz、Fuzgen、Daizvanh、Guengjdoeng、Haijnanz、Swconh、Gveicouh、Yinznanz daengj sengj gih caemh miz.

【Gij Guhyw Ywcuengh】

Giz guhyw　Daengx go.

Singqfeih　Haemz、soemj、hanz.

Goeng'yungh　Diuz lohlungz、lohhuj, siu doegndat, cawz doegcumx, siu foegin. Aeu daeuj yw bwtnong, nyouhlwed, fatvangh, laemx doek deng sieng, baeznong, baez, hangzgauqmou.

Danyw（1）Baez, hangzgauqmou：Aeu gaeumoumeh ndip habliengh, dub yungz, aeu dangzrwi habliengh diuz ndei le oep giz bingh.

（2）Bwtnong：Gaeumoumeh 30 gwz, ragbwzgaij 20 gwz, cienq raemx gwn.

（3）Nyouhlwed：Gaeumoumeh 60 gwz, cienq raemx gwn.

473

四画

凤梨

【药材名】凤梨。

【别　　名】地菠萝、菠萝。

【来　　源】凤梨科植物凤梨 *Ananas comosus*（L.）Merr.。

【形态特征】茎短。叶多数，莲座式排列；叶片剑形，长 40~90 cm，宽 4~7 cm，顶端渐尖，边缘全缘或具锐齿，腹面绿色，背面粉绿色，边缘和顶端常带褐红色，生于花序顶部的叶变小，常呈红色。花序于叶丛中抽出，状如松球，长 6~8 cm，结果时增大；苞片基部绿色，上半部淡红色，三角状卵形；萼片宽卵形，肉质；花瓣长椭圆形，长约 2 cm，上部紫红色，下部白色。聚花果肉质，长 15 cm 以上。花期夏季至冬季。

【生境分布】栽培。广西主要栽培于南部地区，福建、广东、海南、云南、台湾等省区也有栽培。

【壮医药用】

药用部位　果皮。

性味　涩、甜，平。

功用　调气道、谷道，止咳，止痢。用于埃病（咳嗽），屙意咪（痢疾）。

附方　（1）埃病（咳嗽）：凤梨皮 15 g，天文草 10 g，水煎服。

（2）屙意咪（痢疾）：凤梨皮、飞扬草各 15 g，大叶金花草 10 g，水煎服。

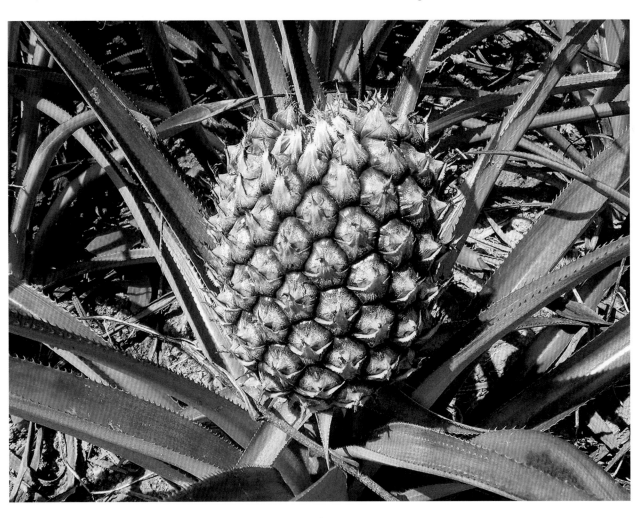

Bohloz

【Cohyw】Maknamgoi.

【Coh'wnq】Maknamgoi、bohloz.

【Goekgaen】Dwg maknamgoi doenghgo funglizgoh.

【Yienghceij Daegdiemj】Ganj dinj. Dingzlai dwg mbaw，baiz baenz dakvambu；mbaw lumj faggiemq，raez 40~90 lizmij，gvangq 4~7 lizmij，gwnzdingj menhmenh bienq soem，bienmbaw bingzraeuz roxnaeuz miz heujsoem，mienhdungx saekheu，mienhlaeng saekheumaeq，bienmbaw caeuq gwnzdingj ciengz dwg saekhenjhoengz，gij mbaw maj gwnzdingj vahsi bienq iq，ciengz dwg saekhoengz. Vahsi youq ndaw mbaw yot ok，yiengh lumj makfaexcoengz，raez 6~8 lizmij，dawzmak seiz demhung；lajgoek limqva saekheu，dingz baihgwnz saekhoengzmaeq，yiengh samgak yiengh luenz；mbawiemj lumj gyaeq gvangq，nohna raemx lai；limqva yienghbomj raez，daihgaiq raez 2 lizmij，baihgwnz saekaeujhoengz，baihlaj saekhau. Foengqva baenz mak nohna raemx lai，raez 15 lizmij doxhwnj. cawzhah daengz cawzdoeng haiva.

【Diegmaj Faenbouh】Ndaem aeu. Guengjsae cujyau ndaem youq dieg baihnamz，guek raeuz Fuzgen、Guengjdoeng、Haijnanz、Yinznanz、Daizvanh daengj sengj gih hix miz ndaem aeu.

【Gij Guhyw Ywcuengh】

Giz guhyw　Naengmak.

Singqfeih　Saep、van，bingz.

Goeng'yungh　Diuz roenheiq、roenhaeux，dingz ae，dingz leih. Yungh daeuj yw baenzae，okhaexmug.

Danyw　（1）Baenzae：Naeng maknamgoi 15 gwz，hazsanqlwed 10 gwz，cienq raemx gwn.

（2）Okhaexmug：Naeng maknamgoi、go'gyak gak 15 gwz，gutfaz 10 gwz，cienq raemx gwn.

475

四画

凤仙花

【药 材 名】凤仙花根、凤仙花茎、凤仙花、急性子、凤仙花草。

【别　　名】指甲花。

【来　　源】凤仙花科植物凤仙花 *Impatiens balsamina* L.。

【形态特征】一年生草本，高 40~100 cm。茎肉质，直立，粗壮，被鳞片状毛。单叶互生，叶柄长 1~3 cm，两侧具数个腺体；叶片披针形，长 4~12 cm，宽 1~3 cm，先端长渐尖，基部渐狭，边缘具锐锯齿。花序无总梗，花梗短，花单生或数枚簇生叶腋，直径 2~3 cm，密生短柔毛，通常粉红色或杂色，单瓣或重瓣；侧生萼片 2 枚；花瓣 5 枚。蒴果纺锤形，长 1~2 cm，密生茸毛。种子多数，球形，黑色。花期夏秋季。

【生境分布】多为栽培。广西各地均有栽培，全国各地均有栽培。

【壮医药用】

药用部位　根、茎、花、种子（急性子）和全草。

性味　根、茎：苦、辣，温；有小毒。花：甜，温。种子（急性子）：微苦，温；有小毒。

功用　根、茎、花：通龙路、火路，祛风毒，除湿毒。根、茎用于京瑟（闭经），京尹（痛经），发旺（痹病），林得叮相（跌打损伤），骨鲠喉；花用于京瑟（闭经），腊胴尹（腹痛），林得叮相（跌打损伤），发旺（痹病），麻邦（偏瘫），产呱忍勒卟叮（产后恶露不尽），额哈（毒蛇咬伤）。

种子（急性子）：软坚，消积。用于食道癌，滞产，噎膈，骨鲠喉，腹部肿块，京瑟（闭经）。

全草：通火路，清热毒。用于呗脓（痈肿），呗叮（疔），林得叮相（跌打损伤）。

附方　（1）发旺（痹病）：凤仙花、大钻、凉粉草各 10 g，铜钻、九节风各 12 g，九龙藤、过墙风各 15 g，水煎洗患处。

（2）骨鲠喉：急性子 8 g，水煎，药液调醋适量含咽。

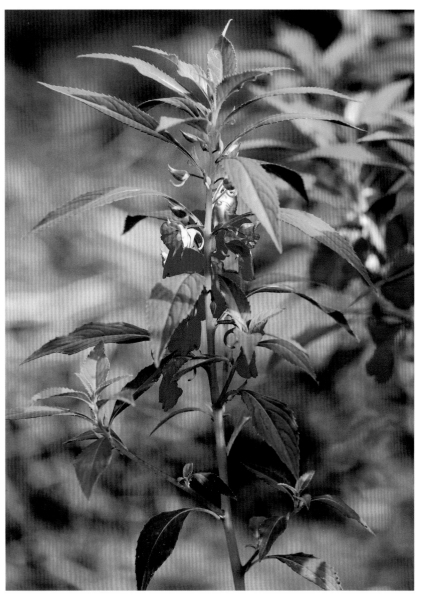

Varibfwngz

【Cohyw】 Rag varibfwngz、ganj varibfwngz、varibfwngz、cehvaribfwngz、nywjvaribfwngz.

【Coh'wnq】 Varibfwngz.

【Goekgaen】 Dwg govaribfwngz doenghgo fungsenhvahgoh.

【Yienghceij Daegdiemj】 Dwg go'nywj maj bi ndeu，sang 40~100 lizmij. Ganj na youh unq，daengjsoh，cocat，miz gij bwn lumj gyaep. Mbaw dog maj doxciep，gaenqmbaw raez 1~3 lizmij，song henz miz lai aen diemjdu；mbaw yienghlongzcim，raez 4~12 lizmij，gvangq 1~3 lizmij，byaimbaw raez menhmenh bienq soem，goek menhmenh bienq geb，bien mbaw miz heujgawq raeh. Vahsi mbouj miz gaenq，gaenqva dinj，va dan maj roxnaeuz geij diuz baenz caz maj goek mbaw，cizging 2~3 lizmij，miz bwn'unq dinj deihdub，va ciengzciengz saekhoengzmaeq roxnaeuz cabsaek，dan mbaw roxnaeuz lai mbaw；miz 2 mbaw iemj maj vang；limqva 5 mbaw. Duhfaek yiengh lumj lwgrok，raez 1~2 lizmij，maj miz bwnyungz deih. Dingzlai dwg ceh，luenz lumj aen'giuz，saekndaem. seizhah、seizcou haiva.

【Diegmaj Faenbouh】 Dingzlai dwg ndaem aeu. Guengjsae gak dieg cungj ndaem aeu，daengx guek gak dieg hix ndaem miz.

【Gij Guhyw Ywcuengh】

Giz guhyw　Rag、ganj、va、ceh（cehvaribfwngz）caeuq daengx go.

Singqfeih　Rag、ganj：haemz、manh，raeuj；miz di doeg. Va：Van，raeuj. Ceh（cehvaribfwngz）：Loq haemz，raeuj；miz di doeg.

Goeng'yungh　Rag、ganj、va：Doeng lohlungz、lohhuj，cawz doegfung，cawz doegcumx. Rag、ganj aeu daeuj yw dawzsaeg gaz，dawzsaeg in，fatvangh，laemx doek deng sieng，ndok gaz hoz；va aeu daeuj yw dawzsaeg gaz，laj dungx in，laemx doek deng sieng，fatvangh，mazmbangj，canj gvaq raemxlwed mbouj dingz，ngwz haeb.

Ceh（cehvaribfwngz）：Siu foeg，sanq cwk. Aeu daeuj yw sizdauaiz，seng lwg seizgan nanz，dajsaekwk，ndok gaz hoz，gaiq foeg ndaw dungx，dawzsaeg gaz.

Daengx go：Doeng lohhuj，cing doeghuj. Aeu daeuj yw baeznong，baez，laemx doek deng sieng.

Danyw　（1）Fatvangh：Varibfwngz、gaeucuenqhung、gaeuliengzfaenj gak 10 gwz，godoengzcuenq、goloemq gak 12 gwz，gaeulumx、godongzhaeu gak 15 gwz，cienq raemx swiq baihrog giz baenzbingh.

（2）Ndok gaz hoz：Cehvaribfwngz 8 gwz，cienq raemx，raemxyw gyaux diuz dingz meiq ndeu gamz gwn.

477

四画

凤眼蓝

【药 材 名】水葫芦。

【别 名】凤眼莲、水浮莲。

【来 源】雨久花科植物凤眼蓝 *Eichhornia crassipes*（Mart.）Solms。

【形态特征】多年生浮水草本，高可达 60 cm。根成簇垂于水中，棕黑色。茎极短。叶 5~10 片浮于水面丛生；叶片圆形、宽卵形或宽菱形，长4.5~14.5 cm，宽 5~14 cm；叶柄长短不等，中下部膨大成囊状的气囊；叶柄基部具鞘状苞片。花葶从苞片腋内伸出，长 34~46 cm；穗状花序长17~20 cm，具 9~12 朵花；花被裂片 6 枚，花瓣状，紫蓝色，花冠直径 4~6 cm，其中上方 1 枚裂片较大，四周淡紫红色、中间蓝色且中央有一黄色圆斑，其余各枚近等大，花被裂片基部合生成筒；雄蕊 6枚，3 长 3 短。蒴果卵形，包被于花被筒内。花期 7~10 月，果期 8~11 月。

【生境分布】生于水塘、沟渠及稻田中。广西各地均有分布，长江流域、黄河流域及南部各省区也有分布。

【壮医药用】

药用部位 全草。

性味 淡，凉。

功用 祛风毒，清热毒，通水道。用于贫痧（感冒），发得（发热），笨浮（水肿），麦蛮（风疹），尿道结石，肉扭（淋证），林得叮相（跌打损伤），呗脓（痈肿）。

附方 （1）贫痧（感冒），发得（发热），麦蛮（风疹）：水葫芦 30 g，水煎服。

（2）呗脓（痈肿），林得叮相（跌打损伤）：鲜水葫芦适量，加食盐少许，捣烂敷患处。

（3）笨浮（水肿）：水葫芦 30 g，排钱草 20 g，水煎服。

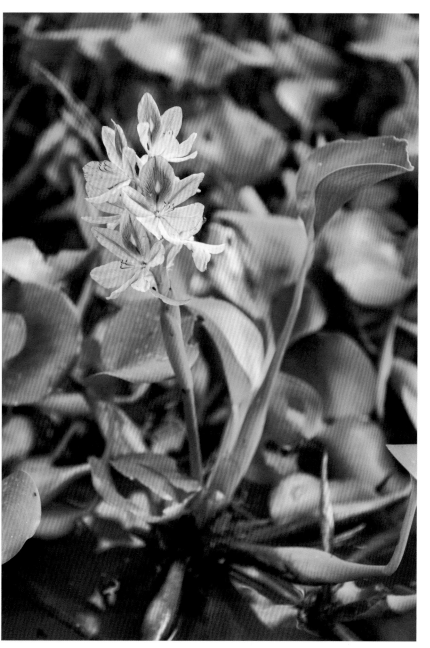

Go'gyouxraemx

【 Cohyw 】 Go'gyouxraemx.

【 Coh'wnq 】 Lwggyohraemx、suijfouzbingz.

【 Goekgaen 】 Dwg go'gyouxraemx doenghgo yijgiujvahgoh.

【 Yienghceij Daegdiemj 】 Go'nywj fouz gwnz raemx maj lai bi，ndaej sang daengz 60 lizmij. Rag baenz nyumq duengh maj ndaw raemx，saekhenjndaem. Ganj haemq dinj. Gij mbaw 5~10 mbaw baenz caz fouz youq gwnz raemx；mbaw luenz、lumj gyaeq gvangq roxnaeuz yiengh seiqlimq gvangq，raez 4.5~14.5 lizmij，gvangq 5~14 lizmij；gaenzmbaw raez dinj mbouj dox doengz，duenh gyang baihlaj bongz baenz aen daehheiq；goek gaenzmbaw miz limqva lumj faek. Gaenzva daj ndaw limqva iet ok，raez 34~46 lizmij；vahsi yiengh rieng raez 17~20 lizmij，miz 9~12 duj va；va miz mbawveuq 6 mbaw，yienghlimqva，saekoaeuj，mauhva cizging 4~6 lizmij，ndawde mbawveuq baihgwnz ndeu haemq hung、seiqhenz saekaeujhoengz mong、cungqgyang saeko caemhcaiq youq cungqgyang saeko miz banqluenz saekhenj ndeu，gijwnq gak mbaw ca mbouj lai doengz hung，va miz mbawveuq goekmbaw gyoebmaj baenz doengz；simva boux 6 diuz，3 raez 3 dinj. Makdek lumj aen'gyaeq，lupva youq ndaw doengz mbawva. 7~10 nyied haiva，8~11 nyied dawzmak.

【 Diegmaj Faenbouh 】 Maj youq ndaw daemz、mieng caeuq ndaw naz. Guengjsae gak dieg cungj miz faenbouh，guek raeuz song hamq Dahcangzgyangh、song hamq Dahvangzhoz caeuq baihnamz gak sengj gih hix miz faenbouh.

【 Gij Guhyw Ywcuengh 】

Giz guhyw　　Daengx go.

Singqfeih　　Damh，liengz.

Goeng'yungh　　Cawz doegfung，cing doeghuj，doeng roenraemx. Yungh daeuj yw baenzsa，fatndat，baenzfouz，funghcimj，lohnyouh gietrin，nyouhniuj，laemx doek deng sieng，baeznong.

Danyw （1）Baenzsa，fatndat，raet：Go'gyouxraemx 30 gwz，cienq raemx gwn.

（2）Baeznong，laemx doek deng sieng：Go'gyouxraemx ndip dingz ndeu，gya dingznoix gyu，dub yungz，oep giz bingh.

（3）Baenzfouz：Go'gyouxraemx 30 gwz，go'dabcienz 20 gwz，cienq raemx gwn.

四
画

六月雪

【药 材 名】六月雪。

【别　　名】山铁尺、青风木。

【来　　源】茜草科植物六月雪 *Serissa japonica* (Thunb.) Thunb.。

【形态特征】小灌木，高可达 90 cm，具臭气。叶卵形至倒披针形，长 6~22 mm，宽 3~6 mm，顶端短尖至长尖，无毛；叶柄短。花单生或数朵丛生于小枝顶部或腋生；苞片被毛，边缘浅波状；萼檐裂片细小，锥形，被毛；花冠淡红色或白色，长 6~12 mm，花冠筒比萼檐裂片长，裂片扩展，顶端 3 裂；雄蕊突出冠筒喉部外；花柱长突出，柱头 2 枚，略分开。花期 4~10 月，果期 6~11 月。

【生境分布】生于河溪边或丘陵的杂木林内。广西主要分布于桂林、合浦等地，江苏、安徽、江西、浙江、福建、广东、香港、四川、云南等省区也有分布。

【壮医药用】

药用部位　全株。

性味　苦、微辣，凉。

功用　通龙路、火路，健脾胃，除湿毒。用于喯疳（疳积），黄标（黄疸），京瑟（闭经），兵白带（带下病），发旺（痹病）。

附方　（1）喯疳（疳积）：①六月雪、布渣叶各 15 g，水煎服。②六月雪、槟榔、山楂各 10 g，水煎服。

（2）黄标（黄疸）：六月雪、人字草、蛇舌草各 15 g，水煎服。

（3）京瑟（闭经）：六月雪 10 g，穿破石、土人参各 15 g，水煎服。

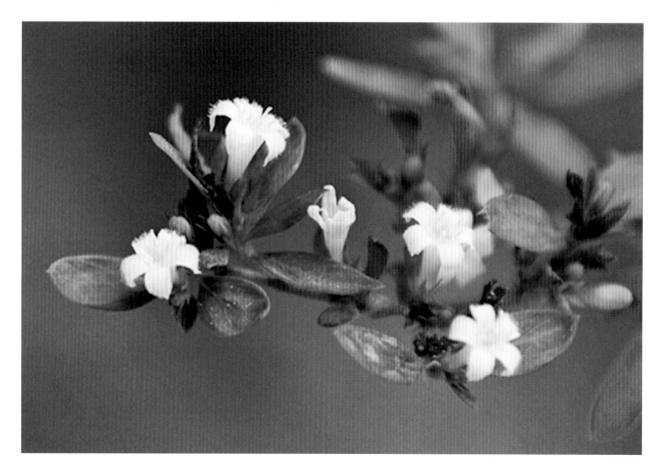

Go'ndokmax

【Cohyw】 Go'ndokmax.

【Coh'wnq】 Cikdietbya、cinghfunghmuz.

【Goekgaen】 Dwg go'ndokmax doenghgo sihcaujgoh.

【Yienghceij Daegdiemj】 Go faexcaz iq, sang ndaej daengz 90 lizmij, miz heiqhaeu. Mbaw lumj gyaeq daengz byai menhsoem dauqbyonj, raez 6~22 hauzmij, gvangq 3~6 hauzmij, byai dinj soem daengz raez soem, bien laex caez, mij bwn; gaenqmbaw dinj. Va gag maj roxnaeuz geij duj comz maj gwnz byai nyelwg roxnaeuz majeiq, byak miz bwn, henzbien miz bohlangq feuh; mbawseg yiemh iemjva saeqiq, lumj cuenq, miz bwn; mauhva hoengzdamh roxnaeuz hau, raez 6~12 hauzmij, mbawseg mbe'gvangq, byai 3 leg; simva boux doedok hoz guenjva; saeuva raez doedok, gyaeujsaeu 2 aen, miz di faenhai. 4~10 nyied haiva, 6~11 nyied haiva.

【Diegmaj Faenbouh】 Hwnj hamq dah hamq rij roxnaeuz ndaw ndoeng fawexcab diegndoi. Guengjsae dingzlai hwnj laeng Gveilinz、Hozbuj daengj dieg neix, guek raeuz Gyanghsuh、Anhveih、Gyanghsih、Cezgyangh、Fuzgen、Guengjdoeng、Yanghgangj、Swconh、Yinznanz daengj sengj gih neix caemh miz.

【Gij Guhyw Ywcuengh】

Giz guhyw Daengx go.

Singqfeih Haemz、loq manh, liengz.

Goeng'yungh Doeng lohlungz、lohhuj, genq bizvei, cawz caepdoeg. Ndaej yw baenzgam, vuengzbiu, dawzsaeg gaz, roengzbegdaiq, fatvangh.

Danyw （1）Baenzgam：① Go'ndokmax、mbawnyaqbaengz gak 15 gwz, cienq raemx gwn. ② Go'ndokmax、binhlangz、sanhcah gak 10 gwz, cienq raemx gwn.

（2）Vuengzbiu：Go'ndokmax、yinzswcauj、golinxngwz gak 15 gwz, cienq raemx gwn.

（3）Dawzsaeg gaz：Go'ndokmax 10 gwz, gooenciq、gocaenghnaengh gak 15 gwz, cienq raemx gwn.

四画

六棱菊

【药 材 名】六棱菊。

【别　　名】六耳棱。

【来　　源】菊科植物六棱菊 *Laggera alata*（D. Don）Sch. -Bip. ex Oliv.。

【形态特征】多年生草本，高可达 1 m，全株被淡黄色腺毛，具香气。茎粗壮，直立，分枝或不分枝，具 4~6 棱，翅无齿。叶互生，长圆形或匙状长圆形，长 2~8 cm，宽 0.5~2.0 cm，先端钝或短尖，基部渐狭，沿茎下延成茎翅，边缘具疏细齿；无柄。

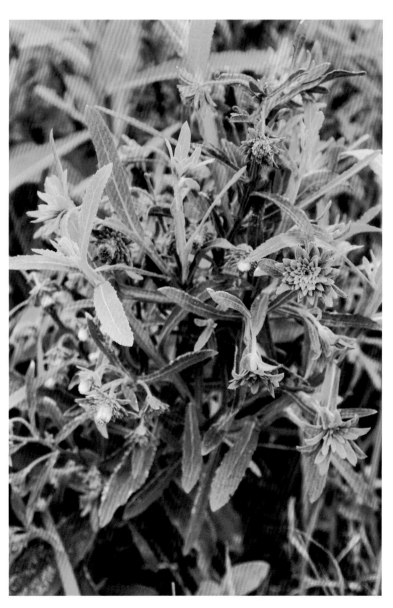

头状花序顶生或腋生，直径约 1 cm，结果时下垂，排成有叶的圆锥花序；花序梗长 1~2 cm；雌花多数，花冠丝状，长约 8 mm，顶端 3~4 齿裂，两性花多数，花冠管状，长 7~8 mm，檐部 5 浅裂，全部花冠淡紫色。瘦果圆柱形，长约 1 mm，被柔毛。冠毛白色。花期 10 月至翌年 2 月。

【生境分布】生于旷野、路旁及山坡阳处。广西主要分布于宁明、南宁、马山、上林、桂林、平乐、恭城、梧州、苍梧、灵山、贵港、平南、玉林、博白、北流、百色、田东、靖西、那坡、田林、隆林、贺州、富川、天峨、巴马、来宾、忻城、金秀等地，国内东部、南部、西南部各省区也有分布。

【壮医药用】

药用部位　全草。

性味　苦、辣，寒。

功用　清热毒，消肿痛。用于风热贫痧（感冒），口腔炎，过敏性皮炎，传染性肝炎，胃肠炎，胃溃疡，狠风（小儿惊风），能啥能累（湿疹），呗脓（痈肿），渗裆相（烧烫伤），额哈（毒蛇咬伤），乳腺癌。

附方　（1）口腔炎：六棱菊、两面针各 6 g，水煎服。

（2）胃溃疡：六棱菊、蒲公英各 30 g，姜黄 6 g，水田七 3 g，水煎服。

（3）能啥能累（湿疹），呗脓（痈肿），渗裆相（烧烫伤）：鲜六棱菊 100 g，水煎洗患处。

（4）乳腺癌：六棱菊 30 g，蛇附子、闭鞘姜各 15 g，水煎服。

（5）额哈（毒蛇咬伤）：鲜六棱菊、鲜丝瓜叶适量，捣烂敷患处。

Gutroeklimq

【Cohyw】Gutroeklimq.

【Coh'wnq】Gutroeklimq.

【Goekgaen】Dwg gogutroeklimq doenghgo gizgoh.

【Yienghceij Daegdiemj】Dwg go'nywj maj lai bi，sang ndaej daengz mij ndeu，daengx go miz bwndu henjoiq，miz heiqrang. Ganj cocwt，daengjsoh，faen nye roxnaeuz mbouj faen nye，miz 4~6 limq，fwed mbouj miz heuj. Mbaw maj doxciep，yienghluenzraez roxnaeuz yienghluenzraez lumj beuzgeng，raez 2~8 lizmij，gvangq 0.5~2.0 lizmij，byaimbaw mwt roxnaeuz soemdinj，lajgoek menhmenh bienq geb，riengz lajganj baenz fwedganj，bienmbaw miz heujsaeq cax；mbouj miz gaenq. Vahsi lumj aen'gyaeuj maj gwnzdingj roxnaeuz maj lajeiq mbaw，cizging daihgaiq lizmij ndeu，seiz dawzmak duengh roengz，baiz baenz vahsi luenzsoem miz mbaw；gaenqva raez 1~2 lizmij；dingzlai dwg vameh，mauhva lumj sei，daihgaiq raez 8 hauzmij，gwnzdingj 3~4 veuq，va dingzlai dwg song singq，mauhva lumj guenj，raez 7~8 hauzmij，yiemhva 5 veuqfeuh，mauhva cungj dwg aeujoiq. Makhaep yienghsaeuluenz，daihgaiq raez hauzmij ndeu，miz bwn'unq. Bwn mauhva saekhau. 10 nyied daengz bi daihngeih 2 nyied haiva.

【Diegmaj Faenbouh】Maj youq dieg gvangqlangh、henz roen caeuq giz ndit dak gwnz bo. Guengjsae cujyau faenbouh youq Ningzmingz、Nanzningz、Majsanh、Sanglinz、Gveilinz、Bingzloz、Gunghcwngz、Vuzcouh、Canghvuz、Lingzsanh、Gveigangj、Bingznanz、Yilinz、Bozbwz、Bwzliuz、Bwzswz、Denzdungh、Cingsih、Nazboh、Denzlinz、Lungzlinz、Hozcouh、Fuconh、Denhngoz、Bahmaj、Laizbinh、Yinhcwngz、Ginhsiu daengj dieg，guek raeuz baihdoeng、baihnamz、baihsaenamz gak sengj gih hix miz faenbouh.

【Gij Guhyw Ywcuengh】

Giz guhyw Daengx go.

Singqfeih Haemz、manh，hanz.

Goeng'yungh Cing doeghuj，siu foegin. Yungh daeuj yw funghuj baenzsa，baknengz，gominj baenz naenghumz，ganhyenz lah vunz，binghveicangzyenz，dungx siengnaeuh，hwnjrumz，naenghumz naenglot，baeznong，coemh log sieng，ngwz haeb，rongzcij baenzfouz.

Danyw （1）Baknengz：Gutroeklimq、gocaengloj gak 6 gwz，cienq raemx gwn.

（2）Dungx siengnaeuh：Gutroeklimq、golinxgaeq gak 30 gwz，hinghenj 6 gwz，lauxbaegraemx 3 gwz，cienq raemx gwn.

（3）Naenghumz naenglot，baeznong，coemh log sieng：Gutroeklimq ndip 100 gwz，cienq raemx swiq giz bingh.

（4）Rongzcij baenzfouz：Gutroeklimq 30 gwz，gaeundoksoiq、gohingcuk gak 15 gwz，cienq raemx gwn.

（5）Ngwz haeb：Gutroeklimq ndip、mbaw swhgvah ndip dingz ndeu，caez doek yungz oep giz- bingh.

483

四画

文殊兰

【药 材 名】罗裙带。

【别　　名】金腰带、白花石蒜。

【来　　源】石蒜科植物文殊兰 *Crinum asiaticum* L. var. *sinicum*（Roxb. ex Herb.）Baker。

【形态特征】多年生粗壮草本。鳞茎长柱形。

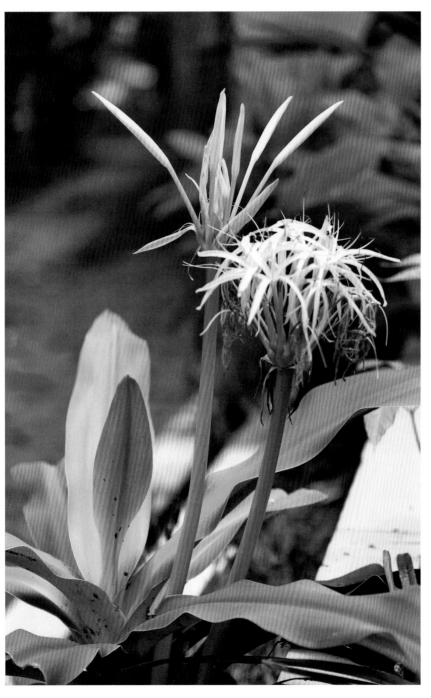

叶 20~30 枚，多列，带状披针形，长可超过 1 m，宽 7~12 cm 或更宽，顶端渐尖，具一急尖的尖头，边缘波状。花茎直立，几乎与叶等长，伞形花序有花 10~24 朵，佛焰苞状总苞片披针形，长 6~10 cm；小苞片狭线形，长 3~7 cm；花梗长 0.5~2.5 cm；花高脚碟状，白色芳香；花被管纤细，伸直，长 7~10 cm，裂片线形，长 4.5~9.0 cm，宽不及 1 cm；雄蕊淡红色，花丝长 4~5 cm，花药线形，顶端渐尖；子房纺锤形。蒴果近球形，直径 3~5 cm；种子 1 粒。花期 6~8 月，果期 11~12 月。

【生境分布】生于滨海地区、河旁沙地以及山涧林下阴湿处。广西各地均有分布，福建、湖南、广东、海南、四川、贵州、云南、台湾等省区也有分布。

【壮医药用】

药用部位　叶。

性味　辣，凉；有小毒。

功用　调龙路、火路，清热毒，消肿痛。用于呗脓（痈肿），货烟妈（咽痛），巧尹（头痛），发旺（痹病），林得叮相（跌打损伤），夺扼（骨折），额哈（毒蛇咬伤）。

附方　（1）林得叮相（跌打损伤）：鲜罗裙带 1 片，用文火烤软，趁热包扎痛处。

（2）呗脓（痈肿）：鲜罗裙带、盐各适量，捣烂敷患处。

Gogoenx

【 Cohyw 】Gogoenx.

【 Coh'wnq 】Gosaihwetgim、gohofangz vahau.

【 Goekgaen 】Dwg gogoenx doenggo sizsongoh.

【 Yienghceij Daegdiemj 】Gorum maj lai bi hungnoengq. Ganj baenz gyaeplimq yiengh saeuz raez. Mbaw 20~30 vengq，lai lied，lumj sai luenzraez bai menh soem，raez ndaej daengz 1 mij doxhwnj，gvangq 7~12 lizmij roxnaeuz engq gvangq，byai ciemh soem，miz gyaeuj soem gaenj ndeu，henzbien lumj raemxlangh . Ganjva daenghsoh，cengde caeuq mbaw raez doxdoengz，gyaeujva lumj liengj miz va 10~24 duj，gyaeujvalup lumj feizbaed lup luenzraez gaeb byai menh soem，raez 6~10 lizmij；mbawlup iq lumj diuzmae gaeb，raez 3~7 lizmij；gaenqva raez 0.5~2.5 lizmij；mauhva doengz sang baihgwnz mbehai lumj deb，saekhua rangfwt；iemjva mauhva doengz saeqset，ietraez，raez 7~10 lizmij，mbawseg lumj mae，raez 4.5~9.0 lizmij，gvangq mbouj gouq 10 hauzmij；simva boux hoengzoiq，seiva raez 4~5 lizmij，ywva lumj mae，dingjbyai menh soem；ranzceh lumj lwgrok. Mak loq luenz，cizging 3~5 lizmij；ceh naed ndeu. 6~8 nyied haiva，11~12 nyied dawzmak.

【 Diegmaj Faenbouh 】Maj youq dieg henzhaij、henzdah diegsa caeuq lajfaex gizraemhcumx. Guengjsae gak dieg cungj miz，guek raeuz Fuzgen、Huznanz、Guengjdoeng、Haijnanz、Swconh、Gveicouh、Yinznanz、Daizvanh daengj sengj gih caemh maj miz.

【 Gij Guhyw Ywcuengh 】

Giz guhyw　Mbaw.

Singqfeih　Manh，liengz；miz di doeg.

Goeng'yungh　Diuz lohlungz、lohhuj，cing hujdoeg，siu foegin. Yungh youq baeznong，conghhoz in，gyaeujin，fatvangh，laemx doek deng sieng，ndokraek，ngwz haeb.

Danyw　（1）Laemx doek deng sieng：Gogoenx ndip 1 mbaw，aeu feiz duemh hangq unq，domh ndat duk giz in.

（2）Baeznong：Gogoenx ndip、gyu gak habliengh，dub yungz oep giz in.

485

四
画

方解石

【药 材 名】寒水石。

【别　　名】凝水石。

【来　　源】碳酸盐类矿物方解石族方解石。主要成分为碳酸钙（$CaCO_3$）。

【性状特征】多呈规则的块状结晶，常呈斜方柱形，有棱角。无色或黄白色，透明、略透明或不透明，表面平滑，有玻璃样光泽。质硬而脆，易砸碎，碎块为方形或长方形。气微，味淡。

【生境分布】主要产于沉积岩和变质岩中，金属矿脉中也多有存在。广西各地均有分布，河北、河南、安徽、江苏、浙江、江西、广东、湖北等省也有分布。

【壮医药用】

性味　苦、辣，寒。

功用　清热毒，泻火毒，除烦渴。用于发得（发热）口渴，货烟妈（咽痛），口疮（口腔溃疡），诺嚎尹（牙痛），渗裆相（烧烫伤）。

附方　（1）渗裆相（烧烫伤）：寒水石、黄连、黄柏、虎杖各适量，共研末，加香油少许调匀涂患处。

（2）诺嚎尹（牙痛）：寒水石60g，两面针20g，水煎漱口。

（3）发得（发热）：寒水石、黄芪各30g，当归6g，水煎服。

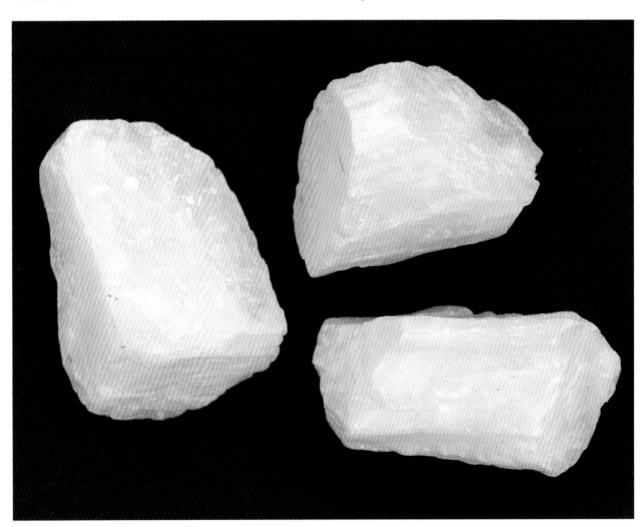

Rinhaj

【Cohyw】Rinraemxnit.

【Coh'wnq】Rinraemxgiet.

【Goekgaen】Dwg rinraemxnit rin'gvangq fanghgaijsiz cuz dansonhyez loih. Cujyau cingzfaenh dwg dansonhgai.

【Singqyiengh Daegdiemj】Dingzlai dwg gezcingh baenzgaiq mbouj gveihcwz, yienghceij ciengz dwg saeufueng ngengq, miz limq caeuq gok. Mbouj miz saek roxnaeuz saekhenjoiq, ronghcingx、loq ronghcingx roxnaeuz mbouj ro nghcingx, baihrog bingzwenj, miz rongh gingq. Geng youh bot, yungzheih dub soiq, gaiq soiq yienghceij dwg fueng roxnaeuz cangzfanghhingz. Loq miz heiq, feih cit.

【Diegmaj Faenbouh】Cujyau canj youq ndaw rincaemcik caeuq rinbeniciznganz, ndaw gvangmwz gimsug hix miz. Guengjsae gak dieg cungj miz faenbouh, guek raeuz Hozbwz、Hoznanz、Anhveih、Gyanghsuh、Cezgyangh、Gyanghsih、Guengjdoeng、Huzbwz daengj sengj hix miz faenbouh.

【Gij Guhyw Ywcuengh】

Singqfeih　Haemz、manh, hanz.

Goeng'yungh　Cing doegndat, siq doeghuj, cawz fanz hat. Ndaej yw fatndat hozhat, conghhoz in, baknengz, heujin, coemh log sieng.

Danyw　（1）Coemh log sieng：Rinhaj、vuengzlienz、vangzbwz、godonghmboengq gak habliengh, caez muz baenz mba, gya di yiengyouz gyaux yinz cat giz in.

（2）Heujin：Rinhaj 60 gwz, gocaengloj 20 gwz, cienq raemx soeg bak.

（3）Fatndat：Rinhaj、vangzgiz gak 30 gwz, danghgveih 6 gwz, cienq raemx gwn.

487

四画

火棘

【药材名】火把果。

【别　　名】救兵粮、救荒粮。

【来　　源】蔷薇科植物火棘 *Pyracantha fortuneana*（Maxim.）H. L. Li。

【形态特征】常绿灌木，高可达3 m。根皮黑黄色，质地坚硬。侧枝短，先端成刺状，嫩枝外被柔毛。单叶互生；叶片倒卵形或倒卵状长圆形，长1.5~6.0 cm，宽0.5~2.0 cm，先端圆钝或微凹，有时具短尖头，基部楔形，下延连于叶柄，边缘具钝锯齿，近基部全缘，中部以上最宽，两面皆无毛；叶柄短。复伞房花序直径3~4 cm，花梗和总花梗近于无毛；花直径约1 cm；萼筒钟状，无毛，萼片三角卵形；花瓣白色，近圆形；雄蕊20枚；花柱5枚，离生，与雄蕊等长。果实近球形，直径约5 mm，橘红色或深红色。花期3~5月，果期8~11月。

【生境分布】生于山地、丘陵阳坡灌木丛、草地及河谷旁。广西主要分布于桂林、兴安、凌云、隆林、南丹、天峨等地，贵州、云南、四川、西藏、湖南、湖北、福建、浙江、江苏、陕西等省区也有分布。

【壮医药用】

药用部位　根、果。

性味　酸、涩、平。

功用　调谷道，消食积，祛瘀血，止血。用于痞块，东郎（食滞），屙泻（泄泻），屙意咪（痢疾），兵淋勒（崩漏），产呱腊胴尹（产后腹痛）。

附方　（1）痞块：火把果、穿破石各30 g，苏木10 g，水煎服。

（2）兵淋勒（崩漏）：火把果、马鞭草、仙鹤草各30 g，辣椒根10 g，水煎服。

（3）东郎（食滞）：火把果30 g，炒大米10 g，水煎服。

（4）产呱腊胴尹（产后腹痛）：火把果根、黄根各15 g，五指毛桃30 g，水煎服。

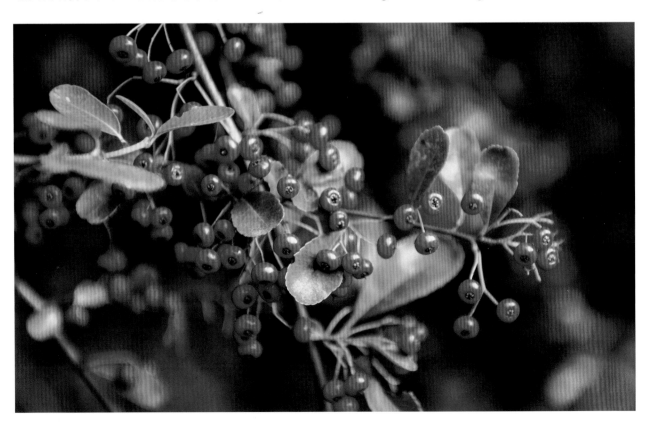

Makfeiz

【Cohyw】Makfeiz.

【Coh'wnq】Gohaeuxgouqbing、gohaeuxgouqfwz.

【Goekgaen】Dwg makfeiz doenghgo ciengzveizgoh.

【Yienghceij Daegdiemj】Faexcaz ciengzseiz heu，sang ndaej daengz 3 mij. Naeng rag saekhenjndaem，gijde genqndongj. Nyehenz dinj，byai baenz oen，nyeoiq baihrog hwnj bwn'unq. Mbaw dog maj doxcah；mbaw yiengh gyaeq dingjbyonj roxnaeuz lumj gyaeq dingjbyonj luenzraez，raez 1.5~6.0 lizmij，gvangq 0.5~2.0 lizmij，byai luenzbumj roxnaeuz lox mbup，mbangjmwh miz gyaeujsoem dinj，gizgoek yiengh ciem，maj doxroengz lienz daengz gaenzmbaw，henzbien miz heujgawqbumj，gaenh gizgoek bienlawx，cungqgyang doxhwnj mbaw ceiq gvangq，song mbiengj cungj mbouj miz bwn；gaenzmbaw dinj. Gyaeujva fuengzliengj doxdaeb cizging 3~4 lizmij，ganjva caeuq ganjvameh cadi mbouj miz bwn；va cizging daihgaiq lizmij ndeu；doengziemj lumj cung，mbouj miz bwn，limq iemj yiengh gyaeq samgak；limqva saekhau，loq luenz；simva boux 20 diuz；saeuva 5 diuz，liz maj，caeuq simva boux raez doxdoengz. Mak loq luenz，cizging aiq 5 hauzmij，saek naengmakgamhoengz roxnaeuz saek hoengzlaep. 3~5 nyied haiva，8~11 nyied dawzmak.

【Diegmaj Faenbouh】Maj youq gwnzbya、rogndoi gizlingq cikndit ndaw cazcah、diegnywj caeuq henz cauzlueg. Guengjsae dingzlai hwnj laeng Gveilinz、Hingh'anh、Lingzyinz、Lungzlinz、Nanzdanh、Denhngoz daengj dieg，guek raeuz Gveicouh、Yinznanz、Swconh、Sihcang、Huznanz、Huzbwz、Fuzgen、Cezgyangh、Gyanghsuh、sanjsih daengj sengj gih caemh hwnj miz.

489

四画

【Gij Guhyw Ywcuengh】

Giz guhyw Rag、mak.

Singqfeih Soemj、saep、bingz.

Goeng'yungh Diuz roenhaeux，siu dungx raeng，cawz lwedcwk，dingz lwed. Yungh youq dungx baenzndaek，dungx raeng，oksiq，okhaexmug，binghloemqlwed，seng gvaq laj dungx in.

Danyw （1）Dungx baenzndaek：Makfeiz、gooenciq gak 30 gwz，gosoqmoeg 10 gwz，cienq raemx gwn.

（2）Binghloemqlwed：Makfeiz、gobienmax、nyacaijmaj gak 30 gwz，rag lwgmanh 10 gwz，cienq raemx gwn.

（3）Dungx raeng：Makfeiz 30 gwz，haeuxhau ceuj 10 gwz，cienq raemx gwn.

（4）Seng gvaq laj dungx in：Rag makfeiz、raghenj gak 15 gwz，gocijcwz 30 gwz，cienq raemx gwn.

火殃勒

【药材名】火殃勒。

【别　　名】霸王鞭、龙骨树、羊不挨、火秧
簕、火秧簕蕊。

【来　　源】大戟科植物火殃勒 *Euphorbia an-
tiquorum* L.。

【形态特征】分枝灌木，高可达 5 m。植株有
白色乳汁。茎常三棱状，偶有四棱状并存，上部多
分枝，棱脊 3 条，棱缘具明显三角状齿。叶常互生
于嫩枝顶部，倒卵形或倒卵状长圆形，长 2~5 cm，
宽 1~2 cm，顶端圆，基部渐狭；叶柄极短；托叶坚
硬刺状，成对宿存。花序单生于叶腋；总苞阔钟状，
5 裂，具腺体 5 枚；雄花多数；雌花 1 枚，花梗常
伸出总苞之外；子房柄基部具 3 枚退化的花被片，
花柱 3 枚，柱头 2 浅裂。蒴果三棱状扁球形，成熟
时分裂为 3 个分果瓣。花果期全年。

【生境分布】生于村舍附近或园地，多为栽培。
广西主要栽培于南部地区，广东、四川、贵州、云
南等省也有栽培。

【壮医药用】

药用部位　茎、叶。

性味　苦，寒；有毒。

功用　调龙路，清热毒，消肿痛。外用于痂
（癣），呗（无名肿毒），呗脓（痈肿），石哽症（足
跟炎）。

注　本品有毒，忌内服。若皮肤与本品液汁接
触，可引起发炎，起水泡；若液汁入眼，可致失明。
误食少量可引起剧烈下泻；误食量较大可刺激口腔
黏膜，发生鹿（呕吐）、兰嗉（眩晕）、昏迷等。

附方　（1）呗（无名肿毒），呗脓（痈肿）：鲜
火殃勒适量，捣烂，加酒糟适量，炒热敷患处。

（2）石哽症（足跟炎）：火殃勒、透骨草、透
骨消、飞龙掌血、大钻、血竭、白术、苍术各
15 g，细辛 10 g，水煎泡足。

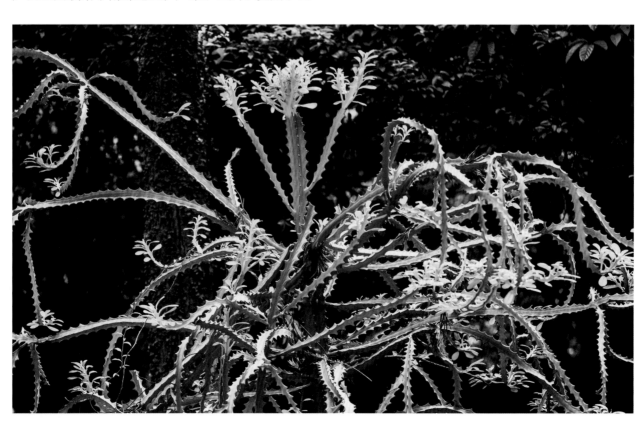

Vaetlungz

【Cohyw】Vaetlungz.

【Coh'wnq】Bavangzbien、faexlungxgoet、yiengzmboujnged、oenhojyangh、hojyanghlwzsinh.

【Goekgaen】Dwg govaetlungz doenghgo dacizgoh.

【Yienghceij Daegdiemj】Go faexcaz faen nyez，sang ndaej daengz 5 mij. Gofaex miz raemxieng hau. Ganj dingzlai samlimqgak，miz mbangj miz seiqlimqgak caemh youq，baihgwnz faen nyez lai，saengak 3 diuz，biengak miz heuj samgak yienh. Mbaw dingzlai maj doxcah youq gwn byai nyezoiq，lumj gyaeq dauqbyonj roxnaeuz lumj gyaeq dauqbyonj raezluenz，raez 2~5 lizmij，gvangq 1~2 lizmij，byai luenz，goek menh gaeb；gaenqmbaw dinjdinj；mbawdak ndangjgeng lumj oen，baenz doiq supyouq. Gyaeujva gag maj ndaw eiqmbaw；byakmeh gvangq cung，5 leg，miz diemjhanh 5 diemj；vaboux lai；vameh diuz ndeu，gaenqva dingzlai ietok rog byakmeh daeuj；goek gaenq rugva miz 3 mbaw va'doiqvaq，saeuva 3 saeu，gyaeujsaeu 2 legfeuh. Mak samlimqgak benjgiuz，geq le aq guh 2 limqmak. Baenz bi haiva dawzmak.

【Diegmaj Faenbouh】Hwnj henz gaenh mbanjranz roxnaeuz ndaw suen，dingzlai ndaem aeu. Guengjsae dingzlai ndaem laeng mbiengj baihnamz，guek raeuz Guengjdoeng、Swconh、Gveicouh、Yinznanz daengj sengj neix caemh miz vunz ndaem.

【Gij Guhyw Ywcuengh】

Giz guhyw　Ganj、mbaw.

Singqfeih　Haemz，hanz；miz doeg.

Goeng'yungh　Diuz lohlungz，siu doeghuj，siu gawh'in. Rog yungh ndaej yw gyak，baez，baeznong，cuzgwnhyenz.

Cawq　Goyw neix miz doeg，mbouj ndaej gwn. Danghnaeuz naengnoh deng goyw neix gij raemxieng de，rox ngaiz fazyenz，hwnjbop；danghnaeuz raemxyw haeuj da，ndaej hawj da fangz. Loeng gwn saek di deng dungxsiq youqgaenj. Loeng gwn loq lai cix nyig baklinx，cix ngaiz rueg、muenh、maez daengj gij neix.

Danyw　（1）Baez，baeznong：Vaetlungz ndip aenqliengh，doek yungz，dwk ndwqlaeuj aenqliengh ceuj ndat oep mwnq baez.

（2）Cuzgwnhyenz：Vaetlungz、douguzcauj、go'byaeknok、oenceu、daihconq、gohezgez、begsaed、cangsaed gak 15 gwz，sisinh 10 gwz，cienq raemx cimq din.

四画

火炭母

【药 材 名】火炭母。

【别　　名】火炭藤、老鼠蔗、地蝴蝶、火炭毛。

【来　　源】蓼科植物火炭母 *Polygonum chinense* L.。

【形态特征】多年生亚灌木或攀缘状草本。茎近直立或蜿蜒状，茎节略膨大，下部节上常有不定根。单叶互生，卵形或卵状长圆形，长 5~10 cm，宽 2.5~6.0 cm，顶端渐尖，全缘或具微齿，上面常有紫蓝色斑块；叶柄长 1.0~1.5 cm，基部两侧常有耳；托叶膜质，鞘状。由头状花序组成伞房状或圆锥状花序，腋生，花序轴常被腺毛；花被粉红色，5 深裂；雄蕊 8 枚，子房上位，花柱 3 枚。瘦果初为三角状，成熟时球形，全部包藏于多汁、透明、白色或蓝色的宿存花被内。花期 7~9 月，果期 8~10 月。

【生境分布】生于水沟边或湿地上。广西主要分布于昭平、平乐、贺州、北流、平南、玉林、南宁、龙州、凌云、隆林等地，浙江、江西、福建、台湾、四川、云南、海南、湖北、湖南、广东、西藏等省区也有分布。

【壮医药用】

药用部位　全草。

性味　酸、涩，凉。

功用　调龙路、火路，清热毒，除湿毒，消肿痛。用于兵白带（带下病），屙意咪（痢疾），屙泻（泄泻），东郎（食滞），渗裂（血证），黄标（黄疸），货烟妈（咽痛），兵霜火豪（白喉），角膜薄翳、角膜白斑，歇含（霉菌性阴道炎），呗嘻（乳痈），狠尹（疖肿），呗脓（痈肿），能啥能累（湿疹），渗出性皮炎，林得叮相（跌打损伤），额哈（毒蛇咬伤）。

附方　（1）能啥能累（湿疹），渗出性皮炎：鲜火炭母适量，水煎洗患处。

（2）兵白带（带下病）：火炭母、白鸡肉花根各 15 g，金花叶 15 g，白背枫、三白草、白背桐、石榴皮各 10 g，水煎服。

（3）呗嘻（乳痈），狠尹（疖肿），林得叮相（跌打损伤）：鲜火炭母适量，捣烂敷患处。

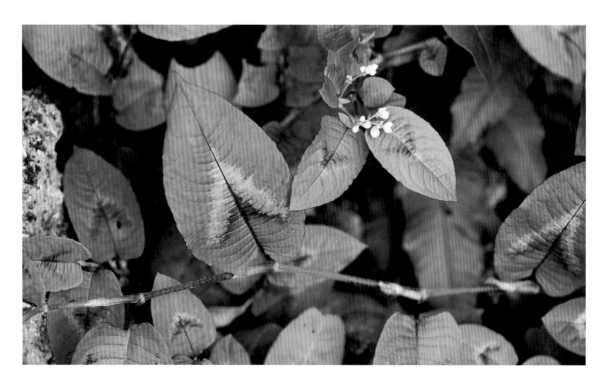

Gaeumei

【Cohyw】 Gaeumei.

【Coh'wnq】 Gohojdandwngz、gooijnou、godeihmbungqmbaj、gohojdanmauz.

【Goekgaen】 Dwg gogaeumei doenghgo liugoh.

【Yienghceij Daegdiemj】 Ca mbouj lai lumj faexcaz roxnaeuz go'nywj banqraih maj lai bi. Ganj ca mbouj lai daengjsoh roxnaeuz yiengh vanngutngeuj, ganj hoh loq bongz, baihlaj gwnz ganj ciengz miz ragmumh. Mbaw dog maj doxciep, yiengh lumj aen'gyaeq roxnaeuz yiengh aen'gyaeq luenz raez, raez 5~10 lizmij, gvangq 2.5~6.0 lizmij, gwnzdingj menmenh bienq soem, bienmbaw bingzraeuz roxnaeuz loq miz heuj, baihgwnz ciengz miz gaiq ban saekaeujlamz；gaenqmbaw raez 1.0~1.5 lizmij, song henz goek ciengz miz rwz；mbawdak unqnem, yiengh lumj faekgiemq. Youz vahsi lumj aengyaeuj gyoebbaenz vahsi yiengh aenliengj roxnaeuz yienghluenzsoem. Vahsi baenz foengq yiengh aen'gyaeuj, vahsi dauq baenz song nye yiengh comzliengj daeuj baiz, maj goek mbaw, sug vahsi ciengz miz bwndu；iemjva caeuq mauhva saekhoengzmaeq, 5 veuqlaeg；simva boux 8 diuz, fuengzlwg youq baihgwnz, saeuva 3 diuz. Makhawq codaeuz dwg yienghsamgak, cug le luenz lumj aengiuz, cungj bau youq ndaw iemjva caeuq mauhva saekhau roxnaeuz saeklamz lw roengz lai raemx, ronghcingx. 7~9 nyied haiva, 8~10 nyied dawzmak.

【Diegmaj Faenbouh】 Maj youq henz mieng roxnaeuz gwnz diegcumx. Guengjsae cujyau faenbouh youq Caubingz、Bingzloz、Hocouh、Bwzliuz、Bingznanz、Yilinz、Nanzningz、Lungzcouh、Lingzyinz、Lungzlinz daengj dieg, guek raeuz Cezgyangh、Gyanghsih、Fuzgen、Daizvanh、Swconh、Yinznanz、Haijnanz、Huzbwz、Huznanz、Guengjdoeng、Sihcang daengj sengj gih hix miz faenbouh.

【Gij Guhyw Ywcuengh】

Giz guhyw　Daengx go.

Singqfeih　Soemj、saep、liengz.

Goeng'yungh　Diuz lohlungz、lohhuj, siu doeghuj, cawz doegcumx, siu foegin. Aeu daeuj yw binghbegdaiq, okhaexmug, oksiq, dungx raeng, nyamqlwed, vuengzbiu, conghhoz in, binghsienghozhouz, ndaw da baenz mueg, ndaw da miz banqhau, cedhumz, baezcij, haenzin, baeznong, naenghumz naenglot, naenghumz ok raemx, laemx doek deng sieng, ngwz haeb.

Danyw　（1）Naenghumz naenglot, naeng humz ok raemx：Gaeumei ndip dingz ndeu, cienq raemx swiq baihrog giz baenzbingh.

（2）Binghbegdaiq：Gaeumei、rag gomuzginj gak 15 gwz, mbaw va'gimngaenz 15 gwz, gociepndok、govuengzngoh、godungzhau、naengsigloux gak 10 gwz, cienq raemx gwn.

（3）Baezcij, haenzin, laemx doek deng sieng：Gaeumei ndip dingz ndeu, dub yungz oep baihrog giz baenzbingh.

493

四画

火筒树

【药 材 名】火筒树。

【别　　名】红吹风。

【来　　源】葡萄科植物火筒树 Leea indica（Burm. f.）Merr.。

【形态特征】直立灌木。小枝纵棱纹钝。二回或三回羽状复叶，叶轴长 14~30 cm；小叶椭圆形、长椭圆形或长椭圆状披针形，长 6~32 cm，宽 2.5~8.0 cm，边缘具锯齿；叶柄长 13~23 cm，中央小叶柄长 2~5 cm，侧生小叶柄长 0.2~0.5 cm。花序疏散，与叶对生，复二歧聚伞花序或二级分枝聚生成伞形，花淡绿白色；总花梗长 1~2 mm，被褐色柔毛；花梗长 1~2 mm，被褐色短柔毛；花蕾扁球形，高 1.5~2.0 mm；萼筒坛状，萼裂片三角形；花冠裂片椭圆形，长 1.8~2.5 mm；雄蕊 5 枚；子房近球形。果实扁球形，长 0.8~1.0 mm，具种子 4~6 粒。花期 4~7 月，果期 8~12 月。

【生境分布】生于山坡、溪边林下或灌木丛中。广西主要分布于防城港、宁明、龙州、隆安、那坡、隆林、凌云、天峨等地，广东、海南、贵州、云南等省也有分布。

【壮医药用】

药用部位　根、叶。

性味　辣，凉。

功用　祛风毒，除湿毒，清热毒。根用于贫痧（感冒），发得（发热），发旺（痹病）；叶用于呗脓（痈肿）。

附方　（1）贫痧（感冒），发得（发热）：火筒树根、扛板归、马鞭草各 30 g，桂枝 15 g，水煎洗浴。

（2）发旺（痹病）：火筒树根、郁金、黑心姜各 15 g，鲜水菖蒲 20 g，水煎服。

（3）呗脓（痈肿）：火筒树叶、算盘子根各 15 g，六月雪 30 g，麦冬 10 g，水煎服。

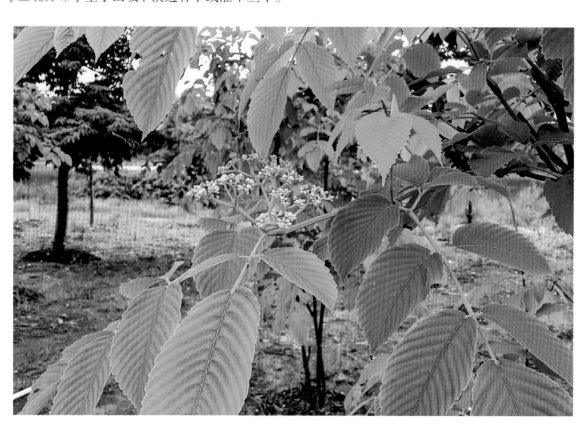

Go'mbokfeiz

【 Cohyw 】 Go'mbokfeiz.

【 Coh'wnq 】 Gohungzcuihfungh.

【 Goekgaen 】 Dwg go'mbokfeiz doenghgo buzdauzgoh.

【 Yienghceij Daegdiemj 】 Dwg faexcaz daengjsoh. Nye iq miz raiz limqdaengj maeuz. Song mbaw roxnaeuz sam mbaw lumj bwnroeg, ganj mbaw raez 14~30 lizmij ; mbawlwg luenzbomj、 luenzbomj raez roxnaeuz luenzbomj raez byai soem, raez 6~32 lizmij, gvangq 2.5~8.0 lizmij, henzbien miz heujgawq ; gaenqmbaw raez 13~23 lizmij, gaenq mbawlwg cungqgyang raez 2~5 lizmij, gaenq mbawlwg maj henz raez 0.2~0.5 lizmij. Foengqva sanq mbang, caeuq mbaw maj doxdoiq, song nye foengqva comzliengj roxnaeuz song gaep faen nye comzmaj baenz liengj, va saekheuhaudamh ; gaenq foengqva raez 1~2 hauzmij, miz bwn'unq saekhenjgeq ; gaenqva raez 1~2 hauzmij, miz bwn'unq dinj saekhenjgeq ; valup luenzbenj lumj giuz, sang 1.5~2.0 hauzmij ; doengzbyak lumj aenboemh, limqseg byak lumj samgak ; limqseg mauhva luenzbomj, raez 1.8~2.5 hauzmij ; simboux 5 dug ; fuengzlwg luenz lumj giuz. Mak luenzbenj, sang 0.8~1.0 hauzmij, ceh miz 4~6 naed. 4~7 nyied haiva, 8~12 nyied dawzmak.

【 Diegmaj Faenbouh 】 Maj youq gwnz ndoi、 laj ndoengfaex henz rij roxnaeuz byoz faexcaz. Guengjsae cujyau youq Fangzcwngzgangj、 Ningzmingz、 Lungzcouh、 Lungzanh、 Nazboh、 Lungzlinz、 Lingzyinz、 Denhngoz daengj dieg neix miz, guek raeuz Guengjdoeng、 Haijnanz、 Gveicouh、 Yinznanz daengj sengj caemh miz.

495

四画

【 Gij Guhyw Ywcuengh 】

Giz guhyw　Rag、 mbaw.

Singqfeih　Manh, liengz.

Goeng'yungh　Cawz doegfung, cawz doegcumx, siu doegndat. Rag aeu daeuj yw baenzsa, fatndat, fatvangh ; mbaw aeu daeuj yw baeznong.

Danyw　（1）Baenzsa, fatndat : Rag go'mbokfeiz、 goangjcae、 maxbiencauj gak 30 gwz, nye'gviq 15 gwz, cienq raemx swiq ndang.

（2）Fatvangh : Rag go'mbokfeiz、 hinghenj、 hingsimndaem gak 15 gwz, yiengfuzraemx ndip 20 gwz, cienq raemx gwn.

（3）Baeznong : Mbaw go'mbokfeiz、 rag aenmoedlwngj gak 15 gwz, go'ndokmax 30 gwz, megdoeng 10 gwz, cienq raemx gwn.

火焰兰

【药　材　名】火焰兰。

【别　　　名】红珊瑚。

【来　　　源】兰科植物火焰兰 *Renanthera coccinea* Lour.。

【形态特征】茎攀缘，粗壮，质地坚硬，长1 m以上，通常不分枝，节间长3~4 cm。叶排成2列；叶片舌形或长圆形，长7~8 cm，宽1.5~3.3 cm，先端稍不等侧2圆裂，基部抱茎且下延为抱茎的鞘。花序与叶对生，常3个或4个，粗壮而坚硬，基部具3枚或4枚短鞘，圆锥花序或总状花序疏生多数花；花梗和子房均长2.5~3.0 cm；花火红色，展开；中萼片狭匙形，具4条主脉；侧萼片长圆形，具5条主脉；花瓣相似于中萼片而较小，先端近圆形，边缘内侧具橘黄色斑点；唇瓣3裂，侧裂片直立，近半圆形或方形，长约3 mm，基部具一对半圆形胼胝体，中裂片卵形且长约5 mm；矩圆锥形，长约4 mm。花期4~6月。

【生境分布】生于沟边林缘、疏林中树干上和岩石上。广西主要分布于扶绥等地，海南等省也有分布。

【壮医药用】

药用部位　全草。

性味　苦、辣，平。

功用　祛风毒，除湿毒，通龙路。用于发旺（痹病），夺扼（骨折）。

附方　（1）发旺（痹病）：火焰兰、伸筋草各30 g，大罗伞、小罗伞、大驳骨、小驳骨各15 g，石菖蒲10 g，水煎，温熏并洗患处。

（2）夺扼（骨折）：鲜火焰兰适量，捣烂敷患处。

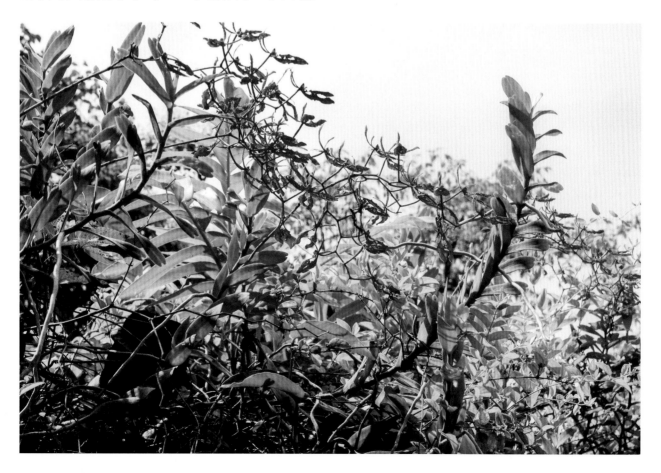

Lanzgunzsai

【 Cohyw 】Lanzgunzsai.

【 Coh'wnq 】Gohungzsanhhuz.

【 Goekgaen 】Dwg golanzgunzsai doenghgo lanzgoh.

【 Yienghceij Daegdiemj 】Ganj rox benzraih， cocat， haemq geng， raez mij ndeu doxhwnj， ciengz mbouj faen nye， ndaw hoh raez 3~4 lizmij. Baiz baenz 2 baiz；mbaw lumj diux linx roxnaeuz yienghluenzraez， raez 7~8 lizmij， gvangq 1.5~3.3 lizmij， byaimbaw loq mbouj doengz henz 2 veuqluenz， goek umjganj caemhcaiq iet doxroengz baenz faek umjganj. Vahsi caeuq mbaw maj doxdoiq， ciengz 3 aen roxnaeuz 4 aen， cangqcwt caemhcaiq geng， goekmbaw miz 3 aen roxnaeuz 4 aen faekdinj， vahsi luenzsoem roxnaeuz vahsi baenz foengq maj dingzlai va cax；gaenzva caeuq fuengzlwg cungj raez 2.5~3.0 lizmij；va saekhoengz lumj feiz， mbehai； gyang mbawiemj yiengh beuzgeng geb， miz 4 diuz meghung；mbawiemj vang yienghluenzraez， miz 5 diuz meghung；limqva caeuq mbawiemj gyang doxlumj caemhcaiq loq iq， byailimq ca mbouj lai luenz， mbiengj ndaw bienmbaw miz diemjraiz henj lumj makgam；limqnaengbak 3 veuq， mbawveuq vang daengjsoh， ca mbouj lai yienghbuenqluenz roxnaeuz yienghseiqfueng， daihgaiq raez 3 hauzmij， lajgoek miz baenz doiq nyumqsenhveiz vang buenq luenz， mbawveuq cungqgyang luenz lumj aen'gyaeq caemhcaiq daihgaiq raez 5 hauzmij；yienghluenzsoem seiqcingq， raez daihgaiq 4 hauzmij. 4~6 nyied haiva.

【 Diegmaj Faenbouh 】Maj youq ndaw henz ndoeng henz mieng、gwnz ganjfaex caeuq gwnz rin ndoeng cax. Guengjsae cujyau faenbouh youq Fuzsuih daengj dieg， guek raeuz Haijnanz daengj sengj hix miz faenbouh.

【 Gij Guhyw Ywcuengh 】

Giz guhyw　Daengx go.

Singqfeih　Haemz、manh， bingz.

Goeng'yungh　Cawz doegfung， cawz doegcumx， doeng lohlungz. Yungh daeuj yw fatvangh， ndokraek.

Danyw　（1）Fatvangh：Lanzgunzsai、gutnyungq gak 30 gwz， goyahsang、goyahdaemq、gociepndokhung、ciepndokiq gak 15 gwz， goyiengzfuz 10 gwz， cienq raemx， swnh raeuj oep caemhcaiq swiq giz bingh.

（2）Ndokraek：Lanzgunzsai ndip dingz ndeu， dub yungz oep giz bingh.

497

四画

巴豆

【药 材 名】巴豆。

【别　　名】八百力、巴菽、大叶双眼龙、九龙川。

【来　　源】大戟科植物巴豆 *Croton tiglium* L.。

【形态特征】灌木或小乔木，高可达 6 m。树皮深灰色；嫩枝被稀疏毛。单叶互生；叶片卵形或椭圆状卵形，长 7~17 cm，宽 3~7 cm，无毛或近无毛；基出脉 3（5）条；基部两侧叶缘上各有 1 枚盘状腺体；叶柄长 2.5~5.0 cm。总状花序顶生，长 8~20 cm，花单性，雌雄同株；雄花花蕾近球形，疏生毛或几无毛；雌花子房密被柔毛，花柱 2 深裂。蒴果椭圆状，长约 2 cm，被疏生短毛或近无毛；种子椭圆状。花期 4~6 月，果期 5~11 月。

【生境分布】生于村旁或山地疏林中。广西各地均有分布，浙江、福建、江西、湖南、广东、海南、贵州、四川、云南等省也有分布。

【壮医药用】

药用部位　根皮、叶、种子、巴豆霜（种子经研碎如泥，微热，压榨除去大部分油脂后形成的松散粉末）。

性味　辣，热；有大毒。

功用　根皮、叶：通龙路、火路，祛风毒，消肿痛。外用于发旺（痹病），林得叮相（跌打损伤），额哈（毒蛇咬伤），喯呗郎（带状疱疹）。

种子：祛寒毒，通水道，消肿痛，杀虫。用于笨浮（水肿），屙意囊（便秘），腹胀，腊胴尹（腹痛），发旺（痹病），林得叮相（跌打损伤），痂（癣），陈旧内伤。

巴豆霜：祛寒毒，通水道，杀虫。用于兵霜火豪（白喉），屙意囊（便秘），腹水，呗脓（痈肿），痂（癣）。

注　本品有大毒，孕妇禁用；不宜与牵牛子同用。

附方　（1）喯呗郎（带状疱疹）：鲜巴豆叶 7 片，捣烂，调洗米水涂患处。

（2）屙意囊（便秘），腹水：巴豆霜 0.3 g，开水冲服。

（3）陈旧内伤：桑寄生、续断、独活、羌活各 10 g，牛大力、千斤拔各 20 g，过江龙、赤芍各 15 g，白芍 12 g，甘草 3 g，水煎，取药液与巴豆霜 0.1 g 冲服。

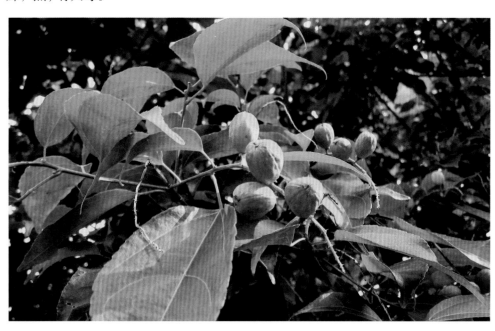

Betbaklig

【 Cohyw 】 Betbaklig.

【 Coh'wnq 】 Bazbwzliz、bahsuh、lungzsongdambawhung、giujlungzconh.

【 Goekgaen 】 Dwg gobetbaklig doenghgo dacizgoh.

【 Yienghceij Daegdiemj 】 Faexcaz roxnaeuz faexsang iq，sang ndaej daengz 6 mij. Naengfaex monglaep；nyezoiq miz bwn mbangmbang. Mbaw dog maj doxcah；mbaw lumj gyaeq roxnaeuz luenzbenj lumj gyaeq，raez 7~17 lizmij，gvangq 3~7 lizmij，mij bwn roxnaeuz gaenh mij bwn；megokgoek 3（5）diuz；song henz goek gwn bien mbaw gag miz 1 diemj diemjhanh lumj bat；gaenqmbaw raez 2.5~5.0 lizmij. Gyaeujva baenz gyaeuz majbyai，raez 8~20 lizmij，va dan singq，bouxmeh caemh go；valup vaboux gaenh luenzgiuz，miz bwn mbang roxnaeuz gaenh mij bwn；rugva vameh miz haujlai bwn'unq，saeuva 2 leg laeg. Mak luenzbenj，daihgaiq raez 2 lizmij，miz bwn dinj mbang roxnaeuz gaenh mij bwn；ceh luenzbenj. 4~6 nyied haiva，5~11 nyied dawzmak.

【 Diegmaj Faenbouh 】 Hwnj bangx mbanj roxnaeuz ndaw ndoeng faex mbang ndaw bya. Guengjsae gak dieg cungj miz，guek raeuz Cezgyangh、Fuzgen、Gyanghsih、Huznanz、Guengjdoeng、Haijnanz、Gveicouh、Swconh、Yinznanz daengj sengj neix caemh miz.

【 Gij Guhyw Ywcuengh 】

499

四画

Giz guhyw　Naengrag、mbaw、ceh、mbabahdou（ceh gyanx soiq lumj naez，baez ndat，caq dawz gij youzlauz deuz le lij lw gij mba mienz sanq de）.

Singqfeih　Manh，huj；miz daih doeg.

Goeng'yungh　Naengrag、mbaw：Doeng lohlungz、lohhuj，cawz fungdoeg，siu foeg in. Rog yungh ndaej yw fatvangh，laemx doek deng sieng，ngwz haeb，baenz baezngwz.

Ceh：Cawz doegnit，doeng roenraemx，siu foegin，gaj non. Ndaej yw baenzfouz，okhaexndangj，dungx raeng，laj dungx in，fatvangh，laemx doek deng sieng，gyak，sieng ndaw gaeuq.

Mbabahdou：Cawz nitdoeg，doeng roenraemx，gaj non. Ndaej yw binghhozhau，okhaexndangj，dungxraemx，baeznong，gyak.

Cawq　Goyw neix haemq doeg，mehmbwk mizndang gaej yungh；mbouj hab caeuq vqlwgbqenq caez yungh.

Danyw　（1）Baenz baez rangh：Mbaw betbaklig ndip 7 mbaw，dub yungz，gyaux raemxmokhaeux cat mwnq baez.

（2）Okhaexndangj，dungxraemx：Mbabahdou 0.3 gwz，raemxgoenj cung gwn.

（3）Sieng ndaw gaeuq：Gosiengzsangh、cuzduenq、duzhoz、gyanghhoz gak 10 gwz，niuzdaliz、godaemxcae gak 20 gwz，lungzgvaqdah、cizsoz gak 15 gwz，bwzsoz 12 gwz，gamcauj 3 gwz，cienq raemx. Aeu raemxyw caeuq mbabahdou 0.1 gwz cung gwn.

巴戟天

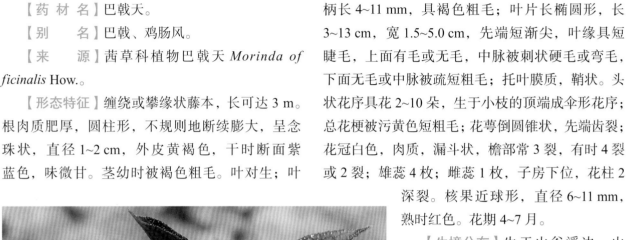

【药 材 名】巴戟天。

【别　　名】巴戟、鸡肠风。

【来　　源】茜草科植物巴戟天 *Morinda officinalis* How.。

【形态特征】缠绕或攀缘状藤本，长可达 3 m。根肉质肥厚，圆柱形，不规则地断续膨大，呈念珠状，直径 1~2 cm，外皮黄褐色，干时断面紫蓝色，味微甘。茎幼时被褐色粗毛。叶对生；叶柄长 4~11 mm，具褐色粗毛；叶片长椭圆形，长 3~13 cm，宽 1.5~5.0 cm，先端短渐尖，叶缘具短睫毛，上面有毛或无毛，中脉被刺状硬毛或弯毛，下面无毛或中脉被疏短粗毛；托叶膜质，鞘状。头状花序具花 2~10 朵，生于小枝的顶端成伞形花序；总花梗被污黄色短粗毛；花萼倒圆锥状，先端齿裂；花冠白色，肉质，漏斗状，檐部常 3 裂，有时 4 裂或 2 裂；雄蕊 4 枚；雌蕊 1 枚，子房下位，花柱 2 深裂。核果近球形，直径 6~11 mm，熟时红色。花期 4~7 月。

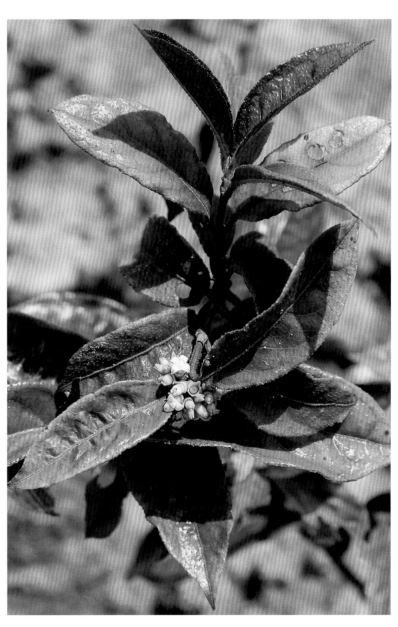

【生境分布】生于山谷溪边、山地疏林下，或栽培。广西主要分布于苍梧、岑溪、藤县、平南、桂平、玉林、北流、容县、博白、陆川、灵山、钦州、防城港、上思、横县、天等、百色、凭祥等地，福建、广东、海南等省也有分布。

【壮医药用】

药用部位　根。

性味　甘、辣，温。

功用　调龙路，补肾阳，强筋骨，祛风毒。用于漏精（遗精），委哟（阳痿），腰膝疼痛，卟很裆（不孕症），约经乱（月经不调），发旺（痹病），兵哟（痿病）。

附方　（1）委哟（阳痿），腰膝疼痛：巴戟天、牛膝、顶天柱、仙茅、牛大力、千斤拔各 10 g，熟地黄、红杜仲各 12 g，煲猪骨头服。

（2）发旺（痹病）：巴戟天、桂枝、当归、大钻、九节风、倒水莲、淫羊藿各 10 g，牛膝 12 g，木瓜 15 g，水煎，内服外洗。

Gaeusaejgaeq

【 Cohyw 】 Gaeusaejgae.

【 Coh'wnq 】 Bahciz、Gihcangzfungh.

【 Goekgaen 】 Dwg gogaeusaejgaeq doenghgo sihcaujgoh.

【 Yienghceij Daegdiemj 】 Gogaeu goenjgeuj roxnaeuz duenghbenz，raez 1~3 mij. Rag unqnoh nabiz，saeumwnz，giz bongq giz mbouj bongq，baenz roixcaw，cizging 1~2 lizmij，rognaeng henjmoenq，hawq le najgat aeujo，feih miz di gam. Ganj lij oiq miz bwnco moenq. Mbaw majdoiq；gaenqmbaw raez 4~11 lizmij miz bwnco moenq；mbaw raezluenz，raez 3~13 lizmij，gvangq 1.5~5.0 lizmij，byai dinj ciemhsoem，bien lawx，bienmbaw miz meizdaraemx dinj；dakmbaw mbang gyaji，lumj faek. Gyaeujva baenz gyaeuz，miz va 2~10 duj，maj gwnz byai nyelwg baenz gyaeujva comzliengj；gaenqvahung miz bwnco dinj henj；iemjva saeumwnzsoem dauqbyonj，byai miz heujleg mbouj doxdaengh；mauhva hau，unqnoh，lumj louhdouj，gizyiemh ciengzseiz 3 seg，mizseiz 4 roxnaeuz 2 seg；simva boux 4 diuz；sim vameh diuz ndeu，rugceh youqlaj，saeuva 2 leglaeg. Makceh gaenh luenzgiuz，cizging 6~11 hauzmij，geq le hoengz. 4~7 nyied haiva.

【 Diegmaj Faenbouh 】 Hwnj henz rij ndaw lueg、ndaw ndoeng faex mbang diegbya，roxnaeuz vunz ndaem aeu. Guengjsae dingzlai hwnj laeng Canghvuz、Ginzhih、Dwngzyen、Bingznanz、Gveibingz、Yilinz、Bwzliuz、Yungzyen、Bozbwz、Luzconh、Lingzsanh、Ginhcouh、Fangzcwngzgangj、Sangwh、Hwngzyen、Denhdwngj、Buzswz、Bingzsiengz daengj dieg neix，guek raeuz Fuzgen、Guengjdoeng、Haijnanz daengj sengj neix caemh miz.

【 Gij Guhyw Ywcuengh 】

Giz guhyw　Rag.

Singqfeih　Gam、manh，raeuj.

Goeng'yungh　Diuz lohlungz，bouj mak，gyangh nyinzndok，siu fungdoeg. Ndaej yw louhcingh，vizyoj，hwet guengq in'dot，mboujhwnjndang，dawzsaeg luenh，fatvangh，binghyoj.

Danyw （1） Vizyoj，hwet guengq in'dot：Gaeusaejgaeq、baihdoh、dingjdenhcu、senhmauz、niuzdaliz、cenhginhbaz gak 10 gwz，suzdi、hungzducung gak 12 gwz，aeuq ndokmou gwn.

（2） Fatvangh：Gaeusaejgaeq、gveicih、danghgveih、daihconq、giujcezfungh、swnjgyaeujhen、yinzyangzhoz gak 10 gwz，baihdoh 12 gwz，moeggva 15 gwz，cienq raemx，cix gwn cix sab.

501

四
画

双齿多刺蚁

【药材名】黑蚂蚁、黑蚂蚁卵。

【别　　名】蚂蚁、黑蚁。

【来　　源】蚁科动物双齿多刺蚁 *Polyrhachis dives* Smith。

【形态特征】成虫工蚁体长 5.28~6.30 mm，体黑色或带褐色。触角着生处远离唇基。前胸背板前侧角、并胸腹节背板各具 2 枚直的长刺。前胸背板刺伸向前外侧，略下弯，并胸腹节背板刺直立，相互分开，弯向外侧，腹柄结顶端两侧角各具 1 枚长刺，刺之间具 2 个或 3 个小齿。全身密被浅黄色柔毛。雌蚁体长 8.62~9.77 mm，头较小，具 3 只单眼，前胸背板刺很短，并胸腹节刺比工蚁刺稍短。雄蚁体长 5.70~6.49 mm，头很小，单眼及复眼很大，触角具 13 节，并胸腹及腹柄结不具刺或突起。

【生境分布】多在树上筑巢而居，少数筑巢于草丛、石块下，在冬季蚁巢可由树上转移至地面。广西各地均有出产，浙江、安徽、云南、福建、湖南、广东、海南、台湾等省区也有出产。

【壮医药用】

药用部位　虫体、蚁卵。

性味　虫体：咸，平。蚁卵：甜，平。

功用　虫体：补气血，强筋骨，消肿痛。用于发旺（痹病），埃病（咳嗽），黄标（黄疸），年闹诺（失眠），委哟（阳痿），呗叮（疔），额哈（毒蛇咬伤），能唅能累（湿疹）。

蚁卵：益气，催乳。用于病后嘘内（气虚），产后乳汁不下，产呱嘻内（产后缺乳）。

附方　（1）年闹诺（失眠）：黑蚂蚁适量烘干，研末，每次取药粉 5 g，以温开水送服。

（2）发旺（痹病）：黑蚂蚁、防风、鸡血藤、过山龙、麻骨风、甘草各 50 g，加白酒 1200 mL 浸泡 50 天，每次取药酒 30 mL 饮用。

（3）产后乳汁不下：黑蚂蚁卵 12 g，炒黄，以黄酒冲服。

（4）能唅能累（湿疹）：黑蚂蚁 6 g，白花蛇舌草 60 g，蛇床子 10 g，水煎服。

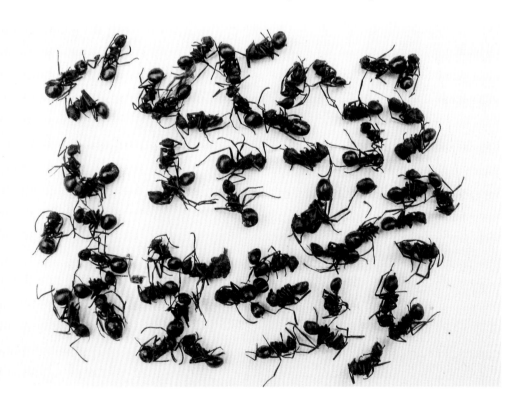

Moedndaem

【Cohyw】Moedndaem、gyaeqmoedndaem.

【Coh'wnq】Duzmoed、moedlinx.

【Goekgaen】Dwg duzmoedndaem doenghduz yijgoh.

【Yienghceij Daegdiemj】Baenz moed moedgoeng ndang raez 5.28~6.30 hauzmij，ndang saekndaem roxnaeuz daiq saekhenjgeq. Mumhgaeu liz bak gyae. Gaiqbenj najaek comgonq、gaiqbenj ciet aek dungx doxgap haenx gak miz 2 diuz oen soh youh raez. Oengaiqbenj najaek iet baenaj mbiengj rog，loq gungj doxroengz，oengaiqbenj ciet aek dungx doxgap daengjcau，faen hai，gungj ok baihrog，byai gaenhdungx song com gak miz diuz oen raez ndeu，song diuz oen cungqgyang miz 2 roxnaeuz 3 diuz heuj iq. Daengx ndang cw na bwnnyungz saek henjoiq. Duzmeh ndang raez 8.62~9.77 hauzmij，gyaeuj haemq iq，miz 3 aen danda，oen gaiqbenj najaek gig dinj，oen aek dungx doxgap beij oen moedgoeng loq dinj. Duzboux ndang raez 5.70~6.49 hauzmij，gyaeuj gig iq，danda caeuq fukda gig hung，mumhgaeu miz 13 hoh，aek dungx doxgap caeuq gaenhdungx mbouj miz oen roxnaeuz du.

【Diegmaj Faenbouh】Dingzlai youq gwnzfaex guh rongz youq，siujsoq guh rongz youq byozrum、laj ndaekrin，youq seizdoeng rongzmoed ndaej daj gwnzfaex senj daengz gwnznamh. Guengjsae gak dieg cungj miz，guek raeuz Cezgyangh、Anhveih、Yinznanz、Fuzgen、Huznanz、Guengjdoeng、Haijnanz、Daizvanh daengj sengj gih hix miz.

【Gij Guhyw Ywcuengh】

Giz baenzyw Duzmoed、gyaeqmoed.

Singqfeih Duzmoed：hamz，bingz. Gyaeqmoed：Van，bingz.

Goeng'yungh Duzmoed：bouj heiq lwed，rengz ndangdaej，siu foeg in. Ndaej yw fatvangh，baenzae，vuengzbiu，ninz mbouj ndaek，lumgyaej，baezding，ngwz haeb，naenghumz naengzlot.

Gyaeqmoed：Ik heiq，coi cij. Ndaej yw bingh gvaq heiq noix，canj gvaq mbouj miz cij，canj gvaq cij noix.

Danyw （1）Ninz mbouj ndaek：Moedndaem habliengh ring rem，muz baenz mba，moix baez aeu yw mba 5 gwz，aeu raemxraeuj soengq gwn.

（2）Fatvangh：Moedndaem、fuengzfungh、gaeugaeq、gosanhlungz、hwngmazgun、gamcauj gak 50 gwz，gya laeujhau 1200 hauzswng cimq 50 ngoenz，moix baez aeu laeujyw 30 hauzswng ndoet gwn.

（3）Canj gvaq mbouj miz cij：Gyaeqmoedndaem 12 gwz，cauj henj，aeu laeujhenj soengq gwn.

（4）Naengzhumz naengzlot：Moedndaem 6 gwz，golinxngwzvahau 60 gwz，byaekhomjgya 10 gwz，cienq raemx gwn.

四画

参考文献

［1］国家药典委员会.中华人民共和国药典(2015年版):一部［M］.北京:中国医药科技出版社,2015.

［2］广西壮族自治区卫生厅.广西中药材标准(1990年版)［M］.南宁:广西科学技术出版社,1992.

［3］广西壮族自治区卫生厅.广西中药材标准:第二册［S］.1996.

［4］广西壮族自治区食品药品监督管理局.广西壮族自治区壮药质量标准:第一卷(2008年版)［M］.南宁:广西科学技术出版社,2008.

［5］广西壮族自治区食品药品监督管理局.广西壮族自治区壮药质量标准:第二卷(2011年版)［M］.南宁:广西科学技术出版社,2011.

［6］广西壮族自治区食品药品监督管理局.广西壮族自治区壮药质量标准:第三卷(2018年版)［M］.南宁:广西科学技术出版社,2018.

［7］国家中医药管理局《中华本草》编委会.中华本草［M］.上海:上海科学技术出版社,1999.

［8］《全国中草药汇编》编写组.全国中草药汇编［M］.北京:人民卫生出版社,1976.

［9］广西壮族自治区中医药研究所.广西药用植物名录［M］.南宁:广西人民出版社,1986.

［10］广西壮族自治区革命委员会卫生局.广西本草选编［M］.南宁:广西人民出版社,1974.

［11］广西中药资源普查办公室.广西中药资源名录［M］.南宁:广西民族出版社,1993.

［12］中国科学院中国植物志编辑委员会.中国植物志:2~80卷［M］.北京:科学出版社,1959~2004.

［13］中国科学院广西植物研究所.广西植物志:1~6卷［M］.南宁:广西科学技术出版社,1991~2017.

［14］覃海宁,刘演.广西植物名录［M］.北京:科学出版社,2010.

［15］中国科学院中国动物志编辑委员会.中国动物志:鸟纲(2、4卷)［M］.北京:科学出版社,1979、1978.

［16］中国科学院中国动物志编辑委员会.中国动物志:两栖纲(上、中、下卷)［M］.北京:科学出版社,2005~2009.

［17］中国科学院中国动物志编辑委员会.中国动物志:兽纲(6~9卷)［M］.北京:科学出版社,1987~2000.

［18］中国科学院中国动物志编辑委员会.中国动物志:爬行纲(1~3卷)［M］.北京:科学出版社,1998~1999.

［19］中国科学院中国动物志编辑委员会.中国经济昆虫志:膜翅目(第四十七册)［M］.北京:科学出版社,1995.

［20］张玺,齐钟彦.贝类学纲要［M］.北京:科学出版社,1961.

拉丁学名索引

A

Abrus cantoniensis Hance 广东相思子·············· 216

Abrus mollis Hance 毛相思子 ················· 416

Achillea wilsoniana Heimerl 云南蓍············· 288

Achyranthes aspera L. 土牛膝 ··············· 072

Achyranthes bidentata Blume 牛膝·············· 370

Actinidia chinensis Planch. 中华猕猴桃 ·········· 334

Actinodaphne pilosa（Lour.）Merr. 毛黄肉楠······ 422

Adenosma glutinosum（L.）Druce 毛麝香······· 410

Adina pilulifera（Lam.）Franch. ex Drake
水团花 ···························· 360

Aeschynanthus austroyunnanensis W. T. Wang
var. *guangxiensis*（Chun ex W. T. Wang）W. T.
Wang 广西芒毛苣苔 ··················· 226

Aglaonema modestum Schott ex Engl. 广东万年青 ···212

Akebia trifoliata（Thunb.）Koidz. 三叶木通········ 058

Alangium chinense（Lour.）Harms 八角枫 ········ 028

Ananas comosus（L.）Merr. 凤梨 ············· 474

Anisomeles indica（L.）Kuntze 广防风 ········· 208

Antidesma bunius（L.）Spreng. 五月茶 ········· 314

Aquilaria sinensis（Lour.）Spreng. 土沉香 ······· 076

Ardisia brevicaulis Diels 九管血 ·············· 040

Ardisia pusilla A. DC. 九节龙 ··············· 036

Arisaema erubescens（Wall.）Schott 一把伞南星····008

Arisaema heterophyllum Blume 天南星·········· 276

Aristolochia debilis Sieb. et Zucc. 马兜铃 ········ 252

Aristolochia kwangsiensis Chun et F. C. How ex C. F.
Liang 广西马兜铃 ····················· 220

Artemisia indica Willd. 五月艾 ··············· 312

Asarum longerhizomatosum C. F. Liang et C. S.
Yang 长茎金耳环 ····················· 442

Asclepias curassavica L. 马利筋 ·············· 246

Asparagus cochinchinensis（Lour.）Merr. 天门冬···268

Asplenium prolongatum Hook. 长叶铁角蕨 ······· 438

Aster indicus L. 马兰 ···················· 238

Asystasia nemorum Nees 十万错·············· 012

B

Blechnum orientale L. 乌毛蕨 ················ 468

Blumea lanceolaria（Roxb.）Druce 千头艾纳香··· 204

Boehmeria penduliflora Wedd. ex Long 长叶苎麻··· 434

Bombax ceiba L. 木棉 ···················· 296

Bridelia tomentosa Bl. 土蜜树 ··············· 082

Bubalus bubalis Kerr 水牛 ················· 340

Buddleja davidii Franch. 大叶醉鱼草 ··········· 126

C

Caesalpinia decapetala（Roth）Alston 云实 ······ 286

Cajanus cajan（L.）Millsp 木豆 ············· 292

Callicarpa macrophylla Vahl 大叶紫珠········· 116

Calotropis gigantea（L.）W. T. Ation 牛角瓜··· 380

Camellia japonica L. 山茶 ················· 174

Camellia micrantha S. Y. Liang et Y. C. Zhong
小花金花茶 ························· 160

Camellia pubipetala Y. Wan et S. Z. Huang
毛瓣金花茶 ························· 430

Campanumoea javanica Blume 大花金钱豹········ 128

Campylandra chinensis（Baker）M. N. Tamura
et al. 开口箭 ······················· 266

Canarium pimela K. D. Koenig 乌榄 ··········· 462

Canavalia gladiata（Jacq.）DC. 刀豆 ········· 046

Canis lupus familiaris L. 犬 ················ 318

Cannabis sativa L. 大麻·················· 088

Capra hircus L. 山羊 ···················· 170

Cardiocrinum giganteum（Wall.）Makino
大百合 ···························· 100

Carex cruciata Wahlenb. 十字薹草············ 014

Carpesium abrotanoides L. 天名精 ············ 272

Cassytha filiformis L. 无根藤 ··············· 280

Catharanthus roseus（L.）G. Don 长春花········ 432

Catunaregam spinosa（Thunb.）Tirveng. 山石榴··· 182

Cayratia japonica（Thunb.）Gagnep. 乌蔹莓····· 472

Chirita eburnea Hance 牛耳朵 ··············· 376

Chloranthus serratus（Thunb.）Roem. et Schult.
及己 ····························· 206

Chlorophytum laxum R. Br. 小花吊兰 ·········· 148

Clematis armandii Franch. 小木通············· 140

Clerodendrum cyrtophyllum Turcz. 大青 ········· 086

Clerodendrum serratum（L.）Moon 三对节 ······· 054

505

Cocculus orbiculatus（L.）DC. 木防己 ·········· 304

Consolida ajacis（L.）Schur 飞燕草 ············ 232

Coriaria nepalensis Wall. 马桑 ·············· 240

Crinum asiaticum L. var. *sinicum*（Roxb. ex Herb.）
　Baker 文殊兰 ······························ 484

Crotalaria assamica Benth. 大猪屎豆 ·········· 118

Croton tiglium L. 巴豆 ······················ 498

Curculigo capitulata（Lour.）O. Kuntze
　大叶仙茅 ································ 112

Curcuma aromatica Salisb. 毛郁金 ············ 400

Curcuma kwangsiensis S. G. Lee et C. F. Liang
　广西莪术 ································ 210

Cynanchum auriculatum Royle ex Wight
　牛皮消 ·································· 374

D

Dahlia pinnata Cav. 大丽花 ·················· 106

Daphniphyllum calycinum Benth. 牛耳枫 ········· 378

Debregeasia orientalis C. J. Chen 水麻 ········· 354

Desmodium laxiflorum DC. 大叶拿身草 ·········· 124

Desmodium sequax Wall. 长波叶山蚂蝗 ········· 450

Desmodium styracifolium（Osbeck）Merr.
　广东金钱草 ······························ 214

Dichondra micrantha Urb. 马蹄金 ············ 256

Dioscorea japonica Thunb. 日本薯蓣 ·········· 326

Dipteris chinensis Christ 中华双扇蕨 ·········· 330

Disporum cantoniense（Lour.）Merr. 万寿竹 ···· 136

Dodonaea viscosa Jacquem. 车桑子 ············ 322

Dracontomelon duperreanum Pierre 人面子 ······· 032

Dysosma versipellis（Hance）M. Cheng ex Ying
　八角莲 ·································· 030

Dysphania ambrosioides（Linnaeus）Mosyakin &
　Clemants 土荆芥 ·························· 078

E

Eichhornia crassipes（Mart.）Solms 凤眼蓝 ····· 478

Emilia sonchifolia（L.）DC. 一点红 ··········· 002

Euphorbia antiquorum L. 火殃勒 ·············· 490

Euphorbia hirta L. 飞扬草 ··················· 230

Euphorbia pekinensis Rupr. 大戟 ············· 090

Euphorbia pulcherrima Willd. ex Klotzsch 一品红 ··· 004

Euphorbia thymifolia L. 千根草 ·············· 202

F

Fibraurea recisa Pierre 天仙藤 ··············· 270

Ficus auriculata Lour. 大果榕 ··············· 110

Flemingia macrophylla（Willd.）Kuntze ex Prain
　大叶千斤拔 ······························ 120

Flemingia prostrata Roxb. f. ex Roxb. 千斤拔 ···· 196

Fordia cauliflora Hemsl. 干花豆 ·············· 068

G

Gallus gallus domesticus Brisson 乌骨鸡 ········· 470

Garcinia multiflora Champ. ex Benth. 木竹子 ····· 302

Gerbera piloselloides（L.）Cass. 毛大丁草 ······ 412

Glochidion eriocarpum Champ. ex Benth.
　毛果算盘子 ······························ 428

Glycosmis parviflora（Sims）Kurz
　小花山小橘 ······························ 158

Glyptostrobus pensilis（Staunton ex D. Don）K.
　Koch 水松 ······························ 350

Gomphrena globosa L. 千日红 ················ 194

H

Hedyotis hedyotidea（DC.）Merr. 牛白藤 ······· 372

Helicteres angustifolia L. 山芝麻 ············· 184

Heliotropium indicum L. 大尾摇 ·············· 108

Hibiscus mutabilis L. 木芙蓉 ················ 306

Hibiscus syriacus L. 木槿 ··················· 298

Homalomena occulta（Lour.）Schott 千年健 ······ 198

Hoya pottsii Traill 三脉球兰 ················· 060

Hoya villosa Costantin 毛球兰 ··············· 406

Hydrocotyle sibthorpioides Lam. 天胡荽 ········ 274

Hymenocallis littoralis（Jacq.）Salisb. 水鬼蕉 ··· 366

Hypericum sampsonii Hance 元宝草 ··········· 278

Hyptis suaveolens（L.）Poit. 山香 ············ 176

I

Ilex pubescens Hook. et Arn. 毛冬青 ·········· 398

Impatiens balsamina L. 凤仙花 ··············· 476

Imperata cylindrica var. *major*（Nees）C. E.
　Hubbard. 大白茅 ························· 098

Iodes vitiginea（Hance）Hemsl. 小果微花藤 ····· 168

Ipomoea cairica（L.）Sweet. 五爪金龙 ········· 316

Ipomoea mauritiana Jacquin 七爪龙 ·········· 022

Ipomoea turbinata Lag. 丁香茄 ·············· 016

Isodon ternifolius（D. Don）Kudo 牛尾草 ······· 382

J

Justicia gendarussa N. L Burman 小驳骨 ········ 142

K

Kaempferia galanga L. 山柰 ……… 172

Kyllinga bulbosa P. Beauvois 三头水蜈蚣 ………… 064

L

Laggera alata（D. Don）Sch. -Bip. ex Oli v.
　六棱菊 ……………… 482

Lantana camara L. 马缨丹 ……………… 254

Leea indica（Burm f.）Merr. 火筒树 ……… 494

Ligustrum lucidum Ait 女贞 ……………… 228

Ligustrum sinense Lour. 小蜡树 ……………… 150

Limnophila rugosa（Roth）Merr. 大叶石龙尾 …… 122

Lindera aggregata（Sims）Kosterm. 乌药 ………… 458

Litsea cubeba（Lour.）Pers. 山鸡椒 ……… 188

llicium verum Hook. f. 八角 ……………… 026

Lonicera dasystyla Rehd 毛花柱忍冬 ……………… 364

Ludwigia adscendens（L.）Hara 水龙 ……… 342

Ludwigia octovalvis（Jacq.）P. H. Raven 毛草龙 … 402

Lygodium scandens（L.）Sw. 小叶海金沙 ……… 156

M

Macrotermes annandalei Silvestri 土垅大白蚁 …… 084

Mahonia bodinieri Gagnep. 小果十大功劳 ……… 166

Malaisia scandens（Lour.）Planch. 牛筋藤 ……… 388

Mallotus barbatus（Wall.）Müll Arg. 毛桐 ……… 394

Manglietia fordiana Oliver 木莲 ……… 294

Mauremys reevesii Gray 乌龟 ……… 456

Maytenus guangsiensis C. Y. Cheng et W. L. Sha
　广西美登木 ……………… 224

Melastoma sanguineum Sims 毛菍 ……… 396

Melicope pteleifolia（Champ. ex Benth.）Hartley
　三桠苦 ……………… 056

Metasequoia glyptostroboides Hu et W. C. Cheng
　水杉 ……………… 346

Momordica cochinchinensis（Lour.）Spreng.
　木鳖 ……………… 300

Morinda of ficinalis How. 巴戟天 ……… 500

Mucuna macrocarpa Wall. 大果油麻藤 ……… 132

Murdannia bracteata（C. B. Clarke）J. K. Morton
　ex D. Y. Hong 大苞水竹叶 ……… 130

Murdannia loriformis（Hassk.）R. S. Rao et
　Kammathy 牛轭草 ……… 386

Murraya exotica L. Mant. 九里香 ……… 038

Murraya kwangsiensis（Huang）Huang
　广西九里香 ……………… 218

Myosoton aquaticum（L.）Moench 牛繁缕 ……… 390

N

Nervilia fordii（Hance）Schltr. 毛唇芋兰 ……… 418

O

Ocimum gratissimum L. var. *suave*（Willd.）
　Hook. f. 丁香罗勒毛叶变种 ……… 020

Odontosoria chinensis（L.）J. Smith 乌蕨 ……… 464

Oenanthe javanica（Bl.）DC. 水芹 ……… 344

Ohwia caudata（Thunb.）Ohashi 小槐花 ……… 146

Ophiopogon chingii F. T. Wang et T. Tang
　长茎沿阶草 ……………… 444

Oroxylum indicum（L.）Benth. ex Kurz 木蝴蝶 … 310

P

Paederia scandens（Lour.）Merr. var.
　tomentosa（Bl.）Hand. -Mazz. 毛鸡矢藤 ……… 414

Paliurus ramosissimus（Lour.）Poir. 马甲子 ……… 244

Panax notoginseng（Burkill）F. H. Chen ex C.
　Chow & W. G. Huang 三七 ……… 050

Paris polyphylla Smith 七叶一枝花 ……… 024

Peliosanthes macrostegia Hance 大盖球子草 ……… 134

Phaius tonkinensis（Aver.）Aver. 中越鹤顶兰 …… 338

Phyllanthus reticulatus Poir. 小果叶下珠 ……… 164

Phyllodium elegans（Lour.）Desv. 毛排钱树 ……… 420

Phyllostachys edulis（Carrière）J. Houz. 毛竹 …… 392

Pilea microphylla（L.）Liebm. 小叶冷水花 ……… 154

Pinus massoniana Lamb. 马尾松 ……… 248

Piper hancei Maxim. 山蒟 ……… 178

Pistia stratiotes L. 大藻 ……… 092

Plantago asiatica L. 车前 ……… 320

Plantago major L. 大车前 ……… 094

Pluchea eupatorioides Kurz 长叶阔苞菊 ……… 440

Polygala chinensis L. var. *villosa*（C. Y. Wu &
　S. K. Chen）S. K. Chen & J. Parnell
　长毛华南远志 ……………… 448

Polygonum chinense L. 火炭母 ……… 492

Polygonum hydropiper L. 水蓼 ……… 356

Polygonum plebeium R. Br. 习见蓼 ……… 236

Polyrhachis dives Smith 双齿多刺蚁 ……… 502

Portulaca oleracea L. 马齿苋 ……… 250

Pseuderanthemum crenulatum（Wall ex Lindl.）
　Radlk. 云南山壳骨 ……… 290

Psychotria asiatica Wall. 九节 ……… 034

Pteria martensii Dunker 马氏珍珠贝 ……… 260

507

Pteris multifida Poir. 井栏凤尾蕨 ⋯⋯⋯⋯ 264

Pyracantha fortuneana（Maxim.）H. L. Li 火棘⋯488

R

Renanthera coccinea Lour. 火焰兰 ⋯⋯⋯ 496

Rosa chinensis Jacq. 月季花 ⋯⋯⋯⋯ 452

Rourea microphylla（Hook. et Arn.）Planch.
小叶红叶藤 ⋯⋯⋯⋯⋯⋯⋯ 152

S

Sabia parviflora Wall. ex Roxb. 小花清风藤 ⋯⋯ 162

Sageretia thea（Osbeck）Johnst. var. *tomentosa*
（Schneid.）Y. L. Chen et P. K. Chou
毛叶雀梅藤 ⋯⋯⋯⋯⋯⋯ 426

Salvia miltiorrhiza Bunge 丹参 ⋯⋯⋯⋯ 454

Sapindus saponaria L. 无患子 ⋯⋯⋯⋯ 282

Sapium discolor（Champ. ex Benth.）Müll. Arg.
山乌桕 ⋯⋯⋯⋯⋯⋯⋯⋯ 180

Sapium sebiferum（L.）Roxb. 乌桕⋯⋯⋯ 460

Saraca dives Pierre 中国无忧花 ⋯⋯⋯⋯ 336

Sargentodoxa cuneata（Oliv.）Rehd. et Wils.
大血藤 ⋯⋯⋯⋯⋯⋯⋯⋯ 104

Saurauia tristyla DC. 水东哥 ⋯⋯⋯⋯ 358

Saururus chinensis（Lour.）Baill. 三白草 ⋯⋯ 052

Saussurea deltoidea（DC.）Sch. -Bip.
三角叶风毛菊 ⋯⋯⋯⋯⋯ 066

Senecio scandens Buch. -Ham. ex D. Don 千里光⋯200

Serissa japonica（Thunb.）Thunb. 六月雪 ⋯⋯ 480

Smilax glabra Roxb. 土茯苓 ⋯⋯⋯⋯ 080

Smilax riparia A. DC. 牛尾菜 ⋯⋯⋯⋯ 384

Solanum americanum Mill. 少花龙葵 ⋯⋯ 324

Solanum torvum Sw. 水茄 ⋯⋯⋯⋯⋯ 348

Solenognathus hardwickii Gray 刁海龙 ⋯⋯ 042

Solidago decurrens Lour. 一枝黄花 ⋯⋯⋯ 006

Sonchus brachyotus DC. 长裂苦苣菜 ⋯⋯ 446

Stahlianthus involucratus（King ex Baker）
R. M. Smith 土田七 ⋯⋯⋯⋯ 074

Stemona tuberosa Lour. 大百部 ⋯⋯⋯⋯ 102

Stephania kwangsiensis H. S. Lo. 广西地不容⋯⋯ 222

Strobilanthes cusia（Nees）O. Kuntze 马蓝 ⋯⋯ 242

Syzygium cumini（L.）Skeels 乌墨 ⋯⋯⋯ 466

Syzygium nervosum DC. 水翁蒲桃 ⋯⋯⋯ 368

T

Tagetes erecta L. 万寿菊 ⋯⋯⋯⋯⋯ 138

Talinum paniculatum（Jacq.）Gaertn. 土人参 ⋯⋯ 070

Tetrastigma hemsleyanum Diels et Gilg
三叶崖爬藤 ⋯⋯⋯⋯⋯⋯ 062

Thunbergia grandiflora（Rottl. ex Willd.）Roxb.
山牵牛 ⋯⋯⋯⋯⋯⋯⋯⋯ 192

Tinomiscium petiolare Hook. f. et Thoms. 大叶藤⋯096

Tinospora sinensis（Lour.）Merr. 中华青牛胆 ⋯⋯ 332

Toddalia asiatica（L.）Lam. 飞龙掌血 ⋯⋯ 234

Torilis japonica（Houtt.）DC. 小窃衣 ⋯⋯ 144

Trema cannabina Lour. var. *dielsiana*
（Hand. -Mazz.）C. J. Chen 山油麻 ⋯⋯ 190

Trionyx sinensis Wiegmann 中华鳖 ⋯⋯⋯ 328

Typha angustifolia L. 水烛 ⋯⋯⋯⋯⋯ 352

U

Uncaria hirsute Havil. 毛钩藤 ⋯⋯⋯⋯ 404

Uncaria macrophylla Wall. 大叶钩藤 ⋯⋯ 114

Uncaria sessilifructus Roxb. 无柄果钩藤 ⋯⋯ 284

V

Verbena officinalis L. 马鞭草 ⋯⋯⋯⋯ 258

Vernicia montana Lour. 木油桐 ⋯⋯⋯⋯ 308

Viburnum cylindricum Buch. -Ham. ex D. Don
水红木 ⋯⋯⋯⋯⋯⋯⋯⋯ 362

Viola inconspicua Blume 长萼堇菜 ⋯⋯⋯ 436

Vitex quinata（Lour.）Will. 山牡荆 ⋯⋯⋯ 186

Vitis heyneana Roem. et Schult. 毛葡萄 ⋯⋯ 408

W

Wikstroemia indica（L.）C. A. Mey. 了哥王 ⋯⋯ 044

Z

Zanthoxylum nitidum（Roxb.）DC. var.
tomentosum Huang 毛叶两面针 ⋯⋯⋯ 424

Zornia diphylla（L.）Pers. 丁癸草 ⋯⋯⋯ 018

壮文名索引

A

Aenmoedgunj 毛果算盘子……429

B

Baihdoh 牛膝……371
Batgak 八角……027
Bebhabhung 大百合……101
Betbaklig 巴豆……499
Biuzhung 大藻……093
Bizbazca 木竹子……303
Bohloz 凤梨……475
Bwzgizhung 中越鹤顶兰……339
Byaekbeiz 马齿苋……251
Byaekcenzlik 马蹄金……257
Byaekginzraemx 水芹……345
Byaekmiekreiz 长裂苦苣菜……447

C

Caebceuj 土荆芥……079
Caekdakmox 牛尾菜……385
Caekdungxvaj 七叶一枝花铃……025
Caenglojbwn 毛叶两面针……425
Cangyienzhoengz 一品红……005
Caw 马氏珍珠贝……261
Cazvahenj Va Bwn
　　毛瓣金花茶……431
Cazvahenj Va Iq 小花金花茶…161
Cazvahoengz 山茶……175
Ciepndokiq 小驳骨……143
Cinzyangjdoq 土沉香……077

D

Daebcienzbwn 毛排钱树……421
Dangjcwnhdoj 大花金钱豹……129
Danhcwnh 丹参……455
Dauzlingz 中华猕猴桃……335
Denhdungh 天门冬……269
Diuqlanziq 小花吊兰……149
Doegbyahung 大叶醉鱼草……127

Duhcax 刀豆……047
Duhdezdaj 丁香茄……017
Duzfw 中华鳖……329
Duzgvi 乌龟……457
Duzhaijlungz 刁海龙……043

F

Faexbauz 毛黄肉楠……423
Faexcaz 山油麻……191
Faexcihmuj 土蜜树……083
Faexcwj 一点红……003
Faexgoenglauz
　　小果十大功劳……167
Faexgou 乌桕……461
Faexgunjgyaeuh 毛桐……395
Faexlienz 木莲……295
Faexseiqlienz 马桑……241
Fwnzcenzdongz 乌药……459

G

Gaemmaenzdaez
　　广西马兜铃……221
Gaeqgaem 乌骨鸡……471
Gaeubah 小果微花藤……169
Gaeubengqlaeu 山蒟……179
Gaeucijraemx 大叶藤……097
Gaeuguksa 牛筋藤……389
Gaeugvaqngaeu 大叶钩藤……115
Gaeugvaqngaeu 毛钩藤……405
Gaeugvaqngaeu 无柄果钩藤…285
Gaeuhaizcauj 三脉球兰……061
Gaeuhauh 山牵牛……193
Gaeuhenj 天仙藤……271
Gaeuheuj 木防己……305
Gaeuhoengz 大血藤……105
Gaeulanghauh 土茯苓……081
Gaeulanzbwn 毛球兰……407
Gaeumei 火炭母……493
Gaeumoumeh 乌蔹莓……473
Gaeumoxgauj 牛白藤……373

Gaeumuzdungh 三叶木通……059
Gaeundoksoiq 三叶崖爬藤……063
Gaeunganxlaeh 小叶红叶藤…153
Gaeuginzsoeng 中华青牛胆……333
Gaeunoeggouj 大果油麻藤……133
Gaeunyangj 小木通……141
Gaeurumziq 小花清风藤……163
Gaeusaejgaeq 巴戟天……501
Gaeusanghluz 七爪龙……023
Gauginghsaej 山鸡椒……189
Gimgyijraez 长茎沿阶草……445
Gimsa'iq 小叶海金沙……157
Ginghgvum 广西莪术……211
Go'byaekmengh 少花龙葵……325
Go'ekvaiz 牛轭草……387
Go'gyak 飞扬草……231
Go'gyakiq 千根草……203
Go'gyoijraemx 水鬼蕉……367
Go'gyouxraemx 凤眼蓝……479
Go'ienhoengz 水麻……355
Go'ienndoeng 三角叶风毛菊…067
Go'mbawdog 毛唇芋兰……419
Go'mbawrongh 小叶冷水花…155
Go'mbawsip 云南薯……289
Go'mbehnaemq 马利筋……247
Go'mbokfeiz 火筒树……495
Go'ndoek 毛竹……393
Go'ndokgaeq 毛相思子……417
Go'ndokmax 六月雪……481
Go'ndukmax 九里香……039
Go'ngaeucah 千年健……199
Go'nyaenhhenj 千里光……201
Go'nyodhoengz 水红木……363
Gobakcae 长萼堇菜……437
Gobanhreiz 长叶苎麻……435
Gobiekngwz 天南星……277
Gobienmax 马鞭草……259
Gobwnguk 山香……177
Gobwnhau 毛大丁草……413
Gocaenghnaengh 土人参……071

Gocazhaeux 五月茶 …………… 315
Gocehcenz 大车前 …………… 095
Gocengzbya 广西九里香 …… 219
Gocoengzraemx 水松 ………… 351
Gocuksouh 万寿竹 …………… 137
Godagiz 大戟 ………………… 091
Godaihcing 大青 ……………… 087
Godaizcauj 十字蔓草 ………… 015
Godaizgam 九节 ……………… 035
Godanhbeiz 木槿 ……………… 299
Godauqrod 土牛膝 …………… 073
Godeizgoek 了哥王 …………… 045
Godienzcaet 三七 …………… 051
Gofaiqfangz 木芙蓉 ………… 307
Gofangzfungh 广防风 ……… 209
Gofeq 水蓼 …………………… 357
Gogaemhgaet 小蜡树 ……… 151
Gogaeuhfaenj 云南山壳骨 … 291
Goge 马尾松 ………………… 249
Gogimsienq 无根藤 ………… 281
Gogingbya 山牡荆 …………… 187
Gogingz 八角枫 ……………… 029
Gogoeg 木蝴蝶 ……………… 311
Gogoenx 文殊兰 ……………… 485
Gogouxhoengz 山乌桕 ……… 181
Gogukgaeq 广东相思子 …… 217
Gogukmeiz 木豆 ……………… 293
Goguthenj 一枝黄花 ………… 007
Gohaeuheiq 天名精 ………… 273
Gohumxsuen 马甲子 ………… 245
Gohungh 马蓝 ………………… 243
Golabraemx 水烛 …………… 353
Goliengjfang 一把伞南星 …… 009
Goliengjraemx 干花豆 ……… 069
Goliuxndoi 车桑子 …………… 323
Golungzraemx 水龙 ………… 343
Golwg'ndo 小花山小橘 …… 159
Gominz 木棉 ………………… 297
Gonijcinh 女贞 ……………… 229
Gonimbwn 毛葶 ……………… 397
Goragdingh 千斤拔 ………… 197
Goraqraemx 水翁蒲桃 ……… 369
Goraqraemx 乌墨 …………… 467
Goriengvaiz 牛尾草 ………… 383
Goroegenq 飞燕草 …………… 233

Gorokmeuz 牛耳朵 ………… 377
Gorwzvaiz 长茎金耳环 …… 443
Gosaejhanq 牛繁缕 ………… 391
Gosamnga 三桠苦 …………… 057
Gosamremj 三头水蜈蚣 …… 065
Gosanlwed 九管血 ………… 041
Gosaraemx 水杉 …………… 347
Goseqraemx 水团花 ………… 361
Govaihag 马兰 ……………… 239
Govaiziq 小槐花 …………… 147
Govuengzngoh 三白草 …… 053
Goyiginh 毛郁金 …………… 401
Goywgun 开口箭 …………… 267
Goywsieng 十万错 ………… 013
Gutbetnyauj 中华双扇蕨 …… 331
Gutdali 大丽花 ……………… 107
Gutfaz 长叶铁角蕨 ………… 439
Guthoengz 乌毛蕨 ………… 469
Gutnit 乌蕨 ………………… 465
Gutriengfungh 井栏凤尾蕨 … 265
Gutroeklimq 六棱菊 ………… 483
Gvahgyabwn 毛草龙 ……… 403
Gvangjgimcienz 广东金钱草 … 215
Gwzraemx 水茄 ……………… 349
Gyaeuqnyaeuq 木油桐 …… 309
Gyapmbawraez 大苞水竹叶 … 131

H

Hajsaekyok 马缨丹 ………… 255
Hazdaijhung 大白茅 ……… 099
Hazdingrang
　丁香罗勒毛叶变种 ……… 021
Hazduzgyau 大盖球子草 …… 135
Hazsienlaux 大叶仙茅 ……… 113
Hinggaeq 山柰 ……………… 173
Hingsamcaet 土田七 ……… 075

I

Itbwn 毛葡萄 ………………… 409

L

Laeng'aeujbwn
　长毛华南远志 …………… 449
Lanzgunzsai 火焰兰 ………… 497
Lienzbatgak 八角莲 ………… 031

Lienzhajdap 九节龙 ………… 037
Liuzhaeux 习见蓼 …………… 237
Longzlingznaemq 大猪屎豆 …119
Lwgrazbag 大麻 …………… 089
Lwgrazbya 山芝麻 ………… 185
Lwgsaeg 无患子 …………… 283

M

Ma 犬 ………………………… 319
Maengzbaegmbouj
　广西地不容 ……………… 223
Maenzgep 日本薯蓣 ………… 327
Maenzraeulaux 大百部 …… 103
Maexcihmbe 牛耳枫 ………… 379
Maexgyiu 人面子 …………… 033
Maexlangmax 中国无忧花 … 337
Majdouhlingz 马兜铃 ……… 253
Makcaenghbwn 毛叶雀梅藤 …427
Makdungxmou 山石榴 …… 183
Makfeiz 火棘 ………………… 489
Makgaknaemq 大叶石龙尾 … 123
Makmbei 乌榄 ……………… 463
Makmug 水东哥 …………… 359
Meixding 小果叶下珠 ……… 165
Moedndaem 双齿多刺蚁 …… 503
Mogbaed 木鳖 ……………… 301

N

Ngaenzvaraemx 水忍冬 …… 365
Ngaihsaej 长叶阔苞菊 ……… 441
Ngaihvalai 五月艾 ………… 313
Ngaihyouzraemx
　千头艾纳香 ……………… 205
Niujdozloz 广西美登木 …… 225
Nya'ndaundei 天胡荽 ……… 275
Nyaba 小窃衣 ……………… 145
Nyadaezmax 车前 …………… 321
Nyadaijhung 大叶拿身草 … 125
Nyadaijraez 长波叶山蚂蝗 …451
Nyadingjgvaej 丁葵草 …… 019
Nyadoixmbaw 元宝草 ……… 279
Nyagumhvaj 万寿菊 ………… 139

O

Oencaujmwn 云实 ………… 287

Oenceu 飞龙掌血 ·············· 235

R

Reizmakhung 大果榕 ············· 111
Rinhaj 方解石 ·············· 487
Roemraiqhoengz 千日红 ····· 195
Roetmabwn 毛鸡矢藤 ····· 415
Rongzmoedhau
　　土垅大白蚁菌圃 ········· 085
Ruklaeujhungz 大叶紫珠 ····· 117

S

Saebndengx 大叶千斤拔 ······· 121

Samjdouq 三对节 ·············· 055
Siendauzrin 广西芒毛苣苔 ····· 227
Sisinhdoj 及己 ·············· 207
Siunaengvaiz 牛皮消 ·········· 375

V

Va'ndaengciengh 大尾摇 ······· 109
Vaciengzcwn 长春花 ············· 433
Vaetlungz 火殃勒 ············· 491
Vaiz 水牛 ·············· 341
Valahbah 五爪金龙 ············· 317
Vannenzcingh 广东万年青 ····· 213
Varibfwngz 凤仙花 ············· 477

Vayezgi 月季花 ·············· 453

Y

Yeyangjdoq 毛麝香 ············· 411
Yiengz 山羊 ·············· 171
Ywhaebgyawh 牛角瓜 ········· 381
Ywhozdoeg 毛冬青 ············· 399

壮文名索引